Praktische Hormontherapie in der Gynäkologie
5. Auflage

Gunther Göretzlehner/Christian Lauritzen/Ulf Göretzlehner

Praktische Hormontherapie in der Gynäkologie

5. Auflage

Walter de Gruyter
Berlin · New York

Professor Dr. med. G. Göretzlehner
Parkstraße 11
18057 Rostock

Professor (em.) Dr. med. Ch. Lauritzen
Alpenstraße 49
89075 Ulm/Donau

Dr. med. U. Göretzlehner
Hanse-Klinikum Wismar
Akademisches Lehrkrankenhaus
der Universität Rostock
Frauenklinik
Störtebekerstraße 6
23966 Wismar

Das Buch enthält 181 Abbildungen und 177 Tabellen

ISBN 978-3-11-019044-1

Bibliografische Information der Deutschen Nationalbibliothek

Die Deutsche Nationalbibliothek verzeichnet diese Publikation in der Deutschen Nationalbibliografie; detaillierte bibliografische Daten sind im Internet über http://dnb.d-nb.de abrufbar.

Satz: Meta Systems, Wustermark – Druck und buchbinderische Verarbeitung: Druckhaus „Thomas Müntzer" GmbH, Bad Langensalza – Umschlagentwurf: +malsy kommunikation und gestaltung, Bremen.

„Niemals eine Sache als wahr anerkennen,
von der ich nicht evidentermaßen erkenne,
dass sie wahr ist.“

Rene Descartes 1596–1650
(Discours de la methode, 1642)

Vorwort

Die Erkenntnisse der letzten Jahre erforderten es, die letzte Auflage der „Praktischen Hormontherapie in der Gynäkologie" grundlegend zu überarbeiten. Dabei hielten wir die bewährte Gliederung bei, aktualisierten aber die Hormonschemata und Dosierungen und legten bei der Darstellung Wert auf die individualisierte Hormontherapie mit niedrigen effektiven Dosen unter Beachtung von Risiken und Nutzen. Unter den Dosierungsbeispielen wurden zahlreiche Präparate nach den Erfahrungen der Verfasser aufgeführt, ohne dass ein Anspruch auf Vollständigkeit erhoben wird. Entsprechend der aktuellen Roten Liste 2007 und den Mitteilungen der Pharmaindustrie bis Juni 2007 wurden die Präparate-Tabellen zusammengestellt.

Von den Neuerungen seien einige Beispiele angeführt: Kapitel 1 wurde um die Abschnitte Biorhythmen und Epidemiologie ergänzt. In Kapitel 2 wird auf die Manifestation des PCOS unmittelbar nach der Menarche verwiesen. Daraus ergibt sich als Konsequenz die Empfehlung zu einer frühzeitigen Hormontherapie. Die Behandlung mit GnRH-Analoga wurde um die diagnosespezifische Add back-Therapie erweitert und mit entsprechenden Dosierungsbeispielen in den jeweiligen Kapiteln versehen. Die zunehmende Bedeutung der Ovarprotektion für junge Frauen veranlasste uns, dieses Thema in Kapitel 4 als eigenen Abschnitt aufzunehmen. In Kapitel 5 werden unter der „Hormonalen Kontrazeption" die Erkrankungen des Gastrointestinaltraktes ausführlicher dargestellt. Für die Hormontherapie des Mammakarzinoms wurden in Kapitel 6 sowohl die St. Gallener Konsensus Empfehlungen als auch die AGO Empfehlungen 2006 berücksichtigt. Der Haarzyklus wurde in Kapitel 7 aufgenommen und im Kapitel 8, „Klimakterium", haben wir praxisorientiert weitere Definitionen ergänzt sowie die Ergebnisse aus den epidemiologischen Studien (WHI, Nurses Health Study, ESTHER, DaHoR u. a.) eingebunden. Außerdem wird auf die primäre Prävention von Herz-Kreislauf-Erkrankungen, den Knochenschutz und das niedrigere Thromboembolie-Risiko nach transdermaler Östrogenapplikation eingegangen. In Kapitel 9 haben wir die Hormonbehandlung bei drohendem Abortus und drohender Frühgeburt neu bewertet.

Allen danken wir, die uns bei der Fertigstellung des Manuskriptes unterstützten und halfen. Unser besonderer Dank gilt Frau Dr. Kowalski, Frau Dr. Dawson und Frau Dobler vom Verlag Walter de Gruyter und Frau Dr. Kronenberg, die die 5. Auflage sehr gut vorbereiteten, uns immer ausgezeichnet berieten und auf unsere Wünsche stets eingegangen sind.

Rostock, Ulm, Wismar, im Sommer 2007

Gunther Göretzlehner
Christian Lauritzen
Ulf Göretzlehner

Inhalt

1 Allgemeine Grundlagen der Endokrinologie

2 Störungen in der Pubertät

3 Störungen des Menstruationszyklus und ihre Therapie

4 Funktionelle Sterilität

5 Therapeutische Beeinflussung normaler Zyklen

6 Hormontherapie bei gynäkologischen Erkrankungen

7 Hormontherapie bei Differenzierungsstörungen

8 Klimakterium

9 Hormonale Diagnostik und Therapie in der Frühschwangerschaft und im Wochenbett

1 Allgemeine Grundlagen der Endokrinologie

1.1 Definitionen

Hormone sind im Organismus gebildete organische Substanzen (biogene Amine, Peptide, Steroide), die in kleinsten Mengen auf Syntheseleistungen, Stoffwechsel, Organfunktionen sowie Wachstums- und Zellteilungsraten anregend wirksam sind (= hormao). Sie steuern oder regeln am Orte ihrer Entstehung (autokrin, parakrin) und in den Zielorganen nach Transport über den Blutweg (endokrin) adaptive Lebensvorgänge. Bei der *Steuerung* ist der gesteuerte Vorgang das Endglied einer Wirkungskette; es gibt keine Rückkopplung (Beispiel: Östrogen – Endometrium). Bei der *Regelung* handelt es sich um ein in allen Gliedern rückgekoppeltes Kreissystem (Beispiel: Gonadostat: Hypothalamus – HVL – Ovar).

Endokrinologie ist die Lehre von Hormonen, ihrer Bildung, Regelung, Absonderung, Verteilung, ihrer Struktur, ihrem Transport, ihrer Wirkungsart und Wirkungsweise, vorwiegend über Rezeptoren, aber auch nicht rezeptorvermittelt an Zielorganen und deren Zellen sowie ihrer Verstoffwechselung und Ausscheidung.

Eine *autokrine Funktion* besteht, wenn das Produkt einer Zelle an derselben Zelle über Rezeptoren eine Wirkung entfaltet.

Eine *parakrine Funktion* liegt vor, wenn in einer endokrinen Zelle ein Hormon synthetisiert und sezerniert wird, das an einer benachbarten Zelle eine rezeptorvermittelte spezifische Wirkung unter Umgehung des Blutkreislaufes auslöst. Die *neurokrine Funktion* stellt eine Sonderform der parakrinen Funktion dar, indem ein Hormon in einem Neuron synthetisiert und in den extrazellulären Raum sezerniert wird, um danach an benachbarten Zellen rezeptorvermittelt zu wirken.

Bei der *neuroendokrinen Funktion* erfolgt die Synthese des Hormons in einem Neuron. Das Hormon wird in den extrazellulären Raum sezerniert und gelangt über den Blutkreislauf oder Liquor an entfernte Zellen, um dort eine rezeptorvermittelte spezifische Wirkung zu entfalten (z. B. GnRH).

Eine *Neurotransmitterfunktion* liegt vor, wenn ein Hormon in einem Neuron synthetisiert sowie am Nervenende sezerniert wird, um nach Überwindung der Synapse an benachbarten Neuronen eine spezifische, rezeptorvermittelte Wirkung zu entfalten.

Das endokrine System ist nach allen Seiten abgesichert, um die Gewebe- und Organfunktionen zu gewährleisten. Diese Absicherung des Systems – Redundanz genannt – erfolgt über parallele Informationssysteme sowie durch lokal gebildete Substanzen wie Wachstumsfaktoren, Zytokine, aber auch durch für sich unwirksame Untereinheiten der Hormone, Isohormone und Isoenzyme.

Der Redundanz steht das Rauschen gegenüber. Darunter versteht man die Anfälligkeit des endokrinen Systems vom Signalgeber bis zum Empfänger, dem Erfolgsorgan. Rauschen kann durch Bindungsproteine, Enzyme, Verdünnungseffekte, Resorptionsstörungen, aber auch Fehlernährung sowie zahlreiche andere endo- und exogene Faktoren ausgelöst werden.

Die Hormonwirkungen werden in Abhängigkeit von ihrer Löslichkeit, wasser- oder fettlöslich,

Tabelle 1.1 Charakteristik der Informationssysteme

	Endokrin	Auto-/Parakrin	Synapsen	Neurotransmitter
Weg	lang	kurz	sehr kurz	sehr kurz
Rauschen	viel	wenig	sehr wenig	kein
Redundanz	viel	wenig	wenig	keine
Moleküle	komplexe	einfache	sehr einfache	sehr einfache
Information	langsam	mäßig schnell	schnell	sehr schnell

über membranständige Rezeptoren und Second messengers (sekundäre Botenstoffe) oder Zellrezeptoren, die sich in loser Bindung im Gleichgewicht zwischen Zellplasma und Zellkern befinden, über Transformation (Übergang des Rezeptors in seine aktive Form durch das spezifische Hormon), Translokation (Zellkerntransfer), Transkription (Übertragung der in der DNA gespeicherten genetischen Information in RNA) und Translation (Übertragung der genetischen Information einer Messenger-RNA in eine Polypeptidkette) ausgelöst. Neben dieser genomisch vermittelten Wirkung können Hormone direkte, nicht genomische Wirkungen entfalten.

Die *klinische Endokrinologie* ist die Lehre von den Funktionsstörungen und Krankheiten, die bedingt sind durch Fehlbildungen oder Erkrankungen hormonbildender Gewebe, ferner durch Mangel, Überschuss oder ein Ungleichgewicht der Hormone, ihrer Regelsysteme oder ihres Stoffwechsels und schließlich durch anomales Ansprechen der Zielorgane. Zur klinischen Endokrinologie gehört auch die Kenntnis der Folgen einer Entfernung endokriner Drüsen und der Möglichkeiten, diese Folgen zu beseitigen.

Unter *Hormontherapie* versteht man die Beseitigung von Abweichungen im normalerweise harmonischen endokrinen System, also den hormonbildenden Drüsen in neuroendokrinen und anderen Geweben einschließlich der Zielorgane, und zwar die Beseitigung auf funktionellem, d. h. nicht operativem Wege. Hormontherapie kann symptomatisch oder (selten) ätiologisch-kurativ ausgerichtet sein. Ihre Anwendung schließt die notwendigen Kenntnisse über Hormone und deren artifizielle Varianten, über Verfügbarkeit von Präparaten, therapeutische Maßnahmen und Anwendungsarten unter Nutzung der physiologischen Regelvorgänge ein. Ziel der Hormontherapie ist immer die Herstellung der von der Natur vorgegebenen oder vom Menschen gewünschten Ordnung.

Die *gynäkologische Endokrinologie* befasst sich ausschließlich mit dem weiblichen Sexualendokrinium in den verschiedenen Lebensaltern und mit seinen Störungen sowie mit dem Höhepunkt der hormonalen Leistung des Organismus der Frau, der Schwangerschaft (*Reproduktionsendokrinologie*). Die Behandlung mit Gonadotropin-Releasing-Hormonen, Gonadotropinen und Sexualsteroiden sowie einigen artifiziellen hormonwirksamen Stoffen ist die *gynäkologische Hormontherapie*.

1.2 Hypothalamus, Hypophysenvorderlappen, Ovarien (Gonadostat)

Die Kenntnis der physiologischen Regelung der Ovarialfunktion, eingeschlossen das Hypothalamus-Hypophysenvorderlappen-System, ist eine notwendige Voraussetzung für die Anwendung der Hormontherapie. Diese beeinflusst das Regelsystem und die Zielorgane und macht sich bei manchen Indikationen die natürlichen Regelvorgänge zunutze.

Obwohl das gesamte Regelsystem als funktionelle Einheit anzusehen ist, dient es dem Verständnis, die Zentren einzeln, allerdings unter Beachtung ihrer funktionellen, auf kybernetischen Prinzipien beruhenden Verknüpfungen, darzustellen. Regler ist das Zentralnervensystem mit dem Hypophysenvorderlappen, wobei das Ovar als menstruelle Uhr sowohl im 28- als auch 70-/84-tägigen Rhythmus wirksam wird. Das geregelte System sind die Gonaden. Regelgröße ist die Höhe der Hormonkonzentration im Blut und in Geweben. Von ihr wird die spezifische Reaktion am Endorgan oder in der Zelle gesteuert.

In diesem komplizierten endokrinen System mit auto- und parakrinen Prozessen spielen das Opioidsystem, serotoninerge Wege, GnRH, FSH, LH, Inhibin A + B, Aktivin, Follistatin, Prolaktin, Sexualsteroide (Östrogene, Progesteron, Androgene) ebenso wie wachstumsfördernde Peptide, differenzierende und inhibierende Substanzen als regulierende Größen eine wesentliche Rolle.

1.2.1 Hypothalamus

Der Hypothalamus ist Teil des Dienzephalons. Er liegt unterhalb des dritten Ventrikels, den er teilweise lateral begrenzt. Der Hypothalamus reagiert auf periphere und zentralnervöse Informationen und vermittelt seine Einflüsse über Neurohormone und Neurotransmitter. Die Neurohormone (Freisetzungs- und Inhibierungshormone) werden in peptidergen Neuralzellen des Hypothalamus gebildet und gelangen ebenso wie die Neurotransmitter über die Pfortadergefäße bzw. die Axone zur Hypophyse, wo sie regulativ wirksam werden. Allerdings ist die endokrine Funktion des zentralen Reglers, die zur Ovulation führt, von der Steroid-Rückkopplung auf den Hypothalamus-Hypophysenvorderlappen in der autokrinen und parakrinen Regulation in der Hypophyse durch wachstumsfördernde Peptide wie EGF (epidermal growth factor), IGF (insulin like growth factor) u. a. und der intrazellulären Signalvermittlung (Dazylglyzerol, Calcium, Phospholipide) der Gonadotropinsekretion abhängig. Innerhalb des Hypothalamus ist der Nucleus suprachiasmaticus im Sinne einer inneren Uhr für die zirkadiane Rhythmik mit verantwortlich. Der 24-Stunden-Rhythmus erfährt in Abhängigkeit des Wechsels von Hell zu Dunkel eine Neueinstellung. Lichtreize in den ersten 2–3 Stunden nach Einbruch der Dunkelheit bewirken über Glutamat eine Zurückstellung der „Uhr"; Lichteinflüsse in den letzten Nachtstunden stellen die „Uhr" vor. Das PACAP (pituitary adenyl cyclase activating peptide) wirkt dabei modulierend und hemmt u. a. die zu starke Glutamatwirkung. Das hypothalamische Hormon, das die Gonadotropinfreisetzung bewirkt, wird als Gonadotropin-Releasing-Hormon (GnRH) bezeichnet.

Gonadotropin-Releasing-Hormon (GnRH)

GnRH ist ein Dekapeptid, das beim Menschen vor allem von Nervenzellen im Bereich des Nucleus arcuatus sowie des Organum vasculosum der Lamina terminalis des Hypothalamus produziert wird. GnRH stimuliert sowohl die LH- als auch die FSH-Sekretion (Tab. 1.2). Die wechselnden Muster der LH- und FSH-Konzentrationen im Plasma beruhen wahrscheinlich auf einer unterschiedlichen Beeinflussung der Syn-

Tabelle 1.2 Biochemische und physikalische Eigenschaften der Peptidhormone und hormonbindenden Proteine

Substanz		Stoffgruppe	Molgewicht	Halbwertszeit
CRH	adrenokortikotropes-Releasing-Hormon (Corticorelin)	Polypeptid	4757	4–9 Minuten
GHRH	Wachstumshormon-Releasing-Hormon (Somatorelin)	Polypeptid	5039	7–8 Minuten
GnRH	Gonadotropin-Releasing-Hormon (LHRH)	Dekapeptid	1242 (Acetat)	2–4 (10) Minuten
TRH	Thyreotropin-Releasing-Hormon	Tripeptid	482 (Acetat)	5 Minuten
PIF	Prolaktin-inhibierender Faktor	Dopamin?		
LH	luteinisierendes Hormon	Glykoprotein	26000	20 Minuten
FSH	Follikel-stimulierendes Hormon	Glykoprotein	32000	40 Minuten
PRL	Prolaktin	Protein	22500	10 Minuten
TSH	Thyreoidea-stimulierendes Hormon	Glykoprotein	28000	60 Minuten
ACTH	adrenokortikotropes Hormon	Polypeptid	4500	20–100 Minuten
Inhibin A+B		Glykoproteine		
hCG	humanes Choriongonadotropin	Glykoprotein	40000	16 Stunden
HPL	humanes plazentares Laktogen	Polypeptid	21600	9–15 Minuten
SP_1	schwangerschaftsspezifische Proteinfraktion 1	Glykoprotein	90000	30 Stunden
SHBG	Sexualhormon-bindendes Globulin	Glykoprotein	52000	3–4 Tage
CBG	Kortisol-bindendes Globulin (Transcortin)	Glykoprotein	52000	5 Tage
TBG	Thyroxin-bindendes Globulin	Glykoprotein	57000	3 Tage
T_4	Thyroxin	Aminosäure	778	1 Minute
T_3	Trijodthyronin	Aminosäure	651	1 Minute

these und Sekretion für diese beiden Gonadotropine durch GnRH und die Steroide. Die Biosynthese von GnRH erfolgt über ein Präkursorprotein (Prä-Pro-GnRH mit 92 Aminosäuren). Einer Signalsequenz von 23 Aminosäuren schließt sich das Dekapeptid an, dem ein GnRH-assoziiertes Peptid (GAP) aus 56 Aminosäuren folgt. GAP stimuliert die Gonadotropinsekretion und hemmt die basale Prolaktinsekretion.

GnRH kann auch die Synthese seines eigenen Rezeptors steuern. Dieser Vorgang wird durch Aktivin stimuliert und durch Inhibin unterbrochen.

GnRH hat eine Halbwertszeit von 2–4 Min. Seine Sekretion vollzieht sich in periodischen Schüben (pulsatil), die über den neuralen GnRH-Pulsgenerator im Nucleus arcuatus geregelt wird. Der Nachweis von LH-Pulsen dient als Indikator für die pulsatile GnRH-Sekretion. Beim Rhesusaffen weist das charakteristische Sekretionsmuster eine Periodizität von 60 Minuten (circhoral) auf. Beim Menschen gibt es in

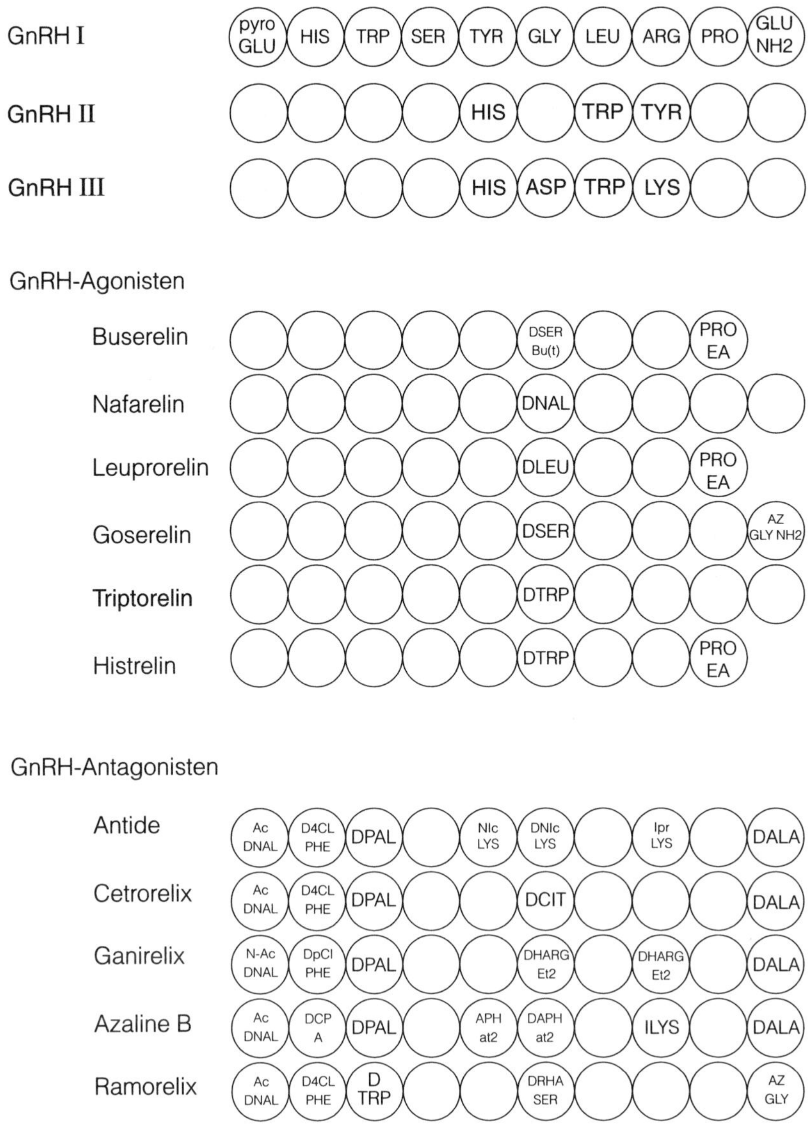

Abb. 1.1 Aminosäurensequenzen von GnRH, GnRH-Agonisten und GnRH-Antagonisten

Abhängigkeit von der Phase des Menstruationszyklus Schwankungen von 90 min Abstand in der Follikelphase, bis zu 100–200 min in der Corpus-luteum-Phase. Die Frequenz der pulsatilen LH-Sekretion ist nachts geringer als am Tag und in der Follikelphase höher als während der Corpus-luteum-Phase. Die Ausschlaghöhe des Pulses (Amplitude) ist in der Follikelphase niedrig, in der Lutealphase hoch.

Vier unterschiedliche GnRHs und ein GnRH-Rezeptor sind von verschiedenen Säugern be-

Tabelle 1.3 Eigenschaften der GnRH-Agonisten und GnRH-Antagonisten

Eigenschaften	GnRH-Agonist	GnRH-Antagonist
Halbwertszeit	verlängert (60–80 Minuten)	lang
Wirkung	langsam Downregulation der hypophysären Rezeptoren für GnRH, primär Rezeptoraktivierung und FSH/LH-Freisetzung (Flare-up)	sofort kompetitive Hemmung der Bindung von GnRH an den Rezeptor, keine Rezeptoraktivierung und Gonadotropinfreisetzung
	Unterdrückung des LH-Gipfels, ohne tonische LH-Sekretion komplett zu inhibieren	Selektive Unterdrückung des LH-Anstiegs
Rückkehr	langsam	schnell, unmittelbar reversibel

kannt, während 13 GnRHs und zahlreiche GnRH-Rezeptoren bei den verschiedensten Wirbeltieren identifiziert werden konnten (Neill, 2002). Von den Isoformen, GnRH I bis GnRH III, ist bekannt, dass sie sowohl beim Menschen als auch bei Wirbeltieren über neuromodulatorische Funktionen die Reproduktion ermöglichen und beeinflussen. Die GnRH-II-Synthese erfolgt beim Menschen ebenfalls im Hypothalamus. GnRH II kann die LH-Ausschüttung über den GnRH-I-Rezeptor stimulieren (Desmore u. Urbanski, 2003). In der frühen und mittleren Sekretionsphase (Transformationsphase) erfolgt die Expression von GnRH II sowohl aus dem Stroma als auch aus den Drüsen des Endometriums. GnRH II wird eine bedeutende Rolle bei der Implantation des Embryos beim Menschen zugeschrieben (Cheon et al., 2001).

Im Rahmen der Analyse der Wirkprinzipien von GnRH wurde durch Veränderung der Aminosäuren im Dekapeptid eine Vielzahl von GnRH-Analoga (Abb. 1.1) synthetisiert und geprüft, die agonistische oder antagonistische Wirkungen entfalteten. Agonisten und Antagonisten besitzen im Vergleich zum GnRH eine höhere Rezeptoraffinität und aufgrund einer verzögerten Metabolisierung eine erhöhte biologische Wirkung (Tab. 1.3).

Die GnRH-Agonisten führen initial zu einer verstärkten Gonadotropinsekretion (*Flare-up-Effekt*), der eine starke Suppression der Gonadotropine über ein Herunterregulieren der Rezeptoren (*Downregulation*) und sekundär der ovariellen Steroide folgt. Nach der Applikation von GnRH-Agonisten ist die Hypophyse 14 Tage refraktär. Die GnRH-Antagonisten haben den Vorteil, dass sie über eine kompetitive Hemmung am Rezeptor sofort die Gonadotropine und damit auch die ovariellen Steroide hemmen. Trotz Rezeptorblockade bleibt die Ansprechbarkeit der Hypophyse erhalten. Die GnRH-Antagonisten erreichen in wenigen Stunden ihre volle Wirkung.

Neurotransmitter

Die Produktion und Sekretion von GnRH erfolgt unter dem Einfluss von Neurotransmittern. Zu ihnen gehören die katecholaminergen Substanzen Noradrenalin und Dopamin sowie die indolaminergen Substanzen Serotonin und Melatonin, außerdem das Acetylcholin, das Histamin, die γ-Aminobuttersäure (GABA), Katecholöstrogene sowie Neuropeptid Y, Substanz P, Neurotensin, Proopiomelanocortin und das vasodilatierende Peptid. Unabhängig von den Steroidhormonen können die genannten Substanzen die GnRH-Neurone beeinflussen. Die adrenergen Substanzen wirken stimulierend, die cholin- und dopaminergen hemmend auf die GnRH-Biosynthese. Die endogenen opioiden Peptide

(Endorphine, Enkephaline) hemmen die Gonadotropinfreisetzung durch Suppression der hypothalamischen GnRH-Freisetzung. Die hypophysäre GnRH-Antwort wird durch endogene Opioide nicht beeinflusst. Steroide modifizieren die Opioidaktivität. Allerdings scheint die negative Rückkopplung durch endogene Opioide vermittelt zu werden. Die endogenen Opioide beeinflussen ihrerseits das Katecholaminsystem.

Prolaktin-Release

Die Prolaktinsekretion wird ebenfalls durch das ZNS kontrolliert. Neben fördernden Einflüssen werden vor allem hemmende Substanzen bei der Prolaktinsekretion wirksam. Der wichtigste hypothalamische hemmende Neurotransmitter ist dabei das Dopamin. Außerdem wird die Prolaktinhemmung unabhängig vom Dopamin durch die GABA gehemmt. Ähnlich werden Acetylcholin, der Nerven-Wachstumsfaktor (NGF) und das GnRH-assoziierte Protein (GAP) wirksam, während GnRH die Prolaktinsekretion fördert. Somatostatin unterdrückt dagegen weniger die basale Prolaktinbildung als vielmehr die Spitzen.

Das Prolaktin-Releasing-Hormon (PRH, PrRP) stimuliert die hypophysäre Prolaktinsekretion und entfaltet noch andere Wirkungen: Es hemmt den Appetit, stimuliert den sympathischen Tonus und aktiviert die Sekretion der Stresshormone (Samson u. Taylor, 2006). Unter physiologischen Bedingungen kann Prolaktin aber auch durch TRH, Serotonin, Histamin, Oxytocin, Angiotensin II u. a. Peptide freigesetzt werden.

Zu den körpereigenen, hypothalamischen Prolaktin-freisetzenden Substanzen mit physiologischer Bedeutung gehören: TRH, GnRH, Serotonin, Insulin, Endothelin$_1$, endogene Opiate, Histamin, Oxytocin, Angiotensin II und zahlreiche andere Peptide (VIP = vasointestinales Peptid). Thyreotropin-Releasing-Hormon (TRH) und der medikamentöse Dopaminantagonist Metoclopramid üben eine starke Prolaktin-freisetzende Wirkung aus. Beide Substanzen werden in Tests eingesetzt, dieselben dienen zur Erfassung der latenten Hyperprolaktinämie (normale Tageswerte, erhöhte Nachtwerte). Eine Prolaktinerhöhung wird auch bewirkt durch physischen (z. B. Operation) und psychischen Stress, körperliche Arbeit, Schlaf, Östrogene und zahlreiche Pharmaka wie z. B. Phenothiazine, Butyrophenone, Reserpin und Opiate. Es ist daher bei Hyperprolaktinämien, Anovulation, Corpus-luteum-Insuffizienz und Zyklusstörungen, insbesondere solchen mit begleitender Galaktorrhö, nach den oben genannten Medikamenten und Einflussfaktoren zu fragen.

1.2.2 Hypophysenvorderlappen (HVL)

In der Hypophyse, die sich am Schädelboden in der Sella turcica befindet, nimmt der Hypophysenvorderlappen 75 % der Gesamthypophyse ein. Die 6 bekannten HVL-Hormone werden in 5 Zelltypen gebildet. Beide Gonadotropine, Follitropin (FSH) und Lutropin (LH), werden von den gonadotropen Zellen synthetisiert. GnRH wirkt stimulierend auf diese gonadotropen Zellen des HVL und induziert Synthese, Speicherung und Sekretion von FSH und LH. Diese Hormone werden infolge der pulsatilen GnRH-Sekretion vom HVL ebenfalls pulsatil sezerniert. Die hypophysären Pulse erfolgen während der Follikelphase, gleich wie die hypothalamischen, jeweils im Abstand von etwa 90 Minuten. In der Corpus-luteum-Phase werden die Abstände zwischen den Pulsen länger (4–6 Stunden), die Amplituden höher.

Gonadotropine

Die zyklusgerechte Freisetzung der Gonadotropine wird auf dem Niveau des HVL weitgehend durch die ovariellen Steroidhormone, das Aktivin (FSH-stimulierend), Follistatin (bindet Aktivin) und das Inhibin (FSH-hemmend) moduliert. FSH und LH sind Glykoproteine mit einem Kohlenhydratanteil von ca. 25 % und einem Molekulargewicht von ca. 30 000 Dalton. Das Molekül besteht aus zwei nichtidentischen Un-

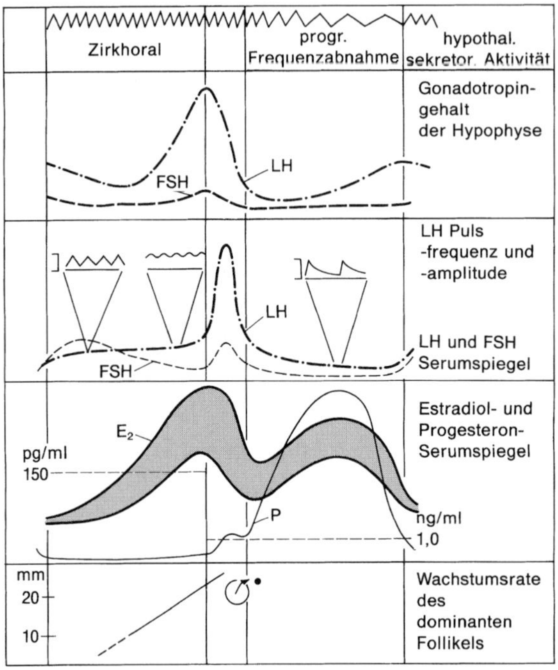

Abb. 1.2 Schematische Darstellung des Verhaltens hormonaler Parameter der hypothalamo-hypophysär-ovariellen Achse sowie das Wachstum des dominanten Follikels während des menstruellen Zyklus nach Leyendecker u. Wildt (1988)

tereinheiten (α- und β-Untereinheit). Die α-Untereinheit umfasst 89 Aminosäuren. Sie ist als Grundbestandteil der Glykoproteinhormone LH, FSH, TSH und hCG austauschbar. Im Gegensatz dazu unterscheiden sich die β-Untereinheiten dieser Hormone in der Zahl und Sequenz der Aminosäuren. Die β-Untereinheiten bewirken die Hormonspezifität, auch die von FSH und LH. Die β-Untereinheit enthält 115 Aminosäuren. Die α- und β-Untereinheiten haben für sich alleine keine nennenswerte biologische Aktivität, allerdings wird von der Anzahl der biosynthetisierten β-Untereinheiten die Produktionsmenge des Hormons bestimmt. Rezeptorbindende Bezirke an der Empfängerzelle werden erst nach der Bildung eines α-β-Komplexes ausgebildet.

Die FSH-Kurve im Blut und Harn zeigt am Anfang des Zyklus einen kurzen und geringen Anstieg, fällt danach kurzzeitig ab und steigt dann zur Zyklusmitte hin an, mit einer kleineren Spitze zur Zeit der Ovulation. LH steigt bis kurz vor der Zyklusmitte flach und langsam, kurz vor der Ovulation steil und hoch an. Dieser präovulatorische Gipfel des LH ist durch den vorausgegangenen Anstieg des vom reifenden dominanten Follikel sezernierten Estradiol bedingt (positive Rückkopplung). Nach der Ovulation sinken FSH und LH auf das Niveau vor der Ovulation ab. Nur LH kann einen kleinen, kurzen Anstieg in der Mitte der Lutealphase zeigen (Abb. 1.2). LH und FSH bewirken gemeinsam die Follikelreifung. LH induziert die Ovulation und die Bildung des Corpus luteum. Das Verhältnis LH/FSH liegt normalerweise bei 1 oder etwas höher.

FSH steigt prämenstruell wieder an, um die Reifung der Follikelgeneration und die Selektion des dominanten Follikels für den nächsten Zyklus zu bewirken. Ungeklärt ist bisher, wie dieser Anstieg ausgelöst wird. Wahrscheinlich kommt es dazu nur immer dann, wenn das Signal von einer biologischen Gravidität ausbleibt.

FSH bewirkt am Ovar die Bildung von Aktivin, TGF-β, Inhibin und Follistatin. In einem Feedback wirken Aktivin und TGF-β auf die Hypophyse stimulierend, dagegen Inhibin und Follistatin hemmend.

Prolaktin

Prolaktin (Prl) ist ein reines Proteohormon, das sich aus 199 Aminosäuren mit einer großen und zwei kleinen Disulfidbrücken zusammensetzt und in mehreren Isoformen vorkommt. Das native Prl (little Prl) hat ein Molekulargewicht (MG) von 23 kDa, glykosiliertes Prl (g Prl) weist ein MG von 25 kDa auf und big Prl (b Prl) hat ein MG zwischen 50 und 60 kDa. Big-big Prl (bb Prl) kommt auf ein MG von > 100 kDa und ultra big Prl (ub Prl) schließlich weist ein MG von 150–170 kDa oder mehr auf. Makroprolaktin entsteht durch die Aggregation von Prolaktinmolekülen zu bb Prl oder ub Prl. Makroprolaktin ist biologisch wesentlich weniger aktiv oder sogar inaktiv. Allerdings kann es eine Hyperprolaktinämie bei meist asymptomatischen Frauen vortäuschen. Durch erneute Laboruntersuchung mit Bestimmung der Makroprolaktine sollten überflüssige MRT-Kontrollen vermieden werden.

Prolaktin wird in den laktotrophen azidophilen Zellen des HVL gebildet. Im Unterschied zu den anderen Hormonen des HVL steht es unter einer vorwiegend inhibitorischen Kontrolle. Die Freisetzung wird durch einen hypothalamischen Prolaktin-inhibierenden Faktor (PIF), das Dopamin und stimulierendes Prl-Releasing-Hormon (PRH) geregelt. Wird der PIF gehemmt, z. B. durch ansteigende Östrogenspiegel, so nimmt die Prolaktinsekretion zu. Dementsprechend steigt der Prolaktinspiegel im Zyklus mit dem Anstieg der Östrogenkurve leicht an. Die Prolaktinsekretion erfolgt ebenfalls pulsatil und zeigt eine eindeutige Tag-Nacht- bzw. Wach-Schlaf-Rhythmik mit höheren Nacht- und Schlafwerten. Bei seelischer Belastung und körperlicher Anstrengung, nach Mahlzeiten, dem Orgasmus sowie unter bestimmten Medikamenten steigt der Plasmaspiegel an.

Prolaktin übt zahlreiche biologische Wirkungen aus, wie beispielsweise die Retention von Phosphor, Kalium und Stickstoff. Bei Säugern und Menschen wirkt Prolaktin mammotrop. Wichtigste Funktionen sind die Entwicklung und Differenzierung der Milchdrüse (in Kombination mit Östrogenen, Progesteron, Insulin und Kortisol) und die Anregung der Galaktopoese. Hohe Konzentrationen von Prolaktin üben eine hemmende Wirkung auf die Steroidbiogenese der Ovarien aus, und zwar vorwiegend über eine Beeinflussung der hypophysären Gonadotropinproduktion und -sekretion. Der pulsatile Rhythmus von FSH und besonders von LH wird unter gleichzeitiger Abflachung der Amplitude verlangsamt und hört in schweren Fällen schließlich ganz auf. Hyperprolaktinämie kann daher Corpus-luteum-Insuffizienz, Anovulation, Oligomenorrhö, Amenorrhö, Sterilität und Galaktorrhö bedingen.

1.2.3 Ovarien – Ovarialfunktion

Die Ovarien sind Zielorgane für FSH, LH und Prolaktin (Abb. 1.3). Aufgabe der zyklischen

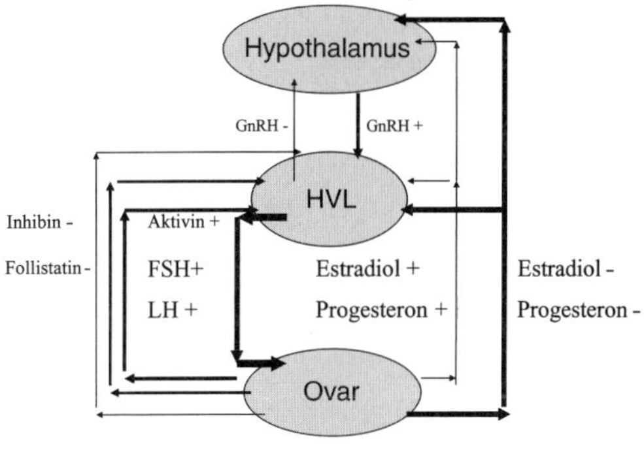

Abb. 1.3 Zyklus – Feed back Mechanismen

Ovarialfunktion ist die Bereitstellung und Freisetzung einer zur Befruchtung geeigneten Eizelle und durch die vom Ovar gebildeten Hormone die Vorbereitung des Organismus auf eine mögliche Schwangerschaft. Die Oozyten des Ovars befinden sich in den Primordialfollikeln im Stadium der meiotischen Prophase. Sie sind umgeben von einer einzelligen Lage, der Granulosazellschicht. Von den ungefähr 7 Millionen Oozyten im menschlichen fetalen Ovar werden nur 475 letztendlich ovulieren. Beim Menschen dauert die Entwicklung von einem primordialen Follikel in einen dominanten ungefähr 10–12 Wochen. Etwa 3 Monate vor jeder Ovulation werden ca. 300 Follikel für das Wachstum und die Entwicklung rekrutiert. Diese initiale Rekrutierung, die anfängliche Follikelreifung bis hin zum Antrum und die frühe Replikation der Granulosazellen kann unabhängig von Gonadotropinen erfolgen. Das anfängliche Follikelwachstum geschieht durch intraovarielle Regulationen, in Abhängigkeit vom Wachstumshormon, Insulin und von Wachstumsfaktoren. 30 Follikel sind in der Lage, gonadotropinabhängig zu werden, und konkurrieren um die Dominanz, und nur einer wird am Ende die Ovulation erreichen (Lunenfeld u. Insler, 1993). Am Ende der Corpus-luteum-Phase des vorangegangenen Zyklus kommt es zur Rekrutierung dieser Kohorte von 30 Follikeln für den folgenden Zyklus, welche relativ gleichmäßig heranwachsen. In der frühen Follikelphase vergrößert sich die Oozyte und wird jetzt von der Zona pellucida umhüllt. Das umgebende Stroma entwickelt sich zur Thekaschicht. In dieser frühen Follikelphase beginnt die Wirksamkeit von FSH und LH. Granulosa- und Thekazellen erlangen jetzt die Fähigkeit, Hormone zu bilden (Abb. 1.4). Etwa am 5.–6. Zyklustag kommt es zur Selektion des zur Ovulation gelangenden Follikels, der danach durch eine hohe Empfindlichkeit auf FSH charakterisiert ist. In der Gonadotropin-abhängigen Phase ist eine spezifische Frequenz und Amplitude von GnRH-Pulsen notwendig, um das richtige Gonadotropinmilieu sicherzustellen. Die Selektion des dominanten Follikels ist etwa am 8. Zyklustag abgeschlossen. FSH und das im Follikel zunehmend gebildete Estradiol führen synergistisch zu einem Anstieg der FSH-Rezeptoren im Follikelgewebe, insbesondere in den Granulosazellen. FSH bindet fast ausschließlich am N-terminalen extrazellulären Segment des „siebenarmigen“ Transmembranrezeptors der Granulosazellen, um deren Multiplikation auszulösen und

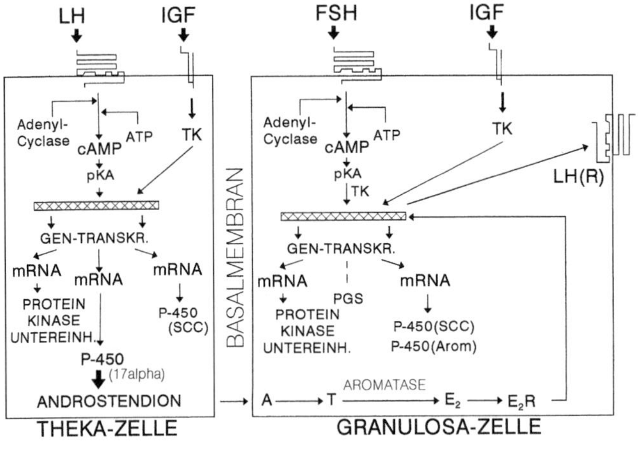

Abb. 1.4 Modell der zellulären Signaltransduktion der verschiedenen Wege für die Östrogensynthese. FSH und LH binden spezifisch an den Granulosazellen und können die Aromataseaktivität induzieren (mit freundlicher Genehmigung von B. Lunenfeld, Fertilität 10, 1994, 199–207)

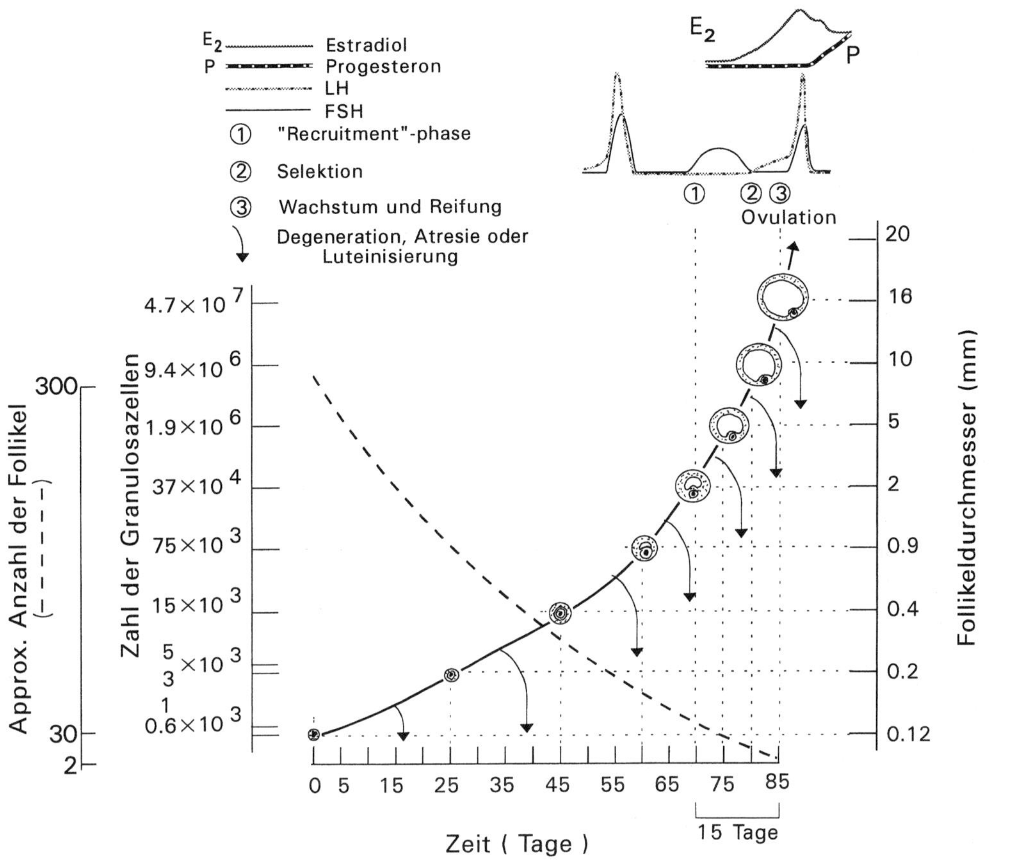

Abb. 1.5 Schicksal des Follikels von der Rekrutierung bis zur Ovulation (mit freundlicher Genehmigung von B. Lunenfeld, Fertilität, 10, 1994, 199–207)

die durch das c-AMP modulierten chemischen Prozesse zu stimulieren. Gleichzeitig induziert FSH die Aromatisierung der in der Theca folliculi unter LH-Wirkung gebildeten Androgene, die nach Übergang in die Granulosazellen zu Östrogenen aromatisiert werden. Je höher der Quotient von Estradiol zu Androgenen im Follikel ist, desto besser ist das Milieu für das Follikelwachstum und die Entwicklung der Oozyte geeignet. Gleichzeitig stellt diese Konstellation einen Schutzmechanismus gegenüber den Begleitfollikeln dar, die sich unter Androgeneinfluss zurückbilden. Androgene hemmen die Granulosazell-Aromatase und fördern dadurch zusätzlich die Atresie der Begleitfollikel (Abb. 1.5).

Das Schicksal eines Follikels hängt von seinem Schwellenwert für FSH und den Grad der Androgenität innerhalb des Follikels ab (Abb. 1.6) (Lunenfeld, 1994)

Ovulation

Der dominante Follikel bindet hohe Mengen von FSH und bildet auf diese Weise während der späten Follikelphase rasch zunehmend größere Mengen von Estradiol, die über das negative

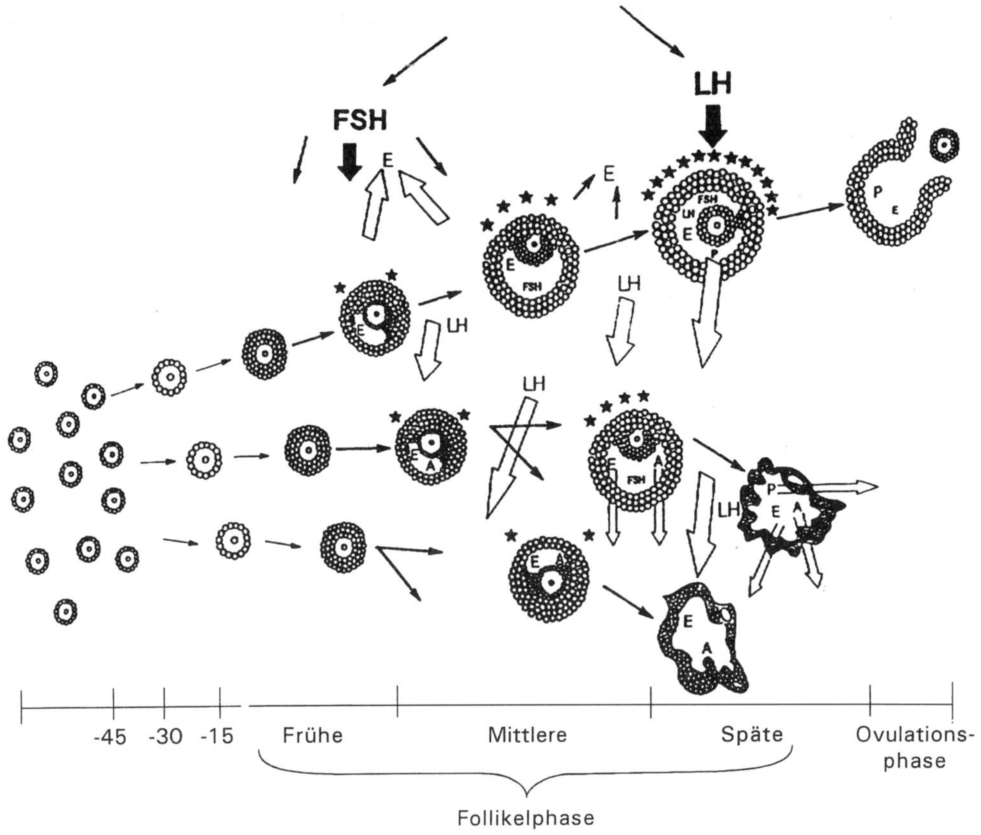

Abb. 1.6 Schicksal der gonadotropinabhängigen Follikel:
1. Wachstum, Entwicklung, Dominanz, Ovulation
2. Wachstum, Entwicklung, Luteinisierung (LH-Überschuss oder vorzeitiger LH-Überschuss oder vorzeitiger LH-Anstieg)
3. Wachstum, Entwicklung, Atresie (androgene Umgebung, meist bedingt durch relativen LH-Überschuss)
(mit freundlicher Genehmigung von B. Lunenfeld, Fertilität, 10, 1994, 199–207)

Feedback und mit zunehmender Inhibinbildung die weitere FSH-Sekretion des HVL hemmen.

Durch die Estradiolspitze in der Zyklusmitte kommt es über eine positive Rückkopplung an Hypothalamus und Hypophysenvorderlappen zu einem raschen LH-Anstieg. Der hohe lokale Estradiolspiegel in der stark proliferierenden Granulosa regt die Bildung von LH-Rezeptoren im dominanten Follikel an. Schon präovulatorisch steigt die Progesteronkonzentration in der Granulosa an und unterstützt am HVL (oder Hypothalamus) die positive Rückkopplungswirkung der Östrogene auf die Gonadotropinsekretion. Die notwendige Estradiolkonzentration für eine positive Feedback-Reaktion des LH beträgt mindestens 200 pg/ml Plasma für 48 Stunden. Nach Überschreitung des Schwellenwertes für Estradiol kommt es zu einer raschen LH- und FSH-Sekretion. Die LH-Werte verdoppeln sich innerhalb von 2 Stunden. Dadurch erfolgt eine Stimulation der Progesteronfreisetzung. Die maximale LH-Wirkung (LH-Peak), dazu die hohe

Konzentration von Estradiol und Androstendion sowie die beginnende Progesteronbildung im Ovar bewirken über eine maximale Stimulierung peptischer Enzyme eine Erhöhung der Gefäßpermeabilität im perifollikulären Raum. Als Folge davon kommt es zu Flüssigkeits- und Zellaustritt aus den Blutgefäßen in die Follikelhöhle. Die Volumenzunahme erfolgt ohne Erhöhung des intrafollikulären Flüssigkeitsdruckes.

Die LH-Spitze hat unter Induzierung lokaler Enzymreaktionen die zweite Reifeteilung des Eies (Reduktionsteilung) bewirkt. Bis zu diesem Moment bestand eine enge funktionelle und anatomische Verbindung mit den Granulosazellen der Corona radiata. Diese Zellen und die des Cumulus oophorus sezernieren über ihre langen Fortsätze bis zum LH-Anstieg in der Zyklusmitte den Oozytenmaturitätsinhibitor (OMI), ein Peptid, das die Reduktionsteilung der Oozyte hemmt. LH wiederum hemmt den OMI, wodurch die Reduktionsteilung vollendet werden kann. Mit dem Progesteron steigen die Prostaglandine an. Die Aktivierung der proteolytischen Enzyme, Collagenase und Plasmin, hat den enzymatischen Abbau von Kollagen in der Follikelwand zur Folge. Es kommt zur Ruptur. Das Ei tritt mit Cumuluszellen und Corona radiata in einem Strom von Follikelflüssigkeit aus der Rupturstelle aus, wobei Prostaglandine und Oxytocin an der Ausstoßung beteiligt sind. Das Ei wird von den Fimbrien der Tube, die sich, durch Chemotaxis bedingt, auf die Rupturstelle legen, aufgenommen. In der Ampulle der Tube erfolgt, falls zeitgerecht Geschlechtsverkehr stattfand, die Befruchtung der Eizelle durch die aszendierten Spermien. Die befruchtete Eizelle bildet Inhibin A. Die Zygote wandert anschließend etwa 6 Tage lang im Strom des vom Tubenepithel gebildeten Sekrets und der Zilien, unterstützt durch die uterin gerichtete Tubenperistaltik, in die Gebärmutter. In dieser Zeit verläuft die Entwicklung der Zygote über das Morula-Stadium zur Blastula. Nach Adhäsion an der Endometriumoberfläche kommt es durch Andauung zur Implantation des Eies, das danach die Endometriumgefäße eröffnet und so Verbindung zum mütterlichen Kreislauf herstellt.

Corpus-luteum-Bildung

Im Ovar entwickelt sich postovulatorisch eine zunehmende Luteinisierung der Granulosa- und Thekazellen. Unter Einwachsen von Gefäßen und durch Lipideinlagerung entsteht das Corpus luteum. Die Progesteronsynthese aus LDL-Cholesterin nimmt stark zu. Das Maximum liegt am 8. Tag nach der LH-Spitze, also etwa zur Zeit der Implantation des befruchteten Eies (21.–23. Tag). Luteinisierung und Progesteronbiosynthese sind direkt abhängig von der LH-Stimulation der Lutealzellen. Zu diesem Zeitpunkt findet sich auch ein, freilich geringer, erneuter Anstieg von Estradiol sowie von 17α-Hydroxyprogesteron, 20-Dihydroprogesteron und Prostaglandinen. Für die Funktion des Corpus luteum sind kleine Mengen von Prolaktin erforderlich. Wenn LH und FSH postovulatorisch durch das ansteigende Progesteron und Estradiol absinken, nimmt auch der LH-FSH-Quotient ab. Die Rolle luteolytischer Substanzen, aus der Tierphysiologie bekannt, ist beim Menschen nicht gesichert. Am Ende der Lutealphase, wenn keine Schwangerschaft eingetreten ist, reicht das LH nicht mehr aus, um das Corpus luteum menstruationis zu erhalten. Hierzu sind rasch ansteigende Mengen von hCG nötig, die vom Endometrium und Synzytiotrophoblasten des befruchteten Eies in den Organismus gelangen, wenn dieser die Verbindung mit dem mütterlichen Blutkreislauf an den Endometriumgefäßen hergestellt hat. Es entsteht das Corpus luteum graviditatis. Tritt keine Schwangerschaft ein, so steigt das FSH gegen Ende des Zyklus durch den Funktionsabbruch des Gelbkörpers wieder an. Dieser FSH-Anstieg bewirkt die Reifung der nächsten Follikelgeneration für den nachfolgenden Zyklus sowie die Selektion des dominanten Follikels.

1.2.4 Zielorgane von Östrogenen und Progesteron

Zielorgane von Östrogenen und Progesteron sind die sekundären Geschlechtsorgane: Uterus, Tuben, Vagina, Vulva, Mammae, ferner Urethra und Blase. Sie enthalten Rezeptorzellen für diese Hormone und reagieren dementsprechend mit für sie spezifischen Wachstums-, Differenzierungs- und Funktionsreaktionen, die überwiegend der Arterhaltung dienen. Urethra und Blase gehören entwicklungsgeschichtlich zum Genitale.

Uterus: Der Uterus besitzt eine endokrine Funktion, die für lokale Vorgänge bedeutsam ist. Vom Endo- und Myometrium werden hormonaktive Substanzen gebildet, vor allem in der späten Transformationsphase: Prolaktin, GnRH-2, hCG, Prostaglandine $F_2\alpha$ und E, PP 14, Wachstumsfaktoren, Zytokine u. a.

Estradiol bewirkt Hypertrophie und Hyperplasie der Muskelfasern und dadurch das Größenwachstum des Uterus, die Zunahme der Wanddicke, die Herstellung des adulten Korpus-Zervix-Verhältnisses von 3:1 sowie die Entwicklung der normalen Achsenknickung der Gebärmutter. Das Uterusgewicht nimmt von der Pubertät bis zur Reife von 15 auf 50 g zu. Estriol wirkt stärker auf die Volumenzunahme und Auflockerung der Zervix als auf die des Korpus. Östrogene fördern auch das Myomwachstum. Östrogene führen zur Erhöhung der Ansprechbarkeit des Myometriums für Oxytocin und damit zur Zunahme der Intensität und Frequenz myometraner kontraktiler Aktivität. Dieser Effekt verläuft über eine Erhöhung des ATP- und Aktomyosingehaltes. Progesteron fördert die Ruhigstellung der myometranen Aktivität des Uterus und hemmt das Östrogen-induzierte Wachstum von Myomen. Progesteron bedingt die Relaxation (Progesteron-Block) des Uterus.

Zervixepithel: Das Zylinderepithel des Zervixkanals proliferiert unter Östrogeneinfluss. Progesteron hemmt die weitere Proliferation. Unter Östrogenwirkung werden zunehmende Mengen hellen, zellarmen, fadenziehenden Schleims gebildet, der für die Spermienpenetration zum Zeitpunkt der Ovulation optimal geeignet ist. Die Spermienprogression erreicht in dieser Phase 17–20 mm/Minute.

Auf dem Höhepunkt der Östrogenwirkung beträgt die Spinnbarkeit des Zervixschleims 8–12 cm und mehr, die Sekretion nimmt bis zu 800 mm^3 und die Muttermundsweite bis auf 4,5 mm zu (s. Insler-Score). Aufgrund einer hohen Konzentration von Elektrolyten und Proteinen im Schleim lässt sich nach dessen Trocknung auf dem Objektträger das Farnkrautphänomen als Kristallisationsreaktion nachweisen.

Unter Progesteronwirkung vermindert sich die Menge des Schleims, er wird trübe, spermienundurchlässig, die Zellzahl nimmt zu. Der Schleim wird zäh, der Muttermund verengt sich. Alle am Muttermund und im Zervixschleim nachweisbaren Reaktionen sind quantifizierbar (z. B. im Insler-Score). Sie haben Bedeutung für die Zykluskontrolle, die Sterilitätsberatung und -behandlung sowie für die Kontrazeption mit natürlichen Methoden (Kap. 3, Tab. 3.9).

Endometrium: Die Gebärmutterschleimhaut zeigt in Abhängigkeit vom Einfluss der Dosis und Wirkungsdauer der Östrogene und des Progesterons typische zyklische Veränderungen, die optimale Bedingungen für die Implantation und uterine Entwicklung der Frucht herstellen sollen. Diese Veränderungen sind in ihrem zeitlichen Ablauf so charakteristisch, dass nach ihrer Morphologie eine Datierung des Zyklus möglich st. Histologisch lassen sich vier Phasen unterscheiden:

Proliferation,
Sekretion,
Desquamation und
Regeneration.

In der Proliferationsphase des Zyklus fördern Östrogene aus der Basalschicht des Endometriums die Bildung einer neuen Funktionalis. Diese erreicht zum Zeitpunkt der Ovulation eine Dicke von 3,5 mm.

Zu Beginn der *Proliferation* sind die Endometriumdrüsen spärlich vorhanden, eng und gestreckt. Im weiteren Verlauf wird das Volumen der Drüsen weiter gestellt, die Drüsenschläuche verlängern sich. Am Ende der Proliferationsphase kommt es zu einer Schlängelung der Drüsenschläuche. Epithel- und Stromazellen zeigen bis zur Ovulation eine zunehmende Mitosenzahl und Mehrreihigkeit der Kerne *(Pseudostratifikation)* in den Drüsenepithelien. Die Spiralarterien proliferieren. Gegen Ende der Proliferationsphase nimmt die Zahl der Östrogen-Rezeptoren stark zu. Über sie wird durch Geninduktion direkt oder indirekt über Interaktion mit den hormonaktiven endometrialen Substanzen diese Entwicklung ermöglicht.

Die sekretorische, prägravide Umwandlung des Endometriums erfolgt durch Progesteron. Sie ist nur nach regelrechter vorheriger Östrogenwirkung möglich. Die basalen Anteile des Drüsenepithels weisen als früheste Zeichen der beginnenden *Sekretion (Transformation)* eine basale Vakuolenbildung auf. Die Drüsenschläuche werden weiter, zeigen ein zunehmend sägeförmiges Muster. Sie sezernieren in das Drüsenlumen Glykogen und Proteine, die der Ernährung der Frucht dienen (z. B. Uteroglobin). Auch Prostaglandine werden vermehrt gebildet. Die Gliederung in Spongiosa und Kompakta wird ausgeprägter. Im bindegewebigen Stroma kommt es zur Ausbildung eines Ödems. Die Mitoserate in den Stromazellen steigt erneut an. Die Progesteron-Rezeptoren nehmen zu, die Östrogen-Rezeptoren ab. Die zur Umwandlung von Estron in Estradiol erforderliche 17β-Hydroxysteroid-Dehydrogenase verliert an Aktivität. Zuerst um die Spiralarterien herum tritt eine pseudodeziduale und leukozytäre Reaktion ein. Bildet sich der Gelbkörper zurück, weil keine Schwangerschaft eingetreten ist, kommt es durch Progesteron-Östrogen-Entzug zunächst zu starken Gefäßreaktionen mit Kontraktionen, Dilatationen, Zellauswanderung und Blutaustritten aus den Arteriolen. Das Endometrium kann hormonell nicht mehr erhalten werden. Es schrumpft. Kompakta und Spongiosa werden abgestoßen. Es setzt die Menstruation ein (Desquamationsphase). Die oberen Zweidrittel der Endometriummukosa werden autolytisch und bis zur Basalis abgestoßen, wobei einzelne kleinere Inseln der Funktionalis erhalten bleiben können.

Im Menstruationsblut fehlt eine Reihe von Gerinnungsfaktoren, andere sind im Vergleich zum peripheren Blut stark erniedrigt (z. B. Faktor II, V und VIII, Thrombozyten). Entscheidend ist das Fehlen von Fibrinogen. Ursache hierfür sind fibrinolytische Enzyme. Blutkoagel entstehen erst in der Vagina. Sie enthalten kein Fibrin, sondern bestehen aus Erythrozytenaggregaten, mukoiden Proteinen und Glykogen. Die Blutstillung entsteht durch Kontraktionen der Spiralarterien und Thrombosierung der Gefäße sowie Kontraktionen des Uterus unter lokaler Prostaglandinwirkung. Vom dritten Tag nach Regelbeginn an setzt dann die Epithelisierung des Endometriums von der Basalis her ein (Regeneration).

Praktische Bedeutung hat die Endometriumdiagnostik in der Testung der proliferativen Wirkung von Östrogenen und der transformatorischen Wirkung von Gestagenen, insbesondere wenn es sich um neu entwickelte Substanzen handelt. Der gestagene Effekt wird auch bei Verabfolgung einer gleich bleibenden Grunddosis von Östrogenen im Endometriumerhaltungstest (Kaiser, Greenblatt) ausgetestet. Diejenige zugesetzte Gestagendosis, die das Eintreten einer Durchbruchblutung verhindert, wird als Gestagenerhaltungsdosis bezeichnet. Die Endometriumsdiagnostik ist wichtig zur Erkennung von funktionellen Störungen (zeitliche Desynchronisation des Endometrium bei Sterilität) und organischen Ursachen (Endometritis, Polypen, Vorstufen von Malignomen, manifeste Malignome) der Gebärmutter.

Tuben: Östrogene führen an den Eileitern während der Entwicklungsphase zu Längenwachstum und zur Differenzierung der Wandstrukturen, zur Lumenerweiterung und zur Zilienbildung. Die zilientragenden Zellen des Tubenepithels sind unter dem ansteigenden Östrogenspiegel nahe der Ovulation maximal entwickelt. Die nicht zilientragenden Zellen enthalten Glykogen. Sie vergrößern sich und sezernieren während der prämenstruellen Phase Glykogen und Lipoproteine. Tubenmuskulatur und Zilienbewegung zeigen in der Follikelphase Tendenz zur Bewegungsbeschleunigung, in der Corpus-luteum-Phase zur Verlangsamung. Bei der Tubenfunktion wirken Prostaglandine mit.

Vulva: Östrogene bewirken das Wachstum der kleinen Labien und des Fettgewebes, eine Erhöhung der Vaskularität und Turgeszenz der Vulva sowie eine Proliferation des Epithels. Östrogene stimulieren die Aktivität der Bartholinischen und Skeneschen Drüsen und hemmen die der Talgdrüsen. Die Entwicklung der Klitoris, der großen Labien und des Mons pubis sowie die Entwicklung der Schambehaarung (Tanner-Stadien) stehen im Wesentlichen unter dem Einfluss der Androgene. Direkt wirkt Testosteron auf die Ausbildung der Scham- und Axillarhaare ein, während an der Haut, den Haarfollikeln und den Talgdrüsen 5α-Dihydrotestosteron, das nach irreversibeler Umwandlung durch die 5α-Reduktase aus Testosteron entsteht, wirksam wird.

Der Funktionszustand der Vulva kann, jedenfalls teilweise, durch Oberflächenabstriche beurteilt werden. Östrogene fördern die Verhornung der Oberflächenzellen der Epidermis. Androgene und Progesteron hemmen sie.

Vagina: Die Scheide ist mit Plattenepithel ausgekleidet, das charakteristische hormon- und zyklusabhängige Veränderungen durchläuft. Das Scheidenepithel spricht auf Östrogene wesentlich empfindlicher an als das Endometrium. Es proliferiert unter Östrogeneinfluss, nimmt an Dicke zu und zeigt Schichtenbildung. Unter Progesteron und Gestagenen zeigt es regressive Veränderungen. Bei der geschlechtsreifen Frau besteht das Scheidenepithel aus Basal-, Parabasal-, Intermediär- und Oberflächenzellen. Bei niedrigem Östrogenspiegel, in der Präpubertät, Postmenopause und bei hypergonadotroper hypogonadaler Amenorrhö ist das Vaginalepithel dünn und weist fast ausschließlich Zellen der Basal- und Parabasalschicht auf. Unter dem Einfluss von Östrogenen und in der Proliferationsphase des Zyklus kommt es zu einer Verdickung mit Ausreifung des Vaginalepithels unter Abnahme der Intermediärzellen und Zunahme der Superfizialzellenschicht. Die Superfizialzellen (Östrogeneinfluss) erscheinen mikroskopisch groß, blasig, färben sich eosinophil, liegen einzeln und haben einen kleinen, dichten, dunkel gefärbten (karyopyknotischen) Kern. Der Abstrich wirkt sauber, leuchtend, transparent, es fehlen Leukozyten und Bakterien. Die Östrogenwirkung kann mit dem Karyopyknose- oder Azidophilie-Index (Auszählung pro 100 Zellen) quantifiziert werden.

Unter dem Einfluss von Progesteron oder anderen Gestagenen, beziehungsweise während der Corpus-luteum-Phase, kommt es zu regressiven, antiöstrogenen Veränderungen. Die azidophilen Oberflächenzellen sind nicht mehr nachweisbar. Im Scheidenabstrich findet man kleinere bis mittelgroße Intermediär- und Parabasalzellen mit eingerollten Rändern, die zyanophil (blau) gefärbt sind, in Gruppen zusammenliegen, mit großen, lockeren Zellkernen. Der Abstrich macht, durch Einstreuung von Leukozyten und Bakterien, einen unsauberen Eindruck (Abb. 1.7 und Abb. 1.8).

Der pH-Wert der Scheidenflüssigkeit liegt im sauren Bereich und schwankt zwischen 3,8 und 4,2 mit einem Minimum zur Zeit der höchsten Östrogenwirkung und einem Maximum in der Corpus-luteum-Phase prämenstruell. Diese Veränderungen verlaufen parallel zum Glykogengehalt des Scheidenepithels und der Aktivität der Döderleinschen Milchsäurebazillen. In der Follikelphase sind Durchblutung, Wärmestrahlung, Wärmeleitung und Ödematisierung des Gewebes maximal und nehmen unter Progesteron- bzw. Gestagenwirkung ab.

Das Vaginalepithel ist neben dem Endometrium der beste Indikator für die biologische Östrogenwirkung am Zielorgan. Der funktionell beurteilte Vaginalabstrich hat daher praktische Bedeutung für die Testung neuer Östrogene und Gestagene, für die Beurteilung der Pubertätsent-

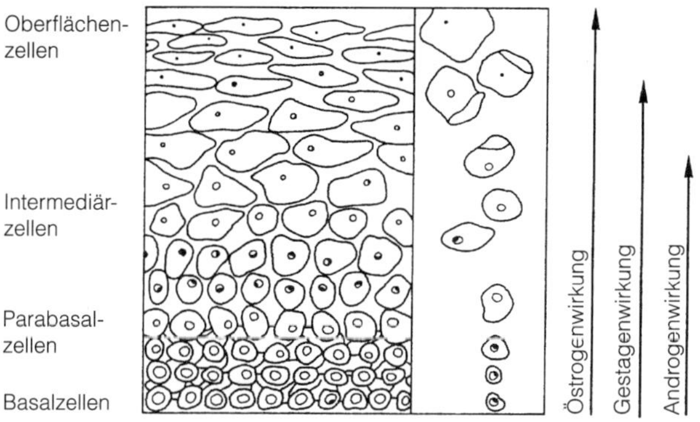

Abb. 1.7 Aufbau des Scheidenepithels während der Geschlechtsreife

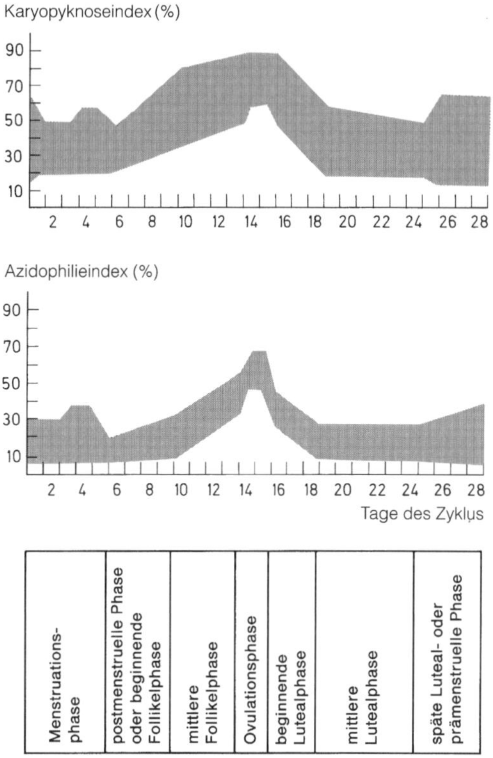

Abb. 1.8 Veränderungen des Karyopyknose- und Azidophilie-Index während des normalen Zyklus

wicklung, insbesondere bei Pubertas tarda, für die Zyklusbeurteilung, die Amenorrhödiagnostik und die hormonale Fluordiagnostik.

Mammae: Östrogene stimulieren das Wachstum und die Epithelproliferation der Milchgänge. Sie regen das Wachstum des periduktalen und perialveolaren Stromas sowie des Fettgewebes an und führen zur extrazellulären Natrium- und Wasserretention. Progesteron fördert zusammen mit Östrogenen die Entwicklung des duktalen Systems, ferner die Ausbildung, Proliferation und Differenzierung sowie Sekretionsbereitschaft der Alveoli. Primär bewirkt Progesteron zeitabhängig immer erst eine Zunahme der Mitoserate am Mammagewebe. Für die unterschiedlichen Gestagene wurden widersprüchliche Daten mitgeteilt, sowohl erhöhte als auch erniedrigte Mitoseraten wurden gefunden. Die Apoptose wird erst nach einer länger als 10 Tage andauernden Progesteron- oder Gestagenwirkung erreicht. Andere Hormone wie Prolaktin, die Schilddrüsenhormone, Wachstumshormon, Kortisol und Insulin spielen eine zusätzliche permissive Rolle. Androgene üben eine Hemmwirkung auf Brustentwicklung und Funktion aus.

Der Apoptoseeffekt an der Brust wird 72 Stunden nach Abbruch der Progesteron- oder Gestagenwirkung erreicht. Der Progesteron- oder Gestagenspiegelabfall ist der Trigger für den Apoptosemechanismus. Im Brustgewebe kommt den Enzymen für den Steroidmetabolismus eine sehr große Bedeutung zu, da deren Exprimierung vom Steroidspiegel im Mammagewebe abhängig ist. Die 17ß-Hydroxysteroid-Dehydrogenase (17ß-

HSD) und ihre 8 Isoenzyme konvertieren in Abhängigkeit von den endogenen Erfordernissen Estron in Estradiol oder Estradiol in Estron. Bei Frauen mit einem Estradiolmangel am Brustgewebe wird in alveolären und duktalen Epithelzellen der 17ß-HSD Typ 1 stärker exprimiert, der Estron zu Estradiol konvertiert, wobei eine negative Korrelation zwischen dem Serum-Estradiolspiegel und der Expression von 17ß-HSD Typ 1 besteht (Söderqvist et al., 1998).

Die Entwicklung der Brust wird nach dem Schema von Tanner beurteilt (s. Kap. 2, Abb. 2.2, Tab. 2.2).

Während des Zyklus führen die hormonellen Veränderungen in der Brust zur Vermehrung (Östrogene) bzw. zum Rückgang (Progesteron) der Durchblutung, der Mitoseaktivität, der Menge der extrazellulären Flüssigkeit, der alveolären Sekretionsaktivität und der Brustgröße. Die endgültige Ausdifferenzierung der Brust erfolgt erst in der Schwangerschaft.

Blase und Urethra: Epithel, Bindegewebe und muskulärer Tonus von Urethra und Blasenmuskulatur stehen ebenfalls unter dem Einfluss der Steroide. Östrogene führen zu einer Proliferation des Urethra- und Blasenepithels, verbessern Turgor und Durchblutung des Gewebes. Die proliferative Wirkung ist im Sediment und Ausstrich der Epithelzellen des Harns nachweisbar. Urethralektropium, atrophische Zystitis, Stress- und Dranginkontinenz bieten daher einen Ansatz zur Östrogentherapie. Östrogene und Androgene stärken den Verschlussdruck der Urethra und verbessern die Kraft des Detrusor vesicae.

Systemische Östrogen- und Progesteronwirkung

In Abhängigkeit von Art, Dosis, Anwendungsdauer, Absorption, Verteilung, Metabolisierung, Bildung und Bioverfügbarkeit entfalten Östrogene und Progesteron bzw. Gestagene rezeptorvermittelt und rezeptorunabhängig neben den spezifischen Wirkungen an den Zielorganen systemische Effekte.

Östrogene fördern die *Proliferation* nicht nur der *Epidermis*, sondern auch aller Schleimhäute (Mund, Rachen, Conjunctiva). Sie stimulieren die Bildung von Kollagen. Sie verbessern die *Durchblutung* der Haut über Gefäßerweiterung und Eröffnung von Kapillaren. Die Einlagerung von Mukopolysacchariden im perivaskulären Bindegewebe wird gesteigert. Östrogene fördern Wärmestrahlung und Wärmeleitung und senken dadurch die Kerntemperatur. Progesteron vermindert die Durchblutung der Haut, senkt dadurch die Hauttemperatur, vermindert die Wärmeabstrahlung und erhöht so die basale Körpertemperatur. Im Körperkern wird so die optimale Brutwärme für die sich entwickelnde Frucht erzeugt.

Durch Östrogene wird Kalium innerhalb, Natrium außerhalb der Zelle angereichert. Dadurch wird die extrazelluläre Wassereinlagerung gefördert. Dies geschieht zusätzlich durch Stimulierung der Hyaluronsäure. Dadurch nehmen interstitielles Gewebswasser und Plasmavolumen zu. Dies führt zu einem verbesserten Turgor des Hautorgans und der Stützgewebe.

Östrogene fördern die Einlagerung von Pigment an Vulva, Analgegend, Linea alba, Brustwarzen und bei entsprechender Veranlagung im Gesicht über eine Stimulierung des Melanozyten-stimulierenden Hormons (MSH).

Sowohl Estradiol als auch die Katecholöstrogene sind direkt und indirekt gefäßwirksam und bewirken sowohl an Arterien als auch Venen eine Dilatation, während die Gestagene die Venen dilatieren und dosisabhängig zu einer Kontraktion der Arterien führen können. Das natürliche Progesteron beeinträchtigt die vasodilatatorische Wirkung der Östrogene nicht. Die direkten Gefäßeffekte sind entweder genomisch rezeptorvermittelt oder nicht genomisch. Sowohl am Endothel als auch der glatten Muskulatur, d. h. der Intima, Media und Adventitia menschlicher Arterien und Venen befinden sich α- und β-Östrogen-Rezeptoren (ER) und Progesteron-Rezeptoren (PR) in Abhängigkeit vom jeweiligen Östrogen- und Progesteronspiegel. Die β-

Rezeptoren sind wahrscheinlich für die Vasodilatation der Gefäßwand zuständig. Der Rezeptorgehalt ist in den Venen geringer als in den Arterien. Estradiol ist ein Calciumantagonist und hemmt den Einstrom von Calcium in die Zelle, blockiert die Calciumkanälchen und stimuliert die Prostazyklin-Synthese und -Abgabe. Estradiol senkt den systolischen und diastolischen Blutdruck signifikant.

Progesteron und Gestagene üben generell eine die Östrogenwirkung modifizierende oder sie antagonisierende Wirkung aus. Progesteron und Drospirenon fördern über eine Antialdosteronwirkung die Natrium- und die Stickstoffausscheidung. Progesteron fördert Atemtiefe und -frequenz und erhöht dadurch die alveoläre O_2-Spannung in den Lungen.

Östrogene induzieren (vor allem bei oraler Gabe) die hepatische Proteinsynthese, besonders von SHBG (Sexualhormon-bindendes Globulin), TBG (Thyroxin-bindendes Globulin), CBG (Kortikosteroid-bindendes Globulin = Transkortin) und Koagulationsproteinen. Vor allem nach oraler Applikation wird die intestinale und hepatische Synthese der Lipoproteine und Apolipoproteine angeregt. Durch Östrogene, besonders bei oraler Einnahme, nimmt die Synthese der Triglyzeride in der Leber zu. Orales Östrogen senkt LDL über Bildung von Apo-B:E-Rezeptoren. Da Östrogene die hepatische Lipoproteinlipase hemmen, kommt es zu einem Anstieg der Phospholipide, Triglyzeride und Cholesterinkomponenten (des VLDL und HDL), besonders des HDL_2. Antagonistisch verhalten sich dosisabhängig die meisten Gestagene der 19-Norsteroidreihe, da sie die hepatische Lipoproteinlipase aktivieren und dadurch einen erhöhten Abbau von HDL und VLDL in der Leber bedingen. Als Folge nehmen VLDL und HDL_2 ab. Außerdem werden die Bildung von Apolipoprotein A-I und die Östrogen-induzierte Synthese der Triglyzeride gehemmt. Durch Progesteron-Derivate wird dagegen die hepatische Lipoproteinlipase kaum verändert.

In der Pubertät hemmen Östrogene über die Drosselung der hepatischen Somatomedinbildung das Längenwachstum. Die Epiphysenfugen schließen sich. Östrogene steigern die Calciumabsorption aus dem Darm. Sie reduzieren die Knochenresorption durch die Osteoklasten. Östrogene stimulieren die Kalzitoninfreisetzung. Kalzitonin hemmt die Osteoklastenaktivität. Östrogene hemmen die knochenabbauende Wirkung des Parathormons. Progesteron und Gestagene fördern die Osteoblastenaktivität (Knochenaufbau). Sie binden sich an die Kortikosteroid-Rezeptoren und hemmen so die Kortikoidosteoporose. Im Knochen gibt es außerdem Östrogen- und Androgen-Rezeptoren.

1.3 Östrogene

1.3.1 Definition

Der Name Östrogen besagt, dass die Substanz beim kleinen Nager Östrus (Brunst) erzeugen kann. Es handelt sich entweder um Steroide unterschiedlicher Struktur oder um nichtsteroidale Substanzen, die das Wachstum der Genitalorgane stimulieren, die weiblichen Sexualcharakteristika entwickeln und ein ruhendes Endometrium proliferieren.

Nach ihrer chemischen Struktur werden steroidale und nichtsteroidale Östrogene unterschieden.

Als *natürliche Östrogene* werden alle in der Natur vorkommenden Östrogene bezeichnet. Unterschieden werden:

Human-Östrogene (Estron, Estradiol, Estriol u. a.),
Equiden-Östrogene (Equilin, Equilenin, Estron, 17α-Estradiol u. a. als Sulfat-Konjugate aus dem

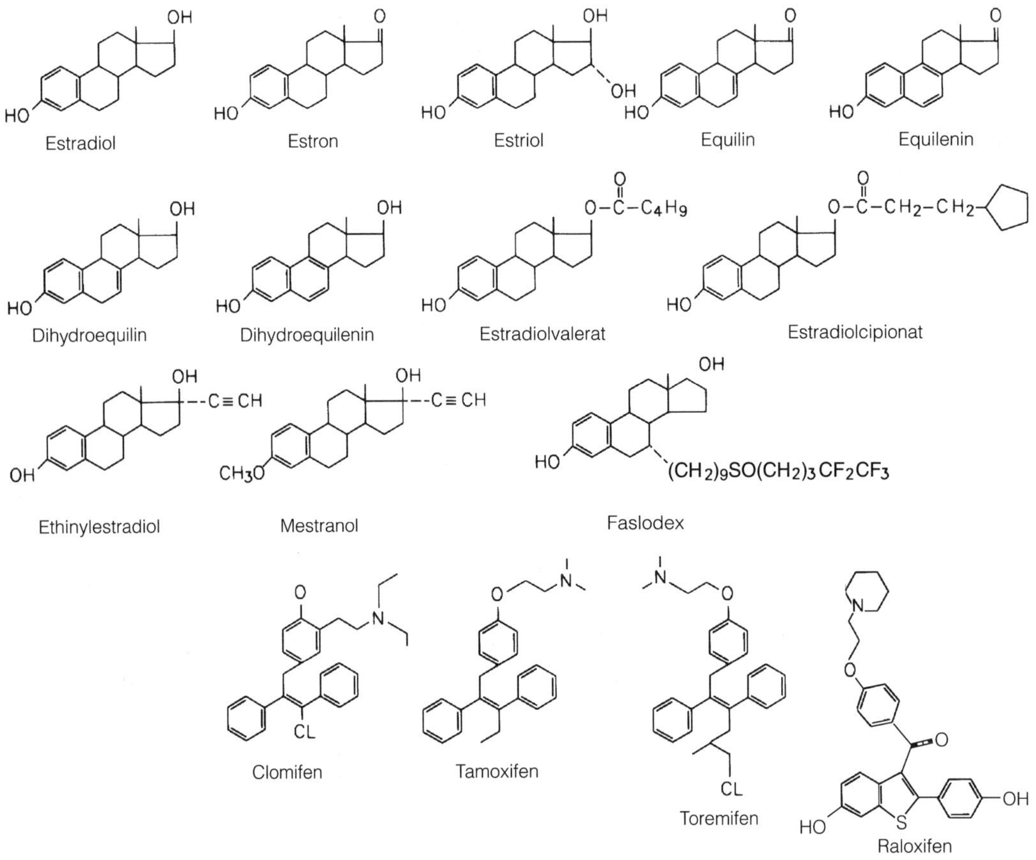

Abb. 1.9 Strukturformeln der Östrogene und Antiöstrogene

Harn trächtiger Stuten),
Phytöstrogen = Pflanzenöstrogene.

Artifizielle Östrogene sind alle Östrogene, die nicht natürlich vorkommen (Dienestrol, Hexestrol, Diethylstilbestrol).

Substituierte Östrogene sind Ethinylestradiol, Mestranol, Quinestrol, also Östrogene, die an verschiedenen C-Atomen (z. B. C_{17} mit Ethinyl) substituiert sind.

Veresterte Östrogene enthalten meist eine Karbonsäure, wie z. B. Estradiolvalerat, Estradiolbenzoat, Estradiolpropionat, Estradiolundecylat u. a. Die Wirkungsverlängerung ist von der Länge der Ester-Seitenkette abhängig.

Zu den *konjugierten Östrogenen* zählt man alle sulfatierten oder glukuronisierten Östrogene wie z. B. Estronsulfat, Equilinsulfat, Estriolglukuronid u. a.

Unter der Bezeichnung *synthetische Östrogene* werden alle synthetisch hergestellten Östrogene zusammengefasst, unabhängig davon, ob es sich um natürliche, artifizielle, substituierte, veresterte oder konjugierte Hormone handelt.

Die meisten Östrogene werden gegenwärtig aus C_{19}-Steroiden oder der Urwaldwurzel Cabaza de negro = *Dioscorea composita* (Diosgenin) teilsynthetisiert.

1.3.2 Ethinylestradiol

Ethinylestradiol (Abb. 1.9) wird im Organismus langsamer verstoffwechselt als Estradiol, da die Leber nicht in der Lage ist, die am C_{17}-Atom in α-Position stehende Ethinylgruppe abzuspalten. Nach oraler Gabe sind für Ethinylestradiol im Plasma zwei Phasen zu unterscheiden. In der ersten Phase wird nach rascher Resorption aus dem Magen-Darm-Trakt das Maximum im Blutplasma nach einer Stunde erreicht. Die Plasmahalbwertszeit beträgt 7 Stunden. In der zweiten Phase erfolgen Metabolismus und Ausscheidung langsamer mit einer Halbwertszeit von ca. 48 Stunden. 3,2 % der eingenommenen Dosis lassen sich innerhalb von 24 Stunden im Plasma nachweisen. Ein relativ hoher Anteil wird nach Durchlaufen des enterohepatischen Kreislaufs mit Rückresorption über Galle und Stuhl ausgeschieden. Ethinylestradiol besitzt eine ausgeprägte hypothalamisch-hypophysäre Hemmwirkung, wobei besonders die FSH-Sekretion unterdrückt wird. Dabei hemmt es die Gonadotropine LH und FSH 100- bis 120-mal wirksamer als Estradiol. Ethinylestradiol oral stimuliert bereits in sehr kleinen Dosen die Synthese verschiedener hepatischer Serumproteine, wie z. B. Reninsubstrat, Thyroxin-bindendes, Kortisol-bindendes und Sexualhormon-bindendes Globulin, ferner die Synthese von Gerinnungsfaktoren. In Einzeldosen bis zu 50 µg wird Ethinylestradiol meist subjektiv gut vertragen, doch sind schwerwiegende kardiovaskuläre Nebenwirkungen in seltenen Ausnahmefällen möglich.

1.3.3 Mestranol

Mestranol (Abb. 1.9) wird heute kaum noch verwendet. Es wirkt erst nach der C_3-Demethylierung in der Leber und damit also nach Überführung in die Wirkform, das Ethinylestradiol. Das Maximum des Ethinylestradiolspiegels wird nach Mestranolapplikation später erreicht und liegt niedriger als nach Einnahme von Ethinylestradiol. In der Art der biologischen Wirkung besteht kein Unterschied zwischen diesen beiden Östrogenen, doch ist Mestranol deutlich schwächer wirksam als Ethinylestradiol. Auch kann z. B. durch das Gestagen Chlormadinonacetat die Umwandlung von Mestranol zu Ethinylestradiol verzögert werden.

1.4 Phytöstrogene

Der Begriff der Phytöstrogene war zunächst Stoffen vorbehalten, die östrogene Wirkungen am Zentralnervensystem induzieren, den Östrus auslösen und das Wachstum des Genitaltraktes weiblicher Tiere stimulieren können. Heute wird der Begriff auf alle pflanzlichen Stoffe ausgedehnt, die an den Östrogen-Rezeptor binden, spezifische Östrogen-induzierte Genprozesse auslösen und das Wachstum Östrogen-Rezeptor-positiver Mammakarzinome fördern können. Zu den Phytöstrogenen (Abb. 1.10) gehören:

Isoflavone,
Coumestane und
Lignane.

Isoflavone kommen hauptsächlich in Sojabohnen vor. Die wichtigsten sind: Daidzein, Genistein, Glycitein, die als Glukoside vorliegen. Die freien Isoflavone sind besser resorbierbar als die konjugierten.

Coumestane: Coumestrol und 4-Methoxycoumestrol kommen hauptsächlich in Klee und Alfalfasprossen vor.

Lignane: Secoisolariciresinol und Matairesinol werden vorwiegend in Leinsamen, geschälten Sojabohnen, Hülsenfrüchten, Vollkorngetreide, Gemüse und Obst nachgewiesen und von Darmbakterien in Enterodiol bzw. Enterolacton umgewandelt.

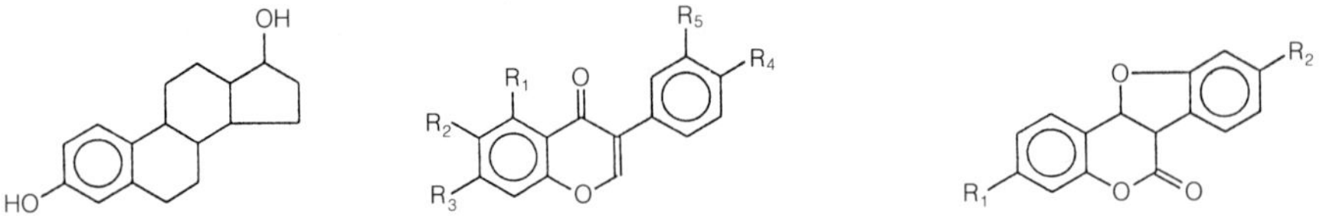

Estradiol Isoflavone Coumestane

	R_1	R_2	R_3	R_4	R_5
Daidzein	H	H	OH	OH	H
Genistein	OH	H	OH	OH	H
Glycitein	H	OCH_3	OH	OH	H
Formononetin	H	H	OH	OCH_3	H
Biochanin A	OH	H	OH	OCH_3	H

	R_1	R_2
Coumesterol	OH	OH
4-Methoxycoumesterol	OH	OCH_3

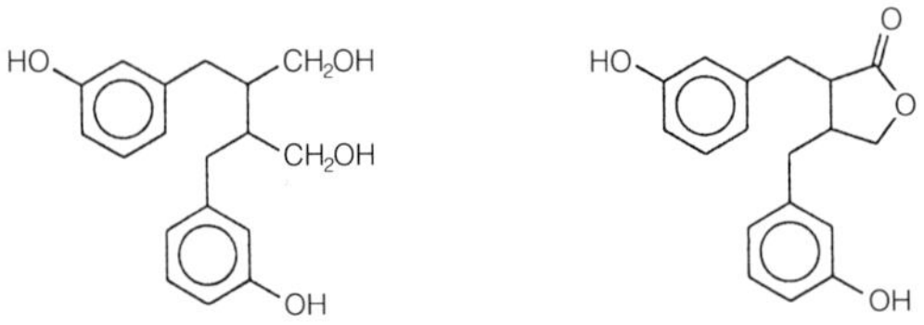

Enterodiol Enterolacton

(Säugetier-Lignane)

Abb. 1.10 Strukturformeln verschiedener Phytöstrogene

Die Effekte der Phytöstrogene sind abhängig von anderen Nahrungseinflüssen und der Hormonsituation des Anwenders. Der Verzehr von Phytöstrogenen, insbesondere von Sojaprodukten, steht im umgekehrten Verhältnis zum Auftreten von hormonabhängigen Tumoren und koronaren Herzkrankheiten. Flavone und Isoflavone können als potenzielle 17ß-Hydroxysteroid-Dehydrogenasehemmer wirksam werden (s. S. 17 u. 18).

1.5 Antiöstrogene

Als Antiöstrogene werden verschiedene nichtsteroidale Substanzen, meist Stilben-Derivate wie Clomifen, Tamoxifen, Toremifen, Raloxifen u. a., bezeichnet, die die Bindung von Estradiol an den Östrogen-Rezeptor mehr oder weniger hemmen. Sie beeinflussen dadurch alle Organe und Organsysteme, die in ihrer Funktion direkt oder indirekt östrogenabhängig sind.

Alle Antiöstrogene besitzen auch eine schwach östrogene Partialwirkung. In Abhängigkeit von der Dosis, Applikationsdauer und dem Zielorgan kann diese schwache östrogene oder die antiöstrogene Wirkung dominieren. Bei den Antiöstrogenen kommen sowohl die positiven Wirkungen als Östrogen-Rezeptor-Agonist als auch als Östrogen-Rezeptor-Antagonist zum Tragen: **Selective Estrogen Receptor Modulation (SERM)**. Der Modulator bewirkt als Funktionswandler den Übergang von agonistischer zur antagonistischen Wirkung.

Antiöstrogene können den positiven und negativen Rückkopplungseffekt der Östrogene auf das Hypothalamus-Hypophysen-System modulieren. Die Anwendung dieser Substanzen erfolgt daher zur Ovulationsinduktion über dieses System, ferner bei Mamma-, Ovarial- und Endometriumkarzinomen (Tamoxifen, Toremifen, Raloxifen). Der wachstums- und proliferationshemmende Effekt in diesen Organen geschieht vorwiegend über die antiöstrogene Wirkung. Gelegentlich erfolgt der Einsatz von Antiöstrogenen bei der Mastodynie-Mastopathie, dem prämenstruellen Syndrom und dem klimakterischen Syndrom. Weitere Indikationen sind das Prostata-, Nieren-, Kolonkarzinom, Hypernephrom sowie die männliche Sterilität.

Von den Antiöstrogenen werden die *reinen Antiöstrogene*, Östrogen-Rezeptor-Antagonisten, unterschieden. Als reine Antiöstrogene werden steroidale Substanzen bezeichnet, die über eine Blockade den Östrogen-Rezeptor herunterregulieren. Die trophischen Aktionen des Estradiols werden durch die reinen Antiöstrogene komplett geblockt und Östrogen-agonistische Aktivitäten werden nicht entfaltet.

1.5.1 Clomifen

Clomifen (Abb. 1.9) ist ein Abkömmling des Chlortrianisens und besitzt Ähnlichkeit mit dem östrogenwirksamen Diethylstilbestrol. Es kommt in den stereoisomeren Cis- (Zuclomifen) und Trans-Formen (Enclomifen) vor, wobei die Cis-Form stärker wirksam ist. Im Handel liegen die Isomeren im Verhältnis 40 % Zu- und 60 % Enclomifen vor. Enclomifen entfaltet antiöstrogene und kurze östrogene Effekte, während Zuclomifen ausschließlich östrogen wirkt. Clomifen besitzt eine hohe Affinität zu allen Zielorganen des Estradiols und besetzt in Abhängigkeit von der Dosis den Östrogen-Rezeptor (Zytosol- oder Kernrezeptor). Über eine kompetitive Hemmung wird die Aufnahme des endogenen Estradiols blockiert. Clomifen kann nicht die Synthese des Östrogen-Rezeptors induzieren. Bei niedriger Dosierung ist die kompetitive Wirkung unbedeutend, bei extrem hoher Dosis überlagert die leichte Östrogenwirkung die kompetitive Eigenschaft. Das Ausmaß der östrogenen und antiöstrogenen Wirkung von Clomifen wird durch die absolute Konzentration dieser Substanz am Wirkungsort und durch die quantitative Relation zwischen Clomifen und endogenem Estradiol bestimmt. Clomifen kumuliert kurzzeitig und führt zu einem signifikanten Anstieg von FSH und LH, wobei es die Ansprechbarkeit der Hypophyse gegenüber GnRH steigert. Bei täglichen Dosen von 100 mg wird nach 12–14 Stunden das Maximum der Serumspiegelwerte erreicht. 3–6 Tage nach dem Absetzen von Clomifen sinken die Konzentrationen im Serum unter 10 µg/l.

Die durch Clomifen erfolgte Ovulationsauslösung beruht wahrscheinlich auf folgenden Teilwirkungen:

1. Clomifen stimuliert über eine kompetitive Hemmung der Östrogen-Rezeptoren im Hypothalamus die GnRH-Freisetzung. Die GnRH-Freisetzung bewirkt am bereits durch Clomifen sensibilisierten HVL die Freisetzung von LH und FSH.
2. Clomifen greift direkt am Ovar an. Durch den Gonadotropinanstieg (wie unter 1.) kommt es zur Stimulierung der Steroidgenese, des Follikelwachstums und schließlich über eine positive Rückkopplung (Androgen-Östrogen-Anstieg) zur Ovulation. Die Ovulation soll erst nach einem Abfall der Konzentration im Serum unter 10 µg/l möglich sein. Der ovulationsauslösende Effekt des Clomifens wird am Hypothalamus wohl durch den antiöstrogenen Wirkungsmechanismus, an Hypophyse und Ovar dagegen durch die primär östrogene Komponente ausgelöst.

1.5.2 Tamoxifen

Tamoxifen (Abb. 1.9) ist ein nichtsteroidales Triphenyläthylen-Derivat, das spezifische Bildungen mit den Östrogen-Rezeptoren eingeht. Tamoxifen und sein Hauptmetabolit, 4-Hydroxytamoxifen, sind partial Agonisten und Antagonisten am ER α, aber reine Antagonisten am ER ß, wobei in den einzelnen Zellen der verschiedenen Gewebe die Aktionen u. a. dosisabhängig durchaus unterschiedlich sind. Tamoxifen liegt als Cis- und Trans-Isomer vor. Das Trans-Isomer entfaltet vorwiegend antiöstrogene und das Cis-Isomer hauptsächlich östrogene Wirkungen. Das Trans-Isomer wird als Antiöstrogen eingesetzt.

Tamoxifen wird schnell resorbiert und erreicht maximale Spiegel 3–6 h nach oraler Gabe. Die mittlere Halbwertszeit beträgt ca. 7 Tage. Die Halbwertszeit des Hauptmetaboliten, N-Desmethyltamoxifen, ist wesentlich länger. Dadurch verändert sich das Verhältnis von Hauptmetabolit zu Tamoxifen von ca. 1:5 nach der ersten Dosis auf ca. 2:1 nach Erreichen des Steady State.

Tamoxifen wird hauptsächlich an Albumin gebunden. Die Metabolisierung erfolgt in der Leber und die Ausscheidung biliär langsam über den Stuhl in Form von Glukuroniden. Nur ein kleiner Teil findet sich unverändert im Urin.

Tamoxifen kann als Antiöstrogen sowohl zur Ovulationsinduktion als auch beim endokrin aktiven Mammakarzinom eingesetzt werden. Die antitumoröse Wirkung des Tamoxifen wird über eine Blockierung des Östrogen-Rezeptors, eine verminderte Sekretion von TGF α und IGF 1, eine erhöhte Sekretion von TGF β und gehemmte Angiogenese erreicht. Unter der Tamoxifentherapie wurde eine erhöhte Inzidenz für Thromboembolien und Endometriumkarzinomen, Letztere in Abhängigkeit von der Therapiedauer, beobachtet. Tamoxifen erhöht ebenfalls das Risiko für die benignen uterinen Erkrankungen: Uterushyperplasie, Myome, Adenomyose und Endometriumhyperplasie. Die WHO stufte 1996 Tamoxifen in die Gruppe der für den Menschen krebserregenden Stoffe ein.

1.5.3 Toremifen

Toremifen (Chlortamoxifen) (Abb. 1.9) ist ein nichtsteroidales Triphenyläthylen-Derivat und entfaltet über eine kompetitive, spezifische Bindung an den Östrogen-Rezeptor in Abhängigkeit von Behandlungsdauer, Spezies, Geschlecht und Erfolgsorgan östrogene, antiöstrogene oder beide Wirkungen. Beim Menschen steht die antiöstrogene Wirkung im Vordergrund.

Toremifen wird nach oraler Gabe sofort absorbiert und erreicht maximale Konzentration im Serum nach ca. 3 h. Durch Nahrungsaufnahme kann das Maximum im Serum um 1–1,5 h verzögert werden. Die erste Halbwertszeit beträgt 4 h, die zweite durchschnittlich 5 Tage. Toremifen wird in über 99,5 % an Serumproteine, vor allem an Albumin, gebunden. Es unterliegt einem intensiven Metabolismus. Der Hauptmetabolit ist N-Demethyltoremifen und wirkt ebenso wie Toremifen antiöstrogen, allerdings etwas geringer tumorhemmend.

Die Ausscheidung erfolgt hauptsächlich als Metabolit über den Stuhl und nur zu etwa 10% über den Urin. Nach 30 Tagen sind 98,5 % ausgeschieden.

Beim Mammakarzinom wird die tumorhemmende Wirkung in erster Linie durch die antiöstrogene Wirkung bedingt, obgleich noch andere, östrogenunabhängige Antitumoreigenschaften wie Apoptoseauslösung, Beeinflussung der Zellzykluskinetik u. a. eine Rolle spielen.

1.5.4 Raloxifen

Raloxifen (Abb. 1.9) bindet selektiv an den Östrogen-Rezeptor.

Vom Raloxifen werden 60% nach oraler Gabe rasch resorbiert. Die Bioverfügbarkeit beträgt ca. 2%. Die Bindung an Plasmaproteine erfolgt dosisunabhängig zu 98–99%. Raloxifen unterliegt einem ausgeprägten First-pass-Metabolismus in entsprechende Glukuronid-Konjugate. Die Plasmahalbwertszeit beträgt ca. 27 h. Die Ausscheidung erfolgt innerhalb von 5 Tagen überwiegend über die Fäzes und zu < als 6% über den Urin. Am Knochen und im Lipidstoffwechsel wirkt Raloxifen als Agonist, an Mammae und Endometrium als Antagonist.

1.5.5 Faslodex

Faslodex (Fulvestrant = 7-apha-[9-(4,4,5,5,5-pentafluoropentylsulfinyl)nonyl]-Estradiol) (Abb. 1.9) ist der erste steroidale Östrogen-Rezeptor-Antagonist, der den Östrogen-Rezeptor blockiert, downreguliert, keine Östrogenwirkung besitzt und deshalb auch als reines Antiöstrogen bezeichnet wird. Die Halbwertszeit nach intramuskulärer Injektion beträgt 40 Tage. Das Steady State stellt sich nach 3 bis 6 intramuskulären Dosen ein. Faslodex wird zu 99% an die Plasmaproteine gebunden, hauptsächlich an die HDL-, VLDL- und LDL-Proteine. Die Elimination erfolgt als Glukuronid- und/oder Sulfonat-Metaboliten zu 90% mit dem Stuhl und weniger als 1% mit dem Urin. Die uterotrophe Wirkung von Tamoxifen wird durch Faslodex blockiert.

1.6 Aromataseblocker

1.6.1 Definition

Aromataseblocker blocken die Aromatase selektiv oder nicht selektiv und damit die Bildung von Estron und Estradiol aus Androstendion und Testosteron. Durch die *Aromatase*, ein Zytochrom-P-450-abhängiges Enzym, entstehen aus Androstendion bzw. Testosteron Estron bzw. Estradiol als Endprodukte der Reaktionskaskade der Steroidbiosynthese. Das Enzym Aromatase ist nur an dem letzten Reaktionsschritt, der Umwandlung von Androgenen zu Östrogenen, beteiligt. Mit zunehmendem Alter und Gewicht steigt die Aromatisierung von Androgenen zu Östrogenen an. Zwei Jahre nach der Menopause werden etwa 1,7% des Androstendions und 0,2% des Testosterons, das von den Ovarien und den Nebennierenrinden täglich synthetisiert wird, zu Estron bzw. Estradiol aromatisiert (Lauritzen, 1996). Die Aromatase ist im Körper weit verbreitet und kommt im Fett-, Muskelgewebe, der Leber, der Brust, dem Endometrium und im Tumor vor. Im malignen Mammagewebe wurden im Vergleich zum benignen Nachbargewebe Aromatase-induziert erhöhte Östrogenspiegel gefunden. Eine *nicht selektive Inhibition* des Aromataseenzyms kann die Wirkung anderer Enzyme negativ beeinträchtigen und die Bildung von Steroiden (Kortisol, Aldosteron) beeinflussen. Die *selektive Aromataseinhibition* greift nur in die Östrogensynthese ein und verhindert die Nebenwirkungen der nicht selektiven Enzymhemmung.

Die Aromataseblocker lassen sich 3 Klassen zuordnen: Glutethimide, Steroide und Triazole (Tab. 1.4, Abb. 1.11). Die Glutethimide wirken nicht selektiv über eine nichtkompetitive Hemmung mit reversibler Bindung am Eisenatom im Porphyrin (Häm) des spezifischen Koenzyms Zytochrom P-450 des Aromatasekomplexes. Die Steroide und Triazole entfalten eine selektive Wirkung, wobei die Steroide irreversibel an die Substratbindungsstelle des Enzyms binden und über eine kompetitive Hemmung so selektive *Aromataseinaktivatoren* sind.

Bei prämenopausalen Frauen wird die Östrogenbildung durch Aromataseinhibitoren nicht voll

Tabelle 1.4 Klassifizierung der Aromataseblocker

Glutethimide:
Aminoglutethimid
Pyridoglutethimid
Steroide:
4-Hydroxyandrostendion: Formestan
1-Methylandrostendion: Atamestan
6-Methylenandrostendion: Exemestan
Triazole:
Fadrozol
Vorozol
Anastrozol
Letrozol

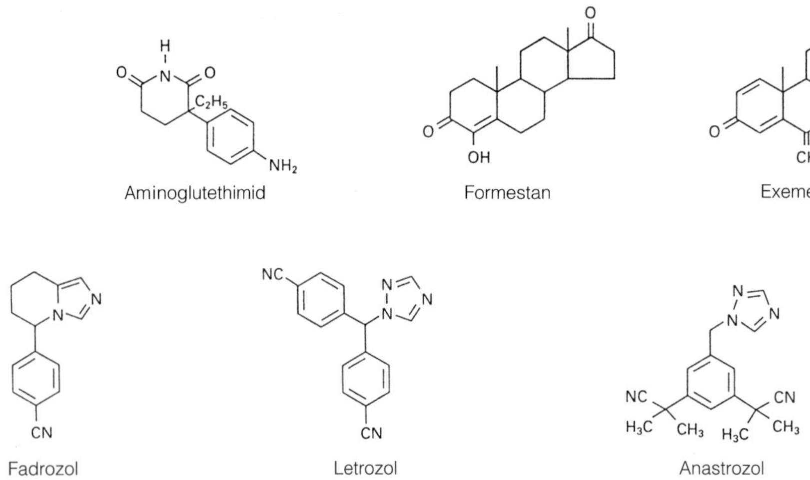

Abb. 1.11 Strukturformeln verschiedener Aromataseblocker

unterdrückt. Sie können Ovulationen induzieren und es kann ein Überstimulationssyndrom der Ovarien resultieren (Mitwally u. Casper, 2002).

1.6.2 Aminoglutethimid

Aminoglutethimid (Abb. 1.11) ist ein effektiver, allerdings nicht selektiver Aromatasehemmer, da neben der Aromatase auch noch die 11β-Hydroxylase, 18-Hydroxylase und andere Enzyme der Zytochrom-P-450-Familie (Desmolase-Komplex) mit gehemmt werden. Der Kortisolspiegel kann über die Rückkopplungsmechanismen mit nachfolgendem ACH-Anstieg mitunter konstant gehalten werden, es kann aber auch eine Glukokortikoid- oder Mineralokortikoid-Substitution nötig sein. Gleichzeitig löst Aminoglutethimid in der Leber eine Enzyminduktion aus, die zum beschleunigten Östrogenabbau führt. In der Schilddrüse kann der Jodeinbau reduziert sein, wodurch TSH ansteigen kann. Die Thyroxin-Substitution kann dann erforderlich werden. Die Resorption von Aminoglutethimid erfolgt rasch. Es werden ca. 75 % resorbiert und nach 0,7–1,5 Stunden maximale Plasmaspiegel erreicht. Die Eliminationshalbwertszeit liegt bei 13 Stunden, nach 6-wöchiger Therapie bei 7,3 Stunden. Die Elimination erfolgt vorwiegend über die Nieren, wobei 1/3 bis zu 54 % unverändert ausgeschieden werden.

1.6.3 Formestan

Formestan (Abb. 1.11) ist ein steroidaler, selektiver Aromataseinaktivator, der nach intramuskulärer Gabe innerhalb von 1–2 Tagen die maximale Plasmakonzentration erreicht. Der Estradiolspiegel wird innerhalb von 24 Stunden nach einmaliger intramuskulärer Injektion um 40 % gesenkt, nach 7 Tagen um bis zu 78 % reduziert. Formestan wird in der Leber rasch metabolisiert. Nach intramuskulärer Applikation verläuft die Elimination biphasisch mit einem raschen initialen Abfall um etwa 50 % zwischen dem 1. und 4. Tag. Danach beträgt die Plasmaeliminationshalbwertszeit 5 bis 10 Tage.

1.6.4 Exemestan

Exemestan (Abb. 1.11) (6-Methylenandrost-1,4-dien-3,17-dion: 6-Methylenandrostendion; Aromasin) ist ein steroidaler Aromataseinaktivator, der eine 2,6-fach höhere Affinität zum Enzym der Aromatase aufweist als Androstendion. Die Estronsynthese und damit auch die von Estradiol wird signifikant gehemmt. Die maximalen Spiegelwerte werden 2 Stunden nach oraler Einnahme von 25 mg erreicht. Die Halbwertszeit beträgt 24 Stunden. Der Steady State wird nach 4 Tagen Einnahme bereits erreicht. Exemestan bewirkt eine irreversible Inaktivierung der Aromatase und führt damit zum Entzug des peripheren und tumoreigenen Östrogens mit Verminderung des Tumorzellwachstums. Es erfolgt keine Rezeptorbindung. In einer Dosis > 200 mg/die kommt es zu einer Aktivierung des Androgen-Rezeptors. Die Verträglichkeit ist gut. Unter den Nebenwirkungen stehen die Hitzewallungen im Vordergrund.

1.6.5 Anastrozol

Anastrozol (Abb. 1.11) ist als Triazol-Derivat ein oral wirksamer, selektiver Aromataseinhibitor, der schnell wirkt und Estradiol supprimiert. Die Suppression des peripheren Östrogenspiegels beträgt über 90%. Die anderen P-450-Enzymsysteme, die einen Einfluss auf die endogenen Hormonsynthesen ausüben, werden durch Anastrozol nicht beeinflusst. Die maximalen Blutspiegel wurden 2 Stunden nach der Einnahme gemessen, wobei mehr als 70% absorbiert wurden und die relative Bioverfügbarkeit bei ca. 100% lag. Anastrozol wird extensiv metabolisiert. Der Einfluss der Nahrungsaufnahme auf die Absorptionsrate ist klinisch nicht relevant. Die Halbwertszeit beträgt bei postmenopausalen Frauen 40–50 Stunden. Die Steady-State-Konzentration wird nach 7 Tagen erreicht.

1.6.6 Letrozol

Letrozol (Abb. 1.11) ist ein oral wirksamer, selektiver Aromataseinhibitor mit einer Bioverfügbarkeit von 99,9%. Es wird schnell resorbiert und die gleichzeitige Nahrungsaufnahme verringert die Resorptionsgeschwindigkeit nicht. Innerhalb von 2–6 Wochen werden Steady-State-Konzentrationen erreicht. Der Maximaleffekt von Letrozol wird nach 48–78 Stunden erreicht. Bei postmenopausalen Frauen mit einem Mammakarzinom konnten die Plasmaspiegel von Estradiol, Estron und Estronsulfat um 75–95% des Ausgangswertes gesenkt werden. Die Ausscheidung erfolgt überwiegend mit dem Urin (> 88%). FSH, LH, TSH, T_3, T_4, ACTH, Kortisol, Aldosteron, 11-Desoxykortisol und 17-Hydroxyprogesteron erfuhren keine klinisch relevanten Veränderungen durch Letrozol.

1.7 Gestagene

1.7.1 Definition

Gestagene sind Steroidhormone, dem Progesteron ähnlich wirkende Substanzen, die ein durch Östrogene proliferiertes Endometrium transformieren (sekretorisch umwandeln), die Implantation des befruchteten Eies ermöglichen und die bei bestimmten Spezies eine Schwangerschaft nach Oophorektomie zu erhalten vermögen. Absinken des Gestagens Progesteron führt im Zyklus zur Entzugsblutung mit Abstoßung des Endometriums.

Als Synonyma werden für Gestagene auch die Bezeichnungen Progesterone, Progestagene und Progestine verwendet.

Weit verbreitet ist die nicht ganz korrekte Unterteilung in 17α-Hydroxyprogesteron- und 19-Nortestosteron-Derivate (Tab. 1.5).

Die 19-Nortestosteron-Derivate können in Estrane: Norethisteron und verwandte Steroide, und Gonane: Levonorgestrel, Desogestrel, Gestoden, Norgestimat u. a., unterteilt werden.

Tabelle 1.5 Klassifizierung der Gestagene nach der chemischen Struktur (modif. nach Schindler et al, 2003)

Progesterone	Testosteron-Derivate	Spirolacton-Derivate
natürliches Progesteron	Ethisteron	Drospirenon
Retroprogesterone	19-Nortestosteron-Derivate	
Dydrogesteron	Norethisteron	
Progesteron-Derivate	Norethisteronacetat	
Medrogeston	Lynestrenol	
17α-Hydroxyprogesteron-Derivate (Pregnane)	Ethynodiolacetat	
Hydroxyprogesteroncaproat	Norethynodrel	
Medroxyprogesteronacetat	Tibolon	
Megestrolacetat	Quingestanolacetat	
Chlormadinonacetat	Levonorgestrel	
Cyproteronacetat	Gestoden	
17β-Hydroxynorprogesteron-Derivate	Desogestrel	
Gestonoroncaproat	Etonogestrel	
Nomegestrolacetat	Norgestimat	
19-Norprogesteron-Derivate	Dienogest	
Demegeston	Norgestrienon	
Promegeston	Gestrinon	
Nestoron		
Trimegeston		

Die 17α-Hydroxyprogesteron-Derivate modifizieren die Östrogenwirkung, ähnlich dem natürlichen Progesteron, und besitzen keine androgenen und östrogenen Partialwirkungen, während für die 19-Norsteroide, außer Dienogest, schwache androgene, antiöstrogene und teilweise geringe östrogene Effekte im Tierversuch nachweisbar sind.

1.7.2 Retroprogesterone

Dydrogesteron

Dydrogesteron ist ein oral wirksames 6-Dehydroretroisomer des natürlichen Progesterons (Abb. 1.12). Es wirkt stärker gestagen und antiöstrogen als Progesteron und besitzt keine östrogene, androgene, glukokortikoide, antimineralokortikoide, antiinflammatorische und thymolische Eigenschaften. Dydrogesteron wirkt in manchen Geweben sehr schwach antiandrogen. Die maximale Plasmakonzentration von Dydrogesteron und seinem Hauptmetaboliten, Dihydrodydroprogesteron, wird nach 0,5 bis 2,5 Stunden erreicht, wobei die Halbwertszeit 5–7 Stunden beträgt. Die Halbwertszeit des Hauptmetaboliten liegt zwischen 14 und 17 Stunden. Bisher wurden 43 Metaboliten von Dydrogesteron nachgewiesen. Die Ausscheidung der Metaboliten erfolgt zu 63 % mit dem Urin, wobei die komplette Elimination über den Urin nach 72 h erreicht wird. Der Lipid-/Lipoprotein-Metabolismus und der Homocysteinspiegel werden durch Dydrogesteron nicht nachteilig beeinflusst.

1.7.3 Pregnan-Derivate

Die Pregnan-Derivate entfalten ähnliche Wirkungen wie Progesteron (Abb. 1.12). Durch die Substitution mit Cl oder CH_3 an C_6 wird die Gestagenwirkung beträchtlich verstärkt. In niedriger therapeutischer Dosierung belasten die Pregnan-Derivate den hepatischen Metabolismus nicht oder nur geringfügig.

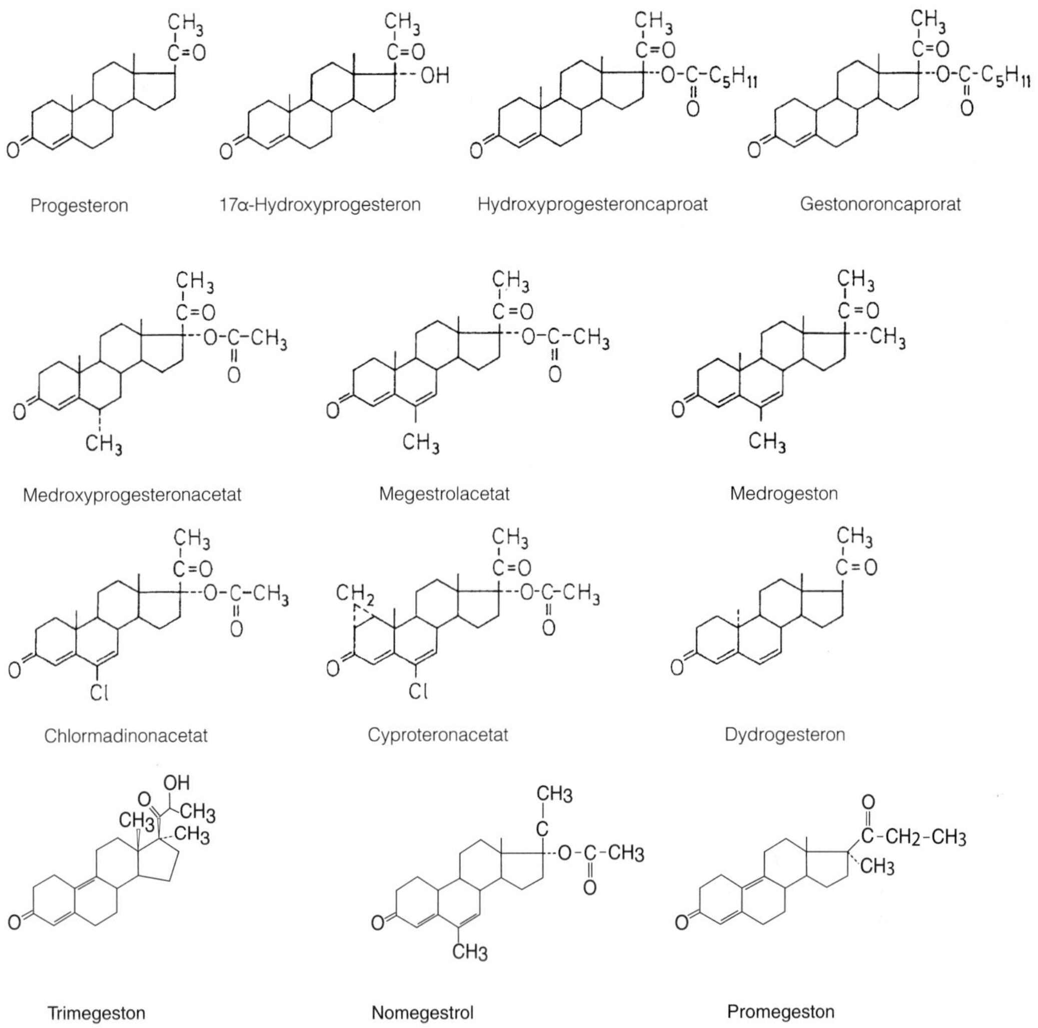

Abb. 1.12 Strukturformeln von Progesteron und Pregnan-Derivaten

Medroxyprogesteronacetat

Medroxyprogesteronacetat (MPA) (Abb. 1.12) ist ein oral und parenteral wirksames Gestagen. Im Test wurden sowohl antiöstrogene als auch schwache glukokortikoide Partialwirkungen nachgewiesen. Die intestinale Resorption ist interindividuell sehr unterschiedlich. Bedingt durch die CH_3-Gruppe an C_6 und die 17α-Acetoxygruppe, ist MPA sehr resistent gegen den enzymatischen Abbau. Der maximale MPA-Spiegel wird bei oraler Einnahme nach 1 bis 3 Stunden erreicht, um nach Halbwertszeiten von 2,2 bzw. 33 Stunden wieder abzufallen. In hoher Dosierung kann MPA leicht androgenisierend wirken und unterdrückt wahrscheinlich über die Androgen-Rezeptoren die Gonadotropinsekretion. In einer Dosierung von 100 mg/die und mehr nehmen der HDL- und Apoprotein-A_1-Spiegel deutlich ab. In hohen Dosen wirkt MPA glukokortikoidähnlich. Es hemmt dementsprechend die hypophysär-adrenale Achse (ACTH), substituiert aber den dabei entstehenden Kortisolmangel. Östrogene Partialwirkungen sind vom MPA nicht bekannt. Durch MPA wird der Thrombin-Rezeptor exprimiert.

Megestrolacetat

Megestrolacetat (MGA) (Abb. 1.12) gehört mit zu den oral am stärksten wirksamen Gestagenen. Vor dem enzymatischen Abbau ist es aufgrund der Δ-6-Doppelbindung noch stärker geschützt als MPA. Im Tierversuch konnten antiandrogene, antiöstrogene und schwache glukokortikoide Eigenschaften nachgewiesen werden, während östrogene und androgene Wirkungen fehlten. Erst in hoher Dosierung besitzt MGA glukokortikoide und androgene Partialwirkungen. Letztere ähneln denen des MPA. Die terminale Halbwertszeit beträgt 45 h.

Medrogeston

Medrogeston (Abb. 1.12) ist ein oral wirksames Gestagen ohne androgene, anabole, östrogene oder glukokortikoide Eigenschaften.

Medrogeston wird nach oraler Gabe relativ rasch und weitgehend vollständig resorbiert. Maximale Plasmakonzentrationen werden nach einmaliger Gabe im Mittel nach 2,8 h erreicht. Medrogeston liegt im Plasma zu ca. 97 % in gebundener Form vor. Der freie Anteil von ca. 3 % bleibt auch nach Mehrfachgabe praktisch gleich. Die terminale Halbwertszeit der Elimination beträgt nach Einmalgabe 39 h; nach Mehrfachgabe erhöht sich dieser Wert auf 62 h.

Chlormadinonacetat

Chlormadinonacetat (CMA) (Abb. 1.12) ist ein oral stark wirksames Gestagen ohne östrogene, androgene und antimineralokortikoide, aber mit antiöstrogener, antiandrogener und in hoher Dosierung schwacher glukokortikoider Wirkung. CMA wird nach oraler Applikation voll absorbiert und in der Leber nur wenig abgebaut. Es wird bevorzugt im subkutanen Fettgewebe gespeichert und nur langsam aus demselben abgegeben. Die initiale Halbwertszeit beträgt 1,6 Stunden, die terminale nach einmaliger Applikation 25 Stunden und nach mehrmaliger Einnahme 36–39 Stunden. Die maximalen Blutspiegel werden nach oraler Applikation von CMA und Ethinylestradiol nach 1–2 Stunden erreicht (T_{max}: 1,4–1,6 h). Der Steady State stellt sich nach 7–10 Tagen ein.

Cyproteronacetat

Cyproteronacetat (CPA) (Abb. 1.12) wird nach oraler Applikation vollständig resorbiert und ist damit gut bioverfügbar. Der maximale Wirkstoffspiegel wird nach 1–4 Stunden erreicht. CPA wird im Fettgewebe gespeichert und nur langsam ausgeschieden. Die initiale Halbwertszeit beträgt 2 Stunden, die terminale 2,5 Tage (60 h). Bei täglicher Einnahme kommt es zur Kumulation und die initiale Halbwertszeit verlängert sich dann auf 8 Stunden. Nach 5 bis 8 Tagen wird allerdings ein Gleichgewicht zwischen Aufnahme und Ausscheidung ereicht.

Von klinischer Bedeutung ist der ausgeprägte antiandrogene Effekt von CPA, der auf einer kompetitiven Hemmung beruht. CPA besitzt außerdem gestagene, antigonadotrope und in hoher Dosierung glukokortikoide Eigenschaften. Östrogene Partialwirkungen fehlen. CPA verändert nicht die Konzentration der beiden wichtigsten Transportproteine SHBG und Transkortin.

Nomegestrolacetat

Nomegestrolacetat (NGA) (Abb. 1.12) ist als 17α-Hydroxynorprogesteron-Derivat ein stark wirksames Gestagen mit antiöstrogenen und sehr schwachen antiandrogenen Eigenschaften ohne östrogene, androgene, anabole und kortikoide Wirkungen. Nach rascher Resorption werden nach 2 h die Blutspiegelmaxima erreicht. Die terminale Halbwertszeit beträgt 30 Stunden. Die Bindung erfolgt ähnlich stark wie vom Progesteron zu 97% an Albumin, ohne dass eine Bindung mit dem SHBG eingegangen wird. Nach der Metabolisierung erfolgt die Ausscheidung als Glukuronide oder Sulfokonjugate vorwiegend über den Darm und nur zum Teil mit dem Urin.

Trimegeston

Trimegeston (TMG) (Abb. 1.12) ist ein Progesteron-Agonist mit progesteronähnlichem Profil. Die gestagene Wirkung ist sehr ausgeprägt, da TMG sechsmal stärker an dem Progesteron-Rezeptor bindet. TMG dockt nicht an dem Glukokortikoid-Rezeptor an und besitzt eine schwache antimineralokortikoide Wirkung. Es entfaltet keine östrogenen und androgenen, aber antiandrogene und am Knochen keine antiöstrogenen Effekte. TMG wird schnell absorbiert und nach 30 Minuten werden maximale Plasmawerte erreicht. Die Bioverfügbarkeit ist praktisch 100%. Die Halbwertszeit beträgt 15 Stunden mit individuellen Variationen von 12–20 Stunden. Hauptmetabolit ist Trimegestonsulfat. Nach der Metabolisierung zu Sulfatkonjugaten oder Glukuroniden erfolgt die Ausscheidung über den Urin (38%) und größtenteils über den Stuhl (54%). TMG ist der wirksame Metabolit vom Promegeston.

1.7.4 19-Nortestosteron-Derivate

Die 19-Nortestosteron-Derivate lassen sich in Estrane (Norethisteron, Norethisteronacetat, Lynestrenol, Norethynodrel, Ethynodioldiacetat, Dienogest, Tibolon) mit angulärer Methylgruppe und in Gonane (Norgestrel, Levonorgestrel, Desogestrel, Gestoden, Norgestimat) mit angulärer Äthylgruppe an C_{13} unterteilen (Abb. 1.13). Die 19-Nortestosteron-Derivate entfalten bei oraler Applikation einen stärkeren Gestageneffekt als die Pregnan-Derivate.

Während die Pregnan-Derivate nur in hoher Dosierung geringe androgene, vorwiegend antiandrogene und glukokortikoide Wirkungen entfalten, zeichnen sich die 19-Nortestosteron-Derivate durch androgene und antiöstrogene Partialwirkungen aus – außer Dienogest –, während glukokortikoide Effekte fehlen. Beim Nager entfalten sie auch östrogene Partialwirkungen, die aber bei der Frau nicht zum Tragen kommen. Von klinischer Bedeutung sind die androgenen Effekte. Sie können sich einmal im hepatischen Stoffwechsel bemerkbar machen: Dosisabhängig nehmen der SHBG-Spiegel ab und die Lipoprotein-Muster können in ungünstiger Richtung hin verschoben werden: Senkung von HDL, Anstieg von LDL. Erfolgt an C_{13} die Substitution mit einer angulären Äthylgruppe anstelle der Methylgruppe, so verstärkt sich die gestagene Wirkung erheblich (Gonane).

Norethisteronacetat

Norethisteronacetat (NEA) (Abb. 1.13) wird nach der oralen Applikation rasch in Norethisteron umgewandelt, sodass seine Pharmakokinetik weitgehend der des Norethisterons entspricht. Es unterliegt einer relativ starken First-pass-Metabolisierung in der Leber, wodurch die Bioverfügbarkeit auf 50–70% reduziert wird. Die Halbwertszeiten betragen 2,5 bzw. 8 Stunden. Die geringen androgenen Partialwirkungen machen sich bei niedrigeren Dosen (unter 5 mg) nur an leichten Verschiebungen der Lipid- und Lipoprotein-Muster bemerkbar. Erst in höherer Dosierung und bei Langzeitanwendung können sie zu klinisch relevanten Lipidveränderungen (Absinken HDL) und entsprechenden klinischen Konsequenzen führen. Diese Veränderungen beruhen auf einer gewissen Bindungsaffinität des Norethisterons zum Androgen-Rezeptor. Allerdings könnte auch einer der Metaboliten, 5α-Dihydronorethisteron, eine Rolle spielen. Dosisabhängig werden von 5 mg NEA 0,7 ± 0,2% und von 10 mg NEA 1,0 ± 0,4% in Ethinylestradiol konvertiert (Kuhnz et al., 1997).

Tibolon

Nach oraler Einnahme wird Tibolon (Abb. 1.13) rasch und fast vollständig resorbiert. Maximale

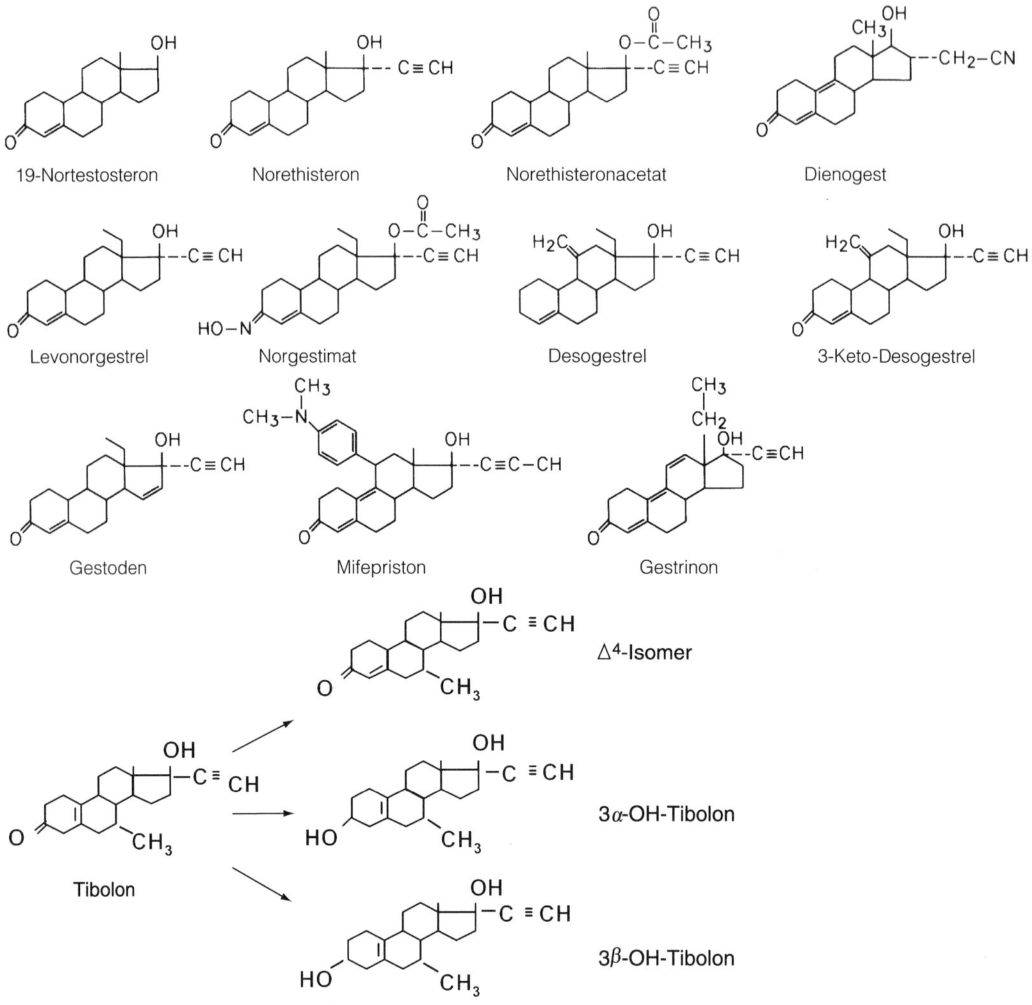

Abb. 1.13 Strukturformeln von 19-Nortestosteron-Derivaten

Spiegel sind im Blut nach 1–4 Stunden feststellbar, ohne dass es zur Kumulation kommt. Tibolon wird bei der ersten Leberpassage sehr schnell metabolisiert. Die Plasmaproteinbindung beträgt ca. 96 %, an SHBG ist sie eher gering (< 25 %). Die Ausscheidung erfolgt überwiegend biliär und mit den Fäzes. Die Eliminationshalbwertszeit wird mit 45 Stunden angegeben, die der 3-Hydroxy-Metaboliten beträgt ca. 3–4 h, während der δ-4-Metabolit fast flüchtig ist.

Tibolon und seine drei Hauptmetaboliten, 3-α-Hydroxy-Metabolit, 3-β-Hydroxy-Metabolit und δ-4-Metabolit, entfalten an verschiedenen Organen Wirkungsdissoziationen mit *gewebespezifischen Effekten* (STEAR: Selective Tissue Estrogenic Activity Regulator). Die selektive Wirkung von Tibolon erfolgt über zwei Wege, direkt zum ER und über den gewebespezifischen Metabolismus mit Enzym-Regulation, wobei eine Hemmung und/oder Aktivierung spezifischer Rezeptoraffinitäten von Tibolon und seiner Metaboliten erfolgt. Tibolon besitzt östrogene, geringe gestagene und androgene Eigenschaften. Die 3-α- und 3-β-Metaboliten wirken vor allem östrogen, während der δ-4-Metabolit sowohl gestagene als auch androgen-anabole Wirkungen im stärkeren Ausmaß als Tibolon induziert.

Levonorgestrel – Norgestrel

Norgestrel ist nur in seiner D-Form biologisch wirksam. „D" und „L" sind Konfigurationsbezeichnungen für Substanzen, die in zwei räumlich unterschiedlich aufgebauten, stereoisomeren Formen (D-Form oder L-Form) vorkommen können. Diese Bezeichnung sagt nichts darüber aus, ob die Substanz die Schwingungsebene des polarisierten Lichtes nach rechts (d-; dexter) oder links (l-; laevus) dreht. Da die biologisch wirksame Form von Norgestrel nach den entsprechenden Definitionen die D-Konfiguration besitzt, die Schwingungsebene des polarisierten Lichts aber nach links dreht, wird es als Levonorgestrel (Abb. 1.13) bezeichnet. Levonorgestrel (LNG) wird sehr schnell absorbiert und etwa zu 25 % im Körperfett gespeichert. Ohne wesentliche First-pass-Metabolisierung in der Leber gelangt es in den Kreislauf mit einer Bioverfügbarkeit von 100 %. Die höchsten Werte von LNG findet man nach 1–2 Stunden, wobei die kurze Halbwertszeit 90 Min. und die längere 24 Stunden beträgt. LNG wird stark an das SHBG gebunden. Bei gleichzeitiger Einnahme von LNG mit einem Östrogen kommt es zur Kumulierung von LNG als Folge der Östrogen-induzierten SHBG-Bildung. Bei alleiniger LNG-Gabe bleibt der Serumspiegel aber konstant.

LNG wird in der Anfangsphase überwiegend sulfokonjugiert, in der späteren Stoffwechselphase mit Glukuronsäure konjugiert. Ein Drittel erscheint als Glukuronid, ein Viertel als Sulfat. LNG hat eine sehr starke gestagene und antiöstrogene, aber nur eine relativ geringe androgene Wirkung. LNG übt keine gluko-, mineralo- oder antimineralokortikoiden Partialwirkungen aus.

Desogestrel

Desogestrel (DSG) (Abb. 1.13) gehört zu den sogenannten Pro-Drugs (Pro-Hormonoiden), die erst über ihre Metaboliten die gestagene Wirkung entfalten. Desogestrel wird nach peroraler Applikation rasch in die Wirkform 3-Keto-Desogestrel (= Etonogestrel) umgewandelt. Der Serumspiegel von 3-Keto-Desogestrel wird ebenso wie beim LNG durch die starke SHBG-Bindung beeinflusst. Die initiale Halbwertszeit beträgt 1,6 Stunden, die terminale 16 Stunden. Die geringe androgene Partialwirkung tritt erst bei Dosierungen auf, die um den Faktor 3 bis 10 über der Dosis liegen, die gestagene Effekte auslöst. Desogestrel besitzt keine kortikoiden oder antikortikoiden Wirkungen.

Gestoden

Gestoden (Abb. 1.13) wird nach oraler Gabe rasch und vollständig resorbiert. Die gestagene Wirkung ist aufgrund einer zusätzlichen Doppelbindung zwischen C_{15} und C_{16} wesentlich stärker als beim LNG. Es besitzt die stärkste gestagene Wirksamkeit der bisher entwickelten Gestagene. Die Bioverfügbarkeit beträgt nach oraler Applikation fast 100 %. Im Mittel werden die maximalen Plasmaspiegel nach 1–2 Stunden erreicht. Die Halbwertszeiten betragen 1,5 und 18 Stunden. Gestoden bindet sehr stark an SHBG. Infolge eines erhöhten Östrogen-induzierten SHBG-Spiegels ist eine insgesamt höhere Gestoden-Plasmakonzentration nachweisbar.

Gestoden hat absolut und in Relation zur gestagenen Hauptwirkung eine geringe androgene Partialwirkung. Es besitzt keine nennenswerte östrogene und glukokortikoide Aktivität. Gestoden hat eine deutliche antiöstrogene und ausgeprägte antigonadotrope Wirkung.

Norgestimat

Norgestimat (Abb. 1.13) gehört zu den Pro-Hormonoiden und ist ein Derivat des LNG. Es wird nach oraler Gabe stufenweise in LNG umgewandelt. Das gestagene Wirkungsprofil wird durch LNG und das Metabolisierungsprodukt LNG-17β-acetat bestimmt. Die terminale Halbwertszeit liegt bei 44–57 Stunden. Der maximale Serumspiegel wird nach oraler Gabe nach 1–2 Stunden erreicht. In seiner gestagenen Potenz ist es zwischen NEA und LNG einzuordnen. Norgestimat hat ähnlich dem LNG antiöstrogene und geringe androgene Partialwirkungen, aber keine östrogenen und antiandrogenen Effekte.

Dienogest

Dienogest (DNG) (Abb. 1.13) hat als einziges Gestagen unter den 19-Norsteroiden antiandrogene Eigenschaften, während androgene Wirkungen vollständig fehlen. DNG erreicht 1–2 Stunden nach oraler Applikation im Serum den Maximalspiegel. Die terminale Halbwertszeit liegt mit knapp 9 Stunden sehr niedrig. Eine spezifische Bindung mit SHBG wird nicht eingegangen. Der Vorteil der niedrigen Halbwertszeit besteht u. a. darin, dass DNG fast nicht kumuliert, sodass Testosteron nicht aus seiner SHBG-Bindung verdrängt wird. Dienogest geht keine Interaktion mit dem Zytochom-P-450-Enzymsystem ein. Am Endometrium entfaltet es eine starke gestagene Potenz.

DNG wird an den Androgen-Rezeptor gebunden, übt aber starke antiandrogene Effekte aus. Androgene, antiöstrogene und östrogene Eigenschaften besitzt DNG nicht, aber als einziges Gestagen antiinflammatorische.

Gestrinon

Gestrinon (Abb. 1.13) ist ein Derivat des 19-Nortestosterons, aber nicht in erster Linie ein Gestagen. Es wirkt antiöstrogen und antigestagen bei gleichzeitiger schwach androgener Wirkung. Gestrinon weist eine hohe Affinität zum Östrogen-, Progesteron- und Androgen-Rezeptor auf. Klinisch kann Gestrinon progestativ wirksam werden. Aufgrund seines Wirkungsprofils kann es aber nicht als reines Antiprogesteron bzw. Antigestagen bezeichnet werden. Es ist vielmehr ein typisches 19-Norsteroid mit weitgehender Wirkungsdissoziation.

Die Halbwertszeiten betragen für die Absorption 0,5 Stunden, für die Verteilung 1,2–2,1 Stunden und für die Ausscheidung 26,8 Stunden.

1.7.5 Spirolacton-Derivate

Drospirenon

Drospirenon (DRSP) (Abb. 1.14) ist als Spirolacton-Derivat ein stark wirksames Gestagen mit ausgeprägten antiandrogenen, antimineralokortikoiden und antigonadotropen Eigenschaften und entfaltet keine östrogenen, androgenen, glukokortikoiden und antiglukokortikoiden Wirkungen. Die antiandrogene Wirkung beträgt bei der Ratte 30 % im Vergleich zum CPA. Die Bioverfügbarkeit von DRSP wurde mit 76–85 % angegeben. DRSP wird rasch resorbiert. Nach oraler Einnahme liegen nach 1 bis 1,5 h maximale Blutspiegelwerte vor. Der DRSP-Spiegel akkumuliert um das 2,5-Fache und nach 7 Tagen wird der Steady State erreicht. DRSP bindet weder an SHBG noch an CBG, sondern lagert sich zu 95–97 % nur locker an das Albumin an, wobei 3–5 % ungebunden im Serum anzutreffen sind. Die terminale Halbwertszeit beträgt 25–33 h. Die Metabolisierung erfolgt über die Reduktion der 3-Keto-4-en-Gruppe. Die Ausscheidung der Metaboliten geschieht über Stuhl und Urin. DRSP verdrängt weder Testosteron aus seiner SHBG-Bindung noch Kortisol aus seiner CBG-Bindung.

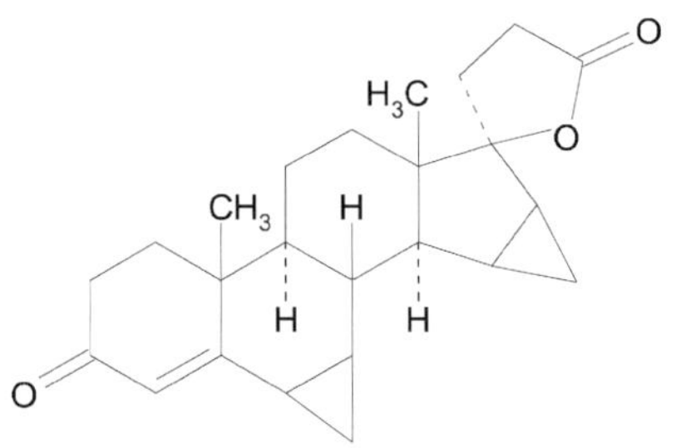

Abb. 1.14 Strukturformel von Drospirenon

1.8 Antigestagene

Als Antigestagene werden Substanzen bezeichnet, die die Transformation des Endometriums durch Gestagene verhindern. Sie hemmen Progesteron an seinen Zielorganen.

Der antiprogestative Effekt kann durch eine kompetitive Hemmung am Progesteron-Rezeptor oder über eine Herunterregulierung des Rezeptors bedingt sein. Davon zu unterscheiden sind SPRMs (Selektive Progesteron Receptor Modulators), die als Agonisten, Antagonisten oder gewebeabhängig agonistisch oder antagonistisch in Abhängigkeit vom Progesteron- und Estradiolspiegel im Gewebe wirken.

1.8.1 Mifepriston

Mifepriston (Abb. 1.13) ist ein Nortestosteron-Derivat mit 5- und 3-fach höherer Affinität zum Progesteron- und Glukokortikoid-Rezeptor als Progesteron bzw. Kortisol. Mifepriston wirkt antigestagen und antiglukokortikoid sowie schwach antiandrogen. Östrogene, androgene, mineralokortikoide und antimineralokortikoide Wirkungen besitzt Mifepriston nicht. Beim Fehlen von Progesteron kann es am Endometrium transformatorische Veränderungen bedingen. Die Bindung zum Progesteron-Rezeptor ist voll reversibel; eine Bindungsaffinität zum CBG besteht nicht. Durch Mifepriston wird der negative Feedback-Effekt des Kortisols auf Hypothalamus und Hypophyse aufgehoben, in deren Folge ACTH, Kortisol und Vasopressin ansteigen.

Die Halbwertszeit beträgt etwa 18 Stunden. Mifepriston ist nach oraler und nach parenteraler Applikation wirksam. Die maximalen Blutspiegelwerte werden 1,5 Stunden nach oraler Einnahme erreicht. Die Ausscheidung von Mifepriston erfolgt zu 10% mit dem Urin und in 90% über die Fäzes. Die Elimination dauert 6 bis 7 Tage.

1.9 Androgene

Androgene sind C19-Steroide, die für die Entwicklung und Differenzierung der sekundären Geschlechtsmerkmale und -organe sowie die Fortpflanzung von Mann und Frau erforderlich sind. Die wichtigsten Androgene sind: Testosteron, Androstendion, Dehydroepiandrosteron (DHEA) und Dehydroepiandrosteronsulfat (DHEAS) (Abb. 1.15). Die Wirkung erfolgt über den spezifischen nukleären Androgen-Rezeptor. Testosteron entfaltet seine Wirkung direkt nur an der Skelettmuskulatur, der Stimme und an den Wolff-Gängen sowie für die Entwicklung der Axillar- und Schambehaarung, während an der Haut, den Haarfollikeln und Talgdrüsen sowie an der Prostata Testosteron erst durch die 5α-Reduktase irreversibel in den wirksamen Metaboliten 5α-Dihydrotestosteron (5α-DHT) umgewandelt werden muss. Testosteron wird reversibel an SHBG gebunden und dadurch inaktiviert. Wird durch hohe Estradiolspiegel ausreichend SGBG in

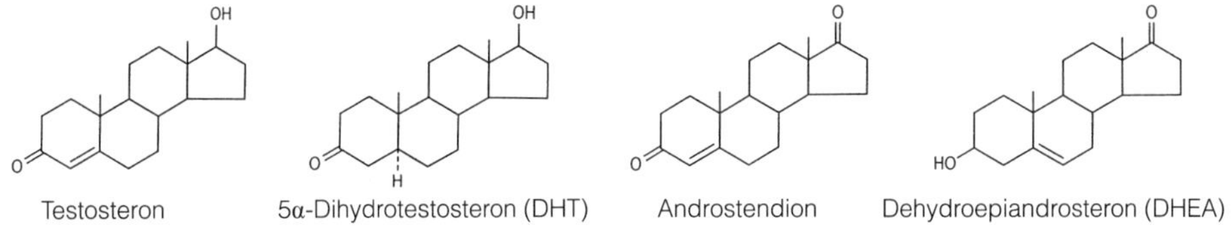

Abb. 1.15 Strukturformeln der wichigsten Androgene

der Leber synthetisiert, so wird der Organismus vor einer Androgenisierung geschützt, da das gebundene Testosteron nicht in das biologisch aktive DHT umgewandelt werden kann. Androgene sind Präkursoren der Östrogene. Entsprechend der endokrinen Situation erfolgt die Aromatisierung.

1.10 Prolaktininhibitoren (Dopaminagonisten)

Die Prolaktinsekretion kann durch Ergotalkaloide (Bromocriptin, Lergotril, Lisurid, Metergolin, Tergurid, Cabergolin, Pergolid), den einzigen Non-Ergot-DA-Agonisten Quinagolid (Abb. 1.16), L-Dopa und Vitamin B_6 gehemmt werden. Die Ergotalkaloide wirken als Dopamin-Rezeptor-Agonisten, d. h. sie stimulieren die Dopamin-Rezeptoren. Dopamin-Rezeptor-Agonisten können die Prolaktinsekretion nur dann hemmen, wenn die Prolaktin-bildenden Zellen sekretionshemmende Dopamin-Rezeptoren aufweisen.

1.10.1 Bromocriptin

Bromocriptin (Abb. 1.16) ist ein semi-synthetisches Ergot-Derivat vom Ergolin. Bromocriptin wirkt als D2-Rezeptor-Agonist mit antagonistischen Fähigkeiten am D1-Rezeptor sowie anderen Neurotransmitter-Systemen einschließlich adrenerger und Serotonin-abhängiger Rezeptoren. Es hat eine relativ kurze Halbwertszeit und muss daher gewöhnlich 2 bis 3 × täglich verordnet werden, wobei die einmalige tägliche Gabe auch effektiv sein kann. Synthese und Freigabe von Prolaktin werden gebremst. Im Vergleich zum physiologischen Transmitter Dopamin hat Bromocriptin eine 100-fach höhere Affinität für die Dopamin-Rezeptoren des Hypophysenvorderlappens. Innerhalb von 3 Stunden nach oraler Gabe kommt es zu einem signifikanten Abfall der Prolaktinwerte auf weniger als 50 % der Ausgangswerte. Die Dauer der Hemmung be-

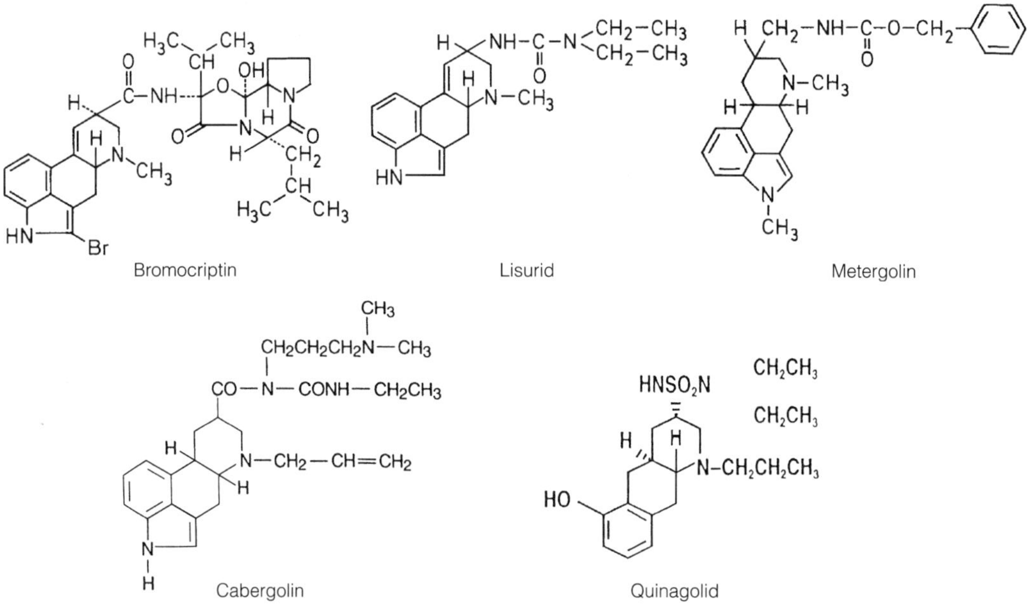

Abb. 1.16 Strukturformeln von Bromocriptin, Metergolin, Lisurid, Cabergolin und Quinagolid

trägt etwa 6–12 Stunden. Als Nebenwirkungen werden vor allem bei Beginn der Verabreichung Blutdruckabfall, Übelkeit, Brechreiz, Schwindel und Müdigkeit beobachtet. Diese Symptome können bereits 2–3 Stunden nach der Medikation auftreten, nehmen aber oft nach längerer Einnahme ab.

1.10.2 Cabergolin

Cabergolin (Abb. 1.16) ist ein dopaminerges Ergolin-Derivat mit hoher Affinität und Sensitivität zum D2-Rezeptor. Cabergolin übt keine wesentliche Wirkung auf die FSH-, LH-, GH-, TSH- und Kortisolsekretion aus. Es wird schnell resorbiert und hat eine extrem lange Halbwertszeit und Wirkungsdauer, die dosisabhängig zwischen 62 und 115 Stunden liegt. Die Bindung erfolgt vorwiegend an die Prolaktin-bildenden Zellen in der Hypophyse. Mit einer einmaligen Gabe kann der Prolaktinspiegel für über 21 Tage unterdrückt werden.

Die Ausscheidung von Cabergolin erfolgt hauptsächlich mit dem Stuhl (72 %), weniger mit dem Urin (18 %). Durch Cabergolin wird die Prolaktinausschüttung dosisabhängig um 80–90 % verringert, wobei das sogenannte Rebound-Phänomen viel seltener beobachtet wird als nach Bromocriptin.

Obwohl Mutterkornalkaloide besonders nach der Entbindung in den ersten Wochen gut verträglich sind, führen sie zu unerwünschten Nebenwirkungen. Allerdings wird Cabergolin besser vertragen als Bromocriptin. Die Nebenwirkungen, Übelkeit, Erbrechen, Kopfschmerzen, Schwindelgefühl, Benommenheit, Schläfrigkeit, Magen- und Darmbeschwerden sowie Hypotonie, treten seltener auf und sind schwächer.

1.10.3 Metergolin

Metergolin (Abb. 1.16) entfaltet den Antiprolaktineffekt hauptsächlich durch eine direkte dopaminerge Wirkung auf die Hypophysenzelle, die durch den Wirkstoff per se und den Hauptmetaboliten, 1-Demethylmetergolin, ausgeübt wird. Außerdem wirkt Metergolin antiserotoninerg, wodurch die Antiprolaktinaktivität verstärkt wird. Weder Metergolin noch sein Hauptmetabolit besitzen eine zentrale Wirkung.

Metergolin wird nach oraler Applikation rasch und nahezu vollständig resorbiert. Aufgrund eines ausgeprägten First-pass-Effektes gelangen nur ca. 25 % der verabreichten Dosis in den Kreislauf.

Die Plasmahalbwertszeit beträgt für Metergolin etwa 60 Minuten, für den Hauptmetaboliten 1-Demethylmetergolin etwa 120 Minuten. Metergolin wird überwiegend metabolisiert mit dem Urin ausgeschieden. Ungefähr 50 % der Gesamtdosis werden innerhalb von 5 Tagen mit dem Urin, ca. 30 % mit den Fäzes eliminiert.

Als Nebenwirkungen können zu Beginn der Behandlung leichte Übelkeit, Erbrechen, Kopfschmerzen und Schwindelgefühl auftreten. Diese Nebenwirkungen treten meist nur vorübergehend auf.

1.10.4 Lisurid

Lisurid (Abb. 1.16) besitzt eine ausgeprägte Affinität zu den spezifischen Dopamin-Rezeptoren des Hypophysenvorderlappens, die etwa 10–20-mal stärker ist als die des Bromocriptin. Unabhängig von der Ursache wird dadurch der erhöhte Prolaktinspiegel gesenkt. Lisurid-Gaben mehrmals täglich verstärken die Wirkung durch Akkumulation an den Rezeptoren, wobei das Einnahmeintervall allerdings unter 3 Stunden liegen muss. Lisurid wird rasch und vollständig resorbiert, jedoch sind nur 10–20 % bioverfügbar. Bereits ½ bis 1 Stunde nach der Einnahme werden die maximalen Plasmaspiegel erreicht. Die Halbwertszeit beträgt ca. 2 Stunden. Es kumuliert nicht. Ebenso wie Bromocriptin wird Lisurid fast ausschließlich in Form von Metaboliten etwa zu gleichen Teilen im Urin und Stuhl eliminiert. Lisurid durchdringt die Blut-Hirn- und die Plazenta-Schranke. Durch die gleichzeitige Stimulation dopaminerger Rezeptoren außerhalb der Hypophyse kann es zu Übelkeit, Erbrechen und Blutdrucksenkung mit Schwindelgefühl kommen.

1.10.5 Quinagolid

Quinagolid (Oktahydrobenzo[g]quinolin) (Abb. 1.16) ist ein selektiver D2-Rezeptor-Agonist. Quinagolid übt keinen klinisch relevanten Einfluss auf andere hypophysäre Hormonsysteme aus. Unterschiedliche Dosen verändern weder die basalen noch die RH-stimulierten Sekretionen von GH, TSH, LH, ACTH, Kortison und Testosteron. Lediglich eine marginale Affinität zu Adrenalin- und Serotonin-Rezeptoren besteht.

Quinagolid wird rasch und gut resorbiert. Die maximalen Blutspiegel werden ca. nach 0,5 bis 1 Stunde erreicht. Die Ausgangs-Eliminationshalbwertszeit wurde mit 11,5 Stunden, die Gesamt-Eliminationshalbwertszeit der Metabolite mit 23,7 Stunden bestimmt. Die Eliminationshalbwertszeit nach wiederholter Applikation lag bei 17,5 Stunden. Die Wirkungsdauer wurde mit 24 Stunden angegeben. Konstante Plasmaspiegel sind nach der 2. Dosis zu erreichen.

Quinagolid verfügt über eine ausgeprägte First-pass-Metabolisierung in der Leber. 95 % der Substanz werden als Metabolite mit dem Urin und Stuhl ausgeschieden.

Die dopaminomimetische Wirkung auf Prolaktin ist für Quinagolid um den Faktor 100 stärker als bei Bromocriptin. Es ist noch bei ca. 65 % der Patienten mit einer Bromocriptin-Resistenz wirksam. Quinagolid ist besser verträglich als Bromocriptin. Die häufigsten Nebenwirkungen sind Übelkeit, Erbrechen, Kopfschmerzen, Schwindel, Müdigkeit und Schwächegefühl.

1.11 Prinzipien der Hormontherapie

1.11.1 Allgemeines

Hormone sind Botenstoffe, die im Organismus als biogene Amine, Peptide oder Steroide gebildet werden, aber auch mit der pflanzlichen und tierischen Nahrung aufgenommen werden können. In kleinsten Mengen wirken Hormone auf physiologische Abläufe in den verschiedensten Systemen auf Syntheseleistungen, Stoffwechsel, Organfunktion, Wachstums- und Zellteilungsraten ein. Dabei steuern oder regeln sie am Ort der Entstehung (autokrin, parakrin) und/oder in Zielorganen (endokrin) entweder genomisch vermittelt über Rezeptoren oder schnell nicht genomisch über Enzymregulationen. Extrem schnelle Wirkungen, in wenigen Sekunden bis Minuten, erfolgen vermittelt durch Membranrezeptoren, klassische Rezeptoren, die an der Membran verankert sind, oder durch bisher nicht bekannte Rezeptoren.

In den Zellen gibt es z. B. für die beiden Östrogen-Rezeptoren ER α und ER β drei mögliche Konstellationen: homodimer als ER α/ER α oder als ER β/ER β und heterodimer als ER α/ER β. Die Rezeptorexpression des ER ist in den einzelnen Zellen verschiedener Gewebe unterschiedlich.

Unterschiedliche Östrogene können unterschiedliche Wirkungen in unterschiedlichen Geweben entfalten. Die Potenz und Aktivität eines Östrogens kann von Gewebe zu Gewebe variieren. Außerdem reagieren Frauen in der Östrogenantwort in den verschiedenen Geweben unterschiedlich. So wird z. B. die Estradiol-Wirkung in Zellen mit der heterodimeren Rezeptorexpression ER α/ER β reduziert. ER β verhält sich dann funktionell zumindest als partieller Hemmer von ER α (Hall u. McDonnell, 1999).

Die Hormontherapie verlangt kausales Denken in den Kategorien Ursache und Wirkung und

Tabelle 1.6 Abhängigkeit der Hormontherapie von exogenen und endogenen Faktoren

Exogene Faktoren	Endogene Faktoren
Dosis	Absorption
Mikronisierung	Verteilung
Applikationsform	Metabolisierung
Anwendungsdauer	Proteinbindung
Gewicht	Bioverfügbarkeit
Alkohol (gentoxische Metabolite)	Dissoziation am Rezeptor-Komplex
Rauchen	Enzyminduktion oder -hemmung
Drogen	Ansprechbarkeit der Zielzelle
Medikamente	Elimination
Ernährung	

setzt Kenntnisse über Hormone, die Verfügbarkeit von Präparaten und die Anwendung derselben unter Nutzung der physiologischen Regelvorgänge voraus, damit die von der Natur vorgegebene oder vom Menschen gewünschte Ordnung wiederhergestellt werden kann. Die einzelnen Hormone können nicht nur einer bestimmten Funktion zugewiesen werden. „Ein Hormon – eine Wirkung“ gilt nur für einen kleinen Aspekt, nicht jedoch für die Komplexität des Organismus. Voraussetzung für die erfolgreiche Behandlung mit Hormonen ist daher eine klare Vorstellung über die Wirkungen und möglichen Nebenwirkungen. Zu beachten ist, dass die Wirkung der Hormone von exogenen und endogenen Faktoren abhängig ist (Tab. 1.6). Als Grundprinzip gilt: Kleine Dosen fördern, große Dosen hemmen. Bei Übergewicht (BMI > 25) und Adipositas (BMI > 30) können die Sexualsteroide aufgrund ihrer Lipophilie vermehrt im Fettgewebe gespeichert werden. Rauchen bewirkt einen schnelleren Metabolismus einiger Steroide, vor allem der Östrogene. Durch Alkohol wird die Absorption (Resorption) erhöht, der Abbau von Estradiol gehemmt und die Konversion von Estron zu Estradiol erhöht. Medikamente, aber auch Alkaloide z. B. im Johanniskraut-Tee (Hyperforin) können eine Interaktion induzieren und so die Wirkung von Hormonen abschwächen, aufheben oder verstärken.

Die Hormontherapie ist meist nur symptomatisch oder selten ätiologisch-kurativ ausgerichtet und beruht auf drei Grundprinzipien: Substitution, Stimulation oder Hemmung (Abb. 1.17).

1.11.2 Substitution

Bei der Unterfunktion oder dem Fehlen einer endokrinen Drüse kann das Hormon substituiert werden. Die Ursache der Störung wird durch die Substitution nicht beseitigt, lediglich die Mangelsymptome können behoben werden.

Beispiele: Substitution mit Östrogenen und Gestagen bei einer Gonadenagenesie oder -dysgenesie, nach Kastration, im Klimakterium oder in der Postmenopause.

Eine Sonderform der Substitution ist die konditionierende oder „Terrain“-Therapie.

Beispiele: Das Endometrium spricht auf Gestagene erst nach einer vorherigen ausreichenden Östrogentherapie an.

1.11.3 Stimulation

Bei der Stimulation wird die endogene Hormonproduktion und -sekretion von außen angeregt. So kann die Hypophyse und/oder das Ovar sti-

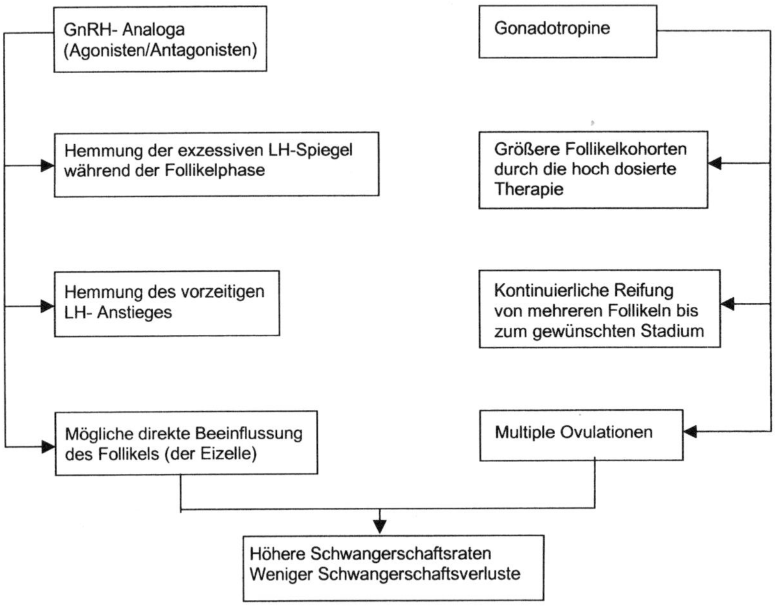

Abb. 1.17 Grundprinzipien der komibinierten hypophysären Hemmung und ovariellen Stimulationstherapie, modifiziert nach Lunenfeld (B. Lunenfeld: GnRH – analogues: state of the art 1993)

muliert werden (Abb. 1.17). Zahlreiche diagnostische Teste und einige Therapieverfahren beruhen auf der Stimulation.

Beispiele:
- GnRH-Test zur Stimulierung des HVL,
- pulsatile GnRH-Applikation mittels einer Pumpe zur Normalisierung der Hypothalamus-HVL-Funktion und Follikelreifung bei der Sterilitäts- oder Amenorrhö-Behandlung,
- Gonadotropinbehandlung zur Follikelreifung und Ovulationsauslösung.

1.11.4 Hemmung – Enthemmung

Die Hemmung einer endokrinen Drüse ist bei deren Überfunktion oder bei unerwünschter Wirkung indiziert.

Beispiele:
- Ovulationshemmung durch Östrogen-Gestagen-Kombinationspräparate,
- Unterdrückung der NNR-Funktion bei Androgenisierung mit Dexamethason,
- Ausschaltung der Ovarialfunktion zu Behandlung der Endometriose mit GnRH-Analoga oder Gestagenen.

Der Intermediärstoffwechsel kann durch Hormone beeinflusst werden, wobei Inaktivierung, Speicherung und Ausscheidung endogener Hormone durch exogen zugeführte Hormone beschleunigt oder verlangsamt werden können.

Beispiele: Östrogene verlängern (durch Induktion des SHBG, Thyroxin- und Kortisol-bindenden Globulins in der Leber) Verweildauer, Verteilung, Stoffwechsel und biologische Wirkung von Thyroxin, Androgenen und Kortikosteroiden.

Rebound-Phänomen

Durch hochdosierte Steroidhormondosen kommt es für die Dauer der Behandlung zu einer Hem-

Tabelle 1.7 Enthemmung der hypothalamisch hypophysären Achse

	Reaktion	Zeitdauer
Perimenopause	langsam	Monate
Adnektomie bds.	schnell	≈ 10 Tage
Follikelphase	schnell	7–8 Tage
Corpus-luterum-Phase	etwas langsamer	9–11 Tage
BMI < 25	schneller	7 Tage
BMI > 30	etwas langsamer	> 9 Tage
Hysterektomie, belassen beide Adnexe	keine	kurze Depression, ca. 7–14 Tage
Hormonsubstitution in der Postmenopause mit 7-tätiger Einnahmepause	schnell	2–3 Tage
Gonadendysgenesie: Hormonsubstitution mit 7-tätiger Einnahmepause	schnell	2–3 Tage

mung des Hypothalamus-HVL-Ovar-Systems. Nach einem raschen Steroidentzug kann es zu einer relativ überschießenden Gonadotropinausschüttung kommen (= Rebound [engl.] = Rückprall), die sich nach kurzer Zeit wieder auf Normalwerte einpendelt (Abb. 1.18).

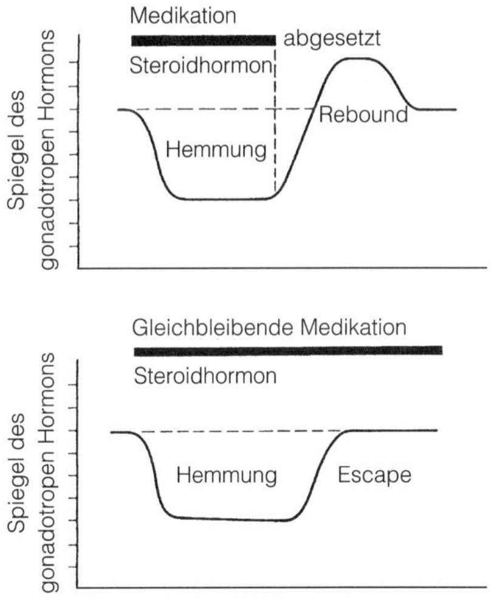

Abb. 1.18 Rebound- und Escape-Phänomen

Enthemmung

Die hypothalamisch-hypophysäre Achse kann nicht nur gehemmt und stimuliert, sondern auch durch die Ausschaltung der Gonaden oder den Wegfall einer Steroidhormonbehandlung enthemmt werden. Physiologisch erfolgt dieser Vorgang in der Perimenopause. Diese Enthemmung läuft durch Gonadektomie in Abhängigkeit von der Zyklusphase und dem BMI unterschiedlich schnell ab (Tab. 1.7).

Escape-Phänomen

Unter Hemmung der Gonadotropine durch mittlere Steroidhormondosen kommt es nach einiger Zeit (10–20 Tage) zum Wiederanstieg der Gonadotropinsekretion auf normale Werte trotz fortgesetzter Weitergabe der Steroide. Dieses Phänomen ist Folge einer regulativen Desensibilisierung des Zwischenhirns. Das Phänomen bedeutet somit die Anpassung der Regelung durch Umschaltung des Fühler-Systems auf eine höhere Empfindlichkeitsstufe im Sinne einer Sollwert-Sicherung. Das Eintreten eines Escape-Phänomens kann durch schrittweise Erhöhung der Steroiddosen verhindert werden (Abb. 1.18).

1.11.5 Applikationsformen

Hormone können nasal, oral (lingual, buccal), peroral (Tabletten, Dragees), parenteral (i. m., i. v., Implantat), transdermal, vaginal und rektal angewendet werden (Tab. 1.8).

Tabelle 1.8 Möglichkeiten der Hormonapplikation

Anwendungsart	Ort der Resorption	Bemerkungen
nasal	Nase	*Vorteile:* Umgehung des enterohepatischen Kreislaufes; rasche, vollständige Resorption
oral	Mundhöhle z. B. sublingual, buccal	alkoholische Lösung (Buccal-Tabletten) *Vorteile:* Umgehung des unmittelbaren Leberdurchganges, Vermeidung des First-pass-Effektes rasche, vollständige Resorption
peroral	Magen-Darm	Tabletten, Dragees, Kapseln *Nachteile:* ggf. Magen-Darm-Beschwerden First-pass-Effekt, Metabolisierung der Hormone in der Darmwand und Leber z. B. $E_2 \rightarrow E_1$ stark schwankender Wirkstoffspiegel, anfänglich hohe Spitzenwerte
rektal	Rektum	Suppositorien subjektiv z. T. unangenehm *Vorteile:* Umgehung der Leber rasche, vollständige Resorption
vaginal	Vagina	Salbe, Tabletten, Kapseln, Vaginalring subjektiv z. T. unangenehm bei Anwendung rasche, vollständige Resorption, Umgehung der Leber, keine Verstoffwechselung der Hormone in der Vagina
perkutan (transdermal)	Epidermis	Pflaster (Gele) gute, protrahierte Resorption. Keine Verstoffwechselung in der Haut, Umgehung der Leber, daher weniger unerwünschte metabolische Reaktionen
subdermal	Fettgewebe	Implantat aus biologisch nicht abbaubarem Kunststoff, das als Hormonträger dient. Kontinuierliche Hormonabgabe, Umgehung der Leber, Vermeidung des First-pass-Effektes; operativer Eingriff in Lokalanästhesie bei Einlage und Entfernung erforderlich.
intramuskulär	gluteal	Kurzzeit- oder Depot-Ampullen Umgehung Magen-Darm-Leber. Bei Injektion von Depot-Hormonen nicht kurzfristig absetzbar, z. T. schmerzhaft schwankende Resorptionsrate und Wirkungsdauer
intravenös	Kubitalvene	nur bei akut gegebenen Indikationen anzuwenden. Protrahierte Wirkung durch Infusion (steady state) bei wissenschaftlichen Untersuchungen

Die *nasale* Applikation geht mit einer sehr raschen Resorption einher. Bereits nach 10 Minuten werden z. B. für Estradiol die maximalen Blutspiegel und nach 12 Stunden die Ausgangswerte wieder erreicht. Eine Akkumulation tritt nicht ein. Nach Applikation von Estradiol gelangt der größte Teil dieses Östrogens unverändert in den Kreislauf. Die biologische Wirkung ist nicht vom Maximum der Blutspiegel, sondern von der zirkulierenden Menge der betreffenden Substanz abhängig.

Die *orale* bzw. *perorale* Medikation hat den Vorteil einer guten individualisierten Dosierung. Die Dosis kann je nach täglichem Bedarf erhöht, erniedrigt oder unterbrochen werden. Nachteile sind, dass gastrointestinale Nebenwirkungen wie Übelkeit und Erbrechen auftreten können. Die vorgeschriebene Einnahme (Compliance) ist nicht exakt kontrollierbar. Unerwünschte, nicht empfehlenswerte Selbstbehandlungen und Überdosierungen sind nicht auszuschließen. Die Leberbelastung ist durch den direkten First-pass-Effekt mitunter relativ hoch. Es kommt dadurch zur Bildung von stoffwechselwirksamen Proteinen (Bindungsproteine: SHBG, TBG, CBG u. a.), Koagulations- und Lysefaktoren, Lipiden und Kohlenhydratveränderungen. Die linguale (Resorption alkoholischer Lösungen durch die Zunge) und die buccale (Resorption von Tabletten über die Backentasche) Applikation werden gegenwärtig selten angewendet, obwohl mit diesen Verfahren eine rasche, vollständige Resorption unter Umgehung der direkten Leberpassage und eine sehr fein abgestimmte Dosierung möglich ist.

Die *parenterale* Behandlung (Injektion i. m., Implantation) hat den Vorteil der sicheren, gut kontrollierten Applikation. Die Compliance ist gesichert, da der Arzt die Spritze gibt oder das Implantat einpflanzt. Indiziert ist die parenterale Anwendung bei Schluckstörungen, Übelkeit, Erbrechen, Magen-, Darm- und Lebererkrankungen, Bewusstseinsstörungen, Überbelastung durch Verordnung zahlreicher anderer oraler Medikamente, Interaktion im Magen-Darm-Trakt, Unzuverlässigkeit der Patientin und Gefahr des Missbrauchs. Nachteilig wirkt sich aus, dass die Injektionen schmerzhaft, lästig und an eine medizinische Person oder Einrichtung gebunden sind. Die Resorption ist mitunter unsicher und eine Injektion lässt sich nicht rückgängig machen. Estradiol-, Progesteron-, Testosteron-Implantate sind gegenwärtig nicht im Handel, können aber über internationale Firmen bestellt werden.

Die *transdermale* Anwendung, z. B. von Pflastern oder Gelen, zeigt günstige Resorptionsverhältnisse. Das mikronisierte Hormon (Estradiol, Gestagen) gelangt aus dem Reservoir mit protrahierter Wirkung ins Blut. Es wird in der Haut nicht metabolisiert, sondern erscheint als unverändertes Hormon (Estradiol, Gestagen) im Kreislauf.

Vaginal werden Salben, Tabletten, Kapseln, Ovula und Vaginalringe mit konstanter Wirkstoffabgabe angewendet.

Rektal können Zäpfchen und Tabletten verordnet werden.

1.11.6 Synergismus – Antagonismus

Bei Anwendung mehrer Hormone kann sich entweder ein Synergismus oder ein Antagonismus ergeben, ohne dass eine direkte Interaktion besteht. Unter *Synergismus* wird die ein- oder gegenseitige Verstärkung von Hormonwirkungen verstanden. Dabei sind additive und potenzierende Wirkungen zu unterscheiden. So kann der nach täglicher Einnahme von 2 × 1 mg Estradiol induzierte Anstieg von Estradiol von 30 pg/ml auf 70 pg/ml durch täglich 2 mg Chlormadinonacetat nach 7-tägiger Einnahme und Erreichen des Steady State zu einer weiteren Erhöhung des primär Estradiol-bedingten Anstieges um wiederum 40 pg/ml von 70 pg/ml auf 110 pg/ml führen, was einer Verdopplung des Estradiol-bedingten Anstieges entspricht.

Beim *Antagonismus* kommt es zur Abschwächung oder Aufhebung der Wirkung eines Hormons durch ein anderes. Der echte Antagonismus liegt vor, wenn beide Hormone am gleichen Ansatzpunkt entgegengesetzte Wirkungen entfalten.

Beispiel:

- GnRH und GnRH-Antagonisten.

Beim *funktionellen Antagonismus* werden an verschiedenen Ansatzpunkten entgegengesetzte Wirkungen induziert.

Beispiele:

- Antiandrogen wirksame Pillen: Durch Ethinylestradiol wird die SHBG-Bildung ausgelöst und das freie Testosteron gebunden sowie durch das Antiandrogen der Androgen-Rezeptor blockiert.
- Die 19-Norsteroide Levonorgestrel, Gestoden, Desogestrel u. a. hemmen die 5α-Reduk-

tase und blockieren so funktionell die Androgenwirkung an der Haut.

Bei der *kompetitiven Hemmung* erfolgt der Antagonismus am gleichen Wirksubstrat, Enzym oder Rezeptor.

Beispiel:
- Kompetitive Hemmung des Androgenrezeptors durch Gestagene mit antiandrogener Wirkung.

1.11.7 Nebenwirkungen – Nebenerscheinungen

Bei fast jeder Hormonbehandlung treten neben der/den erwünschten Hauptwirkung(en) *Nebenwirkungen* auf, die zum Wirkungsbild des Hormons gehören, aber möglicherweise den Behandlungsplan stören.

Beispiele:
- Übermäßige Wasserretention (Ödeme) durch Östrogene,
- Virilisierung oder Vertiefung der Stimme bei der Endometriosebehandlung mit Danazol.

Von den Nebenwirkungen sind die Nebenerscheinungen (Unverträglichkeitserscheinungen) abzugrenzen, z. B. Übelkeit (Tab. 1.9).

Bei den Nebenerscheinungen handelt es sich um durch das Hormon ausgelöste subjektive oder objektive Symptome (z. B. Striae). Ein Teil dieser Unverträglichkeitserscheinungen kann durch Änderungen der Applikationsart, Wechsel des Präparates, der Zubereitungsform, Änderung der Dosisverteilung oder der Einnahmeanweisung oder durch eine Zusatzbehandlung vermieden werden.

Tabelle 1.9 Nebenwirkungen und Nebenerscheinungen bei Behandlung mit Steroidhormonen

Östrogene	Gestagene	Androgene	Kortikosteroide
Nebenwirkungen			
Wasserretention Pigmentierung Mastopathie Zervikaler Fluor Myomwachstum Endometriosewachstum	Diurese (Antialdosteron) trockene Scheide Neigung zu Pilzinfektionen Appetit-/Gewichtszunahme Akne, Hirsutismus Ödeme	Gewichtszunahme (N-Retention) bei Frauen: Hirsutismus Kopfhaarausfall Vertiefung der Stimme Akne, Seborrhö Hypersexualität Virilisierung	Hyperglykämie Hypertonie Ödeme Katabole Wirkung (Eiweißabbau)
Nebenerscheinungen			
hohe Dosen: Übelkeit schwere Beine Wadenkrämpfe Kopfschmerzen Schlaflosigkeit Cholestase Hypertonie (hohe orale Dosen) Hyperglykämie Anstieg von Triglyzeriden Thromboembolieneigung	Müdigkeit Depressionen Libidominderung Hypo-Amenorrhö Absinken HDL Thromboembolieneigung	Hyperkalzämie Cholestase Hypercholesterinämie Absinken HDL	Hohe Dosen: Akne Euphorie, Unruhe Schlaflosigkeit Psychosen Magen-Darm-Ulcera Thromboembolieneigung

Tabelle 1.10 Ovulationshemmdosis und Transformationsdosis von Gestagenen

Gestagen	Ovulationshemmdosis in mg/Tag	Transformationsdosis in mg in 14 Tagen
Peroral		
Progesteron	>10	2000
Dydrogesteron		150
Chlormadinonacetat	1,7	20
Cyproteronacetat	1	12
Medroxyprogesteronacetat	20	50
Megestrolacetat		40
Medrogeston		60
Nomegestrolacetat	5	100
Promegeston	0,5	10
Trimegeston		
Norethisteron	0,5	120
Norethisteronacetat	0,5	50
Tibolon	2,5	
Norgestrel	0,12	8
Levonorgestrel	0,05	4
Gestoden	0,03	2–3
Desogestrel	0,06	2
Norgestimat	0,2	8
Dienogest	1	6
Drospirenon	2	50
Parenteral		
17α-Hydroxyprogesteroncaproat		250
Medroxyprogesteronacetat		50–100

Tabelle 1.11 Proliferationsdosen von Östrogenen am Endometrium

Generischer Name	Proliferationsdosis in 14 Tagen/mg
Peroral	
Ethinylestradiol	1,5
Mestranol	1,5–2,0
Quinestrol	2–4
Estradiol (mikronisiert)	60
Estradiolvalerat	60
Konjugierte Östrogene	60
Estriol*	150
Parenteral	
Estradiolvalerat	20

* Nur bei Verteilung auf mehrere Tagesdosen, z. B. 3 × 1.
Fast immer unregelmäßige Proliferation.

1.11.8 Proliferations- und Transformationsdosen am Endometrium

Die Östrogene und Gestagene sind am Erfolgsorgan in Abhängigkeit von ihrer Potenz, der Applikationsform und der Dosis unterschiedlich wirksam. Für die Behandlung mit Steroiden ist daher die Kenntnis der Proliferationsdosis der Östrogene (Tab. 1.11) und der Transformationsdosis der Gestagene (Tab. 1.10) wichtig. Zu beachten ist, dass diese Dosen jeweils für eine 14-tägige Anwendung gelten.

Tabelle 1.12 Partialwirkungen von Gestagenen

	G	E	Anti E	A	Anti A	Glucoc	Antimin
Progesteron	+	–	+	–	(+)	(+)	+
Dydrogesteron	+	–	+	–	(+)	–	(+)
Chlormadinonacetat	+	–	+	–	+	+	–
Cyproteronacetat	+	–	+	–	+	+	–
Medroxyprogesteronacetat	+	–	+	(+)	–	+	–
Megestrolacetat	+	–	+	(+)	(+)	(+)	–
Medrogeston	+	–	+	–	(+)	–	–
Nomegestrolacetat	+	–	+	–	(+)	–	–
Promegeston	+	–	+	–	(+)	–	–
Trimegeston	+	–	+	–	(+)	–	(+)
Norethisteron	+	+	+	+	–	–	–
Norethisteronacetat	+	+	+	+	–	–	–
Tibolon	+	+	–	+	–	–	–
Norgestrel	+	–	+	+	–	–	–
Levonorgestrel	+	–	+	+	–	–	–
Gestoden	+	–	+	+	–	(+)	+
Desogestrel	+	–	+	+	–	–	–
Norgestimat	+	–	+	+	–	–	–
Dienogest	+	–	–/+	–	+	–	–
Drospirenon	+	–	–	–	+	–	+

G = gestagene, E = estrogene, Anti E = antiestrogene, A = androgene, Anti A = antiandrogene, Glucoc = glukokortikoide, Antimin = antimineralokortikoide Wirkung

1.12 Biorhythmen

Unter Biorhythmus werden die unterschiedlichsten Schwankungen von Körperfunktionen verstanden, die in verschiedenen Perioden durch äußere und innere Faktoren gesteuert werden und meist unter dem Einfluss des Zentralnervensystems stehen. Die Biorhythmik kann *ultradian* innerhalb von < 20 h, *zirkadian* zwischen 20 und 28 h, *infradian* mit > 28 h, *zirkaseptan* über 7 ± 3 Tage, *zirkadiseptan* über 14 ± 3 Tage, *zirkavigintan* über 21 ± 3 Tage, *zirkatringitan* über 30 ± 5 Tage, *zirkannual* über 1 Jahr ± 3 Monate oder noch länger sein. Mit der Länge des Biorhythmus nimmt auch die Schwankungsbreite zu.

So unterliegt GnRH einem ultradianen Biorhythmus mit einem Puls alle 90 Minuten in der Follikelphase und einem Puls alle 100–200 Minuten in der Corpus-luteum-Phase, wobei die Intensität nachts geringer ist als am Tag. Testosteron, ACTH, Kortisol, TRH, Prolaktin u. a. weisen eine zirkadiane Rhythmik auf, mit wesentlich höheren sekretorischen Oszillationen nachts.

Das Ovar weist einen zirkatringitanen und einen 84-tägigen Rhythmus auf, der durch Stress und Hell-Dunkel-Wechsel stabilisiert und gestört werden kann. Die biologische Uhr des Ovars kann „verstellt" werden durch Änderungen des Tag-Nacht-Rhythmus, bei Wechsel des Ortes, der geographischen Breite oder Länge, des Klimas, aber auch durch Krankheiten. Allerdings unterliegt die zirkadiane Rhythmik neben exogenen Faktoren einer genetischen Kontrolle.

Der Blutdruck und auch die Kortisolsekretion unterliegen einer zirkaseptanen Rhythmik.

Die Endothelfunktion der Gefäße und hier speziell die durchflussabhängige Dilatation ist von der zirkadianen Rhythmik abhängig. In der Nacht nimmt die Dilatation im Vergleich zum Tag signifikant zu. In der Postmenopause erlischt dieser Tag-Nacht-Rhythmus der Endothelfunktion und damit nimmt die Elastizität der Gefäße ab, wobei gleichzeitig der Durchfluss derselben reduziert wird (Walters et al., 2006). Mit dem Altern kommt es zum Nachlassen und Erliegen der endokrinen Funktion und damit verbunden auch zu Veränderungen der Tagesrhythmik bis hin zum Verlust derselben. Bei Männern erlischt die zirkadiane Tagesrhythmik der Testosteronsekretion im Alter. Die DHEA-Spiegel nehmen bei Frauen und Männern vom 20. Lebensjahr an bis zum 60. Lebensjahr kontinuierlich ab.

Die Menopause tritt in Abhängigkeit von einem saisonalen Rhythmus ein. Statistisch signifikant häufiger ist dies im Winter und Sommer als im Frühjahr und Herbst der Fall (Cagnacci et al., 2005).

Die zirkannuale Rhythmik reflektiert die Licht- und Temperaturabhängigkeit der Biorhythmik.

Biorhythmen können durch endogene Einflüsse wie benigne, raumfordernde zerebrale Prozesse, Karzinome, Sarkome, Mischtumoren (auch Frühstadien), hormonaktive Tumoren der Hypophyse, Schilddrüse, NNR, des Pankreas und Ovars sowie durch ektopes Gewebe und Fieber, aber auch exogene Einflüsse wie Drogen, Narko-Analgetika (Morphine, Dipidolor, Dolantin, Fentanyl u. a.), zentral wirksame Analgetika (Tramadol, Tilidin u. a.), Alkohol- und Nikotinabusus, Stress, Licht, Klima u. a. verändert werden.

Empfehlung: Die Biorhythmen sind für die Diagnostik zu beachten. Hormonanalysen, aber auch Blutdruckmessungen sollten daher immer zur gleichen Tageszeit und am gleichen Wochentag vorgenommen und wiederholt werden, um Fehlinterpretationen von scheinbar zu hohen oder „Grenzwerten" zu vermeiden.

1.13 Epidemiologie

1.13.1 Allgemeines

Die **Epidemiologie** befasst sich als Teilgebiet der Medizin mit „der Lehre von dem, was über das Volk kommt", d. h. der Häufigkeit und der geographischen Verteilung von Krankheiten. Um zuverlässige Schlussfolgerungen über die menschliche Pathologie, ihre Ätiologie und Reaktion auf therapeutische Eingriffe ziehen zu können, bedarf es einer Forschung, die den Menschen beobachtet, d. h. der Epidemiologie. Es ist der Wissenschaftszweig, der sich mit der Verteilung von übertragbaren und nicht übertragbaren Krankheiten und deren physikalischen, chemischen, psychischen und sozialen Determinanten und Folgen in der Bevölkerung befasst. Folgende

Formen der Epidemiologie werden unterschieden:

- Deskriptive Epidemiologie: Krankheitsentstehungen, -verlauf oder -modifikationen werden beschrieben.
- Analytische Epidemiologie: Quantitative Aussagen über pathogenetische und verlaufsbeeinflussende Faktoren werden erfasst.
- Experimentelle Epidemiologie: In das Untersuchungsgeschehen wird kontrollierend eingegriffen und die Folgen der Stimuli werden beobachtet.

Die Beweisführung erfolgt mit der Statistik.

1.13.2 Studien

Die Umsetzung der epidemiologischen Forschung erfolgt durch Studien, mit denen die Daten erfasst werden, wobei auch die Ursachen und Risikofaktoren von Krankheiten in bestimmten Bevölkerungsgruppen im Vergleich zur Gesamtbevölkerung oder tierischen bzw. pflanzlichen Populationen betrachtet werden.

Unterschieden werden retrospektive Studien (Querschnittstudien, Fall-Kontroll-Studien), prospektive Studien (Kohortenstudien, Interventionsstudien) und randomisierte klinische Studien (RCT) (Tabelle 1.13).

Kohortenstudien sind Längsschnittstudien über die Zeit mit einem gemeinsamen Merkmal. In die Auswertung werden Exponierte und Nichtexponierte bezüglich der Inzidenzen von Krankheiten (Inzidenzstudien) oder von Todesursachen (Mortalitätsstudien) einbezogen. Sonderfälle sind retrospektive oder historische Kohortenstudien, bei denen Expositionen aus der Vergangenheit erhoben und anschließend die Kohorten für Erkrankungen und Todesfälle verfolgt werden. Ein Sonderfall der Kohortenstudie ist die Interventionsstudie, mit der durch eine Veränderung oder das Ausschalten von krankheitsfördernden Effekten die Gesundheit der Bevölkerung untersucht wird. Querschnittsstudien sind schnell, allerdings bleibt die zeitliche Sequenz zwischen Exposition und Erkrankung unklar.

RCT = randomised controlled trial = klinische Untersuchung, bei der eine definierte Grundgesamtheit nach frei festzulegenden Zielgrößen nach dem Zufallsprinzip in zwei oder mehr strukturgleiche Gruppen aufgeteilt wird (internationaler Standard).

Mit *epidemiologischen Studien* werden Hypothesen *bestätigt, verworfen* oder *neu abgeleitet.* Die Epidemiologie erhebt daher nicht den Anspruch, *Gewissheit* zu bieten.

Keine Studie ist perfekt. Daher ist evidenzbasierte Medizin für die Frauen limitiert, für die Studien relevant waren.

1.13.3 Bias

Bei den Studien sollten immer die BIAS (Verzerrungen – Verfälschungen) beachtet werden,

Tabelle 1.13 Studientypen und deren Aussagen

Studientyp	Studienpopulation	Datenerhebung	Effektmaße
Kohortenstudie	Stichproben aus Exponierten und Nichtexponierten	prospektiv oder retrospektiv	Inzidenz, RR, SMR, SIR
Fall-Kontroll-Studie	inzidente Fälle (Kranke) und definierte Kontrolle (Gesunde)	retrospektiv	OR
Querschnittsstudie	repräsentative Stichprobe aus der Zielpopulation	Stichtermin, retrospektiv	Prävalenz

SMR = standardisierte Mortalitätsrate, SIR = standardisierte Inzidenzrate. Beide sind zumeist für Alter und Geschlecht standardisiert.

so z. B. bei Messergebnissen durch nicht zufällige Messfehler, bei Studienergebnissen durch nicht zufällige Stichprobengenerierung (Selektion, Selbstwahlstichprobe, geringe Beteiligung, hohe Ausfälle) oder von Sammelstatistiken bzw. Meta-Analysen von Studien durch das bewusste oder unbewusste Weglassen von einzelnen Studien.

1.13.4 Rate

Die Rate erfasst die Ereignisse der Individuen per Zahl in einer definierten Zeiteinheit, z. B. 2 für 10 000 pro Jahr.

1.13.5 Prävalenz – Inzidenz

Die *Prävalenz* reflektiert die Häufigkeit eines bestimmten Merkmals zu einem bestimmten Zeitpunkt – *Punktprävalenz*, oder innerhalb einer bestimmten Zeitperiode – *Periodenprävalenz*. Unter der *Prävalenzrate* wird die Anzahl der Erkrankungen bzw. die Häufigkeit eines Merkmals im Verhältnis zur Anzahl der untersuchten Personen verstanden.

Die *Inzidenz* gibt die Anzahl der Neuerkrankungen in einer bestimmten Zeiteinheit an und ist das Maß zur Charakterisierung des Krankheitsgeschehens in einer bestimmten Population. Die *Inzidenzrate* vermittelt die Anzahl der Personen mit Neuerkrankungen pro Zeiteinheit im Verhältnis zur Anzahl der exponierten Personen. Dabei wird durch die *administrative Inzidenz* die Anzahl der Neuerkrankungen, die in einer Institution behandelt und damit der Erfassung zugänglich sind, mitgeteilt. Die *wahre Inzidenz* ist die nicht genau zu bestimmende Gesamtzahl der Neuerkrankungen in der Bevölkerung in einem bestimmten Zeitabschnitt. Versuche zur Erfassung der wahren Inzidenz werden durch Haushaltsbefragungen vorgenommen.

1.13.6 Risiko

Das aktuelle Risiko gibt das Risiko bis zum Zeitpunkt der Untersuchung wieder. Das Lebenszeitrisiko reflektiert das Risiko, an einer Krankheit zu erkranken, bis zum Zeitpunkt des Todes. Eine Wahrscheinlichkeit quantifiziert die Eintrittshäufigkeit eines Ereignisses mithilfe von Werten aus dem Intervall. Ein Risiko ist die Wahrscheinlichkeit für ein unerwünschtes Ereignis. Eine Chance ist das Verhältnis der Wahrscheinlichkeit, dass ein Ereignis eintritt, zur Wahrscheinlichkeit, dass das Ereignis nicht eintritt.

„Relatives Risiko“ (RR)

Das Risiko ist die Wahrscheinlichkeit, dass ein Ereignis eintreten wird. Das „relative Risiko“ reflektiert das Verhältnis von Ereignissen zueinander. Das RR ergibt sich aus dem Quotienten zweier Inzidenzraten und reflektiert lediglich Unterschiede zwischen wenigstens zwei Gruppen, die verglichen werden. Es wird die Inzidenz der Exponierten durch die Inzidenz der Nichtexponierten geteilt. Dabei wird ein Unterschied angegeben, jedoch kein Kausalzusammenhang aufgezeigt. Daher kann das RR nicht ohne Weiteres als mit „Gefährdung durch“ interpretiert werden. Die erhobenen Befunde besitzen auch nur Gültigkeit für die untersuchten, d. h. verglichenen Gruppen unter den gewählten Beobachtungs- bzw. Versuchskriterien. Jede Veränderung des relativen Risikos ist bei epidemiologischen Untersuchungen trotz der mathematischen und statistischen Nichtigkeit zu beachten, obwohl das RR $< 2{,}00$ nicht von statistischer Bedeutung ist (Heinemann, 2000).

Individuelles Risiko

Für das Einzelschicksal ist das individuelle Risiko bedeutsam, da dasselbe in der Sprechstunde immer wieder neu abgeklärt werden muss. Das individuelle Risiko ist nicht von statistischen Wahrscheinlichkeiten, sondern von der jeweiligen Disposition abhängig. Bei der individuellen Risikoeinschätzung können wesentliche Ereignisse durch eine gut erhobene Anamnese erfasst werden. Vor jeder vorgesehenen Hormontherapie sollte immer ein erhöhtes Risiko für eine Thrombose, einen Schlaganfall, eine Herz-Kreislauf-Erkrankung oder ein Mammakarzinom erfragt werden. Diese individuellen Risikoeinschätzungen sind immer wieder neu zu evaluieren. Außerdem sind die beeinflussbaren Risikofaktoren wie Übergewicht, übermäßiger Zigaretten- und Alkoholkonsum, Fehlernährung und Bewegungsmangel sowie die Bereitschaft der Patienten, diese Lebensgewohnheiten umzustellen, zu erfassen. Falls diese Bereitschaft für die Korrektur der Lebensgewohnheiten nicht besteht, so ist abzuwägen, ob die vorgesehenen Therapien umgesetzt werden können.

Kumulatives Risiko

Das kumulative Risiko reflektiert uns die Wahrscheinlichkeit in Prozent, dass im Laufe des Lebens, d. h. zwischen der Geburt und dem 80. Lebensjahr, eine definierte Erkrankung diagnostiziert wird, unter der Bedingung, nicht vorher gestorben zu sein. Dabei wird mit Erreichen eines jeden Lebensjahrzehntes das Restlebensrisiko immer kleiner. So beträgt das kumulative Risiko für Frauen, an einem Mammakarzinom zu erkranken, z. Z. 10,2 % in Deutschland. Das Restlebensrisiko ermittelt sich für eine 55-jährige Frau bis zum 80. Lebensjahr auf 6,4 % und für eine 65-Jährige auf 3,2 %.

Absolutes Risiko

Das absolute Risiko, an einer bestimmten Erkrankung zu erkranken, z. B. dem Mammakarzinom, liegt wesentlich niedriger als das kumulative Risiko, steigt dann aber mit dem Alter an. So hat eine 55-jährige Frau ein absolutes Risiko von 0,2 % und eine 65-Jährige von 0,3 %, an einem Mammakarzinom zu erkranken, d. h. von 1000 Frauen im Alter von 55 Jahren werden 2 und im Alter von 65 Jahren werden 3 innerhalb eines Jahres an Brustkrebs erkranken.

Attributable Risk (AR)

Das zuzuschreibende Risiko oder zurückzuführende Risiko ergibt sich aus der Inzidenz der Exponierten minus Inzidenz der Nichtexponierten pro 10 000 und Jahr.

Odds Ratio (OR)

Die Odds Ratio, auch Chancen-Verhältnis, reflektiert den relativen Risikounterschied zweier Ereignisse zueinander. Die OR ist ein dimensionsloser Quotient zur retrospektiven Schätzung von relativen Risikounterschieden.

Hazard Ratio (HR)

Hazard Ratio ist das Verhältnis zwischen der Häufigkeit für ein zufälliges Ereignis in einer Gruppe und dem gleichen Ereignis in einer anderen Gruppe. Das HR muss mit Konfidenzintervallen angegeben werden (Heinemann, 2000). So impliziert eine HR von 1,0, dass kein Unterschied in der Häufigkeit der Ereignisse zwischen zwei Gruppen besteht.

Konfidenzintervall

Konfidenzintervall: aus der Stichprobe berechneter Bereich, der mit vorgegebener Wahrscheinlichkeit (Konfidenzniveau) den wahren Parameter der Verteilung überdeckt. Es wird ein Bereich errechnet, innerhalb dessen wir zuversichtlich (konfident) sein können, dass er den wahren Wert oder Parameter enthält. Der Bereich ist zufällig, da er von der konkreten Auswahl der Stichprobe abhängig ist.

Risiko für ungünstige Ereignisse (adverse events)

Das Risiko wird folgendermaßen beschrieben:

- Rare risk = seltenes Risiko = weniger oder gleich 10 per 10 000 pro Jahr
- Very rare risk = sehr seltenes Risiko = weniger oder gleich 1 per 10 000 pro Jahr (WHO-CIOMS = Council for International Organizations of Medical Sciences).

Anstelle des relativen Risikos sollte besser die absolute Risikoeinschätzung bezogen auf 10.000 der Bevölkerung vorgenommen werden.

Tabelle 1.14 Standardisierte Bewertung eines medizinischen Risikos nach den Richtlinien der Europäischen Kommission und J. Paling, 2005

Häuigkeit eines Risikos		Risikoeinschätzung
1 von 1	bis 1 von 10	sehr hoch
1 von 10	bis 1 von 100	hoch
1 von 100	bis 1 von 1000	mäßig
1 von 1000	bis 1 von 10 000	niedrig
1 von 10 000	bis 1 von 100 000	sehr niedrig
1 von 100 000	bis 1 von 1 Million	minimal
> 1 von 1 Million		praktisch vernachlässigbar

2 Störungen in der Pubertät

2.1 Allgemeines

Unter *Pubertät* wird die Entwicklungsphase vom 8. bis 16. Lebensjahr verstanden, also vom Beginn der einsetzenden Reifung des Gonadostaten an (Abb. 2.1) bis zum Auftreten der sekundären Geschlechtsmerkmale, der Zyklusfunktionen und der potenziellen Fortpflanzungsfähigkeit. Die *Adoleszenz* umfasst den danach folgenden Abschnitt der Entwicklung bis zur vollen körperlichen und geistig-seelischen Reife und Geschlechtsreife (etwa 16.–20. Lebensjahr).

Die Reifeentwicklung lässt sich unterteilen in:

1. *Präpubertät* (etwa 6. [8.]–10. Lebensjahr): Zeit vor dem Auftreten der *Thelarche* (Brustknospenbildung), der *Pubarche* (Schambehaarung, 10.–11. Lebensjahr) und vor Beginn des prämenarchalen Wachstumsschubes,
2. *Pubertät* (etwa 10.–16. Lebensjahr): Zeit zwischen *Thelarche* (Tanner-Stadium B_2) über *Pubarche* (beginnende Schambehaarung etwa 11. Lebensjahr, Tanner-Stadium P_2) bis zur *Menarche* (erste Menstruation etwa 12.–13. Lebensjahr) und
3. *Adoleszenz* (etwa 16.–20. Lebensjahr): Zeit nach Ende der Pubertät bis zum Wachstumsstillstand (volle Knochenreife) mit Erreichen der vollen Ausbildung des Genitale, der Brüste und Entwicklung eines biphasischen Zyklus.

Der Pubertätsbeginn wird von verschiedenen Faktoren beeinflusst, wie Rasse, Konstitution, genetischen Faktoren, Ernährung, Umweltbedingungen und Klima. Das Eintreten der Pubertät ist ein komplexer Vorgang, dessen Einzelheiten gegenwärtig noch nicht völlig bekannt sind. Für das Einsetzen der Pubertät und ihren Verlauf als Teil des kontinuierlichen, als Fetus begonnenen Reifungsprozesses ist die pulsatile Sekretion von

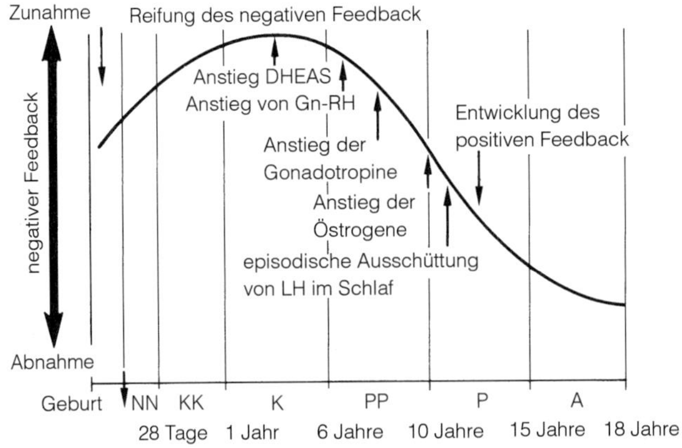

Abb. 2.1 Reifungsvorgänge des Hypothalamus-Hypophysen-Systems von der Fetalperiode bis zur Adoleszenz (NN Neugeborenenperiode, KK Kleinkind, K Kindheit, PP Präpubertät, P Pubertät, A Adoleszenz)

Tabelle 2.1 Zeittafel der Pubertätsentwicklung beim Mädchen

Alter (Jahre)	Körperliche Merkmale
vor 8	infantile Verhältnisse (B_1 und P_1)
8–9	beginnendes Follikel- und Uteruswachstum
10–11	Brustknospen = Thelarche (B_2) Zunahme des Längenwachstums Reifung des Vaginalepithels
11	erste Pubes = Pubarche (P_2) erstes Daumensesambein
11–12	starkes Wachstum des äußeren und inneren Genitale durch Gonadarche
12–13	Brust- und Pubesstadium B_3 und P_3 Beckenverbreiterung stärkstes Längenwachstum (massiver Wachstumsschub) und Zunahme des Fettgewebes
12–13	Menarche, unregelmäßige anovulatorische Zyklen meist mit Oligomenorrhö Axillarbehaarung Brust- und Pubesstadium B_4 und P_4
14–15	ovulatorische Zyklen, zunehmend regelmäßig (Möglichkeit einer Gravidität) Brust- und Pubesstadium B_5 und P_5
15–16	evtl. Auftreten von Akne
16–17	Epiphysenschluss und Wachstumsstillstand

GnRH unentbehrlich. Nach dem postnatalen Anstieg der Gonadotropine, auch „*Minipubertät*" genannt, folgt bis zum Beginn der Pubertät die sogenannte „*infantile Ruhephase*". Dieselbe ist durch zentralnervöse Einflüsse bedingt. Nicht genau bekannte hemmende Faktoren nehmen zu und die stimulierenden Faktoren des Zentralnervensystems werden reduziert. Mit der Reaktivierung des GnRH-Pulsgenerators wird die Pubertät ausgelöst. Konzentrationsänderungen der Neurotransmitter und Aktivitäten im Gliazellsystem kommt dabei eine bedeutende Rolle zu.

Tabelle 2.2 Stadien der Brustentwicklung nach Tanner (1962)

B_1	keine palpable Drüse
B_2	Brustknospe: Warzenhof vergrößert, Drüse vorgewölbt im Bereich des Warzenhofes
B_3	Drüse größer als Warzenhof
B_4	Knospenbrust: Drüse im Warzenbereich hebt sich gesondert von der übrigen Drüse ab
B_5	reife Brust: Zurückweichen der Warzenhofvorwölbung in die allgemeine Brustkontur (wird nicht immer erreicht)

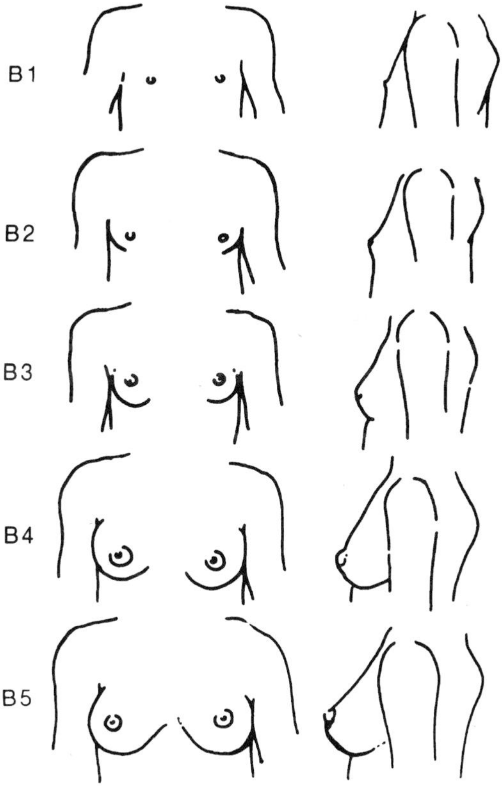

Abb. 2.2 Stadien der Brustdrüsenentwicklung nach Tanner (1962)

Tabelle 2.3 Stadien der Pubesbehaarung nach Tanner (1962)

P_1	keine Behaarung
P_2	wenige Schamhaare an Labia majora, auf Foto des ganzen Körpers nicht zu erkennen
P_3	kräftigere Behaarung von umschriebener Ausdehnung, auf Foto sichtbar
P_4	kräftige Haare wie beim Erwachsenen, aber geringere Ausdehnung
P_5	ausgedehnte kräftige Behaarung, nach oben horizontal begrenzt, seitlich auf Oberschenkel übergreifend
P_6	dreieckige Ausweitung gegen den Nabel

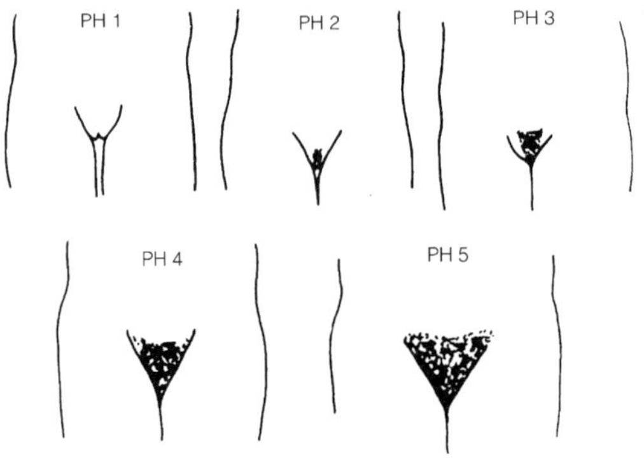

Abb. 2.3 Stadien der Pubesbehaarung nach Tanner (1962)

Neben anderen, noch unbekannten Veränderungen wird im Neurotransmittersystem die inhibitorisch wirksame γ-Aminobuttersäure (GABA) weniger gebildet, gleichzeitig nimmt die Glutamatbildung zu. Im Gliazellsystem kommt es zu einer vermehrten Bildung von Wachstumsfaktoren, z. B. TGF-α. Darüber hinaus wird der genetisch determinierte Pubertätsbeginn von äußeren Faktoren mitbestimmt. Inwieweit sich der „säkulare Trend" (früher aufgetretene Pubertät in den letzten 150 Jahren vor 1950–1960) fortsetzt, kann z. Z. nicht exakt beurteilt werden.

In der Pubertät nehmen zunächst nachts, später auch am Tag die zyklusabhängig wechselnden, pulsatilen Sekretionen von GnRH und den Gonadotropinen zu. Während der Pubertät kommt es zur Ausreifung der negativen und positiven Rückkopplung. Die positive Rückkopplung ermöglicht über den Anstieg von LH bei zunehmenden präovulatorischen Östrogenwerten, dass ovulatorische biphasische Zyklen entstehen können. Im Alter von 14 bis 18 Jahren tritt beim Mädchen die Geschlechtsreife ein (gynäkologisches Alter 2–6 Jahre) (Tab. 2.1–2.4, Abb. 2.2–2.3).

Der Gonadarche geht die *Adrenarche* um 2 bis 4 Jahre voraus. Über eine hypothalamisch-hypophysäre Stimulierung wird in der Zona reticularis der Nebennierenrinde die Synthese von DHEA und DHEAS ausgelöst.

In der Pubertät kommt es zu einer Zunahme der Wachstumsgeschwindigkeit (Längenwachstum in Zentimeter/Jahr), deren Maximum etwa bei 12 Jahren, auf jeden Fall kurz vor der Menarche liegt. Der maximale Wachstumsschub setzt nach der Thelarche ein und dauert ca. 2 Jahre an. Nach der Menarche ist noch mit einer Längenzunahme von 6–8 cm zu rechnen.

Die Östrogene bewirken schließlich den Verschluss der Epiphysenfugen und damit den Wachstumsstopp. Östrogene sind für die Ausbildung der Knochenmasse und -struktur unabdingbar. Die Wachstumsprognose lässt sich aus der aktuellen Größe, dem Knochenalter und der Elterngröße anhand von Normtabellen berechnen. Die Berechnung der Zielgröße eines Mädchens erfolgt nach der Formel von Tanner (1978):

$$\frac{(\text{Größe des Vaters} - 12{,}5) + \text{Größe der Mutter}}{2}.$$

Tabelle 2.4 Kriterien der Reifeentwicklung nach Lauritzen (1983)

Kriterien	Quantifizierung	Erklärung
Gynäkologisches Alter	3 (–5) Jahre	Jahre nach Menarche
Zyklus	28 ± 6 Tage	keine längeren Oligo-Amenorrhö-Episoden
Ovulation	ist aufgetreten	Basaltemperaturanstieg hypertherme Phase >10 Tage
Gelbkörperbildung		Progesteron >5 pg/ml im Plasma Pregnandiol >2 mg/24 h im Urin Ovulation kann durch 5 mal 100 mg Clomiphen induziert werden.
Knochenalter	13,6 Jahre	97,5% des Wachstums beendet
Tanner-Stadien	B_3 und höher P_3 und höher	 Achselhaar vorhanden

Für die Bestimmung des Knochenalters wird eine anterior-posteriore Aufnahme der gesamten linken Hand einschließlich des Handgelenks angefertigt, um daraus das Knochenalter entweder nach der Methode von Gräulich und Pyle (1959) oder nach Tanner (1978, 1983) zu bestimmen. Wichtig ist, dass für die halbjährlich vorzunehmenden Kontrollen des Verlaufs und unter Behandlung immer die gleiche Methode Anwendung findet.

Der GnRH-Pulsgenerator ist in der Ruhephase zu jeder Zeit aktivierbar. Die vorzeitige Aktivierung kann eine Pubertas praecox induzieren.

2.2 Pubertas praecox vera – Pseudopubertas praecox

2.2.1 Pubertas praecox vera

Von *Pubertas praecox* spricht man, wenn es vor dem 6. Lebensjahr zur Reifeentwicklung mit Ausbildung sekundärer Geschlechtsmerkmale und zyklischer Genitalblutung kommt. Als *frühzeitige* oder *frühnormale Pubertät* bezeichnet man das Auftreten von Pubertätserscheinungen zwischen dem 6. und 8. Lebensjahr. Die Pubertas praecox vera wird auf eine vorzeitige gonadotrope Hypothalamus-HVL-Funktion infolge konstitutionell (*idiopathische, genuine Pubertas praecox*) bedingter Frühreifung durch Desensibilisierung des Hypothalamus zurückgeführt. Sie geht mit einer Gonadenentwicklung bis zur Gametogenese einher. Wie in der normalen rechtzeitigen Pubertät treten FSH- und LH-Pulse, Ovulation und Gelbkörperbildung ein.

Zur Pubertas praecox führen auch organische Hirnschädigungen durch Entzündung (Meningitis, Hydrocephalus internus des 3. Ventrikels) oder Tumoren am Tuber cinereum (Hamartome, Pinealoblastome), ebenso das McCune-Albright-Syndrom (mit fibröser Dysplasie der Knochen) oder andere hormonale Anomalien (z. B. unbehandelte Hypothyreose) als Folge von polyhormonalen Dysregulationen („hormonale Überlappung“ = *pituitary overlapping syndrome*) (Tab. 2.5). Neben dem vorzeitigen Auftreten der sekundären Geschlechtsmerkmale findet sich bei der Pubertas praecox eine beschleunigte Östrogen-induzierte Knochenentwicklung, durch die es zum vorzeitigen Epiphysenfugenverschluss kommt. Hieraus ergibt sich die paradoxe Situation, dass Mädchen mit Pubertas praecox während Kindheit und Pubertät für ihre Altersklasse

Tabelle 2.5 Ursachen der Pubertas praecox vera

- Idiopathisch:
  komplett,
  inkomplett (prämature Thelarche, Adrenarche).
- Kongenitale Anomalien
  Hamartome des Tuber cinereum
  Tuberöse Hirnsklerose
  Hydrozephalus (auch bei Myelomeningozele)
  Arachnoidalzysten
- Tumoren im Bereich des Hypothalamus
  Gliome
  Astrozytome
  Meningeome
- Tumoren des Corpus pineale
  Germinome
  Misch-Keimzelltumoren
- Entzündungen
  Meningitis
  Enzephalitis
  Sarkoidose
- Schädel-Hirn-Trauma
- Schädelbestrahlung

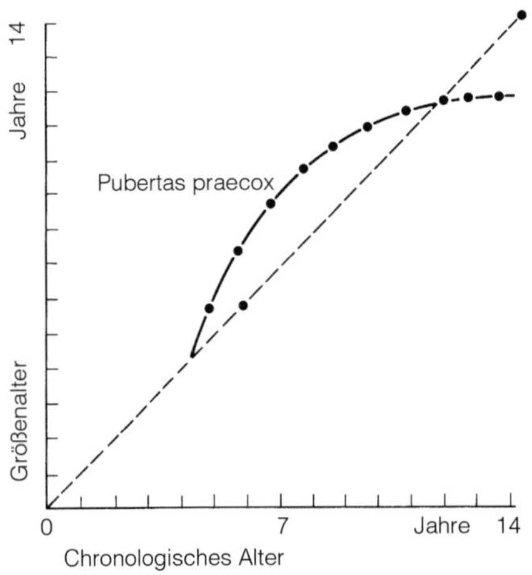

Abb. 2.4 Verlauf der Größenkurve bei Pubertas praecox vera im Vergleich zur normalen Wachstumskurve in der Pubertät

zu groß und später als Adoleszenten und Erwachsene kleiner sind als der Durchschnitt, sodass letztlich ein sekundärer Klein- oder Minderwuchs entsteht (Abb. 2.4). Die psychische, psychosexuelle und intellektuelle Entwicklung verläuft meist altersgemäß.

2.2.2 Pseudopubertas praecox

Die *Pseudopubertas praecox (sexual precocity = vorzeitige Geschlechtsentwicklung)* unterscheidet sich von der Pubertas praecox vera durch die fehlende zentrale Steuerung mit nachfolgender Reifung der Gonaden, da die endogene hypothalamische GnRH- und die Gonadotropinsekretion fehlen. Die Pseudopubertas praecox wird durch Östrogen-bildende Ovarialtumoren (Granulosa-, Thekazelltumoren, seltener durch Teratome einschließlich teratogener Chorionepitheliome mit hCG-Bildung) oder durch exogene Östrogene ausgelöst. Die vermehrte Östrogenbildung oder -zufuhr führt zur *homoiosexuellen Pseudopubertas praecox* (Tab. 2.6).

Durch NNR-Tumoren, evtl. auch Granulosazelltumoren sowie durch exogen zugeführte

Tabelle 2.6 Ursachen der Pseudopubertas praecox

- Ovarialtumoren
  Granulosa-Thekazell-Tumoren
  seröse Kystome (selten)
  Dysgerminome
  Arrhenoblastome
- NNR-Tumoren
  Adenome
  Karzinome
- HCG-produzierende Tumoren
  Hepatoblastome
  Chorionkarzinome
  Dysgerminome
  embryonale Karzinome
- Enzymdefekte
  AGS
- Hypothyreose
- Iatrogen
  Östrogene
  Androgene

Androgene oder anabole Steroide wird eine *heterosexuelle Pseudopubertas praecox* bewirkt. Während die homoiosexuelle Form der Pseudopubertas praecox infolge der Östrogendominanz (Ovarialtumoren, exogene Östrogene) mit Ausbildung der sekundären Geschlechtsmerkmale und unregelmäßigen Genitalblutungen einhergeht, treten bei der heterosexuellen Form Androgenisierungserscheinungen mit Hirsutismus, Stimmveränderungen und Klitorishypertrophie als Folge des androgenen Hyperkortizismus (AGS, Adenom, Karzinom) oder durch einen maskulinisierenden Ovarialtumor auf (Tab. 2.6).

Bei der *prämaturen Teilentwicklung* kommt es isoliert zu einer vorzeitigen *Thelarche*, *Pubarche* und selten auch zu einer vorzeitigen *Menarche*.

2.2.3 Diagnostik

Bei der idiopathischen Pubertas praecox vera zeigen das FSH und LH, das Estradiol, Progesteron und 17α-Hydroxyprogesteron altersbezogen erhöhte, aber typische zyklische Hormonwerte (Tab. 2.7). Im GnRH-Test sprechen ein LH/FSH-Quotient $>$ 1 für eine zentrale Pubertas praecox und ein Quotient $<$ 10 für eine prämature Thelarche.

Bei der neurologischen (EEG) und augenärztlichen Untersuchung und mithilfe der bildgebenden Verfahren (Sonographie, Computertomographie, Magnetresonanztomographie) wird die Mehrzahl der Fälle von Pubertas praecox vera infolge hypothalamischer Tumoren oder anderer Anomalien erkannt. Hormonbildende Ovarialtumoren werden durch Östrogen- oder Androgenbestimmungen, falls nur grenzwertig hoch, mit hCG-Stimulierung (5 Tage je 5 000 IE täglich i. m.) diagnostiziert. Zum Ausschluss sehr kleiner, hormonbildender Ovarialtumoren ist die Sonographie auch mit Vaginalsonde oft nicht ausreichend. Es ist daher z. B. bei Verdacht auf Arrhenoblastom ein MRT indiziert. Bei der isosexuellen Pseudopubertas praecox pflegen Östrogene, bei der heterosexuellen Form Testosteron, Androstendion und DHEAS stark erhöht zu sein, während FSH und LH normal oder niedriger liegen und nicht pulsatil sezerniert

Tabelle 2.7 Diagnostik bei Pubertas praecox

Anamnese:	Genital- und Achselbehaarung Brustentwicklung, Menarche, Wachstumsanamnese	
Klinische Untersuchung mit Dokumentation der Tanner-Stadien		
Haut (Pigmentierung: Genitale, Brustwarzen)		
Rektale Untersuchung: Uterus und Adnexe		
Vaginoskopie, Vaginalzytologie		
Sonographie: Ovarien, Uterus, NNR		
Hormonanalytik:	FSH, LH (zyklische Schwankungen?), Prolaktin, Testosteron, DHEAS	
	Estradiol (zyklische Schwankungen?):	evtl. FSH-hCG oder HMG-hCG-Stimulierung bei Verdacht auf hormonbildenden Ovarialtumor GnRH-Test
Neurologischer Status		
Ophthalmologische Untersuchung		
Computertomogramm oder Magnetresonanztomographie		
EEG		

werden. Bei Pseudopubertas praecox durch Gonadotropin-produzierende Tumoren (Chorionepitheliom, Teratome) ist neben den erhöhten Steroidwerten β-hCG nachweisbar.

2.2.4 Therapie

Die Therapie hat sich nach der Ursache zu richten. Therapeutisch sind zwei Ziele anzustreben:

1. Unterdrückung der pubertären Weiterentwicklung
2. Bremsung der akzelerierten Skelettreifung

Bei Vorliegen von Tumoren muss das hormonbildende Gewebe operativ entfernt werden. Eine sorgsame psychische Führung und endokrinologische Kontrolle dieser Mädchen durch den Arzt unter Mithilfe des Elternhauses ist postoperativ angezeigt.

GnRH-Agonisten

Die Behandlung mit GnRH-Agonisten ist gegenwärtig die am besten wirksame Therapie. Sie kann subkutan oder intramuskulär erfolgen. Die Dosen bewegen sich zwischen 4 und 60 μg/kg Körpergewicht. Nach kurzem Anstieg von LH und FSH an den ersten Behandlungstagen kommt es bereits in der zweiten Behandlungswoche zu einem Absinken der basalen und stimulierten Gonadotropinkonzentrationen in den präpubertären Bereich. Die Ovarialfunktion kommt zum Erliegen. Die Symptome der Pubertas praecox gehen zurück. Die Knochenreifung wird gehemmt.

➡ Dosierungsbeispiele

Behandlung bis zum 10.–11. Lebensjahr

1. Leuprorelinacetat (Enantone Monats-Depot)
   3,75 mg Leuprorelinacetat subkutan oder intramuskulär einmal monatlich bei Kindern mit einem Körpergewicht > 20 kg (Abb. 2.5).
   Bei Kindern mit einem Körpergewicht < 20 kg monatlich halbe Dosis: 1,88 mg Leuprorelinacetat subkutan oder intramuskulär.
2. Leuprorelinacetat (Trenantone)
   11,25 mg Leuprorelinacetat subkutan oder intramuskulär einmal alle 3 Monate bei Kindern mit einem Körpergewicht > 20 kg (Abb. 2.5).

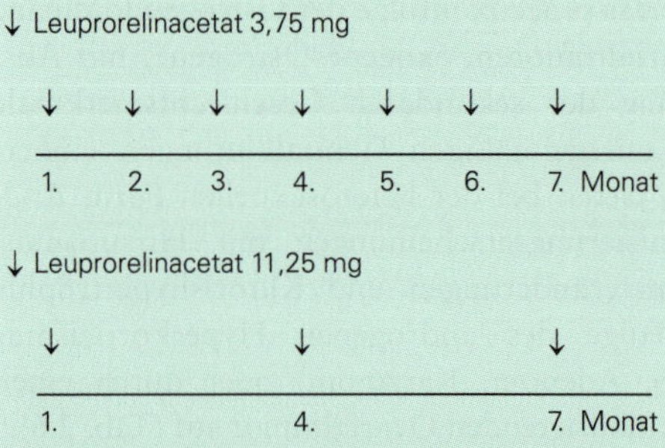

Abb. 2.5 Parenterale Behandlung mit dem GnRH-Agonisten Leuprorelinacetat bei Pubertas praecox vera

3. Triptorelinacetat (Decapeptyl N 3,75 mg)
   3,75 mg Triptorelinacetat subkutan oder intramuskulär bei Kindern mit einem Körpergewicht > 30 kg (Abb. 2.6),
   2,5 mg Triptorelinacetat subkutan oder intramuskulär bei Kindern mit einem Körpergewicht zwischen 20 und 30 kg und
   1,875 mg Triptorelinacetat subkutan oder intramuskulär bei Kindern mit einem Körpergewicht < 20 kg.

Die ersten 3 Injektionen erfolgen im 14-tägigen Abstand, danach alle 4 Wochen.

4. Triptorelinacetat (Pamorelin LA 11,25 mg)
   11,25 mg Triptorelinacetat subkutan oder intramuskulär alle 90 Tage bei Kindern mit einem Körpergewicht > 30 kg (Abb. 2.6).

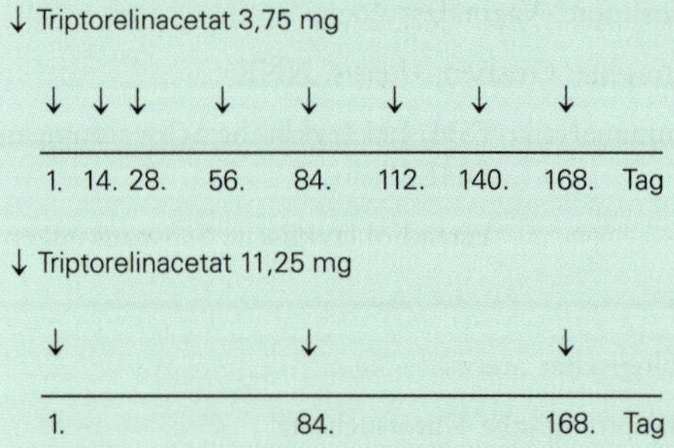

Abb. 2.6 Parenterale Behandlung mit dem GnRH-Agonisten Triptorelinacetat bei Pubertas praecox vera

Die jeweils nur vierteljährliche Applikation von Leuprorelin-Depot oder Triptorelin-Depot stellt eine sichere Alternative zur 4-wöchigen Applikation der GnRH-Agonisten dar. Das längere Intervall zwischen den Injektionen erhöht die Compliance und Akzeptabilität (Clemens et al., 1993, Martinez-Aguayo et al., 2006, Mericq et al., 2006).

Die Behandlung der Pubertas praecox mit GnRH-Agonisten geht mit einer Zunahme des Gewichts und des BMI einher. Nach Beendigung der Therapie persistieren diese Veränderungen nicht. Die Körperlänge nimmt zu, da der vorzeitige Epiphysenschluss durch die Suppression der Ovarialfunktion verhindert wird. Die Knochendichte und die Fertilität werden durch diese Behandlung nicht nachteilig beeinflusst, da die hypothalamisch-hypophysär-ovarielle Achse nach Beendigung der Therapie mit GnRH-Agonisten adäquat reagiert.

GnRH-Antagonisten

Mit GnRH-Antagonisten kann ebenfalls die Behandlung effektiv erfolgen. Da diese Substanzen zu einer schnellen kompletten kompetitiven Hemmung und damit Rezeptorblockade des Hypothalamus-Hypophysenvorderlappens führen, entfällt der für die GnRH-Agonisten typische „Flare-up"-Effekt mit der vorübergehenden vermehrten Ausschüttung von GnRH, ehe die Downregulation einsetzt. 8 Stunden nach der Applikation von GnRH-Antagonisten ist der LH-Spiegel bereits stark reduziert.

Deshalb werden GnRH-Antagonisten in Kombination mit GnRH-Agonisten angewendet. So führen z. B. 3 subkutane Injektionen des GnRH-Antagonisten Cetrorelix alle 72 h zu einer schnellen Suppression der Gonadotropine, ehe die Behandlung mit einem der GnRH-Agonisten Leuprorelin oder Triptorelin fortgeführt wird (Abb. 2.7) (Roth et al., 2005). Sinnvoll ist die Behandlung mit Cetrorelix auch immer dann, wenn die Behandlung auf einen GnRH-Agonisten schlecht anspricht (Wu et al., 2005).

➡ Dosierungsbeispiele

Behandlung bis zum 10.–11. Lebensjahr

1. 3 mg Cetrorelix (Cetrotide) intramuskulär alle 72 h, dreimal, danach 3,75 mg Leuprorelinacetat (Enantone Monats-Depot) oder 3,75 mg Triptorelinacetat (Decapeptyl N 3,75 mg) subkutan oder intramuskulär einmal monatlich bei Kindern mit einem Körpergewicht > 20 kg (Abb. 2.7).

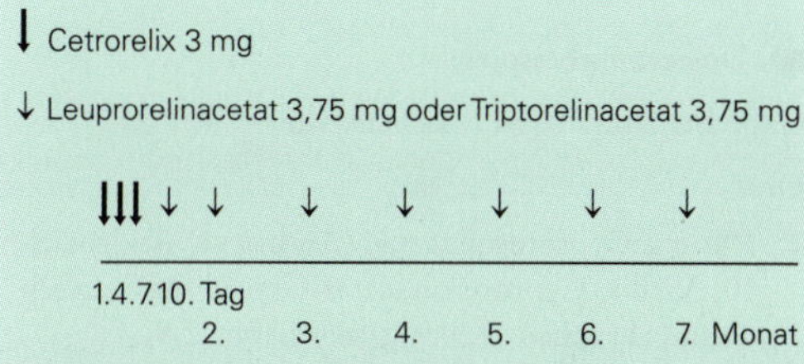

Abb. 2.7 Parenterale kombinierte Behandlung mit dem GnRH-Antagonisten Cetrorelix und den GnRH-Agonisten Leuprorelinacetat oder Triptorelinacetat bei Pubertas praecox vera

2. 3 mg Cetrorelix (Cetrotide) intramuskulär jede Woche.
   Vorteile: schnelle Rezeptorblockade.
   Nachteil: wöchentliche Applikation.

Gestagene

Gestagene sind nur noch bei Unverträglichkeit oder schlechter Wirkung der GnRH-Analoga (Agonisten und Antagonisten) indiziert. Bei der idiopathischen und der mit fibröser Knochendysplasie kombinierten hypothalamischen Pubertas praecox vera war die kontinuierliche Gestagenmedikation ohne Pause über längere Zeit indiziert, nach Möglichkeit bis zum 10.–11. Lebensjahr oder bis zu einem Knochenalter von 11–12 Jahren. Durch Bremsung der Gonadotropinausschüttung wird die Ovarialfunktion zumindest teilweise ruhiggestellt und durch eine therapeutische Amenorrhö das Auftreten von uterinen Blutungen sowie die sexuelle Frühreife, Entwicklung der Mammae und der Genitalbehaarung unterbunden. Dagegen lässt sich die Beschleunigung des Wachstums und der Knochenreifung nicht eindeutig beeinflussen. Die Normalisierung der akzelerierten Skelettreifung gelingt auch mit Cyproteronacetat nicht immer. Der Erfolg ist abhängig von der Höhe der Dosis und dem frühen Zeitpunkt des Therapiebeginns. Eine hochdosierte Langzeitmedikation mit 19-Norsteroiden (z. B. Norethisteronacetat) kann wegen der möglichen Androgenisierung nicht empfohlen werden.

➡ Dosierungsbeispiele

Gabe bis zum 10.–11. Lebensjahr

Oral

1. 100 mg Cyproteronacetat (Androcur, Androcur-10, Virilit, Cyproteronacetat-Gry 50 mg) täglich ununterbrochen (120 mg/m^2) (Abb. 2.8).
2. 6 mg Chlormadinonacetat (Chlormadinon 2 mg JENAPHARM) täglich (Abb. 2.8).

Parenteral

250 mg Hydroxyprogesteroncaproat (Progesteron-Depot JENAPHARM, Proluton Depot) wöchentlich i. m. (Abb. 2.8).

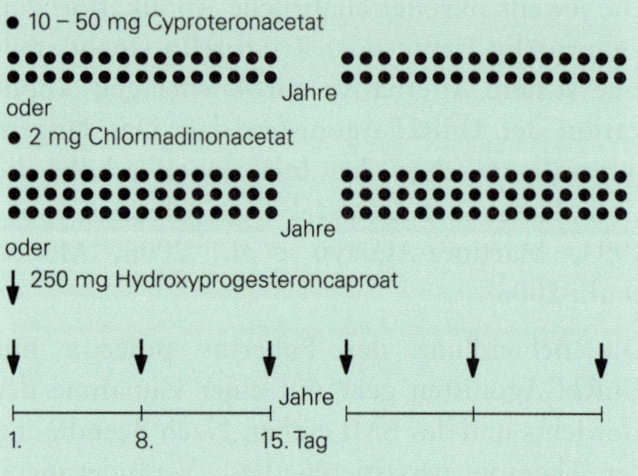

Abb. 2.8 Orale und parenterale Gestagenlangzeittherapie bei Pubertas praecox

Beendigung der Therapie

Der optimale Zeitpunkt des Endes der Therapie ist nicht bekannt. Allgemein wird mit dem Erreichen des Pubertätsalters gleichaltriger Mädchen die Therapie beendet. Nach dem Absetzen der Hormone wird die Restpubertät meist stürmisch durchlaufen.

Unter sachgerechter Behandlung des endokrinen Grundleidens verschwindet die Pubertas praecox bei hormonaler Überlappung von selbst. Die *prämature Teilentwicklung* (vorzeitige Thelarche, Pubarche oder Menarche) bedarf keiner Behandlung, falls nicht pathologische Ursachen vorliegen.

2.3 Pubertas tarda

2.3.1 Einteilung und Ursache

Eine Verzögerung der Reifeentwicklung liegt vor, wenn bei Mädchen mit 13¼ Jahren noch keine Thelarche oder Pubarche stattgefunden hat und die Menarche nach 15½ Jahren (2 Standardabweichungen) nicht eintritt. Häufigste Ursache der *Pubertas tarda* ist die familiär auftretende konstitutionelle Pubertätsverzögerung. Seltenere Ursachen sind gonadale und zerebrale Störungen sowie Allgemeinerkrankungen mit Gewichtsverlust, ferner Unterernährung, Anorexia nervosa, Hochleistungssport und nicht gonadale Endokrinopathien, z. B. Hyperthyreose, Diabetes. Solange ein Knochenalter von 10½ bis 11½ Jahren bei etwa gleichem Kalenderalter noch nicht erreicht ist, kann das Eintreten der Pubertät noch kurzfristig erwartet werden.

Von der Pubertas tarda, die sich in der Entwicklung meist ausgleicht, ist die *Pseudopubertas tarda* abzugrenzen, bei der die Pubertät ausbleibt oder nur unzureichend erkennbar ist. Hypogonadale Störungen (Gonadendysgenesie, Ovarialhypoplasie), die Pubertätsfettsuch und verschiedene Formen des Zwergwuchses können unter dem gleichen klinischen Bild ablaufen. Endokrin bedingte Wachstumsstörungen mit gonadaler Unterfunktion treten auch bei Schilddrüsen-, HVL- und NNR-Insuffizienz sowie bei HVL-Tumoren auf (Abb. 2.9).

2.3.2 Diagnostik

Bei ausgebliebener oder unzureichender Pubertät sollte die Diagnostik nach dem 14. Lebensjahr, spätestens mit Erreichen des 16. Lebensjahres beginnen. Die Hormonanalytik sollte umfassend sein. Durch die Bestimmung von FSH und evtl. LH werden hypergonadotrope und hypogonadotrope Zustände erfasst (Abb. 2.9). Mit dem GnRH-Test kann der Funktionszustand der hypothalamisch-hypophysär-ovariellen Achse beurteilt werden. Mit der Prl-Bestimmung erfolgt der Ausschluss eines Prolaktinoms und gleichzeitig Hinweis auf die Wahrscheinlichkeit einer Hypothyreose. Die TSH-, fT_4- und evtl. fT_3-Bestimmung ermöglicht dann die Beurteilung der Schilddrüsenfunktion. Erhöhte Spiegel von 17-OH-Progesteron sprechen für Enzymdefekte, die mit einer Androgenisierung einhergehen. Die isolierte Erhöhung der Androgene T, A, DHEA und DHEAS ergeben Hinweise für eine gestörte Funktion von NNR und Ovar. Der Verdacht auf

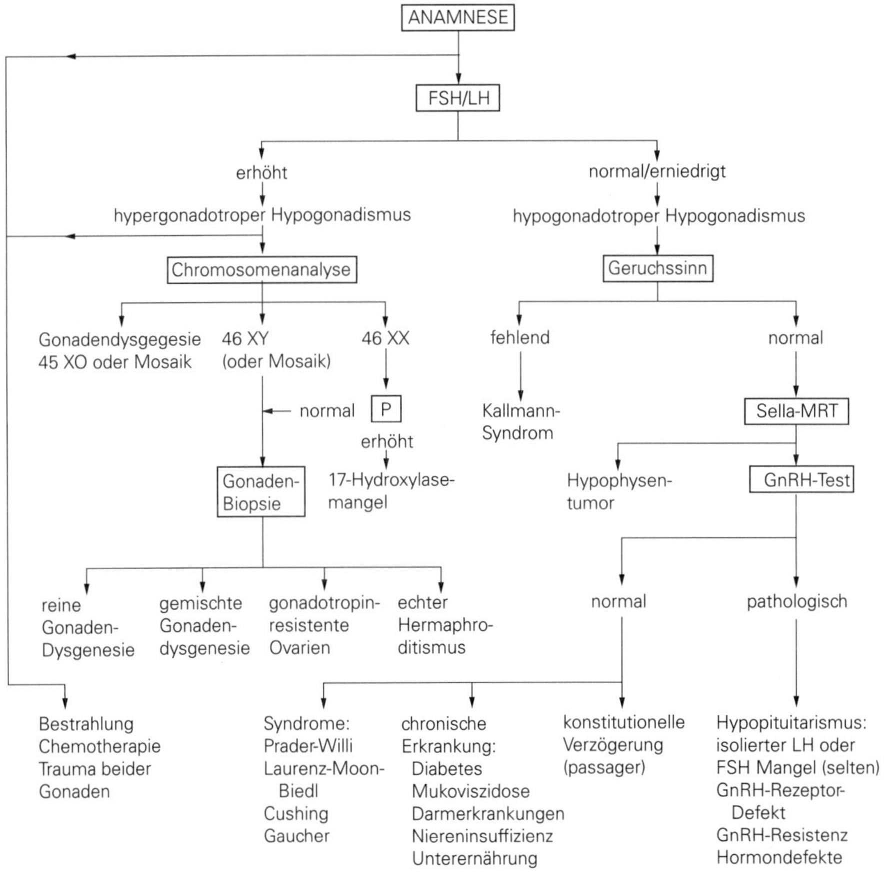

Abb. 2.9 Diagnostik bei Pubertas tarda und Pseudopubertas tarda

ein PCO kann durch die Sonographie erhärtet werden. Die bildgebenden Ultraschallverfahren dienen darüber hinaus zur Erkennung des Uterus und evtl. Fehlbildungen. Röntgenaufnahmen sind nur noch für die Bestimmung der Knochenreife am Handwurzelskelett erforderlich. Zur radiologischen Diagnostik der Sellaregion kommen aufgrund der Effektivität nur noch magnetresonanztomographische Verfahren zur Anwendung.

Bei allen hypergonadotropen Zuständen sind, unabhängig vom Stadium der Pubertät, Chromosomenanalysen indiziert. Das Diagnostikschema in Abb. 2.9 gewährt für die Differentialdiagnostik der Pubertas tarda und Pseudopubertas tarda eine gewisse Hilfestellung.

2.3.3 Therapie

Die Behandlung richtet sich nach den Ursachen. Bei Pubertas tarda mit Zwergwuchs ist aufgrund der Artspezifität nur menschliches Wachstumshormon wirksam. Bei der Pubertätsfettsucht ist Gewichtsabnahme durch drastische Einschränkung der Nahrungszufuhr angezeigt. Gonadendysgenesie, s. Kap. 7.

Ist die Normabweichung zeitlich überschritten ($15\frac{1}{2}$ Jahre, keine Regel, Brust und Pubes Tanner-Stadium 1), so handelt es sich nicht mehr um eine verspätete normale Pubertät, sondern entweder um eine konstitutionelle Entwicklungsverzögerung oder um eine primär bzw. sekundär hypogonale Entwicklungsstörung. In diesem Falle ist eine eingehende Ausschlussdiagnostik der Amenorrhö-Formen erforderlich. Bei Vorliegen eines Hypogonadismus (Turner-Syndrom, reine Gonadendysgenesie, Ovarialhypoplasie) ist eine Substitution mit einem Östrogen und einem Gestagen in Form einer Sequentialtherapie angezeigt. Bei konstitutioneller Entwicklungsverzögerung wäre bei niedrigen DHEAS-Plasmaspiegeln eine DHEAS-Substitution indiziert (20–40 mg pro Tag). Man wird daher bei erheblich retardiertem Knochenalter ein Estradiol-Gestagen-Sequenzpräparat bis zur Normalisierung verordnen. In seltenen Fällen (hypothalamische Insuffizienz) kommt sicherlich auch einmal die in Technik und Kosten sehr aufwendige Behandlung mit GnRH pulsatil zum Anwerfen der hypothalamischen Regelung infrage (siehe Kap. 3).

2.4 Konstitutionell-hereditärer Hochwuchs (Großwuchs)

2.4.1 Einteilung

Eine prospektive Körpergröße oberhalb des Bereiches von $\bar{x} \pm 2$ SD, d.h. oberhalb des 97. Größenperzentils (> 185 cm), wird bei Mädchen als Hochwuchs (Großwuchs), eine Größe von mehr als 195 cm als *Riesenwuchs* bezeichnet (Tab. 2.8). Neben dem anfänglichen kindlichen Hochwuchs (Großwuchs) bei Pubertas praecox und dem seltenen hypophysären Riesenwuchs bei azidophilen HVL-Tumoren (eosinophiles Adenom) kommt es am häufigsten aufgrund konstitutionell-hereditärer Faktoren zum primordialen Hoch- bzw. Riesenwuchs. Eine zu erwartende Körpergröße von mehr als 185 cm kann unerwünscht sein, *ist jedoch nicht als krankhaft anzusehen.* Abgesehen von der auffälligen Körpergröße entwickeln sich hoch- und riesenwüchsige Adoleszentinnen meist in jeder Hinsicht normal. Dementsprechend befinden sich Knochenreifung und Pubertät im Bereich der Norm.

Der hypophysäre Riesenwuchs, ausgelöst durch ein Wachstumshormon (HGH) produzierendes

Tabelle 2.8 Einteilung des Hochwuchses bei Mädchen

1. Endokriner Hochwuchs:
   hypophysärer Riesenwuchs
   Pubertas praecox; Pseudopubertas praecox*
   frühnormale Pubertät*
   Hyperthyreose, AGS*
   Wiedemann-Beckwith-Syndrom
2. Adiposogigantismus
3. Metabolisch bedingter Hochwuchs:
   Homozystinurie
   Marfan-Syndrom
   Berardinelli-Syndrom/lipo-atrophischer Diabetes
4. Konstitutionell-hereditärer Hochwuchs
5. Zerebraler Hochwuchs

*nur temporärer Hochwuchs in Kindheit und früher Adoleszenz

Adenom des HVL, setzt erst in der Präpubertät ein. Es überwiegen dann die Zeichen der Akromegalie. Magnetresonanztomographieuntersuchungen der Sella turcica sowie der ophthalmologische Ausschluss von Störungen des Visus und der Augenmuskelnerven sind für die Differentialdiagnose und Therapie unerlässlich.

2.4.2 Diagnostik

Für die Beurteilung des Wachstums ist eine einmalige Längenmessung nicht ausreichend. Es ist eine Wachstumskurve mit Bestimmung der Knochenreife anzulegen. Normal oder therapeutisch anzustreben ist, dass das Knochenalter mit dem Kalenderalter übereinstimmt. Die Knochenreife kann mit den Methoden von Gräulich und Pyle (Röntgenaufnahmen der linken Hand – Atlasmethode) oder von Tanner bestimmt werden. Die Berechnung der Endgröße erfolgt dann nach Bayley und Pinneau bzw. Tanner. Die Genauigkeit der Endgrößenbestimmung ist durch eine Überprüfung in ½- bis 1-jährigem Abstand schrittweise zu erhöhen. Dabei ist immer nach der gleichen Methode vorzugehen.

Die *genetische Zielgröße* ergibt sich aus der Formel:

Länge des Vaters + Länge der Mutter : 2,

wobei bei Mädchen 6,5 cm abzuziehen sind.

2.4.3 Therapie

Die Behandlung des konstitutionell-hereditären Hochwuchses (Großwuchs) kann bei einer vorausberechneten Endgröße von 185 cm und mehr berechtigt sein, wenn das Kind unter seiner Übergröße leidet. Nur im Einzelfall ist die Therapie bei geringerer vorausberechneter Endgröße indiziert, z. B. bei

1. schwerer progredienter Wirbelsäulenveränderung
   (Längenzunahme führt zur Verschlechterung des Grundleidens)
   und bei
2. erheblicher, dadurch bedingter psychosozialer Konfliktsituation.

Durch die seit über 50 Jahren praktizierte hochdosierte Therapie zunächst mit Stilbenen und später mit Östrogenen auch in Kombination mit einem Gestagen kommt es zu einer signifikanten Zunahme der Skelettreifung und einer ebenfalls signifikanten Abnahme der prophezeiten Endlänge. Die sekundären Geschlechtsmerkmale bilden sich aus und Hormonentzugsblutungen werden ausgelöst. Durch diese iatrogen induzierte Pubertätsentwicklung, die mit einer Reduzierung der Somatomedin-Produktion einhergeht, wird nach einem kurzen anfänglichen Wachstumsschub die Wachstumsphase verkürzt und so die zu erwartende Körpergröße vermindert (Abb. 2.10 und Abb. 2.11). Der Therapiebeginn richtet sich weniger nach dem Lebensalter als nach der Knochenreife. Das optimale Alter für den Beginn der Therapie ist ein Knochenalter von 10–11½ Jahren, das vor der Menarche liegt

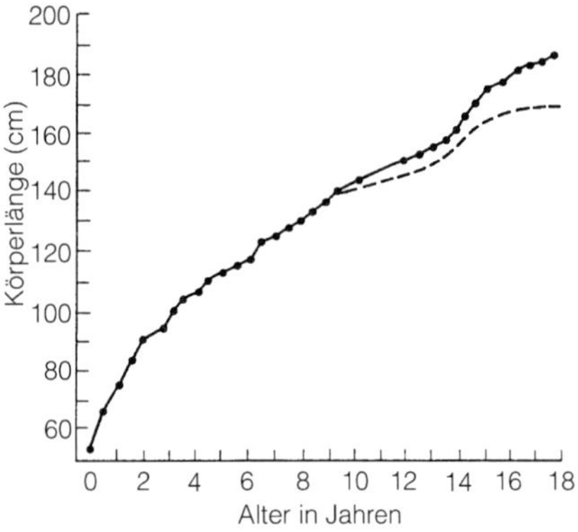

Abb. 2.10 Reduktion der Körperlänge in cm bei der Hochwuchsbehandlung

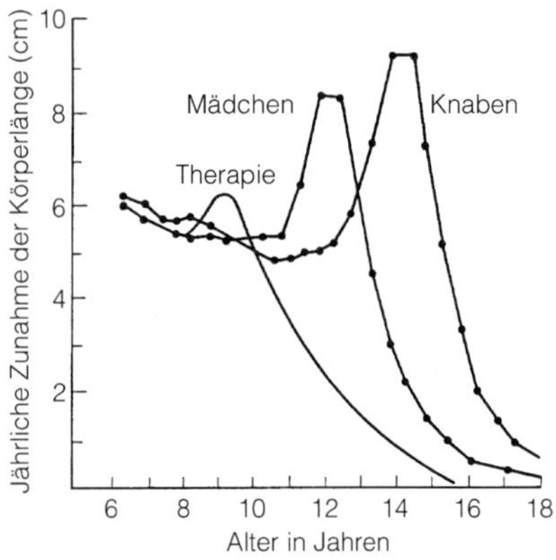

Abb. 2.11 Reduktion der Körperlänge durch Vorverlegung des Wachstumsschubes

und dem Pubertätsstadium von B_2/P_2 nach Tanner entspricht.

Ein Therapiebeginn bei einem Knochenalter von 12 Jahren führt nur zu einer mäßigen Größenreduktion, während danach die Östrogenbehandlung wirkungslos ist, da mit 13,6 Jahren bereits 96 % der Endgröße erreicht sind (Tab. 2.9). Die Behandlungsdauer beträgt 1 bis maximal 2 Jahre. Die Therapie kann eingestellt werden bei Erreichen eines Knochenalters von 14 Jahren, wenn die Epiphysenfugen geschlossen sind oder wenn das Wachstum weniger als 1 cm pro Jahr beträgt.

Die niedrigste, gerade noch wirksame Östrogendosis kann entweder kontinuierlich oder intermittierend verordnet werden. Wir geben einer Sequentialtherapie den Vorzug, wobei bei täglicher Einnahme gleichlange Östrogen- und Östrogen-Gestagen-Phasen zu wählen sind. Die Nebenwirkungen sind erstaunlich gering. Fast generell kommt es zu einer Gewichtszunahme bis zu 10 kg, selten treten Übelkeit, Erbrechen, Kopfschmerzen und Blutungsstörungen auf. Vor, während und nach der Behandlung ist eine regelmäßige kindergynäkologische Kontrolle vorzunehmen. Dabei ist halbjährlich das Knochenalter zu bestimmen, sind monatlich Größenmessungen vorzunehmen und ist jährlich eine allgemeine und bei Blutungsstörungen eine genitale Untersuchung durchzuführen.

Tabelle 2.9 Erfolge der Östrogenbehandlung zur Wachstumshemmung bei Mädchen nach Greenblatt et al. (1966)

Alter (Knochenalter) Jahre	aktuelles Wachstum unter der Behandlung cm	Wachstumshemmung cm
11 (10,5–11,5)	5,3 ± 1,8	8,7 ± 1,3 (11,5 ± 1,5)
12 (11,6–12,5)	3,5 ± 2,8	3,8 ± 2,8 (8,9 ± 1,1)
13 und höher (12,6–13)	2,8 ± 1,8	0,8 ± 2,0 (3,8 ± 0,9)

➡ Dosierungsbeispiele

Oral

Sequentialtherapie:

1. 7,5 mg konjugierte Östrogene (6 × 1,25 mg Presomen), 0,1 mg Ethinylestradiol (4 × 1 Tabl. Ethinylestradiol 25 µg JENAPHARM), 0,2 mg Ethinylestradiol (4 × 2 Tabl. Ethinylestradiol 25 µg JENAPHARM) oder
   8 mg Estradiolvalerat (4 × 1 Tabl. Estradiol 2 mg JENAPHARM oder Progynova 21, über 22 Tage.
   Zusätzlich zum Östrogen vom 11.–22. Behandlungstag ein Gestagen:
   2 mg Chlormadinonacetat (Chlormadinon 2 mg JENAPHARM), 1–5 mg Norethisteronacetat (Norethisteron 1mg–/5 mg JENAPHARM, Primolut-Nor-5), 5 mg Medrogeston (Prothil 5 mg), 5 mg Medroxyprogesteronacetat (Clinofem 5, MPA GYN 5).
   Nach 3–5–7-tägiger Pause, in der die Blutung auftritt, wird die Medikation fortgesetzt (Abb. 2.12). Die Anwendung von Ethinylestradiol wird wegen der schlechten Verträglichkeit weniger empfohlen.

Kontinuierliche Therapie

2. 7,5 mg konjugierte Östrogene (Presomen 1,25 mg), 0,1 mg Ethinylestradiol (Ethinylestradiol 25 µg JENAPHARM) oder 8 mg Estradiolvalerat (Estradiol 2 mg JENAPHARM) kontinuierlich ohne Pause und zusätzlich pro Monat über 10–14 Tage (1.–14. oder 17.–30.) ein Gestagen (siehe unter 1.) (Abb. 2.13).
   Die kontinuierliche Behandlung ist weniger zyklusähnlich und wird nicht empfohlen.
   Ethinylestradiol ist weniger gut verträglich.

Parenteral

10 mg Estradiolvalerat (Estradiol-Depot 10 mg JENAPHARM) i. m. am 1., 8. und 15. Behandlungstag und zusätzlich 250 mg Hydroxyprogesteroncaproat (Progesteron-Depot JENAPHARM, Proluton Depot) i. m. am 15. Behandlungstag (Abb. 2.14).

Unter der Hochwuchsbehandlung mit täglich 0,1 oder 0,2 mg Ethinylestradiol wurde die Hypophysen-Schilddrüsen-Achse nicht signifikant beeinflusst, die Sekretion von IGF 1, Testosteron und DHEAS wurde stark gedrosselt und Kortisol sowie Prolaktin stiegen östrogenbedingt an (Wajs-Kuto et al., 1999).

Im Gegensatz zu den Mitteilungen aus den USA, dass die Fertilität nach einer Hochwuchsbehandlung mit Östrogen-Gestagen-Kombinationen nicht beeinträchtigt wird, wurde aus Australien anhand einer retrograden Kohortenstudie auf der Basis von Telefoninterviews berichtet, dass die Fertilität nach einer Therapie mit Diethylstilbestrol oder Ethinylestradiol zwischen 1959 und 1993 zu einer Reduktion der Fertilität

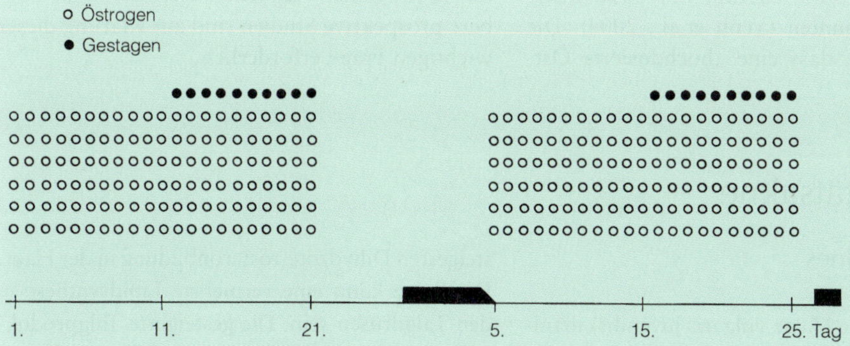

Abb. 2.12 Hochwuchsbehandlung in Form einer Zweiphasentherapie mit konjugierten Östrogenen oder Ethinylestradiol und einem Gestagen

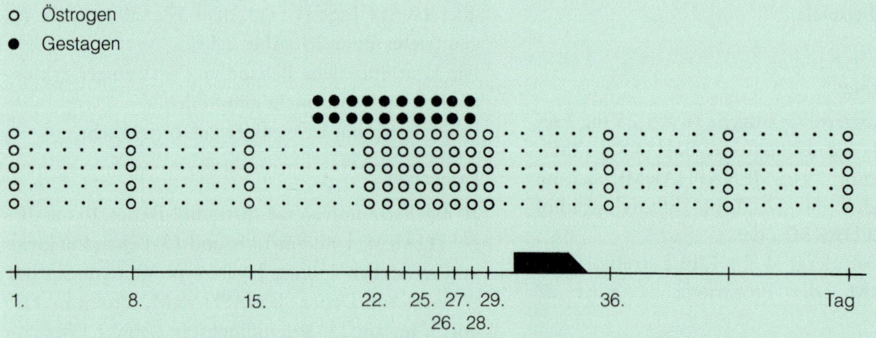

Abb. 2.13 Hochwuchsbehandlung – mit einer kontinuierlichen Östrogen- und einer 10tägigen Gestageneinnahme

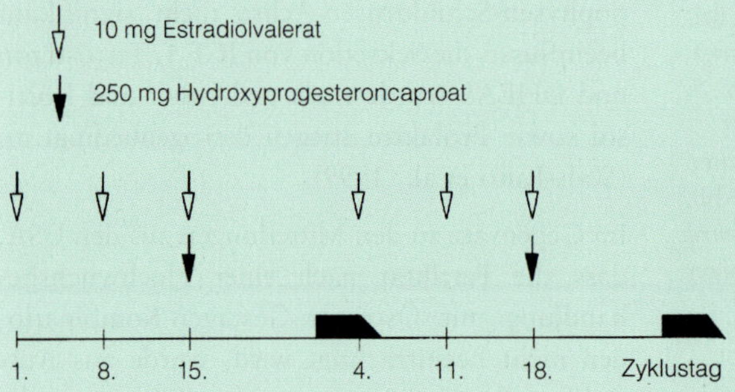

Abb. 2.14 Hochwuchsbehandlung – parenterale Zweiphasentherapie

um 40 % führte (altersadjustierte Fruchtbarkeitsrate 0,59, 95 %-KI 0,46–0,76), wobei allerdings von den 1432 betreuten Frauen 87 % aufgespürt und davon wiederum nur 63 % interviewt werden konnten (Venn et al., 2004). Die Schlussfolgerung, dass eine „hochdosierte Östrogentherapie in der Adoleszenz die Fertilität im späteren Leben reduziere“, kann nicht akzeptiert werden, da das Stilben Diethylstilbestrol nicht mit Östrogenen verglichen werden kann. Saubere prospektive Studien sind zur Klärung dieser wichtigen Frage erforderlich.

2.5 Pubertätsakne

2.5.1 Allgemeines

Die Pubertätsakne (Acne vulgaris juvenilis) manifestiert sich meist im Gesicht, in der vorderen Schweißrinne (Busen) und zwischen den Schultern. Während der Pubertät kommt es zu einer gesteigerten Dihydrotestosteronbildung in der Haut. Die Folge kann eine vermehrte Lipidsynthese in den Talgdrüsen sein. Die gesteigerte Talgproduktion stellt die Voraussetzung für die Lebensbedingungen des anaeroben *Propionibacterium acnes* dar, das dann die Entzündung hervorruft.

2.5.2 Therapie

Entsprechend dem Pathomechanismus der Akne ist die Therapie antiseborrhoisch, komedolytisch und bakteriostatisch durchzuführen. Die Lokaltherapie mit Vitamin-A-Säure, Benzoylperoxid oder Antibiotika (z. B. Erythromycin, Tetrazykline) gehört ebenso wie die systemische Chemotherapie (Metronidazol) oder die Antibiotikabehandlung eher in die Hand des Dermatologen. Dagegen sollte die Hormontherapie durch den Gynäkologen erfolgen. Ziel der Behandlung ist es, die Androgenwirkung zu blockieren. Da bei vielen Frauen die Ursache von Seborrhö, Akne, Hirsutismus und Alopezie eine verstärkte lokale Androgenwirkung am Haarfollikel ist, kann bei leichten und evtl. mittelschweren Formen durch die langfristige Anwendung der Pille, am besten mit einem antiandrogen wirksamen Gestagen, eine Besserung erzielt werden. Ovulationshemmer reduzieren die ovarielle und adrenale (DHEA) Androgenbiosynthese. Außerdem wird durch Ethinylestradiol die SHBG-Synthese in der Leber induziert und dadurch der freie Anteil des Testosterons gebunden.

Die 19-Norsteroide Gestoden, Desogestrel (3-Keto-Desogestrel), Norethisteron (NEA), Levonorgestrel und Norgestimat wirken als 5α-Reduktasehemmer und verhindern so die Umwandlung von Testosteron in die Wirkform Dihydrotestosteron. Da außerdem Ethinylestradiol nach oraler Einnahme in der Leber die SHBG-Bildung induziert, können Kombinationspräparate mit 19-Norsteroiden als Gestagene temporär „antiandrogen" wirken (cave: inhärente androgene Partialwirkung).

Der Behandlungserfolg wird meist erst nach 3–4 Behandlungszyklen sichtbar. Was maximal erreichbar sein wird, ist in etwa erst nach einem Jahr beurteilbar. Die Behandlung kann mit antiandrogen wirksamen Östrogen-Gestagen-Kombinationspräparaten zyklisch über 21 Tage mit anschließender 7-tägiger Pause oder als Langzyklus im Rhythmus 42/7 Tage oder 84/7Tage vorgenommen werden.

➡ Dosierungsbeispiele

Oral

1. Dienogest-haltige Östrogen-Gestagen-Kombinationspräparate zyklisch (Valette), Langzyklus (Valette) oder kontinuierliche Langzeiteinnahme ohne Pause (Valette) über 1–2 Jahre (Abb. 2.15, 2.16).
2. Drospirenon-haltige Östrogen-Gestagen-Kombinationspräparate zyklisch (Petibelle, Yasmin, aida, Yasminelle), Langzyklus (Petibelle, Yasmin, aida, Yasminelle) oder kontinuierliche Langzeiteinnahme ohne Pause (Petibelle, Yasmin, aida, Yasminelle) über 1–2 Jahre (Abb. 2.15, 2.16).
3. Chlormadinonacetat-haltige Östrogen-Gestagen-Kombinationspräparate zyklisch (Balance, Belara), Langzyklus (Balance, Belara) oder kontinuierliche Langzeiteinnahme ohne Pause (Balance, Belara) über 1–2 Jahre (Abb. 2.15, 2.16).
4. Cyproteronacetat-haltige Östrogen-Gestagen-Kombinationspräparate zyklisch (Diane 35, Attempta-ratiopharm, Bella HEXAL 35, Clevia, Cyproderm, Cypronette Al, Ergalea, Esticia, Juliette) über 1–2 Jahre (Abb. 2.15, 2.16).
5. Umgekehrte Sequentialtherapie mit Cyproteronacetat und Ethinylestradiol.
   10 oder 50 mg Cyproteronacetat (Androcur-10, Androcur, Virilit) vom 5.–14. Zyklustag und zusätzlich. 0,05 mg Ethinylestradiol (Ethinylestradiol 25 µg JENAPHARM) vom 5.–25. Zyklustag (Abb. 2.15).
6. Diane-35 zyklisch und 10 mg Cyproteronacetat (Androcur 10) vom 5.–19. Zyklustag (Abb. 2.15).
7. Diane-35 zyklisch und 50–100 mg Cyproteronacetat (Androcur, Virilit, Cyproteronacetat-GRY 50 mg) vom 5.–14. Zyklustag.

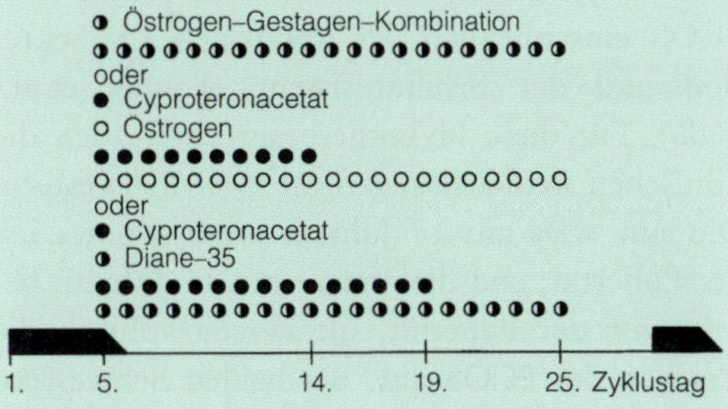

Abb. 2.15 Möglichkeiten der Therapie der Pubertätsakne

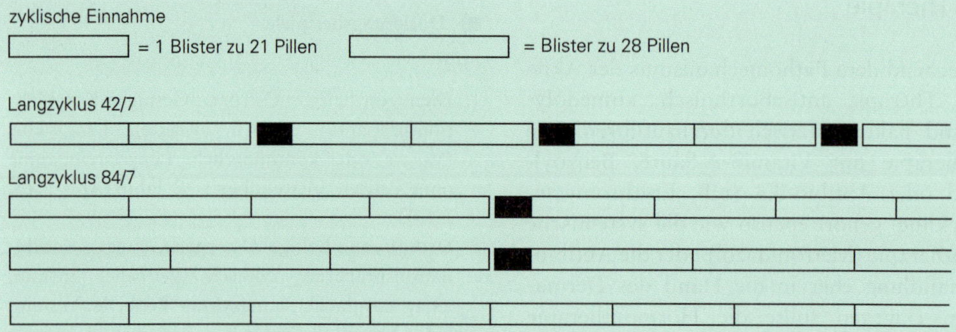

Abb. 2.16 Möglichkeiten der Therapie der Pubertätsakne mit dem Langzyklus Rythmus 42/7 oder 84/7 Tage.

Parenteral
10 mg Estradiolvalerat (Estradiol-Depot 10 mg JENAPHARM) i. m. und 300 mg Cyproteronacetat (Androcur-Depot) i. m. am 5. Zyklustag und 10 mg Estradiolvalerat (Estradiol Depot 10 mg JENAPHARM) i. m. am 15. Zyklustag.

Nachteil: verlängerte Hormonentzugsblutung, Nachschmieren.

2.6 PCOS in der Pubertät und Adoleszenz

2.6.1 Allgemeines

Die Pathogenese des PCOS ist sehr komplex und noch nicht eindeutig geklärt. In letzter Zeit wird immer wieder die Hypothese vertreten, dass das PCOS bei genetischer Prädisposition auf einem frühen intrauterinen Androgenexzess beruht. Mit dem Eintreten der Pubertät entwickeln sich dann die charakteristischen Symptome des PCOS einschließlich der abnormen LH-Sekretion und der Insulinresistenz (Franks et al., 2006). Für diese Hypothese sprechen auch die klinischen Beobachtungen an zwei Schwestern. Die eine wies mit 15 Jahren, unmittelbar nach der Pubertät, und die andere mit 11 Jahren, bereits vor der Pubertät, ultrasonographisch die Zeichen des PCOS auf. Bei beiden Schwestern bildete sich im Laufe der Adoleszenz das Vollbild des PCOS aus (Vambergue et al., 2006). Aufgrund dieser Beobachtung wurde postuliert, dass das PCOS eine LH-unabhängige intraovarielle Hyperandrogenämie ist, die wahrscheinlich durch einen Hyperinsulismus im Kontext mit einer genetischen Abnormität induziert wird und sich vor der Pubertät entwickelt.

2.6.2 Diagnostik

Das alleinige ultrasonographische Bild der Ovarien stellt noch keine Bestätigung der Diagnose dar. Aus sonographischer Sicht müssen für ein PCOS folgende Kriterien erfüllt sein:

- 10 subkortikale Follikel mit einem Ø von 2–8 mm (Gonzalez et al., 2006),
- Zunahme des ovariellen Stromas,
- Ovar Ø längs > 30 mm.

Der dreidimensionale vaginale Ultraschall bietet eine höhere Sicherheit bei der Diagnosestellung und minimiert die falsch positiven Diagnosen des PCOS (Allemand et al., 2006), wenn als mittlere Follikelzahl > 20 bestimmt werden und > 10 im sonographischen Feld sichtbar sind.

2.6.3 Therapie

Im Interesse der Betroffenen sollte nicht nur die Diagnostik, sondern auch die Therapie frühestmöglich erfolgen, wobei die unterschiedlichen Therapieziele Reduktion der Androgenproduktion in den Ovarien, der NNR und dem Fettgewebe, Stimulation der SHBG-Synthese, Blockade der Androgenrezeptoren und Gewichtsreduktion mit den möglichen Therapievarianten, die meist nur symptomatisch sind, zu erreichen sind.

Bei Jugendlichen mit einem PCOS sollten unabhängig vom Ausmaß der Androgenisierungserscheinungen, soweit keine Kontraindikationen bestehen, Mikropillen mit einem antiandrogen wirksamen Gestagen zunächst als Langzyklus im Rhythmus 42/7, nach einem Jahr im Rhythmus 84/7 Tage und danach als kontinuierliche Langzeiteinnahme über Jahre verordnet werden, um die gestörte Ovarialfunktion zu unterdrücken und damit die endogene Androgenproduktion zu reduzieren. Die zyklische Applikation kann nicht mehr empfohlen werden, da im einnahmefreien Intervall immer wieder primär die Androgensynthese im Ovar beginnt. Zu bevorzugen sind Dienogest-haltige Pillen aufgrund der antiandrogenen und antiinflammatorischen Wirkung oder Drospirenon-haltige Mikropillen, da dieselben neben der antiandrogenen Wirkung über das RAAS wirksam werden und dadurch das Körpergewicht gehalten oder reduziert wird.

Für den Langzyklus spricht auch, dass bei der zyklischen Einnahme im 28/7-Tage-Rhythmus durch orale hormonale Kombinationspräparate kein Einfluss auf das Ovarvolumen, die Follikelzahl und Follikelanordnung zu erreichen ist (Mulder et al., 2005).

➡ Dosierungsbeispiele

Behandlungsbeginn im ersten Jahr nach der Menarche

1. Dienogest-haltige Östrogen-Gestagen-Kombinationspräparate zyklisch (Valette) maximal 1 Jahr, danach Langzyklus 42/7 (Valette) maximal 1–2 Jahre (Abb. 2.17), danach Langzyklus 84/7 oder kontinuierliche Langzeiteinnahme ohne Pause (Valette) über Jahre (Abb. 2.16).
2. Drospirenon-haltige Östrogen-Gestagen-Kombinationspräparate zyklisch (Petibelle, Yasmin, aida, Yasminelle) maximal 1 Jahr, danach Langzyklus 42/7 (Petibelle, Yasmin, aida, Yasminelle) maximal 1–2 Jahre (Abb. 2.17), danach Langzyklus 84/7 oder kontinuierliche Langzeiteinnahme ohne Pause (Petibelle, Yasmin, aida, Yasminelle) über Jahre (Abb. 2.16).
3. Chlormadinonacetat-haltige Östrogen-Gestagen-Kombinationspräparate zyklisch (Balance, Belara) maximal 1 Jahr, danach Langzyklus 42/7 (Balanca, Belara) maximal 1–2 Jahre (Abb. 2.17), danach Langzyklus 84/7 oder kontinuierliche Langzeiteinnahme ohne Pause (Balanca, Belara) über Jahre (Abb. 2.16).

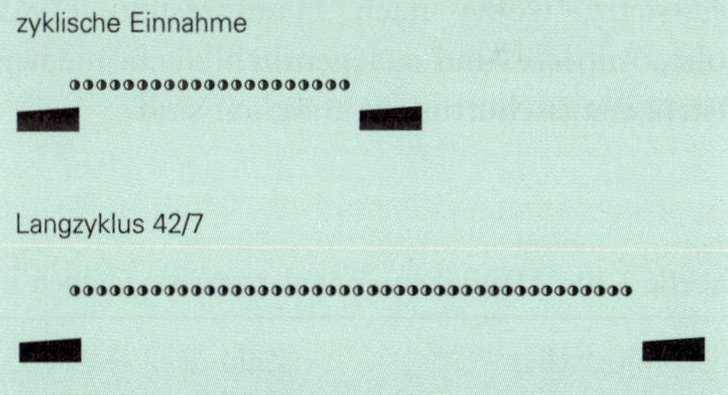

Abb. 2.17 PCOS-Behandlung in den ersten beiden Jahren nach der Menarche: Zyklische Pilleneinnahme und Langzyklus im Rhythmus 42/7 Tage.

2.7 Regeltempostörungen in der Pubertät und Adoleszenz

2.7.1 Allgemeines

In den ersten Jahren nach der Menarche ist der Zyklus instabil (Tab. 2.10). Es herrschen monophasische Zyklen und Regeltempoanomalien vor, wobei Oligomenorrhöen häufiger auftreten als Polymenorrhöen. Diese Unregelmäßigkeiten sind durch die noch nicht stabilen Wechselbeziehungen zwischen Hypothalamus-Hypophysenvorderlappen-System und Gonaden bedingt. Die Oligomenorrhö kann sich zur sekundären Amenorrhö entwickeln. Infolge der anovulatorischen Zyklen kann es aus dem proliferierten oder unvollständig transformierten Endometrium und dem meist schlanken, kontraktionsschwachen Uterus zu starken (Hypermenorrhö) und verlängerten Blutungen kommen (Menorrhagie). Eine sekundäre Anämie kann die Folge sein. Ähnlich wie in der Prämenopause können während der Pubertät und Adoleszenz Dauerblutungen in wechselnder Stärke auftreten. Diese sogenannten *juvenilen Blutungen* sind fast immer dysfunktionelle Blutungen aufgrund einer Follikelpersistenz, wobei nach Hammerstein (1969) hohe, mittlere und gelegentlich auch niedrige Östrogenausschüttungen möglich sind.

Differentialdiagnostisch sind in seltenen Fällen organische Ursachen wie Endometritis, Granulosa- und Thekazelltumoren, Tumoren von Vagina (Traubensarkom), Zervix (Adenome und Adenokarzinome) und des Corpus uteri, eine gestörte Frühschwangerschaft (Abortus, ektope Gravidität, Blasenmole) sowie Gerinnungsstörungen in Betracht zu ziehen.

Internistische Ursachen für Zyklusstörungen in der Adoleszenz sind: Diabetes mellitus, Schilddrüsenerkrankungen, Nebennierenerkrankungen, Hypophysentumoren und -insuffizienz, Darmerkrankungen (Morbus Crohn), Infektionen (Tbc, Hepatitis) und endokrin aktive Tumoren.

2.7.2 Therapie der Oligomenorrhö

Die Behandlung von Zyklusstörungen in der Adoleszenz und bei Teenagern ist bedeutsam für die psychosexuelle Entwicklung und dient darüber hinaus der Osteoporose- und Malignom-Prophylaxe.

Die Behandlung der *Oligomenorrhö* ist dann erforderlich, wenn die Blutungsabstände sehr lang sind und wenn sie regelmäßig ohne oder

Tabelle 2.10 Häufigkeit anovulatorischer Zyklen nach der Menarche (nach Lauritzen, 1983)

Gynäkologisches Alter (Jahre)	Zahl der Zyklen (n)	Art der Zyklen: anovulatorisch (%)	Corpus-luteum Insuffizienz (%)	ovulatorisch (%)
0–1,9	152	82	11	7
2–3,9	167	40	20	40
4–5,9	175	31	19	50
6–7,9	226	20	10	70
Altersgruppe 20–40 Jahre	543	7	11	81

nur mit insuffizienten Gelbkörperphasen ablaufen. Eine Therapie ist besonders dann zu empfehlen, wenn die Oligomenorrhö mit Adipositas und Hirsutismus einhergeht oder wenn bei Magersucht Verdacht auf eine anorektische Reaktion besteht und schließlich, wenn Amenorrhöepisoden der Oligomenorrhö zwischengeschaltet sind. Die Östrogen-Gestagen-Substitution ist für die Ausbildung der Knochenmasse und -struktur unerlässlich. Bei Hypermenorrhö ist eine Gestagensubstitution oder eine Gestagen-Östrogen-Behandlung geeignet, um eine normale Blutungsstärke und -dauer zu erzielen. Ist Empfängnisverhütung erwünscht, so können, falls keine Kontraindikationen vorliegen, orale hormonale Kontrazeptiva als Kombinations- oder Sequenzpräparate verordnet werden. Diese Präparate führen nicht zu einer Verschlechterung der Prognose.

➡ Dosierungsbeispiele

Oral

1. Gestagen: 2 mg Chlormadinonacetat (Chlormadinon 2 mg JENAPHARM), 5 (−10) mg Norethisteronacetat. (Norethisteron 5 mg JENAPHARM, Primolut-Nor-5), 5−10 mg Medroxyprogesteronacetat (Clinofem 5 mg, MPA GYN 5), 100−200 mg Progesteron (Utrogest), 10 mg Dydrogesteron (Duphaston) oder 5 mg Medrogeston (Prothil 5 mg) vom 16.−25. Zyklustag (Abb. 2.18).
2. Östrogen-Gestagen-Kombination: (Valette, Balanca, Belara, Petibelle, Yasmin, aida, Yasminelle, Cilest, Desmin 20/30, Femigoa, Gravistat 125, Lamuna 20/30, Leios, Lovelle, Marvelon, Minisiston, Miranova, Microgynon u. a., bei niedrigem oder schwankendem Östrogenspiegel täglich 1 Tablette vom 16.−25. Zyklustag (Abb. 2.18).

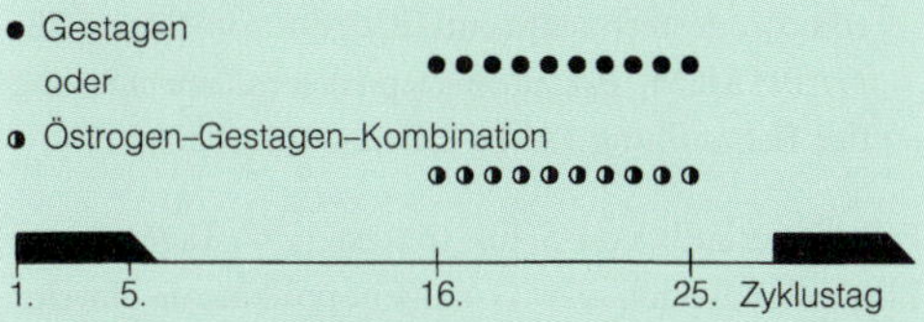

Abb. 2.18 Prophylaxe der Oligomenorrhö mit einem Gestagen oder einer Östrogen-Gestagen-Kombination

3. Östrogen: 0,025−0,05 mg Ethinylestradiol (Ethinylestradiol 25 µg JENAPHARM) vom 5.−25. Zyklustag und zusätzlich ein Gestagen (siehe unter 1.) vom 16.−25. Zyklustag.

Der Östrogenzusatz (2. und 3.) ist bei niedrigen Östrogenwerten oder bei Schmierblutungen unter der Gestagen-Monotherapie und bei Oligomenorrhö mit Hirsutismus ratsam. Bei letzterem sind dann auch antiandrogen wirksame Gestagene wie Cyproteronacetat (5−10 mg) oder Chlormadinonacetat (2 mg) zu verwenden.

Bei Hirsutismus keine 19-Nortestosteron-Derivate verordnen!

4. Sequenzpräparat: Klimonorm, Climen, Cyclo-Progynova, Presomen comp., Procyclo, Sisare Tabletten u. a. zyklisch.
5. Östrogen-Gestagen-Kombination: Valette, Balanca, Belara, Petibelle, Yasmin, aida, Yasminelle, Cilest, Desmin 20/30, Femigoa, Gravistat 125, Lamuna 20/30, Leios, Lovelle, Marvelon, Minisiston, Miranova, Microgynon, Neo-Eunomin u. a. zyklisch.

Parenteral

1. 10 mg Estradiolvalerat (Estradiol-Depot 10 mg JENAPHARM) i. m. und 125 bzw. 250 mg Hydroxyprogesteroncaproat (Progesteron-Depot JENAPHARM, Proluton-Depot) i. m. am 18. Zyklustag (Abb. 2.22).
2. 5 bzw. 10 mg Estradiolvalerat (Estradiol-Depot 10 mg JENAPHARM) i. m. am 4., 11. und 18. Zyklustag und zusätzlich 125 bzw. 250 mg Hydroxyprogesteroncaproat (Progesteron-Depot JENAPHARM, Proluton-Depot) i. m. am 18. Zyklustag (Abb. 2.14).

Ein Nachteil der Injektionsbehandlung sind die oft unterschiedliche Wirkungsdauer der Präparate und die häufig verlängerte Abbruchblutung.

2.7.3 Therapie der juvenilen dysfunktionellen Blutung (dyshormonalen Blutung)

Die Hormonbehandlung mit einer Östrogen-Gestagen-Kombination stellt die Methode der Wahl zur Blutstillung bei juvenilen dysfunktionellen Blutungen dar. Dabei wird das meist hyperproliferierende Endometrium sekretorisch umgewandelt, dann abgestoßen. Bei länger als 3 Wochen bestehenden, abklingenden Blutungen kann angenommen werden, dass das Endometrium abgeblutet ist. Es ist daher eine neue Funktionalis aufzubauen. Das ist mit einer erst reinen Östrogenbehandlung möglich. In der zweiten Phase schließt sich eine 10- bis 14-tägige Östrogen-Gestagen-Behandlung an, um das proliferierte Endometrium zu transformieren und um eine erneute Dauerblutung zu vermeiden.

Nach erreichter Blutstillung sollte eine Basaltemperaturkontrolle mit Gestagensubstitution bei nicht eintretendem Temperaturanstieg oder eine sich über 3, besser 6 Zyklen erstreckende Prophylaxe in Form einer Östrogen-Gestagen-Rhythmusbehandlung erfolgen.

➡ Dosierungsbeispiele

Blutstillung bei starker Blutung und Blutungsdauer unter 3 Wochen

Oral
Östrogen-Gestagen-Kombination: Gravistat 125 (2 × 1 Drag. tägl.), Minisiston (2 × 1 Drag. tägl.), Valette (2 × 1 Tabl. tägl.), Petibelle (2 × 1 Tabl. tägl.), Yasmin (2 × 1 Tabl. tägl.) u. a. über 10 Tage (Abb. 2.19).

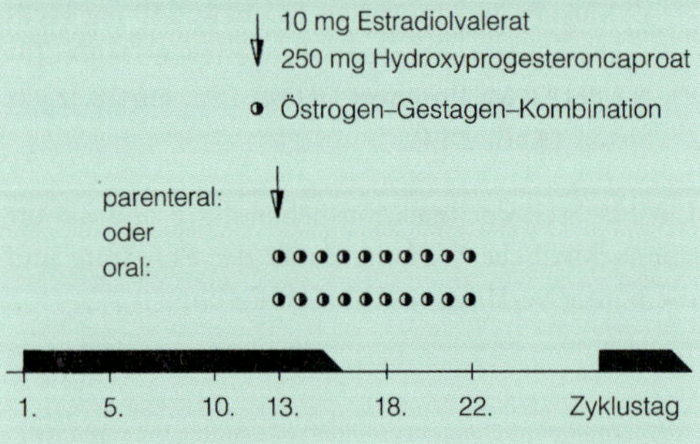

Abb. 2.19 Hormonale Blutstillung dysfunktioneller Blutungen bis zu 3 Wochen mit oral und parenteral wirksamen Östrogen-Gestagen-Kombinationen

Parenteral
10 mg Estradiolvalerat (Estradiol-Depot 10 mg JENAPHARM) i. m. und 125–250 mg Hydroxyprogesteroncaproat (Progesteron-Depot JENAPHARM, Proluton-Depot) i. m. (Abb. 2.19).

Blutstillung und Endometriumsaufbau bei Blutungsdauer länger als 3 Wochen und abklingender Blutung

Oral
1. Östrogen: 0,25–0,05 mg Ethinylestradiol (Ethinylestradiol 25 µg JENAPHARM) vom 1.–21. Behandlungstag und zusätzlich ein Gestagen: 2–4 mg Chlormadinonacetat (Chlormadinon 2 mg JENAPHARM), 5 mg Norethisteronacetat. (Norethisteron 5 mg JENAPHARM, Primolut-Nor-5), 5 Medroxyprogesteronacetat (Clinofem 5, MPA GYN 5), 5 mg Medrogeston (Prothil 5 mg), 100 mg Progesteron (Utrogest) oder 10 mg Dydrogesteron (Duphaston) vom 11.–21. Behandlungstag (Abb. 2.20).
2. 2 mg Estradiolvalerat (Estradiol 2 mg JENAPHARM, Progynova 21) vom 1.–21. Behandlungstag und zusätzlich ein Gestagen (siehe unter 1.) vom 11.–21. Behandlungstag.
3. Sequenzpräparat: Klimonorm, Climen, Cyclo-Progynova, Oviol 22, Gianda, Presomen 0,3/0,6 compositum, Procyclo, Sisare u. a. zyklisch vom 1. Behandlungstag an.

Falls in der Östrogenphase nach 5 Tagen keine Blutstillung eintritt, kann danach bereits mit dem Gestagenzusatz begonnen werden.
Die unter 3 genannten Präparate eignen sich besonders zur präventiven Nachbehandlung (Abschnitt 2.7.4).

Parenteral
1. 10 mg Estradiolvalerat (Estradiol-Depot 10 mg JENAPHARM) i. m. am 1., 8. und 15. Tag der Behandlung und zusätzlich 125–250 mg Hydroxyprogesteroncaproat (Progesteron-Depot JENAPHARM, Proluton-Depot) i. m. am 15. Tag der Behandlung (Abb. 2.14).

Falls innerhalb von 5 bis spätestens 7 Tagen keine Blutstillung nach der Östrogenapplikation eintritt, dann den Gestagenzusatz bereits am 8. Tag vornehmen oder die Dosis auf 500 mg Hydroxyprogesteroncaproat erhöhen.

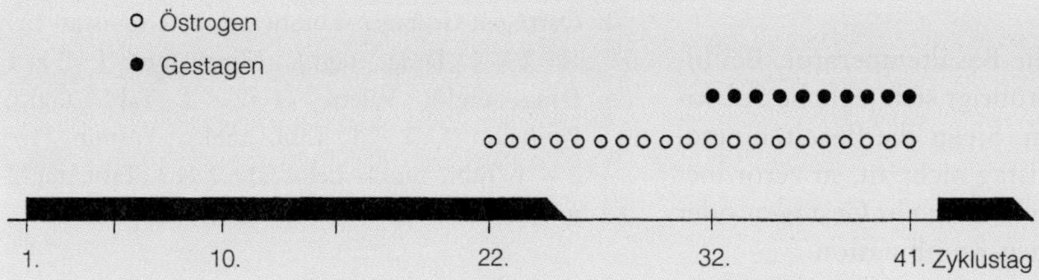

Abb. 2.20 Hormonale Blutstillung dysfunktioneller Blutungen bei einer Blutungsdauer von mehr als 3 Wochen in Form einer Zweiphasentherapie mit einem Östrogen und Gestagen

2.7.4 Hormonale Rezidivprophylaxe

Ungezielte Prophylaxe

Die ungezielte Prophylaxe sollte mit einem Gestagen oder einer Östrogen-Gestagen-Kombination über 10–14 Tage in der zweiten Hälfte des Zyklus vorgenommen werden und sich wenigstens über 3, besser 6 Zyklen erstrecken.

➡ **Dosierungsbeispiele**

Oral

1. Gestagen: 2 mg Chlormadinonacetat (Chlormadinon 2 mg JENAPHARM), 100 mg Progesteron (Utrogest), 10 mg Dydrogesteron (Duphaston), 5 mg Norethisteronacetat (Norethisteron 5 mg JENAPHARM, Primolut-Nor-5), 5 mg Medroxyprogesteronacetat (Clinofem 5, MPA GYN 5), oder 5 mg Medrogeston (Prothil 5 mg), vom 16.(15.)–25. (26.) Zyklustag.
2. Östrogen-Gestagen-Kombination: Minisiston, Valette, Petibelle, Gravistat 125, Belara u. a. vom 16.–25. Zyklustag oder vom 5.–25. Zyklustag (Abb. 2.21).

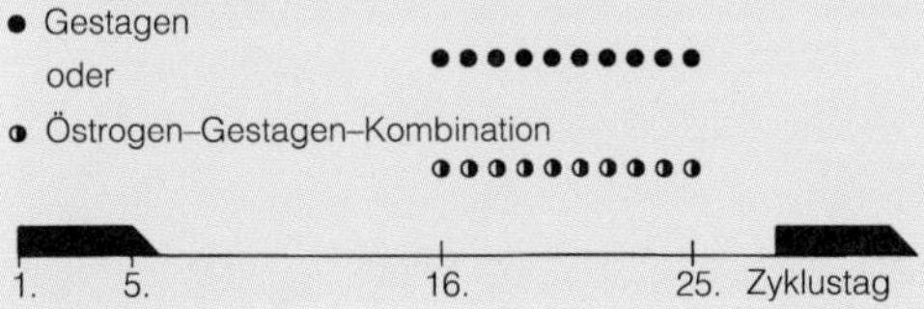

Abb. 2.21 Ungezielte orale Rezidivprophylaxe dysfunktioneller Blutungen mit Gestagenen oder mit Östrogen-Gestagen-Kombinationen

3. Sequenzpräparat: Klimonorm, Climen, Cyclo-Progynova, Cyclosa, Oviol 22, Gianda, Presomen 0,3/0,6 compositum, Procyclo, Sisare u. a. zyklisch vom 5.–25. (–26.) Zyklustag.

Parenteral

1. 10 mg Estradiolvalerat (Estradiol-Depot 10 mg JENAPHARM) i. m. und 125–250 mg Hydroxyprogesteroncaproat (Progesteron-Depot JENAPHARM, Proluton-Depot) i. m. am 18. Zyklustag (Abb. 2.22).
2. 125–250 mg Hydroxyprogesteroncaproat (Proluton-Depot, Progesteron-Depot JENAPHARM) i. m. am 18. Zyklustag (Abb. 2.22).

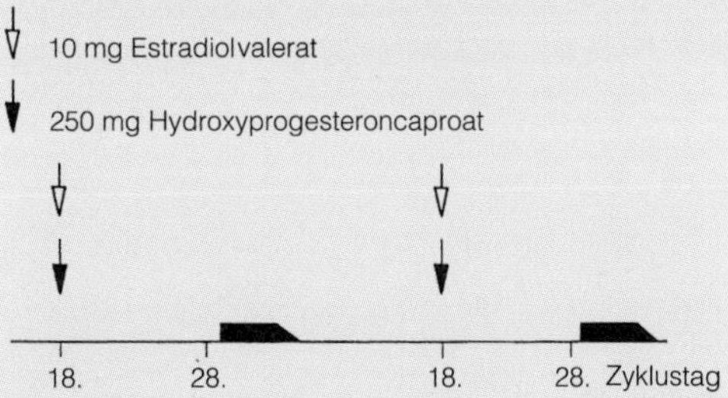

Abb. 2.22 Ungezielte parenterale Rezidivprophylaxe dysfunktioneller Blutungen mit Östrogen-Gestagen-Kombinationen

Ohne Östrogenzusatz weniger zyklusstabilisierend. Bei Depotpräparaten öfter verlängerte Abbruchblutungen.

Gezielte Prophylaxe

Die Patientin misst die Basaltemperatur. Bei biphasischem Verlauf erübrigt sich jegliche Substitution mit Hormonen. Steigt die Basaltemperatur bis zum 18. Zyklustag nicht an, so verordnet man vom 18.–25. Zyklustag ein Gestagen oder eine Östrogen-Gestagen-Kombination.

➡ Dosierungsbeispiele

Oral

1. Gestagen: 2 mg Chlormadinonacetat (Chlormadinon 2 mg JENAPHARM), 1–5 mg Noresthisteronacetat (Norethisteron 1 mg–/5 mg JENAPHARM, Primolut-Nor-5), 100 mg Progesteron (Utrogest), 10 mg Dydrogesteron (Duphaston) 5 mg Medroxyprogesteronacetat (Clinofem 5, MPA GYN 5), 5 mg Medrogeston (Prothil 5 mg) vom 18.–25. Zyklustag (Abb. 2.23).
2. Östrogen-Gestagen-Kombination: Gravistat 125 (1–2 × 1 Drag. tägl.), Minisiston (1–2 × 1 Drag. tägl.), Valette (1–2 × 1 Tabl. tägl.), Petibelle (1–2 × 1 Tabl. tägl.), Yasmin (1–2 × 1 Tabl. tägl.), Leios (1–2 × 1 Tabl. tägl.) u. a. vom 18.–25. Zyklustag (Abb. 2.23).

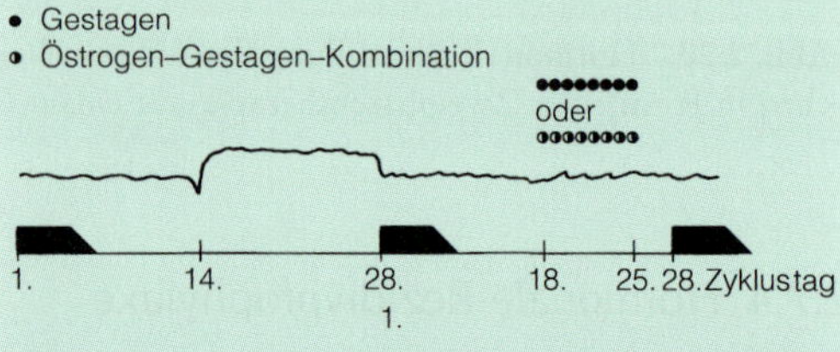

Abb. 2.23 Gezielte orale Rezidivprophylaxe dysfunktioneller Blutungen mit einem Gestagen oder einer Östrogen-Gestagen-Kombination

3 Störungen des Menstruationszyklus und ihre Therapie

3.1 Definition und Einteilung von Zyklusstörungen

Unter Zyklusstörungen (Regelstörungen, Menstruationsstörungen) werden Abweichungen vom normalen regelmäßigen Zyklus zusammengefasst. Die klassische Einteilung der Zyklusstörungen (Regel-, Menstruationsstörungen) geht auf Robert Schröder zurück (Tab. 3.1). Die *Menorrhö* (*Menstruation*) ist dabei immer das klinische Leitsymptom.

Unter einer *Menstruation* (*Menorrhö* oder *Menses, Regel, Periodenblutung*) wird die Hormonentzugsblutung nach einem ovulatorischen biphasischen Zyklus verstanden. Die regelartige

Tabelle 3.1 Klassische Einteilung der Zyklusstörungen, modifiziert nach Robert Schröder

Amenorrhö	= Fehlen der Menstruation
Kryptomenorrhö	= stummer Zyklus
Anovulatorischer Zyklus (Pseudoregelblutung)	= ohne Ovulation und Corpus-luteum-Bildung
Azyklische und Dauerblutungen Metrorrhagie	= völlig unregelmäßige, > 10 Tage andauernde Blutungen ohne erkennbaren Zyklus
Zusatzblutungen	= zusätzlich zur Regel auftretende Blutungen
Schmierblutungen (spottings)	Dauer 3 Tage
Durchbruchblutungen	in Regelstärke
Regeltempostörungen (Tempoanomalien)	= Störungen des Blutungsrhythmus
Polymenorrhö	= zu häufige Regelblutung (< 24 Tage)
Oligomenorrhö	= zu seltene Regelblutung (> 34 Tage)
Regeltypusstörungen (Typusanomalien)	= Störungen der Blutungsstärke
Hypermenorrhö	= zu **starke** Regelblutung
Hypomenorrhö	= zu schwache Regelblutung
Menorrhagie	= zu **lang** andauernde Regelblutung
Silent menstruation	= stille (ruhende) Menstruation
Dysmenorrhö (Algomenorrhö)	= schmerzhafte Regelblutung
Prämenstruelles Syndrom	= Komplex von Beschwerden während der prämenstruellen Phase

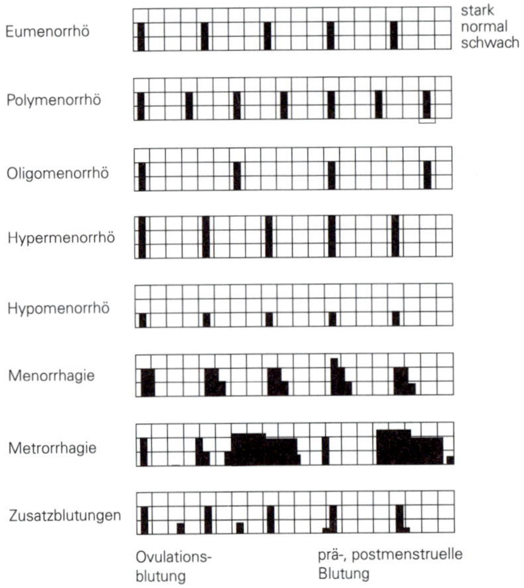

Abb. 3.1 Eummenorrhö und Zyklusstörungen im Kaltenbach-Schema

Blutung nach anovulatorischem Zyklus wird als *Pseudomenstruation* bezeichnet.

Der normale biphasische Zyklus, die *Eumenorrhö*, hat eine Länge von 28 (25–34) Tagen bei einer Dauer von 3–5, maximal 7 Tagen und einem Blutverlust von 50 (20–80) ml, für den 3–4 Vorlagen/Tag benötigt werden (Kaltenbach-Schema, Abb. 3.1). Matsumoto et al. empfehlen auf der Basis von Basaltemperaturmessungen, die normale Länge des Zyklus zwischen 25 und 38 Tagen festzulegen, da erst bei kürzerer und längerer Zyklusdauer der Anteil der anovulatorischen Zyklen erheblich zunimmt. Der kürzeste biphasische Zyklus mit Konzeptionschance unterschreitet erfahrungsgemäß nicht 21 Tage. Bei zyklusstabilen Frauen, die nicht schwanger werden, sind in 40 fertilen Jahren (Menarche mit 12 Jahren, Menopause mit 52 Jahren) 520 ± x Menstruationen möglich (x gilt für die Jahre, die die betreffende Frau häufiger oder weniger blutet).

Unterschieden werden Tempo- und Typusstörungen, die sowohl funktionell als auch organisch bedingt sein können.

Tabelle 3.2 Einteilung der Zyklusstörungen nach dem klinischen Leitsymptom, differenziert in organische Ursachen und dysfunktionelle Störungen

Organische Ursachen	Dysfunktionelle Störungen
primäre Amenorrhö	
sekundäre Amenorrhö	
Gynatresie	
	Kryptomenorrhö
silent menstruation	
anovulatorischer Zyklus	
azyklische und Dauerblutungen (Metrorrhagie)	
Zusatzblutungen	
Schmierblutungen, spottings	
Durchbruchblutungen	
	Polymenorrhö
	Oligomenorrhö
Hypermenorrhö	
Menorrhagie	
Hypomenorrhö	
Dysmenorrhö	
	prämenstruelles Syndrom

Tempostörungen: Zur *Polymenorrhö* zählen Zyklen unter 25 Tagen, während Zyklen von mehr als 34 Tagen Dauer zur *Oligomenorrhö* gerechnet werden.

Typusstörungen: Der Begriff der *Metrorrhagie* beinhaltet unregelmäßige azyklische Blutungen, während als *Menorrhagie* länger als 7 Tage andauernde Regelblutungen bei sonst meist normalem Zyklus bezeichnet werden. Die *Hyper-*

menorrhö = zu starke und die Hypomenorrhö = zu schwache Blutung.

Mit der Klassifikation der Zyklusstörungen wird keine Aussage über die Ursache der Störung, insbesondere über das Fehlen oder Vorhandensein der Ovulation getroffen, die für das diagnostische und therapeutische Vorgehen sowie die Prognose von Bedeutung sind (Tab. 3.2). Durch die pathogenetisch-therapiebetonte Einteilung:

> hypothalamische Ovarialinsuffizienz,
> Hyperprolaktinämie und
> hyperandrogenämische Ovarialinsuffizienz

werden Aussagen zur Funktionalität getroffen (Tab. 3.3). Eine einfache Klassifizierung der Blutungen wurde von Hammerstein (1983) mitgeteilt (Tab. 3.4).

Tabelle 3.3 GnRH-Sekretion, Prolaktinspiegel und Androgenisierung im normalen Zyklus und bei Zyklusstörungen

	GnRH-Sekretion	Hyperprolaktinämie	Androgenisierung
Normaler Zyklus			
Corpus-luteum-Insuffizienz			
Anovulatorischer Zyklus			
Oligomenorrhö			
Dysfunktionelle Amenorrhö			

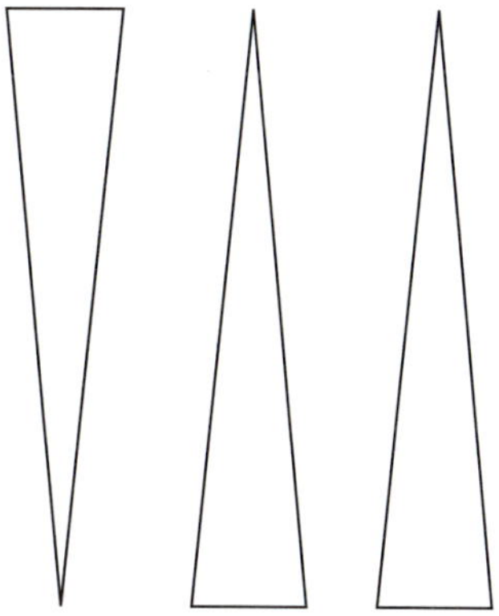

Tabelle 3.4 Ursachen von Uterusblutungen (nach Hammerstein, Arch. Gynäkol. 242 (1987) 557–574)

Klassifizierung	Definition (Beispiele)
Funktionelle Blutungen (Physiologische Blutungen)	Durch endogene Hormone ausgelöste, zyklische Blutungen mit Mensescharakter
Dysfunktionelle Blutungen (Dyshormonale Blutungsstörungen)	Durch endogene Hormone ausgelöste Blutungen ohne Mensescharakter
Iatrogene Blutungen	Blutungen durch Sexualhormon-Medikation (HK, HRT in der Postmenopause)
Gestationsblutungen	Blutungen in der Gravidität
Systemische Blutungen	Blutungen bei Systemerkrankungen (Hämorrhagische Diathese, aplastische Anämie, Leukämie, Hypertonus)
Organische Blutungen	Blutungen aus organischer Ursache (Korpuskarzinom, Zervixkarzinom, submuköses Myom, Andenomyosis, Polypen, Endometritis)

3.2 Methoden zur Diagnostik von Zyklusstörungen

3.2.1 Allgemeines

Die Diagnostik und Behandlung von Zyklusstörungen sollte durch endokrinologisch Kundige erfolgen. Die Diagnostik muss dem Einzelfall angepasst sein. Sie hat organische Ursachen auszuschließen und funktionelle Zusammenhänge aufzudecken.

Die erforderlichen diagnostischen Schritte sind teilweise einfach realisierbar und können meist ambulant und oft sogar ohne Laboratorium durchgeführt werden. Schon während der Erhebung der Anamnese kommt man nicht selten zu einer Wahrscheinlichkeitsdiagnose. Meist kann die Enddiagnose aber erst durch Laboratoriumsuntersuchungen mit geringem oder selten mit größerem Aufwand gestellt werden. Der praktische Wert von Hormonanalysen wird vielfach überbewertet. Der Spiegel zirkulierender Hormone ist nur ein Kriterium von Normalität oder Anomalität. Plasma-Eiweißbindung der Hormone, Konjugierung und das Vorhandensein spezifischer Rezeptoren im Gewebe sind gleichermaßen bedeutsam. Zu beachten ist, dass die isolierte Erkrankung einer endokrinen Drüse immer gefolgt ist von einer sekundären Dysfunktion des mit ihr verbundenen endokrinen Regelsystems.

3.2.2 Anamnese

Grundlage für die Diagnostik von Zyklusstörungen ist eine sorgfältig erhobene Anamnese. Dabei kommt der Familienanamnese eine große Bedeutung zu, da endokrine Störungen familiär gehäuft vorkommen. Pubertät, Menarche, Wachstum, Zyklusgeschehen und Schwangerschaftsverlauf der Mutter ergeben mitunter Hinweise auf hereditäre Besonderheiten. Im Rahmen der Eigenanamnese sind u. a. auch Medikamente, Essgewohnheiten, Hungerkuren, Gewichtsabnahme oder -zunahme, sportliche und psychische Belastung und die Zyklusanamnese seit der Menarche zu erfragen. Die Erhebung der Eigenanamnese ist dem Alter und den sich bietenden Leitsymptomen der jeweiligen Patientin anzupassen. Zu erfragen sind die physischen und psychischen Entwicklungen in der Kindheit, Präpubertät und Pubertät. Es interessieren besonders Pubarche, Thelarche und Menarche, der Menstruationszyklus und seine Intervalle sowie Dauer und Stärke der Blutungen. Gezielt ist nach juvenilen Blutungen, Zusatzblutungen, funktionellen Dysmenorrhöen und prämenstruellen Beschwerden zu fragen. Auf eine Galaktorrhö ist zu achten. Tritt dieses Symptom gemeinsam mit einer Amenorrhö auf, so muss eine Hyperprolaktinämie ausgeschlossen werden. Postpartale Zyklusstörungen erfordern Fragen nach Schwangerschafts-, Geburts- und Wochenbettverlauf einschließlich der Stillfähigkeit und -dauer. Eine besondere Bedeutung bei der Entstehung der uterinen Amenorrhö kann der Kürettage im Wochenbett zukommen. Spontane und artifizielle Aborte und, wenn möglich, ihre Ursachen sind sorgfältig zu erfassen.

Gezielt muss nach Störungen anderer endokriner Systeme (Thyreoidea, NNR, Pankreas) gefahndet werden. Unfälle, psychisch-traumatisierende Erlebnisse, Erkrankungen oder Operationen sind zu registrieren. Stets sollte nach der Behandlung mit Hormonen gefragt werden.

3.2.3 Allgemeine Untersuchung

Hormonelle Störungen können mit Veränderungen des Aussehens einhergehen. Dies gilt besonders für angeborene Anlagestörungen. Es ist daher nach Feststellung des Gewichtes, der Länge und Berechnung des BMI (Body-Mass-Index = Gewicht : [Länge]^2) zunächst eine Gesamtbeurteilung des Körpers vorzunehmen. Neben dem Konstitutionstyp sind Mammaentwicklung nach Tanner (Kap. 2), Brustwarzenabstand, Thoraxanomalien, Naevi, Haaransatz im Nacken, Behaarungstyp und extragenitale Fehlbildungen, dysplastische Veränderungen, Ohren, hoher Gaumen und Vierfingerfurche von Bedeutung. Die verschiedenen Formen der Androgenisierung können konstitutionell verursacht, angeboren (NNR-Hyperplasie, Hermaphroditismus), tumorbedingt (NNR-Adenom, Arrhenoblastom, Hypernephroidtumor) oder durch exogene Hormone (Androgen- oder Anabolikamedikation) ausgelöst worden sein. Fehlende Achsel- oder Schambehaarung lassen an eine Hypophyseninsuffizienz (Morbus Sheehan), eine Gonadenagenesie bzw. -dysgenesie, eine komplette testikuläre Feminisierung oder einen Morbus Addison denken. Zwerg- und Hochwuchs können durch Beteiligung von Gonaden, Schilddrüse, anderer endokriner Systeme oder des ZNS und HVL ausgelöst werden. Ebenso wie beim Infantilismus und der Intersexualität ist dann eine interdisziplinäre endokrinologische Diagnostik angezeigt.

Über- und Untergewicht

Sowohl durch Über- als auch Untergewicht kann es in Abhängigkeit vom Ausmaß zu Zyklusstörungen kommen. Die Übergänge sind dabei fließend und vom Grad der endokrinen Störung abhängig.

Bei Abweichungen vom Normgewicht kann aus der Eumenorrhö mit Ovulation über eine Corpus-luteum-Insuffizienz die Anovulation mit nachfolgender Oligomenorrhö oder Amenorrhö werden (Tab. 3.5).

Zur Definition des Normgewichts wird entsprechend der Empfehlung der WHO der BODY-MASS-INDEX nach Quetelet von 1864 verwendet:

$$\text{BODY-MASS-INDEX} = \frac{\text{Körpergewicht in kg}}{\text{Körperlänge in m}^2}$$

Das Normgewicht reicht nach dem BMI von 19–25 kg/m². Darunter befindet sich das Untergewicht, darüber liegen Übergewicht und die 3 Grade der Adipositas (Tab. 3.6). Die Adipositas

Tabelle 3.5 Einfluss von Norm-, Unter- und Übergewicht auf die Entwicklung von Zyklusstörungen

	Normgewicht	Untergewicht	Übergewicht
Normaler Zyklus			
Corpus-luteum-Insuffizienz			
Anovulatorischer Zyklus			
Oligomenorrhö			
Dysfunktionelle Amenorrhö			

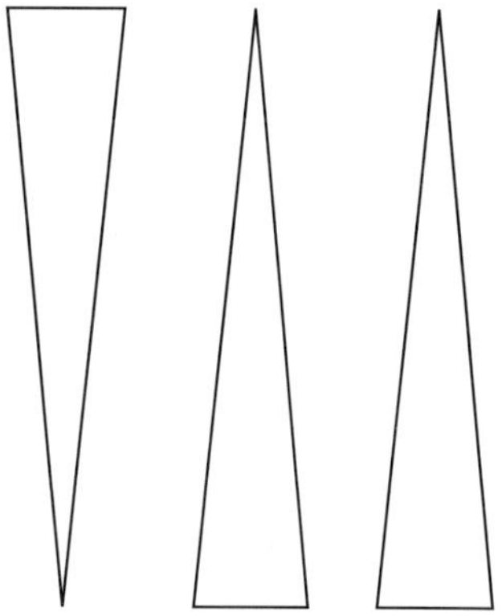

Tabelle 3.6 WHO-Einteilung der Körpergewichtsformen nach dem BMI (Quetelet-Index, 1864)

BMI	Gewichtsbereiche
<19	Untergewicht
19–25	Normgewicht
25–30	Übergewicht
30–35	Adipositas I°
35–40	Adipositas II°
>40	Adipositas III°

wird in eine milde (I°), mittlere (II°) und schwere (III°) Form eingeteilt. Die milde Form (Adipositas I°) betrifft rund 90% aller Adipösen. Während die mittlere 9% aller Fettsüchtigen umfasst, ist die schwere Adipositas (III°) mit 0,5% relativ selten.

Das *Idealgewicht* ist der Gewichtsbereich mit der niedrigsten Mortalität. Für Frauen unter 35 Jahren entspricht dieser Bereich genau dem Normgewicht, d. h. einem BMI von 19–25 kg/m².

Frauen besitzen einen höheren Anteil an Körperfett als Männer. Diese Differenz ist bereits in der frühen Kindheit vorhanden und wird markanter nach der Pubertät (Weil, 1983).

Bei der Adipositas werden zwei Formen unterschieden:

1. Hypertrophie der Adipozyten,
2. Hyperplasie des Fettgewebes oder eine Zunahme der Fettzellen (Adipozyten).

Bei adipösen Frauen können beide Formen der Fettsucht beobachtet werden. Auf die Häufigkeit einer hyperandrogenämischen Ovarialfunktionsstörung kann nicht aufgrund dieses Fettverteilungsmusters geschlossen werden.

Fettsucht kann neben der alimentären Form auch das Ergebnis einer endokrinen Störung sein bzw. Fettsucht selbst kann zu einer Vielzahl von Störungen im Endokrinum führen (Androgen- oder Östrogenüberschuss, Störungen im Glukosestoffwechsel, niedriges SHBG, erhöhte LH-Spiegel, Hyperprolaktinämie).

3.2.4 Gynäkologische Untersuchung

Die gynäkologische Untersuchung wird wie üblich durchgeführt: Inspektion, Speculumeinstellung, Kolposkopie, bimanuelle Untersuchung und Sonographie. Sie ist bei Kindern mittels Vaginoskopie und/oder rektal vorzunehmen und ist oft durch eine Sonographie ersetzbar. Nur im Ausnahmefall wird bei Kindern oder Jugendlichen die Narkoseuntersuchung erforderlich. Kurz dauernde hormonale Störungen hinterlassen selten objektivierbare Genitalveränderungen. Zu erfassen sind: Vorwölbung des Leibes, Operationsnarben, Ausbildung der Schambehaarung, Form und Größe der Klitoris, der kleinen und großen Labien, Form und Höhe des Dammes, Form und Durchgängigkeit des Hymen, Weite und Elastizität von Introitus und Scheide, Beschaffenheit des Scheideninhaltes und des hinteren Scheidengewölbes, Form, Größe und Oberfläche der Portio vaginalis uteri und des Zervikalkanals, Beschaffenheit des Zervixsekrets, Lage, Beweglichkeit, Größe und Form des Uterus, Form, Beweglichkeit und Größe der Adnexe, besonders der Ovarien, Beschaffenheit des Bandapparates, Beckenform, Körperbehaarungstyp einschließlich Achselbehaarung, Brustentwicklung und Pigmentierungen.

3.2.5 Sonographie

Mit einer Vaginalsonde kann die Tubendurchgängigkeit mit Echovist 200 geprüft und das Follikelwachstum im Spontanzyklus sowie bei einer Stimulationsbehandlung verfolgt werden (Abb. 3.2). Zahl und Durchmesser der Follikel und damit die Lokalisation des Ovars, in dem Ovulation und Gelbkörperbildung stattfinden, sind somit eindeutig feststellbar. Die sonographische Messung des Follikeldurchmessers reicht als alleinige Überwachungsmethode zur Beurteilung der Follikelfunktion nicht aus. Die Estradiolbestimmung stellt eine wertvolle Ergänzung dar. Beide Methoden gestatten erst die Festlegung des richtigen Zeitpunktes für die Ovulationsauslösung mit hCG oder für die Gewinnung von Oozyten zur In-vitro-Fertilisation. Die ultrasonographische Kontrolle des Follikelwachstums ist besonders wichtig, wenn die Estradiolkonzentration ansteigt und der Östrogenspiegel über 500 pg/ml Plasma liegt (Polyovulationen).

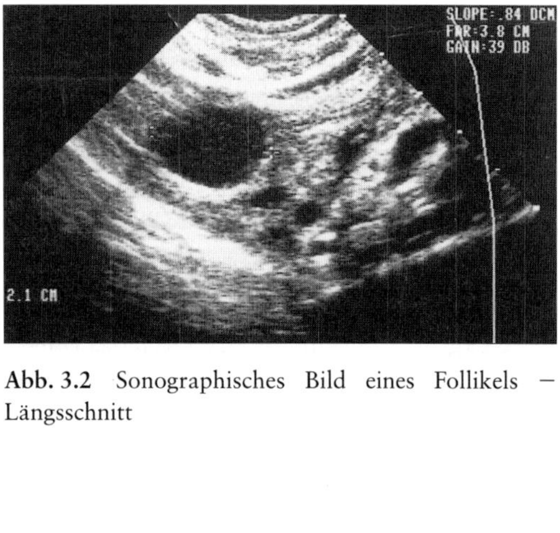

Abb. 3.2 Sonographisches Bild eines Follikels – Längsschnitt

3.2.6 Basaltemperatur

Die Messung der Basaltemperatur (BT, Aufwach- oder Morgentemperatur) ist die einfachste und billigste Methode zur Beurteilung des mono- oder biphasischen Menstruationszyklus. Die BT gibt Auskunft über Vorhandensein, Dauer und Qualität der beiden Zyklusphasen. Sie gestattet Aussagen bei der Diagnostik und Therapie der funktionellen Sterilität, da sie neben dem Rückschluss auf die Ovulation und ihren eventuellen Termin eine Einschätzung der Dauer und Qualität der Corpus-luteum-Phase zulässt (Abb. 3.3). Eine hypertherme Phase von mehr als 16 Tagen Dauer spricht mit großer Wahrscheinlichkeit für eine Gravidität, vorausgesetzt, es wurden keine Ovulationsauslöser, hCG oder Gestagene verwendet.

Eine exakte Bestimmung der Ovulation, die meist 1–3 Tage vor dem Temperaturanstieg erfolgt, ist allein durch die BT nicht möglich. Zum Zeitpunkt der Ovulation tritt meist ein Tiefpunkt ein. Nach der Ovulation, im Durchschnitt 2 Tage danach, kommt es zum Temperaturanstieg um 0,4 bis 0,6 °C, im Mittel um 0,5 °C, Dieser Anstieg erfolgt normalerweise innerhalb von 72 Stunden. Tritt der Anstieg langsamer (treppenförmig) auf, so kann das Syndrom des luteinisierten unrupturierten Follikels vorliegen (LUF-Syndrom, Ultraschallkontrolle). Vor Beginn der Menstruation fällt die Temperatur nach 12–14-tägiger Hyperthermie rasch wieder ab. Zu beachten ist, dass 3–5 % aller Frauen auf Progesteron oder Gestagene nicht oder nur wenig thermogen reagieren. Als Ursachen kommen eine verminderte Ansprechbarkeit des dienzephalen Temperaturzentrums, Schilddrüsenstörungen, Einnahme von Sedativa einschließlich Barbituraten, Störungen im Noradrenalinstoffwechsel sowie eine Verschiebung des Östrogen-Progesteron-Verhältnisses zugunsten der Östrogene bei gestagener Insuffizienz infrage.

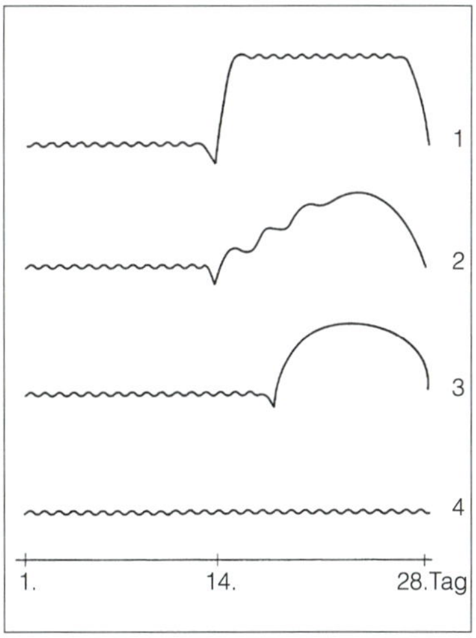

Abb. 3.3 Basaltemperaturkurvenverläufe (1: vollwertig biphasisch, 2: Corpus luteum-Insuffizienz, treppenförmiger Anstieg, 3: Corpus luteum-Insuffizienz, runde Kurve, 4: monophasisch)

3.2.7 Vaginalzytologie

Bei entsprechender Erfahrung ist eine Beurteilung der jeweiligen hormonalen Situation in den verschiedenen Lebensphasen der Frau mit der Vaginalzytologie möglich, da das Scheidenepithel sehr empfindlich auf Hormone reagiert.

Für eine eindeutige Aussage sind mehrere Abstriche in kurzen zyklusgerechten Intervallen erforderlich. Voraussetzung für exakte Befunde ist das Fehlen pathologischer Veränderungen infolge Entzündung der Vagina oder verstärkter Zytolyse durch Döderlein-Stäbchen. Diese Störfaktoren können durch vorherige lokale Behandlung mit Antibiotika, Sulfonamiden oder Prednisolon beseitigt werden.

Bewertet wird das Zellbild nach Größe und Lagerung der Epithelien, Zahl der Kernpyknosen (*Karyopyknose-Index*), Färbbarkeit des Zytoplasmas (*Eosinophilen-Index*) und dem Verhalten der Zellränder (*Plasmafältelung*) (Tab. 3.7): Als Maß der Östrogenentwicklung dient der Karyopyknose- bzw. der Eosinophilen-Index (Auszählung karyopyknotischer Zellen pro 100). Die Bestimmung der Indizes ist zeitaufwendig und

Tabelle 3.7 Wichtige Charakteristika der Zellen des Vaginalepithels

Zelltyp			Zelleib		Zellkern		Größenrelationen der Gesamtzelle*	Kern-Plasma-Relation
			Form	Färbung	Form	Struktur		
Superfizialzelle		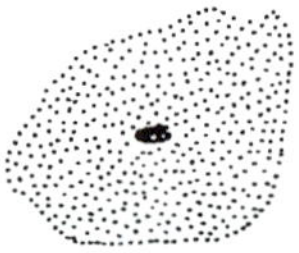	polyedrisch ohne Randfaltung	ausgeprägt eosinophil oder blass-zyanophil	platt scheibchenförmig	extrem dicht (pyknotisch)	5–10	>1:10 (bis 1:100)
Intermediärzelle	oberflächlich	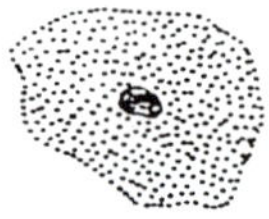	abgeflacht-polyedrisch, Ränder angefaltet	blass-zyanophil granuliert	bläschenförmig	sehr dicht Nucleoli (∅)	4–6	~1:10
	tief	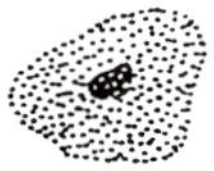	flach-elliptisch bis polyedrisch	hell-zyanophil Glycogen-Granula	bläschenförmig	dicht Nucleoli (+)	3–5	<1 : 10
Parabasalzelle		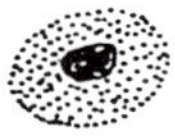	oval bis elliptisch	zyanophil	rund bis ovoid	mäßig-dicht Nucleoli (+)	1,5–3	1:5
Basalzelle		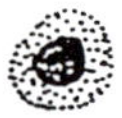	rund	dunkel-zyanophil	rund	zart Nucleoli (+)	1	1:3

* bezogen auf die Basalzelle = 1

reicht nicht immer für die Funktionsdiagnostik aus. Besser ist daher die Orientierung anhand der folgenden vier Grundtypen, wobei zahlreiche Zwischenstufen möglich sind.

- Follikuläres Zellbild (Follikelphase):
  Superfizialzellen mit großem, flach ausgebreitetem Zytoplasma und kleinem pyknotischen Kern oder große Intermediärzellen mit vesikulärem Kern.
- Luteales Zellbild (Corpus-luteum-Phase):
  Es dominieren zyanophil (blau) anfärbbare mittelgroße Zellen mit gefältelten und eingerollten Rändern, die in Haufen zusammenliegen und größere vesikuläre Kerne enthalten (obere Intermediärzellen).
- Androgenes Zellbild:
  Mittelgroße, leicht gefältelte Zellen mit blauem Plasma und großen vesikulären Kernen (Intermediärschicht) überwiegen.
- Atrophisches Zellbild (Postmenopause, Alter):
  Kleine, runde basophile Zellen mit großen Kernen bestimmen das Zellbild (Basal-Parabasalzellen).

Für die Praxis reicht die Abschätzung der einzelnen Zelltypen aus. Bewährt hat sich die einfache Gradeinteilung nach Schmitt (Tab. 3.8), bei der allerdings die Fältelung und Verteilung der Epithelien ebenso wenig berücksichtigt werden wie

Tabelle 3.8 Gradeinteilung für die Vaginalzytologie nach Schmitt

Grad 1:	nur Parabasalzellen (zyanophil)
Grad 1–2:	überwiegend Parabasalzellen, einzelne Intermediärzellen
Grad 2–1:	überwiegend Intermediärzellen, einzelne Parabasalzellen
Grad 2:	nur Intermediärzellen (zyanophil)
Grad 2–3:	überwiegend Intermediärzellen, einzelne innere Oberflächenzellen
Grad 3–2:	überwiegend innere Oberflächenzellen, einzelne Intermediärzellen
Grad 3:	nur innere Oberflächenzellen (zyanophil)
Grad 3–4:	überwiegend innere, vereinzelt äußere Oberflächenzellen
Grad 4–3:	überwiegend äußere, vereinzelt innere Oberflächenzellen
Grad 4:	nur äußere Oberflächenzellen (eosinophil)

das Verhalten der Leukozyten und Bakterienflora. Die Grade 3 und 4 spiegeln Östrogendominanz wider, während sich Grad 2 und 3 durch den Androgeneinfluss beim Fehlen der Östrogene ausbilden bzw. durch Gestagene aus Grad 4 und 3 entstehen.

3.2.8 Funktionelle Zervixdiagnostik

Der Zervixschleim, das Sekret der Zylinderepithelien der Zervix, kann zyklusentsprechend untermischt sein mit Uterus-, Tuben- und Follikelflüssigkeit. Chemische Zusammensetzung (Proteine, Salze, Wassergehalt) und physikalische Eigenschaften unterliegen steroidabhängig beträchtlichen Änderungen. Es werden unterschiedliche Schleimtypen produziert, die abhängig sind von der Östrogen- *(Typ E = estrogen)* oder der Gestagenwirkung *(Typ G = gestagen)*. Der Typ-E-Schleim ist wässrig und besteht zu 95 bis 98 % aus Wasser, 1 % Proteinen und 0,5 bis 1,5 % Muzin. Der durch Östrogene vermehrt gebildete Schleim ist klar, gut spinnbar, für Spermien leicht penetrierbar und kristallisiert bei Lufttrocknung farnkrautähnlich. Östrogene führen zur Weitstellung des Muttermundes.

Der Typ-G-Schleim ist dick, klebrig, trübe und enthält 85 bis 92 % Wasser, 2 bis 4 % Protein und 2 bis 10 % Muzin. Unter Gestageneinfluss verschwinden die Östrogen-induzierten Veränderungen, d. h. Menge und Spinnbarkeit nehmen ab, die Viskosität nimmt zu, die Arborisation ist nicht mehr nachweisbar. Der Muttermund wird eng gestellt und für Spermien schwer oder nicht penetrierbar.

In der Praxis kann man sich durch Untersuchung des Zervixschleims schnell und einfach über die hormonelle Situation informieren. Nach Einstellung der Portio vaginalis mit Spekula werden zur funktionellen Zervixdiagnostik Menge, Aussehen (Transparenz), Spinnbarkeit des Zervixschleims sowie die Weite des Muttermundes und auf dem Objektträger die Kristallisation (Arborisation, Farnkrautphänomen) herangezogen. Unter physiologischen Bedingungen kann der *Insler-Score* (Tab. 3.9) zum Zeitpunkt der Ovulation bis auf 12 ansteigen (Tab. 3.10).

Die farnkrautähnlichen Kristalle sind vom 6. Tag p. m. unter Einwirkung der Östrogene zunehmend nachweisbar. Die volle Ausbildung wird am 12.–15. Tag erreicht. Post ovulationem verschwinden sie unter Progesteroneinfluss. Fehlen des Farnkrautphänomens weist auf eine unzureichende Östrogenaktivität, den Einfluss von Progesteron oder eine Gravidität hin.

Die Spinnbarkeit ist ebenfalls von der Östrogenwirkung abhängig. Etwa 1–3 Tage vor der Ovulation lässt sich ein bis zu 12 cm langer Faden ziehen. Durch Gestagene wird die Spinnbarkeit vermindert und schließlich aufgehoben.

Tabelle 3.9 Zervixscore nach Insler

	0	1	2	3
Schleim	kein	kleiner Tropfen	vermehrt glänzender Sekrettropfen im äußeren MM	reichlich, starker Zervixfluss
Spinnbarkeit	keine	1–2 cm, ¼ des Abstandes zwischen äußerem MM und Vulva	gut, 3–5 cm, ½ des Abstandes zwischen äußerem MM und Vulva	ausgesprochen gut, 6–12 cm, zwischen äußerem MM und Vulva
Kristallisation (Farnbildung)	keine oder amorph	linear, feine Linien ohne Seitenäste	partiell, gutes Farnkrautphänomen mit Seitenästen und z. T. amorphen Stellen	komplett, volles Farnkrautphänomen
Muttermundsweite	geschlossen	–	teilweise offen sondierbar, Portio rosarot	offen, os externum weit klaffend, Hyperämie der Portio

Tabelle 3.10 Beurteilung der Östrogenwirkung für den Zervixscore nach Insler

Beurteilung		Östrogenwirkung
0–3	=	fehlend
4–6	=	gering
7–9	=	mittelstark
10–12	=	voll ausgeprägt

3.2.9 Hysteroskopie

Bei der Hysteroskopie wird das Innere des Uterus durch Insufflation von CO_2-Gas oder Flüssigkeit entfaltet und dadurch der direkten Betrachtung zugänglich. Uterusfehlbildungen, Septen, Synechien, submuköse Myome und Polypen sind so erkennbar und die Tubenostien können beurteilt werden. Außerdem sind gezielte Endometriumbiopsien möglich. Der Eingriff kann ohne Narkose, in Lokalanästhesie oder in Allgemeinnarkose vorgenommen werden. Durch die Hysteroskopie ist die Hysterographie des Cavum uteri weitgehend überflüssig geworden.

3.2.10 Endometriumbiopsie

Mit einer einmal verwendbaren Kunststoffkürette kann Endometrium zur histologischen Untersuchung durch eine Strichbewegung von der Vorder-, Seiten- oder Hinterwand des Cavum uteri gewonnen werden. Vorher ist die Sondenlänge des Uterus zu bestimmen. Vielfach wird die Aspirationskürettage (Vakuumkürettage) durchgeführt, bei der das Endometrium schonend und fast vollständig gewonnen wird. Der Eingriff kann ambulant durchgeführt werden. Die Strich- oder Aspirationskürettage sollte am 1. Blutungstag oder in Ausnahmefällen im extra ausgewiesenen Kontrollzyklus zwischen dem 22–28. Zyklustag erfolgen. Die Strichabrasio gestattet keine vollständige Übersicht über das Endometrium. Indiziert ist die histologische Untersuchung (auch durch Vollabrasio) bei Verdacht auf Aufbaustörungen des Endometriums (funktionelle Sterilität mit Corpus-luteum-Insuffizienz), nicht auswertbaren Basaltemperaturkurven, Verdacht auf uterine Amenorrhöen und Testung der Ansprechbarkeit des Endometriums auf exogene Hormonzufuhr. Die Gefahr der Aszension ist zu beachten.

3.2.11 Laparoskopie

Die Laparoskopie (Pelviskopie) ermöglicht mit nur geringem Aufwand und zumutbarer Patientenbelastung eine genaue Betrachtung der Bauch- und Beckenorgane. Indiziert ist die Laparoskopie u. a. bei Sterilität zur Beurteilung der Tuben (Durchgängigkeit, Verwachsungen, Salpingitis isthmica nodosa, Ergänzung der Hysterosalpingographie), bei Verdacht auf Endometriose oder Fehlbildungen des Genitale, ferner zur Inspektion der Ovarien bei Streak-Gonaden oder bei polyzystischen Ovarien. Mit einem Operationslaparoskop können neben Knipsbiopsien von den Gonaden, aus dem Douglas oder vom Bandapparat operative Eingriffe an den Tuben und im kleinen Becken (z. B. Endometriosekoagulation) vorgenommen werden. Aufgrund des meist kleinen Ovargewebsstückes kann der Pathologe nicht immer verbindliche Aussagen treffen. Es ist daher zu empfehlen, aus jeder Gonade mehrere Knipsbiopsien zu entnehmen.

Unter Sicht wird die Tubendurchgängigkeit mit isotonischer Kochsalzlösung anlässlich der gleichzeitig vorgenommenen Hysteroskopie geprüft. Bei ausgedehnten Verwachsungen mit Gefahr möglicher Verletzungen gibt es die Möglichkeit, eine sogenannte „offene Laparoskopie" von einem kleinen Umbilikalschnitt aus vorzunehmen.

3.2.12 Probelaparotomie

Die Probelaparotomie, ausschließlich zu diagnostischen Zwecken, ist nur selten indiziert, da sie in den meisten Fällen durch die Laparoskopie (Pelviskopie) ersetzt werden kann. Bei unzureichendem Ergebnis der Laparoskopie, Verdacht auf genitale Fehlbildungen oder zur histologischen Klärung gonadaler Anomalien kann sie noch angezeigt sein. Dabei kann eine Keilexzision aus beiden Ovarien erwogen werden, um die Fertilitätsprognose besser einschätzen zu können. Voraussetzung sind mikrochirurgische Bedingungen (cave: Verwachsungen der Tubenfimbrien an der Ovarialnaht).

3.2.13 Magnetresonanztomographie (MRT)

Bei ungeklärter Galaktorrhö, beim Galaktorrhö-Amenorrhö-Syndrom (Verdacht auf Prolaktinom), auch mit Hirsutismus, und bei ungeklärter Sterilität, bei Verdacht auf andere Hypophysentumoren, beim Empty-Sella-Syndrom und beim Vorliegen cushingoider oder akromegaler Symptome und wenn als Zeichen ungeklärter hypophysärer Vorgänge neurologische bzw. ophthalmologische Störungen (Sehstörungen mit Gesichtsfeldeinschränkungen) festzustellen sind, ist die radiologische Darstellung der Hypophyse zum Ausschluss eines Hypophysentumors indiziert. Da Hypophysenadenome erst nach geraumer Zeit eine diagnostisch fassbare Erweiterung der Sella bedingen, sind die seitlichen Schädelaufnahmen zugunsten der Magnetresonanztomographie (MRT) verlassen worden. Mit der MRT-Technik werden auch Mikroadenome erfasst.

3.2.14 Chromosomale Geschlechtsbestimmung

Beim Vorliegen einer primären, teilweise auch bei nicht funktioneller sekundärer Amenorrhö, bei Verdacht auf Intersexanomalien und bei Genitalmissbildungen einschließlich Entwicklungsrückständen ist die Bestimmung des genetischen Geschlechts erforderlich. Dieser Nachweis ist durch eine Chromosomenanalyse möglich.

Zur Darstellung menschlicher Chromosomen wird die Leukozyten-, Lymphozyten- oder Gewebskulturmethode angewandt, die in zytologischen Laboratorien durchgeführt wird.

3.2.15 Hormonanalysen

Die Diagnostik hormoneller Störungen erfolgt durch statische und dynamische Hormonbestimmungen. Die Bestimmung von Prolaktin, FSH, LH, Thyroxin und des Progesterons, des Estra-

Tabelle 3.11 Abgerundete Normalwerte für radiometrisch bestimmte Hormonkonzentrationen im Plasma oder Serum des peripheren Blutes während des Zyklus (beträchtliche Abweichungen bei unterschiedlichen Bestimmungsmethoden)

	Follikelphase	Zyklusmitte	Corpus-luteum-Phase
Estradiol (unkonjugiert)	0,1–0,5 nmol/l (25–150 pg/ml)	0,2–1,0 nmol/l (150–500 pg/ml)	0,2–0,7 nmol/l (50–200 pg/ml)
Estron	25–120 pg/ml in der Postmenopause	60–200 pg/ml 15–80 ng/ml	
Progesteron	ca. 3 nmol/l (ca. 1 ng/ml)	nach Ovulation ansteigend	Gipfel 9–5 Tage vor der Menstruation 15–60 nmol/l (4,5–30 ng/ml)
Testosteron	< 0,6 ng/ml	< 0,9 ng/ml	< 0,7 ng/ml
	in der Geschlechtsreife etwa 1–1,6 nmol/l (0,3–0,5 ng/ml)		
Androstendion	etwa 3–20 nmol/l (0,8–3,0 ng/ml)		
DHEA	etwa 7–35 nmol/l (2–10 ng/ml)		
DHEAS	0,5–4,30 µg/ml		
FSH	2,5–10 IE/l 17,5–70 ng/ml	3,5–30 IE/l 500–1000 ng/ml	1,5–19 IE/l 175–530 ng/ml
LH	1,9–12 IE/l 25–75 ng/ml	8,5–55 IE/l 150–300 ng/ml	0,5–17 IE/l 25–75 ng/ml
Inhibin B	in der Geschlechtsreife ca. 10–230 ng/ml		
GnRH	Maximum vor dem LH-Gipfel zur Zyklusmitte mit etwa 1 µg/l		
Prolaktin	< 10 ng/ml	< 15 ng/ml	< 20 ng/ml
25 min nach 10 mg MCP	<150 ng/ml	<180 ng/ml	<200 ng/ml
Cortisol	keine deutliche Zyklusabängigkeit; 140–700 nmol/l (5–25 µg/100 ml)		
Freies Trijodthyronin FT_3	keine deutliche Zyklusabhängigkeit, 3,0–6,5 pmol/l		
Freies Thyroxin FT_4	keine deutliche Zyklusabhängigkeit; 10–25 pmol/l		
Thyreotropin (TSH)	keine deutliche Zyklusabhängigkeit; 0,5–4 mE/l (µE/ml)		

diols und der Androgene im Blut sind bei Zyklusstörungen von Bedeutung (Tab. 3.11 und 3.12). In Anbetracht der zirkadianen und der Tag-Nacht-Rhythmik einiger Hormone (Prolaktin, Kortisol) ist es notwendig, dass die Blutentnahmen immer zur gleichen Tageszeit erfolgen. Für Prolaktin und Kortisol sollen diese nach 10.00 Uhr morgens und unter Ausschaltung von Stressbedingungen vorgenommen werden.

3.2.16 Diagnostische Tests mit Hormonen

Allgemeines

Auf der Grundlage der hormonalen Blutungsauslösung am Endometrium wurden mehrere Tests mit Hormonen und hormonal wirksamen Medikamenten zur Diagnostik von hormonellen

Tabelle 3.12 Zeitlicher Ablauf der Hormon- und Endometrium-Diagnostik von Zyklusstörungen

Zyklustag	Test	zu bestimmendes Hormon	Bewertung	
3–5	Hormon	LH	1–6 ng/ml	2–20 mU/ml 2–20 E/l
		FSH	1–5 ng/ml	2,5–10 mE/ml
		TSH	1–6 mE/ml	
		Prolaktin (basal)	3–15 ng/ml	75–375 mE/l
		Estradiol	25–150 pg/ml	0,1–0,5 nmol/l
		Progesteron	<10 mg/ml	0,5–4,0 nmol/l
		DHEAS	2–5 µg/ml	6,5–17,3 nmol/l
		Testosteron	200–700 pg/ml	1,2–2,2 nmol/l
19–22	Hormon	Progesteron	>10 ng/ml	>12,0–60,0 nmol/l
		Prolaktin (basal)	–20 ng/ml	–500 mE/l
26	Endometrium-biopsie (Testzyklus)		keine Abweichung zum zeitgerechten Aufbau von mehr als 2 Tagen	
1	Endometrium-biopsie			

Störungen entwickelt. Diese finden in bestimmter Reihenfolge unter Einbeziehung gezielter Hormonanalyse Anwendung. Mit diesen Tests wird der Proliferationsgrad beziehungsweise die Reaktionsfähigkeit des Endometriums geprüft, damit der Schweregrad einer Ovarialinsuffizienz beurteilt und/oder die Funktion bzw. Reaktivität der hypothalamisch-hypophysär-ovariellen Achse geprüft werden kann. Je nach Begleitsymptomatik, bestehendem Kinderwunsch und den vorhandenen Möglichkeiten sind verschiedene Schemata für das diagnostische Vorgehen entwickelt worden, bei denen meist eine sinnvolle Verknüpfung zwischen Hormontests und Hormonanalysen besteht. Aufgrund ihrer einfachen Handhabung, der geringen Kosten und ihrer Aussagekraft dominieren die Hormontests.

Gestagentest

Der Gestagentest dient zum Nachweis der endogenen Östrogensekretion. Gleichzeitig wird geprüft, ob das Endometrium nach Gestagenzufuhr mit einer Hormonentzugsblutung reagiert. Vor Anwendung der Gestagene ist eine Gravidität auszuschließen.

Ein *positiver Test* besagt, dass ein durch endogene Östrogene stimuliertes Endometrium vorhanden ist. Damit ist eine uterine Amenorrhö ausgeschlossen. Die Gonadotropine FSH und LH werden dementsprechend vermutlich etwa im Normbereich liegen. Der LH/FSH-Quotient kann jedoch verschoben sein.

Bei Amenorrhö mit positivem Gestagentest handelt es sich demnach um eine *Amenorrhö I. Grades* (*generative Amenorrhö*, vegetative Ovarialfunktion noch vorhanden), bei der die zentrale Feinregulation des Zyklus gestört ist (dysgonadotrope Amenorrhö).

Ein negativer Gestagentest zeigt an, dass es sich um eine uterine Amenorrhö oder um eine *Amenorrhö II. Grades* (*vegetative Amenorrhö*) mit schwerer Ovarialinsuffizienz oder fehlender Östrogenproduktion handelt (Tab. 3.13 und 3.14).

Tabelle 3.13 Gestagene, die beim Gestagentest Anwendung finden

Generischer Name	Präparat	Applikation	Dosis	Dauer
Progesteron	Utrogest	oral	100–200 mg/die	10 Tage
Medroxyprogesteron-acetat	Clinofem 2,5/5/10 MPA GYN 5	oral	2,5–10 mg/die	10 Tage
Medrogeston	Prothil 5 mg	oral	5–10 mg/die	10 Tage
Chlormadinonacetat	Chlormadinon 2 mg JENAPHARM	oral	2 mg/die	10 Tage
Norethisteronacetat	Norethisteron 1 mg/–5 mg JENA-PHARM Primolut-Nor-5	oral	2–10 mg/die	10 Tage
Dydrogesteron	Duphaston	oral	20 mg/die	10 Tage
17α-Hydroxy-progesteroncaproat	Progesteron-Depot JENAPHARM Proluton Depot	parenteral	250 mg i. m.	1×

Tabelle 3.14 Bewertung des Gestagentests

Gestagentest

- → negativ: uterine Amenorrhö oder Amenorrhö II. Grades (schwere Ovarialinsuffizienz)
- → positiv: östrogenstimuliertes Endometrium vorhanden: Amenorrhö I. Grades

Bei leichten Störungen kann es 14 Tage nach der Entzugsblutung zu einer weiteren Blutung kommen, die sich im gleichen Intervall wiederholen kann. Diese Blutung wird als *Folgeblutung* bezeichnet. Falls oral wirksame Gestagene eingesetzt werden, sind Progesteron-Derivate ohne partiale Östrogenwirkung zu verwenden, z. B. Chlormadinonacetat oder Medroxyprogesteronacetat.

➡ Dosierungsbeispiele

Oral

1. 100–200 mg Progesteron (1–2 Tabl. Utrogest) täglich über 10 Tage (Abb. 3.4).
2. 2 mg Chlormadinonacetat (1 Tabl. Chlormadinon 2 mg JENAPHARM) täglich über 10 Tage.
3. 20 mg Dydrogesteron (Duphaston) täglich über 10 Tage.

4. 5−10 mg Medroxyprogesteronacetat (1−2 Tabl. Clinofem 2,5/−5/−10, MPA GYN 5) täglich über 10 Tage (Abb. 3.4).

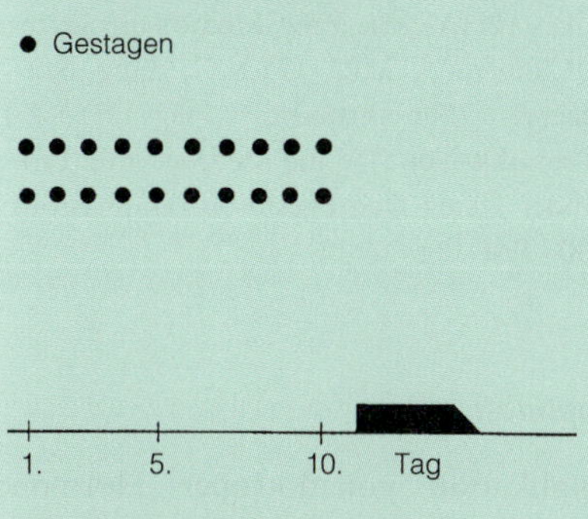

Abb. 3.4 Oraler Gestagentest

5. 5−10 mg Medrogeston (1−2 Tabl. Prothil 5 mg) täglich über 10 Tage.

Parenteral

1. 250 mg Hydroxyprogesteroncaproat (Progesteron-Depot JENAPHARM, Proluton-Depot) i. m.

Östrogentest

Mit dem Östrogentest wird die Reaktionsfähigkeit des Endometriums weiter abgeklärt, wenn der Gestagentest negativ ausgefallen ist, also bei nachgewiesenem hochgradigem Östrogenmangel.

Eine Abbruchblutung nach 10 Tagen einer Standard-Östrogenmenge (Östrogentest positiv) weist auf ein reaktionsfähiges Endometrium hin. Es liegt dann eine Amenorrhö II. Grades (vegetative Ovarialfunktion gestört, Östrogenmangel-Amenorrhö) vor. Bleibt die Blutung aus (Östrogentest negativ), kann es sich um eine uterine Amenorrhö handeln. Eine Kryptomenorrhö oder eine Gravidität sind auszuschließen. Die Diagnose der uterinen Amenorrhö kann durch Hysteroskopie mit Endometriumbiopsie endgültig gesichert werden (Tab. 3.15).

➡ Dosierungsbeispiele

Oral

1. 4 mg Estradiolvalerat: Estradiol 2 mg JENAPHARM, Progynova 21, Estrifam, Estronorm 2 mg, Gynokadin, Merimono TM 2 mg, Estradiol 2−1 A Pharma täglich über 10 Tage (Abb. 3.5).

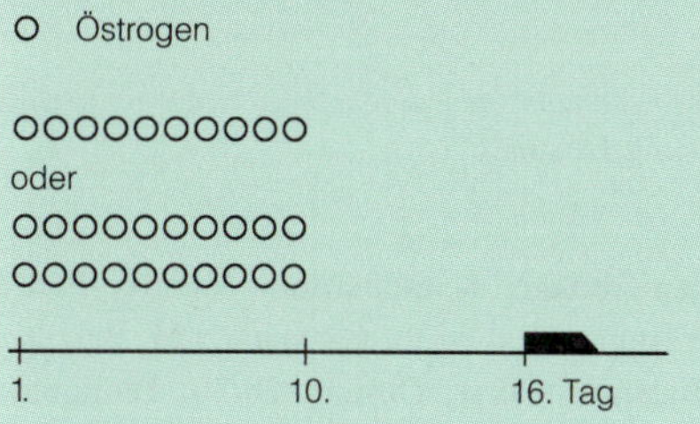

Abb. 3.5 Oraler Östrogentest

Tabelle 3.15 Bewertung des Östrogentests

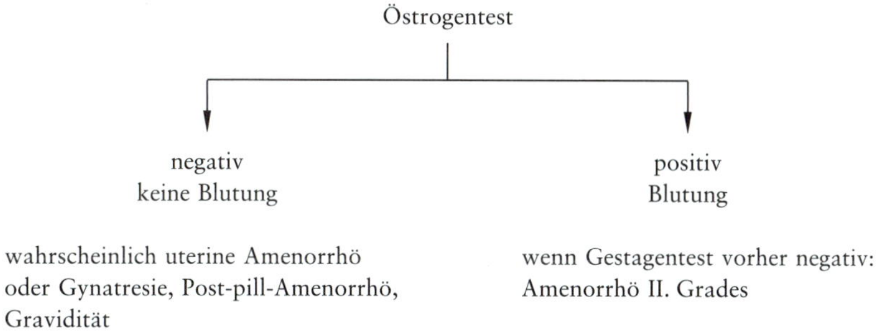

Parenteral

1. 10 mg Estradiolvalerat (Estradiol-Depot 10 mg JENAPHARM) i. m. (Abb. 3.6).

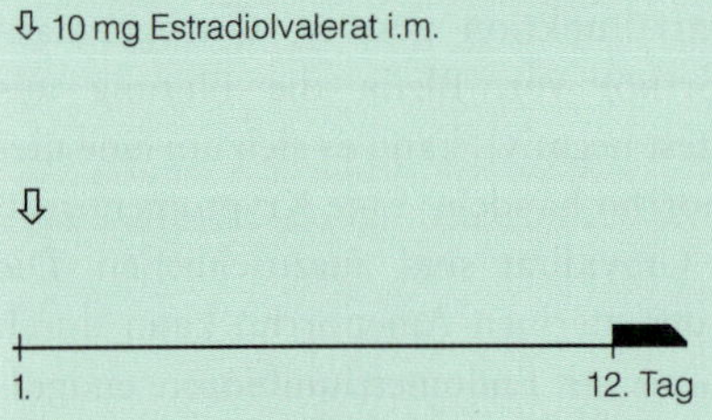

Abb. 3.6 Parenteraler Östrogentest

Östrogen-Gestagen-Test

Unter den gleichen Bedingungen, unter denen der Östrogentest durchgeführt wird, kann auch der Östrogen-Gestagen-Test vorgenommen werden.

➡ Dosierungsbeispiele

Oral

1. Östrogen-Gestagen-Kombination: Valette, Petibelle, Yasmin, Minisiston, Gravistat 125, Belara, aida, Balanca, Cilest, Desmin 20/30, Femigoa, Femovan, Marvelon, Microgynon, Minulet, Miranova, Yasminelle, Leios u. a. täglich 1 Dragee/ Tablette über 8 bis 12 Tage (Abb. 3.7).

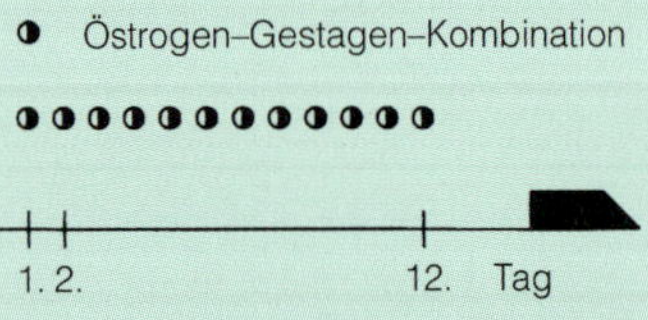

Abb. 3.7 Oraler Östrogen-Gestagen-Test

2. Sequenzpräparate: Klimonorm, Climen, Cyclo-Progynova, Cyclosa, Cyclo-Östrogynal, Gianda, Procyclo, Sisare über 21 Tage. (Der Test stellt gleichzeitig die Therapie dar.)
3. Östrogene: 2–4 mg Estradiol (Estronorm 2 mg, Estrifam, Femoston mono 2 mg) oder Estradiolvalerat (Estradiolvalerat 2 mg Jenapharm, Gynokadin, Merimono 2, Progynova 21) über 20 Tage und zusätzlich ein Gestagen: 4 mg Chlormadinonacetat (Chlormadinon 2 mg JENAPHARM), 5 mg Medroxyprogesteronacetat (Clinofem 5, MPA GYN 5), 5 mg Norethisteronacetat (Norethisteron 5 mg JENAPHARM, Primolut-Nor-5), 5 mg Medrogeston (Prothil 5 mg) oder 10 mg Dydrogesteron (Duphaston) vom 11.–20. Test-Tag.

Gonadotropintest

Durch Applikation gonadotroper Hormone (FSH/LH und hCG) kann die Stimulierbarkeit der Ovarien geprüft werden. Bei der Ovarialhypoplasie scheint dieser Test geeignet, die noch vorhandene Reaktionsfähigkeit der generativen Ovarialfunktion zu erfassen. Einzelbestimmungen von Estradiol und FSH im Serum gestatten nicht immer eindeutige Aussagen.

Ansprechbare Ovarien reagieren mit der Bildung von Estradiol und gegebenenfalls, nach induzierter Ovulation oder Luteinisierung eines Follikels, mit Progesteronsekretion und der eventuell einsetzenden Menstruation.

➡ Dosierungsbeispiele

75 IE Follitropin (GONAL-F 75 IE, Puregon 75 IE) täglich i. m. am 1., 2. und 3. Tag und anschließend 5000 IE hCG (Choragon 5000, Predalon 5000) i. m. oder einmalig 250 µg rhCG (Ovitrelle 250) s. c. am 4., 5. und 6. Tag (Abb. 3.8).

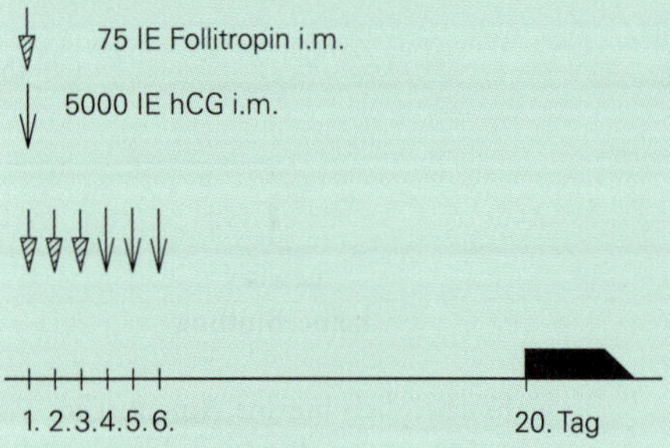

Abb. 3.8 Gonadotropintest

Tabelle 3.16 Klassifizierung der Störungen im Hypothalamus-HVL-System mit Gestagen-, Clomifen- und GnRH-Test

Gestagentest	Clomifentest	GnRH-Test	Sitz der Störung
positiv	positiv	positiv	gestörter Feedback-Mechanismus
positiv	negativ	positiv	gestörte Ansprechbarkeit des Hypothalamus
negativ	negativ	negativ	hypophysäre Dysfunktion

Funktionelle Teste für das Hypothalamus-Hypophysen-System

Clomifentest: Mit dem Clomifentest wird das Zusammenwirken der hypothalamisch-hypophysären Achse geprüft. Clomifen führt über eine kompetitive Bindung an die Östrogen-Rezeptoren des Dienzephalon und des HVL zu einer vermehrten Ausschüttung von GnRH. Die Folge ist eine gesteigerte Bildung und Sekretion von FSH und LH aus dem durch Clomifen sensibilisierten HVL.

Das Ergebnis des Tests kann durch Estradiol- und LH-Bestimmung im Serum am 5. und 10. Zyklustag oder Basaltemperaturmessungen (oder Progesteronbestimmungen) sowie aus dem Einsetzen der Menstruation beurteilt werden. Der Clomifentest ist positiv, wenn die Basaltemperatur biphasisch verläuft bzw. es während der Applikation von Clomifen zum LH-Anstieg (1. Gipfel) kommt, dem ein 2. Gipfel zur Zeit der Ovulation, 4–9 Tage nach der letzten Clomifeneinnahme, folgt. Bei der 2. Blutentnahme sollen LH und Estradiol wenigstens um den Faktor 2 angestiegen sein. Innerhalb von 4–6 Wochen soll eine uterine Blutung eintreten. Bei schweren hypothalamischen und hypophysären Störungen und bei ovariell bedingtem Östrogenmangel fällt der Test negativ aus, da dann zentral aufgrund des Rezeptormangels keine funktionelle Regelung möglich ist. Eine Hyperprolaktinämie bedingt fast immer ein Versagen des Clomifentestes (Tab. 3.16).

Dosierungsbeispiel

Vom 5. Zyklustag an nach spontaner oder gestageninduzierter Blutung oder an einem beliebigen Tag der Amenorrhö täglich 100 mg Clomifen (Clomifen GALEN, ClomHEXAL 50, Clomifen-ratiopharm) über 5 Tage. Bei negativem Ausfall Dosiserhöhung: 150 mg täglich vom 3.–12. Zyklustag (Cave: Nebenwirkungen! Ultraschallkontrollen) (Abb. 3.9).

GnRH-Test: Der GnRH-Test dient vor allem der Erfassung der gonadotropen Partialfunktion und der hypophysären Reserve. Indiziert ist der

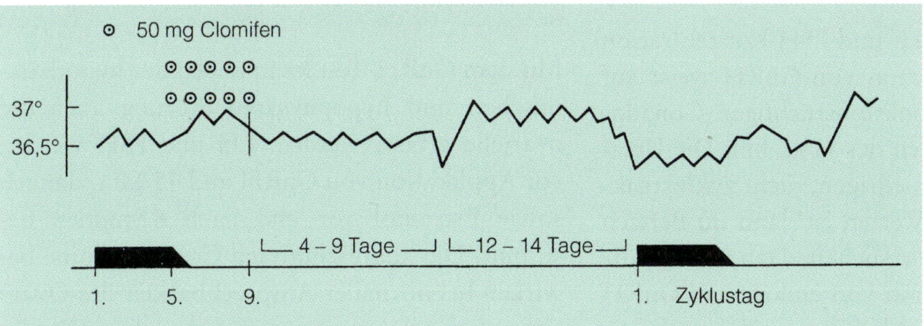

Abb. 3.9 Clomifen-Test

GnRH-Test bei negativem Clomifentest. GnRH führt bei einmaliger intravenöser Stoßinjektion zu einer direkten Stimulation der Gonadotropin-bildenden Zellen der Adenohypophyse. Durch wiederholte Stoßinjektionen kann die gonadotrope Funktionsreserve erfasst werden. Niedrige GnRH-Dosen, die kontinuierlich infundiert werden, bedingen ein „priming", während größere Dosen ebenso wie stoßweise verabfolgtes GnRH zum „release" von LH führen. Einschränkend muss festgestellt werden, dass die durch den GnRH-Test erfolgte Freisetzung von LH keinerlei Aussage über die tatsächliche biologische Kapazität der Hypophyse zulässt. Gleiche Funktionszustände der Hypophyse sind während bestimmter Stadien der Pubertät, während des Menstruationszyklus und bei typischen Zyklusstörungen der Frau zu finden. Während der Entwicklungsstadien der Pubertät wandelt sich die hypophysäre Reaktionskapazität nach GnRH-Stimulation in typischer Weise. Die Höhe des Ansprechens gestattet Rückschlüsse auf die hypothalamischen Reifungsvorgänge. Wenn die für einen normalen Zyklus charakteristischen Muster der episodischen LH-Freisetzung vorliegen, ist im GnRH-Test mit einer normalen Antwort zu rechnen. In Gegenwart reifender Follikel bei endogen erhöhtem Östrogenspiegel ist mit dem GnRH-Test die unter physiologischen Bedingungen optimale Reservekapazität des Gonadostaten nachweisbar. Der normale GnRH-Test korreliert demnach immer mit typischen episodischen LH-Fluktuationen und dient deshalb als indirekter Nachweis der endogenen pulsatilen GnRH-Sekretion.

Eine Erhöhung der LH- und FSH-Konzentration im Serum nach Injektion von GnRH weist auf das Vorhandensein funktionstüchtiger, Gonadotropin-bildender Zellen des HVL hin. Die Ursache der Störung mit niedrigen, nicht zyklusreaktiven FSH- und LH-Werten ist dann im Bereich des Hypothalamus zu suchen. Dabei kann die Synthese oder Sekretion von endogenem GnRH gestört sein. Das Ausbleiben einer Stimulation der Gonadotropin-bildenden Zellen kann ursächlich durch eine Insuffizienz dieser Zellen oder durch eine Desensibilisierung gegenüber GnRH bedingt sein. Ein negativer GnRH-Test nach einmaliger GnRH-Stimulation lässt nicht unbedingt auf eine schwerwiegende Insuffizienz der Gonadotropin-bildenden Zellen schließen, da durch wiederholte GnRH-Stimulation die Ansprechbarkeit dieser Zellen zunehmen kann.

Nach der Stimulation mit GnRH kann die LH-Sekretion um ein Vielfaches vom Ausgangswert ansteigen, wobei immer ein Zusammenhang zwischen der LH-Antwort und der gonadotropen Ausgangslage beseht. In der Regel erscheint der LH-Peak 30 Min. und der FSH-Peak 45 Min. nach der GnRH-Stimulation. FSH zeigt größere individuelle Schwankungen und steigt nach der GnRH-Applikation geringer an als LH; seltener kann die FSH-Antwort stärker ausfallen (Tab. 3.16). Mit dem GnRH-Test lassen sich drei typische Reaktionen unterscheiden:

1. Adulte Reaktion:
   LH- und FSH-Sekretionsmuster entsprechen dem der geschlechtsreifen Frau; normale LH- (mindestens dreifacher Anstieg) und FSH-Reaktion (mindestens zweifacher Anstieg zum Ausgangswert).
2. Präpuberale Reaktion:
   LH- und FSH-Sekretion entsprechen dem präpuberaler Mädchen mit eingeschränkter LH- und quantitativ ähnlicher FSH-Reaktion.
3. Fehlende Reaktion:
   LH und FSH steigen nach GnRH nicht an.

Mit dem GnRH-Test kann neben der hypothalamischen und hypophysären Störung auch die ovarielle erfasst werden. LH und FSH werden vor Applikation von GnRH und 45 Min. danach sowie Estradiol vor und nach 6 Stunden bestimmt. Die ausgeschütteten Gonadotropine bewirken bei normaler Ansprechbarkeit des Ovars einen Estradiolanstieg um mehr als 50 % des Ausgangswertes.

➡ Dosierungsbeispiele

1. 100 µg GnRH (Relefact LH-RH GnRH 0,1 mg, LHRH Ferring) i. v.; LH- und FSH-Bestimmung im Serum 30 (20) Min. und unmittelbar vor der Injektion sowie 30 und 45 Min. nach der Injektion.
2. 100 µg GnRH i. m.; LH- und FSH-Bestimmung im Serum vor sowie 30 und 60 Min. nach der Injektion.
3. 100 µg GnRH i. v.; LH-, FSH- und E_2-Bestimmung im Serum 15 Min. und unmittelbar vor der Injektion sowie LH- und FSH-Bestimmung 45 Min. und E_2-Bestimmung 6 Stunden nach der Injektion.

Doppelstimulationstest (empfohlen bei hypothalamischer Insuffizienz und PCO-Syndrom)

1. Je 100 µg GnRH i. v. zum Zeitpunkt 0 und 90 Min. nach der 1. Injektion. LH- und FSH-Bestimmung 30 Min. und unmittelbar vor der 1. Injektion sowie 30, 45 und 90 Min. nach der 1. sowie 30, 45 und 60 Min. nach der 2. Injektion (Abb. 3.10).

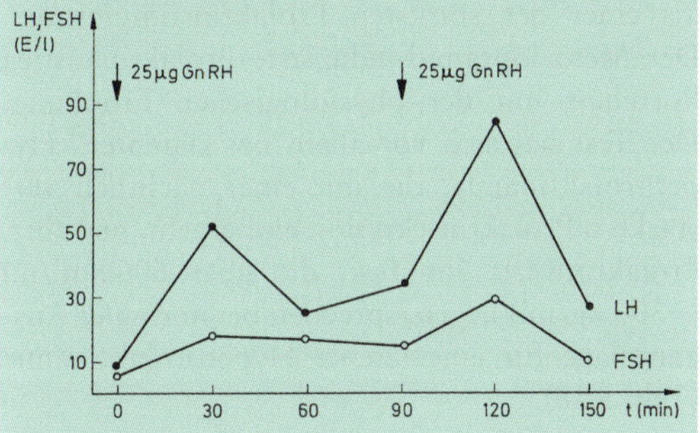

Abb. 3.10 GnRH-Doppelstimulationstest

Die Resultate des Clomifen- und des GnRH-Testes lassen eine weitgehende Klassifizierung der Störung im Hypothalamus-HVL-System zu (Tab. 3.16). In der Praxis kann bei positivem Gestagen- und positivem Clomifentest auf den GnRH-Test verzichtet werden. Die Aussagekraft des doppelten GnRH-Testes ist größer als die des einfachen, aber ebenso wie die des einfachen GnRH-Testes umstritten.

Für die Differenzierung, ob eine Gonadotropin- oder GnRH-Therapie angebracht ist, kann der modifizierte GnRH-Östrogen-Test vorgenommen werden.

➡ Dosierungsbeispiel

Doppelter GnRH-Test mit 100 µg GnRH (LHRH Ferring, Relefact LH-RH 0,1 mg) i. v. zum Zeitpunkt 0 und 90 Min. nach der 1. Injektion. LH-Bestimmung zum Zeitpunkt 0 und nach 30, 60, 90, 120 und 150 Min.
Am Ende des Testes Applikation von 10 mg Estradiolvalerat (Estradiol-Depot 10 mg JENAPHARM) i. m. 72 Stunden danach einfacher GnRH-Test mit 25–100 µg, gefolgt von einer Langzeitinfusion von 200 µg GnRH über 180 min.
Halbstündliche Blutentnahmen zur LH-Bestimmung.

Mit dem doppelten GnRH-Test werden die hypophysäre Freisetzungskapazität und das Kurzzeitpriming erfasst, während mit dem Testsystem 72 Stunden später die Sensibilisierung der Hypophyse durch Östrogene und das Langzeitpriming bis hin zur Downregulation der Hypophyse erkannt werden können.

GnRH-Suppressionstest (Downregulation): Durch langzeitigen GnRH-Stimulus des Hypophysenvorderlappens mit GnRH-Agonisten wird die hypophysäre LH- und FSH-Sekretion unterdrückt. Als Folge nimmt die ovarielle Steroidproduktion ab.

Indiziert ist dieser Test bei Verdacht auf ovariell vermehrte Androgenproduktion und zur Differenzierung zwischen funktioneller und tumorinduzierter Überproduktion. Bestimmt werden LH, FSH, Estradiol, Testosteron vor Testbeginn sowie nach 1, 2 und 4 Wochen. Während die Supprimierung der ovariellen Steroide für eine vermehrte ovarielle Androgenbildung spricht (z. B. PCO-Syndrom), besteht beim Nichtansprechen der Verdacht auf eine autonome Androgenproduktion des Ovars bzw. eine androgene Überfunktion der NNR.

➡ Dosierungsbeispiel

600–900 µg Buserelin (Suprecur) täglich, verteilt auf 2–3 Dosen zu 150 µg pro Nasenspray über 14 Tage. LH-, FSH-, E_2- und T-Bestimmung im Serum vor Testbeginn sowie nach 1, 2 und 4 Wochen.

Clomifenkonversion: Beim Versagen der Therapie mit Antiöstrogenen (hypothalamische Ovarialinsuffizienz) kann nach Schneider u. Mitarb. durch GnRH eine Wirkungsverbesserung von Clomifen erzielt werden. Der pathophysiologische Mechanismus der sogenannten Clomifenkonversion ist nicht völlig geklärt. Möglicherweise führen wiederholte GnRH-Applikationen zu einer Erholung des hypothalamisch-hypophysären Systems. Indiziert ist dieser Test bei Patientinnen mit positivem Gestagentest, die sich gegenüber Clomifen refraktär verhalten. Im GnRH-Test ist meist nur ein eingeschränkter Funktionszustand des Gonadostaten festzustellen. Die nokturnale, spontane, episodische LH-Sekretion ist bei diesen Probandinnen noch erhalten.

Behandelt wird intermittierend mit GnRH subkutan, z. B. 3 × 100 µg täglich im stündlichen Abstand über 3 Tage.

➡ Dosierungsbeispiele

1. 3 × 100 µg GnRH (Relefact LH-RH –0,1 mg, LHRH Ferring) s. c. im stündlichen Abstand am 5., 6. und 7. Zyklustag. 100 mg Clomifen (Clomifen GALEN, ClomHEXAL 50, Clomifen-ratiopharm) täglich vom 10. bis 14. Zyklustag. Blutentnahme für LH, FSH, Prl, P und E_2 am 5. Zyklustag vor Testbeginn sowie am 7., 9., 13. und 23. Zyklustag (Abb. 3.11).

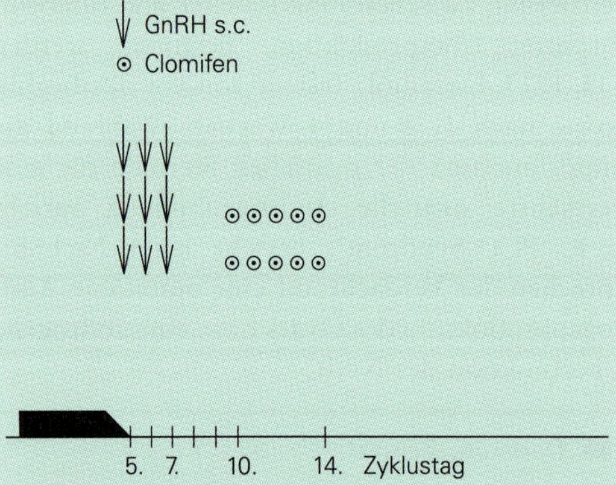

Abb. 3.11 Clomifenkonversion

2. Nach gestageninduzierter Blutung 100 mg Clomifen (Clomifen GALEN, ClomHEXAL 50, Clomifen-ratiopharm) täglich vom 5.–9. Zyklustag, nach monophasischem Basaltemperaturverlauf 3 × 100 µg GnRH s. c. im stündlichen Abstand am 26., 27. und 28. Zyklustag und 5 Tage danach 100 mg Clomifen täglich über 5 Tage. Blutentnahmen für LH, FSH, Prl, P und E_2 am 23. Zyklustag, sowie am 3., 7., 13. und 23. Tag nach Ende der GnRH-Applikation.

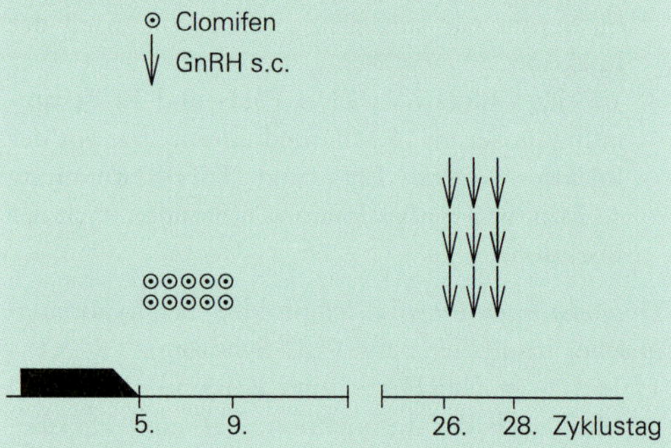

Abb. 3.12 Clomifenkonversion

Prolaktin-Stimulationstest: Metoclopramid gilt als einer der stärksten Prolaktinstimulatoren. Der Metoclopramid-induzierte Prolaktinanstieg korreliert mit der physiologischen Erhöhung. Der Test hat sich vor allem bei „latenter" Hyperprolaktinämie, die mit einer nächtlich verstärkten Prolaktinsekretion einhergeht, bewährt. Prolaktinwerte im Test, die über 6000 µE/ml (~300 ng/ml) liegen, sprechen bei normaler Ausgangslage für eine latente Hyperprolaktinämie (Tab. 3.18).

Vorbedingung für den Test ist, dass die Probandin wenigstens 4 Std. wach ist, nicht stillt und in den letzten 3 Monaten keine Hormone (einschließlich Prolaktin-supprimierender Substanzen) eingenommen hat und dass ein 24-stündiges medikationsfreies Intervall besteht. Der Test wird zwischen dem 3.–5. oder 16.–24. Zyklustag durchgeführt. In der zweiten Zyklushälfte ist die Prolaktinausschüttung stärker.

➡ Dosierungsbeispiel

10 mg Metoclopramid (MCP Hexal, MCP-ratiopharm SF, Paspertin) i. v.: Prolaktinbestimmung aus Mischserum der Blutentnahmen, z. B. 10.00 Uhr, 10.30 Uhr und 11.00 Uhr, danach sofort intravenöse

Metoclopramid-Applikation. 11.30 Uhr erneute Blutentnahme zur Prolaktinbestimmung (Abb. 3.13). Die Blutentnahmen zur Bestimmung des Basalwertes können auch in kürzeren Abständen erfolgen bzw. man verwendet als Basalwert lediglich die Blutentnahme vor der Metoclopramidinjektion.

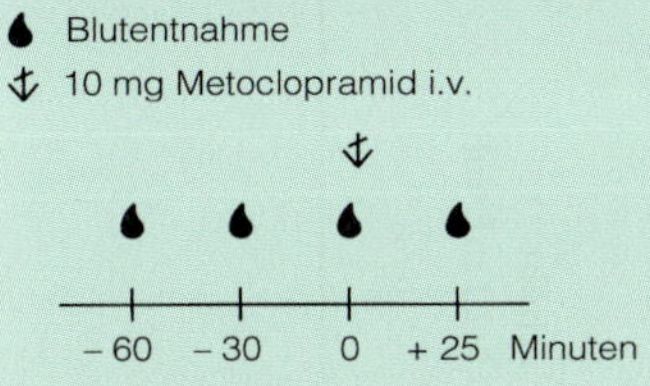

Abb. 3.13 Metoclopramidtest

Prolaktin-Hemmtest: Mit dem Prolaktin-Hemmtest wird die Ansprechbarkeit der laktotrophen Zellen auf Dopaminagonisten erfasst. Normalerweise sinkt der Prolaktinspiegel zwei Stunden nach Einnahme eines Prolaktinhemmers (Dopaminagonisten) ab und erreicht nach vier und acht Stunden ein Minimum. Bei funktioneller Hyperprolaktinämie sprechen die laktotrophen Zellen auf den Prolaktinhemmer an, während das beim Prolaktinom ausbleibt. Allerdings kann mit diesem Test die idiopathische Hyperprolaktinämie nicht von einer Hyperprolaktinämie aufgrund einer hypothalamischen Erkrankung oder eines hypophysären Adenoms unterschieden werden.

Dosierungsbeispiel

400 µg Lisurid (Dopergin 0,2) oder 5 mg Bromocriptin (Pravidel, kirim gyn, Bromocriptin-ratiopharm 2,5, Bromocriptin AbZ 2,5 mg, Bromocriptin-CT 2,5 mg, Bromocriptin beta 2,5, Bromocriptin-HEXAL 2,5 mg) werden vor der Mahlzeit oral verabreicht, Blutentnahmen zur Prolaktinbestimmung vor der Einnahme sowie 2 und 4 Stunden danach (Abb. 3.14).

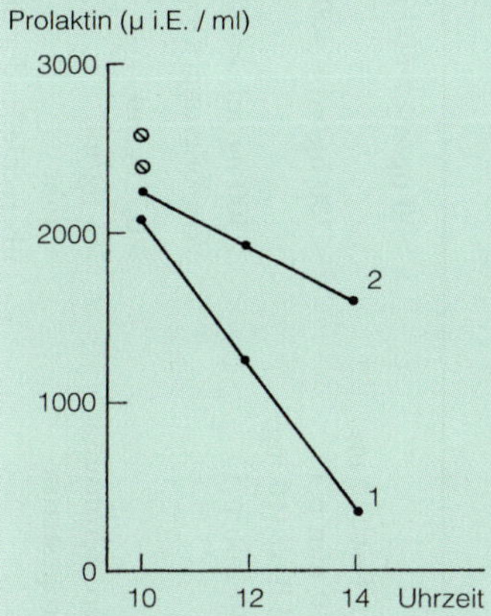

Abb. 3.14 Prolaktinhemmtest mit Bromocriptin
1. gute Suppression, 2. schlechte Suppression

Schilddrüsenfunktionsuntersuchungen

Die Dysfunktion der Schilddrüsen kann durch Bestimmung von freiem Thyroxin (fT_4), proteingebundenem Jod (PBI) und Thyroidea-stimulierenden Hormon (TSH) weitestgehend erfasst werden (Tab. 3.17 und 3.18).

Insbesondere die Diagnose der Verdachtsfälle und leichten Hypothyreosen ist aber schwierig

Tabelle 3.17 T_4, PBI und TSH bei Schilddrüsendysfunktion

Diagnose	fT_4	PBI	TSH
Euthyreose mit normalem PBI-Spiegel	normal	normal	normal
Euthyreose mit erhöhtem PBI-Spiegel	erhöht	erhöht	normal
Euthyreose mit reduziertem PBI-Spiegel	vermindert	vermindert	normal
Primäre Hypothyreose	vermindert	vermindert	erhöht
Sekundäre Hypothyreose	vermindert	vermindert	vermindert
Hyperthyreose	erhöht	erhöht	vermindert

Tabelle 3.18 Diagnostik von Zyklusstörungen unterschiedlicher Ursachen

Funktionsstörung	Klinik	Diagnostik Untersuchung	Bewertung
Hyperprolaktinämie	Galaktorrhö, Zyklusstörungen	Prolaktin	>30 ng/ml >600 µE/ml
	– Corpus-luteum-Insuffizienz	Metoclopramid-Test (10 mg) – Prolaktin (30 min p. i.)	<200 ng/ml <4000 µE/ml
	– Oligomenorrhö – Amenorrhö	Metoclopramid-Test (10 mg) – Prolaktin (30 min p. i.)	>300 ng/ml >6000 µE/ml
		MRT-Sella	Vergrößerung, Doppelkontur
Hyperandrogenämie	Hirsutismus, Akne, Alopezie, Seborrhö	Testosteron	>0,7 ng/ml
		Dehydroepiandrosteronsulfat	>5 µg/ml
		17α-Hydroxyprogesteron	erhöht
		ACTH-Test	überschießender Steroidanstieg vor Enzymblock, Steroidabfall nach Enzymblock
		Dexamethasontest	schlechte Supprimierbarkeit der Androgene
		Ultraschall (Ovar)	polyzystische Ovarien
Hyperthyreoidismus	Struma, Tachykardie, motorische Unruhe, Tremor, Gewichtsabnahme, Haarausfall	TSH (basal)	erniedrigt
		TSH nach TRH	<2 mE/ml
Hypothyreoidismus	Bradykardie, Wachstumsstörungen, Verlangsamung, myxödematöse Haut, trockenes Haar, Haarausfall	TSH (basal)	erhöht
		TSH nach TRH	>20 mE/ml

und kann oft nicht aufgrund eines abnormen Laboratoriumstestes gestellt werden. Die klinische Symptomatologie ist dabei wegweisend. Eine internistische Abklärung ist dann angezeigt.

Corpus-luteum-Reaktivierungstest

Dieser Test dient zur retrospektiven Beurteilung der Funktionsfähigkeit des Corpus luteum. Zu diesem Zweck wird das Corpus luteum am 1. Zyklustag (Blutungsbeginn) mit hCG stimuliert. Bestimmt wird Progesteron drei und vier Tage nach der hCG-Injektion. Die Werte werden mit den Spiegeln in der Corpus-luteum-Phase verglichen. Für insuffiziente Corpora lutea liegen die Progesteronwerte in der Reaktivierungsphase unter denen von suffizienten Gelbkörpern und überschreiten die Spiegel spontaner insuffizienter Corpus-luteum-Phasen nur geringfügig.

➡ Dosierungsbeispiel

5000 IE hCG (Predalon 5000 IE, Choragon 5000 IE) i.m. oder 250 µg rhCG (Ovitrelle 250) s.c. am 1. Zyklustag. Progesteronbestimmung im Blut am 4. und 5. Zyklustag.

Nebennierenfunktionstests

Die Bestrebungen, durch Kombination von Hemm- und Stimulationstests eine Differenzierung der Steroidsynthese für Ovar und NNR vorzunehmen, haben nicht die erhoffte Zuverlässigkeit bewiesen und wurden daher weitgehend verlassen.

Dexamethason-Suppressionstest: Bei Androgenisierungserscheinungen hat sich nur der Dexamethason-Langzeit-Suppressionstest nach Abraham et al. Bewährt, mit dem eine Differenzierung in adrenale und ovarielle Ursachen vorgenommen werden kann (Abb. 3.15).

➡ Dosierungsbeispiel

1–2,5 mg Dexamethason (Dexamethason 0,5 mg JENAPHARM, –1,5 mg JENAPHARM, Dexamethason 0,5 mg/1,5 GALEN, Fortecortin 0,5/2 mg Tabletten) täglich in Abhängigkeit vom Körpergewicht über 14 Tage. Vor Beginn und am Ende Bestimmung von Testosteron, Androstendion und DHEAS.

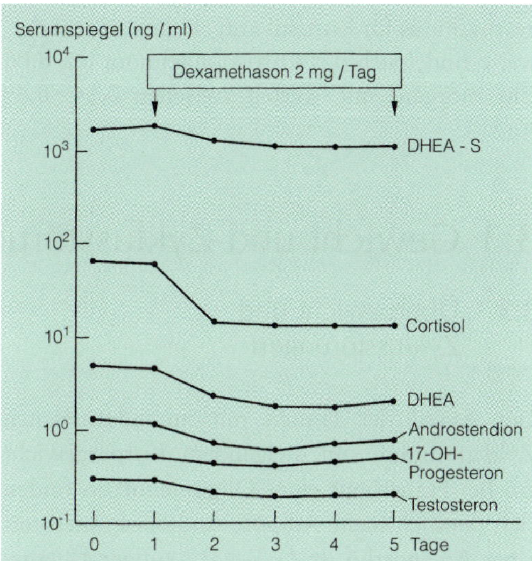

Abb. 3.15 Dexamethason-Suppressions-Test

ACTH-Test: Die glukokortikoide (und androgene) NNR-Funktion kann mit dem ACTH-Test überprüft werden, für den es zahlreiche Modifikationen mit intramuskulärer, intravenöser oder Dauertropfapplikation von ACTH gibt. Auch die Bewertungsmöglichkeiten des Tests sind vielfältig. Sie erfolgen in Abhängigkeit von den hormonanalytischen Möglichkeiten durch Bestimmung von Kortikosteroiden im Plasma zu verschiedenen Zeitpunkten (Tab. 3.18).

➡ Dosierungsbeispiel

ACTH-Schnelltest: 25 IE ACTH (Synacthen) i.v. Unmittelbar vor der Applikation und eine Stunde danach wird im Plasma Cortisol bestimmt. Ein Anstieg um das 2–3fache des Ausgangswertes spricht für eine normale Nebennierenrindenfunktion. Bei unklarem Ergebnis sind mehrtägige intramuskuläre Tests mit Depot-ACTH 1 mg (Synacthen Depot 1 mg) oder ein intravenöser 8-Stunden-Test anzuschließen.

Kortisol-Tagesprofil: Die Kortisol-Tageskonzentration zeigt einen zirkadianen Rhythmus. Sie erreicht in den frühen Morgenstunden ein Maximum und fällt während des Tages wieder ab. Bei schweren Allgemeinerkrankungen, Psychosen und Cushing-Syndrom ist der physiologische Tagesrhythmus für Kortisol aufgehoben. Normalerweise findet sich das Kortisolmaximum um 8.00 Uhr morgens mit Werten zwischen 0,14–0,69 µmol/l und einem Minimum um 24.00 Uhr mit Werten < 0,14 µmol/l. Der Kortisolwert soll abends um 50% niedriger liegen als der Morgenwert. Bei orientierenden Untersuchungen zur Erfassung der Kortisolrhythmik reichen Blutentnahmen um 8.00 Uhr und um 22.00 Uhr aus. Zur Bestimmung der zirkadianen Rhythmik sind Blutentnahmen um 6.00 Uhr, 8.00 Uhr, 12.00 Uhr, 16.00 Uhr, 20.00 Uhr und 24.00 Uhr erforderlich.

3.3 Gewicht und Zyklusstörungen

3.3.1 Übergewicht und Zyklusstörungen

Der Anteil der Frauen mit anovulatorischen Zyklen nimmt mit steigendem Körpergewicht zu. Bei Frauen mit einer Oligomenorrhö finden sich deutlich mehr Adipöse und bei Frauen mit einer Amenorrhö ist 4–5-mal häufiger Übergewicht zu verzeichnen als bei Frauen mit einer Eumenorrhö. Je früher die Adipositas in der Pubertät und Adoleszenz einsetzt, um so häufiger treten Zyklusstörungen auf. Die Teenageradipositas korreliert häufig mit Infertilität.

Übergewichtige Frauen erleben ca. 4 Jahre früher die Menopause und bekommen früher als Normgewichtige, sicher aufgrund des Androgenexzesses, Herzinfarkte.

Bei der Adipositas liegt eine Störung im hypothalamisch-hypophysären Bereich vor, die Folge und/oder Ursache der erhöhten Konversion von Androgenen in Östrogene ist. Dabei dominiert die extraglanduläre Konversion von Androgenen in Östrogene, besonders in Estron.

Folge der chronischen extragonadalen Östrogenproduktion ist eine verstärkte LH-Produktion und -sekretion. Bei Übergewichtigen bewirkt der chronische LH-Stimulus in den Thekazellen die Erhöhung der ovariellen Androgensekretion mit nachfolgender Hyperthekosis. Der Endpunkt dieses Circulus vitiosus ist das PCO-Syndrom mit metabolischem Syndrom (androide Adipositas, pathologische Glukosetoleranz, Dyslipidämie, arterielle Hypertonie). Die hohen ovariellen Androgene hemmen das Follikelwachstum und die FSH-abhängige Aromatase-vermittelte Estradiol-Sekretion.

Die Prävalenz der Adipositas liegt beim PCO-Syndrom zwischen 16 und 49%, wobei nicht jedes PCO-Syndrom mit Adipositas und nicht jede Fettsucht mit einem PCO-Syndrom einhergeht. Obwohl sie nicht identisch sind, korrelieren beide mit der Anovulation. Bei Adipösen ist das zirkulierende Insulin erhöht und die Insulinrezeptoren nehmen ab. Erhöhte Testosteronspiegel fördern die Insulinresistenz. Außerdem besteht eine positive Korrelation zwischen der Insulinaktivität und dem freien Testosteron und Androstendion.

Mit dem Gewichtsverlust, vor allem, wenn ein BMI zwischen 19 und 25 kg/m^2 erreicht wird, ist eine Normalisierung dieser Situation möglich. Meist führt die Reduktion des Körpergewichts um mehr als 15% zur Normalisierung des Zyklus. Mit der Reversibilität der Hyperandrogenämie und Anovulation ist allerdings nur so lange zu rechnen, solange die LH-Übersekretion nicht zum PCO-Syndrom mit allen ovariellen strukturellen Veränderungen geführt hat.

Praxisempfehlung:

Ein Übergewicht mit einer Überschreitung des BMI von 26–27 kg/m^2 ist prädisponierend für Zyklusstörungen. Die Normalisierung des Gewichtes erhöht die Chance der normalen Zyklusfunktion. Bei infertilen Frauen mit Übergewicht, Hyperandrogenämie und Zyklusstörungen sollte vor jeder medikamentösen Therapie daher die Gewichtsreduktion angestrebt werden, wobei das Ziel ein BMI < 26 kg/m^2 ist.

3.3.2 Untergewicht und Zyklusstörungen

Das Verhältnis Fettmasse und Gesamtkörpergewicht spielt für den Eintritt der Menarche und die Ovarialfunktion eine wichtige Rolle (Frisch, 1984). Der Anteil des Fettgewebes beträgt zum Zeitpunkt der Menarche unabhängig von der Körperlänge ca. 23 %, zum Zeitpunkt stabiler ovulatorischer Zyklen ca. 28 %. Eine Unterschreitung dieses Prozentsatzes oder des BMI unter 18 kg/m^2 führt häufig über eine Corpus-luteum-Insuffizienz zur Anovulation mit Oligomenorrhö bis hin zur Amenorrhö, d. h. dem Erlöschen der Ovarialfunktion. Diese endokrine Funktionsruhe ist als Schutzfunktion des Körpers aufzufassen.

Untergewicht kann durch Lebensgewohnheiten (Leistungsport: Turnen, Tanz; falsches Schönheitsideal: vegetarische Reduktionskost, Selbstkontrolle beim Essverhalten), aber auch psychische Erkrankungen (Anorexia nervosa, Bulimie) und Tumorleiden ausgelöst werden.

Das Untergewicht geht mit typischen Veränderungen im Endokrinum einher: erniedrigte Gonadotropinspiegel mit reduzierter und verminderter LH-Frequenz und LH-Amplitude, peripubertäre oder präpubertäre LH-Sekretionsmuster, verminderte Ansprechbarkeit im GnRH-Test, erniedrigte Estradiolspiegel bei normalem Testosteron, Erniedrigung von fT_4 und fT_3, verzögerte Umwandlung von T_4 und T_3, verzögerte TSH-Freisetzung nach TRH, erhöhtes hGH, gestörte Thermoregulation, Neigung zur Osteoporose, negative Calciumbilanz und Neigung zum Diabetes insipidus.

Gewichtszunahme führt zur Normalisierung des Zyklus, wobei alle Phasen der „Pubertät" für die Gonadotropine wieder durchlaufen werden. Die LH-Pulsatilität kehrt zurück.

Praxisempfehlung:

Eine Gewichtsreduzierung von 10–15 %, bezogen auf das Idealgewicht, stellt bereits einen prädisponierenden Faktor für eine Störung der Ovarialfunktion dar. Die durch Unterernährung und Untergewicht bedingte hypothalamisch-hypophysär-ovarielle Störung und Zyklusstörung ist reversibel. Mit der Normalisierung des Gewichts durchläuft die ehemals Untergewichtige in wenigen Wochen bzw. Monaten die Phasen der Pubertät im Zeitraffertempo. Die Substitution mit Steroidhormonen ist im Interesse des Knochenschutzes erforderlich. Eine Therapie bei Kinderwunsch ist nur sinnvoll, wenn sich die Untergewichtige bereits in der Remissionsphase befindet.

3.4 Amenorrhö

3.4.1 Definition

Das Fehlen oder Ausbleiben der Menstruationsblutung wird als Amenorrhö bezeichnet. Sie kann physiologisch oder pathologisch bedingt, primär oder sekundär sein.

Eine *primäre Amenorrhö* liegt vor, wenn nach Vollendung des 15. Lebensjahres bei phänotypisch weiblichen Personen die Menses noch nicht eingetreten sind.

Von *sekundärer Amenorrhö* spricht man, wenn die Menses über 3 Monate nach vorausgegangenen regelmäßigen oder unregelmäßigen Zyklen ausbleiben, ohne dass eine Schwangerschaft besteht.

3.4.2 Einteilung

Von der *physiologischen Amenorrhö* (vor der Pubertät, bei Gravidität und Laktation, nach der Menopause, Kryptomenorrhö = stummer Zyklus) wird die pathologische Form unterschieden. Entsprechend den ursächlich beteiligten Organen ist eine Unterteilung in

- hypothalamische
- hypophysäre
- ovarielle
- uterine und
- extragenitale (endokrin-metabolische) Amenorrhö

möglich.

Anhand der Gonadotropinkonzentration im Serum kann differenziert werden in

- hypergonadotrope
- hypogonadotrope und
- normogonadotrope Amenorrhö.

Bei der dysgonadotropen Amenorrhö ist das Verhältnis von FSH zu LH, das normalerweise etwa 1 beträgt, verschoben.

Aufgrund der Prolaktinbestimmung im Serum ist eine Unterteilung in

- normoprolaktinämische und
- hyperprolaktinämische Amenorrhö

möglich.

Entsprechend der Zusatzsymptomatik wird differenziert in Amenorrhöen

- ohne Nachweis einer Galaktorrhö
- ohne Cortisol- oder Androgenüberschuss
- mit Cortisol- und/oder Androgenüberschuss
- mit Galaktorrhö.

Nach dem klinischen und prognostischen Schweregrad ist die Amenorrhö einzuteilen in:

Amenorrhö I. Grades = leichte Amenorrhö = *generative* Amenorrhö (ohne Ovulation und Corpus-luteum-Bildung = Fehlen der generativen Ovarialfunktion, vegetative Ovarialfunktion vorhanden, d. h. ausreichende basale Östrogenproduktion) und

Amenorrhö II. Grades = schwere Amenorrhö = *vegetative* Amenorrhö (Fehlen der vegetativen Ovarialfunktion, sekretorische Funktion des Ovars ruht).

Von der *„echten"* Amenorrhö kann die Pseudoamenorrhö (periphere Amenorrhö, Gynatresie) abgegrenzt werden, bei der infolge einer peripheren Abflussbehinderung im Bereich von Zervix, Vagina oder Vulva das Menstrualblut nicht nach außen gelangt.

Außerdem ist ein Unterteilung in *organisch* bedingte (meist primäre Amenorrhö) durch Tumoren, Entzündungen, Verletzungen, Missbildungen, Atresien und eine *funktionelle* (meist sekundäre Amenorrhöen) mit Störungen im hypothalamisch-hypophysär-ovariellen Bereich möglich.

In jeder der genannten Gruppen können primäre wie sekundäre Amenorrhöen vorkommen. Bei der Diagnostik müssen die zur Verfügung stehenden abklärenden Maßnahmen in einer bestimmten Reihenfolge vorgenommen werden. Dabei können in einem Entscheidungsschema nicht alle Varianten berücksichtigt werden. Ein differenziertes Vorgehen ist in Abhängigkeit von den Symptomen primäre oder sekundäre Amenorrhö, Galaktorrhö sowie Kinderwunsch notwendig. Als Diagnostikschema hat die von der WHO 1976 herausgegebene klinische Klassifikation anovulatorischer Patientinnen nur noch teilweise ihre Berechtigung (Abb. 3.16, Tab. 3.19), bei der am Anfang die Prolaktinbestimmung steht.

Eine *therapeutische Amenorrhö* kann bei bestimmten gynäkologischen Erkrankungen, wie Endometriose, Uterus myomatosus, Androgenisierungserscheinungen, einschließlich PCO, prämenstruelles Syndrom, Migräne u. a., indiziert sein.

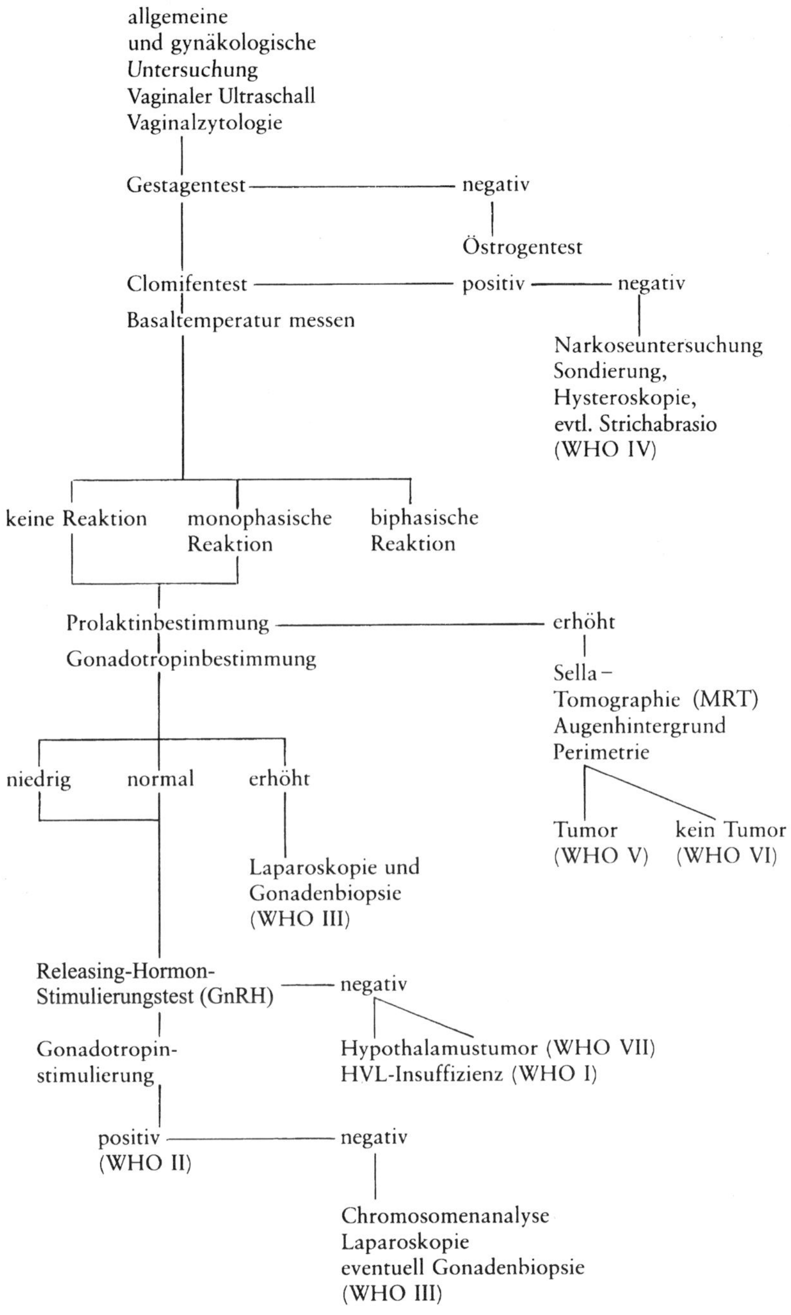

Abb. 3.16 Diagnostikschema bei Amenorrhö unter Beachtung der WHO-Klassifikation 1976

Tabelle 3.19 Einteilung, Diagnose, Ätiologie und Therapie nach einem modifiziertem WHO-Schema

WHO-Gruppe	Diagnose	Ätiologie	Therapie	
			kausal	symptomatisch
I	hypogonadotrope Amenorrhö	hypothalamisch-hypophysäre Insuffizienz	Gonadotropine, GnRH-Pumpe, Antiöstrogene	Östrogen-Gestagen (Zweiphasentherapie)
II	hypothalamisch-hypophysäre Dysregulation (= Amenorrhö, anovulatorische Oligomenorrhö)	Rückkopplungsstörungen polyzystische Ovarien	Antiöstrogene, GnRH-Pumpe, Kombination mit Gonadotropinen	evtl. Östrogen-Gestagen-Kombinationen (Spontanheilungen möglich)
III	hypergonadotrope Amenorrhö	ovarielle Insuffizienz, Gonadendysgenesie (chromosomal) hyposensitive Ovarien	evtl. Gonadotropine (falls Follikel vorhanden)	Östrogen-Gestagen-Substitution
IV	normogonadotrope Amenorrhö	Endometriumstörung kongenitale Anomalien Synechien, Dysfunktion	operativ hochdosiert Östrogene	hochdosiert Östrogene, Östrogen-Gestagen (Zweiphasentherapie)
V	hyperprolaktinämische Amenorrhö	Hypophysenadenome (Prolaktinome) funktionell, medikamentös	Prolaktinhemmer (Dopaminagonisten) evtl. Operation	evtl. Östrogen-Gestagen-Substitution
VI	hyperprolaktinämische Amenorrhö	unbekannt (psychisch)	Prolaktinhemmer (Dopaminagonisten)	
VII	hypogonadotrope Amenorrhö	hypothalamisch-hypophysäre Insuffizienz (Tumor)	Operation Gonadotropine, GnRH-Pumpe	evtl. Östrogen-Gestagen-Substitution

3.4.3 Primäre Amenorrhö

Diagnostik

Die Diagnostik der primären Amenorrhö sollte bereits nach Überschreiten des natürlichen Menarchealters um eine Standardabweichung, d. h. vom 15. Lebensjahr an, beginnen, um vor allem organische Ursachen frühzeitig zu erkennen und um Spätschäden (psychosozial, Osteoporose) zu vermeiden. Erforderlich ist eine sorgfältige, allgemeine gynäkologische Untersuchung, bei der es auf die frühzeitige Erkennung genitaler Fehlbildungen und extragenitaler Erkrankungen ankommt. Bei Zeichen von Androgenisierung, Kleinwuchs, Eunuchoidismus oder Fehlbildungen muss die Diagnostik bereits im Kindesalter in enger Zusammenarbeit mit Pädiater und Genetiker erfolgen.

Da bei primärer Amenorrhö in ca. 50 % zytogenetische Defekte als Ursachen zu erheben sind, ist in Abhängigkeit von der klinischen Symptomatik die Chromosomenanalyse zu veranlassen. Sie ist besonders beim Vorliegen von Turner-Stigmata und Anzeichen von Intersexualität notwendig. Es ist daher empfehlenswert, dass Patientinnen mit primärer Amenorrhö nach Ausschluss leicht erkennbarer Fehlbildungen (Gynatresien) an eine Spezialabteilung für gynäkologische Endokrinologie überwiesen werden, damit entsprechend der Symptomatik die Diagnostik eingeleitet werden kann (Abb. 3.17). Selbstverständlich sind Hormonanalysen im Serum (Gonadotropine, Prolaktin, Östrogene, Androgene, Schilddrüsenhormone), hypothalamisch-hypophysäre Funktionstests oder, zur Festlegung der Prognose und Therapie, die Laparoskopie

Tabelle 3.20 Diagnostik bei primärer Amenorrhö

Verdacht auf	Allgemeine Diagnostik	Hormonbestimmungen
organische hypothalamo-hypophysäre Störung psychogene Amenorrhö (Anorexie) Pubertas tarda	Gewicht Knochenalter Tanner-Stadien MRT-Sella Psychoexploration	LH/FSH-Quotient GnRH-Test Prolaktin Dehydroepiandrosteronsulfat Estradiol, freies T_4, freies T_3, TSH
Gonadendysgenesie Ovarialhypoplasie testikuläre Feminisierung	Größe Knochenalter MRT-Sella Pyelogramm (Missbildungen?) Karyotyp Chromosomenanalyse Laparoskopie Histologie	LH, FSH GnRH-Test Estradiol, (STH) freies T_4 und freies T_3, TSH Testosteron
AGS PCO-Syndrom Androblastom	(Pyelogramm) Ultraschall	Testosteron Androstendion Dehydroepiandrosteronsulfat 17 Hydroxyprogesteron Cortisol (vglp ACTH-, Dexamethason-hCG-Test)
Vaginalaplasie Gynatresie	Ultraschall Laparoskopie	(LH, FSH Estradiol Basaltemperatur)

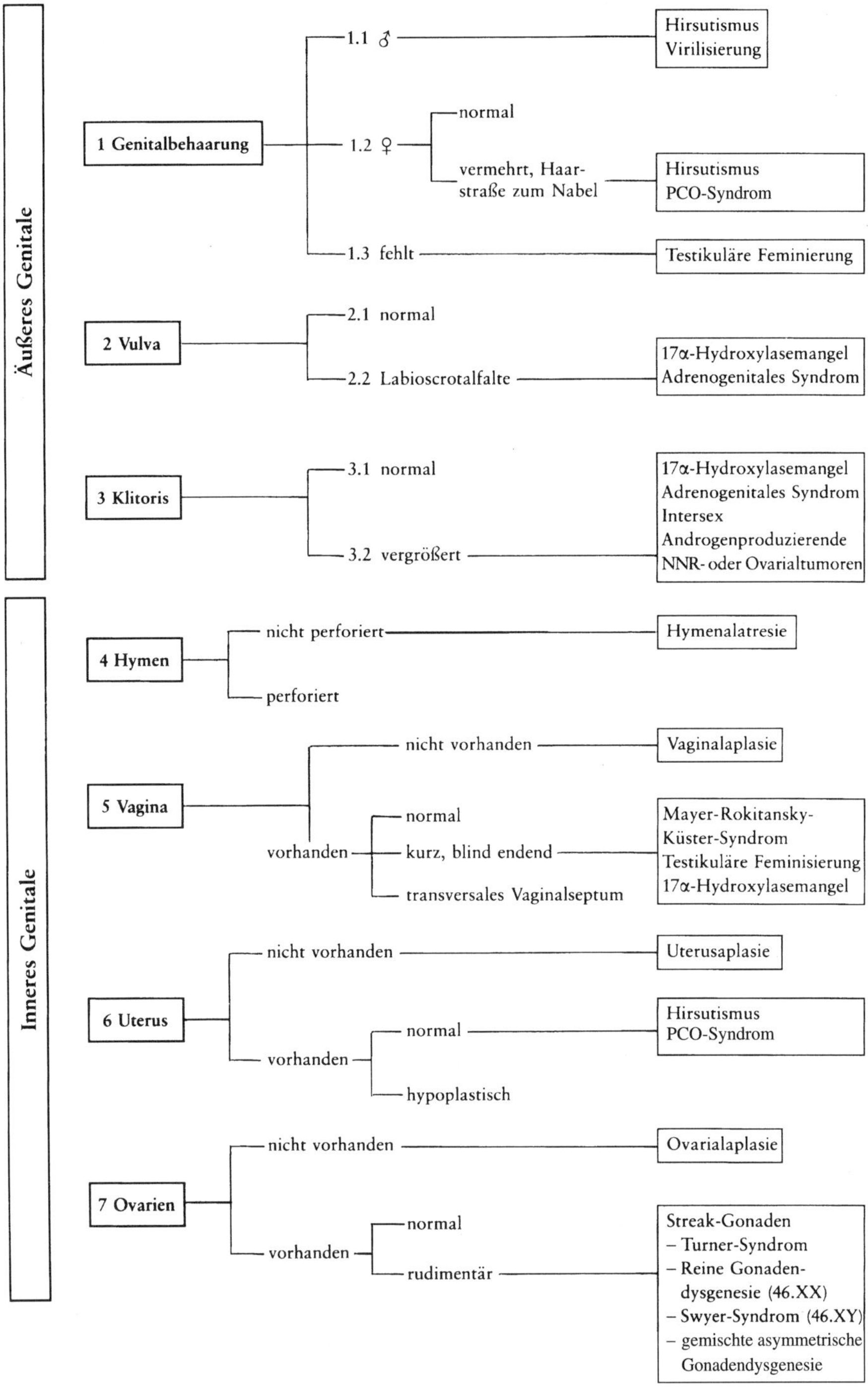

Abb. 3.17 Genitalorganbezogene Differentialdiagnostik bei primärer Amenorrhö modifiziert nach Runnebaum und Rabe 1987

mit Biopsien aus den Gonaden erforderlich (Tab. 3.20). Besteht der Verdacht auf raumfordernde Prozesse im Hypothalamus oder HVL, so ist die Magnetresonanztomographie zu veranlassen.

Formen der primären Amenorrhö

Primäre hypothalamische Amenorrhö: Die Ursache einer hypothalamisch bedingten Amenorrhö ist meist funktionell, oft psychogen bedingt (idiopathische primäre hypothalamische Amenorrhö) (Tab. 3.21). Neben Erbfaktoren werden Schädigungen in der Embryonalperiode und frühkindliche Entwicklungsstörungen diskutiert. Am häufigsten besteht wohl ein isolierter GnRH-Mangel. Die sekundären Geschlechtsmerkmale sind häufig normal entwickelt. Vegetative Dysregulationen dominieren. Bei dieser dysfunktionellen, primären hypothalamischen Amenorrhö fallen die Hormontests positiv aus und die Ovarien sprechen auf Gonadotropine an. Mit Clo-

Tabelle 3.21 Formen der primären Amenorrhö

Hypothalamisch	idiopathische primäre Amenorrhö Entwicklungsstörungen Tumoren, Traumen Dystrophia adiposo-genitalis (Morbus Fröhlich) Prader-Willi-Syndrom Kallmann-Syndrom Hypothalamisches Syndrom mit Gewichtsabnahme Anorexia mentalis, Bulimie Laurence-Moon-Biedl-Syndrom Gefäßanomalien (Aneurysma, Arteriovenöse Missbildungen) systemische Erkrankungen (chronische Nierenerkrankungen, Bartter-Syndrom)
Hypophysär	Tumoren: Kraniopharyngeome, Adenome (Prolaktinome) Meningeome Entzündungen: Tbc, Syphilis, Sarcoidose, Aneurysma Hypophysenstielläsion Isolierter Gonadotropin-Mangel Zysten, Empty-Sella-Syndrom
Ovariell	primäre und sekundäre Ovarialhypoplasie (Resistant-ovary-Syndrom) Polyzystische Ovarien Gonadendysgenesis, Agonadismus Testikuläre Feminisierung Noonan-Syndrom (Symptome des TURNER-Syndroms bei normalem Chromosomensatz)
Peripher (Uterin-vaginal)	Mayer-Küster-Rokitansky-Syndrom Gynatresien (Hymen, Vagina, Zervix) Kryptomenorrhö, silent menstruation Destruktion des Endometriums (Asherman-Syndrom)
Extragenital-glandulär	Adrenogenitales-Syndrom Cushing-Syndrom Morbus Addison Hypo- und Hyperthyreose Diabetes mellitus

mifen sind teilweise Ovulationsinduktionen möglich. Seltener sind organische Störungen durch Tumoren oder Infektions- und Entzündungsfolgen. Die echte *Dystrophia adiposogenitalis (Morbus Fröhlich)* ist meist durch Hypothalamustumoren bedingt und wird sehr selten beobachtet. Häufig wird eine *Pubertätsadipositas* mit der Dystrophia adiposogenitalis verwechselt. Die Behandlung besteht in Gewichtsabnahme, in deren Folge die zurückgebliebene sexuelle Entwicklung einschließlich der Menarche von selbst in Gang kommt.

Zu den hypothalamisch bedingten Amenorrhöen gehört der kongenitale Hypogonadismus (*Kallmann-Syndrom*, irreversibler Hypogonadismus), bei dem die Entwicklung des Riechhirns (Beeinträchtigung des Riechens) und die Migration der GnRH-Neurone gestört sind und es nicht zur Gonadotropinbildung und -ausschüttung kommt. Der einfache GnRH-Test fällt negativ aus. Pulsatile GnRH-Infusionen oder wiederholte Applikationen von GnRH können die Gonadotropinsekretion anregen.

Zu den durch psychischen Stress bedingten primären (30%) oder sekundären (70%) Amenorrhöen sind das *hypothalamische Syndrom mit Gewichtsabnahme* und die *Anorexia mentalis (nervosa)* sowie die *Bulimie* zu zählen. Die Anorexia nervosa ist keine primär endokrine Erkrankung. Infolge der Verweigerung der Nahrungsaufnahme entsteht über eine negative Stickstoffbilanz ein Gewichtsverlust bis zur Kachexie und eine polyhormonale Insuffizienz. Die Amenorrhö ist dann lediglich als Folgeerscheinung aufzufassen. Meist handelt es sich um Patientinnen in psychischen Konfliktsituationen. Die Behandlung sollte in der akuten Phase in die Hände des Psychiaters bzw. Psychologen gelegt werden. Wegen der Spätfolgen eines Östrogenmangels muss die Östrogen-Gestagen-Substitution durch den Gynäkologen nach spätestens halbjähriger Amenorrhö einsetzen. Erst wenn es zur Gewichtszunahme kommt und die Remission im GnRH-Test durch eine vermehrte LH- und FSH-Ausschüttung bei gleichzeitiger Verschiebung des LH/FSH-Quotienten zugunsten von LH nachweisbar ist, kann mit dem Gestagen-, Östrogen-Gestagen- oder Clomifentest eine Induzierung des spontanen Zyklus versucht werden.

Primäre hypophysäre Amenorrhö: Hypophysäre Ursachen der primären Amenorrhö sind außerordentlich selten. Symptome treten erst beim Verlust von mehr als 70% des HVL auf. Nur bei fast vollständiger Zerstörung der Hypophyse durch Tumoren (Kraniopharyngeom), Entzündungen (Tbc, Lues), Schädel-Hirn-Traumen infolge schwerer Blutverluste oder Zirkulationsstörungen kann es zur HVL-Insuffizienz mit Amenorrhö kommen, vereinzelt auch zur Galaktorrhö. Während das Kraniopharyngeom meist mit einem hypophysären Zwergwuchs einhergeht, führt das Hypophysenadenom gehäuft zum Riesenwuchs oder bei älteren Frauen zur Akromegalie.

Primäre ovarielle Amenorrhö: Etwa 40% der primären Amenorrhöen sind gonadal bedingt. Dabei können normale genetische Befunde oder chromosomale Abweichungen als Ursache vorliegen. Fast immer findet man erhöhte FSH-Werte im Serum.

Bei den *Gonadendysgenesien*, die zur chromosomal bedingten Intersexualität zu zählen sind, ist die Amenorrhö durch eine rudimentäre Gonadenlage bedingt (Kap. 7.4). Überwiegend besteht ein Karyotyp von X0, aber auch Mosaike oder die Konstellation XY sind möglich.

Auch die gonadale Intersexualität, wie sie bei der testikulären Feminisierung, dem testikulären Hermaphroditismus und dem testikulär-ovariellen Hermaphroditismus bestehen, bedingt eine primäre gonadale Amenorrhö. Eine primär ovarielle Amenorrhö im engeren Sinne beruht, bei normalem genetischen Befund, meist auf einer Ovarialhypoplasie. Von der primären Hypoplasie mit kleinen parenchymarmen Ovarien ist die sekundäre Ovarialhypoplasie, bei der im Ovar relativ viele Follikel zu finden sind, die aber auf Gonadotropine nicht ansprechen („*Resistant-ovary-Syndrom*"), abzugrenzen. Die Unterscheidung von der Gonadendysgenesie ohne Fehlbildungen ist nur durch die histologische Untersuchung des Biopsiematerials aus den Gonaden möglich, da auch bei der Ovarialhypoplasie genetische Defekte auftreten können.

Primäre uterine oder vaginale Amenorrhö: Genitale Fehlbildungen in Form von Aplasien oder Atresien können den Uterus und/oder die Vagina betreffen *(Mayer-Rokitansky-Küster-Syndrom)*. Die sekundären Geschlechtsmerkmale (äußere Genitale und Brüste) sind aufgrund der meist intakten Ovarialfunktion voll ausgebildet. Uterus und Tuben sind hypoplastisch. Bei den erworbenen oder angeborenen *Gynatresien* (Hymenal-, Vaginal-, Zervixatresie) wird der Abfluss des Menstrualblutes behindert. Die Therapie besteht in der Beseitigung des Hindernisses (Dehnung oder Inzision).

In seltenen Fällen bleibt die Menstruation trotz völlig normaler Ovarialfunktion mit zyklischen Veränderungen am Endometrium aus. Das transformierte Endometrium unterliegt der Regression (*Kryptomenorrhö, stummer Zyklus*). Eine primäre Amenorrhö besteht auch beim angeborenen Fehlen der Gebärmutterschleimhaut oder nach Zerstörung des Endometriums im Kindesalter (durch Entzündung, Tuberkulose).

Primäre, extragenitale glanduläre bzw. endokrin-metabolische Amenorrhö: Störungen im Bereich der NNR (Hyperplasie, Morbus Addison, Cushing-Syndrom), der Thyreoidea (Hypothyreose, Kretinismus) oder des Pankreas können mit einer primären Amenorrhö einhergehen. Beim Diabetes mellitus hängt es vom Zeitpunkt der Manifestation und der Güte der Einstellung der Erkrankung ab, ob sich eine primäre oder sekundäre Amenorrhö ausbildet.

Therapie

Die Behandlung der primären Amenorrhö sollte nach eingehender Diagnostik durch Zentren für gynäkologische Endokrinologie und, soweit erforderlich, in enger Zusammenarbeit mit Pädiater, Internist und Genetiker erfolgen. Die wenigen zentral bedingten primären Amenorrhöen sollten etwa vom 13.–14. Lebensjahr an, zunächst in Form einer Rhythmustherapie, mit Sexualsteroiden behandelt werden, ehe Clomifen, GnRH oder Gonadotropine zur Anwendung gelangen. Die bei den meisten primären hypophysär bedingten Amenorrhöen und den Gonadendysgenesien, der testikulären Feminisierung sowie den verschiedenen Hermaphroditismusformen (Kap. 7) notwendige Substitutionstherapie mit Östrogenen und Gestagenen kann vom 10.–12. Lebensjahr an begonnen werden. Bevorzugt sollte eine Sequentialtherapie mit einer 10-tägigen Östrogenphase und gleich langer Östrogen-Gestagen-Phase (10–12 Tage) Anwendung finden.

➡ Dosierungsbeispiele

Substitution

Oral

1. Sequenzpräparat: Climen, Cyclo-Östrogynal, Cyclo-Progynova, Gianda (26), Klimonorm, Procyclo, Sisare zyklisch.
2. Zweiphasentherapie mit Östrogen und Gestagen: 2 mg Estradiolvalerat (Estradiol 2 mg JENAPHARM, Progynova 21, Gynokadin, Merimono 2 mg) oder 2 mg Estradiol (Estradiol 2–1 A Pharma, Estronorm 2 mg, Estrifam, Femoston mono 2 mg) oder 0,05 mg Ethinylestradiol (Ethinylestradiol 25 µg JENAPHARM) täglich über 20–22 Tage. Zusätzlich während der letzten 12–14 Tage ein Gestagen:
   2 mg Chlormadinonacetat (Chlormadinon 2 mg JENAPHARM), 5 mg Medroxyprogesteronacetat (Clinofem 5, MPA GYN 5), 5 mg Medrogeston (Prothil 5 mg), 1 mg–/–5 mg Norethisteronacetat (Norethisteron 1 mg–/5 mg JENAPHARM, Primolut-Nor-5, Gestakadin), 100–200 mg Progesteron (Utrogest) oder 10 mg Dydrogesteron (Duphaston), anschließend 3–5 (7) Tage Pause, danach Neubeginn (Abb. 3.18).

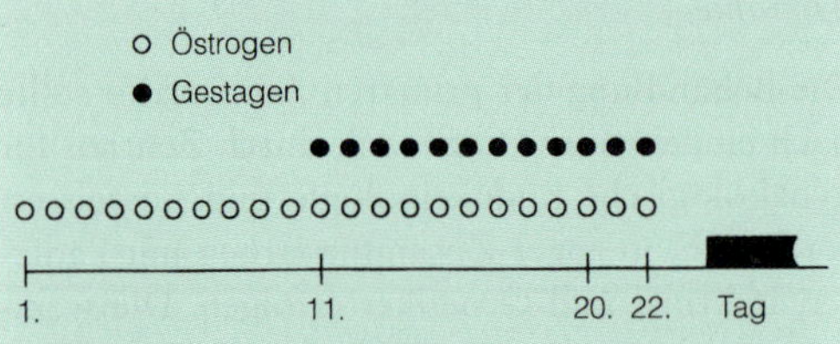

Abb. 3.18 Primäre Amenorrhö, orale Substitution in Form einer Zweiphasentherapie mit Östrogen und Gestagen

Bei der Hymenalatresie ist nur der Hymen zu öffnen und der Hämatokolpos auszuräumen. Uterus und Tuben bleiben unangetastet. Zur Vermeidung von Infektionen des inneren Genitale können Antibiotika erforderlich sein. Die Vaginalaplasie wird operativ behandelt, soweit sich nicht durch Dehnung (nach Frank) eine ausreichend lange und weite Vagina ausbilden lässt. Ebenfalls gute Resultate werden mit der Methode nach Vecchietti und der Kolpopoesis aus Peritoneum (Davydow-Kurbanowa) erzielt. Zur lokalen Nachbehandlung der Kolpopoesis peritonei sind Estriol- oder Estradiolsalbe indiziert. Bewährt haben sich in den ersten 10 Tagen Medophyllsalbeneinlagen, danach im Wechsel mit Josalind. Die parenteralen Applikationen von Estradiol mit Progesteron-Depot dienen der besseren Epithelialisierung. 3–4 Wochen nach dem Eingriff sind regelmäßige Kohabitationen möglich und bei ausreichender Epithelialisierung erwünscht, da dann Narbenstenosen seltener sind.

➡ **Dosierungsbeispiele**

Oral
Sequenzpräparat: Climen, Cyclo-Östrogynal, Cyclo-Progynova, Gianda (26), Klimonorm, Procyclo, Sisare zyklisch über 3 Behandlungszyklen.

Parenteral
5–10 mg Estradiolvalerat (Estradiol-Depot 10 mg JENAPHARM) im wöchentlichen Abstand i. m., zweimal, danach eine Woche 10 mg Estradiolvalerat (Estradiol-Depot 10 mg JENAPHARM) und 250 mg Hydroxyprogesteroncaproat (Progesteron-Depot JENAPHARM, Proluton Depot); weiter zyklische Behandlung.

3.4.4 Sekundäre Amenorrhö

Ursachen

Sekundäre Amenorrhöen sind häufiger als primäre. Es überwiegen zentrale, meist dysfunktionelle Störungen. Nach der Häufigkeit folgen ovarielle Ursachen mit Ovarialhypoplasien einschließlich dem Klimakterium praecox (prämature Ovarialinsuffizienz = POF = prämature ovarian failure < 35. Lebensjahr) sowie dem Stein-Leventhal-Syndrom (PCO-Syndrom). An dritter Stelle stehen extragenitale glanduläre Erkrankungen der NNR und der Schilddrüse. Die uterine Amenorrhö kommt selten vor. Noch seltener sind hypophysäre Ursachen. Chromosomale Anomalien sind als Ursache am seltensten. An sie ist zu denken, wenn die Amenorrhö nach ein oder zwei Blutungen in der Pubertät bzw. Adoleszenz eingetreten ist. Gelegentlich kann sich ein Triplo-X-Zustand hinter einer sekundären Amenorrhö verbergen.

Diagnostik

Nach Ausschluss einer Frühgravidität oder von Allgemeinerkrankungen (Diabetes mellitus, Schilddrüsen- und NNR-Erkrankungen) ist nach anderen Ursachen einer sekundären Amenorrhö zu suchen. Im Mittelpunkt der Diagnostik steht dabei, besonders bei Kinderwunsch, die für die weitere Prognose wichtige Frage, ob die Amenorrhö „zentral" oder „ovariell" bedingt ist (Abb. 3.16, Tab. 3.19, und 3.22). Dabei ist das Ausmaß der erforderlichen Diagnostik abhängig von der Dauer der Amenorrhö, dem Alter der Patientin, der Begleitsymptomatik und den Kinderwunsch. An erster Stelle steht immer eine genaue Anamnese, bei deren Erhebung besonders zu achten ist auf Krankheiten, Klimawechsel, Hungerkrisen, Gewichtsveränderungen, Leistungssport, Schreck, Aufregung, Medikamente, AIDS, Geburten, Fehlgeburten, Schwangerschaftsunterbrechungen und Kürettagen.

Am Anfang steht die gynäkologische Untersuchung, ehe die ambulant durchgeführten diag-

Tabelle 3.22 Schweregradeinteilung der hypothalamischen Amenorrhö mit funktionsdynamischen Testen nach Leyendecker

Grad	Testresultat
1	Clomifen-positiv mit Blutung nach
1a	induziertem biphasischen Zyklus
1b	induzierter Lutealinsuffizienz
1c	induziertem anovulatorischen Zyklus
2	Gestagen-positiv (Blutung)
	Clomifen-negativ (keine Blutung)
3	Gestagen-negativ
	Reaktion im GnRH-Test:
3a	normale („adulte") Reaktion
3b	eingeschränkte („präpuberale") Reaktion
3c	fehlende Reaktion

nostischen Maßnahmen wie Basaltemperaturmessungen, Vaginalzytologie, Zervixdiagnostik, Hormonbestimmungen und Hormontests folgen.

Formen der sekundären Amenorrhö (Tab. 3.23)

Sekundäre hypothalamische Amenorrhö: Die hypothalamische Amenorrhö ist eine hypo- oder dysgonadotrope Amenorrhö. Störungen der hypothalamischen Regulation (infolge mangelhafter Gonadotropinsekretion oder infolge einer Verschiebung des Mengenverhältnisses von FSH zu LH) führen zu einer vegetativen oder generativen Ovarialinsuffizienz und damit zur Amenorrhö. Eine Verminderung der Östrogenproduktion muss nicht bei allen hypothalamischen Amenorrhöen vorliegen. Die sekundären Geschlechtsmerkmale sind im Allgemeinen voll entwickelt. Nur bei ausgeprägten hypogonadotropen Formen lassen sich deutliche Zeichen eines Östrogenmangels im Vaginalabstrich und an der Zervix nachweisen.

Neben den verschiedenen hypothalamisch bedingten Ursachen, die bereits für die primäre Amenorrhö beschrieben wurden, spielen bei der sekundären Amenorrhö vor allem reaktiv-psy-

Tabelle 3.23 Formen der sekundären Amenorrhö

Hypothalamisch
- reaktiv psychisch
- Allgemeinerkrankungen
- Angstamenorrhö
  - Internierung
- Grossesse nerveuse (Pseudocyesis)
- hypothalamisches Syndrom mit Gewichtsabnahme
- Anorexie, Bulimie
- hypogonadotrope Hyperprolaktinämie
- postpartale Amenorrhö
  - (unkomplizierte postpartale Ovarialinsuffizienz)
- Oversuppression-Syndrom

Hypophysär
- Tumoren: Kraniopharyngeome, Adenome, Meningeome
- Entzündungen: Tbc, Lues, Sarkoidose
- Blutungen
- Nekrose (Sheehan-Syndrom)
- Hypophysektomie
- Atrophie (Simmonds-Kachexie)
- Galaktorrhö-Amenorrhö-Syndrom

Ovariell
- sekundäre Ovarialhypoplasie
- (Resistant-ovary-Syndrom)
- Oophorektomie
- Autoimmunreaktion
- prämature Ovarialinsuffizienz
  - (POF – prämature ovarian failure = Klimakterium praecox, < 35 J.)
  - Radiatio
  - Chemotherapie
  - Lebensstil (Rauchen!)
  - Viruserkrankungen

Uterin
- Destruktion des Endometriums
  - Entzündung
  - Tuberkulose
  - Radiatio
  - traumatisch, forcierte Kürettage
  - (Asherman-Syndrom)
- Synechien

Extragenital glandulär
- Late onset Adrenogenitales Syndrom
- Cushing-Syndrom, Diabetes mellitus
- Hypo- und Hyperthyreose
- Ernährungs- u. Stoffwechselstörungen

chogene Faktoren eine Rolle. Diese können ausgelöst werden durch schwere Allgemeinerkrankungen, ungünstige Umweltfaktoren wie Anpassungszwang, Furcht, Angst vor einer Gravidität, Internierung, Milieuwechsel sowie plötzliche seelische Erschütterungen, übermäßige Sorgen und körperliche Belastung (*Angstamenorrhö*). Die Spontanheilungsquote ist relativ hoch.

Die neuroendokrinen, stressbedingten Belastungen können länger dauernde Störungen der Gonadotropin- oder Prolaktinproduktion oder -sekretion zur Folge haben, wobei mehrere Phasen unterschieden werden können. Anfangs kommt es zunächst zu einer Verlängerung der Pulsationsintervalle, dann zum Abflachen der pulsatilen Ausschläge, schließlich zum Ausbleiben der pulsatilen Sekretion von LH, das heißt, die zyklische LH-Sekretion fällt aus. Nach 1–2 Monaten kann eine Spontanremission eintreten. Dauert jedoch der Stressfaktor an, so bildet sich eine lang dauernde nicht pulsatile GnRH-Produktion mit all ihren Folgen aus (länger dauernde Amenorrhö: Gesichtshirsutismus mit Akne, zunehmende Androstendion-, Testosteron- und monophasische Östrogen-Sekretion). Der Gestagentest fällt bei leichteren Störungen positiv aus. Die Endorphine sind häufig erhöht und es kann eine leichte Hyperprolaktinämie bestehen.

In diese Gruppe psychisch-hypothalamischer Ursachen ist die Amenorrhö bei *Grossesse nerveuse* (*eingebildete Schwangerschaft, Pseudocyesis*) einzuordnen, bei der es zur Zunahme des Leibesumfanges und zur Brustvergrößerung bei morgendlichem Unwohlsein kommen kann. Es werden sogar „Kindsbewegungen" angegeben.

Die *Anorexia mentalis* (*nervosa*) ist Symptom eines psychogenen, primär nicht endokrin-bedingten Krankheitsbildes. Es besteht eine hypothalamische Dysregulation infolge einer psychosozialen Reifungskrise, mit einer multifaktoriellen Entstehungsgeschichte, oft gefolgt von einem Abusus von Drogen oder Medikamenten (Diuretika, Anorektika, Laxantien) und Suizidgefahr. Sie tritt vielfach bei jungen, intelligenten Mädchen auf, die allein und in affektbetontem Familienmilieu heranwachsen. Die Entwicklung der Weiblichkeit wird nicht akzeptiert. Im Vordergrund steht die Störung im Essverhalten mit der Vorstellung, übergewichtig zu sein. Der Gewichtsverlust führt zur Anorexie mit Amenorrhö und niedrigen, nicht zyklischen FSH-LH-Werten. Anhaltende Appetitlosigkeit, Ablehnung der Nahrungsaufnahme und Fehlen des Hungergefühls oder Bulimie (anfallsweise auftretende Fresssucht) sind Symptome dieser neurotisch geprägten Frauen, deren Gewicht häufig mehr als 25 % (BMI < 19) unter der Norm liegt. In der akuten Phase entsprechen die LH- und FSH-Werte während des GnRH-Tests den Befunden in der Präpubertät. Der psychischen Regression in die Kindheit entspricht eine hormonelle Regression mit Absinken von Steroidhormonen und Schilddrüsenwerten, Fehlen zyklischer Gonadotropingipfel, Absinken des LH/FSH-Verhältnisses, Verschwinden der Pulsatilität. Leichte Formen werden als *anorektische Reaktion* bezeichnet.

Für die Stellung der Diagnose müssen sich wenigstens 2 der folgenden Kriterien:

- Amenorrhö
- Lanugobehaarung
- Bradykardie
- Phasen körperlicher Überaktivität
- Episoden von Bulimie und Erbrechens

nachweisen lassen.

Die Bulimie wird charakterisiert durch sich wiederholende Episoden von Fresssucht (wenigstens *zwei Fresssuchtattacken/Woche* über eine Phase von mindestens *drei Monaten*), bei der große Mengen Nahrung in kurzer Zeit aufgenommen werden. Die Kontrolle über das Essverhalten während der Fresssuchtattacken geht verloren. Mit regelmäßigem Erbrechen (Purging-Typ) oder mit *Laxantienabusus*, *strikten Diäten* bzw. *Fastenkuren*, *intensivem Sport* wird der Gewichtszunahme vorgebeugt (Nicht-Purging-Typ). Mit der Zunahme des Amenorrhö-Gewichtes um 2 kg kann sich der Zyklus wieder einstellen. Wird das Idealgewicht erreicht, so ist dies in 90% der Fall.

Die stressinduzierte hypogonadotrope Hyperprolaktinämie ist nicht hypophysär bedingt, sondern ist ausschließlich als hypothalamische Dysfunktion aufzufassen. Psychogene Amenorrhöen können auch mit einem hohen LH-Spiegel und niedrigen FSH-Werten oder mit niedrigem LH-Spiegel und normalen oder leicht erhöhten FSH-Werten, schließlich mit niedrigen Gonadotropin- und hohen Prolaktinwerten einhergehen.

Als Ursache der *postpartalen Amenorrhö*, die ohne organische Veränderungen der Ovarien und des HVL einhergeht, wird eine fehlende Umschaltung der hypothalamischen Regelzentren nach Beendigung der Schwangerschaft oder der Laktation diskutiert. Auch eine mangelhafte Rückbildung der schwangerschaftsbedingten Hyperplasie der Gammazellen des HVL wurde angenommen. Die postpartale Amenorrhö, die häufig mit einer starken Gewichtszunahme vom endokrinen Typ auftritt, wird auch als *unkomplizierte postpartale Ovarialinsuffizienz* bezeichnet. Sie muss vom wesentlich selteneren, durch hypophysäre Insuffizienz bedingten Sheehan-Syndrom abgegrenzt werden.

Unter dem Begriff des *Oversuppression-Syndroms* werden die Zyklusstörungen *(Post-pill-Amenorrhö, Post-pill-Amenorrhö mit Galaktorrhö, Galaktorrhö ohne Amenorrhö,* dann meist mit *Oligomenorrhö*) nach dem Absetzen hormonaler Kontrazeptiva zusammengefasst. Dabei wird von der Post-pill-Amenorrhö erst nach dem Ausbleiben der Menses für mindestens 6 Monate nach Beendigung der Steroidmedikation gesprochen. Die Ursache dieses Syndroms beruht wahrscheinlich auf dem Fortbestehen der steroidbedingten Hemmung im Hypothalamus und (oder) der Hypophyse. Dabei besteht keine Korrelation zwischen dem Auftreten der Post-pill-Amenorrhö und der Dauer der Einnahme bzw. dem Typ des hormonalen Kontrazeptivums. Da als prädisponierende Faktoren Spätmenarche, schwere Oligomenorrhö und Untergewicht vor der Steroidmedikation infrage kommen, handelt es sich wahrscheinlich um Frauen, die auch ohne „Pillen"-Einnahme Zyklusstörungen bis hin zur Amenorrhö entwickelt hätten. Die Häufigkeit liegt unter 1%. Der Gestagentest fällt meist negativ aus. Die Diagnostik sollte daher primär mit dem Östrogen- oder einem Östrogen-Gestagen-Test beginnen, wobei möglichst natürliche Estradiol-Progesteron-Derivate parenteral zu applizieren sind. Die Prognose ist sowohl für die Zyklusnormalisierung als auch für die spätere Fertilität günstig.

Sekundäre hypophysäre Amenorrhö: Aufgrund der großen Reservekapazität der Hypophyse sind sekundäre, hypophysär bedingte Amenorrhöen selten. Ein partieller oder totaler Ausfall des HVL kann durch Kraniopharyngeome oder chromophobe Adenome bedingt sein. Beim basophilen Adenom steht die Morbus-Cushing- und bei eosinophilen Adenomen die Akromegalie-Symptomatik im Vordergrund.

Nach Hypophysektomie kommt es durchweg zur sekundären Amenorrhö. Bleibt genügend intaktes HVL-Gewebe zurück, so können Partialfunktionen der Hypophyse (ACTH, TSH) erhalten bleiben.

Zum *Sheehan-Syndrom* (postpartale HVL-Insuffizienz) kommt es durch thrombotische Infarzierung des in der Schwangerschaft vergrößerten HVL (postpartale HVL-Nekrose). Das volle Krankheitsbild bildet sich erst nach einem Ausfall von mehr als 95% des HVL-Gewebes aus. Zum typischen Bild des Sheehan-Syndroms gehören A- oder Hypogalaktie im Wochenbett, ferner Adynamie, Hypoglykämie, Hypothermie, Hypotonie, Leistungsabfall, Amenorrhö, Verlust oder Ausfall der Achsel- und Schambehaarung, Blässe der Haut und Pigmentschwund, Wesensveränderungen und Libidoverlust. Zeichen schwerer Schilddrüsen- und NNR-Insuffizienz sind nur bei ausgeprägten HVL-Insuffizienzen zu beobachten. Nur in Ausnahmefällen ist eine starke Gewichtsabnahme zu verzeichnen.

Der Ausfall der gonadotropen Funktion stellt bei leichteren Formen oft das einzige klinische

Symptom dar. Es folgt je nach Ausmaß der Schädigung die thyreotrope und schließlich die kortikotrope Funktion. Eine basale, lebenserhaltende Funktion der NNR für die Mineralokortikoide und die Schilddrüse bleibt meist erhalten.

Bei der Behandlung des Sheehan-Syndroms muss ebenso wie nach Hypophysektomie eine Substitution der fehlenden oder zu wenig vorhandenen peripheren Hormone vorgenommen werden. Die NNR- und Schilddrüsensubstitution hat durch den Internisten zu erfolgen. Die ovarielle Substitution wird vorrangig mit oral wirksamen synthetischen Sexualsteroiden in Form einer Sequentialtherapie durchgeführt, da die transdermale Steroidhormon-Applikation nicht wirksam wird (Abb. 3.18). Bei dringendem Kinderwunsch ist die Gonadotropinbehandlung indiziert.

Die von Simmonds beschriebene Kachexie ist wahrscheinlich nur eine Sonderform des Sheehan-Syndroms im Sinne einer HVL-Atrophie.

Hyperprolaktinämie (*Galaktorrhö-Amenorrhö-Syndrom*): Hyperprolaktinämische Zyklusstörungen werden in ca. 70% von einer beidseitigen Galaktorrhö begleitet. Bei den sekundären Amenorrhöen ist in 10–30% eine Hyperprolaktinämie zu finden. Bei einem Drittel lassen sich Sellaveränderungen nachweisen.

Die postpartale Amenorrhö kann mit einer über Jahre anhaltenden Laktation einhergehen (*Chiari-Frommel-Syndrom*). Dieses sehr selten auftretende Krankheitsbild ist gehäuft mit Adipositas und vor allem mit einer Atrophie oder Hyperinvolution des Uterus verbunden. Als Ursache wird eine Störung im Hypothalamus-HVL-System angenommen. In einem Drittel der Fälle fanden sich Mikroadenome des HVL. Die erhöhte Prolaktinsekretion führt zur Hemmung der Gonadotropinbildung.

Vom *Forbes-Albright-Syndrom* spricht man, wenn sich unabhängig von einem vorausgegangenen Partus ein Hypophysentumor als Ursache der Galaktorrhö nachweisen lässt.

Eine Amenorrhö mit Galaktorrhö bei Nulliparae wird als *Argonz-del-Castillo-Syndrom* bezeichnet.

Tab. 3.24 enthält eine Klassifikation des Galaktorrhö-Syndroms einschließlich der möglichen Ursachen.

Bei jeder Galaktorrhö ist zunächst ein HVL-Tumor auszuschließen. Nach Friesen und Tolis können aus klinischer Sicht vier Grade der Galaktorrhö unterschieden werden

Grad I:	nur wenige Tropfen exprimierbar
Grad II:	wenigstens 1 ml lässt sich exprimieren
Grad III:	zeitweise spontane Galaktorrhö
Grad IV:	massiver, dauernder Abgang von Milch.

Es bestehen nur lockere Beziehungen zwischen der Höhe des Prolaktinspiegels und dem Schweregrad der Galaktorrhö bzw. dem Auftreten der Symptome Amenorrhö und Galaktorrhö sowie deren Reihenfolge.

Sekundäre ovarielle Amenorrhö: Bei der sekundären ovariell bedingten Amenorrhö geht die Störung primär von den Ovarien aus. Gleichzeitig kommt es zu einer erhöhten Gonadotropinausschüttung (*hypergonadotrope Amenorrhö*). Follikuläre Ursachen kommen infrage, z.B. die Nichtansprechbarkeit der Ovarien gegenüber Gonadotropinen (wohl Autoimmun-Reaktion) oder das PCO-Syndrom, eine Erschöpfung der Ovarien an Primordialfollikeln (Klimakterium praecox), Ovarialtumoren (Arrhenoblastom), Oophorektomie, die Funktionsausschaltung des Ovars durch Chemotherapie oder Bestrahlung. Entzündung und Tumoren kommen nur dann als Ursache infrage, wenn das gesamte Parenchym verdrängt wird. Eine Sonderstellung nimmt das *„Resistant-ovary-Syndrom“* ein, bei dem erhöhte Gonadotropinspiegel mit normalen Östrogenwerten korrelieren. In den Ovarien befinden sich zahlreiche Primordialfollikel, die auf den Gonadotropinstimulus nicht reagieren. Bei

Tabelle 3.24 Klassifikation des Oligo-Amenorrhö-Galaktorrhö-Syndroms, modifiziert nach del Pozo

Syndrom oder auslösender Vorgang	Mechanismus oder Fehlleistung, Anovulation, Oligo-Amenorrhö
Chiari-Frommel-Syndrom	Fehlleistung des Hypothalamus post partum, Rückkehr zur zyklischen Aktivität bleibt aus
Argonz-del-Castillo-Syndrom	idiopathische hypothalamische Dysfunktion
Forbes-Albright-Syndrom	Hypophysentumor: autonome Prolaktinsekretion? gestörte hypothalamisch-hypophysäre Verbindung? sekundär zur hypothalamischen Störung?
durch Medikamente bedingt wie z. B. Psychopharmaka, Kontrazeptiva, Östrogene, Hormonersatztherapeutika (Steroidhormone)	provoziert durch Alteration der hypothalamischen regulatorischen Kontrollen, PIF-Hemmung
in Verbindung mit regulären ovulatorischen Perioden und normalen Prolaktinwerten	Mechanismus unbekannt, neurale Stimulation?
nach Thoraxverletzung	Mechanismus unbekannt, neurale Stimulation?
in Verbindung mit unregelmäßigen Zyklen und Corpus-luteum-Insuffizienz	wahrscheinlich direkte Interferenz mit der Progesteronsynthese
nach Durchtrennung der hypothalamisch-hypophysären Verbindungen	chirurgische Eingriffe zur Behandlung metastatischer Erkrankungen oder diabetischer Retinopathie
bei Endokrinopathien wie Hypothyreoidismus, Hyperthyreoidismus, Cushing-Syndrom, Nelson-Syndrom	Mechanismus unbekannt; sekundär zur hypothalamischen Dysfunktion oder Durchtrennung der hypophysären Verbindung? unterbrochener hypophysär-adrenaler Feedback?
nach infektiösen Erkrankungen	funktionelle hypophysäre Abschaltung durch Herpes zoster, Meningitis, Enzephalitis, Sarkoidose u. a.
in Verbindung mit polyzystischen Ovarien	Störung der Kontrolle von HVL, NNR und Ovar
Hyperprolaktinämie bei fortgeschrittenen Nierenerkrankungen	Mechanismus unbekannt
ektopische Prolaktinsekretion	Hypernephrom
Hyperprolaktinämie mit sekundärem Hypogonadismus ohne Galaktorrhö	Ursache für das Nichtansprechen des Mammagewebes auf Prolaktin ist unbekannt

diesem Syndrom können jedoch spontane Remissionen auftreten.

Sekundäre uterine Amenorrhö: Die sekundäre uterine Amenorrhö ist fast immer eine normogonadotrope Amenorrhö mit biphasischem Basaltemperaturverlauf. Sie entsteht nach Zerstörung des Endometriums infolge Entzündung, Tuberkulose, radiologischer Therapie oder forcierter Kürettage. Bei der traumatischen Amenorrhö (*Asherman-Syndrom*) ist fast immer eine Kürettage nach Abortus bzw. Partus, oft mit nachfolgender Entzündung, die Ursache. Dabei wird durch zu harte Kürettage besonders das Endometrium in Richtung innerer Muttermund entfernt. Die Folge sind Synechien in diesem Bereich. Meist bleibt aber ein Basalisrest in den Tubenwinkeln erhalten.

Sekundäre extragenitale (glanduläre) Amenorrhö: Erkrankungen anderer endokriner Organe, besonders der NNR, Thyreoidea und des Pankreas, die nach der Menarche auftreten, können entweder durch direkte Beeinflussung der Gonaden, über die hypothalamische Regelung oder auf metabolischem Wege zur sekundären Amenorrhö führen. Diese Amenorrhöform ist häufig hypogonadotrop. Sowohl bei der NNR-Unterfunktion (Morbus Addison), die mit Adynamie, Haarausfall und Hyperpigmentierung einhergeht, als auch bei der NNR-Überfunktion (AGS, Cushing-Syndrom, Nebennierentumor) kommt es zur Amenorrhö oder Oligomenorrhö. Bei der NNR-Überfunktion sind fast immer Zeichen der Androgenisierung zu finden.

Sekundäre Amenorrhö bei Ernährungs- und Stoffwechselstörungen: Als Ursache einer Ovarialinsuffizienz kann Unterernährung mit erheblichem Eiweiß- und Vitaminmangel infrage kommen. So werden die manchmal bei Lebererkrankungen zu beobachtenden Zyklusanomalien auf verminderte Inaktivierung der Östrogene in der Leber zurückgeführt.

Therapie

Allgemeines: Bei sekundären Amenorrhöen wird nach Ausschluss einer Gravidität in den wenigsten Fällen eine organische Ursache zu finden sein, sodass dysfunktionelle Störungen anzunehmen sind. Bei leichten Dysregulationen kann sich bereits durch Beseitigung von seelischen Konflikten und Überforderungen oder durch Psychotherapie, Hydrotherapie, Gymnastik, Abmagerung bei Übergewicht, Kostaufbau bei Untergewicht, Behebung von NNR- oder Schilddrüsenstörungen der Zyklus wieder normalisieren. Entweder primär oder bei Erfolglosigkeit dieser Maßnahmen ist eine Hormontherapie indiziert. Besonders bei Patientinnen mit Minderwertigkeitsempfindungen, mit ungenügender Ausprägung der sekundären Geschlechtsmerkmale und mit Schwangerschaftsangst ist die Herbeiführung einer Hormonentzugsblutung anzustreben. Bei der Ovarialhypoplasie ist zur Verhinderung atrophischer Genitalveränderungen und einer Osteoporose primär die Substitutionstherapie indiziert (Tab. 3.25). In der Praxis hat es sich bewährt, bei der Behandlung eine Differenzierung in kurz dauernde sekundäre Amenorrhö mit einer Dauer bis zu ½ Jahr und in lang andauernde sekundäre Amenorrhö mit einer Dauer von ½ Jahr und länger vorzunehmen.

Behandlung der sekundären Amenorrhö von kurzer Dauer: Bei kurzfristigen, prognostisch günstigen Amenorrhöen mit positivem Gestagentest, d. h.: Anzeichen eines nur geringen Öst-

Tabelle 3.25 Indikationen für die Östrogen-Gestagen-Therapie bei sekundärer Amenorrhö

Hypothalmisch-hypophysäre Störungen
kurzfristige, leichte und kurzdauernde sekundäre Amenorrhö ohne Kinderwunsch
Anorexia mentalis (nervosa) (schwere Form)
Zustand nach Hypophysektomie
Ovarielle Störungen
vorzeitige Erschöpfung der Ovarialfunktion (POF)
Destruktion der Ovarien durch Entzündung, gutartige Zysten und Tumoren
Zustand nach Kastration
Gonadotropin-„Resistant-ovary“-Syndrom
Androgen-Östrogen-Imbalance (PCO-Syndrom, PCO)
Uterine Störungen
Intrauterine Synechie (Asherman-Syndrom)
Endometriumdestruktion (Tbc, Schistosomiasis, forcierte Kürettage)

rogenmangels, ist die Rhythmusbehandlung mit Östrogen-Gestagen-Kombinationen über 3 Behandlungszyklen indiziert. Dabei reichen vielfach die Dosierungen des Östrogen-Gestagen-Tests zur Erzielung einer Hormonentzugsblutung und zur Stimulierung der hypothalamisch-hypophysären Zentren aus. Der Abstand zwischen den einzelnen Steroidmedikationen kann 4–8 Wochen betragen, da es bei der hohen Quote der Spontanheilungen sekundärer hypothalamischer Amenorrhöen bzw. übe einen „Rebound-Effekt" zu einem spontanen Zyklus mit Ovulation kommen kann. Basaltemperaturmessungen für das sofortige Erkennen sind sinnvoll.

Einige Tage nach der oralen Medikation oder 8 bis 14 Tage nach parenteraler Applikation setzt eine Hormonentzugsblutung ein. Bei Erfolglosigkeit der Steroidhormonbehandlung und vor allem bei Kinderwunsch kommen antiöstrogene ovulationsauslösende Substanzen oder Prolaktininhibitoren bei nachgewiesener Hyperprolaktinämie zur Ovulationsauslösung in Betracht. Bleibt ein biphasischer Zyklus aus und werden die Hormonentzugsblutungen schwächer, so sollte die Weiterbehandlung wie bei der lang dauernden, schweren Amenorrhö erfolgen.

➡ Dosierungsbeispiele zur Rhythmusbehandlung

Oral

1. Östrogen-Gestagen-Kombination: Minisiston (1–2 × 1 Drag. tägl.), Valette (1–2 × 1 Drag. tägl.), Petibelle (1–2 × 1 Tabl. tägl.), Yasmin (1–2 × 1 Tabl. tägl.), Gravistat 125 (1 × 1 Dragee täglich) u. a. über 10 Tage alle 4–8 Wochen wiederholbar (Abb. 3.19), bei Kinderwunsch evtl. anschließend an die Abbruchblutung Ovulationsinduktion mit Clomifen (Clomifen GALEN, ClomHEXAL 50, Clomifen-ratiopharm).
2. Östrogen: 2 mg Estradiolvalerat (Estradiol 2 mg JENAPHARM, Progynova 21, Gynokadin, Merimono 2 mg) oder 2 mg Estradiol (Estradiol 2–1 A Pharma, Estronorm 2 mg, Estrifam, Femoston mono 2 mg) und ein
Gestagen: 5 mg Medroxyprogesteronacetat (Clinofem 5 mg, MPA GYN 5), 5 mg Medrogeston (Prothil 5), 2 mg Chlormadinonacetat (Chlormadinon 2 mg JENAPHARM), 1–5 mg Norethisteronacetat (Norhisteron 1 mg–/–5 mg JENAPHARM, Primolut-Nor-5, Gestakadin) über 10–14 Tage alle 4–8 Wochen.
3. Sequenzpräparate: Climen, Cyclo-Östrogynal, Cyclo-Progynova, Gianda (26), Klimonorm, Procyclo, Sisare u. a. zyklisch über 3–6 Zyklen.

Parental

5–10 mg Estradiolvalerat (Estradiol-Depot 10 mg JENAPHARM) i. m. und 250 mg Hydroxyprogesteroncaproat (Progesteron-Depot JENAPHARM, Proluton Depot) i. m. alle 4–8 Wochen über 3–6 Zyklen (Abb. 3.20).

Behandlung der sekundären Amenorrhö längerer Dauer: Bei sekundären Amenorrhöen längerer Dauer richtet sich die Behandlung nach dem Ausfall der oralen Hormontests sowie der Prolaktin- und FSH-Bestimmung im Serum. Bei positivem Gestagentest erfolgt die Behandlung wie

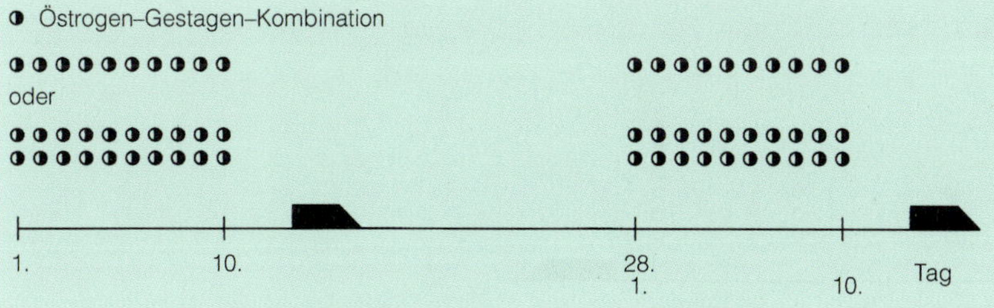

Abb. 3.19 Orale Rhythmusbehandlung mit einer Östrogen-Gestagen-Kombination bei sekundärer Amenorrhö

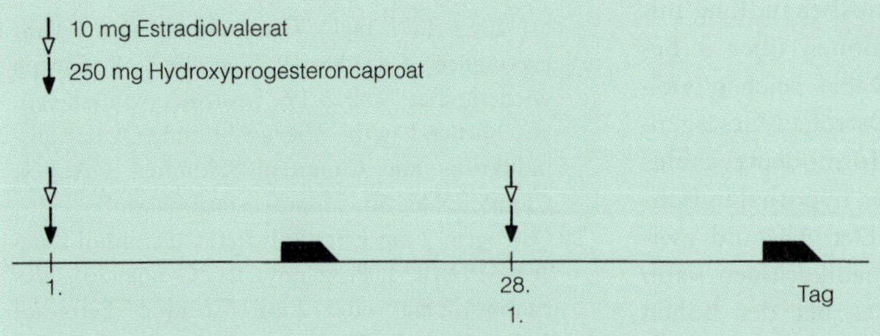

Abb. 3.20 Parenterale Rhythmusbehandlung mit Östrogen und einem Gestagen

bei kurz dauernder Amenorrhö (Östrogen-Gestagen, dann bei Kinderwunsch Ovulationsauslöser). Fällt der Gestagentest wiederholt negativ aus, so ist eine eingehende klinische Diagnostik indiziert. Fällt nach dem negativen Gestagentest auch der Östrogentest wiederholt negativ aus, so handelt es sich mit großer Wahrscheinlichkeit um eine uterine Amenorrhö. Bevor eine Endometriumtransplantation in Erwägung gezogen wird, sollte prinzipiell über 3–6 Zyklen, am besten parenteral mit Östrogenen hochdosiert behandelt werden. Bei Nichterfolg ist die Hysteroskopie mit Lösung der Synechien anzuschließen. Während der hochdosierten Östrogenbehandlung sind in regelmäßigen Abständen gynäkologische Untersuchungen mit Bestimmung des Zervix-Score, der Endometriumdicke im Ultraschall und zum Ausschluss einer Hämatometra durchzuführen.

➡ Dosierungsbeispiele zur Behandlung der uterinen Amenorrhö

Oral

1. Östrogen: 2 mg Estradiolvalerat (Estradiol 2 mg JENAPHARM, Progynova 21, Gynokadin, Merimono 2 mg) oder 2 mg Estradiol (Estradiol 2–1 A Pharma, Estron orm 2 mg, Estrifam 2 mg, Femoston mono 2 mg) in steigender Dosierung: 2 Wochen täglich 1 Tablette/Dragee, 2 Wochen täglich 2 Tabletten/Dragees, 2 Wochen täglich 3 Tabletten/Dragees, 2 Wochen täglich 4 Tabletten/Dragees, zusätzlich in der letzten Woche ein Gestagen: 4 mg Chlormadinonacetat (Chlormadinon 2 mg JENAPHARM), 10 mg Dydrogeston (Duphaston), 10 mg Norethisteronacetat (Norhisteron 5 mg JENAPHARM, Primolut-Nor-5), 10 mg Medroxyprogesteronacetat (Clinofem 5, MPA GYN 5) oder 10 mg Medrogeston (Prothil 5) (Abb. 3.21).

Parental

1. 10 mg Estradiolvalerat (Estradiol-Depot 10 mg JENAPHARM, Progygnon-Depot-10) i. m. am

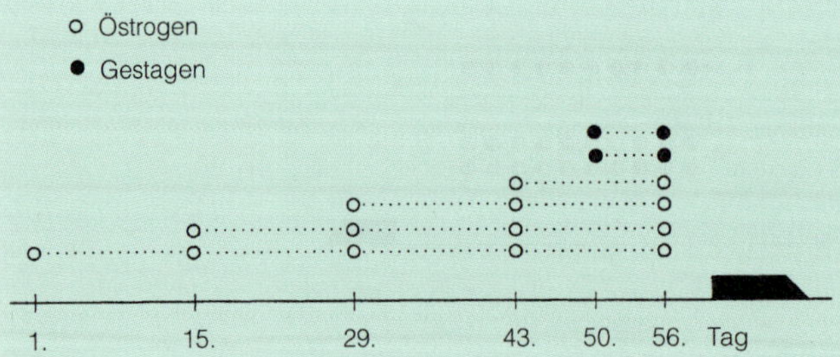

Abb. 3.21 Uterine Amenorrhö, orale Östrogenbehandlung in steigender Dosierung

1. und 8. Behandlungstag und 250 mg Hydroxyprogesteroncaproat (Progesteron-Depot JENAPHARM, Proluton Depot) i. m. am 15. Behandlungstag (Abb. 3.22). Falls keine Abbruchblutung eintritt, Dosiserhöhung auf je 20 mg Estradiolvalerat am 22. und 29. Zyklustag. Eine Woche später 250 mg Hydroxyprogesteroncaproat i. m. Falls wieder keine Abbruchblutung eintritt, Dosiserhöhung auf 30 mg Estradiolvalerat. Bei Blutungen wird die erreichte Estradiolvalerat-Dosis beibehalten. Die Behandlung erstreckt sich über 3–6 Zyklen.

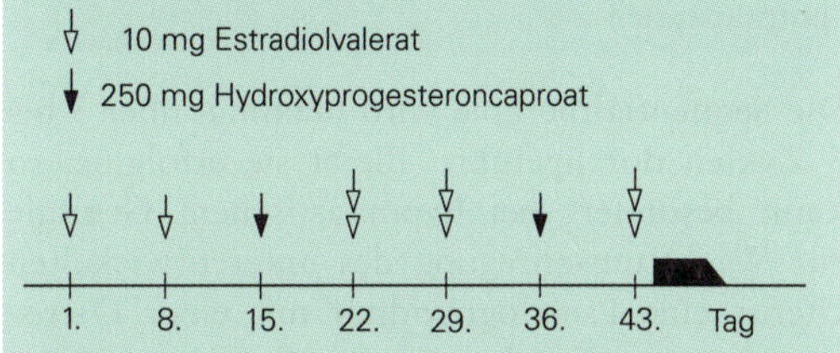

Abb. 3.22 Uterine Amenorrhö, parenterale Behandlung mit Depotpräparaten

2. 10 mg Estradiolvalerat (Estradiol-Depot 10 mg JENAPHARM) i. m. am 1., 8., 15. und 22. Tag und zusätzlich 250 mg Hydroxyprogesteroncaproat (Progesteron-Depot JENAPHARM, Proluton Depot) i. m. am 17. Tag oder ein orales Gestagen: 4 mg Chlormadinonacetat (Chlormadinon 2 mg JENAPHARM), 10 mg Dydrogeston (Duphaston), 10 mg Norethisteronacetat (Norhisteron 5 mg JENAPHARM, Primolut-Nor-5), 10 mg Medroxyprogesteronacetat (Clinofem 5, MPA GYN 5) oder 10 mg Medrogeston (Prothil 5) in der letzten Woche (Abb. 3.23).

Bei positivem Östrogen- bzw. Östrogen-Gestagen-Test ist durch die FSH-Bestimmung zu klären, ob es sich um eine zentrale (hypothalamisch und/oder hypophysär) oder ovarielle Insuffizienz handelt. Wird FSH erhöht gefunden und eine ovarielle Störung bestätigt, so ist bei Kinderwunsch unter Umständen durch eine hochdosierte Gonadotropinbehandlung doch noch eine Ovulation zu erzielen, sofern Follikel vorhanden sind, die durch Ultraschall oder Biopsie nachgewiesen werden können. Andernfalls ist eine Substitution mit Östrogenen und Gestagenen in Form einer Sequentialtherapie zur Ausbildung oder Erhaltung der sekundären Geschlechtsmerkmale und zur Verhütung der Osteoporose erforderlich.

Nach Ausschluss der uterinen und ovariellen Formen verbleiben die zentral bedingten Amenorrhöen, die mit den Clomifen- und GnRH-Tests differenziert werden können. Bei positivem Clomifentest erscheint die Rhythmusbehandlung mit Östrogenen und Gestagenen in Form einer Sequentialtherapie berechtigt, da der endogene Zyklus auf diese Weise gelegentlich eingeregelt werden kann. Fällt der Clomifentest negativ aus, bei positivem GnRH-Test, so ist die

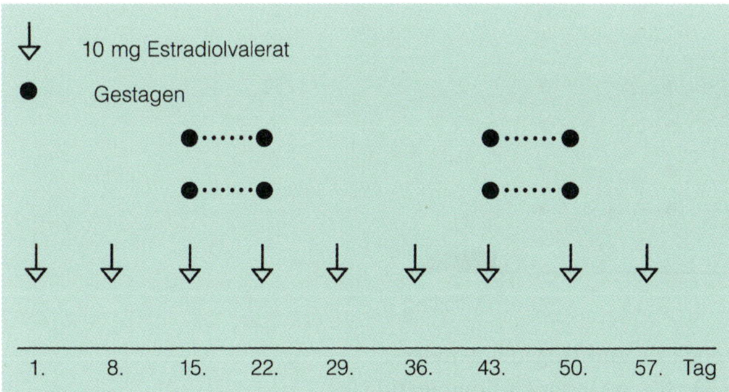

Abb. 3.23 Uterine Amenorrhö, orale und parenterale Behandlung

Steroidmedikation wenig erfolgversprechend und rein substitutiv. Bei Kinderwunsch sollte daher die Ovulationsauslösung mit GnRH oder Gonadotropinen versucht werden. Fallen Clomifen- und GnRH-Test negativ aus, so muss die Ovulationsinduktion mit Gonadotropinen vorgenommen werden.

➡ Dosierungsbeispiele zur Rhythmusbehandlung

Oral

1. Sequenzpräparat: Klimonorm, Climen, Cyclo-Progynova, Gianda, Procyclo, Sisare zyklisch.
2. Östrogen: 2 mg Estradiolvalerat (Estradiol 2 mg JENAPHARM, Progynova 21, Gynokadin, Merimono 2 mg) oder 2 mg Estradiol (Estradiol 2−1 A Pharma, Estrifam, Estronorm 2 mg, Femoston mono 2 mg) täglich über 20(−22) Tage und zusätzlich ein Gestagen:
   2 mg Chlormadinonacetat (Chlormadinon 2 mg JENAPHARM), 1−5 mg Norethisteronacetat (Norhisteron 1 mg−/5 mg JENAPHARM, Primolut-Nor-5, Gestakadin), 5 mg Medroxyprogesteronacetat (Clinofem 5 mg, MPA GYN 5) oder 5 mg Medrogeston (Prothil 5) vom 11.−20. (22.) Behandlungstag. Der neue Behandlungszyklus beginnt nach 7-tägiger Pause.

Parenteral

10 mg Estradiolvalerat (Estradiol-Depot 10 mg JENAPHARM) i. m. am 1., 8. und 15. Tag und zusätzlich 250 mg Hydroxyprogesteroncaproat (Progesteron-Depot JENAPHARM, Proluton Depot) i. m. am 15. Tag über 3 Zyklen (Abb. 3.24) über 3 Zyklen.

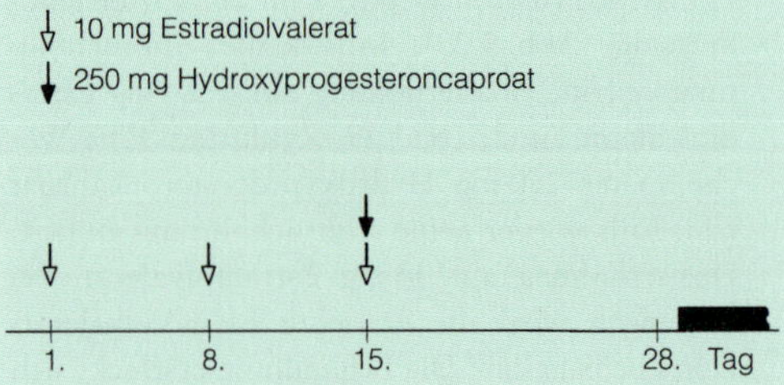

Abb. 3.24 Sekundäre Amenorrhö, parenterale Rhythmusbehandlung mit Östrogen-Gestagen-Depotpräparaten

Die Sequentialtherapie wird maximal über 3 bis 6 Zyklen durchgeführt. Bleibt sie erfolglos, so kann besonders bei hypoplastischem Genitale zur Wachstumsanregung des unterentwickelten Uterus eine Pseudogravidität mit einer Östrogen-Gestagen-Kombination indiziert sein. Im Gegensatz zur Pseudogravidität bei normalgroßem Uterus sollte bei der Hypoplasie bzw. bei sekundären Amenorrhöen mit starkem Östrogenmangel die Pseudogravidität immer mit einer Östrogenvorbehandlung beginnen. Bei Kinderwunsch sollte die Pseudogravidität zur Verbesserung von Durchblutung und Wachstum des Uterusmuskels jeder Ovulationsinduktionsbehandlung vorausgehen, damit der Uterus seiner Funktion als Fruchterhalter besser gerecht werden kann.

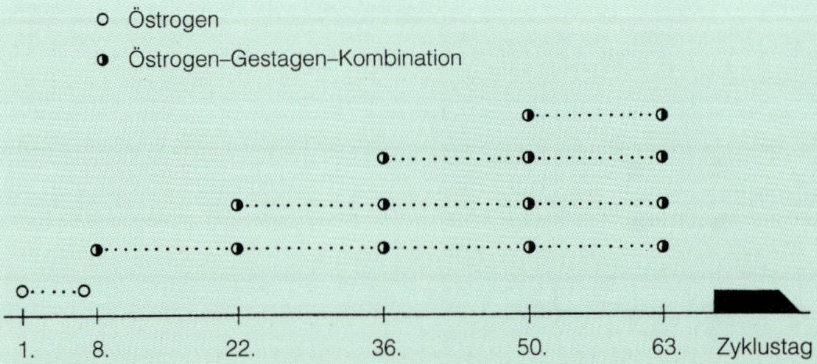

Abb. 3.25 Pseudogravidität bei Uterushypoplasie und langandauernder Amenorrhö mit einem Östrogen und einer Östrogen-Gestagen-Kombination (Progesteronderivate)

➡ Dosierungsbeispiele zur Pseudogravidität

Oral

Erste Woche: Östrogen: 0,05–0,1 mg Ethinylestradiol (Ethinylestradiol 25 µg JENAPHARM) oder 2–4 mg Estradiolvalerat (Estradiol 2 mg JENAPHARM, Progynova 21, Estrifam 2 mg) täglich.
2. und 3. Woche: 1 Dragee/Tablette einer Östrogen-Gestagen-Kombination: Valette, Petibelle, Yasmin, Belara u. a. täglich.
4. und 5. Woche: 2 Dragees/Tabletten täglich.
6. und 7. Woche: 3 Dragees/Tabletten täglich.
8. und 9. Woche: 4 Dragees/Tabletten täglich (Abb. 3.25).

Parental

20 mg Estradiolvalerat (Estradiol-Depot 10 mg JENAPHARM) i. m. im wöchentlichen Abstand über 8 Wochen, zusätzlich von der 3. Woche an 250 mg Hydroxyprogesteroncaproat (Progesteron-Depot JENAPHARM, Proluton Depot) (Abb. 3.26).

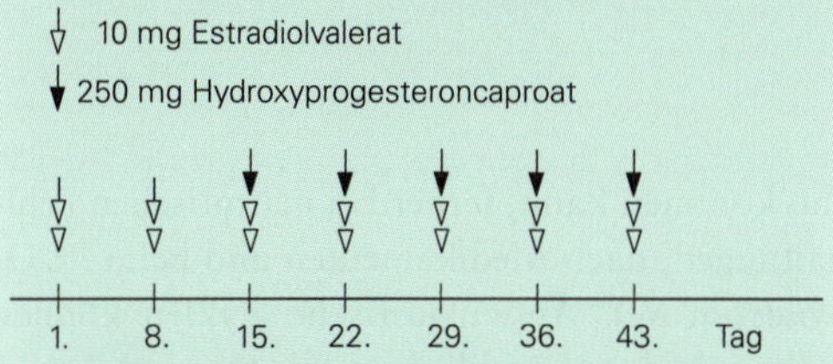

Abb. 3.26 Parenterale Pseudogravidität bei Uterushypoplasie und lang andauernder Amenorrhö mit Depotpräparaten

Nach der 2. Gestagenspritze tritt Amenorrhö und Konzeptionsschutz ein. Cave: Der Uterus wächst mit. IUD-Faden kann verschwinden.
Nebenwirkungen: Ödeme, leichte Gewichtszunahme. Thromboembolien wurden nicht beobachtet. Kontraindikationen beachten.

Ovulationsauslösung

Bei der Post-pill-Amenorrhö entfällt selbstverständlich die Behandlung mit Sexualsteroiden. Zur Therapie werden bei normalem Prolaktinspiegel Clomifen und Gonadotropine verwendet.

Beim Galaktorrhö-Amenorrhö-Syndrom richtet sich die Behandlung nach der Grundkrankheit. Hypophysenvorderlappentumoren (Prolaktinome) werden je nach Größe entweder mit Prolaktinhemmern oder bei Nichtansprechen operativ behandelt. Bei Hypothyreosen reicht gewöhnlich die Schilddrüsenhormonsubstitution aus. Die Behandlung der funktionellen Galaktorrhö kann mit Prolaktinhemmern in hoher Dosierung, bei Nichterfolg zusätzlich mit Clomifen und Gonadotropinen vorgenommen werden. Bei der Clomifen-Gonadotropin-Behandlung wird primär die Ovarialfunktion stimuliert und die Laktationshemmung wahrscheinlich indirekt über eine vermehrte endogene Steroidbildung erreicht. Clomifen wird aber immer dann unwirksam sein, wenn die Gonadotropine stark erniedrigt sind. Am wirksamsten ist die Therapie mit Prolaktinhemmern (Bromocriptin, Lisurid, Metergolin). Diese Substanzen bewirken eine gezielte Laktationshemmung über eine Unterdrückung der Prolaktinsekretion im Bereich der Hypophyse und möglicherweise auch des Hypothalamus. Die Hypothalamus-HVL-Ovar-Achse wird günstig beeinflusst, da es durch die Hemmung der Prolaktinsekretion zu einem Verschieben des Prolaktin-Gonadotropin-Verhältnisses zugunsten der Gonadotropine und zur Normalisierung der Pulsatilität kommt. Die Folge ist häufig eine Normalisierung des Zyklus mit Induktion der Ovulation.

➡ Dosierungsbeispiele zur Ovulationsauslösung

1. 2,5–7,5 mg Bromocriptin (Pravidel 2,5 mg, kirim gyn, Bromocriptin AbZ 2,5 mg, Bromocriptin-CT 2,5 mg, Bromocriptin beta 2,5, Bromocriptin-ratiopharm 2,5 mg) täglich über Monate (Abb. 3.27).
2. 200–600 µg Lisurid (Dopergin) täglich über Monate (Abb. 3.27).
3. 4–8 mg Metergolin (Liserdol) täglich über Monate (Abb. 3.27).
4. Die Behandlung mit 200 mg Pyridoxin (Vitamin B6) täglich über Monate ist anzuwenden, wenn Dopaminergika nicht vertragen werden. Der Erfolg ist fraglich.

Bei lang andauernder hypothalamischer Amenorrhö mit Kinderwunsch ist die Follikelreifung

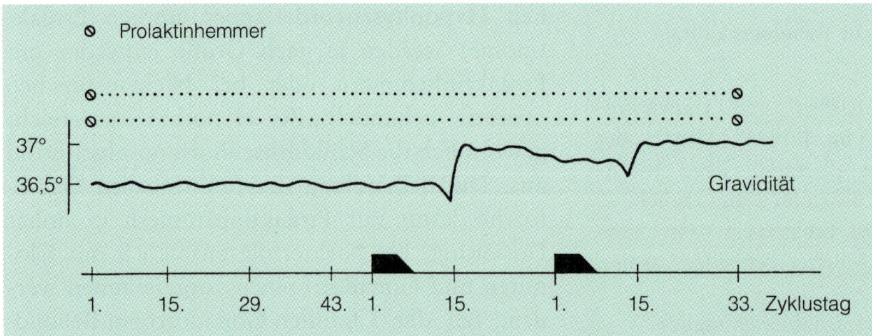

Abb. 3.27 Galaktorrhö-Amenorrhö-Syndrom; kontinuierliche Langzeitbehandlung mit Prolaktinhemmern

und Ovulation durch eine Gonadotropinbehandlung oder pulsatile GnRH-Infusion zu induzieren (s. Kap. 4). Der Nachweis, dass eine Ovulation und damit eine Schwangerschaft prinzipiell möglich ist, kann psychologisch sehr wichtig für junge Mädchen sein.

3.5 Anovulatorischer Zyklus

3.5.1 Definition

Als anovulatorische Zyklen werden periodische Blutungen ohne vorherige Ovulation und ohne Gelbkörperbildung bezeichnet. Diese Zyklen verlaufen monophasisch, d. h. der typische Basaltemperaturanstieg in der zweiten Zyklushälfte bleibt aus. Der Progesteronspiegel im Plasma liegt unter 5 pg/ml (15 nmol/l). Die periodischen Blutungen sind als Pseudoregelblutung aufzufassen.

3.5.2 Allgemeines

Anovulatorische Zyklen kommen physiologischerweise in allen Übergangsphasen vor, d. h. in den Jahren nach der Menarche, 1–2 Zyklen post abortum bzw. post partum, nach Antikonzeption oder in der Prämenopause. Im geschlechtsreifen Alter treten sie gehäuft bei Adnexentzündungen, physischen oder psychischen Belastungen, intensiver sportlicher Betätigung, in deren Folge es auch zur sekundären Amenorrhö kommen kann, ferner bei neurotischen Fehlhaltungen, nach Medikamenten und beim PCO-Syndrom auf. Anovulatorische Zyklen können während der Geschlechtsreife temporär zwischen biphasischen Zyklen eingeschaltet sein. Regelmäßig vierwöchentliche Blutungen sind dann selten. Häufig besteht eine monophasische Poly- oder Oligomenorrhö.

Es ist möglich, dass am Endometrium dennoch geringe Sekretionszeichen zu finden sind, die auf eine kurzfristige Progesteronwirkung durch einen luteinisierten Follikel schließen lassen. Besonders in der Perimenopause könnte für die gehäuften anovulatorischen Zyklen der Wegfall des „regulatorischen“ Ovarialhormons Inhibin, das die negative Feedback-Kontrolle für FSH ausübt, von Bedeutung sein. Dieses Hormon sinkt mit der Abnahme der Follikelzahl vor der Menopause ebenfalls ab. Es ist nicht klar, inwieweit ein Rückgang der Inhibinbildung für einen Teil der Zyklusstörungen mitverantwortlich sein könnte.

3.5.3 Diagnostik

Anhand des Menstruationskalenders sind anovulatorische Zyklen von biphasischen Zyklen nicht zu unterscheiden. Zyklen unter 22 Tagen sprechen für eine fehlende Ovulation. Die Diagnose ist durch die Basaltemperaturmessung zu sichern, da der für die Ovulation charakteristische Temperaturanstieg in der zweiten Zyklushälfte ausbleibt. Mit einer Strichabrasio am 1. Blutungstag kann die Diagnose gesichert werden. Das Farnkrautphänomen des Zervixschleims ist ständig unterschiedlich stark positiv. Der Progesteronspiegel im Serum liegt durchweg unter 3 nmol/l (1 ng/ml). Die Gonadotropine können erhebliche uncharakteristische Schwankungen aufweisen. Prolaktin und Androgene sind in einige Fällen erhöht.

3.5.4 Therapie

Zyklusregulierung

Anovulatorische Zyklen sind nicht nur bei Kinderwunsch behandlungsbedürftig. Bei unregelmäßigen anovulatorischen Zyklen kommt eine Behandlung mit Sexualsteroiden infrage, um zu häufige Blutungen in ihrer Rhythmik zu normalisieren bzw. langfristige Östrogendominanz zu verhindern. Die Steroidmedikation stellt dann gleichzeitig eine Prophylaxe eventuell sonst auftretender dysfunktioneller Blutungen dar. Dies gilt besonders für Frauen in der Prämenopause. In welcher Form die Steroide gegeben werden, d. h. ob als Gestagene allein oder in Kombination mit Östrogenen, ergibt sich aus der Beschwerden-Symptomatik (z. B. Mastopathie, Mastodynie, prämenstruelles Syndrom) bzw. aus der Höhe des Östrogenspiegels (Endometriumbefund, Serumwerte am 21. Tag).

➡ Dosierungsbeispiele für die Normalisierung unregelmäßig anovulatorischer Zyklen

Oral

1. Gestagen: 2 mg Chlormadinonacetat (Chlormadinon 2 mg JENAPHARM), 10 mg Dydrogesteron (Duphaston), 1–5 mg Norethisteronacetat (Norethisteron 1 mg–/5 mg JENAPHARM, Primolut-Nor-5, Gestakadin), 5 mg Medroxyprogesteronacetat (Clinofem 5, MPA GYN 5) oder 5 mg Medrogeston (Prothil 5 mg) vom (14.) 16.–25. Zyklustag.
2. Sequenzpräparat: Klimonorm, Climen, Cyclo-Progynova, Cyclosa, Oviol 22, Gianda, Procyclo, Sisare u. a. zyklisch.
3. Zweiphasentherapie
Östrogen: 0,05 mg Ethinylestradiol (Ethinylestradiol 25 µg JENAPHARM) oder 2 mg Estradiolvalerat (Estradiol 2 mg JENAPHARM, Progynova 21, Gynokadin, Merimono 2 mg) oder 2 mg Estradiol (Estradiol 2–1 A Pharma, Estrifam, Estronorm 2 mg) täglich über 22 Tage, zusätzlich die letzten 10–12 Tage ein
Gestagen: 2 mg Chlormadinonacetat (Chlormadinon 2 mg JENAPHARM), 10 mg Dydrogeston (Duphaston), 1–5 mg Norethisteronacetat. (Norethisteron 1 mg–/5 mg JENAPHARM, Primolut-Nor-5, Gestakadin), 5 mg Medroxyprogesteronacetat (Clinofem 5, MPA GYN 5) oder 5 mg Medrogeston (Prothil 5 mg).
4. Östrogen-Gestagen-Kombination: Minisiston, Valette, Petibelle, Yasmin, Belara, Leios u. a. täglich 1 Dragee/Tablette vom (14.) 16.–25. Zyklustag.

Parenteral

1. 250 mg Hydroxyprogesteroncaproat (Progesteron-Depot JENAPHARM, Proluton Depot) i. m. am 18. Zyklustag (Abb. 3.28).

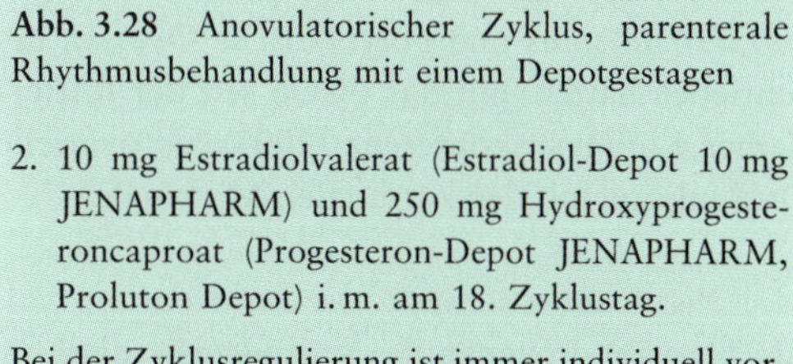

Abb. 3.28 Anovulatorischer Zyklus, parenterale Rhythmusbehandlung mit einem Depotgestagen

2. 10 mg Estradiolvalerat (Estradiol-Depot 10 mg JENAPHARM) und 250 mg Hydroxyprogesteroncaproat (Progesteron-Depot JENAPHARM, Proluton Depot) i. m. am 18. Zyklustag.

Bei der Zyklusregulierung ist immer individuell vorzugehen: Dabei sollte man sich prinzipiell von dem

Grundsatz leiten lassen, mit der geringsten Dosis den gewünschten therapeutischen Effekt zu erzielen. So wird man zunächst zyklisch eine Zweiphasentherapie durchführen oder Östrogen-Gestagen-Kombinationen verordnen und anschließend nur noch prämenstruell behandeln. Nach dreimaliger Wiederholung der Steroidmedikation empfiehlt es sich, 1–2 Spontanzyklen abzuwarten. Bei erneuter Störung kann die Behandlung wiederholt werden.

Ovulationsauslösung bei Sterilität

Die wichtigste Indikation zur Hormonbehandlung bei anovulatorischen Zyklen stellt die Ovulationsauslösung bei Kinderwunsch dar. Allerdings setzt sie reifungsfähige Follikel voraus. Die Behandlungserfolge sind nach dem 35. Lebensjahr bei primärer Sterilität nur mäßig. Zur Ovulationsauslösung eignen sich Sexualsteroide (Retroprogesteron), antiöstrogene Substanzen (Clomifen), gonadotrope Hormone (FSH, hCG) und GnRH sowie die Kombinationsbehandlung mit diesen Substanzen. Durch prämenstruelle Gestagen- oder Östrogen-Gestagen-Gaben, durch hormonale Kontrazeptiva in üblicher Dosierung über 3 bis 6 Zyklen, schließlich durch eine Pseudogravidität (besonders bei hypoplastischem Uterus) lassen sich über den Ausgleich einer Androgen-Östrogen-Imbalance im nächsten Zyklus die Voraussetzungen für eine Ovulationsauslösung verbessern. Zur Normalisierung des Zyklus bzw. zur Herbeiführung einer Konzeption bei hyper- und normoprolaktinämischen Ovarialinsuffizienzen sind Prolaktininhibitoren anzuwenden. Bei stärkerer adrenaler Androgenisierung können Kortikosteroid-Derivate zur Ovulationsauslösung indiziert sein, z. B. Dexamethason 1,5–3,0 mg täglich unter Kontrolle der Androgenwerte.

3.6 Polyzystische Ovarien (PCO-Syndrom)

3.6.1 Allgemeines

Das Syndrom der polyzystischen Ovarien (PCO) umfasst eine Vielzahl sich überschneidender, schwer abgrenzbarer Dysfunktionen von Ovar und NNR und wird als Prototyp einer mit Hyperandrogenämie in Verbindung stehenden anovulatorischen Zyklusstörung aufgefasst. Außerdem können metabolische Störungen bis hin zum Metabolischen Syndrom (MBS) mit auftreten. Nachdem 1935 Stein und Leventhal für das PCO-Syndrom die drei klassischen Symptome: *Amenorrhö, Hirsutismus* und *polyzystische Ovarien* beschrieben hatten, gilt das PCOS seit der Rotterdamer Konsensuskonferenz (2003) als ovarielle Dysfunktion mit den kardinalen Merkmalen:

1. Oligomenorrhö und/oder Anovulation
2. Hyperandrogenämie (Androgenisierung)
3. polyzystische Ovarien.

Die Diagnose des PCOS kann erst dann gestellt werden, wenn von den drei kardinalen Merkmalen zwei vorhanden sind. In die Manifestation der ovariellen Dysfunktion sind dabei die Menstruationsstörungen (Oligo- oder Amenorrhö), die Zeichen der Androgenisierung, die erhöhten LH-Werte, die Adipositas (Fettleibigkeit), die Insulinresistenz sowie das Risiko für einen Diabetes mellitus Typ II und für kardiovaskuläre Ereignisse mit eingeschlossen. In Rotterdam wurde daher auch festgelegt, dass für das *Metabolische Syndrom* mit *androider Adipositas, pathologischer Glukosetoleranz, Dyslipidämie und arterieller Hypertonie* wenigstens drei der nachfolgenden Kriterien erfüllt sein müssen:

1.	abdominale Fettsucht mit einem Taillenumfang	> 88 cm,
2.	Triglyzeride	> 150 mg/d,

3.	HDL-C	< 50 mg/dl,
4.	Blutdruck	> 130/> 85 mm Hg,
5.	Nüchtern und 2 h Glukose im OGTT-2-h-Wert	110–126 mg/dl +/oder 140–199 mg/dl.

Das PCO kann in Sonderfällen andere Endokrinopathien, wie den Morbus Cushing, die kongenitale adrenale Hyperplasie, die ovarielle Hyperthecose, den Hypothyreoidismus und die hyperprolaktinämische Ovarialinsuffizienz mit einschließen.

Prävalenz

Das PCOS ist die häufigste Endokrinopathie der Frau mit einer Prävalenz von 5–10 %, die im Ansteigen begriffen ist. Anhand von ultrasonographischen Untersuchungen wurde unter Einbeziehung von laborchemischen Analysen eine Prävalenz von ca. 21 % bei Frauen im Alter < 35 Jahren erhoben (Koivunen et al., 1999). Bei Frauen mit Zeichen einer Androgenisierung ließen sich in 72,1 % polyzystische Ovarien nachweisen, wobei 56,6 % auf die klassische Form und 15,5 % auf die milde ovulatorische Form entfielen (Carmina et al., 2006). 75 % der Frauen mit einem PCOS sind steril. Das Metabolische Syndrom (MBS) weist beim PCOS eine höhere Prävalenz auf, besonders wenn die klassischen Kriterien erfüllt werden. Die Prävalenz wird aber signifikant modifiziert vom Gewicht (BMI) und ist in den USA mit 43–46 % wesentlich höher als in Italien mit 8,2 %, wobei dieselbe bei ovulierenden PCOS mit 5 % noch niedriger ist (Carmina et al., 2006). Adoleszentinnen mit einem PCOS haben eine höhere Prävalenz des MBS als Nicht-PCOS-Adoleszentinnen. Als Risikofaktor für das MBS wird nur die Hyperandrogenämie, unabhängig von der Adipositas und Insulinresistenz, wirksam (Coviello et al., 2006).

Symptome

Am häufigsten sind Androgenisierungserscheinungen, wobei der Hirsutismus mit androidem Behaarungstyp an Kinn, Oberlippe, Wangen, Linea alba, Rücken, LWS, Oberschenkel, Gesäß, Handrücken dominiert. Mitunter treten Akne, Seborrhö, Regeltempostörungen (Oligo- oder Amenorrhö) als Zeichen der Anovulation und Adipositas auf. Selten kommt es zu Virilisierung mit Klitorishypertrophie, tiefer Stimme, Stirnglatze, männlichem Körperbau und Defeminisierung.

Meist sind die Ovarien deutlich vergrößert, im äußersten Fall bis zum 5-Fachen der Norm, grau-weißlich aussehend („perlweiß“) und kleinzystisch. Die Kapsel ist fibrosiert. Unter ihr sind vorwiegend randständig zahlreiche erbs- bis kirschgroße, teils atretische, eine verdickte Theca interna aufweisende Follikelzysten vorhanden. Mitunter finden sich größere Thekazellnester im Stroma.

Polyzystische Ovarien von normaler Größe können bei verschiedenen NNR-Überfunktionen (Hyperplasie, Tumor) auftreten. Bei dieser Form sind die subkapsulären Follikelzysten selten und die Thekazellhyperplasie fehlt.

3.6.2 Ätiologie

Die Ätiologie ist noch immer weitestgehend unbekannt. Genetische und Umweltfaktoren sind aber von entscheidender Bedeutung. In den letzten Jahren wird für das PCOS die Hypothese vertreten, dass bei genetischer Prädisposition eine frühe intrauterine Androgendominanz für die Entstehung und Manifestation erforderlich ist. Erst mit dem Eintreten der Pubertät entwickeln sich dann die charakteristischen Symptome einschließlich der abnormen LH-Sekretion und der Insulinresistenz. Die Manifestation erfolgt schließlich mit Ausreifung der hypothalamisch-hypophysär-ovariellen Achse während der Adoleszenz (Franks et al., 2006). Auf genetischer Basis wird das fetale Ovar zu Hypersekretion von Androgenen angeregt. Zurzeit ist noch unklar, wie die mütterliche Umgebung die Entwicklung zum PCOS direkt beeinflusst. Diese

Hypothese von Franks et al. (2006) wird durch die experimentelle, klinische und genetische Forschung gestützt. So entwickeln u. a. auch weibliche Primaten, nicht nur Säuger, die in utero einem Androgenexzess ausgesetzt sind, im adulten Leben ein PCOS. Für diese Hypothese sprechen auch die klinischen Beobachtungen an zwei Schwestern. Die eine wies mit 15 Jahren, unmittelbar nach der Pubertät, und die andere mit 11 Jahren, bereits vor der Pubertät, ultrasonographisch die Zeichen des PCOS auf. Bei beiden bildete sich im Laufe der Adoleszenz das Vollbild des PCOS aus (Vambergue et al., 2006). Aufgrund dieser Beobachtung wurde postuliert, dass das PCO eine LH-unabhängige intraovarielle Hyperandrogenämie ist, die wahrscheinlich durch einen Hyperinsulismus im Kontext mit einer genetischen Abnormität induziert wird und sich vor der Pubertät entwickelt. Es besteht Evidenz für ein PCOS-Gen, das auf dem Chromosomen 19p13 lokalisiert ist. Bekannt ist auch, dass das Cyp-19-Gen auf dem Chromosom 10 verstärkt beim PCOS exprimiert wird. Weitere Gen-Polymorphismen wurden beschrieben. Bei Frauen mit einem PCOS konnten Veränderungen am CYP-11-a-Gen, das verantwortlich für die Seitenkettenabspaltung am p-450 zeichnet, und am Insulin-Gen nachgewiesen werden. Die Valproattherapie bei Epileptikerinnen kann mit einer exzessiven Gewichtszunahme einhergehen, die dann mit einer Hyperinsulinämie und einem ILGF-BP-Abfall assoziiert ist, die zur Hyperandrogenisierung und Ausbildung eines PCOS führen. Die Valproattherapie wirkt dann als Imitator für ein PCOS (Harden, 2005).

Die Pathogenese des PCOS ist sehr komplex und noch nicht eindeutig geklärt. Typisch sind Hyperandrogenämie und Hyperöstrogenämie. Zumindest 5 Hormonsysteme: Hypothalamus-Hypophysenvorderlappen, Ovarien, Nebennierenrinde, Pankreas und periphere Konversion sind in die Entwicklung des PCO involviert. Die vermehrte LH-Ausschüttung mit erhöhter Amplitude und Frequenz und ein erhöhter LH-FSH-Quotient bedingen eine erhöhte ovarielle Androstendion- und Testosteronbildung. Im Ovar werden aufgrund von Enzymdefekten vermehrt Androgene gebildet, die intraovariell die Follikulogenese hemmen und auch mit einer vermehrten Follikelatresie einhergehen. Die Estronspiegel sind signifikant erhöht, wodurch FSH unterdrückt wird. Die veränderte Östrogensynthese beeinträchtigt das Pulsatilitätsmuster von GnRH mit allen Folgen für die verstärkte LH-Pulsation. Die tonisch erhöhte LH-Konzentration bedingt eine Hypertrophie der Theca interna und führt zur Hyperandrogenämie. Parallel steigt das Insulin an, das gemeinsam mit dem IGF-1 die Androgenproduktion in der Theca interna steigert. Der SHBG-Spiegel ist erniedrigt. Im Fettgewebe erfolgt eine verstärkte Aromatisierung von Androstendion in Estron. Die Ursachen der Hyperinsulinämie sind beim PCOS mannigfaltig. Neben einer gestörten β-Zell-Funktion wurde bei 50 % der PCOS-Patientinnen ein Post-Rezeptor-Defekt bei der Insulin-vermittelten Signalübertragung festgestellt. Insulin und LH sind aber auch unabhängig voneinander in der Lage, die ovarielle Androgenproduktion zu stimulieren. Übergewichtige neigen stärker zu einer Insulinresistenz und Hyperinsulinämie und haben häufiger erhöhte LH-Spiegel und einen erhöhten LH-FSH-Quotienten. Enzymdefekte in der NNR führen ebenfalls zu einem Anstieg der Androgene. Außerdem wurde eine erhöhte Aktivität der 5α-Reduktase postuliert, die einen erhöhten Kortisol-Katabolismus und konsekutiv eine ACTH-vermittelte Hyperandrogenämie bewirkt.

Vereinfacht dargestellt, ergibt sich gegenwärtig u. a. folgende Vorstellung zur Pathogenese des PCO:

Eine vermehrte Androgenbildung ovarieller, adrenaler oder gemischt ovariell/adrenaler Herkunft führt zur Insulinresistenz und Hyperinsulinämie und Anstieg von IGF_1 sowie einer verstärkten extraglandulären Östrogenbildung, hauptsächlich von Estron im Fettgewebe. Die dadurch erhöhten Östrogenblutspiegel, die mit den normalen dynamischen Östrogenveränderungen im Zyklus interferieren, führen zu einer dauerhaft gesteigerten LH-Stimulierbarkeit des

HVL durch GnRH und einer latenten Hyperprolaktinämie. Frequenz und Amplitude der pulsatilen LH-Sekretion nehmen zu, FSH sinkt eher ab und lässt pulsatile Schwankungen vermissen. Die permanente hohe azyklische LH-Sekretion steigert ihrerseits die ovarielle Androgenbildung allein oder in Kombination mit Insulin und IGF_1. Erhebliche Variationen sind möglich.

3.6.3 Diagnostik

Die Diagnostik stützt sich in der Praxis vorwiegend auf die Anamnese (Oligo- oder Amenorrhö), den Hirsutismus bei leichter Adipositas und den Tast- und Sonographiebefund der Ovarien (Abb. 3.29) oder evtl. die Laparoskopie mit Biopsie. Das alleinige ultrasonographische Bild der Ovarien stellt noch keine Bestätigung der Diagnose dar. Aus sonographischer Sicht müssen für ein PCOS folgende Kriterien erfüllt sein: Sonomorphologisch müssen mindestens 12 randständige Follikel zwischen 2 und 9 mm, eine Zunahme des ovariellen Stromas und der Ovarlänge > 30 mm oder ein Ovarvolumen > 10 ml feststellbar sein. Der dreidimensionale vaginale Ultraschall bietet eine höhere Sicherheit bei der Diagnosestellung, schließt das Multifollikuläre Syndrom (MFO) aus und minimiert die falsch positiven Diagnosen des PCOS, wenn als mittlere Follikelzahl > 20 bestimmt werden und > 10 im sonographischen Feld.

Das Anti-Müller-Hormon (AMH) ist bei PCOS-Patientinnen 3-fach erhöht im Vergleich zu den

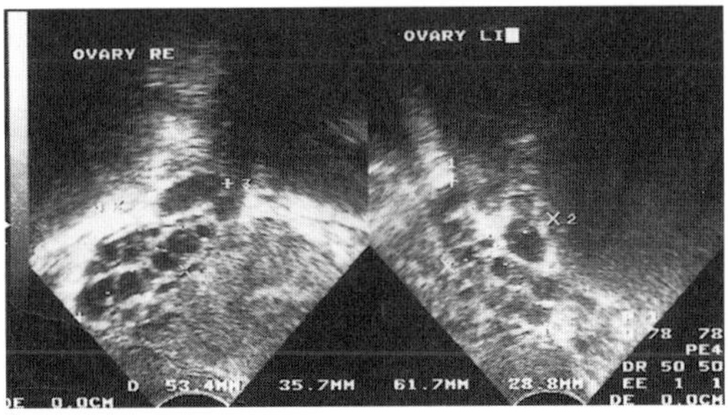

Abb. 3.29 Sonographisches Bild vom PCO-Syndrom

Kontrollen und korreliert signifikant mit der Anzahl der antralen Follikel. Das AMH reflektiert die Veränderungen am Ovar besser als Inhibin B, das beim PCOS ebenfalls erhöht ist, und wird somit zu einem sicheren Diagnostikum.

Eine eingehende endokrinologische Diagnostik ist bei bestehendem Kinderwunsch und kurz zurückliegender Androgenisierung im Hinblick auf die zu wählende Therapie indiziert. Die basale LH- und FSH-Bestimmung sollte ebenso erfolgen wie die Bestimmung von Testosteron, Androstendion, Estron, Estradiol und SHBG. Die Unterfunktion der Schilddrüse, eine Hyperprolaktinämie sowie adrenale und ovarielle Tumoren sind auszuschließen.

Die Insulinresistenz bzw. der Verdacht auf dieselbe kann in der Praxis sehr schnell mit dem HOMA-IR (Homeostatic Model Assessment – Insulin Resistance; Tab. 3.26) aus dem Nüchternblut erfasst werden:

$$\text{Serum-Insulin } (\mu U/ml) \times \text{Glukose } (mg/dl) : 405$$

oder

$$\text{Serum-Insulin } (\mu U/ml) \times \text{Glukose } (mmol/l) : 22{,}5$$

Tabelle 3.26 Interpretation des HOMA-Index

< 1	=	normal
> 2	=	Verdacht auf eine Insulinresistenz
> 2,5	=	Insulinresistenz sehr wahrscheinlich
> 4	=	Insulinresistenz
> 5	=	Durchschnittswert bei Diabetes mellitus Typ 2

Bei einem erhöhtem HOMA-IR sollte immer ein oraler Glukosetoleranztest mit 75 g Glukose angeschlossen werden, bei dem zum Zeitpunkt 0 sowie nach 60 und 120 Minuten Glukose und Insulin bestimmt werden.

Von den verschiedenen dynamischen Funktionstests hat sich unter pragmatischen Gesichtspunkten nur der Dexamethason-Langzeit-Hemmtest nach Abraham zur Unterscheidung von ovariellen und adrenalen Funktionsanomalien in Kombination mit Bestimmungen von Testosteron, Androstendion, DHEAS und Dihydrotestosteron im Blut bewährt. Der GnRH-Doppelstimulierungstest hat sich nicht bewährt.

Das wissenschaftlich sicherste Diagnostikum stellt die histologische Untersuchung des keilrezesierten oder durch Probeexzision bei der Laparoskopie gewonnenen Ovarialgewebes dar.

3.6.4 Therapie

Sie richtet sich im Wesentlichen nach der endokrinologischen Anomalie und den Wünschen der Patientin. Im Interesse der betroffenen Frauen sollten daher nicht nur die Diagnostik, sondern auch die Therapie frühestmöglich erfolgen, wobei die unterschiedlichen Therapie-Ziele: *Beseitigung oder Reduzierung der Stigmata der Androgenisierung, Normalisierung des Zyklus und, falls notwendig, Induktion der Ovulation, Normalisierung der metabolischen Veränderungen* mit den verschiedenen Therapie-Varianten zu erreichen sind. Bei Übergewichtigen (BMI > 25) oder Adipösen (BMI > 30) mit Zyklusstörungen steht die Gewichtsreduktion u. a. über eine Zunahme der Körperbewegungen im Vordergrund. Bereits eine Reduktion des Körpergewichtes um 5 % kann zur Zyklusnormalisierung, Abnahme der Androgenisierungserscheinungen und Verbesserung der Fertilitätschancen führen.

Unabhängig vom Kinderwunsch sollte zunächst die Östrogen-Androgen-Imbalance behoben und der Gonadotropin-Quotient durch Suppression normalisiert werden. Die Suppression der ovariellen Androgene erfolgt im Anschluss an eine GnRH-Analoga-Therapie am effektivsten mit hormonalen Kontrazeptiva (Elkind-Hirsch et al., 1996), vorausgesetzt, die basale Konzentration an freiem Testosteron ist nicht zu hoch. Bei Jugendlichen und Frauen ohne Kinderwunsch sollten unabhängig vom Ausmaß der Androgenisierungserscheinungen, soweit keine Kontraindikationen bestehen, Mikropillen mit einem der antiandrogen wirksamen Gestagene Dienogest, Chlormadinonacetat, Drospirenon oder Cyproteronacetat zur Langzeiteinnahme über Jahre oder wenigstens als Langzyklus im Rhythmus 84/7 Tage verordnet werden, um die gestörte Ovarialfunktion zu unterdrücken und damit die endogene Androgenproduktion zu reduzieren. Bei Jugendlichen kann im ersten Jahr der Anwendung der Langzyklus über 42/7 Tage praktiziert werden. Treten während des 7-tägigen einnahmefreien Intervalls, der Pause, Seborrhö und Akne auf, so sollte die Pause auf 3–4 Tage verkürzt oder zur kontinuierlichen Langzeiteinnahme übergegangen werden. Die zyklische Applikation der Mikropillen kann nicht mehr empfohlen werden, da im einnahmefreien Intervall primär die Androgensynthese im Ovar beginnt und dadurch das PCOS und die Stigmata der Androgenisierung immer wieder angefacht werden. Bei der zyklischen Einnahme (21/7 Tage) ist durch orale hormonale Kombinationspräparate kein Einfluss auf das Ovarvolumen, die Follikelzahl und Follikelanordnung zu erreichen (Mulders et al., 2005). Die orale Zufuhr des Östrogens führt zur Zunahme des SHBG und damit zu einer stärkeren Androgenbindung im

Tabelle 3.27 Einfluss der verschiedenen Therapieformen beim PCOS auf die Hyperandrogenämie, Ovulation und den Stoffwechsel (modifiziert nach Schöfl et al., 2004).

	Hyperandrogenämie	Ovulation	Stoffwechsel
Gewichtsabnahme	↓	+	+
Insulinsensitizer	↓	+	+
Hormonale Kontrazeptiva mit antiandrogener Wirkung	↓	–/+	(–)
Laparoskopische Ovaroberflächenbehandlung (Drilling)	↓ temporär	+	–

peripheren Blut. Die sekundäre Amenorrhö wird durch die Substitution behoben.

Dominiert die adrenale Androgenüberproduktion, so empfiehlt sich ebenfalls das oben dargestellte Vorgehen oder aber die niedrig dosierte Kortikoiddauermedikation zu Hemmung der Nebennierenrindenfunktion. Ist letztere Therapie nach den Androgenwerten und dem klinischen Befund erfolgreich, so kann sie fortgesetzt werden. Die möglichen Nebenwirkungen der Kortikosteroide sind zu beachten.

Auch bei Kinderwunsch mit adrenaler Hyperandrogenämie kann die Kortikosteroidbehandlung mit Prednisolon oder Dexamethason sehr erfolgreich sein. Ist die Androgenisierung mit einer Hyperprolaktinämie gekoppelt, dann sollte die Therapie zunächst mit einem Prolaktinhemmer vorgenommen werden.

Der Nachweis metabolischer Störungen beim PCOS, aber auch die Diagnose des PCOS per se führten dazu, dass zur Behandlung der androgeninduzierten Insulinresistenz die Insulinsensitizer Bigunaide (Metformin), Thiazolidindione (Rosiglitazon, Pioglitazon) und D-chiro-Inositol eingesetzt wurden. Durch die Insulinsensitizer wird die Bildung von IGFBP-1 (insulin growth factor binding protein) begünstigt und über die Reduktion der IGF/IGFBP-1-Ratio die Androgenproduktion gedrosselt. Das freie Testosteron fällt ab. Metformin führt zur Abnahme des Serumcholesterins und der Triglyzeride sowie zum Anstieg des HDL-Cholesterins. Der Blutdruck wird gesenkt und das Gewicht reduziert. Die gestörte Vaskularisation des Endometriums wird signifikant verbessert. Basierend auf der Erkenntnis, dass auch schlanke Frauen mit einem PCOS eine Insulinresistenz aufweisen können und bei adipösen PCOS-Patientinnen auf der Basis der Adipositas eine Insulinresistenz angenommen werden kann, ergibt sich, dass die gestörte Insulinresistenz nicht eine notwendige Voraussetzung für die Metformintherapie ist.

Bei Frauen mit einem PCOS und Kinderwunsch empfiehlt sich eine 5-wöchige Vorbehandlung mit Metformin, ehe zusätzlich zyklisch mit Clomifen behandelt wird. Nach Nestler et al. (2002) sollte die Metformin-Therapie bei Frauen mit PCOS mit metabolischen Symptomen als Monotherapie versucht werden. Bleibt die Ovulation über 6 Monate aus, so ist die Kombination mit Clomifen indiziert. Die Clomifentherapie mit täglichen Dosen zwischen 50–150 mg sollte am 3. Zyklustag beginnen und sich über 5 Tage erstrecken.

Die Meta-Analyse zum Cochrane-Review 2005 ergab, dass Metformin sehr effektiv zur Ovulationsauslösung bei Frauen mit PCOS eingesetzt werden kann. Die Ovulations-OR im Vergleich zu Placebo beträgt für Metformin 3,88 und für Metformin und Clomifen im Vergleich zu Clomifen alleine 4,41.

Metformin sollte im reproduktionsfähigen Alter nur unter strenger Zyklus- und Ovulationskontrolle angewendet und bei Kinderwunsch mit der Ovulation abgesetzt werden. Mit der Metformintherapie lassen sich im Trend bessere Ergebnisse für die Fertilisations-, Implantationsrate und klinische Schwangerschaften nach IVF/ICSI bei PCOS-Patientinnen erreichen (Seifert und Bals-Pratsch, 2006). Allerdings nimmt bei PCOS-Patientinnen durch Metformin alleine oder in Kombination mit Clomifen das Risiko von Mehrlingen (Drillingen) zu. Über dieses Risiko sind die PCOS-Patientinnen zu informieren.

Rosiglitazon verhält sich im Vergleich zum Metformin für den Insulin-, Testosteron- und Androstendionabfall gleich, senkt aber den LH/FSH-Quotienten und DHEAS signifikant stärker. Rosiglitazon war während einer 6-monatigen Therapie bei der Zyklusnormalisierung und Reduzierung des Hirsutismus effektiver als Metformin. Die Kurzzeittherapie mit Rosiglitazon (2×4 mg) über 3 Zyklen in Kombination mit Clomifen 5×100 mg vom 3. Zyklustag an war im Vergleich zur gleichlangen Metformin-Therapie (3×500 mg) mit Clomifen 5×100 mg bei

Clomifen-resistenten PCOS signifikant effektiver bei der Ovulationsinduktion als Metformin.

Nach drei erfolglosen Clomifen-Kuren sollte eine Gonadotropinbehandlung mit hochgereinigtem menschlichem FSH, evtl. auch GnRH pulsatil, durchgeführt werden.

Da Clomifen nicht nur die Östrogen-, sondern auch die Androgenbildung anhebt, ist es angebracht, vor der alleinigen Clomifentherapie eine Vorbehandlung mit einem Cyproteronacetat-, Dienogest-, Drospirenon- oder Chlormadinonacetat-haltigen Präparat über 3 Zyklen durchzuführen. Mit Gabe von GnRH-Agonisten kontinuierlich kann zunächst eine Downregulierung erfolgen, ehe sich die Gonadotropinbehandlung oder eine pulsatile GnRH-Behandlung anschließt.

Der Ovar-Drilling mit dem Laserstrahl oder einer elektrochirugischen Nadelpunktion an 4 bis maximal 10 Stellen jedes Ovars führt temporär für maximal 9 Monate zur Verbesserung der Ovulationen und zum Rückgang der Androgenisierung. Diese Operation stellt keine kausale Therapie dar. Kommt es innerhalb eines halben Jahres nach der Vaporisation nicht zur Normalisierung des Zyklus oder zu einer Schwangerschaft, so kann erneut mit Clomifen behandelt werden, das nach der Operation meist wieder wirksam wird.

➡ Dosierungsbeispiele

Androgenisierung ohne Kinderwunsch

Oral

1. Dienogest-haltige Östrogen-Gestagen-Kombination (Valette), kontinuierliche Langzeiteinnahme ohne Pause oder Langzyklus 84/7 Tage, bei Adoleszentinnen im ersten Jahr Langzyklus 42/7 Tage (Abb. 3.30).
2. Drospirenon-haltige Östrogen-Gestagen-Kombination (Petibelle, Yasmin, aida, Yasminelle), kontinuierliche Langzeiteinnahme ohne Pause oder Langzyklus 84/7 Tage, bei Adoleszentinnen im ersten Jahr Langzyklus 42/7 Tage (Abb. 3.30).
3. Chlormadinonacetat-haltige Östrogen-Gestagen-Kombinationen (Belara, Belanca), kontinuierliche Langzeiteinnahme ohne Pause oder Langzyklus 84/7 Tage, bei Adoleszentinnen im ersten Jahr Langzyklus 42/7 Tage (Abb. 3.30).
4. Cyproteronacetat-haltige Östrogen-Gestagen-Kombination (Diane 35, u. a.), kontinuierliche Langzeiteinnahme ohne Pause oder Langzyklus 84/7 Tage, bei Adoleszentinnen im ersten Jahr Langzyklus 42/7 Tage (Abb. 3.30).
5. Umgekehrte Sequentialtherapie: 10–100 mg Cyproteronacetat (Androcur 10, Androcur 50, Virilit) vom 5.–14. (19.) Zyklustag und ein Östrogen: 0,05 mg Ethinylestradiol (Ethinylestradiol 25 µg JENAPHARM) oder 2 mg Estradiolvalerat (Estradiol 2 mg JENAPHARM, Progynova 21, Gynokadin, Merimono 2 mg) oder 2 mg Estradiol (Estradiol 2–1 A Pharma, Estrifam, Estronorm 2 mg) vom 5.–25. Zyklustag.

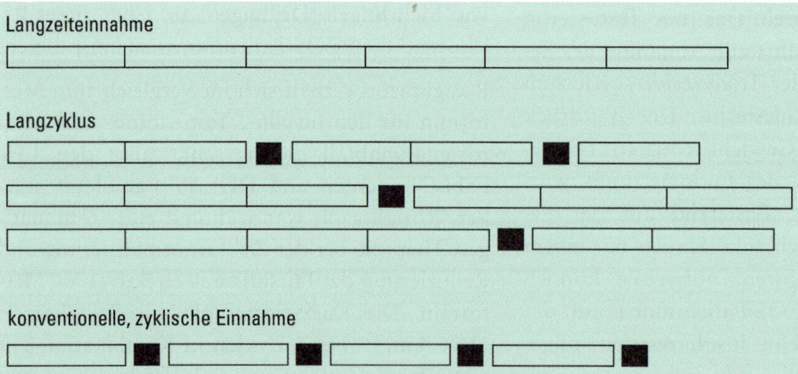

Abb. 3.30 Langzeiteinnahme, Langzyklus 42/7, 63/7 und 84/7 sowie konventionelle zyklische Einnahme von antiandrogenwirksamen oralen hormonalen Mikropillen

Insulinsensitizer

Metformin (Biocos, Meglucon, Metformdoc, Metformin-ratiopharm, Siofor u. a.) täglich 3 × 500 mg bis 2 × 1000 mg. Um die Verträglichkeit zu verbessern und die Nebenwirkungen zu reduzieren, wurden erfolgreich Dosissteigerungen praktiziert.
Dosierungsschema nach Sils et al., (2000):
1. Woche: 1 × 500 mg Metformin täglich,
2. Woche: 2 × 500 mg Metformin täglich,
von der 3. Woche an 2 × 850 mg,
bei Adipositas II° oder III° 3 × 850 mg Metformin täglich.

Dosierungsschema nach Nestler et al., (2002):
3–4 Tage 1 × 500 mg Metformin täglich,
3–4 Tage 2 × 500 mg Metformin täglich,
3–4 Tage 500 mg Metformin morgens und 1000 mg Metformin abends, danach
2 × 1000 mg Metformin täglich.

Die ersten Insulin-senkenden Effekte stellen sich bei diesen abgestuften Therapien erst nach ca. 3 Monaten ein.
Rosiglitazon (Avandia) 2 × 4 mg täglich.

Intramuskulär-oral
GnRH-Agonisten: Enantone-Gyn Monats-Depot, Decapeptyl Gyn, Zoladex-Gyn 1 Amp. am 25. Zyklustag i. m. oder subkutan applizieren; evtl. Wiederholung nach 28 Tagen. Nach 4 Wochen oder vom 5. Zyklustag an Langzyklus oder Langzeiteinahme mit einem der unter 1.–5. aufgeführten Präparate.

Ovulationsauslösung bei Kinderwunsch: s. Kap. 4. Wegen der Gefahr der Überstimulierung der Ovarien ist Clomifen alleine beim PCO vorsichtig zu dosieren. 1. Behandlungszyklus 50 mg (1 Tabl.) vom 5.–9. Zyklustag.

3.7 Metrorrhagie, Dauerblutungen, azyklische Blutungen

3.7.1 Allgemeines

Unter der *Metrorrhagie* werden Blutungen mit einer Dauer von mehr als 10 Tagen verstanden, die in unterschiedlicher Stärke auftreten. Meist ist der Zyklus nicht mehr erkennbar. In etwa 30 % der Fälle handelt es sich um organisch bedingte (Tab. 3.28) und in 70 % um dysfunktionelle uterine Blutungen auf der Grundlage einer Follikelpersistenz, anderer hormonaler, selten nichthormonaler Störungen oder iatrogen.

Tabelle 3.28 Organische Ursachen der azyklischen und Dauerblutungen (Metrorrhagien)

schwere Endometritis
submuköse Myome
Polypen (Zervix und/oder Korpus)
hochsitzende Karzinome (Zervix, Korpus, Tuben)
Sarkome, Müller'sche Mischtumore
verschleppte Zervixkarzinome
gestörte Frühgraviditäten (ektopische Gravidität, Abortus, Blasenmole, Chorionkarzinom)
Systemerkrankungen (hämorrhagische Diathesen, aplastische Anämie, Leukämie, Hypertonus)
Willebrand-Jürgens-Syndrom

Da die organischen Ursachen der Blutungen (Tab. 3.28) in ihren Folgen für das Leben der Patientin durchweg schwerwiegender sind als die hormonal bedingten und da in der Prämenopause der Anteil der Karzinome bei unregelmäßigen Blutungen 25 % beträgt, muss bei jeder azyklischen und Dauerblutung in der Prämenopause durch Hysteroskopie und Kürettage eine organische Erkrankung ausgeschlossen werden. Die weitere Behandlung richtet sich nach dem diagnostizierten Grundleiden.

3.7.2 Dysfunktionelle Blutung (Dyshormonale Blutungsstörungen) bei Follikelpersistenz

Einteilung und Ursache

Eine Follikelpersistenz ist der häufigste Grund für azyklische Dauerblutungen. Derartige Blutungen treten bevorzugt nach der Menarche (als *juvenile Blutung*) und am Ende der Geschlechtsreife (als *Prämenopauseblutung*) auf. Während der Geschlechtsreife und im Anschluss an das Wochenbett sind sie selten. Die Ursache der Follikelpersistenz kann unterschiedlich sein. Während die juvenilen Blutungen und die dysfunktionellen Blutungen in der Geschlechtsreife primär durch eine Störung der zentralen Steuerungsfunktionen ausgelöst werden, wird bei den Prämenopauseblutungen zusätzlich eine schlechtere Ansprechbarkeit der gealterten Ovarien auf die rhythmische Stimulierung durch Gonadotropine angenommen. Der persistierende Follikel kann ohne Ovulation über 5–8 Wochen Östrogene bilden. Dieser andauernde Hyperöstrogenismus führt zur Hyperplasie des Endometriums, das zusätzlich zystische Erweiterungen der Drüsen aufweisen kann (einfache Hyperplasie). Zeichen der Transformation fehlen. Eine angedeutete Transformation des Endometriums weist bei fehlendem Corpus luteum (Anovulation) auf eine Luteinisierung des persistierenden Follikels hin. Die verschiedenen histologischen Bilder am Endometrium sind durch die unterschiedliche Länge der Follikelpersistenz und der Östrogenbildung bedingt. Dieser endogene Hyperöstrogenismus geht mit einer abnormen Angiogenese mit zunehmender Aktivität der Enzyme einher, in deren Folge eine erhöhte Gefäßbrüchigkeit und eine beeinträchtigte Hämostase zu Blutungen führen. Lokalisiert kommt es in den oberflächlichen Schichten zum Gewebszusammenbruch. Aufgrund des sich entwickelnden relativen Östrogenmangels am hyperplastischen Endometrium, das zur Aufrechterhaltung seiner Struktur wesentlich mehr Estradiol benötigt, blutet die Funktionalis unkontrolliert unterschiedlich lange und unterschiedlich stark zur Basalis hin ab.

Neben der Follikelpersistenz kann auch ein lang anhaltender Östrogenimpuls dadurch zustande kommen, dass sich mehrerer Follikel in ihrer Östrogenproduktion ablösen, ohne dass eine Ovulation eintritt. Aber auch nach kontinuierlicher Östrogenmedikation ohne zyklischen Gestagenzusatz ist eine einfache Hyperplasie möglich. Eine solche Behandlung ist daher nicht zu empfehlen.

Symptomatik

Der typischen dysfunktionellen Blutung infolge Follikelpersistenz geht fast immer ein 5- bis 7-wöchiges blutungsfreies Intervall voraus. Diese Pause entspricht der Persistenz des Follikels. Verschiedene Blutungstypen werden unterschieden (Abb. 3.31).

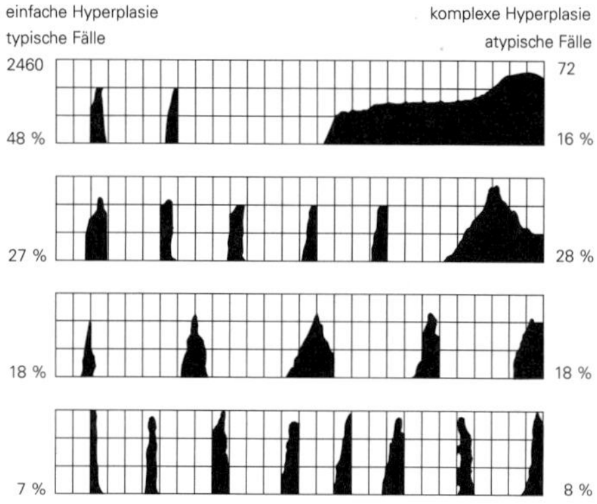

Abb. 3.31 Formen und Häufigkeit verschiedener Blutungstypen bei Hyperplasie nach Schröder

Die Diagnose einer *einfachen Hyperplasie* lässt sich im Anschluss an die Kürettage aus dem Material histologisch sichern. Nach längerer Blutung kann mitunter kaum noch Endometrium nachgewiesen werden. Es handelt sich dann um eine sogenannte „abgeblutete" (ausgebrannte) einfache Hyperplasie.

Differentialdiagnostisch muss bei der einfachen Hyperplasie auch an einen Östrogen-bildenden Tumor (z. B. Granulosazell-. Thekazelltumor) gedacht werden (Ultraschall der Ovarien, anhaltend hohe Östrogenwerte).

Therapie

Bei der Therapie sind folgende Faktoren zu beachten:

1. Alter
2. Blutungsdauer
3. Histologischer Befund (Hyperplasiegrad)

In Abhängigkeit vom Alter empfiehlt sich folgendes Vorgehen:

1. Jugendliche (Adoleszenz) (siehe Kapitel 2.7.3)
Bei juvenilen Blutungen sollte immer auf die Kürettage verzichtet werden. Nach hormonaler Blutstillung mit Sexualsteroiden in Abhängigkeit von der Blutungsdauer erstreckt sich die Prophylaxe mit Gestagenen (16.–25. Tag) oder mit Östrogen-Gestagen-Kombinationen (Sequenz-, Einphasen- oder Dreistufenpräparate) über 3 Zyklen.

Daran schließt sich eine Beobachtungszeit über weitere 3 Zyklen an, in der die Basaltemperatur gemessen wird. Verläuft dieselbe monophasisch bis zum 18. Zyklustag, so ist eine Gestagenprophylaxe vom 18.–25. Tag angezeigt, die in den folgenden Zyklen bis zum Nachweis einer Ovulation fortzusetzen ist. Dieses Vorgehen kann auch bereits im ersten Zyklus nach der Blutstillung gewählt werden.

2. Geschlechtsreife
Während der Geschlechtsreife ist individuell zu entscheiden zwischen Hysteroskopie mit Kürettage und hormonaler Blutstillung. Bei typischer Anamnese, Dauerblutung nach Pause und weitestgehendem Ausschluss einer organischen Ursache mit unverdächtigem gynäkologischem, kolposkopischem, zytologischem und vaginalsonographischem Untersuchungsbefund kann der Erfahrene auf die Kürettage verzichten und primär mit der hormonalen Blutstillung beginnen. Bei sehr starker azyklischer Dauerblutung ohne echtes blutungsfreies Intervall ist *primär die Hysteroskopie mit Kürettage indiziert. Kommt es unter der Hormonbehandlung mit Östrogenen und Gestagenen nicht innerhalb von 4–5 Tagen zur Blutstillung, so muss die Hysteroskopie mit fraktionierter Kürettage, getrennt für Zervix und Korpus, nachgeholt werden.* In derartigen Fällen liegen häufig organische Ursachen vor. Nach der Blutstillung empfiehlt sich die Prophylaxe über 3 Zyklen mit Östrogen-Gestagen-Kombinationen (Sequenz-, klassische Einphasen- oder Dreistufenpräparate). Daran schließt sich eine Beobachtungszeit an. In Abhängigkeit vom Basaltemperaturverlauf wird die gezielte oder, falls die Basaltemperatur nicht gemessen wird, die ungezielte Prophylaxe mit Östrogen-Gestagen-Kombinationen vom 16.–25. Zyklustag für weitere 6 Zyklen vorgenommen.

Bei Kinderwunsch ist entsprechend der Ursache zu behandeln.

3. Perimenopause
Zur Blutstillung ist stets die Hysteroskopie mit fraktionierter Kürettage vorzunehmen. In Abhängigkeit vom Ausmaß der Hyperplasie ist zwischen der Hormontherapie und der Hysterektomie zu entscheiden. Bei Rezidiven mit Vorliegen eines benignen histologischen Befundes kann unter Verzicht auf die erneute Abrasio die Hormonbehandlung eingeleitet werden, sofern die letzte Hysteroskopie mit fraktionierter Kürettage nicht länger als 6 Monate zurückliegt.

Die Prophylaxe mit hochdosierten Gestagenen oder Östrogen-Gestagen-Kombinationen erstreckt sich über 6 Zyklen und kann danach in eine Dauermedikation im Sinne einer Langzeitsubstitution übergehen. Bei komplexer Hyperplasie ist eine Kontrollabrasio (s. Kap. 6) angezeigt, ehe die Medikation fortgesetzt wird. Bei älteren Frauen mit rezidivierenden dysfunktionellen Blutungen kann die Hysterektomie gegebenenfalls mit Salpingo-Oophorektomie z. B. bei hormonaktivem Tumor indiziert sein, ebenso bei der komplexen Hyperplasie.

4. Postmenopause
Die Hysteroskopie mit fraktionierter Abrasio ist unabdingbar. Ergibt die histologische Untersuchung eine *komplexe Hyperplasie*, so ist generell die Hysterektomie anzustreben. Bei Kontraindikation zur Operation oder Inoperabilität kann die hochdosierte Gestagentherapie erforderlich werden.

Hormonbehandlung

Im Rahmen der Hormonbehandlung mit Sexualsteroiden ist die Blutstillung bei kurzer und lang anhaltender dysfunktioneller Blutung von der Rezidivprophylaxe zu unterscheiden.

Bei der *Blutstillung einer kürzer als 3 Wochen andauernden dysfunktionellen Blutung* besteht trotz hoher Östrogenspiegel ein relativer Östrogenmangel am Endometrium. Zusätzlich zum Gestagen, das die Transformation des hyperplastischen Endometriums bewirkt, sind daher die proliferativ und hämostyptisch wirkenden Östrogene zur Blutstillung und Abstoßung des hyperplastischen Endometriums mit erforderlich. Die orale Hormonzufuhr bewirkt innerhalb von 3–4 Tagen die Blutstillung, wenn keine organische Ursache vorliegt. Etwa 2–3 Tage nach dem Absetzen der Steroide kommt es zu einer Hormonentzugsblutung. Schon aus psychologischen Gründen ist mindestens ein 10–14-tägiges blutungsfreies Intervall anzustreben. Die Therapie ist folglich bei der Blutstillung über 10–14 Tage fortzuführen, auch wenn es bereits nach einigen Tagen zum Aufhören der Blutung kam. Die Patientin ist bei Behandlungsbeginn davon zu unterrichten, dass im Anschluss an die Medikation eine periodenähnliche Blutung (Hormonentzugsblutung) einsetzt, die stark und etwas verlängert sein kann. Notfalls kann eine Zusatzbehandlung mit Secale-Kontraktionsmitteln, PAMBA (Hämostyptikum) oder Aminocapronsäure erforderlich werden. Bei Adoleszentinnen sind zur Therapie und zur Prophylaxe Gestagene, die Pregnan-Derivate sind, zu bevorzugen.

Dosierungsbeispiele

Blutstillung bei kürzer als 3 Wochen andauernder Blutung

Oral

1. Östrogen-Gestagen-Kombination mit Ethinylestradiol: Minisiston (2 × 1 Drag. tägl.),Valette (2 × 1 Drag. tägl.), Petibelle (2 × 1 Tabl. tägl.), Yasmin (2 × 1 Tabl. tägl.), Balanca (2 × 1 Tabl. tägl.), Belara (2 × 1 Tabl. tägl.), Femigoa (2 × 1 Tabl. tägl.), Femovan (2 × 1 Tabl. tägl.) Leios (2 × 1 Tabl. tägl.), Lovelle (2 × 1 Tabl. tägl.), Marvelon (2 × 1 Tabl. tägl.), Gravistat 125 (2 × 1 Drag. tägl.) u. a. über 10 Tage. In Ausnahmefällen können bei sehr starken Blutungen in den ersten 3 bis 5 Tagen 3 Dragees/Tabletten täglich gegeben werden (Abb. 3.32).
Östrogen-Gestagen-Kombinationen mit Estradiol(valerat): 2 × 1 Tabl. Lafamme 2/2 mg Climodien, Clionara, Femoston 2/10 mg, Indivina 2 mg/5 mg, Kliogest N oder Merigest u. a. über 10, besser 14 Tage (Abb. 3.32).

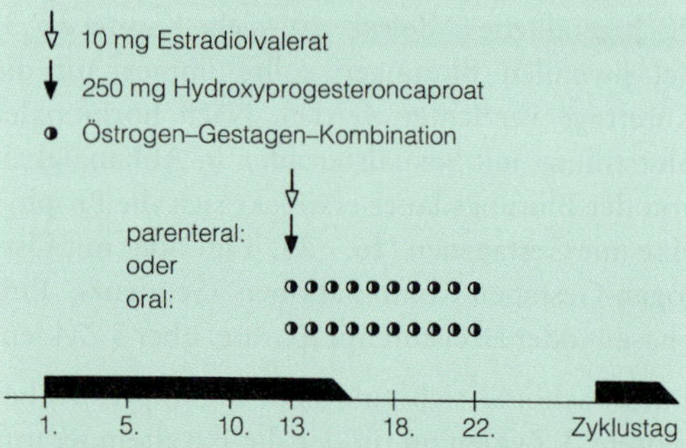

Abb. 3.32 Hormonale Blutstillung dysfunktioneller Blutungen bis zu 3 Wochen mit oral und parenteral wirksamen Östrogen-Gestagen-Kombinationen

2. Gestagen: 10 mg Norethisteronacetat (Norethisteron 5 mg JENAPHARM, Primolut-Nor-5), 20 mg Dydrogesteron (Duphaston 10 mg), 10 mg Medroxyprogesteronacetat (Clinofem 5, MPA GYN 5) oder 10 mg Medrogeston (Prothil 5 mg) (Abb. 3.33).

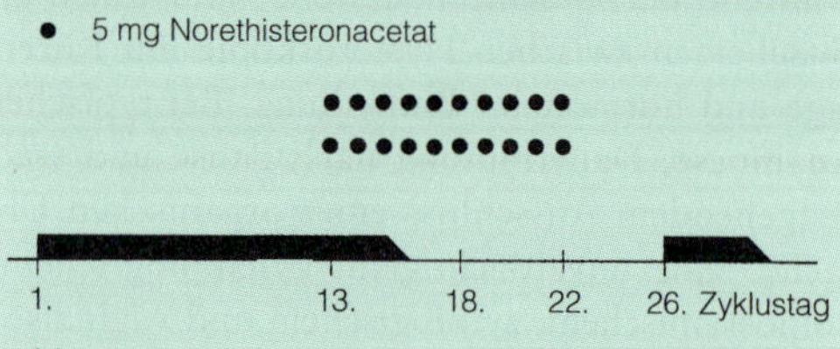

Abb. 3.33 Hormonale Blutstillung dysfunktioneller Blutungen bis zu 3 Wochen, oral mit Norethisteronacetat

Parenteral

10 mg Estradiolvalerat (Estradiol-Depot 10 mg JENAPHARM) und 250 mg Hydroxyprogesteroncaproat (Progesteron-Depot JENAPHARM, Proluton-Depot) i. m. (Abb. 3.32).

Die parenteralen injizierbaren Depotpräparate führen ebenfalls zur Blutstillung und einem blutungsfreien Intervall von 8–14 Tagen. Die Entzugsblutungen sind aber häufig länger und stär-

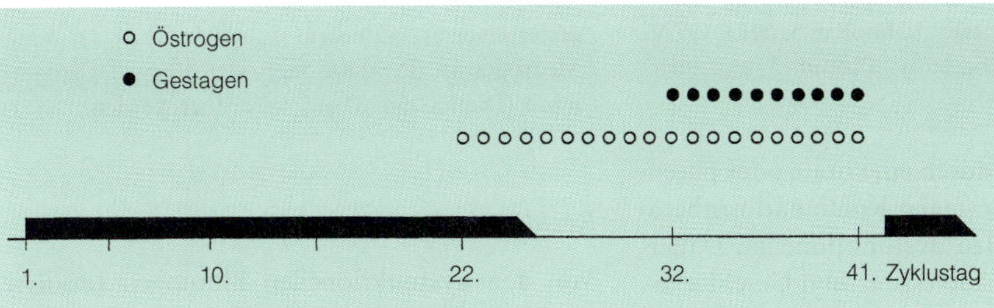

Abb. 3.34 Hormonale Blutstillung dysfunktioneller Blutungen bei einer Blutungsdauer von mehr als 3 Wochen in Form einer Zweiphasentherapie mit einem Östrogen und Gestagen

ker, da die Depotpräparate einen langsameren Hormonabfall bewirken und nicht immer eine exakte Übereinstimmung der Wirkungsdauer beider Steroidkomponenten besteht.

Blutstillung bei länger als 3 Wochen andauernder Blutung

Bei einer länger als drei Wochen andauernden dysfunktionellen Blutung ist fast immer keine Funktionalis mehr vorhanden (abgeblutete einfache Hyperplasie). Zur Blutstillung und zum zyklusgerechten Endometriumaufbau kann dann oral oder parenteral eine Sequentialtherapie mit Östrogenen und Gestagenen erfolgen. Das Östrogen sorgt für die Epithelialisierung und Blutstillung. 2 Wochen später schließt sich eine zyklusgerechte Östrogen-Gestagen-Medikation an.

Dosierungsbeispiele

Blutstillung bei länger als 3 Wochen andauernder Blutung

Oral

1. Sequenzpräparate: Klimonorm, Climen, Cyclo-Progynova, Cyclosa, Cyclo-Östrogynal, Gianda, Procyclo, Sisare.
2. Östrogen: 0,05 mg Ethinylestradiol (Ethinylestradiol 25 µg JENAPHARM) oder 2 mg Estradiolvalerat (Estradiol 2 mg JENAPHARM, Progynova 21, Gynokadin, Merimono 2 mg) oder 2 mg Estradiol (Estradiol 2–1 A Pharma, Estrifam, Estronorm 2 mg, Femoston mono 2 mg) täglich über 20–22 Tage, zusätzlich die letzten 12–14 Tage ein Gestagen: 2–4 mg Chlormadinonacetat (Chlormadinon 2 mg JENAPHARM), 5–10 mg Medroxyprogesteronacetat (Clinofem 5, MPA GYN 5), 10–20 mg Dydrogesteron (Duphaston 10 mg), 5–10 mg Norethisteronacetat (Norethisteron 1 mg-/5 mg JENAPHARM, Primolut-Nor-5) oder 5 mg Medrogeston (Prothil 5 mg) (Abb. 3.34).

Parenteral

1. 10 mg Estradiolvalerat (Estradiol-Depot 10 mg JENAPHARM) i. m., 10 bis 14 Tage später 10 mg Estradiolvalerat (Estradiol-Depot 10 mg JENAPHARM) und 250 mg Hydroxyprogesteroncaproat (Progesteron-Depot JENAPHARM, Proluton-Depot) i. m. (Abb. 3.35).

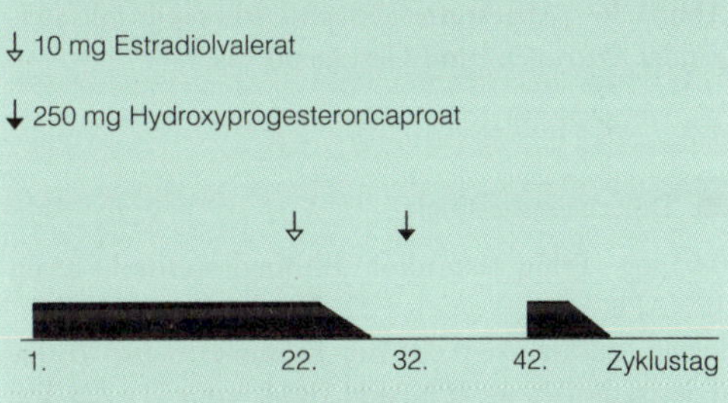

Abb. 3.35 Hormonale Blutstillung dysfunktioneller Blutungen bei einer Blutungsdauer von mehr als 3 Wochen, parenteral mit Estradiolestern und Hydroxyprogesteroncaproat

2. 10 mg Estradiolvalerat (Estradiol-Depot JENAPHARM) i. m., 14 bis 18 Tage später ein Gestagen: 2–4 mg Chlormadinonacetat (Chlormadinon 2 mg JENAPHARM), 1–5 mg Norethisteronacetat (Norethisteron 1 mg-/5 mg JENAPHARM, Primolut-Nor-5, Gestakadin), 10 mg Dydrogesteron (Duphaston 10 mg), 5 mg

Medroxyprogesteronacetat (Clinofem 5, MPA GYN 5) oder 5 mg Medrogeston (Prothil 5 mg) über 10–14 Tage.

Mitunter kommt es durch eine orale oder parenterale Östrogen-Gestagen-Kombinationstherapie bei rezidivierenden dysfunktionellen Dauerblutungen während Adoleszenz und Geschlechtsreife nicht zur Blutstillung. Die Blutstillung und „Normalisierung“ des Zyklus ist dann mit einer abgestuften Sequentialtherapie möglich (Abb. 3.36).

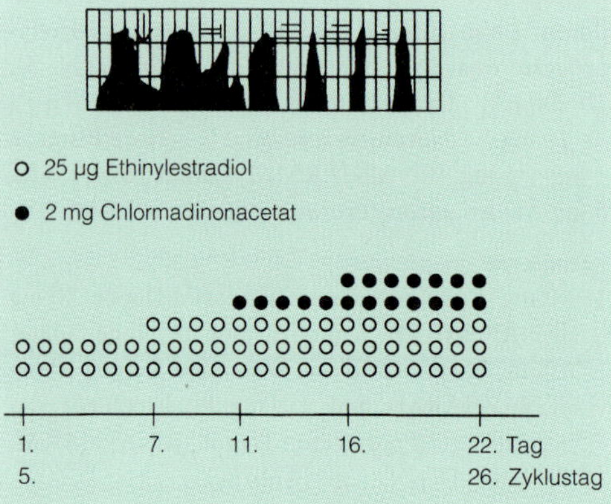

Abb. 3.36 Abgestufte Sequentialtherapie mit steigender Östrogen- und Gestagendosis

➡ Dosierungsbeispiele

0,05 mg Ethinylestradiol (Ethinylestradiol 25 µg JENAPHARM) vom 1.–22. Tag bzw. 5.–26. Zyklustag, zusätzlich 0,025 mg Ethinylestradiol (Ethinylestradiol 25 µg JENAPHARM) vom 7.–22. Tag bzw. 12.–26. Zyklustag und außerdem ein Gestagen:
2 mg Chlormadinonacetat (Chlormadinon 2 mg JENAPHARM) vom 11.–22. Tag bzw. vom 15.– 26. Zyklustag und zusätzlich 2 mg Chlormadinonacetat (Chlormadinon 2 mg JENAPHARM) vom 16.–22. Tag bzw. vom 20.–26. Zyklustag (Abb. 3.36) über 3 Zyklen.
Anstelle von Chlormadinon kann auch ein anderes Gestagen:
5 mg Norethisteronacetat (Norethisteron 5 mg JENAPHARM, Primolut-Nor-5), 5 mg Medroxyprogesteronacetat (Clinofem 5, MPA GYN 5), 5 mg Medrogeston (Prothil 5 mg) oder 10 mg Dydrogesteron (Duphaston 10 mg) verordnet werden.

Rezidivprophylaxe

Von den dysfunktionellen Blutungen rezidivieren bis zu 50 %. Eine hormonale Rezidivprophylaxe ist zwar generell nicht erforderlich, sie erweist sich aber bei Anämie und notwendig gewordener Rezidivbehandlung als nützlich. Sie kann gezielt und ungezielt vorgenommen werden. Wenn mit der Normalisierung des Zyklus zu rechnen ist (z. B. bei juveniler Blutung), wird man sich für die gezielte Prophylaxe entscheiden, d. h., die Patientin misst die Basaltemperatur. Bei monophasischem Verlauf über 18 Tage oder bei anhaltender Östrogenwirkung im Vaginalabstrich und im Zervixsekret ist die hormonale Prophylaxe mit Gestagenen indiziert. Durch die Umwandlung des Endometriums und die Auslösung einer Hormonentzugsblutung werden Hyperplasieblutungen vermieden. Ergibt der Basaltemperaturverlauf eine biphasische Kurve, so entfällt die Prophylaxe. Bei Frauen in der Prämenopause ist dagegen kaum mit der Normalisierung des Zyklus zu rechnen. Bei diesen Patientinnen genügt eine ungezielte Rezidivprophylaxe.

➡ Dosierungsbeispiele für hormonale Rezidivprophylaxe

Oral

1. Gestagen: 2–4 mg Chlormadinonacetat (Chlormadinon 2 mg JENAPHARM), 5 mg Norethisteronacetat (Norhisteron 5 mg JENAPHARM, Primolut-Nor-5), 5 mg Medrogeston (Prothil 5 mg), 10 mg Dydrogesteron (Duphaston 10 mg), 5 mg Medroxyprogesteronacetat (Clinofem 5, MPA GYN 5) täglich vom (14.) 15.–25. (26.) Tag nach Beginn der letzten Blutung oder Kürettage.
2. Östrogen-Gestagen-Kombination: Valette, Petibelle, Yasmin, Belara, Leios, Gravistat 125 u. a. 1–2 Dragees/Tabletten täglich vom (14.) 16.–25. (26.) Zyklustag (Abb. 3.37).

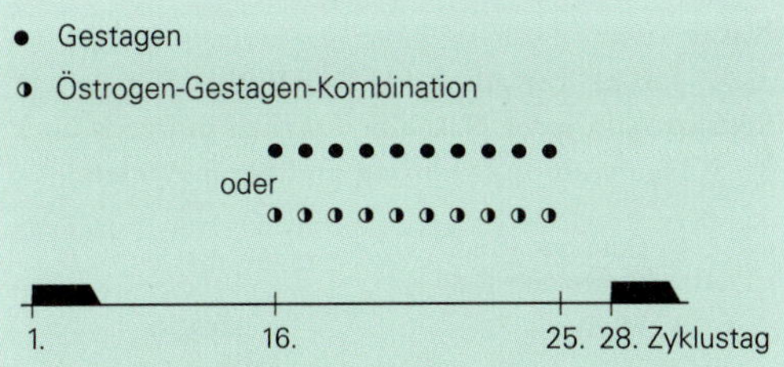

Abb. 3.37 Hormonale Rezidivprophylaxe, oral mit Gestagenen oder Östrogen-Gestagen-Kombinationen

3. Sequenzpräparat: Klimonorm, Climen, Cyclo-Progynova, Cyclosa, Oviol 22, Gianda, Procyclo, Sisare u. a. zyklisch vom 5.–25. Zyklustag

4. Dreistufenpräparat: Trisiston, Triquilar, NovaStep, Novial, Trigoa, Synphasec, TriNovum, Pramino oder Triette AL zyklisch.

Parenteral
250 mg Hydroxyprogesteroncaproat (Progesteron-Depot JENAPHARM, Proluton-Depot) i. m. am 18. Zyklustag.

Die ungezielte Rezidivprophylaxe sollte mindestens über 3, besser 6 Zyklen vorgenommen werden. Bleibt bei Frauen im Menopausenalter die Entzugsblutung aus, so ist die Prophylaxe zu beenden, da dies bereits für eine eingetretene Ovarialinsuffizienz (Menopause) spricht.

3.8 Zusatzblutungen

3.8.1 Definition und Einteilung

Als Zusatzblutungen werden alle zusätzlich zur normalen Menstruation auftretenden Blutungen bezeichnet. Sie können als Nachblutungen (postmenstruelle Blutung), Zwischenblutungen (im Mittelbereich des Zyklus) und Vorblutungen (prämenstruelle Blutung) auftreten. Je nach der Ursache unterscheidet man organisch bedingte (Tab. 3.29) und funktionell bedingte Zusatzblutungen (dyshormonale, dysfunktionelle) Blutungsstörungen. Beide Formen können sowohl bei biphasischen als auch bei monophasischen Zyklen vorkommen.

Für die tägliche Praxis gilt der wichtige Grundsatz, dass jede Zusatzblutung durch eine sorgfältige Diagnostik abzuklären ist (Tab. 3.30). Dabei ist in Abhängigkeit vom Alter, der Regelanamnese und dem Untersuchungsbefund die Entscheidung zu treffen, ob eine Hysteroskopie mit fraktionierter Abrasio vorzunehmen ist oder nicht. Erst nach dem Ausschluss organisch bedingter Zusatzblutungen kann eine dysfunktionelle Ursache angenommen werden. Die dysfunktionell bedingten Zusatzblutungen, die vorwiegend bei biphasischen Zyklen gefunden

Tabelle 3.29 Organische Ursachen von Zusatzblutungen

Entzündungen (Kolpitis, Zervizites, Endometritis)
Ektopie der Portio
Myome (insbesondere submuköse)
Endometriosis uteri interna, Adenomyosis uteri
Polypen (Zervix, Isthmus, Korpus)
Karzinome (Vulva, Vagina, Zervix, Korpus, Tuben)
Sarkome
Verletzungen
Hypertonus
Hämorrhagische Diathesen
Ektope Gravidität

Tabelle 3.30 Diagnostik bei Zusatzblutungen

Erhebung der Anamnese, **Menstruationskalender**
Gynäkologische Untersuchung: Inspektion-Spekulumeinstellung – Kolposkopie Bimanuelle Untersuchung
Vaginale Sonographie
Hormonanalytik (FSH, E_2, eventuell: Testosteron, Prolaktin, fT4, TSH)
Hysteroskopie – fraktionierte Abrasio

werden, umfassen postmenstruelle Blutungen (Nachblutungen) bei verzögerter Regeneration der Desquamationswunde oder bei verzögerter menstrueller Abstoßung der Schleimhaut, Ovulationsblutungen (Mittelblutungen), Durchbruchblutungen nach exogener Hormonzufuhr (Spottings, Schmierblutungen, Spurblutungen) oder vorzeitige Hormonentzugsblutungen in Regelstärke unter hormonalen Kontrazeptiva) und prämenstruelle Blutungen (Vorblutungen).

3.8.2 Postmenstruelle Blutung

Nach der eigentlichen Menstruation tritt mitunter noch eine Schmierblutung über einige Tage oder nach 1- bis 2-tägigem blutungsfreien Intervall auf. Zu den möglichen Ursachen dysfunktioneller Art zählen eine ungenügende Regeneration des Endometriums infolge Östrogenmangels zu Zyklusbeginn oder eine Muskelschwäche mit ungenügender Blutstillung bei Uterushypoplasie. Die Behandlung besteht in der Applikation niedriger Östrogendosen.

Dosierungsbeispiele

Oral

Östrogene: 12,5–25 µg Ethinylestradiol (Ethinylestradiol 25 µg JENAPHARM) oder 1–2 mg Estradiolvalerat (Merimono 1, Progynova mite, Estradiolvalerat 2 mg JENAPHARM, Gynokadin, Merimono 2, Progynova 21) oder 1–2 mg Estradiol (Estrifam 1 mg, Estronorm 1 mg, Estrifam, Estronorm 2 mg, Femoston mono 2 mg, Estradiol 2–1 A Pharma) oder 0,3 mg konjugierte Östrogene (Presomen 0,3 mg) über 3 bis maximal 5 Tage vom 3. Zyklustag an über 3 Zyklen (Abb. 3.38)

Transdermal

1. Gel: 1 mg Estradiol (Gynokadin Gel, GynPolar Gel 1,0 mg, Sandrena 1,0 mg, Sisare Gel mono 1 mg, Estreva Gel 0,1 %) täglich über 3–5 Tage vom 3. Zyklustag an auf die Haut des Unterleibes oder die Oberschenkel über 3 Zyklen auftragen (Abb. 3.38).
2. Pflaster: Dermestril 25/–50, Estrabeta 25 Pflaster/–50, Estraderm TTS 25/–50, Estradot 25/–37,5/–50, Estramon 25/–50, Tradelia 25/–50 am 3. Zyklustag, nach 3–4 Tagen wieder entfernen. Therapiedauer: 3 Zyklen.

Nasal

2 × 150 µg Estradiol (AERODIOL 150), je ein Sprühstoß in jedes Nasenloch täglich morgens über 3–5 Tage vom 3. Zyklustag an über 3 Zyklen.

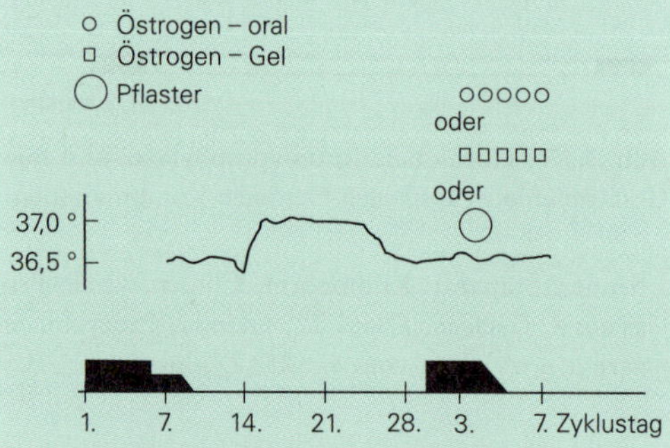

Abb. 3.38 Postmenstruelle Blutung, orale oder transdermale Östrogenprophylaxe

Als weitere Ursache der Nachblutung kommt eine verzögerte menstruelle Abstoßung des Endometriums in Betracht. Als Grund wird eine verzögerte Rückbildung des Corpus luteum mit verzögertem Abfall des Progesterons und der Östrogene angegeben. Die Basaltemperatur bleibt noch einige Tage nach dem Einsetzen der Menstruation erhöht. Die Behandlung besteht in der Zufuhr von Östrogen-Gestagen-Kombinationen vor der zu erwartenden Regel, um nach dem Absetzen der Tabletten am 25. Tag die Desquamation des Endometriums zu beschleunigen und zu verstärken.

Dosierungsbeispiele

Oral

1. Östrogen-Gestagen-Kombination: Minisiston (2 × 1 Drag. tägl.),Valette (2 × 1 Drag. tägl.), Petibelle (2 × 1 Tabl. tägl.), Yasmin (2 × 1 Tabl. tägl.), Belara (2 × 1 Tabl. tägl.), Gravistat 125 (2 × 1 Dragee tägl.) u. a. vor der zu erwartenden Menstruation vom 21.–25. Zyklustag über 3 Zyklen.
2. Östrogen-Gestagen-Kombination (siehe 1.) täglich 1 Dragee/Tablette vom (14.) 16.–25. (26.) Zyklustag (Kap. 2.7, Abb. 2.18).
3. Sequenzpräparate: Klimonorm, Climen, Cyclo-Progynova, Cyclosa, Oviol 22, Gianda, Presomen

Presomen 0,3/0,6 compositum, Procyclo, Sisare zyklisch über 3 Zyklen.

4. Östrogen-Gestagen-Kombination (siehe unter 1.) 1 Dragee/Tablette zyklisch über 21 Tage über 3 Zyklen.

Parenteral

10 mg Estradiolvalerat (Estradiol-Depot 10 mg JENAPHARM) und 250 mg Hydroxyprogesteroncaproat (Progesteron-Depot JENAPHARM, Proluton Depot) am 18. Zyklustag i. m. (Abb. 2.22).

Die parenterale Applikation ist bei dieser Indikation nicht günstig, da der Hormonspiegel langsam abfällt und dadurch oft ein längeres Schmieren entsteht.

3.8.3 Ovulationsblutung

Ovulationsblutungen treten in der Mitte eines ovulatorischen Zyklus auf. Sie sind meist nur schwach und dauern nicht länger als ein bis drei Tage an. Häufig sind sie mit dem sogenannten Mittelschmerz kombiniert. Ausgelöst wird die Ovulationsblutung durch das relativ rasche Absinken des Östrogenspiegels und die eben einsetzende Progesteronbildung unmittelbar nach dem Follikelsprung. Dadurch wird eine Hormonentzugsblutung (relativer Hormonmangel) ausgelöst. Die Basaltemperatur verläuft biphasisch. Die Behandlung besteht in einer Substitution mit Östrogenen oder Östrogen-Gestagen-Kombinationen, beginnend kurz vor der zu erwartenden Mittelblutung. Bei Versagen der Substitutionstherapie kann eine Hysteroskopie mit fraktionierter Abrasio erwogen werden.

Dosierungsbeispiele

Oral

Östrogen: 0,025–0,05 mg Ethinylestradiol (Ethinylestradiol 25 µg JENAPHARM) oder 1–2 mg Estradiolvalerat (Estradiol 2 mg JENAPHARM, Progynova 21, Progynova mite, Gynokadin, Merimono 1 mg/–2 mg) oder 1–2 mg Estradiol (Estrifam, Estronorm 1 mg/– 2 mg, Femoston mono 2 mg, Estradiol 2–1 A Pharma) täglich vom 12.–16. Zyklustag (Abb. 3.39) über 3 Zyklen.

Transdermal

1. Pflaster: 0,05 mg Estradiol/Tag (Estraderm TTS 50, Dermestril 50, Estrabeta 50 Pflaster, Estramon 50, Estradot 50, Tradelia 50) am 12. Zyklustag über 3 Zyklen.
2. Gel: 1 mg Estradiol (Gynokadin Gel, GynPolar Gel 1,0 mg, Sandrena 1,0 mg, Sisare Gel mono 1 mg, Estreva Gel 0,1 %) täglich über 3–5 Tage vom 12. /11.) Zyklustag an auf die Haut des Unterleibes oder die Oberschenkel über 3 Zyklen auftragen (Abb. 3.40).

Nasal

2 × 150 µg Estradiol (AERODIOL), je ein Sprühstoß in jedes Nasenloch täglich morgens über 3–5 Tage vom 12. (11.) Zyklustag an über 3 Zyklen (Abb. 3.40).

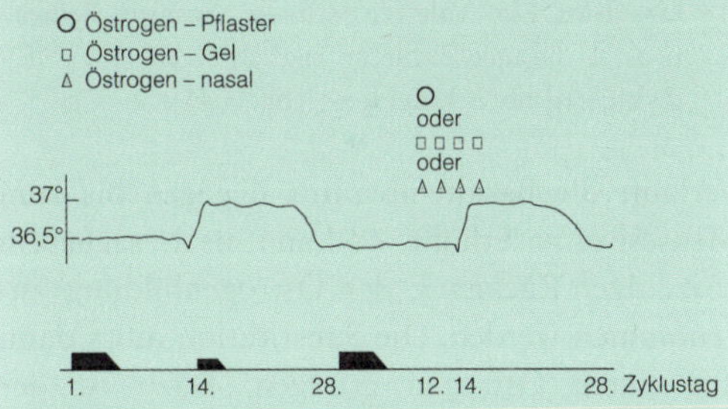

Abb. 3.40 Ovulationsblutung, transdermale oder nasale Östrogenprophylaxe

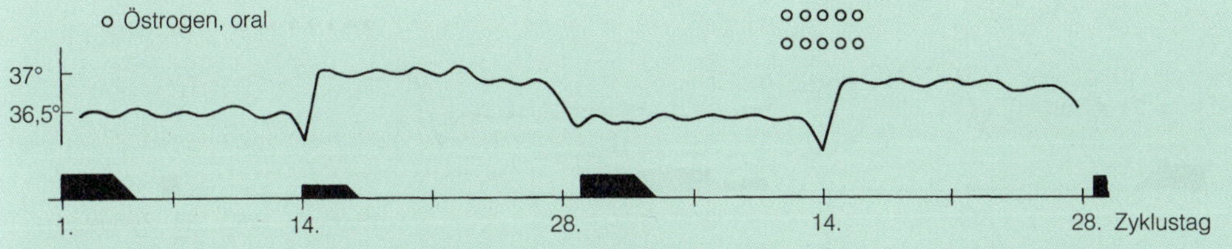

Abb. 3.39 Ovulationsblutung, orale Östrogenprophylaxe

3.8.4 Prämenstruelle Blutung

Schmierblutungen vor der eigentlichen Menstruation deuten auf eine Corpus-luteum-Insuffizienz hin. Die Basaltemperatur verläuft biphasisch, aber die Hyperthermie ist schwach und/oder verkürzt, der Progesteronwert liegt nahe der unteren Normgrenze. Der prämenstruelle Progesteronmangel lässt sich prophylaktisch mit Östrogen-Gestagen-Kombinationen oder Gestagenen ausgleichen.

Dosierungsbeispiele

Oral

1. Gestagen: 2–4 mg Chlormadinonacetat (Chlormadinon 2 mg JENAPHARM), 10 mg Dydrogesteron (Duphaston), 200 mg Progesteron (Utrogest), 5(–10) mg Norethisteronacetat (Norethisteron 5 mg JENAPHARM, Primolut-Nor-5), 5–10 mg Medroxyprogesteronacetat (Clinofem 5, –10, MPA GYN 5) oder 5 mg Medrogeston (Prothil 5 mg) vom 18.–25. oder 16.–25. Zyklustag über 3 Zyklen.
2. Östrogen-Gestagen-Kombination: Minisiston, Gravistat 125, Valette, Petibelle, Yasmin, Belara u.a. 1 Dragee/Tablette täglich vom 18.–25. Zyklustag über 3 Zyklen (Abb. 3.41).

Verläuft die Basaltemperatur dagegen bis zum Mensesbeginn erhöht, so kann als Ursache ein vorzeitiger Rückgang der Östrogenbildung angenommen werden. Die Substitution muss dann mit einem Östrogen erfolgen. Dazu ist der Nachweis erforderlich, dass die Progesteronwerte am 22. Tag normal und die Östrogenwerte erniedrigt sind.

Dosierungsbeispiele

Oral

Östrogen: 25–50 µg Ethinylestradiol (Ethinylestradiol 25 µg JENAPHARM) oder 1–2 mg Estradiolvalerat (Merimono 1, Progynova mite, Estradiol 2 mg JENAPHARM, Progynova 21, Gynokadin, Merimono 2 mg) oder 1–2 mg Estradiol (Estrifam 1 mg, Estronorm 1 mg, Estrifam, Estronorm 2 mg, Femoston mono 2 mg, Estradiol 2–1 A Pharma) täglich über 5 Tage vom 22.–26. Zyklustag (Abb. 3.42).

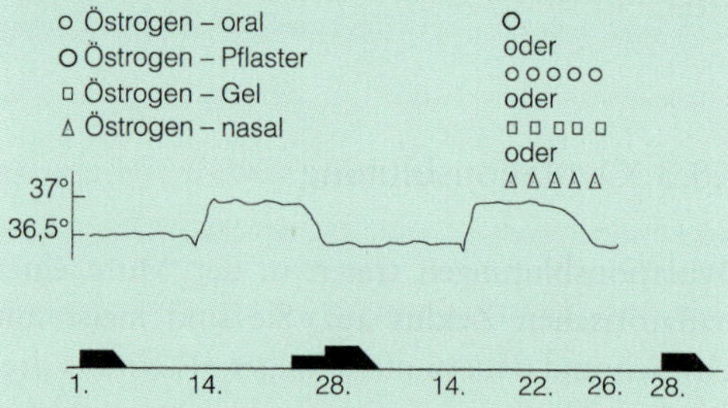

Abb. 3.42 Prämenstruelle Blutung, orale, nasale oder transdermale Östrogenprophylaxe

Transdermal

1. Pflaster: 0,05 mg Estradiol/Tag (Estraderm TTS 50, Dermestril 50, Estrabeta 50 Pflaster, Estramon 50, Estradot 50, Tradelia 50) am 22. Zyklustag (Abb. 3.42) über 3 Zyklen.
2. Gel: 1 mg Estradiol (Gynokadin Gel, GynPolar Gel 1,0 mg, Sandrena 1,0 mg, Sisare Gel mono 1 mg, Estreva Gel 0,1%) täglich über 5 Tage vom 22. Zyklustag an auf die Haut des Unterleibes oder die Oberschenkel über 3 Zyklen auftragen (Abb. 3.42).

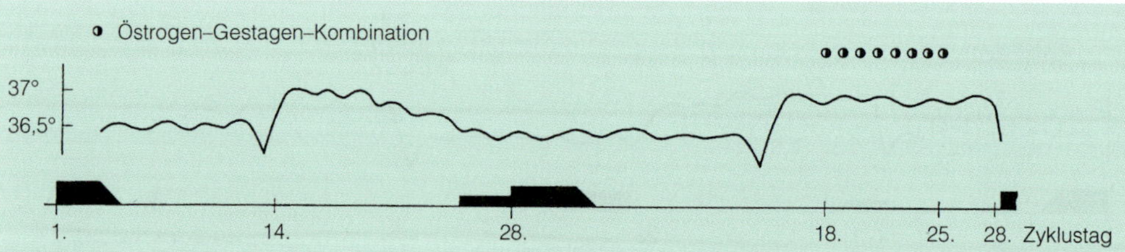

Abb. 3.41 Prämenstruelle Blutung, orale Prophylaxe mit einer Östrogen-Gestagen-Kombination

Nasal
2 × 150 µg Estradiol (AERODIOL), je ein Sprühstoß in jedes Nasenloch täglich morgens über 5 Tage vom 22. Zyklustag an (Abb. 3.42) über 3 Zyklen.

Abgestufte Sequentialtherapie

Funktionell bedingte Zusatzblutungen, die sich mit einer Gestagen- bzw. Östrogen-Gestagen-Substitutionstherapie oder einer einfachen Sequentialtherapie nicht beheben lassen, können erfolgreich mit einer abgestuften Sequentialtherapie behandelt werden.

➡ Dosierungsbeispiele

Östrogen:
0,025 mg Ethinylestradiol (Ethinylestradiol 25 µg JENAPHARM) vom 5.–26. Zyklustag und
0,025 mg Ethinylestradiol (Ethinylestradiol 25 µg JENAPHARM) vom 13.–26. Zyklustag und evtl.
0,025 mg Ethinylestradiol (Ethinylestradiol 25 µg JENAPHARM) vom 19. (20.)–26. Zyklustag.
Anstelle von Ethinylestradiol können 2 mg Estradiolvalerat (Estradiol 2 mg JENAPHARM, Progynova 21, Gynokadin, Merimono 2 mg) oder 2 mg Estradiol (Estrifam, Estronorm 2 mg, Femoston mono 2 mg, Estradiol 2–1 A Pharma) verordnet werden und ein
Gestagen:
2 mg Chlormadinonacetat (Chlormadinon 2 mg JENAPHARM), 10 mg Dydrogesteron (Duphaston), 200 mg Progesteron (Utrogest), 1–5 mg Norethisteronacetat (Norethisteron 1 mg–/5 mg JENAPHARM, Primolut-Nor-5, Gestakadin), 2,5–5 mg Medrogeston (Prothil 5 mg), 5 mg Medroxyprogesteronacetat (Clinofem 5, MPA GYN 5) u. a. vom 5.–26. oder vom 15.–26. Zyklustag (Abb. 3.43).

Behandlung über 3 Zyklen, danach Abwarten.

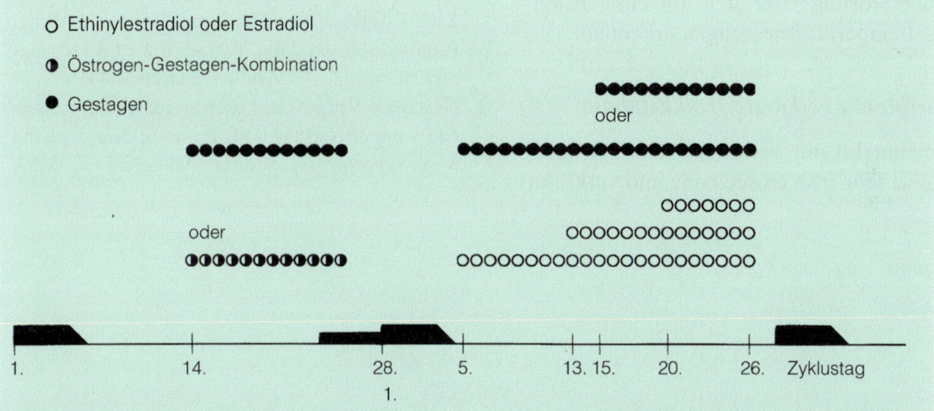

Abb. 3.43 Abgestufte orale Sequentialtherapie mit steigender Östrogendosis und einem Gestagen

3.9 Regeltempostörungen

3.9.1 Definition

Unter Regeltempostörungen werden verschiedene Formen des unregelmäßig auftretenden Zyklus bei kürzerer oder verlängerter Follikelphase mit vorhandener Ovulation und anschließender meist verkürzter Corpus-luteum-Phase verstanden. Es gehören dazu die *Polymenorrhö* (zu häufige Regelblutung) und die *Oligomenorrhö* (zu seltene Regelblutung). Auch anovulatorische Zyklen kommen als Poly- oder Oligomenorrhö vor. Für die Behandlung sind dann die Richtlinien im Abschnitt „Anovulatorischer Zyklus" gültig.

3.9.2 Polymenorrhö

Allgemeines

Bei der Polymenorrhö beträgt die Zyklusdauer weniger als 23 Tage, wobei ovulatorische Zyklen mindestens eine dreiwöchige Dauer haben. Verkürzte Zyklen treten gehäuft während der Umstellungsphasen im Leben der Frau auf, d. h. nach der Menarche und in der Prämenopause. Unterschieden werden zwei Formen:

– Polymenorrhö mit verkürzter Follikelphase
– Polymenorrhö mit verkürzter Corpus-luteum-Phase.

Die Art der Störung lässt sich am einfachsten durch Basaltemperaturmessungen erkennen.

Polymenorrhö mit verkürzter Follikelphase

Die Polymenorrhö mit verkürzter Follikelphase ist durch eine sehr früh einsetzende und verkürzt ablaufende Follikelreifung bedingt. Eine Behandlung ist daher nur dann notwendig, wenn eine Sterilität vorliegt oder die Blutungen verstärkt auftreten und eine Anämie nach sich ziehen. Ungewollte Sterilität besteht, wenn das Konzeptionsoptimum in die ausklingende Menstruation fällt. Die Behandlung geschieht mit mittleren Östrogendosen oder Gestagenen zu Beginn des Zyklus. Die Follikelreifung wird so vorübergehend gehemmt und die Ovulation hinausgeschoben. Dieser Verzögerungseffekt kann individuell unterschiedlich ausfallen und das Ergebnis ist aufgrund von Dosierungsproblemen weniger zuverlässig, da gelegentlich die Ovulation nicht nur verzögert wird, sondern sogar ausbleibt.

Dosierungsbeispiele

Oral

1. Östrogen: 0,05 mg Ethinylestradiol (Ethinylestradiol 25 µg JENAPHARM) oder 2 mg Estradiolvalerat (Estradiol 2 mg JENAPHARM, Progynova 21, Gynokadin, Merimono 2 mg) oder 2 mg Estradiol (Estrifam 2 mg, Estronorm 2 mg, Femoston mono 2 mg, Estradiol 2 – 1 A Pharma) täglich vom 3.–7. Zyklustag (Abb. 3.44).
2. Gestagen: 5 mg Norethisteronacetat (Norethisteron 5 mg JENAPHARM, Primolut-Nor-5), 5 mg Medroxyprogesteronacetat (Clinofem 5, MPA

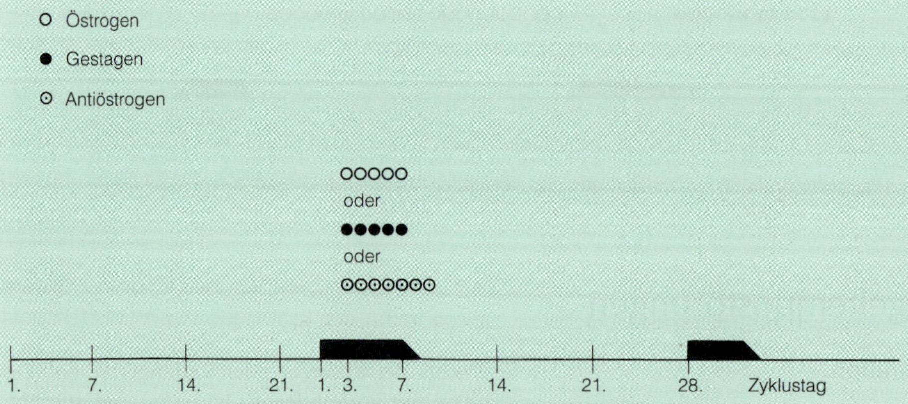

Abb. 3.44 Orale Östrogen-, Gestagen- oder Antiöstrogentherapie bei Polymenorrhö mit verkürzter Follikelphase

GYN 5), 2 mg Chlormadinonacetat (Chlormadinon 2 mg JENAPHARM), 5 mg Medrogeston (Prothil 5 mg), 10 mg Dydrogesteron (Duphaston) oder 200 mg Progesteron (Utrogest) täglich vom 3.–7. Zyklustag (Abb. 3.44).

3. Antiöstrogen: 50–100 mg Clomifen (1–2 Tabl.: Clomifen GALEN, ClomHEXAL 50, Clomifen-ratiopharm) vom 3.–10. (–12.) Zyklustag (Abb. 3.44).

Parenteral

5 mg Estradiolvalerat (Estradiol-Depot 10 mg JENAPHARM) i. m. am 3. Zyklustag.

Polymenorrhö mit verkürzter Corpus-luteum-Phase

Die Verkürzung der Corpus-luteum-Phase stellt eine häufige Zyklusanomalie dar, die eine Sterilität oder Infertilität zur Folge haben kann. Bei der Therapie wird daher immer zwischen der einfachen Regulierung des Zyklus und der Sterilitätsbehandlung der Frauen mit Kinderwunsch unterschieden.

Während bei der Zyklusregulierung die Substitution mit Gestagenen oder Östrogen-Gestagen-Kombinationen zur Normalisierung der Länge des Zyklus indiziert sind, werden bei Kinderwunsch je nach Ursache Clomifen, Prolaktininhibitoren, GnRH oder Gonadotropine angewendet, Die Applikation von Sexualsteroiden zur Stützung der Corpus-luteum-Phase ist bei Kinderwunsch weniger erfolgreich. Ein negativer Einfluss auf die Frucht und die Schwangerschaftsentwicklung ist nicht zu befürchten. 17α-Hydroxyprogesteroncaproat und eine hochdosierte Stimulation des Corpus luteum mit hCG mit mehr als 1500 IE/Tag können eher, wenn eine Schwangerschaft nicht eintritt, zu einer Scheinschwangerschaft führen.

➡ **Dosierungsbeispiele zur Zyklusregulierung**

Oral

1. Östrogen-Gestagen-Kombination: Gravistat 125, Valette, Petibelle, Yasmin, Minisiston, Belara, Leios u. a.
   1. Dragee/Tablette täglich vom 16.–25. oder 18.–25. Zyklustag (Abb. 3.45).
   2. 1 Dragee/Tablette täglich über 10 Tage, drei Tage nach dem Basaltemperaturanstieg beginnend.
   3. 1 Dragee/Tablette täglich vom 5.–25. Zyklustag, zyklisch über 3 Monate (Abb. 3.45).
2. Gestagen: 2 mg Chlormadinonacetat (Chlormadinon 2 mg JENAPHARM), 10 mg Dydrogesteron (Duphaston), 200 mg Progesteron (Utrogest), 1–5 mg Norethisteronacetat (Norethisteron 1 mg–/5 mg JENAPHARM, Primolut-Nor-5, Gestakadin), 5 mg Medroxyprogesteronacetat (Clinofem 5, MPA GYN 5) oder 5 mg Medrogeston (Prothil 5 mg) vom 16.–25. oder 18.–25. Zyklustag (Abb. 3.45).

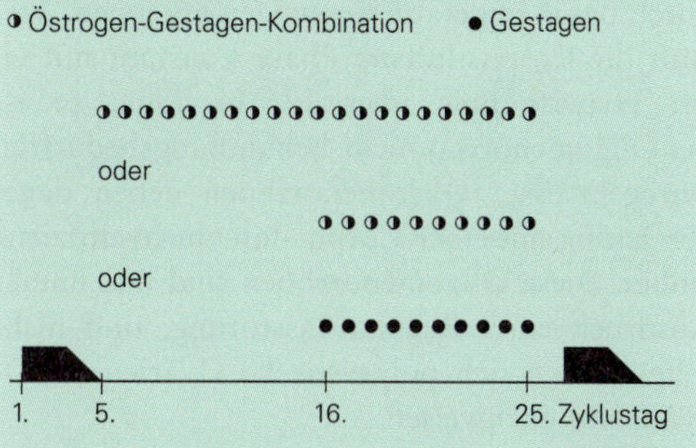

Abb. 3.45 Zyklusregulierung mit einer Östrogen-Gestagen-Kombination oder einem Gestagen, zyklisch oder vom 16.–25. Zyklustag bei Polymenorrhö

Parenteral

10 mg Estradiolvalerat (Estradiol-Depot 10 mg JENAPHARM) und 250 mg Hydroxyprogesteroncaproat (Progesteron-Depot JENAPHARM, Proluton Depot) i. m. am 18. Zyklustag oder 4–5 Tage nach Basaltemperaturanstieg (Abb. 3.20).

Dosierungsbeispiel bei Sterilität und Kinderwunsch: s. Kap. 4. Dabei sind Progesteron und Gestagene, die sich vom Progesteron ableiten, den 19-Nortestosteron-Derivaten vorzuziehen.

3.9.3 Oligomenorrhö

Allgemeines

Bei der Oligomenorrhö beträgt die Zyklusdauer > 35 Tage, wobei eine sehr große Variabilität möglich ist. Die Oligomenorrhö kann regelmäßig und unregelmäßig sein. Gehäuft treten Oligomenorrhöen in den Übergangsphasen der Frau auf, d. h. nach der Menarche und vor der Menopause. Unterschieden werden drei Formen:

- Oligomenorrhö mit verlängerter Follikelphase und normal langer Corpus-luteum-Phase,
- Oligomenorrhö mit verlängerter Follikelphase und verkürzter Corpus-luteum-Phase,
- anovulatorische Oligomenorrhö.

Die Art der Störung lässt sich am einfachsten durch Basaltemperaturmessungen erkennen. Verläuft die Corpus-luteum-Phase konstant mit einer Hyperthermie über 12–14 Tage, so ist die Oligomenorrhö nicht behandlungsbedürftig. Unregelmäßige Oligomenorrhöen gehen dagegen häufig mit einer Corpus-luteum-Insuffizienz einher. Diese Oligomenorrhöen sind fast immer Ausdruck einer Regulationsstörung, und nicht selten lassen sich polyzystische Ovarien (PCO-Syndrom) nachweisen.

Therapie

Die Behandlung erfolgt differenziert in Abhängigkeit vom Kinderwunsch und Prolaktinspiegel. Für die Therapie beim Kinderwunsch kommen wie bei der Polymenorrhö mit verkürzter Corpus-luteum-Phase oder beim anovulatorischen Zyklus Prolaktininhibitoren, Clomifen und/oder hCG infrage. Besteht kein Kinderwunsch, so empfiehlt sich bei unregelmäßigen, als störend empfundenen Oligomenorrhöen die Substitutionstherapie mit synthetischen Sexualsteroiden im Sinne der ungezielten Prophylaxe über 3–6 Zyklen oder auch länger. Oligomenorrhöen bei Adoleszentinnen sollten prinzipiell durch Hormonsubstitution mit Östrogen-Gestagen-Kombinationen behandelt werden (Abb. 2.18; Abb 3.45).

➡ **Dosierungsbeispiele**

1. Östrogen-Gestagen-Kombination: Gravistat 125, Valette, Petibelle, Yasmin, Minisiston, Belara, Leios u. a. vom (14.) 16.–25. Zyklustag oder zyklisch (Abb. 3.45).
2. Gestagen: 1–5 mg Norethisteronacetat (Norethisteron 1 mg–/–5 mg JENAPHARM, Primolut-Nor-5, Gestakadin), 2–4 mg Chlormadinonacetat (Chlormadinon 2 mg JENAPHARM), 10 mg Dydrogesteron (Duphaston), 200 mg Progesteron (Utrogest), 5 mg Medroxyprogesteronacetat (Clinofem 5, MPA GYN 5) oder 5 mg Medrogeston (Prothil 5 mg) vom (14.) 16.–25. Zyklustag oder zyklisch (Abb. 3.45).
3. 100 mg Clomifen (Clomifen GALEN, ClomHEXAL 50, Clomifen-ratiopharm) vom 5.–9. Zyklustag bei Sterilität.

Parenteral

1. 10 mg Estradiolvalerat (Estradiol-Depot 10 mg JENAPHARM) und 250 mg 17α-Hydroxyprogesteroncaproat (Progesteron-Depot JENAPHARM, Proluton Depot) am 18. Zyklustag i. m. (Abb. 3.20).
2. FSH oder HMG (2 Amp.), eventuell hCG bei Sterilität (Kap. 4).

3.10 Regeltypusstörungen

Zu den Regeltypusstörungen zählen die Hyper- und Hypomenorrhö sowie die Menorrhagie. Bei den Regeltypusstörungen ist darauf zu achten, dass die Stärke der Menstruationsblutung nicht mit ihrer Dauer verwechselt wird (Lax, 1960).

3.10.1 Hypermenorrhö und Menorrhagie

Definition

Unter einer *Hypermenorrhö* wird die verstärkte Blutung bei normaler Dauer von 5, maximal 7 Tagen verstanden. Die zu lang andauernde Regelblutung von mehr als 7 Tagen bis zu maximal 10 Tagen wird als *Menorrhagie* bezeichnet. Beiden, Hypermenorrhö und Menorrhagie, ist gemeinsam der erhöhte Blutverlust von > 80 ml (> 120 ml). Hypermenorrhö und Menorrhagie werden im englischen Sprachgebiet unter dem Begriff *Menorrhagia* zusammengefasst.

Ursachen

Die organischen Ursachen der Hypermenorrhö und Menorrhagie sind selten. Es dominieren die dysfunktionellen mit ca. 80%. Die zu starke und/oder zu lang andauernde Menstruation kann durch organische Erkrankungen des Uterus (Myome, Adenomyosis, Polypen, Endometritis, Karzinome u. a.) oder durch extragenitale und dysfunktionelle hormonale Ursachen (Ovarien, Thyreoidea, NNR) mit internistischen Ursachen ausgelöst werden (Tab. 3.31). Nicht selten liegen neben organischen Ursachen zusätzlich oder ausschließlich dysfunktionelle Störungen vor, die zu einer atypischen Endometriumstruktur führen. Häufig findet sich bei Patientinnen mit einer verstärkten Regelblutung eine lokale Hyperfibrinolyse infolge gesteigerter Plasminogenaktivierung (z. B. beim Karzinom). Dagegen spielen allgemeine Störungen der Blutgerinnung nur eine untergeordnete Rolle.

Tabelle 3.31 Ursachen der Hypermenorrhö

Funktionelle Ursachen
Corpus-luteum-Insuffizienz
unvollkommene sekretorische Umwandlung
lokale Hyperfibrinolyse
Extragenitale Ursachen
Herz-Kreislauf-Erkrankungen, Nierenerkrankungen (Hochdruck, venöse Stauung im kleinen Becken, Varikosis pelvis)
hämorrhagische Diathesen (Thrombopenien, Thrombasthenien)
Willebrand-Jürgens-Syndrom
endokrine Störungen (Thyreoidea)
Genital-organische Ursachen
Myome
Endometriosis interna uteri, Adenomyosis uteri
entzündliche oder narbige Prozesse
Polypen
Hypoplasia uteri (spitzwinklige Anteflexion)
Lageanomalien des Uterus (Retroflexio uteri)

Diagnostik

Zunächst müssen organische und extragenitale Ursachen durch Hysteroskopie und/oder fraktionierte Abrasio ausgeschlossen werden, ehe funktionelle Ursachen angenommen werden können.

Therapie

Organisch oder extragenital bedingte Ursachen sind selbstverständlich kausal zu behandeln. Für die funktionellen Störungen stehen zur Behandlung Antifibrinolytika (4-Aminomethylbenzoesäure, Tranexamsäure), nichtsteroidale Antiphlogistika (Mefenaminsäure), selektive Zyklooxygenase-2-Hemmer sowie die Hormone (GnRH-Agonisten, Gestagene, Östrogen-Gestagen-Kombinationen) zur Verfügung. Besonders durch die zyklische Medikation von Östrogen-Gestagen-Kombinationen wird der proliferative Aufbau des Endometriums eingeschränkt, sodass stärkere Hormonentzugsblutungen ausbleiben. Bevorzugt sollten gestagenbetonte Präparate angewandt werden. Im Allgemeinen beginnt man mit der prämenstruellen Gestagengabe (16.–25. Tag). Bei unzureichender Wirkung wird auf Östrogen-Gestagen-Kombinationen oder Gestagene vom 5.–25. Zyklustag übergegangen, um nach 3–6 Zyklen zur Rezidivprophylaxe auf die prämenstruelle Gestagentherapie zurückzukehren. Die Gestagen- oder Östrogen-Gestagen-Medikation von 16.–25. Zyklustag ist nicht so effektiv wie die zyklische Medikation von 5.–25. Zyklustag. Mit der zyklischen Östrogen-Gestagen-Medikation der Mikropillen wird der Blutverlust um ca. 50% und mit der zyklischen Gestagen-Medikation um ca. 87% (Lethaby et al., 2000) reduziert. Der Langzyklus im Rhythmus 42/7 oder 84/7 mit Mikropillen oder die Langzeiteinnahme derselben führen ebenso wie die therapeutische Amenorrhö mit Gestagenen oder das IUS (Mirena) (94%; Irvine et al., 1998) zu einer weiteren Reduktion der Blutungstage. Parenteral anwendbare Depotpräparate können weniger empfohlen werden, da deren langsam abklingende Wirkung auf das Endometrium eher eine Verstärkung und Verlängerung der Blutung zur Folge hat. Eine therapeutische Amenorrhö kann man in sonst unbeeinflussbaren Fällen insbesondere prämenopausal oder bis zu einem operativen Eingriff durch GnRH-Analoga herbeiführen.

Bei Hyperfibrinolyse empfiehlt sich die Anwendung von Antifibrinolytika in Kombination mit Kontraktionsmitteln während der Menstruation. Wenn die konservative Behandlung der Hypermenorrhö einschließlich der Hormontherapie erfolglos ist, eine Hormonbehandlung kontraindiziert erscheint oder Hormone schlecht vertragen werden, so sollte die Endometriumablation oder die vaginale Hysterektomie unter Erhaltung der Ovarien erwogen werden, sofern die Familienplanung abgeschlossen ist. Die Behandlung sollte altersangepasst erfolgen (Tab. 3.32).

Tabelle 3.32 Altersangepasste Therapie der Hypermenorrhö und Menorrhagie mit Hormonen

Adoleszentinnen
Mikropillen zyklisch
Langzyklus: 42/7; später 84/7
Geschlechtsreife
Mikropillen zyklisch
Langzyklus: 84/7 Tage
Langzeiteinnahme:
Mikropille oder Gestagene
IUS Mirena
Prä(Peri)menopause
IUS Mirena
GnRH-Agonisten
Endometriumablation
Hysterektomie

➡ Dosierungsbeispiele

1. Östrogen-Gestagen-Kombination: Valette, Gravistat 125, Petibelle, Yasmin, Minisiston, Belara, Leios u. a. täglich vom 5.–25. Zyklustag über 3–6 Zyklen oder als Langzyklus bzw. Langzeiteinnahme.
2. Gestagen: 5–10 mg Norethisteronacetat (Norethisteron 5 mg JENAPHARM, Primolut-Nor-5), 2–4 mg Chlormadinonacetat (Chlormadinon 2 mg JENAPHARM), 5 mg Medrogeston (Prothil 5 mg), 5–10 mg Medroxyprogesteronacetat (Clinofem 5, MPA GYN 5) u. a. täglich vom (14.) 16.–25. Zyklustag über 3–6 Zyklen.
3. GnRH-Agonisten
   1. 3,75 mg Leuprorelinacetat (Enantone-Gyn) i. m. alle 28 Tage (Wirkungsdauer bis zu 35 Tage) über 6 Monate,
   2. 11,25 mg Triptorelinacetat (TRENANTONE-GYN) i. m. alle 13 Wochen, maximal zweimal.
   3. 3,8 mg Goserelinacetat (Zoladex-Gyn) subkutan alle 28 Tage.

Hypoplastischer Uterus

Sequenzpräparate: Klimonorm, Climen, Cyclo-Progynova, Cyclosa, Oviol 22, Gianda, Presomen 0,3/0,6 compositum, Procyclo, Sisare zyklisch über 3–6 Zyklen.

3.10.2 Hypomenorrhö

Definition

Als *Hypomenorrhö* wird die zu schwache Regelblutung bezeichnet, die sowohl bei ovulatorischen als auch anovulatorischen Zyklen beobachtet wird. Blutungsdauer und Blutungsstärke sind verkürzt.

Ursachen

Bei der Hypermenorrhö bildet sich das Endometrium wegen eines unzureichenden Aufbaus oder eines besonderen Reaktionsvermögens unter normalen hormonalen Verhältnissen fast ausschließlich durch Involution zurück. Die Desquamation spielt dann nur eine untergeordnete Rolle. Uterine Ursachen, wie Endometriumstuberkulose oder partielle Zerstörung des Endometriums durch forcierte Kürettage post partum und post abortum, sind ausgesprochen selten. Sie werden wie die uterine Amenorrhö behandelt. Bei dienzephaler Störung mit Adipositas, die besonders post partum zu beobachten ist, sollte eine Gewichtsreduzierung durch Diät angestrebt werden. Die androgene Überproduktion vonseiten der NNR kann mit einer Oligomenorrhö und Hypomenorrhö einhergehen.

Diagnostik

Wenn bei der Diagnostik ein ovulatorischer Zyklus festgestellt wird, entfällt jegliche Hormontherapie, zumal die Fertilität im Allgemeinen nicht herabgesetzt ist. Die Patientin ist über die Harmlosigkeit dieser Störung aufzuklären.

Therapie

Bei Patientinnen ohne Kinderwunsch mit einem Östrogenmangel empfiehlt sich, falls Behandlung erwünscht wird, eine Sequentialtherapie. Je höher die Östrogendosis ist, desto stärker wird die Menstruation verlaufen.

➡ Dosierungsbeispiele

1. Sequenzpräparate: Klimonorm, Climen, Cyclo-Progynova, Cyclosa, Oviol 22, Gianda, Presomen 0,3/0,6 compositum, Procyclo, Sisare u. a. vom 5.–25. Zyklustag über 3–6 Zyklen.
2. Östrogen: 0,05 mg Ethinylestradiol (Ethinylestradiol 25 µg JENAPHARM), 2 mg Estradiolvalerat (Estradiol 2 mg JENAPHARM, Progynova 21, Gynokadin, Merimono 2 mg) oder 2 mg Estradiol (Estrifam, Estronorm 2 mg, Femoston mono 2 mg, Estradiol, Estradiol 2–1 A Pharma) täglich vom 5.–25. Zyklustag und ein
   Gestagen: 2 mg Chlormadinonacetat (Chlormadinon 2 mg JENAPHARM), 10 mg Dydrogesteron (Duphaston), 200 mg Progesteron (Utrogest), 1–5 mg Norethisteronacetat (Primolut-Nor-5, Norethisteron 1 mg–/5 mg JENAPHARM, Gestakadin), 5 mg Medroxyprogesteronacetat (Clinofem 5, MPA GYN 5) oder 5 mg Medrogeston (Prothil 5 mg) täglich vom (14.) 16.–25. Zyklustag über 3–6 Zyklen.

3.11 Dysmenorrhö

3.11.1 Definition und Einteilung

Unter dem Symptom der Dysmenorrhö oder *Algomenorrhö* versteht man starke Schmerzen, oft verbunden mit Allgemeinbeschwerden, während der Regelblutung. Im Vordergrund stehen krampfartige Unterleibsschmerzen, die einige Stunden vor oder bei Blutungsbeginn einsetzen und meist nicht länger als 12 Stunden, mitunter auch Tage anhalten. Gleichzeitig können Übelkeit, Erbrechen, Diarrhö, Schwindel, Abgespanntsein, Kopfschmerzen, Synkope, Nervosität und Kollapsneigung bestehen. Nach dem ersten Zeitpunkt des Auftretens der Beschwerden wird eine *primäre*, die vom Einsetzen biphasischer, ovulatorischer Zyklen an existiert, von einer *sekundären Dysmenorrhö*, die im Laufe des Lebens erworben wird, unterschieden.

Nach ihren Ursachen kann man die schmerzhaften Regelblutungen in dysfunktionelle (essenzielle, spastische) Dysmenorrhö und in organisch bedingte Dysmenorrhö gliedern. Die funktionelle Dysmenorrhö besteht häufig primär, d. h. fast nur bei ovulatorischen Zyklen und bessert sich oft spontan nach dem 25. Lebensjahr oder nach einer Schwangerschaft, während die organisch bedingten Formen meistens erworben werden.

3.11.2 Allgemeines und Ursachen

50–70% aller Frauen geben Schmerzen und Beschwerden während der Menstruation an und bei 40% ist die Dysmenorrhö mit einem prämenstruellen Syndrom (PMS) gekoppelt. Durch die schwere Dysmenorrhö sind ca. 10% der Frauen für 1–3 Tage arbeitsunfähig. Endokrine Faktoren spielen bei der Auslösung der Dysmenorrhö eine Rolle. So wurde die Östrogenausscheidung bei dysmenorrhöischen Frauen im Vergleich zu Kontrollpersonen während der Ovulation und Corpus-luteum-Phase häufig niedriger gefunden. Progesteron ist ebenfalls öfters erniedrigt. Gegenwärtig wird als Hauptursache eine verstärkte Prostaglandin-$F_{2\alpha}$-Bildung im sekretorisch umgewandelten Endometrium, eine vermehrte Resorption dieser Substanz und eine veränderte Relation von E- und F-Prostaglandinen für eine funktionelle Dysmenorrhö angenommen. Die erhöhten $PGF_{2\alpha}$-Spiegel führen zu Beginn der Menstruation zu einer verstärkten Kontraktion und einem gesteigerten Tonus der glatten Uterusmuskulatur. Die Folge ist eine erhebliche Uterusischämie. In diesem Zusammenhang wird auch eine erhöhte Ansprechbarkeit des Myometriums auf Prostaglandine diskutiert.

Die organisch bedingten Dysmenorrhöen treten gehäuft zwischen dem 30.–40. Lebensjahr auf und können sehr häufig auf eine Endometriose zurückgeführt werden. Differentialdiagnostisch sind submuköse Myome, Entzündungen und deren Folgezustände (Synechien), eine Retroflexio uteri fixata, Stenosen und Narben der Zervix, Zervix- und Korpuspolypen sowie Uterusfehlbildungen in Erwägung zu ziehen. Die Hypoplasia uteri wird dagegen als Ursache unterschiedlich bewertet.

In seltenen Fällen kann die Funktionalis in toto oder in großen erhaltenen Teilen unter wehenartigen Schmerzen ausgestoßen werden *(Dysmenorrhoea membranacea)*.

3.11.3 Therapie

Die Behandlung der organisch bedingten Dysmenorrhö richtet sich nach den Ursachen und erfolgt in Abhängigkeit vom Alter der Patientin, dem Kinderwunsch und dem Befund.

Die Hormontherapie der funktionellen Dysmenorrhö kann in Abhängigkeit von den Beschwerden zyklisch mit Östrogenen, Gestagenen und Mikropillen und, falls keine Besserung eintritt, mit dem Langzyklus oder der Langzeiteinnahme erfolgen. Da die dysmenorrhöischen Beschwerden fast nur bei ovulatorischen Zyklen auftreten, wird deshalb die Ovulation durch Östrogene und Gestagene unterdrückt. Erfolge sind daher sowohl mit Östrogen-Gestagen-Kombinationen als auch mit Sequenzpräparaten zu erzielen. Falls die Ovulationshemmung nicht erwünscht ist, können versuchsweise Gestagene, die nicht ovulationshemmend wirken, zyklisch verordnet werden (Dydrogesteron). Die Behandlung erstreckt sich über 3–6 Zyklen. Besteht gleichzeitig der Wunsch zur Kontrazeption, so werden orale hormonale Kontrazeptiva verordnet. Bestehen bei zyklischer Einnahme zur Zeit der Hormonentzugsblutung noch Schmerzen, so ist die Behandlung mit Östrogen-Gestagen-Kombinationen im Sinne des Langzyklus oder der Langzeiteinnahme in Erwägung zu ziehen. Langzyklus und Langzeiteinnahme führen zu einer signifikanten Reduzierung der Prävalenz der Dysmenorrhö. Tritt dagegen nur eine geringgradige Besserung auf oder bestehen die Beschwerden nach Beendigung unvermindert weiter, ist eine Pseudogravidität zu erwägen. Die Pseudogravidität erscheint besonders bei Uterushypoplasie mit Sterilität und Dysmenorrhö indiziert. Bei leichten Fällen einer primären Dysmenorrhö junger Mädchen ist manchmal mit kleinen Estrioldosen, die entweder vom (14.) 16.–25. Zyklustag oder über den gesamten Zyklus verabreicht werden, ein befriedigender Erfolg zu erzielen.

➡ Dosierungsbeispiele

1. Östrogen-Gestagen-Kombination: Valette, Gravistat 125, Petibelle, Yasmin, Minisiston, Belara, Leios u. a. zyklisch über 3–6 Zyklen, besser Langzyklus oder Langzeiteinnahme (Abb. 3.30 und 3.46).
2. Gestagen: 20 mg Dydrogesteron (Duphaston) oder 1 mg Chlormadinonacetat (Chlormadinon 2 mg JENAPHARM) vom (14.) 16.–25. Zyklustag; bei Nichterfolg: 10–20 mg Dydrogesteron (Duphaston) oder 1 mg Chlormadinonacetat (Chlormadinon 2 mg JENAPHARM) vom 5.–25. Zyklustag.
3. Sequenzpräparat: Klimonorm, Climen, Cyclo-Progynova, Cyclosa, Gianda, Presomen 0,3/0,6 compositum, Procyclo, Sisare u. a. zyklisch.
4. Östrogen: 0,05 mg Ethinylestradiol (Ethinylestradiol 25 µg JENAPHARM), 2 mg Estradiolvalerat (Estradiol 2 mg JENAPHARM) vom 5.–25. Zyklustag und zusätzlich ein Gestagen: 2 mg Chlormadinonacetat (Chlormadinon 2 mg JENAPHARM), 10 mg Dydrogesteron (Duphaston), 200 mg Progesteron (Utrogest), 5 mg Norethisteronacetat (Norethisteron 5 mg JENAPHARM, Primolut-Nor-5), 5 mg Medroxyprogesteronacetat (Clinofem 5, MPA GYN 5) oder 5 mg Medrogeston (Prothil 5 mg) vom (14.) 16.–25. Zyklustag.
5. Pseudogravidität (Abb. 3.25).
6. 2–4 mg Estriol (Estriol 2 mg JENAPHARM, OeKolp Tabletten 2 mg, Ovestin 1 mg, Synapause E) täglich vom (14.) 16.–25. Zyklustag.

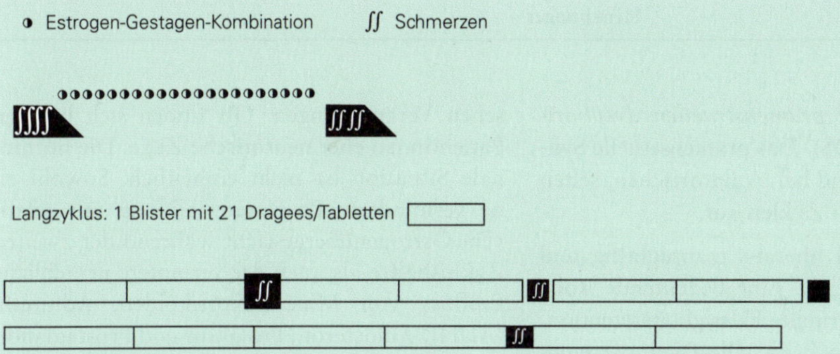

Abb. 3.46 Dysmenorrhö-Behandlung: zyklisch und im Langzyklus 42/7 und 84/7 Tage mit Östrogen-Gestagen-Kombinationen

3.12 Prämenstruelles Syndrom

3.12.1 Allgemeines

Das prämenstruelle Syndrom, das 1931 von Frank beschrieben, aber bereits von HIPPOKRATES erwähnt wurde, umfasst zahlreiche Beschwerden in der zweiten Zyklushälfte, die 14–4 Tage vor der Regel beginnen und gewöhnlich mit dem Einsetzen der Blutung aufhören oder sich bessern. Die Ätiologie konnte bisher nicht befriedigend geklärt, geschweige denn eine vollwertige Therapie angegeben werden.

30–70 % aller menstruierenden Frauen klagen über Beschwerden in der zweiten Zyklushälfte, besonders im 4. Dezennium. Der Grad der Schwere variiert dabei. Ein Viertel der Frauen berichtet über schwere Symptome. 3–8 % dieser Frauen leiden unter einer besonders starken

Tabelle 3.33 Symptome des prämenstruellen Syndroms

Gynäkologische Symptome	vegetative bzw. allgemeine Symptome	psychische Symptome
Anschwellen und Spannung der Mammae	Kopfschmerzen (Migräne)	nervöse Spannung
Spannung, Völlegefühl und Schmerzen im Unterleib	vegetative Labilität	Reizbarkeit und Aggressivität
Kreuzschmerzen	Tachykardie	Stimmungslabilität
Vulvaödem mit Pruritus	leichte Ermüdbarkeit	depressive Verstimmung
genitaler Herpes	Schwindelgefühl	Ruhelosigkeit
Dyspareunie	Nausea	Antriebslosigkeit
	Dysurie	Angst
	Obstipation	Kontrollverlust
	Gewichtszunahme	
	Ödembildung	
	Heisshunger	

Form des PMS, der *prämenstruellen dysphorischen Störung* (PMDS). Das prämenstruelle Syndrom tritt vorwiegend bei ovulatorischen, selten bei anovulatorischen Zyklen auf.

Die Symptome sind überaus mannigfaltig und wechselhaft (Tab. 3.33). Eine bedeutende Rolle spielt die prämenstruelle Flüssigkeitsretention, die 1,5–4 l betragen kann. Die Diagnose eines prämenstruellen Syndroms sollte erst dann gestellt werden, wenn die Beschwerden innerhalb der letzten 4 Zyklen im regelmäßig wiederkehrenden Muster aufgetreten sind. Aufgrund der psychischen Veränderungen ist das prämenstruelle Syndrom ein größeres soziologisches als medizinisches Problem (Affektlabilität mit Streitigkeiten in der Familie, am Arbeitsplatz usw.).

3.12.2 Ursachen

Der prämenstruelle Symptomenkomplex kann als multifaktoriell bedingte, psychoneuroendokrine Dysfunktion aufgefasst werden. Es besteht kein direkter einfacher Zusammenhang zwischen prämenstruellem Syndrom und psychiatrischen Veränderungen. Oft finden sich bei den Patientinnen eher neurotische Züge. Die hormonale Situation ist nicht einheitlich. Sowohl eine verminderte Progesteronbildung mit relativem Östrogenübergewicht während der zweiten Zyklushälfte als auch der vermutete ursächliche Einfluss von Mineralokortikoiden, Adiuretin (ADH), Aldosteron, Prolaktin und Prostaglandinen sowie ein Mangel an Vitamin A und der B-Vitamine haben kritischen Überprüfungen nicht standgehalten. Allerdings wurde bei den meisten Studien die Tagesrhythmik der Hormonsekretion nicht berücksichtigt. Die Hypothese von Reid und Yen geht davon aus, dass eine abnorme Einwirkung oder Ansprechbarkeit gegenüber dem Melanozytenhormon und den β-Endorphinen während der Lutealphase bei der Ausbildung des prämenstruellen Syndroms eine Rolle spielen. Auf alle Fälle sind die Symptom-provozierenden Fakten in einem hormonalen Ungleichgewicht zu suchen, wobei in letzter Zeit eine Sensitivitätssteigerung (abnorme Reaktion) auf normale Hormonspiegel bei veränderter Konzentration der Neurotransmitter, einem Serotoninmangel und verändertem Metabolismus essenzieller Fettsäuren angenommen wird.

3.12.3 Therapie

Die Behandlungsmethoden sind so mannigfaltig wie die angeführten ätiologischen Faktoren. Am Anfang sollte ein aufklärendes Gespräch oder die Psychotherapie stehen. Die Behandlung des PMS sollte der Dominanz der Symptome angepasst werden (Tab. 3.34). Es kann daher sinnvoll sein, den Zyklus mit oralen hormonalen Kontrazeptiva oder GnRH-Agonisten temporär auszuschalten. Die zyklische Verordnung oraler hormonaler Kontrazeptiva hat nicht die Erwartungen zur Linderung der Beschwerden erfüllt. Die Gründe dafür dürften einmal in der zyklischen und damit zu kurzen Dauer der Einnahme und in den unterschiedlichen Partialwirkungen der verschiedenen Gestagene zu suchen sein. Mit Langzyklen ist ein besserer Erfolg zu erwarten. Allerdings sind Drospirenon-haltige orale hormonale Kontrazeptiva bei der Reduzierung prämenstrueller Symptome effektiver als andere orale hormonale Östrogen-Gestagen-Kombinationen (Brown et al., 2002), wobei sowohl physische als auch emotionale Symptome verringert wurden (Borenstein et al., 2003). Drospirenon wirkt antimineralokortikoid und vermindert bzw. verhindert über das Renin-Angiotensin-Aldosteron-System die prämenstruelle überschießende Wasserretention und damit die verstärkte Wassereinlagerung.

Anlässlich einer Meta-Analyse wurde bestätigt, dass GnRH-Agonisten sehr effektiv bei der Behandlung des PMS sind. Die körperlichen Symptome werden stärker gebessert als die emotionalen. Durch eine simultane hormonale Add-back-Therapie können die Nebenwirkungen reduziert werden, aber nicht die Effektivität (Wyatt et a., 2004). Dies gilt nicht für alle Hormonkombinationen. Die Add-back-Therapie mit der Kombination aus 2 mg Estradiol und 5 mg Norethisteronacetat täglich reduzierte den klinische Erfolg erheblich (Leather et al., 1999). Dagegen war die Add-back-Therapie mit 1 mg Estradiol täglich, gepulst mit 0,35 mg Norethisteron alternierend jeweils für 2 Tage, klinisch sehr effektiv und schützte den Knochen (Mitwally et al., 2002).

Östrogene wirken positiv auf die Gehirnfunktion, besonders bei Depressionen bzw. depressiven Verstimmungen. Östrogene induzieren die Zunahme der Serotoninaktivität, die Stimulation der Serotonin-Rezeptoren und Hemmung des Serotoninabbaus durch die Monoaminooxidase (MAO) und wirken so antidepressiv. Diese positiven Östrogeneffekte können durch Gestagene abgeschwächt bzw. aufgehoben werden. Dienogest hebt diese positiven Effekte bei Depressionen nicht auf, da es extragenital keine antiöstrogene Partialwirkung entfaltet. Dienogest-haltige Östrogen-Gestagen-Kombinationen

Tabelle 3.34 Behandlung des PMS nach der Dominanz der Symptome

Symptomatik	Therapie
D: Depression = Konfusion, Vergesslichkeit, Paranoide + suizidale Gedanken (keine echte Suizidalität), Affektlabilität	Vit. B 6, L-Tryptophan / 5 HT, Ausdauersport, ggf. Melatonin
A: Angst = Irritation, Weinerlichkeit, Kontrollverlust, Agressivität	Progesteron, Alprazolam, Ausdauersport, Meidung von Alkohol
C: Cravings = Heisshunger (KH, Schokolade, Milchprodukte, Alkohol und Nahrung), dicker Bauch	Naltrexon (Nemexin), Ernährung, (KH wenig) Stressverarbeitungstechniken
H: Heaviness = Kopfschmerz (schwer), Wasserretention, Brustspannen	Drospirenon, Progesteron, Dienogest, aber keine anderen Norsteroide

eignen sich daher zur Add-back- und Langzyklus-Therapie.

Eine Gestagenbehandlung dürfte am ehesten bei einer Corpus-luteum-Insuffizienz indiziert sein. Dabei führen verschiedene Gestagene zu unterschiedlichen Erfolgen. So wurde über eine Besserung der Beschwerden, vor allem der Mastodynie, nach Behandlung mit Dydrogesteron und Norethisteronacetat berichtet, während Medroxyprogesteronacetat keinerlei therapeutische Effekte aufwies. Mit Vitamin B_6 wurde eine Besserung der körperlichen und psychischen Symptome erreicht. Die Behandlung mit Vitamin E, Calciumcarbonat oder Magnesium führte zu positiven Effekten.

➡ Dosierungsbeispiele

1. Drospirenon-haltige Östrogen-Gestagen-Kombination: Petibelle, Yasmin, aida, Yasminelle zyklisch vom 5.–25. Zyklustag oder gegebenenfalls Langzyklus oder Langzeiteinnahme
2. 10–20 mg Dydrogesteron (Duphaston) oder 5–10 mg Norethisteronacetat (Primolut-Nor-5, –10, Norethisteron 5 mg JENAPHARM,) täglich vom (14.) 16.–25. Zyklustag.
3. Cerazette kontinuierlich zur Langzeiteinnahme.
4. Sequenzpräparate: Klimonorm, Climen, Cyclo-Progynova, Cyclosa, Oviol 22, Gianda, Presomen 0,3/0,6 compositum, Procyclo, Sisare u. a. zyklisch vom 5.–25. Zyklustag.
5. GnRH-Agonisten: 3,75 mg Triptorelin (Decapeptyl Gyn), 3,57 Leuprorelin (Enantone Gyn Monats-Depot) oder 3,6 mg Goserelin (Zoladex Gyn) am 25. Zyklustag i. m. oder s. c., Wiederholung nach 28 Tagen. Therapiedauer maximal 6 Monate, bei simultaner Add-back-Therapie ist eine längere Therapie möglich (Abb. 3.47).
6. Add-back-Therapie:
   1. 1 mg Estradiol (Estrifam 1 mg, Estronorm 1 mg) täglich immer im Wechsel mit Lafamme 1 mg/2 mg für die Dauer der GnRH-Agonisten-Therapie (Abb. 3.47).
   2. 0,5–1 mg Estradiol (Estrifam 1 mg, Estronorm 1 mg) täglich während der GnRH-Agonisten-Therapie und gepulst jeweils nach 2 Tagen Estradiol für 2 Tage 0,5 mg Norethisteronacetat (Norethisteron 1 mg JENAPHARM, Gestakadin) (Abb. 3.47).

Bei bestehendem Kinderwunsch und Normoprolaktinämie können Ovulationsinduktoren (Clomifen) zur Stimulierung der Follikelreifung und Eutrophierung des Corpus luteum angewandt werden.

Parenteral
125–250 mg Hydroxyprogesteroncaproat (Proluton Depot, Progesteron-Depot JENAPHARM) i. m. am 18. Zyklustag.

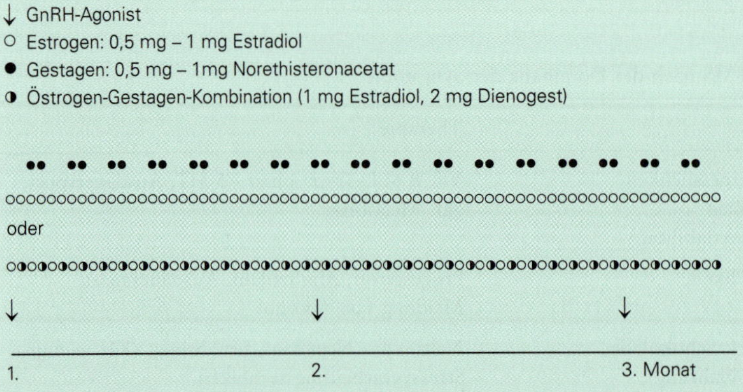

Abb. 3.47 Simultane Add-back-Therapie bei GnRH-Agonisten-Behandlung des schweren PMS – PMSD

4 Funktionelle Sterilität

4.1 Definition und Einteilung

Der Begriff funktionelle oder besser: dysfunktionelle Sterilität bezeichnet die Unfruchtbarkeit bei der Frau, sofern sie durch eine Fehlfunktion der zur Befruchtung und Einpflanzung des befruchteten Eies erforderlichen Organe oder Vorgänge verursacht ist. Demnach gehören zu dieser Gruppe alle nicht organischen Sterilitätsursachen. Auf die beim Mann vorkommenden dysfunktionellen Störungen der Fruchtbarkeit wird im Folgenden nur am Rande eingegangen werden. Der Schwerpunkt dieser Darstellung liegt auf den Behandlungsmöglichkeiten mit Hormonen oder hormonähnlichen Substanzen. Voraussetzungen für das Eintreten einer Befruchtung sind vonseiten der Frau die normalen reproduktiven Funktionen der Ovarien, nämlich

1. die Ovulation,
2. die Corpus-luteum-Bildung.

Eine strenge Einteilung in rein ovarielle, hypophysäre und hypothalamische Störungen der Ovulation und Corpus-luteum-Bildung erscheint nicht sinnvoll, da häufiger gemischte Formen vorliegen und das hypothalamisch-hypophysär-ovarielle System als funktionelle Einheit zu verstehen ist. Dennoch können Formen mit überwiegend ovarieller, hypophysärer oder hypothalamischer Genese vorkommen, wie beispielsweise eine anovulatorische Sterilität mit überwiegend ovariellem Hyperandrogenismus, eine Anovulation durch Ovarialtumoren oder durch schwere antehypophysäre Insuffizienzen, schließlich die hyperprolaktinämische und die hypothalamische Oligomenorrhö mit Gelbkörperschwäche, Oligo- oder Anovulation.

4.2 Funktionsdiagnostik

Praktisch wird so vorgegangen, dass bei Corpus-luteum-Insuffizienz oder bei fehlender Ovulation zunächst eine Prolaktinbestimmung durchgeführt wird. Liegt eine Hyperprolaktinämie vor, so wird, falls ein Prolaktinom ausgeschlossen werden kann, mit dopaminergen Pharmaka zur Erzielung einer Prolaktinspiegelsenkung behandelt. Besteht eine Amenorrhö, so wird sogleich ein Gestagentest veranlasst, ist dieser negativ, wird ein Östrogentest vorgenommen. Bestehen Hinweise auf hypothalamische Störungen wie beispielsweise Unter- und Übergewicht oder gibt es deutliche Zeichen auf eine Psychogenese (strenge Diät, Hungerkuren), so werden FSH und LH bestimmt und es wird ein GnRH-Stimulationstest durchgeführt. Niedrige Gonadotropinwerte sprechen für eine primär hypophysäre oder eine schwere hypothalamische Störung. Hohe Gonadotropinwerte weisen auf eine gonadale Insuffizienz hin. Liegen Zeichen von erhöhten Androgenwirkungen wie Hirsutismus, Akne, Seborrhö oder Klitorishypertrophie vor, so werden die Androgene Testosteron, Androstendion, DHEAS und SHBG bestimmt und es wird gegebenenfalls in dieser Richtung gezielt behandelt.

In der Praxis wird, bei sonst im Wesentlichen unauffälligem Befund, häufig gleich versuchsweise eine ovulationsauslösende Behandlung mit Clomifen begonnen. Ist dieselbe nicht erfolgreich, so wird die Dosis erhöht, und wenn wiederum keine Ovulation eintritt, dann wird eine eingehende Diagnostik durchgeführt (Prolaktin, GnRH-Test, Pulsatilität). Die dysfunktionelle Sterilität kann auch durch Funktionsstörungen am Endometrium oder an der Zervix bedingt sein.

Derartige Dysfunktionen können durch eine Endometriumbiopsie mit Histologie sowie durch Untersuchungen des Zervixschleims (z. B. Insler-Score, Sims-Huhner-Test, Kremer-Test, Antikörperbestimmung im Zervixschleim, Bakteriologie) abgeklärt werden. Entsprechend dem Ergebnis kann dann gezielt behandelt werden.

4.3 Behandlungsprinzipien

Der regelmäßige, ovulatorische Zyklus ist von der stabilen Funktion des ZNS-Hypothalamus-Hypophysenvorderlappen-Ovar-Systems abhängig. Störungen und Ausfälle in diesen Regelkreisen führen zur Anovulation. Die Behandlung zielt daher auf die Korrektur der jeweiligen Störung hin.

Eine nicht zu schwere Dysfunktion im ZNS-Hypothalamus-HVL-System kann durch Eingriff in dieses Regelsystem behoben werden. So wird durch Antiöstrogene die endogene FSH-Sekretion verstärkt. Falls ein Follikel (−1,8 cm) heranreift, kann durch hCG die endogene LH-Wirkung verstärkt und die Ovulation induziert werden. Gelingt dies nicht, so ist die Stimulation durch Substitution mit FSH und hCG, HMG und hCG, mit pulsatiler GnRH-Applikation oder durch Eingriff in den Neurotransmitterstoffwechsel z. B. mit Dopaminagonisten zur Prolaktinhemmung möglich.

Die Korrektur der Androgen-bedingten Störungen erfolgt durch Hemmung der Androgenbildung im Ovar (Antiandrogene, Östrogene, hormonale Kontrazeptiva – wenn kein Kinderwunsch besteht) und in der NNR (Dexamethason) bzw. beim PCO-Syndrom mit Kinderwunsch durch Laser-Vaporisierung der Ovarialrinde und Punktion der zystischen Follikel. Der überhöhte LH/FSH-Quotient und die gesteigerte LH-Pulsatilität beim PCO können durch GnRH-Analoga korrigiert werden.

Die Korrektur inadäquater Feedbacksignale auf die Gonadotropinsekretion kann manchmal durch die Behandlung anderer endokriner Störungen erreicht werden:

- bei Schilddrüsenstörungen durch T_3-, T_4-Substitution oder Thyreostatika,
- bei Nebennierenrindenhyperplasie durch Kortisol oder Dexamethason,
- bei erhöhter extraglandulärer Östrogenproduktion durch Diät zur Gewichtsreduzierung oder operative Eingriffe bei ektoper Hormonproduktion.

4.4 Antiöstrogene

Durch Antiöstrogene sind Ovulationen auslösbar. Diese Substanzen besitzen neben einer relativ starken antiöstrogenen Wirkung eine schwache inhärente Östrogenwirkung.

4.4.1 Clomifen

Clomifen (Abb. 1.11) ist ein synthetisches Pharmakon, das sich strukturell von den östrogenwirksamen Stilbenen herleitet. Die Handelspräparate enthalten die Isomere Zuclomifen (Cis-) und Enclomifen (Transisomer) im Verhältnis 40 zu 60. Enclomifen entfaltet antiöstrogene und schwache östrogene Effekte, während Zuclomifen ausschließlich östrogen wirkt. Clomifen bindet sich an den Östrogen-Rezeptor in allen Erfolgsorganen der Östrogene. Die Bindung erfolgt auch im Hypothalamus. Dort entsteht durch die Östrogenbindung des Antiöstrogens ein vermehrter Anreiz zur Produktion von GnRH und davon abhängig von FSH und LH im Hypophysenvorderlappen, sodass Follikelreifung, Ovulation und Gelbkörperbildung induziert werden können. Es wurden jedoch auch direkte Effekte des Clomifen auf den Hypophysenvorderlappen und die ovarielle Steroidsynthese nachgewiesen (Abb. 4.1).

Clomifen wird nach spontaner oder einer Gestagen- bzw. Gestagen-Östrogen-induzierten Abbruchblutung zwischen dem 2. und 5. Zyklustag beginnend über 5 Tage verabreicht (2.–6. oder

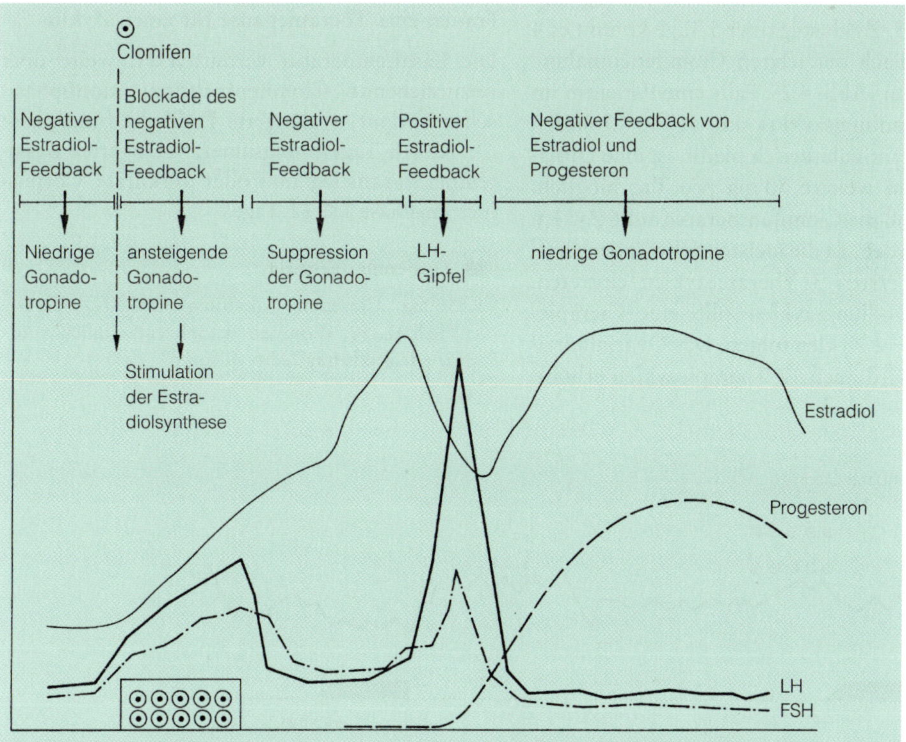

Abb. 4.1 Schematische Darstellung der Clomifenwirkung nach Czygan (1984)

5.–9. Tag nach Regelbeginn). Bei Neigung zur Zystenbildung oder zur Überreaktion der Ovarien, die besonders bei Frauen mit deutlichem Hirsutismus oder anderen Zeichen des Hyperandrogenismus bestehen, sollte ein Langzyklus (84/7Tage) oder wenigstens ein Zyklus mit einer antiandrogenwirksamen Mikropille vorgeschaltet werden, oder es ist mit einer Dosierung von 50 mg täglich am 5. Zyklustag zu beginnen. Bleibt mit der Normaldosis von 2 × 50 mg die angestrebte Ovulation und Gelbkörperbildung aus, so wird auf 150 mg täglich gesteigert und gegebenenfalls die Behandlungsdauer auf 7 Tage verlängert. Die Einnahme erstreckt sich dann vom 2.–11. Zyklustag. Wird eine plurifollikuläre Eireifung wie bei der In-vitro-Fertilisation gewünscht, so wird am 2. Zyklustag mit der Clomifenbehandlung begonnen. Beginnt die Behandlung am 3. Zyklustag, so ist mit der Ovulation zwischen dem 12. und 14. Zyklustag zu rechnen. Bei einer Clomifenmedikation von 100 mg täglich ab dem 5. Zyklustag über 5 Tage kommt es 4 bis 9 Tage nach der letzten Clomifeneinnahme zur Ovulation (Abb. 4.2). Falls eine Patientin im ersten Behandlungszyklus mit 50 mg Clomifen über 5 Tage anovulatorisch bleibt, ist eine Dosiserhöhung um weitere 50 mg pro Tag möglich. Insgesamt soll die Clomifentherapie auf 6 Zyklen begrenzt werden, da die meisten Schwangerschaften in den ersten 3 Therapiezyklen eintreten. Nach 3 Behandlungszyklen sollte eine Therapiepause von 1–2 Zyklen folgen. Das Ovarialkarzinomrisiko wird nach 12 Therapiezyklen erhöht.

Bei einer Polymenorrhö sollte die Behandlung am 3. Zyklustag beginnen. Leicht übergewichtige Frauen (BMI 25–29 kg/m^2) reagieren auf Clomifen am besten mit einer Ovulation. Die Behandlung wird sorgfältig durch mitlaufende Befunderhebung kontrolliert: Kontrolle des Zervix-Scores, sonographische Follikulometrie, Basaltemperaturmessungen. Die Follikel sind nach Clomifenbehandlung meist größer (bis zu 26 mm).

Zur Beurteilung der Corpus-luteum-Funktion können Progesteronbestimmungen herangezogen werden. Progesteron wird wenigstens einmalig am 22. Zyklustag, besser dreimal innerhalb der Corpus-luteum-Phase, am 19., 22. und 25. Zyklustag bestimmt. Die bimanuelle Kontrolluntersuchung oder besser die vaginale Ultraschalluntersuchung erfolgt nach dem ersten Behandlungszyklus zum Zeitpunkt der Menstruation. Besonders bei Patientinnen mit Hyperandrogenisierung sind oft vergrößerte Ovarien festzustellen. Es empfiehlt sich dann bei diesen Frauen eine Therapiepause für einen Zyklus.

Die Basaltemperatur vermittelt Hinweise über unzureichende Clomifenreaktion: monophasischer Verlauf, verlängerte Follikelreifungsphase (> 16–18 Tage), langsamer, verzögerter Basaltemperaturanstieg und/oder verkürzte Corpus-luteum-Phase (< 12 Tage).

➡ Dosierungsbeispiele

1. 50 mg Clomifen (Clomifen GALEN, Clom-HEXAL 50, Clomifen-ratiopharm) täglich vom 5.–9. Zyklustag (Abb. 4.2).

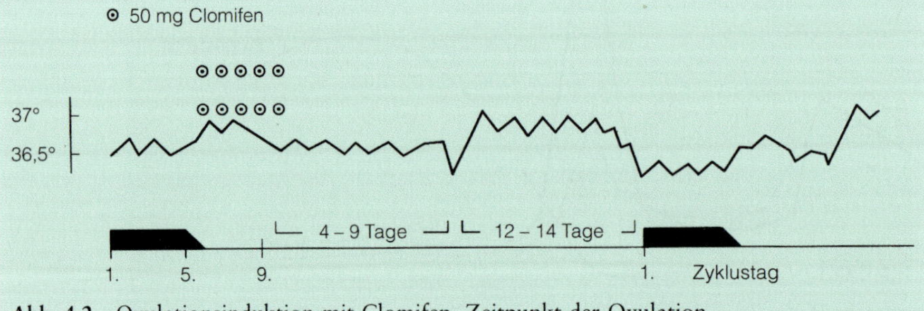

Abb. 4.2 Ovulationsinduktion mit Clomifen, Zeitpunkt der Ovulation

2. 100 mg Clomifen (Clomifen GALEN, ClomHEXAL 50, Clomifen-ratiopharm) täglich vom 5.–9. Zyklustag (Abb. 4.2).
3. 150 mg Clomifen (Clomifen GALEN, ClomHEXAL 50, Clomifen-ratiopharm) täglich vom 5.–11. Zyklustag (Abb. 4.3).

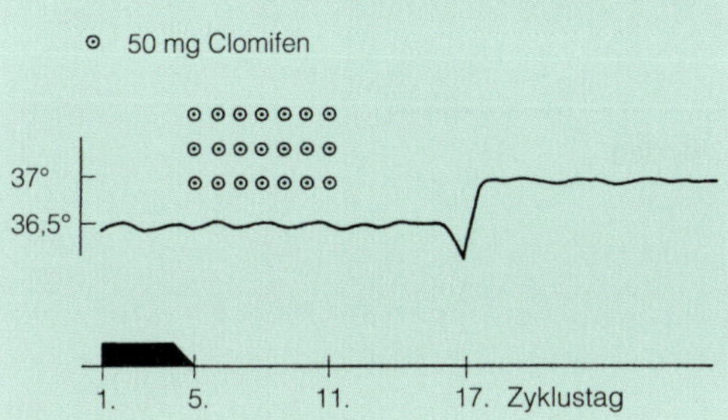

Abb. 4.3 Ovulationsinduktion mit Clomifen

Clomifen und Östrogene

Clomifen kann durch die antiöstrogene Wirkung die optimale Schleimsekretion der Zervix ebenso wie die ausreichende Proliferation des Endometriums unterdrücken, obwohl die Ovulation ausgelöst wird. In dieser Situation ist die zusätzliche Applikation von Östrogenen indiziert. Verabfolgt werden zusätzlich zum Clomifen und danach 25 µg Ethinylestradiol oder 3 mg Estriol bis zum Basaltemperaturanstieg. Andere Autoren empfehlen 75 µg Ethinylestradiol täglich vom 1.–13. oder 150 µg vom 7.–13 Zyklustag. Führen Clomifen und hCG nicht zur Ovulation, so wird zusätzlich am 13. Zyklustag Estradiol verordnet. Auf diese Weise wird der präovulatorische Estradiolanstieg nachgeahmt. Durch ihn wird die präovulatorische Ausschüttung von LH und FSH verstärkt, also ein zusätzlicher FSH-LH-Synergismus auf die Follikelreifung erreicht.

Die Zugabe der Östrogene führt zu einer wesentlichen Verbesserung des Zervixschleims und damit der Konzeptionschance, sodass die Schwangerschaftsrate in diesen Fällen noch etwa 30 % erreicht.

➡ **Dosierungsbeispiel**

1. 100 mg Clomifen (Clomifen GALEN, ClomHEXAL 50, Clomifen-ratiopharm) täglich vom 5.–9. Zyklustag und zusätzlich 75–150 µg Ethinylestradiol (Ethinylestradiol 25 µg JENAPHARM) vom 7.–13. Zyklustag (Abb. 4.4).

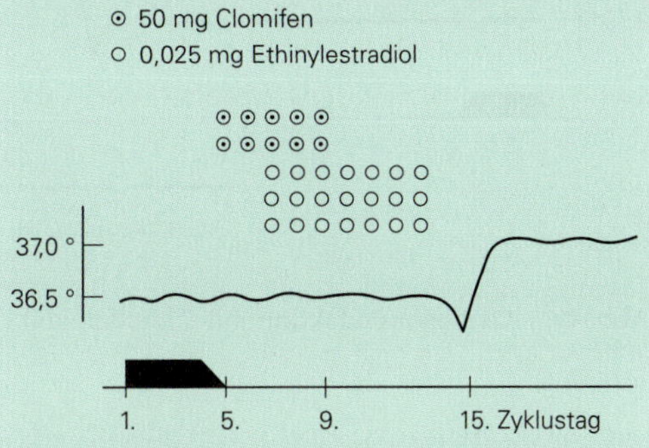

Abb. 4.4 Ovulationsinduktion mit Clomifen und Ethinylestradiol

2. 100–150 mg Clomifen (Clomifen GALEN, ClomHEXAL 50, Clomifen-ratiopharm) täglich vom 3.–9. Zyklustag und zusätzlich 1–3 mg Estriol (Estriol 2 mg JENAPHARM, OeKolp-Tabletten 2 mg, Ovestin 1 mg, Synapause E) vom 5.–14. Zyklustag (Abb. 4.6).
3. 100–150 mg Clomifen (Clomifen GALEN, ClomHEXAL 50, Clomifen-ratiopharm) täglich vom 5.–11. Zyklustag und 10 mg Estradiolvalerat (Estradiol 2 mg JENAPHARM) am 13. Zyklustag (Clomifen-refraktäre Patientinnen!) (Abb. 4.5). Eventuell 2 Tage später 5000 IE hCG (Choragon 5000, Predalon 5000 IE) i. m. oder 250 µg r-hCG (Ovitrelle 250) s. c.

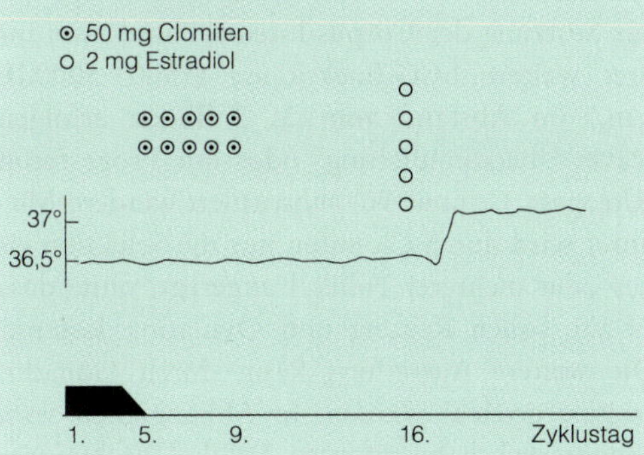

Abb. 4.5 Ovulationsinduktion mit Clomifen und Estradiol oder Estradiolvalerat

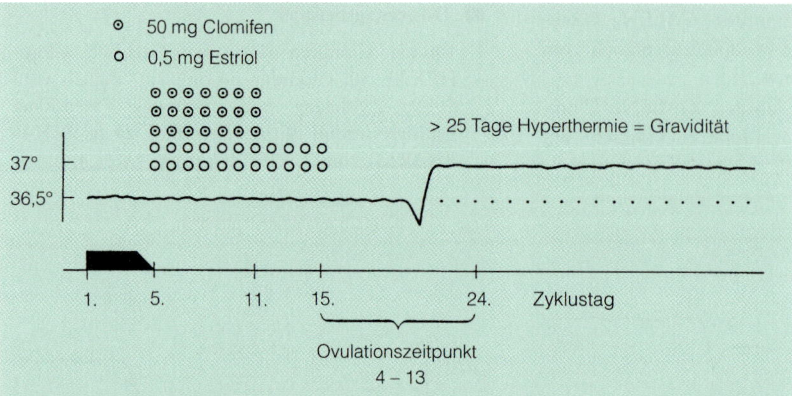

Abb. 4.6 Ovulationsinduktion mit Clomifen und Estriol

Clomifen und Gonadotropine

Die Ovulation tritt meist 4–9 Tage nach Beendigung der Clomifeneinnahme ein. Häufig wird daher zur Unterstützung des endogenen LH-Gipfels Choriongonadotropin (hCG) i. m. injiziert (5000–10 000 IE). Ist zur Zeit der Injektion der Follikel noch nicht voll ausgereift, so wird nur eine vorzeitige Luteinisierung eingeleitet. HCG sollte daher vorzugsweise bei Frauen Anwendung finden, die zwar ovulieren, aber anschließend eine Corpus-luteum-Insuffizienz aufweisen. Beim sonographischen Nachweis eines sprungreifen Follikels (Durchmesser > 1,8 cm) kann hCG intramuskulär zur Auslösung des Eisprungs injiziert werden. Allerdings sollten dann zur Stützung der Corpus-luteum-Phase zwei bis drei weitere hCG-Injektionen (1500–5000 IE i. m.) im Abstand von ca. 3 Tagen erfolgen (cave: Überstimulierung) oder mit Progesteron (Utrogest, Crinone 90) substituiert werden. Mitunter wird durch Clomifen nur die Selektion eines oder mehrerer Follikel angeregt, ohne dass es zur vollen Reifung und Ovulation kommt. Die weitere Ausreifung kann durch Gonadotropine erreicht werden. In Abhängigkeit vom sonographisch bestimmten Follikeldurchmesser werden eine oder zwei Ampullen FSH oder HMG und zur Ovulationsauslösung 1–2 Ampullen hCG (5000–10 000 IE), maximal 20 000 IU hCG i. m. injiziert.

Dosierungsbeispiele

1. 100 mg Clomifen (Clomifen GALEN, Clom-HEXAL 50, Clomifen-ratiopharm) täglich vom 5.–9./11. Zyklustag und bei sprungreifem Follikel (4–9 Tage nach Beendigung der Clomifeneinnahme) 5000–10 000 IE hCG (Choragon, Predalon 5000 IE) i. m. oder 250 µg r-hCG (Ovitrelle 250) s. c., evtl. 3 Tage später jeweils im Abstand von 3 Tagen zwei- bis dreimal weitere 1500 bis maximal 5000 IE hCG i. m. (Abb. 4.7).

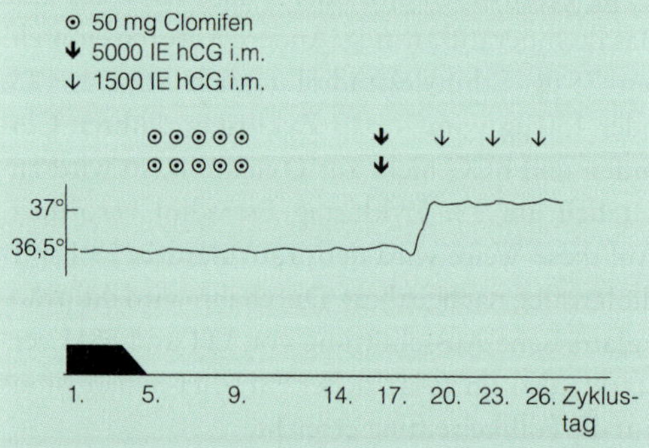

Abb. 4.7 Ovulationsinduktion mit Clomifen und hCG

2. 100 mg Clomifen (Clomifen GALEN, Clom-HEXAL 50, Clomifen-ratiopharm) täglich vom 5.–9. Zyklustag, zusätzlich 75–150 IE FSH

(Gonal-F 75/–150) oder HMG (75–150 IE FSH und 75–150 IE LH = 1–2 Amp. Menogon HP), bei sprungreifem Follikel 5000–10 000 IE hCG (Choragon, Predalon 5000 IE) oder 250 µg r-hCG (Ovitrelle 250) s. c. i. m., evtl. 3 Tage später jeweils im Abstand von 3 Tagen zwei- bis dreimal weitere 1500 bis maximal 5000 IE hCG i. m. (Abb. 4.8). Bei Reifung von mehr als 3 Follikeln mit der Gefahr von Überstimulierung und Mehrlingsschwangerschaft ist die Behandlung abzubrechen.

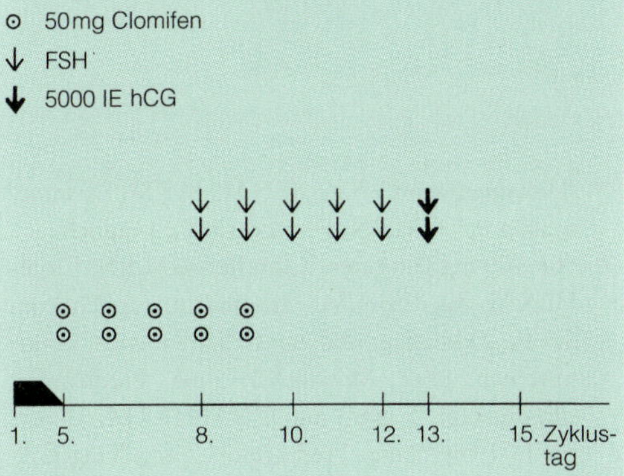

Abb. 4.8 Ovulationsinduktion mit Clomifen, FSH und hCG

Clomifen und GnRH

Bei Gestagen-positiven und Clomifen-negativen Patientinnen ist der GnRH-Test meist eingeschränkt reaktiv. Die episodische GnRH-Freisetzung erfolgt nur nachts und im Allgemeinen nicht tagsüber. Durch eine vorausgehende Behandlung mit GnRH kann bei diesen Patientinnen in etwa 90 % der Fälle eine erneute Clomifen-Verabfolgung die erwünschte Ovulation auslösen. Es erfolgt also eine Konversion von „Clomifen negativ" zu „Clomifen positiv". Die Dosierung von GnRH beträgt 3 × 100 µg GnRH s.c. oder 3 × 25 µg GnRH i. v. in stündlichen Abständen über insgesamt 3 Tage. Offenbar kommt es durch die wiederholte LH-Impulsgebung zu einer funktionellen Erholung des hypothalamisch-hypophysären Systems. Dabei spielt auch eine Erhöhung der Sensibilität der Hypophyse gegenüber der negativen (hemmenden) Rückkoppelung durch Östrogene eine Rolle. Sie schafft die Voraussetzung dafür, dass die so erzielte Durchbrechung der hemmenden Wirkung endogener Östrogene danach durch Clomifen zu einer gesteigerten Sekretion von Gonadotropinen führt.

Dosierungsbeispiele

1. 3 × 25 µg GnRH (LHRH Ferring, Relefact LH-RH 0,1 mg) i. v. im stündlichen Abstand täglich am 5., 6. und 7. Zyklustag und 100 mg Clomifen (Clomifen GALEN, ClomHEXAL 50, Clomifen-ratiopharm) täglich vom 10.–14. Zyklustag (Abb. 4.9).

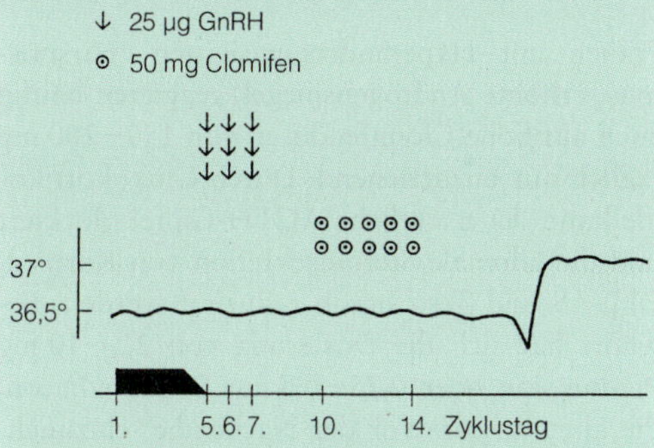

Abb. 4.9 Clomifen-Konversion

2. 3 × 25 µg GnRH (LHRH Ferring, Relefact LH-RH 0,1 mg) i. v. im stündlichen Abstand täglich am 26., 27. und 28. Zyklustag und im folgenden Zyklus 100 mg Clomifen (Clomifen GALEN, ClomHEXAL 50, Clomifen-ratiopharm) täglich vom 6.–10. Zyklustag (Abb. 4.10).

In hartnäckigen Fällen:

3. 3 × 100 µg GnRH (LHRH Ferring, Relefact LH-RH 0,1 mg) s. c. im stündlichen Abstand täglich am 5., 6. und 7. Zyklustag und 100 mg Clomifen (Clomifen GALEN, ClomHEXAL 50, Clomifen-ratiopharm) täglich vom 10.–14. Zyklustag (Abb. 4.9).
4. 3 × 100 µg GnRH (LHRH Ferring, Relefact LH-RH 0,1 mg) s. c. im stündlichen Abstand täglich am 26., 27. und 28. Zyklustag und 100 mg Clomifen (Clomifen GALEN, ClomHEXAL 50, Clomifen-ratiopharm) täglich vom 6.–10. Zyklustag (Abb. 4.10).

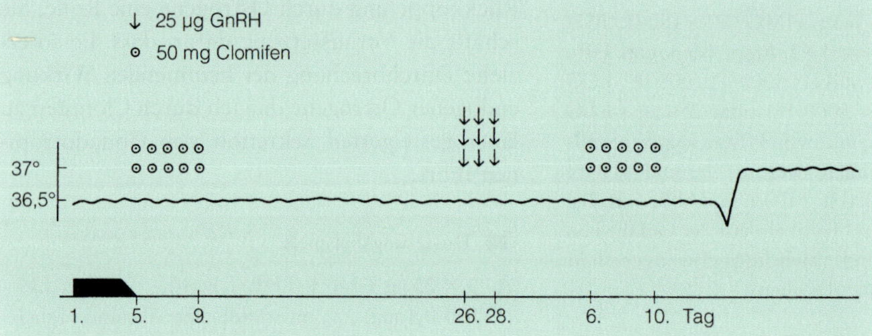

Abb. 4.10 Clomifen-Konversion

Clomifen und Glukokortikoide

Frauen mit Hyperandrogenisierung (Hirsutismus, erhöhte Androgenspiegel) reagieren häufig auch auf hohe Clomifendosen von 150–200 mg täglich nur unzureichend. Durch Glukokortikoide kann der nächtliche ACTH-Gipfel blockiert und die adrenale Steroidsekretion von Kortisol, DHEAS und Testosteron reduziert werden. Bewährt hat sich die Dosierung von 2,5–10 mg Prednisolon oder 0,25–0,5 mg Dexamethason, die abends, kurz vor der Nachtruhe, einzunehmen ist. Nach einer mehrwöchigen Therapie ist der Kortisol- und Androgenspiegel zu kontrollieren, um eine mögliche übermäßige Suppression zu erkennen. Die Clomifenbehandlung sollte bei gleichzeitiger Glukokortikoidverordnung wieder mit 50 mg täglich begonnen und entsprechend der Reaktion gegebenenfalls erneut gesteigert werden. Ähnlich wie bei der alleinigen Clomifentherapie ist die Konzeptionsrate bei der zusätzlichen Glukokortikoidgabe in den ersten drei Zyklen am höchsten.

Entscheidend für den Therapieerfolg ist die Normalisierung der überhöhten adrenalen Androgensekretion.

➡ **Dosierungsbeispiele**

1. 50–100 mg Clomifen (Clomifen GALEN, Clom-HEXAL 50, Clomifen-ratiopharm) täglich vom 5.–9. Zyklustag und zusätzlich abends kontinuierlich über Monate 0,25–0,5 Dexamethason (Dexamethason 0,5 mg JENAPHARM, Dexamethason 0,5 GALEN, Fortecortin 0,5) täglich.
2. 50–100 mg Clomifen (Clomifen GALEN, Clom-HEXAL 50, Clomifen-ratiopharm) täglich vom 5.–9. Zyklustag und zusätzlich abends kontinuierlich über Monate 2–5 mg Prednisolon (Prednisolon 1 mg/5 mg JENAPHARM, Decortin H 1 mg/5 mg, Prednisolon 2 mg/5 mg GALEN, Prednisolon-ratiopharm 5) täglich.

Clomifen und Dopaminagonisten

Bei latenter Hyperprolaktinämie, bei der nach Metoclopramidstimulation (S. 94) in der Follikelphase das Prolaktin auf Werte über 150 ng/ml und in der Corpus-luteum-Phase auf Werte über 200 ng/ml ansteigt, können infolge der nächtlich erhöhten Prolaktinspiegel Zyklusstörungen auftreten. Clomifen allein führt dann nicht zum Erfolg. Wird aber neben Clomifen ein Dopaminagonist (Prolaktinhemmer) verordnet, so kann die Ovulation ausgelöst werden.

➡ **Dosierungsbeispiele**

1. 100 mg Clomifen (Clomifen GALEN, Clom-HEXAL 50, Clomifen-ratiopharm) täglich vom 5.–9. Zyklustag und zusätzlich 2,5–7,5 mg Bromocriptin (Pravidel, Bromocriptin AbZ 2,5 mg, Bromocriptin-CT 2,5 mg, Bromocriptin-ratiopharm, Bromocriptin beta 2,5, Bromocriptin-

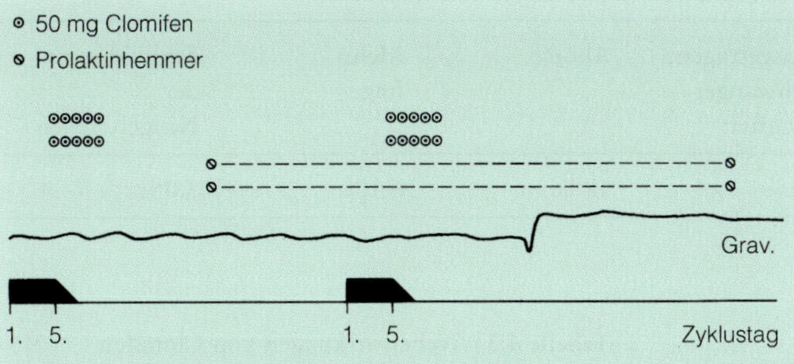

Abb. 4.11 Clomifen und Prolaktinhemmer

HEXAL 2,5 mg, kirim gyn), 0,2 mg Lisurid (Dopergin), 4 mg Metergolin (Liserdol).

2. 100 mg Clomifen (Clomifen GALEN, Clom-HEXAL 50, Clomifen-ratiopharm) täglich vom 5.–9. Zyklustag und zusätzlich 2,5–5 mg Bromocriptin (Pravidel, Bromocriptin AbZ 2,5 mg, Bromocriptin-CT 2,5 mg, Bromocriptin-ratiopharm, Bromocriptin beta 2,5, Bromocriptin-HEXAL 2,5 mg, kirim gyn), 200–600 µg Lisurid (Dopergin) oder 4–8 mg Metergolin (Liserdol) täglich kontinuierlich, fall erforderlich, über Monate (Abb. 4.11).

Clomifen und Schilddrüsenunterfunktion

Treten Zyklusstörungen (Anovulation, Corpus-luteum-Insuffizienz) bei gleichzeitiger Schilddrüsenunterfunktion auf, so kann durch Schilddrüsenhormonsubstitution und die Gabe von Clomifen die Normalisierung der Zyklusfunktion erreicht werden.

Behandlungserfolge mit Clomifen

Nach Clomifenbehandlung werden im Allgemeinen Ovulationsraten von 50–80 % (Tab. 4.1) und Schwangerschaftsraten von 4,7–60 % angegeben (Tab. 4.1). Der Unterschied zwischen Ovulations- und Schwangerschaftsraten ist einmal auf die ungleiche Zusammensetzung der behandelten Frauen zurückzuführen, zum anderen auf die ungenügende Bildung von Zervixschleim und die Entstehung insuffizienter Lutealphasen,

Tabelle 4.1 Ovulations- und Schwangerschaftsraten nach Clomifen-Behandlung bei verschiedenen Schweregraden von Ovarialinsuffizienz

	Ovulations-raten	Schwanger-schaftsraten
Amenorrhö	55,8 % (38,9–90)	17,6 % (4,7–60)
Anovulation	74,8 % (60–92,9)	27,4 % (11,1–60)
Oligomenorrhö	84,4 % (63,8–100)	28,9 % (12,8–50)
Corpus-luteum-Insuffizienz		25,9 % (12,5–44,4)

die in etwa 25 % aller Fälle auftreten. Zusätzlich bestehen häufig weitere Sterilitätsursachen wie pathologische Tubenverhältnisse oder ein anomales Spermiogramm des Partners. Die Angaben über Abortraten nach Clomifen schwanken zwischen 8 und 31 %. Die Abortrate ist nach Clomifen erhöht. Mehrlingsschwangerschaften, vorwiegend Zwillingsgraviditäten, treten in 4–9 % der Fälle auf. Die Fehlbildungsrate ist mit 2–3 % gegenüber der normalen Häufigkeit nicht erhöht (Tab. 4.2). 70–80 % aller Schwangerschaften werden innerhalb der ersten drei Behandlungszyklen erzielt. Die Prognose für eine Schwangerschaft fällt unter 10 %, wenn innerhalb von sechs Behandlungszyklen keine Gravidität eingetreten ist.

Tabelle 4.2 Schwangerschaftsverläufe nach Clomifen (Literaturzusammenstellung)

Ausgewertete Schwangerschaften	Neugeborene	Ausgetragene Schwangerschaften	Aborte	Mehrlinge	Fehlbildungen der Neugeborenen
7843	6657	82%	18%	6,1%	3,0%

Nebenwirkungen

Die Nebenwirkungen unter der Clomifentherapie sind dosisabhängig. Im Vordergrund stehen Hitzewallungen (10%) und Unterleibschmerzen (5–6%). Seltener wurden Brechreiz, Schwindelgefühl, Kopfschmerzen und Sehstörungen (< 2%) registriert. Die Beschwerden halten meist nur wenige Tage an. Ein Abbruch der Behandlung ist nicht erforderlich. In ca. 5% der Fälle kommt es zur Vergrößerung der Ovarien, die in der zweiten Zyklushälfte feststellbar ist (Tab. 4.3).

Tabelle 4.3 Nebenwirkungen von Clomifen (n = 8029) nach Hammond (1984)

Nebenwirkungen	%
Ovarialvergrößerungen	13,6
Hitzewallungen	10,4
Unterleibsschmerzen	5,5
Schwindelgefühl	2,2
Brustspannen	2,0
Sehstörungen	1,5

4.5 Dydrogesteron (Retroprogesteron)

Dydrogesteron induziert über einen kurzzeitigen Stimulationseffekt die LH-Ausschüttung in der Zyklusmitte. Die Indikation ist daher bei anovulatorischen Zyklen gegeben. Nach der Gabe von Dydrogesteron kann die Ovulation im nachfolgenden Zyklus erfolgen. Die durchschnittliche Ovulationsverbesserung mit Dydrogeston beträgt bis zu 50%, die Schwangerschaftsrate bis zu 20%.

Dosierungsbeispiele

1. 5–10 mg Dydrogesteron (Duphaston) vom 9.–14. Zyklustag über mindestens 3 Zyklen (Abb. 4.12).

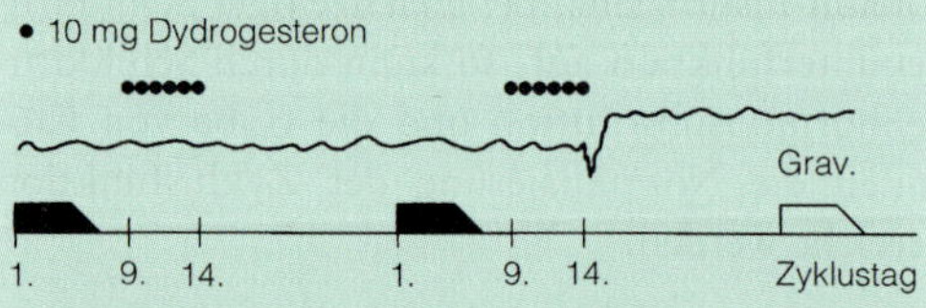

Abb. 4.12 Ovulationsinduktion mit Dydrogesteron

2. 5–10 mg Dydrogesteron (Duphaston) vom 16.–25. Zyklustag über mindestens 3 Zyklen (Abb. 4.13).

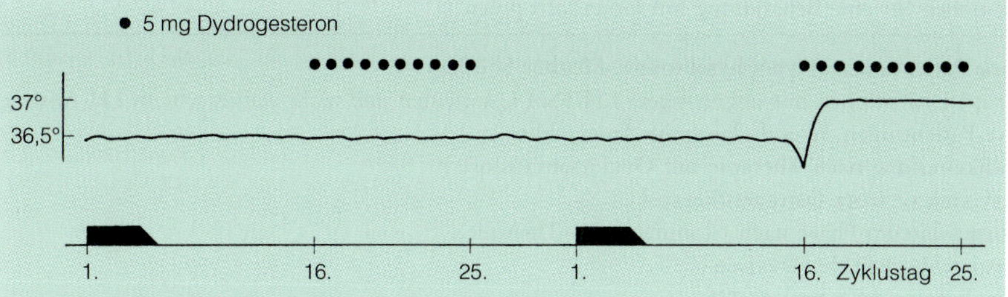

Abb. 4.13 Ovulationsinduktion mit Dydrogesteron

4.6 Gonadotropine

4.6.1 Indikationen

Anwendung finden reines FSH (Follitropin: Urofollitropin, Follitropin α und β), Menopausengonadotropine (HMG = humane menopausale Gonadotropine) und Choriongonadotropin (hCG = human chorionic gonadotropine), wobei Letzteres zur Ovulationsauslösung und zur Stützung der Corpus-luteum-Phase angewendet wird.

Die Behandlung mit Gonadotropinen ist eine Substitutions-Stimulations-Therapie, nämlich bei hypo- und normogonadotropen Patientinnen oder bei nicht zeitgerechtem Gonadotropinanstieg. Voraussetzung für die Anwendung von Gonadotropinen sind potenziell funktionstüchtige Ovarien. Absolute Indikationen für eine Gonadotropinbehandlung ist der Ausfall der Hypophysenfunktion, zum Beispiel nach Hypophysektomie oder bei Morbus Sheehan. Eine Gonadotropinbehandlung kann aber auch bei hypothalamischen anovulatorischen Amenorrhöen erfolgen (Tab. 4.4). Führt beim anovulatorischen Zyklus und bei Corpus-luteum-Insuffizienz die Therapie nicht zum Erfolg, dann ist unabhängig vom vorliegenden Prolaktin- oder Androgenstatus eine FSH-hCG- oder HMG-hCG-Therapie indiziert. Ebenso unabhängig von der endokrinen Situation ist die Gonadotropintherapie immer dann indiziert, wenn mehrere Follikel zur In-vitro-Fertilisation oder zum GIFT (Gametentransfer in die Tube) benötigt werden.

4.6.2 Behandlungsschemata

Die Behandlung mit Gonadotropinen (r-hFSH/u-hFSH/hCG, in der Zukunft mit FSH-CTP [rekombinantes FSH, dem das carboxyterminale Peptid des hCG eingebaut wurde: bewirkt lange Halbwertszeit] und FSH-degly [deglykoliertes FSH: geringere Halbwertszeit] oder HMG/hCG) hat individuell zu erfolgen (Tab. 4.5). Ein starres Schema kann nicht angegeben werden, da die Ansprechbarkeit von Patientin zu Patientin und von Zyklus zu Zyklus unterschiedlich ist. Die individuell erforderliche Gonadotropindosis schwankt erheblich. Zur Vermeidung der Überstimulierung und Überdosierung ist die Ermittlung der für die Reifung des Follikels bis Sprungreife notwendigen FSH-Mindestdosis wünschenswert. Dazu wurden 2 Strategien angewendet:

- Beginn mit einer sehr geringen Dosis und Steigerung derselben (low-dose step-up) oder
- Reduktion einer initial hoch gewählten Dosis.

Imani et al. (2002) gaben die Formel für die Berechnung der erforderlichen individuellen Gona-

Tabelle 4.4 Indikationen für eine Behandlung mit Gonadotropinen

- hypogonadotrope Patientinnen (Hypophysektomie, Morbus Sheehan)
- normogonadotrope Patientinnen mit ungünstigem LH/FSH-Quotienten und nicht zeitgerechtem LH-Anstieg
- clomifennegative Patientinnen, hypothalamische Amenorrhö
- mangelhafte Follikelreifung nach Therapie mit Ovulationsauslösern
- ungünstiger Zervixfaktor trotz Östrogentherapie
- insuffiziente Corpus-luteum-Phase nach Clomifen-hCG-Therapie
- verminderte Ansprechbarkeit der Ovarien
- Androgenisierung infolge AGS bzw. PCOS
- Endometriose
- idiopathische Sterilität

dotropindosis an, wobei die primär prognostizierte Dosis 35 IU beträgt:

4 BMI + 32 Clomifenresistenz (ja = 1, nein = 0) + 7 initial freies IGF-I (in ng/ml) + 6 initial FSH- Spiegel (in IU/I) − 51

Diese Formel ergab sich anhand der Computeranalyse aufgrund klinischer, endokriner und sonographischer Daten. Die Behandlung beginnt, je nach Schwere der ovariellen Funktionsstörung, am 3. bzw. 5. oder, bei leichteren Störungen, um den 7. Zyklustag. In den ersten Tagen tritt meist noch keine Reaktion der Ovarien ein, man spricht von einer „latenten Phase“. Die Dauer dieser latenten Phase beträgt meist 3−5 (−9) Tage und ist abhängig vom ursprünglichen Funktionszustand der Ovarien. Sind bereits wachsende Follikel vorhanden und ist der endogene Östrogenspiegel noch relativ hoch, so ist die Latenzphase kurz. Nach meist 4−5 Tagen tritt die „aktive“ Phase ein, d. h. es kommt zu einer leichten Vergrößerung der Ovarien durch Follikelwachstum. Deutlich wird dies an einem Anstieg der Östrogene oder am Beginn der zervikalen Schleimsekretion. Beträgt der Estradiolspiegel im Plasma zwischen 160 und 350 pg/ml (587−1283 pmol/l), so ist ein reifer Follikel vorhanden. Die Ovulation kann ausgelöst werden. Die Follikelgröße beträgt dann etwa 1,8−2 cm im Durchmesser. Liegen die Östrogenwerte höher, so sind entsprechend mehrere reife oder reifende Follikel vorhanden (Abb. 4.14).

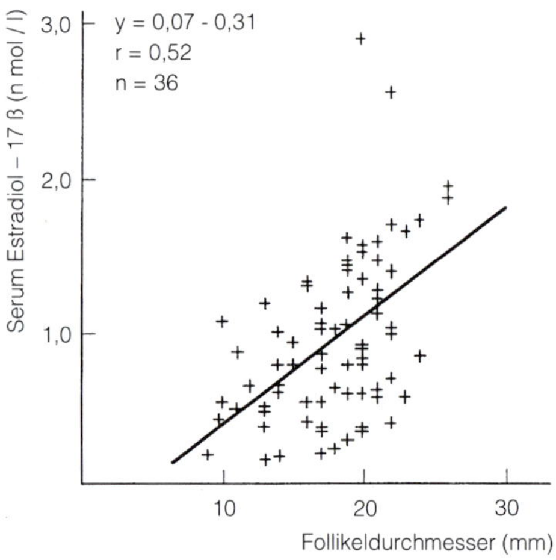

Abb. 4.14 Korrelation zwischen sonografisch gemessenem Follikeldurchmesser und Estradiolspiegel (nmol/l) (n = 36, r = Korrelationskoeffizient)

Reifen mehr als 3 Follikel heran, so ist die Behandlung abzubrechen.

Wenn der Leitfollikel eine Größe von mehr als 1,8 cm erreicht hat (Abb. 4.15), wird FSH oder HMG abgesetzt und die Ovulation mit hCG (5000−10 000 IE i. m. oder einmalig 250 µg r-hCG s. c.) ausgelöst. Die hCG-Injektion erfolgt am Tag nach der letzten FSH- oder HMG-Applikation. Die Ovulation erfolgt 32−38 Stunden später. Zur Stützung der Corpus-luteum-Phase können postovulatorisch weitere hCG-Injektio-

Tabelle 4.5 Gonadotropine

Follitropin		
Rekombinantes Follitropin		
Follitropin alpha		
Gonal-F 75 I.E.	r-hFSH 75 IE (5,5 μg)	Serono
Gonal-F 450 I.E.	r-hFSH 450 IE (33 μg)	Serono
Gonal-F 1050 I.E.	r-hFSH 1050 IE (77 μg)	Serono
Gonal-F 300 I.E.	r-hFSH 300 IE (22 μg) im Injektor	Serono
Gonal-F 450 I.E.	r-hFSH 450 IE (33 μg) im Injektor	Serono
Gonal-F 900 I.E.	r-hFSH 900 IE (66 μg) im Injektor	Serono
Gonal-F 75	r-hFSH 75 IE	Serono
Gonal-F 150	r-hFSH 150 IE	Serono
Gonal-F 600 I.E.	r-hFSH 600 I.E.	Serono
Follitropin beta		
Puregon 50 I.U.	r-hFSH 50 IE	Organon
Puregon 75 I.U.	r-hFSH 75 IE	Organon
Puregon 100 I.U.	r-hFSH 100 IE	Organon
Puregon 150 I.U.	r-hFSH 150 IE	Organon
Puregon 200 I.U.	r-hFSH 200 IE	Organon
Puregon 300 I.E.	r-hFSH 300 I.E.	Organon
Puregon 600 I.E.	r-hFSH 600 I.E.	Organon
Puregon 900 IE	r-hFSH 900 IE	Organon
Humanes Menopausengonadotropin (HMG)		
Menotropin		
Menogon	FSH 75 IE, LH 75 IE	Ferring
Lutropin alfa		
Rekombinantes Lutropin		
Luveris 75 I.E.	r-hLH 75 I.E.	Serono
Choriongonadotropin (hCG)		
Rekombinantes hCG		
Ovitrelle 250 μg	r-hCG 250 μg	Serono
Urinäres Choriongonadotropin		
Choragon 1500	hCG 1500 IE	Ferring
Choragon 5000	hCG 5000 IE	Ferring
Predalon 500 IE.	hCG 500 IE	Organon
Predalon 5000 IE.	hCG 5000 IE	Organon

nen oder orale bzw. vaginale Progesteronapplikationen erfolgen.

Rekombinantes humanes follikelstimulierendes Hormon: r-hFSH: Follitropin α ist wirksamer als aus dem Urin gewonnenes und gereinigtes FSH (u-hFSH), wobei Letzteres wieder wirksamer ist als HMG. Allerdings ist HMG – Menotropin – bei gleichen Nebenwirkungen genauso effektiv wie Follitropin α.

➡ Dosierungsbeispiele

FSH

1. 75 IE FSH (Gonal-F 75, evtl. Puregon 50 IE) s. c. täglich vom 3. (5.) Zyklustag an bis zu einer Fol-

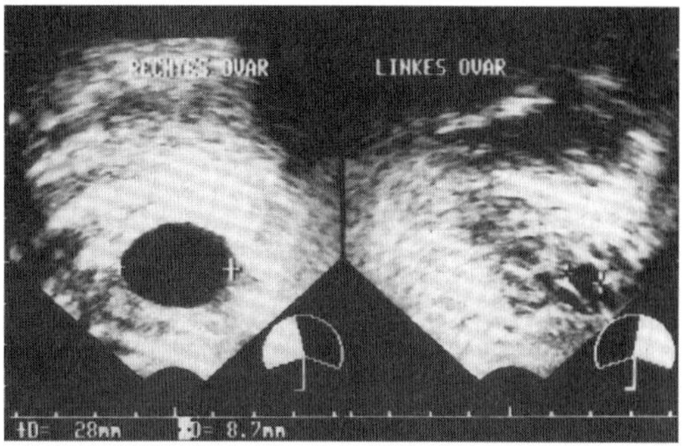

Abb. 4.15 Sonografisch gemessener Follikel

likelgröße ≥ 18 mm. Beendigung der FSH-Therapie, vorausgesetzt es liegen nicht mehr als 3 sonographisch abgrenzbare Follikel vor, Ovulationsinduktion mit 10 000 IE hCG (Choragon 5000, Predalon 5000 IE) i. m. oder 250 µg r-hCG (Ovitrelle 250) s. c., falls erforderlich 2 Tage später nochmals 5000 IE hCG (Choragon 5000, Predalon 5000 IE) i. m. (Abb. 4.16).
Bei Reifung von mehr als 3 Follikeln Therapieabbruch!

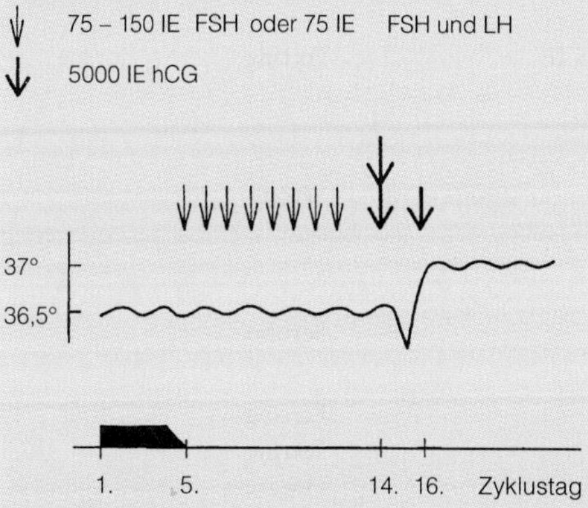

Abb. 4.16 Ovulationsauslösung mit Gonadotropinen

2. Behandlungsschema nach Buvat et al. (Fertil. Steril. 52 [1989] 553)
   75 IE FSH (Gonal-F 75, evtl. Puregon 75 IE) s. c. täglich vom 3. (5.) Zyklustag an über 14 Tage.
   150 IE FSH (Gonal-F 150, Puregon 150 IE) s. c. täglich ab 15. Behandlungstag (17. Zyklustag), falls Follikeldurchmesser ≤ 10 mm und/oder Estradiol (E_2) < 80 pg/ml. 5000–10 000 IE hCG (Choragon 5000, Predalon 5000 IE) i. m. oder 250 µg r-hCG (Ovitrelle 250) s. c. beim Erreichen eines Leitfollikeldurchmessers von ≥ 18 mm und maximal 3 Follikeln.
   Zyklusmonitoring: Sonographie und/oder E_2-Bestimmung anfangs einmal wöchentlich bis zu einem Leitfollikeldurchmesser von ≥ 10 mm, danach alle 1–3 Tage (Abb. 4.17).
3. Behandlungsschema nach Shoham et al. (Fertil. Steril. 55 [1991] 1052)
   37,5 IE FSH (Gonal-F 75, evtl. Puregon 75 IE) s. c. täglich vom 1.–7. Behandlungstag (3.–9. Zyklustag),
   75 IE FSH (Gonal-F 75, evtl. Puregon 75 IE) s. c. täglich vom 8.–14. Behandlungstag (10.–16. Zyklustag), falls Follikeldurchmesser ≤ 10 mm,
   112,5 IE FSH (Gonal-F 75, evtl. Puregon 75 IE) s. c. täglich vom 15.–21. Behandlungstag (17.–23. Zyklustag), falls Follikeldurchmesser ≤ 10 mm,
   150 IE FSH (Gonal-F 150, Puregon 150 IE) s. c. täglich vom 22.–28. Behandlungstag (24.–30. Zyklustag).
   10 000 IE hCG (Choragon 5000, Predalon 5000 IE) i. m. oder 250 µg r-hCG (Ovitrelle 250) s. c. beim Erreichen eines Leitfollikeldurchmessers von ≥ 18 mm und maximal 3 Follikeln.
   Zyklusmonitoring: Sonographie und/oder E_2-Bestimmung anfangs einmal wöchentlich bis zu einem Leitfollikeldurchmesser von ≥ 10 mm, danach alle 1–3 Tage (Abb. 4.18).
4. 75 IE FSH (Gonal-F 75, Puregon 75) täglich vom 3. (5.) Zyklustag an über 14 Tage. Wenn keine Antwort eintritt, Steigerung der Dosis um 37,5 IE FSH (Gonal-F 37,5) täglich auf 112,5 IE für 14 Tage. Nach weiteren 14 Tagen Dosiserhöhung auf 150 IE FSH pro Tag.
   Zyklusmonitoring vom 7. Tag an: E_2-Bestimmung und Vaginalsonographie (Abb. 4.19).

HMG (FSH + LH)

5. 75 IE FSH + 75 IE LH (Menogon) i. m. täglich. In Abhängigkeit von der Ansprechbarkeit der Ovarien Dosissteigerung bis auf 225–300 IE LH (3–4 Amp. Menogon). Bei einer Leitfollikelgröße ≥ 18 mm oder Temperaturtief Absetzen von HMG und einen Tag später Injektion von 10000 IE hCG (Choragon 5000, Predalon 5000 IE) i. m. oder 250 µg r-hCG (Ovitrelle 250) s. c., 2 Tage später nochmals 5000 IE hCG (Choragon 5000, Predalon 5000 IE) i. m. (Abb. 4.16).

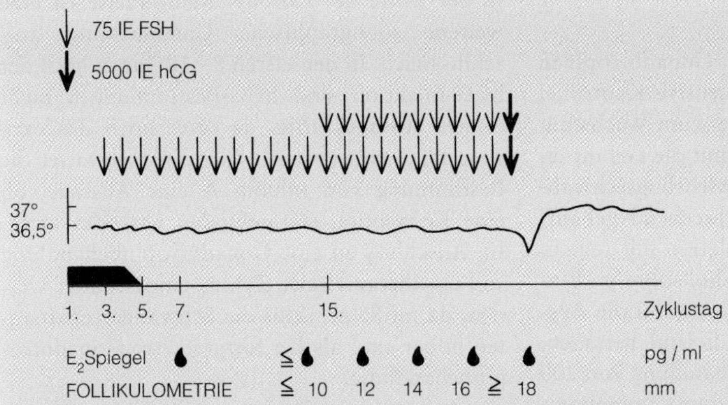

Abb. 4.17 Ovulationsinduktion mit FSH und hCG-Behandlungsschema nach Buvat et al. (Fertil. Steril. 52 (1989) 553)

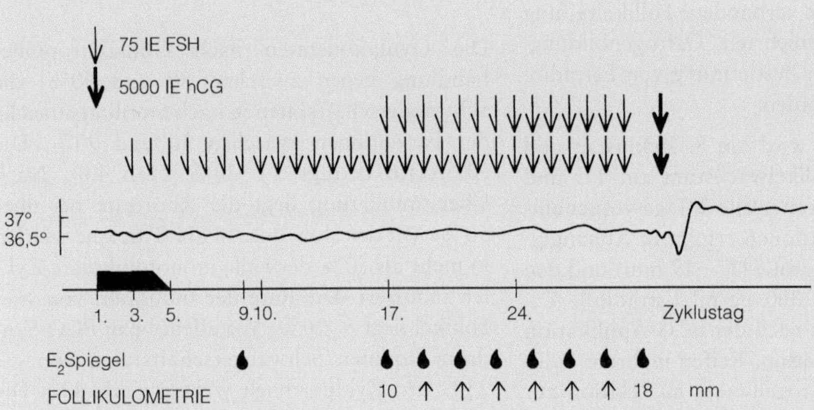

Abb. 4.18 Ovulationsinduktion mit FSH und hCG-Behandlungsschema nach Shoham et al. (Fertil. Steril. 55 (1991) 1051)

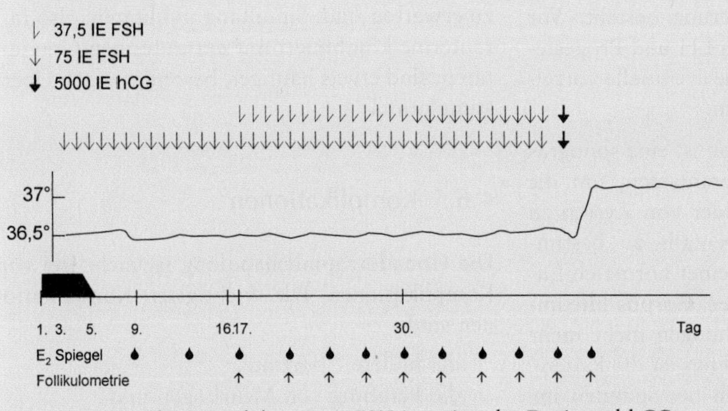

Abb. 4.19 Ovulationsinduktion mit FSH in steigender Dosis und hCG

4.6.3 Therapiekontrolle

Die Stimulationstherapie mit Gonadotropinen erfordert eine regelmäßige, intensive Kontrolle, da diese Behandlung fast immer zum Wachstum mehrerer Follikel führt und somit die Gefahr einer Überstimulation besteht. Mehrlingsschwangerschaften kommen dementsprechend gehäuft vor, sind aber nach der Stimulation mit reinem FSH wesentlich seltener. Estradiol sollte im Blut bestimmt werden. Günstig ist es, wenn die Ausgangswerte unter 50 pg Estradiol/ml betragen. Bei Estradiolwerten vor der Behandlung von 200 pg/ml Serum sollte keine Therapie vorgenommen werden, da es zu einer überstürzten Follikelreifung und Überstimulation kommen kann. Die mit der Therapie verbundene Follikelreifung führt zu einer vermehrten Östrogenbildung. Dieselbe kann durch Bestimmung von Estradiol im Serum erfasst werden.

Die Follikulometrie wird am 8. Zyklustag und danach je nach Follikelwachstum am 11. und 13. Zyklustag und weiter alle 2 Tage vorgenommen. Die hCG-Injektionen erfolgt in Abhängigkeit von der Follikelgröße (17–19 mm) und den Östrogenwerten (> 300 pg/ml Estradiol). Ca. 36 (32–38) Stunden nach der hCG-Applikation kommt es zur Ovulation. Reifen mehrere Follikel, so sind die Östrogenwerte in Relation zur Follikelanzahl zu bewerten. Bei einem sehr steilen Östrogenanstieg mit Werten über 600 pg/ml Estradiol darf kein hCG verabfolgt werden, da die Gefahr der Überstimulierung besteht. Vor der hCG-Applikation können LH und Progesteron bestimmt werden, um eine eventuelle vorzeitige Luteinisierung zu erfassen.

2 Tage nach der hCG-Injektion ist eine sonographische Untersuchung zu veranlassen, um die Bildung der Corpora lutea oder von Zysten zu erfassen. Progesteron ist ebenfalls zu bestimmen, um das Vorhandensein einer normalen Lutealphase zu sichern. In der Corpus-luteum-Phase sind Kontrolluntersuchungen nicht mehr so häufig erforderlich. Allerdings ist die Patientin zu belehren, dass sie sich bei Spannen im Leib, Völlegefühl und Übelkeit sofort vorstellt.

In der Mitte der Corpus-luteum-Phase ist eine weitere sonographische Untersuchung aufschlussreich. In den ersten 8–10 Tagen nach der hCG-Injektion sind hCG-Bestimmungen nicht immer aussagekräftig, da öfter noch das exogene hCG erfasst wird. Allerdings gestattet die Bestimmung von Inhibin A eine Aussage, ob eine Konzeption stattgefunden hat oder nicht. Im Anschluss an eine Gonadotropinbehandlung soll ein therapiefreier Zyklus eingeschaltet werden, da im Folgezyklus die Schwangerschaftsraten höher sind als bei fortgesetzter Gonadotropinbehandlung.

4.6.4 Behandlungserfolge

Die Ovulationsraten nach Gonadotropinbehandlung liegen zwischen 80 und 90%, die Schwangerschaftsraten je nach Sterilitätsursache der Patientinnen zwischen 30 und 90%. Die Abortrate beträgt 14–30% (Tab. 4.6). Nach Überstimulierung liegt die Abortrate bei über 50%. Mit der „low dose" FSH-Therapie werden in mehr als 50% der Fälle monofollikuläre Zyklen induziert. Die Rate der Induktion von > 3 Follikel liegt < 20%. Vor allem beim PCO-Syndrom konnten Schwangerschaftsraten von ca. 25% pro Zyklus erzielt werden (Tab. 4.6). Die Mehrlingsrate wurde für die reine FSH-Therapie mit maximal 20% angegeben. Kongenitale Fehlbildungen treten nicht häufiger auf, als sie sonst zu erwarten sind. Simultangraviditäten, also intrauterine kombiniert mit extrauterinen Graviditäten, sind etwas häufiger, besonders nach Überstimulation.

4.6.5 Komplikationen

Die Gonadotropinbehandlung ist nicht frei von Komplikationen. Die wichtigsten Komplikationen sind

- die höhere Abortrate,
- die Häufung von Mehrlingen und
- die Überstimulierung der Ovarien.

Tabelle 4.6 Schwangerschaftsraten nach HMG-hCG, FSH-hCG bei PCO, u-hFSH-hCG bei WHO Gruppe II und r-hFSH-hCG Therapie (Literaturzusammenstellung)

	Patientinnen	Zyklen	Schwangerschaften	Schwangerschaftsraten in %
HMG-hCG	9177	> 25 000	3302	36%
FSH-hCG(PCO)	255	512	99	38,8%
u-hFSH-hCG (WHO II)	315	727	111	35,2%
u-hFSH-hCG (PCO) konventionell	25	48	6	24% Homburg et al. 1995
u-hFSH-hCG (PCO) r-hFSH-hCG low dose	25	59	10	40% Homburg et al. 1995
r-hFSH-hCG (WHO II) konventionell	46	46	9	19,6% Hedon et al. 1998
r-hFSH-hCG (WHO II) low dose	42	42	14	33,3% Hedon et al. 1998

Die ovarielle Stimulation durch Gonadotropine führt fast immer zu Vergrößerungen und Zystenbildungen der Ovarien. Bei starker Überstimulierung bis zu Kindskopfgröße ist die Ruptur der Ovarialzysten mit Blutungen ins Abdomen möglich. Obwohl unter längerer Behandlung mit HMG und hCG spezifische Antikörper auftreten, sind allergische Reaktionen nach humanen Gonadotropinen sehr selten. Es kann aber zur Wirkungsabschwächung kommen.

Überstimulierungssyndrom

Das ovarielle Überstimulierungssyndrom kann sich spontan bei Mehrlingsschwangerschaften und Blasenmolen mit exzessiv vermehrten hCG-Werten ausbilden oder iatrogen nach Ovarstimulation mit Gonadotropinen ausgelöst werden.

Unterschieden wird ein *frühes Überstimulierungssyndrom* (early onset **O**varian **H**yperstimulation Syndrome, OHSS), das sich 3–7 Tage, manchmal schon wenige Stunden nach der hCG-Injektion einstellt, von einem *späten Überstimulierungssyndrom* (late onset **O**varian **H**yperstimulation Syndrome), das sich erst nach 12–17 Tagen und später beim Vorliegen einer Gravidität entwickelt. Während sich das frühe OHSS schnell zurückbildet, wenn keine Gravidität besteht, persistiert das späte OHSS über Wochen. Die Häufigkeit des frühen OHSS nimmt mit dem Alter ab und das späte OHSS mit dem Alter zu (Binder et al., 2006).

Die Häufigkeit des Überstimulierungssyndroms nach Gonadotropinbehandlung schwankt erheblich. Sie ist abhängig von dem endokrinen Status der Patientinnen, deren Reaktion auf die Gonadotropindosierung und dem Grad der Überwachung. Eine milde Überstimulierung der Ovarien wird in 20 bis 30% der Fälle beobachtet. Mäßige Überstimulierungen treten in 6–7% auf und schwere Überstimulierungen sind in 0,5–2% zu finden. Neben den Veränderungen an den Ovarien können bei mäßiger und schwerer Überstimulierung folgende Symptome auftreten: Übelkeit, Erbrechen, Aszites, Pleuraerguss, Oligurie, Hypotonie, Thromboembolie (Tab. 4.7). Todesfälle sind bekannt geworden.

Das Überstimulierungssyndrom setzt immer hCG, exogen zugeführt oder endogen durch eine Frühschwangerschaft gebildet, voraus. Bei sehr starker, lang anhaltender Überstimulierung ist

Tabelle 4.7 Einteilung der ovariellen Überstimulation

Symptom	Grad I	Grad II	Grad III
Exzessive Steroidproduktion (Hyperöstrogenismus)	+	+	+
Ovarvergrößerung	+	+	+
Abdominale Beschwerden (Bauchschmerzen)	?	+	+
Ovarialzysten		+	+
Abdominale Schwellung (Meteorismus)		+	+
Übelkeit		+	+
Erbrechen		+	+
Durchfall		?	+
Aszites			+
Hydrothorax			+
Schwere Hämokonzentration			+
Thromboembolie			?

daher daran zu denken, dass eine Schwangerschaft vorliegt. Es ließ sich ein enger Zusammenhang zwischen der Höhe des präovulatorischen Östrogenspiegels und der Häufigkeit eines Überstimulationssyndroms unter Gonadotropinbehandlung nachweisen.

Die Überstimulierung ist sehr gefürchtet, da sie mit schweren klinischen Symptomen einhergehen und sogar einen lebensbedrohlichen Verlauf nehmen kann. Frauen mit ovarieller Stimulierung des Grades 1 können ambulant beobachtet werden. Bei einer Überstimulierung ab Grad 2 ist in Abhängigkeit von der Symptomatik die Patientin stationär aufzunehmen (Tab. 4.8). Bettruhe und Spasmoanalgetika sind zu verordnen. Eisblase oder Priesnitz-Umschläge werden oft als angenehm empfunden. Die Größe der Ovarien wird sonographisch kontrolliert. Bei schweren Fällen, die teilweise mit kindskopfgroßer Anschwellung der Ovarien, Zystenbildung und Hypertrophie des Stroma, Aszitesbildung, Pleuraerguss, aufgetriebenem Abdomen und Ileuserscheinungen sowie Schocksymptomen einhergehen, ist eine Intensivbehandlung mit Elektrolyt-, Aminosäuren- sowie Albumin-Infusionen, Bettruhe und Spasmoanalgetika durchzuführen, um die massiven Flüssigkeitsverschiebungen auszugleichen. Im Blut müssen Hämatokrit, Elektrolyte und Gerinnungsfaktoren bestimmt werden. Eine sorgfältige Ein- und Ausfuhrbilanz muss vorgenommen werden, um Überwässerungen zu vermeiden. Durch Heparingaben beugt man Thromboembolien vor. Diuretika sind nicht indiziert, da durch dieselben die bestehende Hämokonzentration nur verstärkt wird. Eine Laparoskopie (Laparotomie) ist nur durchzuführen, wenn es zu einem Abdominalsyndrom kommt, mit Verdacht auf intraperitoneale Blutung, Stieldrehung der Ovarien, Ovarialruptur oder Ileus. Die Ovarien sollen möglichst nicht reseziert, sondern allenfalls punktiert werden, da in dem brüchigen Gewebe Umstechungen praktisch kaum anzulegen sind und beim Knoten die Fäden fast immer durchschneiden. Wenn irgend möglich, soll also bei Zysten eine vorsichtige Punktion unter Ultraschallsicht versucht werden. Falls die Patientin nicht schwanger ist, kommt es gewöhnlich 14 Tage nach der hCG-Injektion zur Blutung. Die Diurese setzt meist 3–7 Tage danach ein.

Bei eingetretener Schwangerschaft bleibt das Überstimulationssyndrom länger bestehen und die Symptome klingen langsam, innerhalb von 6–8 Wochen, ab. Es ist sehr wichtig, dass die Patientin an derjenigen Stelle behandelt wird, wo auch die Stimulierung erfolgt, da sonst häufig falsche Diagnosen gestellt oder inadäquate Behandlungsmaßnahmen eingeleitet werden.

Tabelle 4.8 Einteilung des Überstimulationssyndroms nach klinischen Symptomen sowie Laborparametern

Schweregrad	Befunde	Behandlung
Leichte Überstimulierung		
Grad I	Serumestradiolspiegel von mehr als 1500 pg/ml, Östrogenausscheidung über 150 µg/24 h. Ovarialvergrößerung bis 5 cm im Durchmesser.	Stimulierung abbrechen: Ultraschall, engmaschige Kontrollen. Körperliche Ruhe u. Spasmoanalgetika.
Mäßige Überstimulierung		
Grad II	Ovarien >5 cm vergrößert, gespannte Bauchdecke, Unterleibsschmerzen, Übelkeit, Erbrechen, Blähungen, Durchfälle.	evtl. stationäre Aufnahme. Ultraschall. Bettruhe. Symptomatische Behandlung.
Schwere Überstimulierung		
Grad III	Große Ovarialzysten (bis oder über Nabel reichend), Aszites, Hydrothorax. Hämokonzentration, Blutgerinnungsstörung, Elektrolyt-Wasserhaushaltsstörungen.	Stationäre Behandlung: Infusionen zur Korrektur des Elektrolyt-Eiweiß-Wasserhaushalts. Kontrolle der Gerinnung. Heparinisierung. Analgetika, ggf. Aszites- oder Pleurapunktion unter Ultraschallkontrolle. Frühzeitig Schwangerschaft ausschließen, βhCG-Bestimmung. Operation nur bei akutem Abdomen mit Ovarialruptur oder Stieldrehung. Bei Laparotomie möglichst nur Punktion der Zysten, keine Resektion von Ovarialgewebe. Versorgung schwierig!

Nach der Stimulation mit r-hFSH-Präparaten ist das ovarielle Überstimulierungssyndrom seltener. Durch die Infusion von 50 g Humanalbumin 36 Stunden nach hCG-Gabe kann bei gefährdeten Patientinnen mit exzessiv hohen E_2-Werten am Tage der hCG-Applikation ein Überstimulierungssyndrom vermieden werden (Shoham et al., 1993).

GnRH-Analoga + FSH bzw. HMG

Die kombinierte GnRH-Analoga-Gonadotropinbehandlung führt über einen vorübergehenden hypogonadotropen Zustand zu einer größeren Zahl von stimulierten Follikeln. Die aktive Phase der Follikelreifung ist verlängert und der HMG-Verbrauch gleichzeitig erhöht. Die Vermutung, dass die kombinierte GnRH-Analoga-HMG/hCG-Therapie eine protektive Wirkung auf das ovarielle Überstimulierungssyndrom hat, konnte von Lindner et al. (1989) nicht bestätigt werden. Neben der Schwangerschaftsrate war auch das Überstimulierungssyndrom der Grade II und III nach der GnRH-Analoga-Gonadotropinbehandlung erhöht.

4.6.6 HCG

HCG ist in seiner Struktur dem LH ähnlich. Es löst die Ovulation aus und veranlasst die Corpus-luteum-Bildung. HCG kann also die LH-Spitze in Zyklusmitte ersetzen, die Corpus-luteum-Funktion steigern und damit die Corpus-luteum-Phase verlängern. Die Regression des Gelbkörpers kann durch hCG verzögert, aber letztlich nicht verhindert werden. Indiziert ist hCG folglich zur Ovulationsinduktion und Stützung des Gelbkörpers. Zur Ovulationsinduktion werden je nach Reife des Follikels 5000–10 000 IE hCG oder 250–500 μg r-hCG und mehr benötigt, während zur Behandlung der Gelbkörperinsuffizienz im Abstand von 2–3 Tagen, maximal 5 Tagen, 1500–5000 IE hCG insgesamt 3-mal appliziert werden. Beträgt die Einzeldosis lediglich 1500 IE hCG, 3-mal appliziert, so kommt es nicht zur Verzögerung der Regression des Corpus luteum.

Rekombinantes hCG (r-hCG)

Vom rekombinanten hCG entsprechen 250 μg 5000 IE und 500 μg etwa 10 000 IE hCG. Chang et al. (1998) zeigten, dass 250 μg r-hCG ebenso wirksam die Endreifung des Eies stimulieren wie 500 μg r-hCG bzw. 10 000 IE urinäres hCG, wobei die effektivere höhere Dosierung von r-hCG mit mehr unerwünschten Nebenwirkungen einhergeht. Rekombinantes hCG ist wirksamer als urinäres hCG, besser verträglich, führt zu einer besseren Eireifung und ist im Vergleich mit urinärem hCG sicherer bei der Ovulationsauslösung.

Ähnlich gute Ergebnisse wurden mit rekombinantem LH (r-hLH) erreicht. Außerdem trat unter r-hLH kein schweres Überstimulierungssyndrom auf (Loumaye et al., 1998). 75 IE rLH sind für die Förderung der optimalen Follikelentwicklung ausreichend. Rekombinantes LH bewirkt in der Follikelphase in steigender Dosis eine Reduktion der Follikelzahlen.

➡ Dosierungsbeispiele

Ovulationsinduktion

1. 5000–10 000 IE hCG (Choragon 5000, Predalon 5000 IE) i. m. oder 250 μg r-hCG (Ovitrelle 250) s. c. am Tag des Temperaturtiefs oder einer Leitfollikelgröße ≥ 18 mm. 2 Tage später weitere 5000 IE hCG (Choragon 5000, Predalon 5000 IE) i. m. (Abb. 4.16).

Corpus-luteum-Insuffizienz

1. 5000 IE hCG (Choragon 5000, Predalon 5000 IE) i. m. oder 250 μg r-hCG (Ovitrelle 250) s. c. am 3. Tag der Hyperthermie der Basaltemperatur. Im Abstand von 2–3 Tagen jeweils 5000 IE hCG (Choragon 5000, Predalon 5000 IE) i. m. (insgesamt dreimal) (Abb. 4.20). Cave: Scheinschwangerschaft.

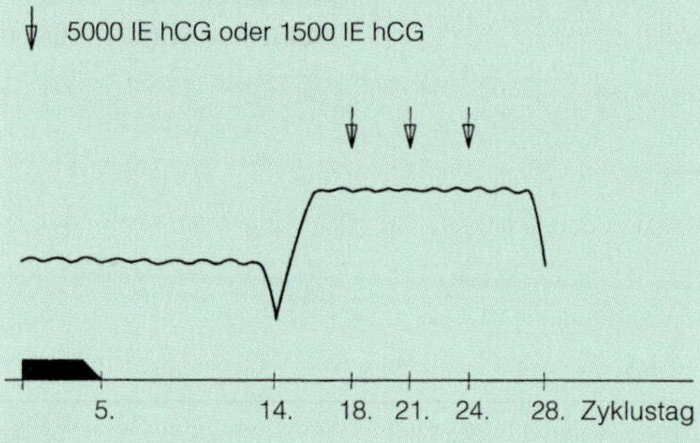

Abb. 4.20 Stützung der Corpus-luteum-Phase mit hCG

2. 1500 IE hCG (Choragon 1500, Predalon 500 IE) i. m. am 3. Tag der Hyperthermie der Basaltemperatur. Im Abstand von 2–3 Tagen jeweils 1500 IE hCG (Choragon 1500, Predalon 500 IE) i. m. (insgesamt dreimal) (Abb. 4.20).

4.7 GnRH pulsatil

Vom Hypothalamus wird GnRH bei Frauen in der Proliferations-, Periovulations- und frühen Corpus-luteum-Phase sowie in der Postmenopause in einem „zirkoralen" Muster, d. h. mit einer mittleren Frequenz von einem Puls im Abstand von 60–120 Min. abgegeben. Grobe Abweichungen von zirkoralen Muster führen zu einem Zusammenbruch der Hypophysenfunktion. Beim Menschen beruht die hypothalamische Amenorrhö auf einem Mangel oder völligem Fehlen von hypothalamischem GnRH. Durch intravenöse oder subkutane chronisch-intermittierende GnRH-Zufuhr können Ovulationen ausgelöst werden. Für die Follikelreifung, Ovulation und Corpus-luteum-Bildung ist dementsprechend eine Einzelinjektion im Abstand von ca. 90 Min. erforderlich. Indiziert ist die pulsatile GnRH-Therapie bei hypothalamischer Amenorrhö, hyperprolaktinämischer Amenorrhö, hyperandrogenämischer Amenorrhö, polyzystischen Ovarien und anovulatorischer Oligomenorrhö. Bei korrekter Diagnosestellung und ausreichender Dosierung von GnRH kann mit einer Ovulationsrate von 75 % (Filicori et al., 1994, Tab. 4.9) bis annähernd 100 % (Leyendecker und Wildt, 1986) gerechnet werden. Die pulsatile GnRH-Applikation ist weniger erfolgreich bei übergewichtigen Frauen, hohen LH-, Testosteron- oder Insulinwerten. Die intravenöse Applikation ist der subkutanen überlegen. Subkutan sind höhere Dosen erforderlich als nach intravenöser Gabe.

Die GnRH-Dosis pro Puls kann variiert werden (Tab. 4.10). Mit Dosen von 2,5 µg/Puls liegen die Estradiolspiegel im Bereich normaler Zyklen und Mehrlingsschwangerschaften sind seltener. Nach 10, 15 bzw. 20 µg/Puls werden präovulatorisch Estradiolspiegel erzielt, die 2–3 dominanten Follikeln entsprechen und die Mehrlingsrate nimmt nach Braat et al. (1989) mit der Dosiserhöhung zu (Abb. 4.21). Außerdem ist die

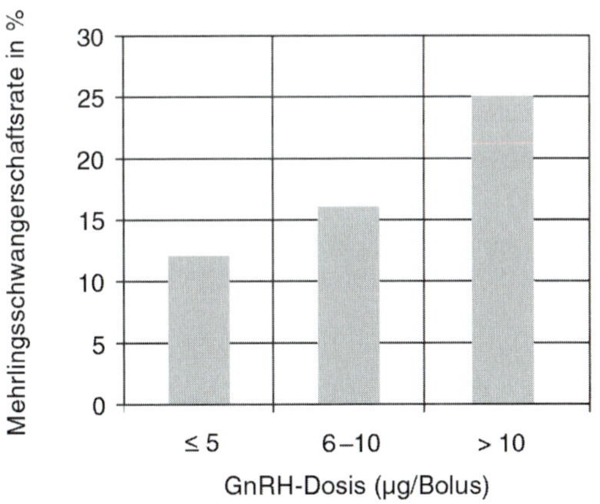

Abb. 4.21 Inzidenz der Mehrlingsschwangerschaften in Abhängigkeit von der GnRH-Dosis (nach Braat et al., 1989)

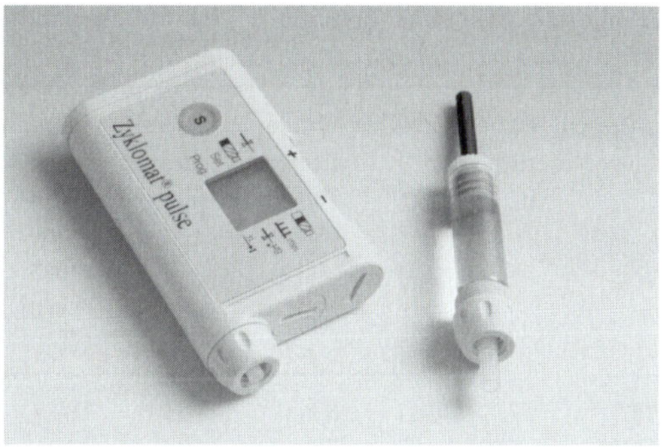

Abb. 4.22 GnRH-Pumpe Zyklomat pulse

Mehrlingsrate von der primären ovariellen Störung abhängig (Filicori et al., 1994, Tab. 4.9). Die intravenöse oder subkutane Injektion von GnRH erfolgt durch tragbare computergestützte Pumpen (Modell Zyklomat pulse Ferring GmbH, Kiel; Abb. 4.22).

Für die hypothalamische Amenorrhö wurden in der Literatur, teils an kleinen Probandinnenzahlen, Ovulationsraten zwischen 61 und 100 % pro Zyklus, im Mittel 83 %, und Schwangerschaftsraten zwischen 10 und 45 % pro Zyklus, im Mittel 25 %, mitgeteilt.

➡ Dosierungsbeispiele

0,8 mg oder 3,2 mg Gonadorelinacetat (Lutrelef 0,8 mg/–3,2 mg) pulsatil zwischen 2,5 µg bis 20 µg alle 90 min mit der Zyklomat pulse Hormonpumpe (Zyklomat-Pulse-Set 0,8 mg i. v. oder s. c., Zyklomat-Pulse-Set 3,2 mg i. v. oder s. c.) i. v. oder s. c. (Tab. 4.12).

Teilweise wird für die Corpus-luteum-Phase die weitere Zufuhr von GnRH in einem größeren Zeitintervall von 120 Min. empfohlen. Ziel ist die Stimulation des Corpus luteum und die Selektion von Follikeln für den nächsten Zyklus. Auch die Kombination von intravenöser pulsatiler GnRH-Gabe mit einem Nasenspray ist möglich. So kann das Corpus luteum durch nasale GnRH-Impulse (200 µg/Sprühstoß) alle 4 Stunden stimuliert werden.

Tabelle 4.9 Klinische Ergebnisse von 600 Behandlungszyklen nach pulsatiler GnRH Applikation bei 292 Patientinnen nach Filicori et al. 1994

Gruppen	Patientinnen n	Zyklen n	Ovulationsrate/ Zyklus (%)	Graviditäten n	Schwangerschaftsrate pro Behandlungszyklus (%)	Schwangerschaftsrate pro ovulatorischem Zyklus (%)	Mehrlingsschwangerschaften	Mehrlingsschwangerschaftsrate (%)	Aborte n	Abortrate (%)
PHA	73	161	83	31	19	23	1	3,2	6	19
OHH	57	107	79	24	22	29	2	8,3	6	25
MFO	39	75	77	17	23	29	0		5	29
PCO	85	172	65[a, b, c]	22	13[b, c]	20	1	4,5	10	45[a]
OHA	38	85	72[a]	11	13	18	0		4	36
Total	292	600	75	105	18	23	4	3,8	31	30

[a]P < 0,05 vs. PHA
[b]P < 0,05 vs. OHH
[c]P < 0,05 vs. MFO

PHA = Primäre hypogonadotrope Amenorrhö
OHH = Hypognonadotroper Hypogonadismus
MFO = Multifollikuläre Ovarien
PCO = Polyzystische Ovarien
OHA = Andere hyperandrogene Anovulation

Tabelle 4.10 Stufenprogramm für s. c. und i. v. GnRH-Gabe

Stufe	Zyklomat Set	Zyklomat pulse Hormonpumpe	GnRH-Dosis pro Puls alle 90 min	Therapiedauer in Tagen
s. c.				
1.	3,2 mg	25 µl/min	10 µg	17
2.	3,2 mg	50 µl/min	20 µg	17
i. v.				
1.	0,8 mg	25 µl/min	2,5 µg	20
2.	0,8 mg	50 µl/min	5 µg	20
3.	3,2 mg	25 µl/min	10 µg	20
4.	3,2 mg	50 µl/min	20 µg	∞

Die Verabfolgung von GnRH muss immer pulsatil erfolgen, auch bei Anwendung eines GnRH-Nasalsprays. Die Dosis beträgt in der Follikelphase 100 µg pro Sprühstoß, die in 2-stündigen Intervallen verabfolgt werden. Der Nasalspray muss tagsüber und nachts angewendet werden, da sonst keine regelrechte pulsatile LH-Ausschüttung und keine Follikelreifung erfolgt. Die Behandlung mit Nasalspray ist über längere Zeit schwer durchführbar. Auch ist die Anwendung durch die Patientin nicht immer zuverlässig, zumal die Resorption durch die Nasenschleimhaut wechselnd ist.

➡ **Dosierungsbeispiele**

1. Stützung des Corpus luteum:
   200 µg Gonadorelin (Kryptocur) pro Sprühstoß alle 4 Stunden.
2. Follikelreifung:
   100 µg Gonadorelin (Kryptocur) pro Sprühstoß alle 2 Stunden.

4.8 Dopaminagonisten (Prolaktininhibitoren)

Die Dopaminagonisten Bromocriptin, Lisurid, Metergolin, Cabergolin und die länger wirkenden Pergolid und Quinagolid werden zur Behandlung der Hyperprolaktinämie eingesetzt.

Bromocriptin hemmt sowohl die Freigabe als auch die Synthese von Prolaktin, wobei es sowohl am Hypothalamus als auch an der Hypophyse angreift. Lisurid soll nur die Prolaktinfreigabe hemmen. Metergolin entfaltet eine direkte dopaminerge Wirkung auf die Hypophysenzellen und eine antiserotoninerge Aktivität. In der Hypophyse wird auch die DNA-Synthese herabgesetzt und die mitotische Aktivität vermindert. Nach oraler Applikation kommt es innerhalb von 3 Stunden zum Prolaktinabfall, wobei Bromocriptin und Lisurid Prolaktin etwa für 6–12 Stunden, Pergolid dagegen für 36 Stunden hemmen. Werden normale Prolaktinwerte erreicht, so kehrt die gestörte LH-Pulsatilität bei hyperprolaktinämischen Frauen zurück. Parallel zur Reduzierung des Prolaktinspiegels kommt es durch Dopaminagonisten zur Senkung des HGH- Spiegels.

4.8.1 Indikationen

Alle Formen der Ovarialinsuffizienz: Corpus-luteum-Insuffizienz, anovulatorischer Zyklus, Oligomenorrhö und Amenorrhö, können durch eine Hyperprolaktinämie verursacht sein. Die Corpus-luteum-Insuffizienz und der anovulatorische Zyklus sind meist Folge von gering erhöhten Prolaktinspiegeln bei transitorischer oder latenter Hyperprolaktinämie. Eine transitorische oder latente Hyperprolaktinämie ist nicht Ursache, sondern maximal Begleiterscheinung einer Amenorrhö. Als Ursache bei einer Amenorrhö kommen Prolaktinspiegel > 50 ng/ml in Betracht. In 20–25 % dieser Fälle ist die Hyperprolaktinämie mit einer Galaktorrhö kombiniert. Eine Galaktorrhö kann aber auch bei Frauen mit normalen Prolaktinwerten vorkommen, wenn diese geboren haben, oder durch chronische Reizzustände in den Milchgängen, beispielsweise durch Papillome.

Dopaminagonisten sind daher immer indiziert, wenn der Prolaktinspiegel erhöht ist. Der obere Grenzwert wird mit 15–25 ng/ml oder 500 mE/ml angegeben. Bei Hyperprolaktinämie sind Mikro- und Makroprolaktinome ebenso wie endogene und exogene Einflüsse einschließlich einer Vielzahl von Medikamenten auszuschließen. Bei Prolaktinspiegeln > 40 ng/ml ist ein MRT zu veranlassen und bei Werten > 100 ng/ml ist der Verdacht auf ein Prolaktinom gegeben, das bei Prolaktinspiegeln von 200–500 ng/ml praktisch sicher angenommen werden kann. Fluktuationsstörungen des Prolaktinspiegels können mit dem Metoclopramidtest (s. S. 94) erfasst werden und stellen bei zyklischer Ovarialinsuffizienz eine relative Indikation für Dopaminagonisten dar. Prolaktinhemmer können aber auch bei Frauen mit normalen Prolaktinwerten und Galaktorrhö sowie einer idiopathischen Sterilität indiziert sein, da gelegentlich Besserung, beziehungsweise die erwünschte Schwangerschaft eintritt. Kontraindikationen sind lediglich die Überempfindlichkeit auf Ergotalkaloide und die chronische Hypertonie.

4.8.2 Behandlungsschemata

Die Behandlung soll aufgrund der zu erwartenden Nebenwirkungen (Hypotonie, Übelkeit, Brechreiz) einschleichend mit stufenweiser Dosiserhöhung begonnen werden. Es empfiehlt sich, ½ Tabl. mit dem Essen einzunehmen, um dann je nach Höhe des Prolaktinwertes nach 1–2 Wochen die erforderliche Dosis zu erreichen. Unter der Therapie soll der Prolaktinwert zwischen 5 und 15 ng/ml (125–375 mE/ml) liegen. Die Behandlung wird so lange wie erforderlich fortgesetzt, wobei ca. alle 8 Wochen die Prolaktinwerte kontrolliert werden. Bei Feststellung einer Schwangerschaft werden die Dopaminagonisten abgesetzt. Bei den Kindern, deren Mütter im 1. Trimenon der Schwangerschaft Dopaminagonisten eingenommen hatten, fanden sich allerdings keine Hinweise auf medikamentenbezogene Fehlbildungen.

➡ Dosierungsbeispiele

1. 200–600 µg Lisurid (Dopergin 0,2) täglich kontinuierlich, falls erforderlich über Monate. Beginn: abends mit dem Essen ½ Tabl. (100 µg) über 3 Tage, danach Dosiserhöhung auf 2–3 × ½ Tabl. Innerhalb von 1–2 Wochen, falls notwendig, Dosiserhöhung bis auf 2 bis 3 × 1 Tabl. täglich (2 bis 3 × 200 µg) (Abb. 4.23).

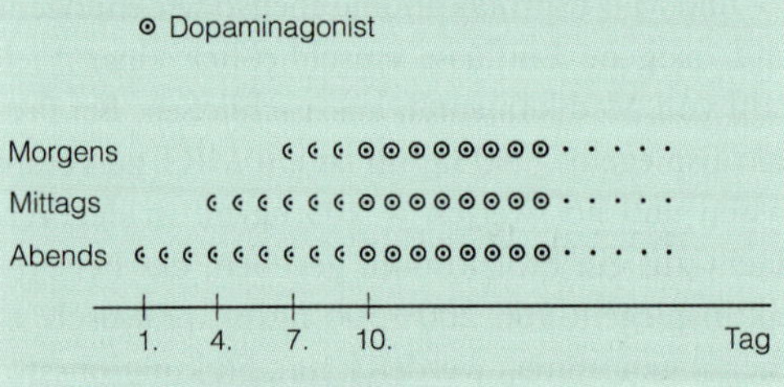

Abb. 4.23 „Einschleichende" Behandlung mit Dopaminagonisten (Bromocriptin, Lisurid, Metergolin)

2. 2,5–7,5 mg Bromocriptin (Pravidel 2,5, Bromocriptin AbZ 2,5 mg, Bromocriptin-CT 2,5 mg, Bromocriptin-ratiopharm 2,5 mg, kirim gyn, Bromocriptin beta 2,5, Bromocriptin HEXAL 2,5 mg) täglich kontinuierlich, falls erforderlich über Monate. Beginn: abends mit dem Essen ½ Tabl. (1,25 mg) über 3 Tage, danach Dosiserhöhung auf 2–3 × ½ Tabl. Innerhalb von 1–2 Wochen, wenn nötig, Dosiserhöhung bis auf 2 bis 3 × 1 Tabl. täglich (2 bis 3 × 2,5 mg).
3. 4–12 mg Metergolin (Liserdol) täglich, kontinuierlich, falls erforderlich über Monate.
4. 0,25–2 mg Cabergolin (Dostinex) pro Woche, über Monate (Abb. 4.24).

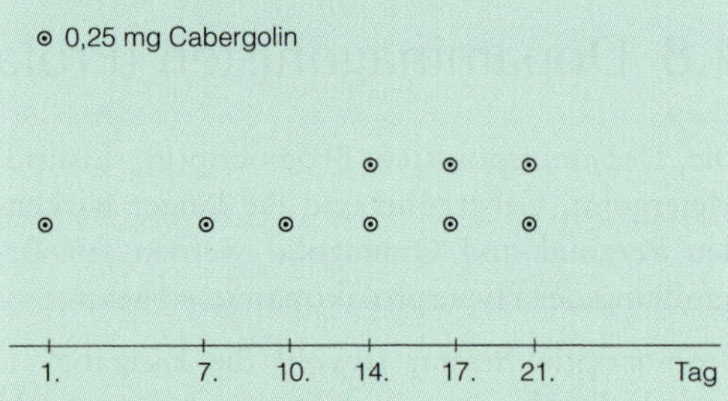

Abb. 4.24 „Einschleichende" Behandlung mit dem Depot-Dopaminagonisten Cabergolin

Führen die Dopaminagonisten Lisurid, Bromocriptin, Metergolin und Cabergolin nicht zur Ovulation, so können die Dopaminagonisten mit Antiöstrogenen oder Gonadotropinen kombiniert werden.

4.8.3 Behandlungserfolge

Die Ovulationsrate wurde mit nahezu 100% ausgewiesen. Die Schwangerschaftsraten sind bei hyperprolaktinämischen Frauen mit Galaktorrhö höher (21–28%) als bei Patientinnen ohne Galaktorrhö (15%). Die Abortrate wurde mit 11% angegeben und Extrauteringraviditäten wurden in 0,9% der Fälle beobachtet. Fehlbildungen leichteren Grades waren mit 2,5% und schweren Grades mit 1% nicht häufiger anzutreffen als nach spontaner Schwangerschaft. Zwillingsschwangerschaften traten in 1,8% der Fälle auf (Tab. 4.11).

Tabelle 4.11 Schwangerschaften bei hyperprolaktinämischen Frauen nach Therapie mit Bromocriptin bei 1335 Patientinnen (Turkalj et al., 1982), Lisurid bei 540 Patientinnen (Lunenfeld et al., 1992) und Cabergolin bei 226 Patientinnen (Robert et al., 1996)

	Bromocriptin n	Lisurid n	Cabergolin n
Schwangerschaften	1410	540	226
Spontanaborte	148	36	24
Induzierte Aborte	25	4	28
Missed abortion	9	14	
Extrauterine Gravidität	12	6	1
Blasenmole	3	2	
Mehrlinge	31	5	–
Einlinge	1182	473	148
Lebende Kinder	1241		
Totgeburten	6	2	–

4.8.4 Nebenwirkungen

Zu Beginn der Behandlung kann es wie bei allen dopaminergen Substanzen zu Übelkeit, Brechreiz und Blutdruckabfall kommen. Durch die Einnahme abends mit der Nahrungsaufnahme lassen sich die Beschwerden reduzieren. Bei Unverträglichkeit ist der Wechsel auf einen anderen Dopaminagonisten zu empfehlen. Durch Prolaktinhemmer kommt es nicht zu einer Überstimulierung, Polyfollikulie und zur Zunahme der Mehrlingsschwangerschaften. Bei starker Hypotonie können Kreislaufmittel gegeben werden.

4.9 Assistierte Reproduktionstechniken (ART)

Die Behandlung der tubaren Sterilität wurde in den letzten Jahren durch die mikrochirurgischen Operationsmethoden und die Möglichkeit, Eizellen zu entnehmen, extrakorporal zu befruchten und den sich entwickelnden Embryo in die Gebärmutter zurückzubringen, verbessert. (Tab. 4.12). Durch die In-vitro-Fertilisation wurden aber auch wesentliche Erkenntnisse über den

Tabelle 4.12 Zeittafel der „Assistierten Reproduktion"

1978	Geburt von Louise Brown	Stepptoe u. Edwards, 1978, Lancet, 1, 336
1981	1. Geburt nach ovarieller Gonadotropinstimulation u. IVF	Trounson et al., 1981, Science, 212, 681–2
1984	1. Geburt nach GIFT	Asch et al., 1984, Lancet, 2, 1034–5
1984	1. Geburt nach Transfer kryokonservierter-aufgetauter Embryonen	Zeimaker et al., 1984, Fertil. Steril., 42, 293–6
1988	1. Gravidität nach ICSI	Ng et al., 1988, Lancet, 2, 790
1992	1. Gravidität nach ovarieller Stimulation mit r-hFSH	Devroey et al., 1992, Lancet, 339, 1170
1992	1. Geburt nach ICSI	Palermo et al., 1992, Lancet, 340, 17–8

Tabelle 4.13 Assistierte Reproduktionstechniken

ART	Assistierte Reproduktionstechniken
COS	Controlled ovarian stimulation
DOST	Direct oocyte and sperm transfer (Direkter Oozyten- und Spermientransfer)
GIFT	Gamete intrafalloppian transfer
ZIP	Zervikale Insemination mit Portiokappe
IUI	Intrauterin insemination
ITI	Intra tube insemination
IPI	Intra peritoneal insemination
IVF	In vitro fertilisation (extrakorporale Befruchtung)
ET	Embryo transfer (Intrauteriner Embryotransfer)
EIFT	Embryo intrafalloppian transfer (intratubarer Embryotransfer)
TET	Tubal embryo transfer
ZIFT	Zygote intrafalloppian transfer
SUZI	Subzonal sperm injection
ICSI	Intracytoplasmic sperm injection (Intrazytoplasmatische Spermieninjektion)
MESA	Microsurgical epididymal sperm aspiration (Mikroskopische Spermienaspiration aus dem Nebenhoden)
PESA	Percutaneous epididymal sperm aspiration (Perkutane Spermienaspiration aus dem Nebenhoden)
TESA	Testicular sperm aspiration (Spermienaspiration aus dem Hoden)
TESE	Testicular sperm extraction (Spermienextraktion aus bioptisch gewonnenem Hodengewebe)
ELSI	Elongated spermatid injection
ROSI	Round spermatid injection
ROSNI	Round spermatid nucleus injection
KRYO	Assistierte Reproduktion nach Kryokonservierung
MIKRO	Assistierte Reproduktion nach mikrochirurgischer Spermien-Injektion

Ablauf der menschlichen Reproduktion gewonnen, die zur Entwicklung weiterer Behandlungsvarianten geführt haben (Tab. 4.13).

4.9.1 Indikationen

Hauptindikationen für die In-vitro-Fertilisation sind der mikrochirurgisch nicht behandelbare Tubenverschluss bzw. die funktionelle tubare Insuffizienz (Eiauffangmechanismus bzw. Transport gestört). Außerdem werden die immunologisch bedingte Sterilität, die idiopathische Sterilität, aber auch besondere Formen der andrologischen Sterilität, wenn die erforderlichen diagnostischen und therapeutischen Möglichkeiten voll genutzt wurden, mit den verschiedenen Methoden der Reproduktionsmedizin behandelt (Tab. 4.13).

4.9.2 Beurteilung der Ovar-Reserve

Die Beurteilung der Ovar-Reserve ist für die Vorhersage des möglichen Ergebnisses im Rahmen der assistierten Reproduktion von großer Bedeutung. Es existiert eine Vielzahl von Tests, die fast alle keine umfassende Beurteilung ermöglichen und deren Sensitivität und Spezifität nicht immer ausreichend ist. Bisher gibt es keinen einfachen Test, der ein genügend exaktes Ergebnis gestattet. Bisher werden für die Beurteilung der Ovar-Reserve folgende „Tests" herangezogen:

- klinische Daten: Alter, Gewicht, Menarche, Zyklusanamnese,
- basale Bluttests mit Bestimmung von: FSH, LH, FSH/LH-Quotient, Inhibin A und B, Anti-Müller-Hormon, Estradiol, Progesteron, Testosteron, Prolaktin, VEGF, IGF 1, IGFBP 1,

- dynamische Tests: Clomifentest, Gonadotropin-Analoga-Test, FSH-Test,
- Ovar-Sonographie: Ovarvolumen, Ovardurchblutung, Graaf'scher Follikel
- Ovar-Histologie.

Das Bestreben ist es, in 2007 durch Experten eine kritische Bewertung und Validierung der Tests vorzunehmen, um praxisrelevante, kostengünstige Empfehlungen abgeben zu können. Für die high-risk IVF-Population ist Inhibin B am 3. Zyklustag der beste Vorhersagewert neben dem Ovarvolumen und dem Anti-Müller-Hormon für die reine Antwort (McIlven et al., 2007).

4.9.3 Behandlung vor der Eizellgewinnung

Ziel jeder Behandlung ist die Gewinnung einer oder mehrerer reifer Eizellen, von denen maximal drei nach der Fertilisation in das Cavum uteri gegeben werden. Höhergradige Mehrlinge sollten vermieden werden, da sowohl das Leben der Frau gefährdet ist als auch die Morbidität und Mortalität der Kinder erhöht sind. Bei Patientinnen mit einem Alter < 35 Jahren werden daher die Befruchtung von nur zwei Eizellen und der Transfer von maximal 2 Embryonen angeraten. Mit der Hormontherapie und einer exakten Zykluskontrolle wird versucht, die Eizellgewinnung (Punktion unter Sonographiekontrolle, evtl. Laparoskopie) unmittelbar vor der natürlichen Ovulation vorzunehmen. Die Zykluskontrolle erfolgt durch sonographische Follikulometrie, LH-, eventuell E_2- und P-Bestimmungen. Eine allgemein gültige Empfehlung für ein verbindliches Stimulationsschema gibt es nicht.

Die Eizellpunktion kann im Spontanzyklus erfolgen und nach Stimulation mit:

Clomifen und hCG/r-hCG
Clomifen und Gonadotropinen
und hCG/r-hCG
r-hFSH (Follitropin α oder β)
und hCG/r-hCG
r-hFSH (Follitropin α und β)
und r-hLH (Lutropin)
Gonadotropinen (HMG) und hCG/r-hCG
Gonadotropinen (FSH/HMG) – GnRH-Agonisten und hCG/r-hCG
Gonadotropinen (FSH/HMG) – GnRH-Antagonisten und hCG/r-hCG

evtl. nach Vorbehandlung über einen Zyklus, besser entsprechend des Ovarialzyklus über einen Langzyklus 84/7 Tage mit einem antiandrogenwirksamen

Dienogest- (Valette)
Drosperinon- (Petibelle, Yasmin, aida, Yasminelle) oder
Chlormadinonacetat-haltigen (Belara, Balanca, Neo-Eunomin)

hormonalen Kontrazeptivum.

Im Spontanzyklus besteht die Unsicherheit, ob es gelingt, die eine heranreifende Eizelle zu gewinnen. Bei alleiniger Clomifenstimulation ist es nachteilig, dass nur wenige Eizellen zur Verfügung stehen. Vorteile sind dagegen die einfache Handhabung und der relativ geringe Eingriff in die Zyklusregulation.

Bei der Stimulation mit Clomifen und Gonadotropinen werden bei einfacher Handhabung zufriedenstellend viele Eizellen bei Respondern gewonnen. Von Nachteil ist, dass es bei ca. 10 % zum vorzeitigen LH-Anstieg und damit zum Abbruch der Stimulation kommt. Diese Stimulationsform wird für den ersten Therapiezyklus empfohlen. Am häufigsten erfolgt die Stimulation im IVF-Zyklus mit Gonadotropinen (r-hFSH, u-hFSH, HMG). Von Vorteil ist, dass bei relativ guter Steuerbarkeit zahlreiche Eizellen gewonnen werden können. Nachteilig sind die verhältnismäßig hohe Rate (– 15 %) spontaner LH-Anstiege und die Gefahr de Überstimulation, besonders beim PCOS. Kam es zum Therapieabbruch nach Clomifen- oder HMG-Stimulation, so kann mit r-hFSH der Versuch der Follikelreifung unternommen werden. Die Stimulation mit Gonadotropinen nach Vorbehandlung mit GnRH-Analoga: Agonisten oder Antagonisten hat sich als Schema der zweiten und ersten Wahl bewährt. Die Anwendung der GnRH-Agonisten bietet die folgenden Vorteile:

- der vorzeitige LH-Gipfel ist nahezu ausgeschlossen bzw. signifikant reduziert
- es werden deutlich weniger Stimulationen abgebrochen
- die Follikelpunktion ist planbar geworden.

Nach Applikation von lang wirkenden GnRH-Agonisten kommt es zur Desensibilisierung der Adenohypophyse, sodass die endogene Gonadotropinsekretion supprimiert wird. Dadurch kann die vorzeitige Luteinisierung nahezu vollständig verhindert werden.

Für die klinische Praxis haben sich vier Protokolle durchgesetzt:

1. das ultrakurze Protokoll
2. das kurze Protokoll
3. das lange Protokoll und
4. das ultralange Protokoll.

Die Begründung der unterschiedlichen Protokolle ergibt sich durch das Flare-up-Phänomen. Unter Flare-up versteht man die massive Ausschüttung von LH und FSH innerhalb der ersten drei Tage nach GnRH-Agonist-Applikation. Erst nach Erschöpfung der Adenohypophyse kommt es zur Suppression der endogenen Gonadotropinsekretion. Durch das Flare-up wird die Follikelreifung beeinflusst. Beim kurzen und ultrakurzen Protokoll wird das Flare-up mit genutzt, im langen Protokoll wird die Zeit des Flare-up in die Corpus-luteum-Phase des vorherigen Zyklus verlegt, wo die endogenen Gonadotropine keinen nachteiligen Einfluss auf die Follikelreifung ausüben. Beim kurzen Protokoll werden durch das Flare-up Gonadotropine gespart. Das lange Protokoll ermöglicht die Selektion mehrer Follikel, sodass für die In-vitro-Fertilisation mehrere Eizellen zur Verfügung stehen. Die niedrige LH-Konzentration während der Follikelphase begünstigt die Eizellentwicklung.

Rekombinantes FSH (r-hFSH, Follitropin α) führt in IVF-Zyklen zu einer effektiveren multiplen Follikelentwicklung. Mit reinen FSH-Stimulationen lassen sich signifikant höhere klinische Schwangerschaftsraten erzielen als nach HMG-Stimulation. Mit r-hFSH wird die Behandlungsphase verkürzt und es werden weniger FSH-Ampullen benötigt.

Die Vorbehandlung mit einem hormonalen Kontrazeptivum mit antiandrogener Wirkung, Valette, Petibelle, Yasmin, aida, Yasminelle, Balanca, Belara, Neo-Eunomin, über wenigstens einen Einnahmezyklus hat sich bei Anwendung des langen Protokolls bewährt. Durch diese „Vorbehandlung“ kann die Eizellqualität verbessert und das Überstimulierungssyndrom des Ovars reduziert werden. Vor dem ultralangen Protokoll sollte sich diese Therapie mit einem hormonalen Kontrazeptivum mit antiandrogener Wirkung über 2 bis 3 Einnahmezyklen zyklisch oder als Langzyklus 84/7 Tage über wenigstens 3 Monate erstrecken, wobei in der letzten Woche der Einnahme bereits mit der GnRH-Analoga-Applikation begonnen werden kann (Abb. 4.26).

Nachteilig wirkt sich der höhere Bedarf an Gonadotropinen auf die Kosten aus. Außerdem können häufiger Überstimulierungen auftreten.

➡ Dosierungsbeispiele

1. Clomifen
   100 mg Clomifen (Clomifen GALEN, ClomHEXAL 50, Clomifen-ratiopharm) täglich vom 5.–9. Zyklustag, anschließend Follikulometrie, LH- und E_2-Bestimmungen.
   Stützen der Corpus-luteum-Phase nach IVF mit Progesteron Supp. oder hCG.
2. Clomifen und Gonadotropine (HMG)
   100 mg Clomifen (Clomifen GALEN, ClomHEXAL 50, Clomifen-ratiopharm) oral täglich vom 5.–9. Zyklustag, 150 IE FSH + 150 IE LH (HMG: Menogon) i. m. vom 8.–11. (12.) Zyklustag und 5000–10 000 IE hCG (Choragon 5000, Predalon 5000 IE) i. m. am 13. Zyklustag. 36 Stunden danach Eizellgewinnung. LH- und E_2-Bestimmung täglich vom 7.–13. Zyklustag. Follikulometrie täglich vom 10.–13. Zyklustag (Abb. 4.25).

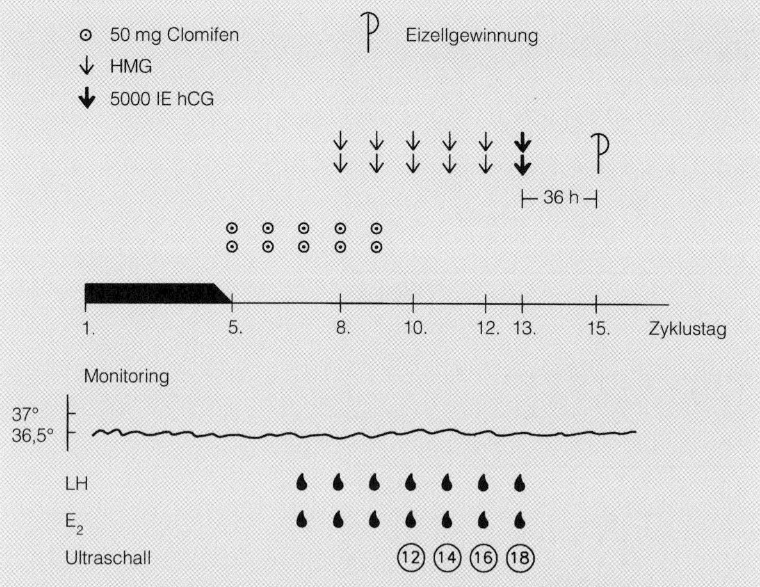

Abb. 4.25 Monitoring bei Stimulation mit Clomifen und HMG

3. reine FSH-Gonadotropine oder HMG
   1. 150 IE FSH + 150 IE LH (HMG: Menogon) i. m. täglich vom 2. Zyklustag an oder 300 IE FSH + 300 IE LH (HMG: Menogon) i. m. am 3. und 4. Zyklustag und vom 5. Zyklustag an 150 IE FSH + 150 IE LH bis zur Reife der Follikel unter Kontrolle von LH, E_2 und Follikulometrie, 10 000 IE hCG (Choragon 5000, Predalon 5000 IE) i. m. oder 250 µg r-hCG (Ovitrelle 250) s. c. bei einer Follikelgröße von 18 mm. 36 Stunden danach Eizellgewinnung.
   2. 300 IE FSH (Puregon 300 IE, Gonal-F 300) i. m. oder s. c. vom 3.–6. Zyklustag, danach individuell weiter 150 IE FSH (Gonal-F 75, Puregon 75/–150 IE) bis zu einer Follikelgröße von 18 mm. 24 Stunden danach 5000 IE hCG (Choragon 5000, Predalon 5000 IE) i. m. oder 250 µg r-hCG (Ovitrelle 250) s. c. 36 Stunden danach Eizellgewinnung.
      Sonographisch Follikelwachstumskontrolle, LH- und E_2-Bestimmung.
   3. 75–300 IE FSH (Gonal-F 75/–300, Puregon 75/–150 IE) am 23., 25. und 27. Zyklustag stimulieren die Follikelreifung in der Lutealphase und fördern die ovarielle Antwort für die Superovulationsbehandlung. Danach weiter wie unter 1. oder 2. In Abhängigkeit vom LH-Spiegel kann die Stimulation auch gemischt mit HMG-Präparaten und reinem FSH erfolgen, um den LH-„Überschuss" bei der Follikelreifung zu vermeiden.
4. GnRH-Agonisten und FSH bzw. HMG

   Langes Protokoll
   1. 3,75 mg Leuprorelinacetat (Enantone-Gyn Monats-Depot) i. m., 3,75 mg Triptorelin (Decapeptyl Gyn) i. m. oder 3,6 mg Goserelin (Zoladex-Gyn) s. c. zwischen 21.–23. Zyklustag.
      Nach Downregulation (ca. 7. Zyklustag = 14. Tag nach GnRH-Agonist-Applikation) Beginn der Stimulation mit 150–300 IE FSH (Gonal-F 300, Puregon 150 IE) oder 150–225 IE FSH + 150–225 IE LH (HMG: Menogon) i. m. täglich. E_2-, LH-Bestimmung und Follikulometrie bis zu einer Größe von 18 mm, danach
      10 000 IE hCG (Choragon 5000, Predalon 5000 IE) i. m. oder 250 µg r-hCG (Ovitrelle 250) s. c.
      36 Stunden später Eizellgewinnung.

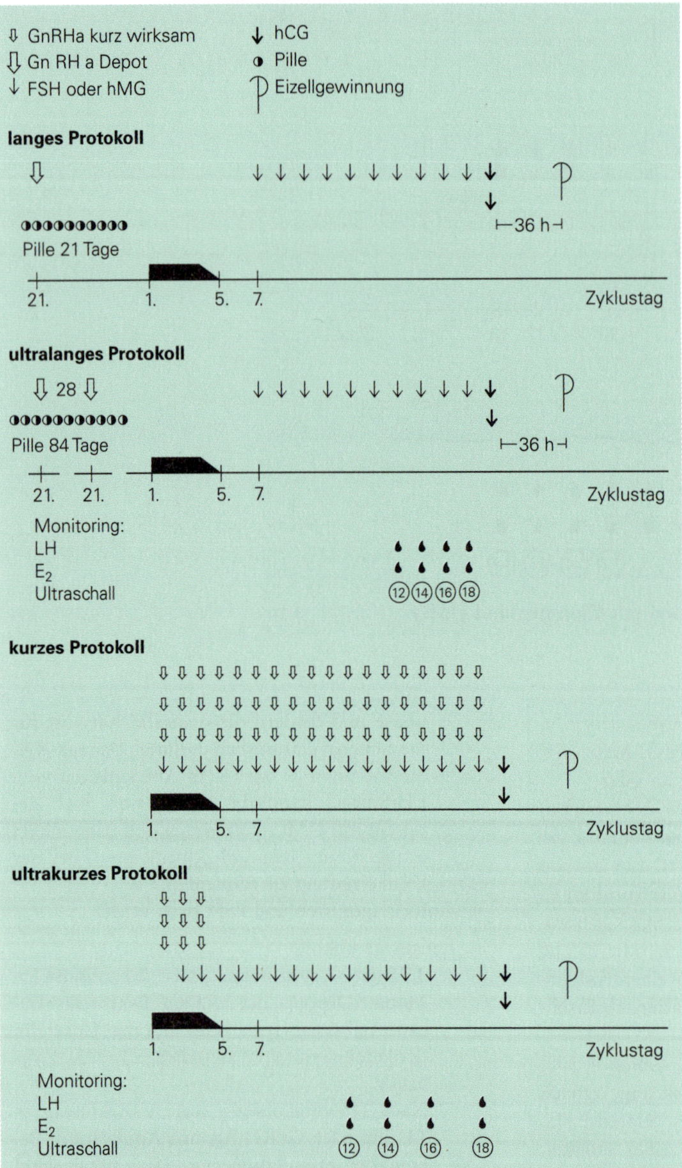

Abb. 4.26 Schematische Darstellung der Stimulationstherapie mit GnRHa und FSH im ultrakurzen, kurzen, langen und ultralangen Protokoll nach Bühler, 2003

2. 400 µg Naferelin (Synarela) nasal: 2 × 1 Sprühstoß à 200 µg täglich vom 21. Zyklustag an oder

600 µg Buserelin (Suprecur) nasal: 4 × 1 Sprühstoß à 150 µg täglich vom 21. Zyklustag an kontinuierlich bis zur hCG-Gabe; weiter

wie unter 1. Nach Downregulation (ca. 7. Zyklustag = 14. Tag nach GnRH-Agonist-Applikation) Beginn der Stimulation.

3. 75–150 IE FSH (Gonal-F 75/–150, Puregon 75/–150 IE) am 23., 25. und 27. Zyklustag stimulieren die Follikelreifung in der Lutealphase und fördern die ovarielle Antwort für die Superovulationsbehandlung. Danach weiter wie unter 1., 2. oder 3. Nach Downregulation (ca. 7. Zyklustag = 14. Tag nach GnRH-Agonist-Applikation) Beginn der Stimulation (Abb. 4.26).

Kurzes Protokoll

1. 100–200 µg Triptorelin (Decapeptyl 0,1 mg) s. c. täglich vom 2. Tag nach Stimulationsbeginn mit reinem FSH bzw. HMG kontinuierlich bis zur hCG-Gabe.
2. 600 µg Buserelin (Suprecur) nasal: 4 × 1 Sprühstoß à 150 µg täglich oder
   400 µg Naferelin (Synarela) nasal: 2 × 1 Sprühstoß à 200 µg täglich vom 2. Tag nach Stimulationsbeginn mit reinem FSH bzw. HMG kontinuierlich bis zur hCG-Gabe.
3. 75–150 IE FSH (Gonal-F 75/–150, Puregon 75/–150 IE) am 23., 25. und 27. Zyklustag stimulieren die Follikelreifung in der Lutealphase und fördern die ovarielle Antwort für die Superovulationsbehandlung.
   Danach weiter wie unter 1. oder 2. (Abb. 4.26).

Ultrakurzes Protokoll

1. 0,5 mg Triptorelin (Decapeptyl 0,5 mg) s. c. dreimal täglich (1,5 mg/die) vom 2.–4. (5.) Zyklustag. Stimulationsbeginn mit reinem FSH bzw. HMG am 3. Zyklustag.
2. 900 µg Buserelin (Suprecur) nasal: 3 × 2 Sprühstöße in jedes Nasenloch à 150 µg täglich oder
   400 µg Naferelin (Synarela) nasal: 2 × 1 Sprühstoß à 200 µg täglich vom 2.–4. (5.) Zyklustag.
   Stimulationsbeginn mit reinem FSH bzw. HMG am 3. Zyklustag.
3. 75–150 IE FSH (Gonal-F 75/–150, Puregon 75/–150 IE) am 23., 25. und 27. Zyklustag stimulieren die Follikelreifung in der Lutealphase und fördern die ovarielle Antwort für die Superovulationsbehandlung. Danach weiter wie unter 1. oder 2. (Abb. 4.26).

GnRH-Antagonisten

Der Effekt der GnRH-Antagonisten beruht auf einem völlig anderen Wirkungsprinzip als das der GnRH-Agonisten.

Die GnRH-Antagonisten binden am Membranrezeptor der gonadotropen Zellen der Hypophyse und bewirken dosisabhängig eine kompetitive Hemmung der Bindung von GnRH an den Rezeptor ohne Rezeptoraktivierung und Gonadotropinfreisetzung. Die Hemmwirkung tritt unmittelbar ohne einen initialen stimulatorischen Effekt ein – Wegfall des „Flare-up-Effektes", der „Downregulation" und „Desensitivierung" – und wird unter Dauerbehandlung aufrechterhalten. Die LH- und FSH-Sekretion wird dosisabhängig gehemmt. GnRH-Antagonisten können daher selektiv zur Unterdrückung des LH-Anstieges, der in 20 % der Zyklen nach Stimulation mit Gonadotropinen eintritt und die Embryoqualität und Schwangerschaftsraten nachteilig beeinträchtigt, genutzt werden.

In der klinischen Praxis haben sich die GnRH-Antagonisten Cetrorelix und Ganirelix bewährt. Sowohl einmalige als auch Mehrfachinjektionen sind möglich. Die Behandlung beginnt zwischen dem 6. und 8. Zyklustag (Abb. 4.27). Überstimulierungssyndrome sind auch nach Applikation von GnRH-Antagonisten nicht völlig zu vermeiden, treten aber seltener auf. Über Schwangerschaften von etwa 30 % pro Transfer wurde berichtet.

➡ Dosierungsbeispiele

1. 3 mg Cetrorelix (Cetrotide 3 mg) s. c. am 7. Tag der Gonadotropinstimulation (8. oder 9. Zyklustag). Falls 4 Tage danach die Ovulation nicht ausgelöst werden kann und weitere Stimulationen mit Gonadotropinen erforderlich sind, 0,25 mg Cetrorelix (Cetrotide 0,25 mg) täglich bis zur Ovulationsauslösung (Abb. 4.27).
2. 0,25 mg Cetrorelix (Cetrotide 0,25 mg) s. c. täglich ab 5. Tag der Gonadotropinstimulation (6. oder 7. Zyklustag) bis einschließlich des Tages der Ovulationsauslösung (Abb. 4.27).
3. 0,25 mg Ganirelix (Orgalutran) s. c. täglich ab 6. Tag der Gonadotropinstimulation (8. oder 9. Zyklustag) über 5 Tage bis einen Tag vor der Ovulationsauslösung (hCG-Injektion).

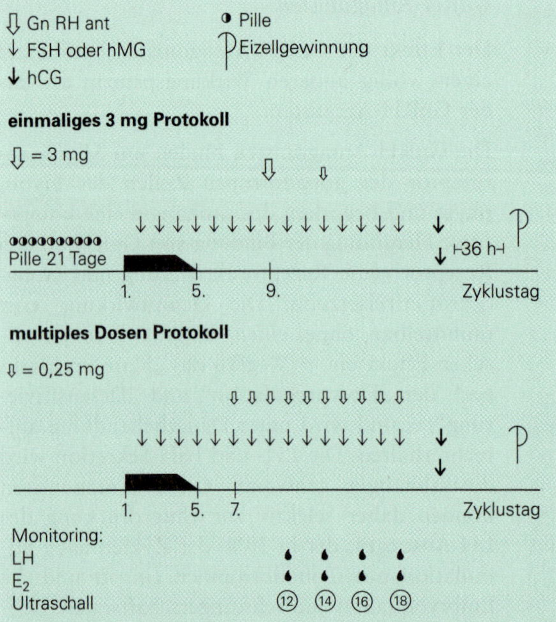

Abb. 4.27 Schematische Darstellung der Stimulationstherapie mit GnRHant und FSH im einmal kurz und multiple Dosen Protokoll, nach Bühler, 2003

Stützung der Corpus-luteum-Phase

Bereits Edward und Stepptoe (1980) hatten darauf hingewiesen, dass nach IVF zur Erzielung optimaler Ergebnisse die Stützung der Corpus-luteum-Phase unbedingt erforderlich ist. Nach der leichten Überstimulation der Ovarien mit multiplen Follikeln entwickelt sich im IVF-Zyklus eine Corpus-luteum-Insuffizienz auf der Basis einer HVL-Störung, bedingt wahrscheinlich durch die hohen Serum-Estradiolspiegel. Die Stützung der Corpus-luteum-Phase erfolgt mit folgenden Therapievarianten:

- Monotherapie mit Progesteron,
- Monotherapie mit hCG,
- Monotherapie mit 17α-Hydroxyprogesteroncaproat oder der
- Kombination von Progesteron mit hCG.

Progesteron wurde sowohl oral, vaginal als auch intramuskulär verabreicht. Die alleinige Stützung mit Progesteron 600 mg/die führte zu der gleichen Rate klinischer Schwangerschaften wie nach hCG-Applikation (Ludwig et al., 2001). Die Schwangerschaftsraten nach vaginaler und intramuskulärer Applikation von Progesteron sind vergleichbar, dagegen sind sie nach oraler Progesteroneinnahme schlechter. Die alleinige Progesterontherapie sorgt für eine höhere Sicherheit hinsichtlich des Überstimulationssyndroms und die Nebenwirkungen sind am geringsten. Die Stützung der Corpus-luteum-Phase sollte nicht vor der Oozytenaspiration, sondern am 2.−3. Tag nach derselben begonnen werden. Die Behandlung wird meist bis zur 12. Schwangerschaftswoche fortgesetzt. Nach dem Kryotransfer wird bei Blutungen häufig mit 17α-Hydroxyprogesteroncaproat behandelt.

➡ Dosierungsbeispiele

Vaginal

1. 3 × 200 mg Progesteron (Utrogest) täglich vom 2.−3. Tag nach der Oozytenaspiration in die Vagina einführen.

2. 2 × 90 mg Progesteron-Gel (Crinone) täglich vom 2.–3. Tag nach der Oozytenaspiration in die Vagina einführen.

Oral
1. 3 × 200 mg Progesteron (Utrogest) täglich vom 2.–3. Tag nach der Oozytenaspiration.
2. 10–20 mg Dydrogesteron (Duphaston) täglich vom 2.–3. Tag nach der Oozytenaspiration.

Parenteral
1. 500 IE hCG (Predalon 500) i. m. jeden 2. Tag nach der Implantation.
2. 1500 IE hCG (Choragon 1500) i. m. im Abstand von 3 Tagen vom 2. Tag nach der Implantation an.
3. 5000 IE hCG (Choragon 5000, Predalon 5000) i. m. alle 4 Tage vom 2. Tag nach der Implantation an. Cave: Überstimulationssyndrom.
4. 250 mg 17α-Hydroxyprogesteroncaproat (Progesteron-Depot JENAPHARM, Proluton Depot) i. m. bei Blutungen nach Kryotransfer zweimal wöchentlich.

4.9.4 Behandlungserfolge

Die Ergebnisse der In-vitro-Fertilisation sind immer unter Beachtung der In-vivo-Situation zu betrachten. Beim Zusammentreffen von Oozyte und Spermium kommt es in vivo in höchstens 40% zu einer Schwangerschaft. In den letzten Jahren konnten die Ergebnisse der In-vitro-Fertilisation kontinuierlich weiter verbessert werden. Die Schwangerschaftsraten pro Punktion stiegen an und liegen bei ca. 27% (DIR, 2005), während die Schwangerschaften pro Embryotransfer ca. 30,1% (DIR, 2005) erreichten. Die Schwangerschaftsraten sind u. a. abhängig von den Erfahrungen der Arbeitsgruppe, aber auch vom Stimulationsregime, der Zahl der ins Cavum uteri eingesetzten Embryonen, dem Alter der Patientin und den Sterilitätsursachen (Abb. 4.28).

Mit der Reduzierung der Embryonen pro Transfer auf 2 konnte die Anzahl der Mehrlingsschwangerschaften und Überstimulierungssyndrome II.° und III.° reduziert werden.

Die Injektion eines einzelnen Spermiums in die Eizelle (ICSI) ist seit 1996 in Deutschland die am meisten eingesetzte Methode der assistierten Reproduktion (siehe Internet: DIR Deutsches IVF-Register). Die klinischen Schwangerschaftsraten für ICSI pro Punktion betrugen 2005 26,4% und pro Transfer 28%. Nach Kryotransfer wurden in 2005 in 17,9% klinische Schwangerschaften erzielt.

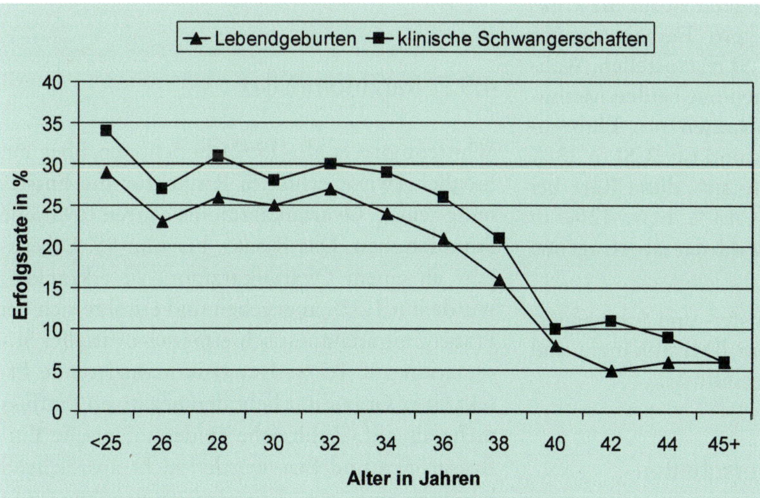

Abb. 4.28 Einfluß des Alters auf die IVF-Erfolgsraten. Akkumulierte Werte von 1987–1996 der Oxford Fertility Unit Database. (Ledger, 1999)

Die Baby-Take-home-Rate als Anzahl der Geburten pro Anzahl der durchgeführten Behandlungen in Prozent betrug für Deutschland in 2004 für IVF 16,4%, für ICSI 17,6% und für den Kryotransfer 9,65%.

Die Fehlbildungen der Kinder lagen im gleichen Jahr für alle drei Verfahren in einem sehr niedrigen Bereich: IVF 1,09%. ICSI 1,04% und Kryotransfer 1,15%. Nach spontaner Gravidität werden Fehlbildungen in einer Häufigkeit von ca. 4% registriert. In der Literatur wurden die Fehlbildungsraten für IVF zwischen 4,6 und 9,0% und für ICSI zwischen 4,2 und 8,6% mitgeteilt (Ludwig et al., 2002; Hansen et al., 2002; Bonduelle et al, 2002).

Die Eizellqualität nimmt mit steigendem Lebensalter der Frau ab. Damit verbunden reduzieren sich Schwangerschaftserwartungen (Fekundabilität) und Lebendgeburt pro Zyklus (Fekundität) ebenfalls. Beide nehmen vom 40.–50. Lebensjahr, aber vor allem vom 45.–50. Lebensjahr dramatisch ab. Die Schwangerschaftsrate liegt zwischen 35–39 Jahren bei 22,9% und vermindert sich bei > 39-jährigen Frauen auf 14,6%. Parallel dazu verhalten sich die Lebendgeburten pro Zyklus, die um das 35. Lebensjahr 13,9% erreichen und sich bis zum 40. Lebensjahr auf 8,2% reduzieren (Kowalcek et al., 2001). Diese gleiche Altersabhängigkeit ist für die klinischen Schwangerschaften pro Embryotransfer sowohl für IVF als auch ICSI festzustellen. Während für < 31-jährige Frauen mit beiden Methoden klinische Schwangerschaften pro Embryotransfer für IVF in > 35% und für ICSI in 33% erreicht wurden, reduzierte sich diese Rate bei > 40-jährigen Frauen auf 13% bzw. 12% in Abhängigkeit von der Anzahl der übertragenen Embryonen (DIR 2005).

Fertilisations-, Embryotransfer- und Schwangerschaftsraten sind nicht vom BMI abhängig und werden nicht durch ihn beeinflusst.

4.9.5 Ektope Schwangerschaften

Nach assistierten Reproduktionen wurde über ektope Graviditäten als Folge eines multifaktoriellen Geschehens in einer Häufigkeit zwischen 2 und 11% berichtet. Die ektopen Schwangerschaften traten sowohl unilateral tubar als auch bilateral tubar, ovariell sowie heterotrop, d.h. kombiniert intrauterin und extrauterin auf. Unter 3000 Schwangerschaften nach ART innerhalb von 10 Jahren stellten Marcus und Brinsden (1995) eine Prävalenz von 4,5% an ektopen Graviditäten fest. Der Anteil der ektopen Graviditäten ist laut DIR über Jahre relativ niedrig und lag in 2004 für IFV bei 2,08%, für ICSI bei 1,78% und nach Kryotransfer bei 2,34%.

4.9.6 Überstimulierungssyndrom

Das Überstimulierungssyndrom III.° für IVF und ICSI in 1997 lag für 25147 Stimulationen bei 2,3% und war nach FSH höher als nach HMG.

In 2005 wurden durch das DIR unter 36630 Stimulationen in 0,5% Überstimulationssyndrome Grad III registriert. Bei 38 217 Eizellpunktionen in 2005 wurden 0,67% (n = 254) Komplikationen erfasst, die in über 80% vaginale Blutungen betrafen. Über intraabdominale Blutungen wurde in 3,9% berichtet.

4.9.7 Karzinomrisiko

Whittenmore et al. (1992) berichteten über ein möglicherweise erhöhtes Risiko für die Entstehung eines Ovarialkarzinoms durch ovarielle Stimulationen. Das Risiko, bis zum 85. Lebensjahr an einem Ovarialkarzinom zu erkranken, wurde mit 1,5% angegeben und erhöhte sich bei Frauen mit anamnestisch erfasster ovarieller Stimulation auf 4,5%. Der risikoreduzierende Effekt einer Gravidität hebt den negativen Einfluss mehr als auf. Zahlreiche epidemiologische Einflussgrößen und Bias wurden nicht ausreichend beachtet und ein Kausalzusammenhang zwischen ovarieller Stimulation und Ovarialkarzinom konnte nicht gezeigt werden.

4.10 Corpus-luteum-Insuffizienz – Substitution mit Progesteron und Progesteronderivaten

Die Corpus-luteum-Insuffizienz ist das Ergebnis einer unzureichenden ovariellen Steroidsekretion. Der Verdacht der Corpus-luteum-Insuffizienz besteht, wenn anlässlich von wiederholten Progesteronbestimmungen in 2- bis 3-tägigen Abständen vom 5. Tag nach der Ovulation an die Progesteronwerte < 10 ng/ml (< 21 nmol/l) liegen. Zusammen mit dem Progesteron sind die Estradiolspiegel zu bestimmen, da bei der Corpus-luteum-Insuffizienz die folgenden Hormon-Konstellationen möglich sind:

1. niedrige Progesteronwerte bei normalen oder erhöhten Estradiolwerten (gehäuft in IVF-Zyklen),
2. normale Progesteronwerte bei niedrigen Estradiolwerten,
3. niedrige Progesteronwerte und niedrige Estradiolwerte.

Der Mangel an Progesteron (und Estradiol) führt zu einer inkompletten Transformation des Endometriums und folglich zu einer ineffektiven Implantation.

Bei der unter 2. und 3. bestehenden Hormonkonstellation der Corpus-luteum-Insuffizienz ist die Stimulation der Follikelreifung im nachfolgenden Zyklus die optimale Therapieoption. Im IVF-Zyklus kommt es hingegen zu der unter 1. beschriebenen Form der Corpus-luteum-Insuffizienz und somit ist die Substitution mit Progesteron und seinen Abkömmlingen indiziert.

Die Effektivität der Progesteronsubstitution auf die Schwangerschaftsrate wurde unterschiedlich beurteilt. Karamardian und Grimes (1992) bewerteten die Progesterontherapie negativ, während Soliman et al. (1994) anhand einer Meta-Analyse die Behandlung der Corpus-luteum-Insuffizienz mehr positiv einschätzten. Die Schwangerschaftsraten waren signifikant höher in den Behandlungsgruppen, die mit Dydrogesteron substituiert worden waren. Dydrogesteron hemmt nicht die Ovulation und die Progesteronsynthese im Corpus luteum. Chlormadinonacetat und die Gestagene der 19-Nortestosteronreihe können, ebenso wie exogen appliziertes Progesteron in sehr hoher Dosierung, die Progesteronsynthese im Corpus luteum supprimieren. Bei Kinderwunsch sind daher die synthetischen Gestagene zur Behandlung der Corpus-luteum-Insuffizienz nicht geeignet.

Liegen die Kriterien einer normalen Follikelreife bei mangelhafter Corpus-luteum-Funktion vor, so kann man Progesteron und seine Abkömmlinge in therapeutischen Dosen substituieren. Vom 2.–3. Tag nach Basaltemperaturanstieg bis zum 25., in seltenen Fällen mit Verdacht auf Frühaborte auch bis zum 28. Zyklustag, sollte die Substitution erfolgen. Sowohl die orale, vaginale als auch die parenterale Applikation ist möglich. Es kommt im Allgemeinen bei dieser Substitution in niedriger Dosierung nicht zu einer Minderung der endogenen Progesteronsekretion. Vermehrte Frühaborte oder Fehlbildungen der Frucht sind nicht zu erwarten.

➡ **Dosierungsbeispiele**

Oral

1. 10 mg Dydrogesteron (Duphaston) täglich vom 2. Tag der Hyperthermie an über 10–14 Tage (bis zum 25.–28. Zyklustag).
2. 200–600 mg Progesteron (Utrogest) täglich vom 2. Tag der Hyperthermie an über 10–14 Tage (bis zum 25.–28. Zyklustag).

Vaginal

200–600 mg Progesteron (Utrogest) oder 2 × 90 mg Progesteron-Gel (Crinone 8 %) täglich vom 2. Tag der Hyperthermie an über 10–14 Tage (bis zum 25.–28. Zyklustag).

Parenteral

250 mg Hydroxyprogesteroncaproat (Progesteron-Depot JENAPHARM, Proluton Depot) i. m. am 3. Tag nach Basaltemperaturanstieg.

Vaginal oder rektal
25 mg Progesteron als Vaginalzäpfchen:
Rp. Progesteron 25 mg
Polyethylenglycol 400 1,2 g
Polyethylenglycol 600 0,8 g
M. u. f. Supp. No X

täglich vom dritten Tag des Temperaturanstieges an bis zum Nachweis einer Schwangerschaft oder bis zum Einsetzen der Menstruation.

4.11 Psychogene Sterilität

Der seelische Einfluss auf die Gonadenfunktion ist beträchtlich. In vielen Fällen von Sterilität liegen erhebliche psychische Beeinträchtigungen durch den starken Kinderwunsch infolge der fehlenden Wunscherfüllung vor. Es gibt jedoch zusätzlich nicht wenige sterile Frauen mit psychosomatischen, teils seelisch, teils körperlich betonten Beschwerden, die bereits vorher Krankheitswert hatten. Dabei sind sich die Patientinnen der Ursache ihrer Störung meist nicht bewusst. Häufig sind bei psychogenen Störungen, wie anorektische Reaktionen oder Anorexia mentalis, Bulimie, und anderen schweren Reifungsstörungen GnRH-Response und Gonadotropinsekretion niedrig. Dementsprechend zeigt der GnRH-Stimulationstest eine verminderte Antwort. Nach solchen psychischen Syndromen, nach depressiven Verstimmungen, Kontaktstörungen und Ängsten ist zu fragen. Körperliche Begleitsymptome sind nicht immer vorhanden. In leichten Fällen reagiert der Hypophysenvorderlappen auf exogen zugeführtes GnRH normal, während das Ansprechen auf Ovulationsauslöser oft fehlt oder vermindert ist. Die Reaktion auf eine Gonadotropinbehandlung ist in allen Fällen normal. Die Betreuung der Frauen oder der Ehepaare durch eine psychologische Beratung ist sehr wichtig, sie sollte in diesen Fällen allen eingreifenden hormonellen oder gar operativen Maßnahmen vorhergehen und sie begleiten.

Der Erfolg oder der Misserfolg einer psychischen oder psychosomatischen Behandlung zeigt sich zuerst an den Hormonwerten, insbesondere an der Reaktion der Hypophyse auf die GnRH-Stimulation. Tritt ein Erfolg der Psychotherapie ein, so kommt es zu einer Besserung einer vorher verminderten Antwort auf GnRH. Die Pulsationen treten, wenn sie gefehlt haben, wieder ein und in einigen Fällen ist auch ohne weitere Behandlung oder unter zusätzlicher medikamentöser Therapie eine Schwangerschaft zu erzielen.

4.12 Ovarprotektion

Immer mehr junge Frauen, die wegen eines Tumorleidens mit einer Chemo- oder Strahlentherapie behandelt werden, überleben und möchten sich ihren Kinderwunsch erfüllen Durch die Chemo- oder Strahlentherapie können aber die sehr empfindlich reagierenden Ovarien irreversibel geschädigt werden und es kann zu einem prämaturen Klimakterium kommen. Die seit der Geburt mit einer unersetzbaren, sich kontinuierlich verringernden Follikelzahl ausgestatteten Ovarien reagieren auf zytotoxische Chemotherapeutika dosisabhängig. Einige können ein prämatures Ovarialversagen (POF – prämature ovarian failure) induzieren (Tab. 4.14), da sie,

Tabelle 4.14 Chemotherapeutika mit einem Risiko für ein Ovarschädigung (nach Sonmezer u. Oktay. Hum. Reprod. Update 10 [2004] 251–266)

Hohes Risiko	Mittleres Risiko	Niedriges Risiko
Cyclophosphamid	Cisplatin	Methotrexat
Chlorambucil	Adriamycin	5-Fluorurazil
Mephalan		Vincristin
Busuflan		Bleomycin
		Actinomycin D

wie z. B. Cyclophosphamid, nicht nur toxisch auf alle Stadien der Follikelreifung wirken, sondern auch die Primordialfollikel bereits in niedriger Dosis zerstören (Byrne et al., 1992). Aber auch die Bestrahlung führt dosisabhängig zu einer Verminderung der Primordialfollikel (Gosden et al., 1997). Dosen über 6 Gray führen zu einer irreversiblen Schädigung des Ovars, Dosen um 4 Gray reduzieren die Primordialfollikel um 50 % (Wallace et al., 2003).

Seit geraumer Zeit gibt es Bestrebungen, die Ovarien zu schützen und die Fertilitätschancen zu erhalten. Die sogenannte *Ovarprotektion* ist chirurgisch, medikamentös und mit Methoden der ART möglich.

Zum Schutz der Ovarien vor einer Strahlenbehandlung hat sich chirurgisch die Transposition bewährt. Bei der *lateralen ovariellen Transposition* (LOT) werden die Ovarien in der parakolischen Rinne der seitlichen Beckenwand fixiert. Endoskopisch ist aber auch eine Verlagerung nach lateral durch Mobilisation des Ligamentum ovarii proprium möglich. Die Fixierung der Ovarien an die Uterushinterwand erfolgt bei der *medialen ovariellen Transposition* (MOT).

Im Rahmen der ART ergeben sich folgende Varianten: Kryokonservierung reifer und unreifer Oozyten, Kryokonservierung von fertilisierten Eizellen und Embryonen und Kryokonservierung von Ovarialgewebe. Das Ovarialgewebe kann nach der Chemotherapie entweder orthotop oder heterotop transplantiert werden.

Das Konzept der medikamentösen Behandlung zum Ovarschutz mit GnRH-Analoga geht von der noch nicht bewiesenen Hypothese aus, dass im präpueralen Alter, bei inaktiven Gonaden mit angenommener Funktionsruhe, die Ovarien durch die Zytostatika weniger geschädigt werden als im fertilen Alter. Bei dieser Überlegung wurde nicht bedacht, dass der Ovarialzyklus keine echte Funktionsruhe aufweist, denn die Primordialfollikel nehmen vom Zeitpunkt der Geburt des Mädchens bis zum Beginn der Pubertät, d. h. während der immer wieder betonten Phase der ovariellen Funktionsruhe, bereits kontinuierlich ab. Während einer GnRH-Analoga-Therapie wird nur die Follikelreifung unterbunden, der Ovarialzyklus mit der Rekrutierung von Kohorten von Primordialfollikeln, die dann alle der Apoptose anheim fallen, geht kontinuierlich weiter. Zum gegenwärtigen Zeitpunkt ist noch nicht sicher belegt worden, dass sich durch die K.O.-Therapie mit GnRH-Analoga ein effektiver Ovarschutz ergibt (Braicu et al., 2006). In den nächsten Jahren werden durch die Forschung sicher für einzelne Tumorerkrankungen unterschiedliche Präventionsmaßnahmen für den Ovarschutz aus den noch experimentellen Therapien abgeleitet werden.

Die GnRH-Analoga-Therapie sollte nach Beendigung einer Chemo- oder Strahlentherapie noch 3 Monate fortgeführt werden, damit die bereits rekrutierten Follikelkohorten entsprechend des 84-tägigen Ovarialzyklus alle zur Apoptose gelangen.

5 Therapeutische Beeinflussung normaler Zyklen

5.1 Grundlagen

Die Beeinflussung normaler biphasischer Zyklen mit oral oder parenteral wirksamen Östrogenen und Gestagenen kann zur Menstruationsverschiebung, ferner für eine notwendig werdende therapeutische Amenorrhö oder im Rahmen der Schwangerschaftsverhütung erforderlich oder wünschenswert sein. Dabei können die Steroide entweder zur Verlängerung der Corpus-luteum-Phase verordnet werden (Menstruationsverschiebung, therapeutische Amenorrhö), oder es wird die Ovulation ausgeschaltet („Ovulationshemmer").

5.2 Menstruationsverschiebung

5.2.1 Allgemeines

Es kann mitunter erforderlich sein, die Menstruation entweder vorzuverlegen oder hinauszuschieben, z. B. bei Reisen, Urlaub, Prüfungen, Wettkämpfen oder Vorstellungen und Auftritten von Künstlerinnen. Ausschlaggebend für die Wahl, ob Vorverlegung oder Hinausschieben günstiger wäre, sind:

- der Zeitpunkt des Zyklus, zu dem der Wunsch beim Arzt ausgesprochen wird.
  Oft reicht die Zeit nicht mehr aus, die Regel vorzuverlegen. Das Minimum sind 14 Tage = 8–10 Tage Therapie (Östrogen-Gestagen-Kombination), 2 Tage nach dem Absetzen setzt die meist 4 Tage anhaltende Blutung ein
- die zeitliche Differenz zwischen der Äußerung des Wunsches und dem gewünschten Menstruationstermin:
  Ist sie groß genug, so wird man die Blutung vorverlegen; ist sie klein, so wird man die Blutung hinausschieben und
- die individuelle Leistungsfähigkeit in den einzelnen Zyklusphasen, besonders bei Leistungssportlerinnen.

Da sich die meisten Frauen in der Follikelphase in einer besseren körperlichen und geistig-seelischen Verfassung befinden als in der Corpus-luteum-Phase, sollte die Menstruation so verlegt werden, dass die Belastung durch das Ereignis in die Follikelphase fällt. Unnötige Eingriffe in das Hypothalamus-HVL-Ovar-System sind natürlich zu vermeiden.

Die Vorverlegung und das Hinausschieben der Menstruation sind mit Östrogen-Gestagen-Kombinationen und/oder GnRH-Analoga (Agonisten und Antagonisten) möglich.

5.2.2 Vorverlegung der Menstruation

Die Menstruationsvorverlegung wird durch Hormonapplikation über einen kurzen Zeitraum erreicht. Dabei haben sich Östrogene und

Östrogen-Gestagen-Kombinationen bewährt. Im Ausnahmefall kann auch hCG verwendet werden, wobei sich dann allerdings der Zeitpunkt der Menstruation nicht immer sicher festlegen lässt. Die Hormonapplikation beginnt zwischen dem 3. bis 5. Zyklustag. Die orale Medikation erstreckt sich über mindestens 10 Tage und endet 2–3 Tage vor dem gewünschten Blutungstermin. Die so induzierte Hormonentzugsblutung ist meist schwächer als eine normale Menstruation. Bei zyklusstabilen Frauen verläuft der nächste Zyklus häufig bereits wieder normal oder seltener etwas verkürzt. Bei zykluslabilen Frauen können Tempostörungen eintreten. Wünscht eine Frau, die hormonale Kontrazeptiva (Östrogen-Gestagen-Kombinationen) einnimmt, die Vorverlegung, so sollten minimal 8 Dragees/Tabletten eingenommen werden oder 2 Tage vor dem erwünschten Blutungstermin die Einnahme beendet werden.

Dosierungsbeispiele

1. Östrogen-Gestagen-Kombination: mit Ethinylestradiol und einem Gestagen: Valette (2 × 1 Dragee), Petibelle (2 × 1 Tablette), Yasmin (2 × 1 Dragee), Minisiston (2 × 1 Dragee), Gravistat 125 (1 Dragee), Belara (2 × 1 Dragee), Leios (2 × 1 Dragee) u. a. vom 3. (–5.) bis 12. (–14.) Zyklustag 10 Tage lang (Abb. 5.1).
2. Östrogen: 0,05 mg Ethinylestradiol (Ethinylestradiol 25 µg JENAPHARM) vom 3. (–5.) bis 12. (–14.) Zyklustag und zusätzlich ein Gestagen: 2–4 mg Chlormadinonacetat (Chlormadinon 2 mg JENAPHARM), 5 mg Norethisteronacetat (Norethisteron 5 mg JENAPHARM, Primolut-Nor-5), 5 mg Medroxyprogesteronacetat (Clinofem 5, MPA GYN 5) oder 5 mg Medrogeston (Prothil 5 mg) vom 3.–12. Zyklustag.
3. Östrogen: 2 mg Estradiolvalerat (Estradiol 2 mg JENAPHARM, Progynova 21, Gynokadin, Merimono 2 mg) oder 2 mg Estradiol (Estrifam, Estronorm 2 mg, Femoston mono 2 mg, Estradiol 2 – 1A Pharma) vom 3. (–5.) bis 12. (–14.) Zyklustag und zusätzlich ein Gestagen (siehe unter 2.) vom 3. (–5.) bis 12. (–14.) Zyklustag.

Parenteral
10 mg Estradiolvalerat (Estradiol-Depot 10 mg JENAPHARM) und 250 mg Hydroxyprogesteroncaproat (Progesteron-Depot JENAPHARM, Proluton Depot) i. m., Abbruchblutung nach etwa 14 Tagen, öfter als etwas länger anhaltende Schmierblutung.

5.2.3 Hinausschieben der Menstruation

Die Menstruation kann sowohl unter Beibehaltung der Ovulation als auch unter gleichzeitiger Ovulationshemmung hinausgeschoben werden. Dabei können alle Behandlungsverfahren wie beim verkürzten Zyklus Anwendung finden. Je nach Notwendigkeit wird mit der Behandlung am 5. Zyklustag (Ovulationshemmung) oder ohne Ovulationshemmung 3–5 Tage vor dem

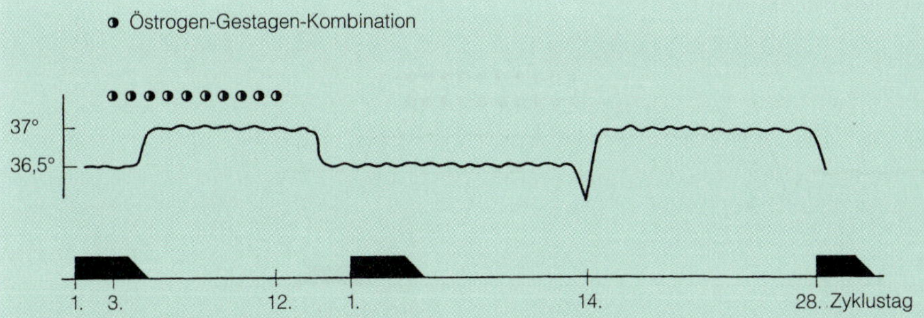

Abb. 5.1 Vorverlegung der Menstruation mit einer oral-wirksamen Östrogen-Gestagen-Kombination

zu erwartenden Menstruationstermin begonnen und dann solange weiterbehandelt, bis die Blutung eintreten soll. Pillenanwenderinnen können entweder die Einnahme der Dragees/Tabletten aus einem neuen Blister beginnen und damit die Einnahme ohne Pause fortsetzen oder nehmen, besonders wenn sie Raucherinnen sind, vom 22. Einnahmetag an morgens und abends je 1 Dragee/Tablette der Östrogen-Gestagen-Kombination. Die Abbruchblutung, die etwa 2–3 Tage nach Einnahme der letzten Tablette eintritt, verläuft meist stärker als normal. Häufig ist der nachfolgende Zyklus verlängert. Bei einem länger notwendig werdenden Hinausschieben der Menstruation wird auf einen individuellen Langzyklus übergegangen.

➡ Dosierungsbeispiele

Hinausschieben der Menstruation ohne Ovulationshemmung

Oral

1. Östrogen-Gestagen-Kombination: mit Ethinylestradiol und einem Gestagen: Valette (2 × 1 Dragee), Petibelle (2 × 1 Tablette), Yasmin (2 × 1 Dragee), Minisiston (2 × 1 Dragee), Gravistat 125 (1 Dragee), Belara (2 × 1 Dragee), Leios (2 × 1 Dragee) u. a.,
   mit Estradiol(valerat) und einem Gestagen: Lafamme (2 × 1 Dragee), Climodien (2 × 1 Dragee), Clionara (2 × 1 Dragee), Kliogest N (2 × 1 Dragee), Femoston conti (2 × 1 Dragee), Indivina 2/5 mg (2 × 1 Dragee) u. a. über maximal 10 Tage vom 25.–34. Zyklustag (5 Tage, spätestens 3 Tage vor der zu erwartenden Menstruation beginnen) (Abb. 5.2).
2. Östrogen: 0,05 mg Ethinylestradiol (Ethinylestradiol 25 µg JENAPHARM) und zusätzlich ein Gestagen: 2–4 mg Chlormadinonacetat (Chlormadinon 2 mg JENAPHARM), 10 mg Norethisteronacetat (Norethisteron 5 mg JENAPHARM, Primolut-Nor-5), 10 mg Medroxyprogesteronacetat (Clinofem 5, MPA GYN 5) oder 10 mg Medrogeston (Prothil 5 mg) über maximal 10 Tage, 5 Tage (–3) vor der zu erwartenden Menstruation beginnend.

Parenteral

10 mg Estradiolvalerat (Estradiol-Depot 10 mg JENAPHARM) und 250 mg Hydroxyprogesteroncaproat (Progesteron-Depot JENAPHARM, Proluton Depot) i. m. 3–5 Tage vor der zu erwartenden Menstruation (Abb. 5.3).

Hinausschieben der Menstruation mit Ovulationshemmung

Oral

1. Östrogen-Gestagen-Kombination: Valette, Petibelle, Yasmin, Minisiston, Gravistat 125, Belara, Leios u. a. täglich 1 Dragee/Tablette vom 5.–25. Zyklustag und danach Fortsetzung mit 1 Dragee/Tablette aus einer neuen Packung vom 26.–32. Zyklustag (Abb. 5.4) oder länger als individueller Langzyklus bis 2 Tage vor dem gewünschten Menstruationstermin.
2. Sequenzpräparate: Oviol 22, Oviol 28, oder ein Zweistufenpräparat: Biviol, Neo-Eunomin, oder ein Dreistufenpräparat: Trisiston, Triquilar, Trigoa, NovaStep, TriNovum, Synphasec, Pramino, Novial, Triette AL täglich 1 Dragee/Tablette

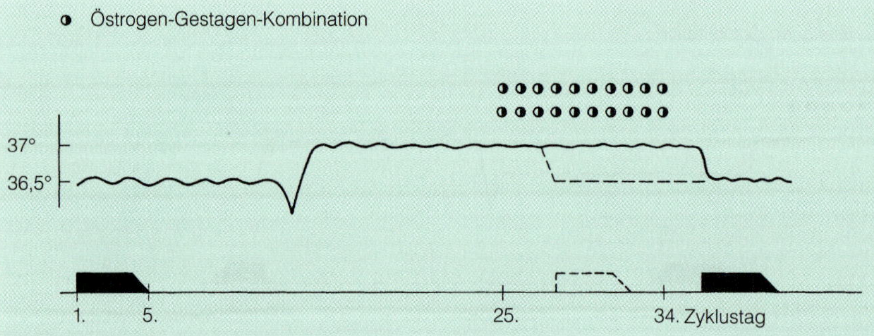

Abb. 5.2 Hinausschieben der Menstruation mit einer oral-wirksamen Östrogen-Gestagen-Kombination

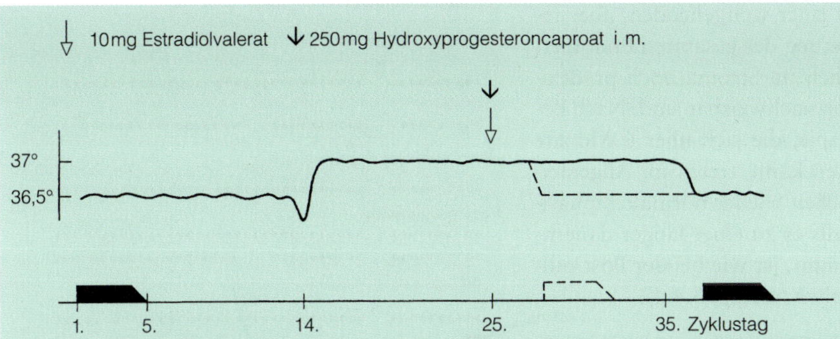

Abb. 5.3 Hinausschieben der Menstruation durch parenterale Applikation einer Östrogen-Gestagen-Kombination

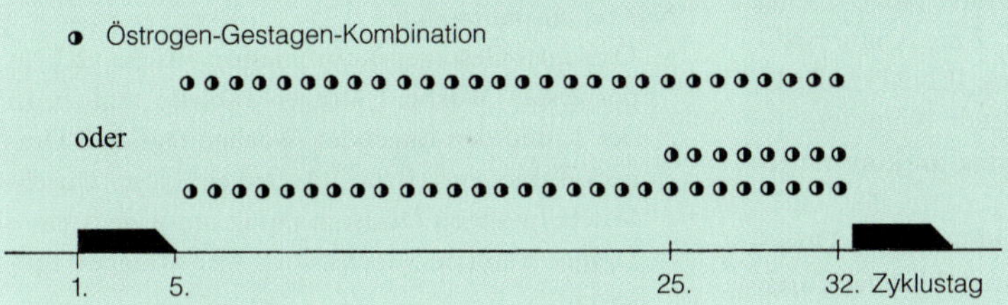

Abb. 5.4 Hinausschieben der Menstruation durch Ovulationshemmung mit einer oral-wirksamen Östrogen-Gestagen-Kombination

vom 5.–25. Zyklustag und danach eine Östrogen-Gestagen-Kombination, die das gleiche Gestagen des Primärpräparates enthält, täglich 2 Tabletten/Dragees vom 26.–32. Zyklustag (Abb. 5.4) oder bis 2 Tage vor dem gewünschten Menstruationstermin als individueller Langzyklus.

Parenteral

10 mg Estradiolvalerat (Estradiol-Depot 10 mg JENAPHARM) und 250 mg Hydroxyprogesteroncaproat (Progesteron-Depot JENAPHARM, Proluton Depot) i. m. am 5., 12., 19. und 26. Zyklustag.

5.3 Therapeutische Amenorrhö

5.3.1 Sexualsteroide

Eine Dauermedikation mit synthetischen Sexualsteroiden kann bei Endometriose, Adnexitis oder schweren anämisierenden Erkrankungen wie Gerinnungsstörungen, Morbus Hodgkin oder bei Leukosen indiziert sein, ferner bei psychiatrischen Patientinnen, bei denen die Menstruation hygienische Probleme bereitet und schließlich bei allen Leiden, die sich menstruell einstellen oder sich menstruell verschlimmern (z. B. Migräne, Asthma, Allergien, schwere Dysmenorrhö, Psychosen u. a.). Das Prinzip der Behandlung besteht in einer Unterdrückung proliferativer Vorgänge am Endometrium durch Gestagene oder Östrogen-Gestagen-Kombinationen.

Es kommt dabei zu einer weitgehenden, aber reversiblen Atrophisierung des gesamten Endometriums, wobei lediglich im Stroma noch prädeziduale Veränderungen nachweisbar sind. Nach Beendigung der Therapie, die sich über 6 Monate und länger erstrecken kann, treten im Allgemeinen nach 6–12 Wochen wieder normale biphasische Zyklen auf. Falls es zu einer länger dauernden Amenorrhö kommt, ist wie bei der Post-pill-Amenorrhö vorzugehen (s. Kap. 3.4.4).

Dosierungsbeispiele

Oral

1. Gestagen: 5 mg Norethisteronacetat (Norethisteron 5 mg JENAPHARM, Primolut-Nor-5), 5 mg Medrogeston (Prothil 5 mg), 2 mg Chlormadinonacetat (Chlormadinon 2 mg JENAPHARM), 5 mg Medroxyprogesteronacetat (Clinofem 5, MPA GYN 5) vom 5. Zyklustag an kontinuierlich über Monate.

Beim Auftreten von Durchbruchblutungen Dosisverdopplungen oder die Durchbruchblutung durch Absetzen in eine Abbruchblutung umwandeln, dann Neubeginn (Abb. 5.5).

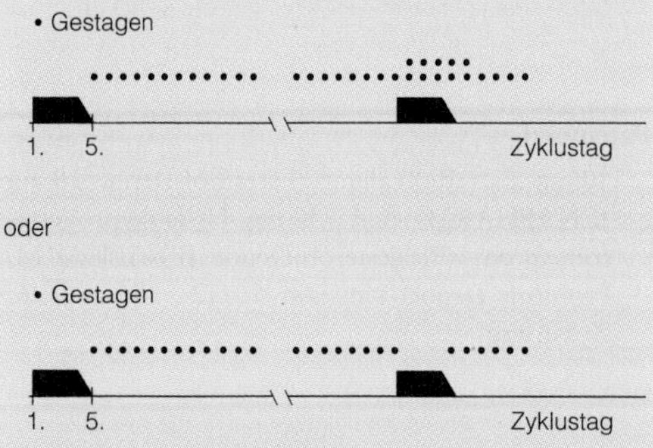

Abb. 5.5 Langzeitbehandlung mit einem Gestagen

2. Östrogen-Gestagen-Kombination: Valette, Petibelle, Yasmin, Minisiston, Gravistat 125, Belara, Leios u. a. täglich 1 Dragee/Tablette kontinuierlich vom 5. Zyklustag an (Abb. 5.4). Beim Auftreten von Durchbruchblutungen weitere Einnahme oder vorübergehende Dosiserhöhung um ein Dragee/Tablette für die Zeit der Blutung, danach wieder Dosisreduzierung, oder 2–3 Tage Pause, oder Zugabe eines Östrogens für 2–3 Tage (Abb. 5.6).

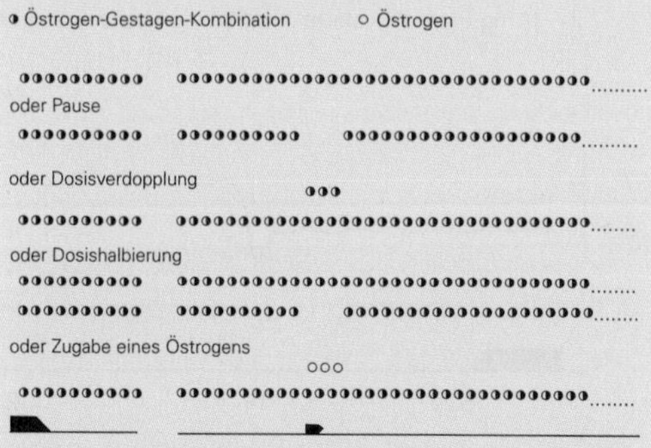

Abb. 5.6 Langzeitbehandlung mit einer Östrogen-Gestagen-Kombination

Nur im Ausnahmefall

3. Östrogen-Gestagen-Kombination (siehe 2.) in der ersten Woche 1 Dragee/Tablette täglich. In der 2. und den folgenden Wochen täglich 2 Dragees/Tabletten. Beim Auftreten von Durchbruchblutungen Dosiserhöhung um jeweils ein/e Dragee/Tablette (Höchstdosis 4–5 Dragees/Tabletten).

Parenteral

250–500 mg Hydroxyprogesteroncaproat (Progesteron-Depot JENAPHARM, Proluton Depot) i. m. wöchentlich über mehrere Monate (Abb. 5.7).

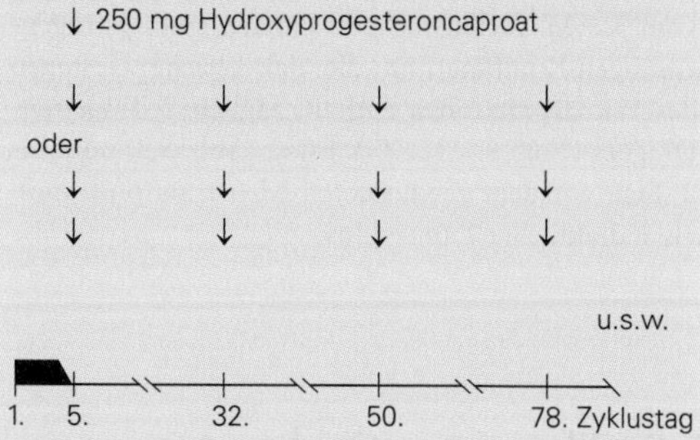

Abb. 5.7 Langzeitbehandlung mit einem Depot-Gestagen

5.3.2 GnRH-Agonisten

Eine therapeutische Amenorrhö kann über eine Herunterregelung (Downregulation) mit GnRH-Agonisten bei Endometriose, Adnexitis, Uterus myomatosus mit starken Blutungen, beim schweren prämenstruellen Syndrom und den oben erwähnten menstruationsgebundenen Erkrankungen angezeigt sein. Diese Behandlung führt zu einem Östrogenmangelsyndrom. Bei Anwendung über ½ Jahr besteht bei prädisponierten Personen die Gefahr der Entstehung einer Osteoporose. Die Therapie kann nach 6 Monaten nur mit einer simultanen Add-back-Therapie fortgesetzt werden (Abb. 5.8).

Die Add-back-Therapie kann in Abhängigkeit von der Grunderkrankung simultan oder versetzt mit der GnRH-Agonisten-Therapie beginnen.

➡ Dosierungsbeispiele

GnRH-Agonisten

1. Buserelin (Suprecur) dreimal täglich 2 Sprühstöße à 150 µg = 3 × 300 µg über 6 Monate. Vorher Nase säubern!
2. Nafarelin (Synarela) zweimal täglich ein Sprühstoß à 200 µg = 2 × 200 µg über 6 Monate. Vorher Nase säubern!
3. 3,75 mg Leuprorelinacetat (Enantone-Gyn Monats-Depot) i. m. alle 28 Tage (Wirkungsdauer bis zu 35 Tagen) über 6 Monate oder 11,25 mg Leuprorelinacetat (TRENANTONE-GYN) alle 13 Wochen, zweimal.
4. 3,8 mg Goserelinacetat (Zoladex-Gyn) subkutan alle 28 Tage über 6 Monate.
5. 3,75 mg Triptorelin (Decapeptyl Gyn) i. m. alle 28 Tage über 6 Monate.

Nebenwirkungen: Kopfschmerzen, Hitzewallungen, Nasenbluten, depressive Verstimmungen, Überempfindlichkeitsreaktionen, gastrointestinale Störungen.

Add-back:

1. 1 mg Estradiol (Estrifam 1 mg, Estronorm 1 mg) täglich immer im Wechsel mit Lafamme 1 mg/ 2 mg für die Dauer der GnRH-Agonisten-Therapie (Abb. 5.8).
2. 0,5–1 mg Estradiol (Estrifam 1 mg, Estronorm 1 mg) täglich während der GnRH-Agonisten-Therapie und gepulst jeweils nach 2 Tagen Estradiol für 2 Tage 0,5 mg Norethisteronacetat (Norethisteron 1 mg JENAPHARM, Gestakadin) (Abb. 5.8.).
3. 1,25–2,5 mg Tibolon (Liviella) täglich für die Dauer der GnRH-Agonisten-Therapie.

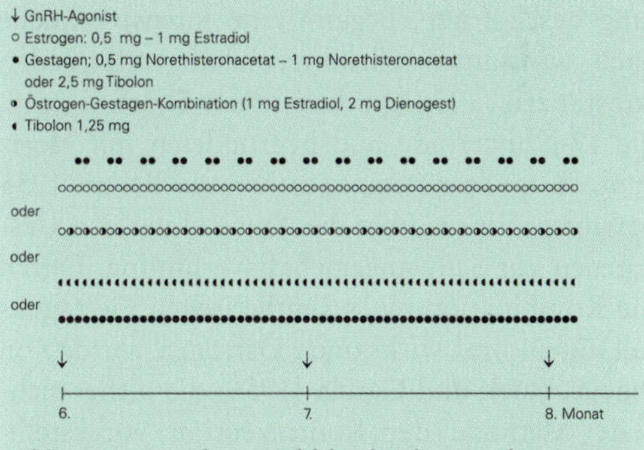

Abb. 5.8 Simultane Add-back-Therapie bei GnRH-Agonisten-Behandlung zum Zwecke der therapeutischen Amenorrhö

5.4 Hormonale Kontrazeption

5.4.1 Historische Entwicklung

Die theoretischen Grundlagen für die hormonale Kontrazeption gehen auf Tierversuche zurück. Nachdem Fraenkel (1903) zeigte, dass bei Entfernung des Corpus luteum unmittelbar nach der Ovulation die Implantation ausblieb und die Schwangerschaft nicht erhalten werden kann, stellte Ludwig Haberlandt (1919) fest, dass die Verpflanzung der Ovarien von schwangeren Kaninchen unter die Haut von geschlechtsreifen Kaninchen zu einer längeren, vorübergehenden Sterilität führt. Fraenkel (1931) beobachtete, dass beim Kaninchen nach Ausbildung eines Corpus luteum in dem einen Ovar es in dem anderen nicht mehr zur Eireifung kommt.

1934 klärten Butenandt und Westphal die Struktur des Gelbkörperhormons Progesteron auf und Slotta, Ruschnig und Fels gelang die Reindarstellung desselben. Inhoffen und Hohlweg (1938)

synthetisierten Ethinylestradiol, das erste oral stark wirksame Östrogen. Kurzrock (1937) wies darauf hin, dass mit Estron die Ovulation bei der Behandlung der Dysmenorrhö gehemmt wird. Sturgis und Albright (1940) unterdrückten die Ovulation durch regelmäßig wiederholte Estradiolbenzoat-Injektionen. Das Gleiche gelang Bickenbach und Paulikovics (1944) durch tägliche Injektionen von 20 mg Progesteron.

Albright (1945) zeigte, dass mit Tagesdosen von 1 mg Stilbestrol die Ovulation über 7 Wochen gehemmt werden kann. Weitere Untersuchungen zur Ovulationshemmung mit oral oder als Suppositorien verabreichten Östrogenen folgten. Erst als auf Initiative von Margaret Sanger sich Gregory Pincus (1951) mit Fragen der Geburtenregelung beschäftigte, begann eine intensive Suche nach wirksamen schwangerschaftsverhütenden Substanzen. 1952 synthetisierten Djérassi et al. die 19-Norsteroide und begründeten mit Hertz et al. die moderne Gestagentherapie. Bereits 1955 berichtete Pincus über die Anwendung von Gestagenen zur Schwangerschaftsverhütung. Durch die Kombination eines synthetischen Gestagens mit einem oral wirksamen Östrogen wurde von Pincus, Rock und Garcia (1956) die bisher sicherste Methode der Kontrazeption vorgestellt. 1959 erfolgte die Zulassung des ersten oralen hormonalen Kontrazeptivums Enovid (9,85 mg Norethynodrel und 0,15 mg Mestranol) in den USA. 1961 wurde in Europa als erstes Präparat Anovlar (Schering) zugelassen. Zwischen 1961 und 1963 entwickelten Kaiser in Deutschland, Greenblatt und Goldzieher in den USA die Zweiphasenpräparate, die die Verhältnisse im Zyklus weitestgehend nachahmen sollten. 1968 wurden in Australien die Zweistufenpräparate inauguriert und 1977 in der Bundesrepublik Deutschland die niedrig dosierten Dreistufenpräparate entwickelt, die 1980 eingeführt werden konnten. Mit den Dreistufenpräparaten wurde eine weitere Anpassung an die Verhältnisse im Zyklus erreicht. 1989 wurde von Organon Mercilon, das erste Kombinationspräparat mit 20 µg Ethinylestradiol als Östrogenanteil, erfolgreich getestet. Weitere Mikropillen folgten. 1997 wurde das mit Levonorgestrel beladene Intrauterinpessar Mirena zur Langzeitkontrazeption mit einer Liegedauer von 5 Jahren in Deutschland von Schering eingeführt. Seit 1999 steht von Organon das Gestagen-Implantat Implanon zur Verfügung, nachdem bereits 1968 Levonorgestrel-haltige Gestagenimplantate in Chile angewendet worden waren. 2001 wurde erfolgreich der Vaginalring mit Ethinylestradiol und Etonogestrel von Organon eingeführt, obwohl sich bereits 1970 in den USA Steroid-beladene Vaginalringe in der Erprobung befanden. 2003 wurde transdermale Applikation der Steroide zur hormonalen Kontrazeption möglich. Es gibt Bestrebungen, das synthetische Ethinylestradiol in der Pille durch das natürliche Estradiol oder einen Estradiolester zu ersetzen. Der Langzyklus, die Langzeiteinnahme der Pille ohne Pause und die Verkürzung des einnahmefreien Intervalls wurden in den letzten Jahren erfolgreich in der Praxis angewendet. Für die einzelnen Gestagene wurde die Anwendung optimiert, ohne dass alle Möglichkeiten bisher umgesetzt wurden. Die Entwicklung der hormonalen Kontrazeption ist noch lange nicht abgeschlossen.

5.4.2 Bewertungskriterien

Der Wunsch der Menschen, die Anzahl ihrer Nachkommen selbst festzulegen, reicht bis in die Anfänge historischer Überlieferungen zurück. Aber erst die stürmische Entwicklung der letzten 50 Jahre bot die Grundlage für die weitgehende Realisierung dieses Wunsches. Eine bewusste Familienplanung setzt verschiedene Möglichkeiten der Schwangerschaftsverhütung voraus, die, je nach Notwendigkeit oder Bedürfnis, eine Konzeption zeitweilig und reversibel oder, nach Erfüllung des Kinderwunsches, irreversibel verhindern können. Dabei wird die Akzeptanz der zur Kontrazeption vorgeschlagenen Methode durch die Motivation der Patientin, die Persönlichkeit des Beraters, die Art der Beratung und das Vertrauensverhältnis zwischen Berater und Anwenderin bestimmt. Die Brauchbarkeit einer Methode wird nach Wirkung, Unschädlichkeit, Verträglichkeit und der einfachen Handhabung beurteilt. Die Wirksamkeit und damit die Zuverlässigkeit lässt sich mit der Formel nach Pearl (1932) berechnen:

$$\text{Pearl-Index (PI)} = \frac{\text{Zahl der ungewollten Schwangerschaften} \times 12 \times 100}{\text{Zahl der Zyklen}}$$

Pearl legte seinem Index 100 Frauen für ein Jahr, 12 Monate, zugrunde, ohne die Konzeptionschance der Betreffenden zu berücksichtigen. Frauen mit einer Eumenorrhö menstruieren 13- bis 14-mal im Jahr. Unter der Einnahme hormonaler Kontrazeptiva kommt es für alle Anwenderinnen, unabhängig davon, ob vorher eine Eu-, Poly- oder Oligomenorrhö bestand, zu einer Stabilisierung der Blutungsrhythmen mit 13 Einnahmezyklen. Der modifizierte Pearl-Index müsste demnach im Zähler anstelle der 12 eine 13 enthalten:

$$\text{modifizierter Pearl-Index (mPI)} = \frac{\text{Zahl der ungewollten Schwangerschaften} \times \mathbf{13} \times 100}{\text{Zahl der Zyklen}}$$

Legt man 13 Zyklen pro Jahr zugrunde, so ist der Pearl-Index geringfügig größer.

Die Angabe eines einzelnen Pearl-Index ist nahezu wertlos. Zur Bestimmung desselben müssen die notwendigen Voraussetzungen beachtet werden:

- repräsentativer Bevölkerungsquerschnitt entsprechend der Normalverteilung
- ausreichend große Probandenzahl
- gleichmäßige Altersverteilung auf die fertile Phase
- Anwendung über wenigstens ein Jahr, um saisonbedingte und jahreszeitliche Einflüsse zu erfassen
- Aussagen über die sexuelle Aktivität
- Ausweisung der vorhandenen Erfahrungen mit kontrazeptiven Methoden
- Motivation zur Kontrazeption

Die exakte Patientencharakteristik ist eine Grundbedingung, um den Pearl-Index richtig bewerten zu können.

Die 1966 von Potter eingeführte Life-Table-Analyse gestattet durch ein kumulatives Verfahren für Sechsmonatsperioden, neben der Erfassung der Versagerquote, eine Bewertung der Nebenwirkungen in zeitlicher Folge.

Die vielfach vorgenommene Trennung in methodische (echte) und durch fehlerhafte Anwendung bedingte Versager (Einnahmefehler) entspricht nicht dem praktischen Bedürfnis. Statistisch vergleichbare Aussagen über die Brauchbarkeit einer Methode dürfen nur auf der praktischen Zuverlässigkeit beruhen und haben demzufolge alle Patientenfehler zu enthalten. Dabei darf die Differenz zwischen praktischer und theoretischer Zuverlässigkeit als wichtiges Kriterium der Brauchbarkeit einer Methode nur minimal sein. Bisher erfüllten lediglich die Östrogen-Gestagen-Kombinationspräparate diese Forderung weitestgehend (Versagerquote: theoretisch 0, praktisch 0,05). Allerdings muss man sich stets dessen bewusst sein, dass aufgrund des biologischen und menschlichen Versagens keine der kontrazeptiven Methoden absolut (100%ig) sicher sein kann. Die hormonalen Kontrazeptiva vom Kombinationstyp (Östrogen-Gestagen-Kombinationspräparate) erreichen mit weit über 99,9% die größte Sicherheit.

Bei der Beurteilung der Unschädlichkeit sollte immer eine Unterteilung erfolgen in:

- unmittelbare Wirkungen auf die Patientin
- Einflüsse auf die Frucht beim Versagen und
- Spätschäden bei der Anwenderin.

Die Verträglichkeit wird anhand der auftretenden subjektiven oder objektiv nachweisbaren Nebenwirkungen bewertet.

Bei ihrer Beurteilung empfiehlt es sich, dieselben in Beziehung zu den Gefahren zu setzen, die sich aus einer Schwangerschaft mit Geburt und Wochenbett oder einem Schwangerschaftsabbruch ergeben. Die Bewertungskriterien für die Erken-

Tabelle 5.1 Bewertungskriterien für die Erkennung kontrazeptionsbedingter Nebenwirkungen. Nach Population Reports, 1977

1. Wahrscheinlichkeit des Zusammenhangs zwischen Umweltfaktoren und Erkrankungen
2. Übereinstimmung von Ergebnissen anderer Studien mit unterschiedlicher Methodik
3. Spezifität des Zusammenhangs zwischen Umweltfaktoren und Erkrankungen
4. Logischer zeitlicher Zusammenhang zwischen Exposition und Erkrankung
5. Dosis–Wirkung-Beziehung und Wahrscheinlichkeit einer Erkrankungsentwicklung
6. Erklärung der Krankheitsursachen und aller beobachteten Veränderungen mit einer Theorie
7. Analogie zu ähnlichen Krankheiten und deren Ursachen
8. Übereinstimmung mit den Grunderkenntnissen der Biologie und von Krankheiten

nung derselben sind ebenso zu beachten (Tab. 5.1) wie die Kriterien zu Beurteilung von Kausalzusammenhängen.

Aufgrund der Zuverlässigkeit, Verträglichkeit, einfachen Handhabung und relativ geringen Schädlichkeit kommt der hormonalen Kontrazeption im Rahmen der Familienplanung international gesehen die größte Bedeutung zu.

5.4.3 Formen der hormonalen Kontrazeption

Aufgrund der Zusammensetzung und Dosierung können verschiedene Formen der hormonalen Kontrazeption unterschieden werden (Tab. 5.2 u. 5.3). Im Vordergrund steht bei den hormonalen Kontrazeptiva die Sicherheit, wobei nach Möglichkeit eine gute Blutungskontrolle („Zykluskontrolle", „Zyklusstabilität") gewährt werden und die Nebenwirkungen niedrig sein sollen.

Unter der *„Zyklusstabilität"* wird während der Einnahme der oralen hormonalen Kontrazeptiva die regelmäßige Hormonentzugsblutung im einnahmefreien Intervall, in der Pillenpause, und das Auftreten von nur wenigen Zusatzblutungen in Form von spottings (Schmierblutungen mit einer Dauer bis zu 3 Tagen) oder Durchbruchblutungen verstanden. Der natürliche Ovarialzyklus wird durch die exogen zugeführten Steroide weitestgehend supprimiert. Die Kohorten der

Tabelle 5.2 Formen der hormonalen Kontrazeption

Pillen
- Kombinationspräparate
  - Einphasen,
  - Zwei- und
  - Dreistufen
- Sequenzpräparate
- Minipille (Gestagen)
- „östrogenfreie Ovulationshemmer"
- Postkoitale Kontrazeption
  - (emergency contraception)
  - Gestagene
  - Östrogen-Gestagen-Kombination

Transdermale Pflaster
Vaginalring (vaginales Freisetzungssystem)
Implantate
Intramuskuläre Applikation
Hormonhaltige Intrauterinspiralen (Intrauterinsystem)

Primordialfollikel werden rekrutiert und gelangen meist ohne weitere Reifeentwicklung zur Apoptose. Der Endometriumzyklus wird durch die Gestagene ebenfalls sehr stark verändert.

Östrogen-Gestagen-Kombinationen Einphasen-, Zwei- und Dreistufenkombinationen

Zu dieser Gruppe (Abb. 5.9) gehören die Einphasen- sowie Zwei- und Dreistufenpräparate. Typisch für die Kombinationspräparate ist, dass jedes Dragee oder jede Tablette eine bestimmte

Tabelle 5.3 Hormonale Kontrazeptiva – Zusammensetzung, Ovulationshemmung, Blutungskontrolle

Bezeichnung	Zusammensetzung	Ovulationshemmung	Blutungskontrolle
Oral			
1. Östrogen-Gestagen-Kombinationen			
Einphasenpräparate	Östrogen und Gestagen	ja	gut
Zwei- und Dreistufenpräparate	Östrogen und Gestagen mit variierten Dosen	ja	gut–sehr gut
2. Sequenzpräparate	1. Phase Östrogen 2. Phase Östrogen und Gestagen	ja	sehr gut
3. *Depotpräparate*			
Wochenpille	*Östrogen* *Gestagen: kurzwirksam zur Hormonentzugsblutung*	*ja*	*gut*
Monatspille	*Östrogen* *Gestagen: kurzwirksam zur Hormonentzugsblutung*	*ja (nicht konstant)*	*mäßig–gut*
4. Minipille	Gestagen	ja (nicht konstant)	mäßig
5. Postkoitale Pillen	*Östrogen* *Östrogen und Gestagen* Gestagen	*nein* *nein* nein	*keine* *keine* keine
Vaginal			
Vaginalring	Östrogen und Gestagen	ja	sehr gut
Transdermal			
Pflaster	Östrogen und Gestagen	ja	gut
Intramuskulär			
Dreimonatsspritze	Gestagen	ja, meist	keine
Subkutan			
Implantate	Gestagen	ja	keine
Intrauterin			
Hormonhaltige Spirale	Gestagen	nein	keine

Kursiv = in Deutschland keine zugelassenen Präparate

Dosis (20 bis 50 µg Ethinylestradiol oder eine entsprechende Dosis Mestranol) sowie ein Gestagen enthält. Die Kombinationspräparate, kurz als „Pille" bezeichnet, kommen unter den hormonalen Kontrazeptiva mit ca. 80% am häufigsten zur Anwendung. In Abhängigkeit vom Östrogengehalt werden:

- Mikropillen (20–30 µg)
- niedrig- (< 50 µg)
- mittel- (= 50 µg) und
- hochdosierte (> 50 µg) Pillen

unterschieden, wobei Ethinylestradiol als Bezugsöstrogen gilt. Im Östrogenanteil höher dosierte Präparate werden im Allgemeinen nur zu besonderen Behandlungszwecken (z. B. Akne, Seborrhö, Blutungsstörungen) verwendet. Es besteht sonst allgemein die Tendenz, möglichst Präparate mit niedrigen Östrogendosen mit 20–

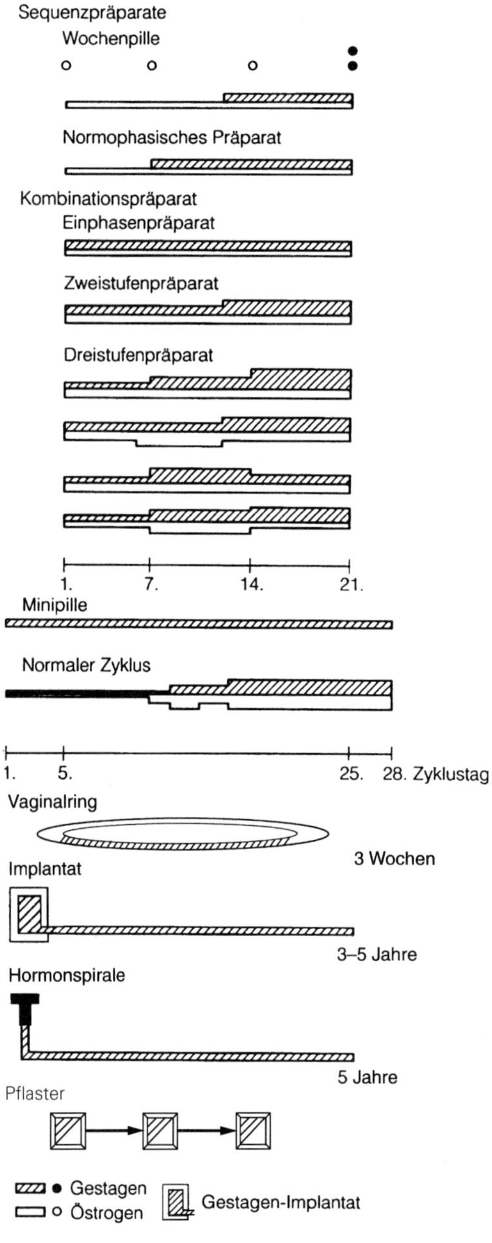

Abb. 5.9 Zusammensetzung der hormonalen Kontrazeptiva

30 µg Ethinylestradiol oder in Zukunft mit natürlichem Estradiol oder seinen Estern zu verordnen. Als Gestagene sind in den Kombinationspräparaten entweder Derivate des 19-Nortestosterons, 17α-Hydroxyprogesterons oder des Spirolactons enthalten. Diese Gestagene unterscheiden sich in ihrem Wirkungsprofil erheblich. Um eine weitgehend physiologische Östrogen-Gestagen-Relation zu erzielen, die von Bedeutung für die Verträglichkeit und die Zyklusstabilität (regelmäßige Blutungen) ist, und um die Monotonie der gleich bleibenden Östrogen-Gestagen-Dosis im Einphasenpräparat aufzuheben, wurden in Angleichung an den normalen Zyklus Dreistufenpräparate entwickelt.

Im Gegensatz zu den Zweistufenpräparaten, bei denen die Gestagendosis in der zweiten Phase gesteigert und die Östrogendosis nicht verändert wird, wurde bei den meisten Dreistufenpräparaten in der mittleren Phase in Analogie zum Zyklus die Östrogendosis vorübergehend erhöht. Die Gestagendosis wird zweimal gesteigert oder zweimal verändert.

Sequenztherapie (Zweiphasentherapie)

Die Entwicklung der Zweiphasenpräparate erfolgte aufgrund der Vorstellung, die hormonalen Verhältnisse der „Pille“ an den Ablauf des physiologischen Zyklus weitgehend anzupassen. Bei den normophasischen Sequenzpräparaten werden die Vorzüge der Sequenzpräparate mit den Vorteilen der Einphasenpräparate vereinigt. Die Östrogenphase erstreckt sich nur noch über 6–7 Tage, während die Östrogen-Gestagen-Phase 15 Tage umfasst. Dadurch tritt die Gestagenwirkung auf den Zervixschleim kurz vor der Zyklusmitte hinzu. Die kontrazeptive Sicherheit wurde dadurch erheblich verbessert.

Die Sequenztherapie ist indiziert bei erhöhtem Östrogenbedarf (Uterus-, Mammahypoplasie) oder bei Nebenwirkungen durch Gestagene (Müdigkeit, Libidomangel, depressive Verstimmung, chronische vaginale Infekte).

Minipille (Lutealsupplementation)

Mit der sogenannten Minipille (Tab. 5.10) werden kontinuierlich kleine Gestagendosen verordnet. Die Ovulation wird durch die kleinen Gestagendosen meist verhindert, bei etwa einem Drittel der Frauen bleibt sie in Abhängigkeit vom Gestagen erhalten. Allerdings tritt öfter eine Corpus-luteum-Insuffizienz ein. Wichtig ist die zuverlässige, ganz regelmäßige Einnahme (± 2 Stunden), da sonst die Sicherheit erheblich vermindert wird.

Östrogenfreier Ovulationshemmer

Der einzige östrogenfreie Ovulationshemmer enthält das Gestagen Desogestrel in einer täglichen Dosis von 75 µg, die sich über der Ovulationshemmdosis (60 µg) befindet. Der östrogenfreie Ovulationshemmer wird kontinuierlich ohne Pause eingenommen, und bewirkt bei einem Einnahmefenster von 12 Stunden in ca. 99% die Ovulationshemmung. Nach dem Absetzen vergehen mindestens 7, im Durchschnitt 17 Tage, bis es wieder zur Ovulation kommt. Die kontrazeptive Sicherheit ist mit einem Pearl-Index von 0,14 bis 0,4 sehr gut. Durch die kontinuierliche Einnahme des Gestagens Desogestrel nehmen sowohl die Dysmenorrhö als auch die menstruationsbedingten Migräne erheblich ab. Allerdings können sich durch Blutungsstörungen und Androgenisierungserscheinungen Probleme ergeben.

Postkoital-Pille

Als postkoitale Kontrazeption (emergency contraception, Notfallkontrazeption) (Tab. 5.11) wird die pharmakologische Hemmung der Implantation des befruchteten Eies nach ungeschütztem Geschlechtsverkehr in der Zyklusmitte bezeichnet. Stoffe, die mit der Implantation interferieren, werden *Interzeptiva* genannt. Sie sind demnach weder Kontrazeptiva noch Abortiva, da sie unfähig sind, die Fertilisation zu hemmen oder eine stattgefundene Implantation rückgängig zu machen. Postkoitale Kontrazeptiva sind für die einmalige, kurze, temporäre Anwendung gedacht. Die postkoitale Kontrazeption *(emergency contraception)* eignet sich nicht zur regelmäßigen oder andauernden Anwendung zur Schwangerschaftsverhütung im Zyklus, da nicht die Sicherheit wie bei regelmäßiger Einnahme der Pille erreicht und die Steroidbelastung viel zu groß wird. Die Wahrscheinlichkeit, dass nach einer ungeschützten periovulatorischen Kohabitation eine Schwangerschaft eintritt, beträgt etwa 20–30%.

Indikationen für die postkoitale Kontrazeption sind:
- Vergewaltigung
- Intoxikation
- Versagen mechanischer Kontrazeptiva
- komplette oder partielle Expulsion eines IUP
- Versagen natürlicher Methoden (Coitus interruptus)
- ungeschützte Kohabitation in Zyklusmitte
- ungeschützte Kohabitarche
- Ejakulation ante portas
- Vergessen der Pille:
  Minipille: eine Tablette;
  Mikropille: Verlängerung des einnahmefreien Intervalls auf 8 und mehr Tage; 2 oder mehrere Pillen werden während der Einnahme der ersten 7 oder der letzten 7 Tage des Einnahmezyklus vergessen; mehr als 3 Pillen vergessen, nachdem bereits 7 Pillen eingenommen worden waren.

Relative Kontraindikationen für die Notfallkontrazeption sind:
- ausgebliebene Menstruation im vorangegangenen Zyklus,
- bereits mehrfach ungeschützter Geschlechtsverkehr.

Zu den postkoitalen Kontrazeptiva zählt eine Gruppe von sehr unterschiedlichen Pharmaka und intrauterinen Pessaren (IUP).

Unter den Hormonen werden Gestagene (Levonorgestrel), Antigestagene (Mifepriston) und nur noch im Ausnahmefall Östrogen-Gestagen-

Kombinationen (Levonorgestrel und Ethinylestradiol oder Norethisteronacetat und Ethinylestradiol) angewendet. Östrogene und Danazol werden zur emergency contraception aufgrund der Nebenwirkungen nicht mehr eingesetzt.

IUP sollten nur zur postkoitalen Kontrazeption verwendet werden, wenn mit dem Einlegen der Wunsch nach lang dauernder Schwangerschaftsverhütung geäußert wird.

Die postkoitale Steroidmedikation unterscheidet sich grundsätzlich von der Einnahme hormonaler Kontrazeptiva, die zyklisch oder kontinuierlich (Langzyklus, Langzeiteinnahme) verordnet werden. Postkoitale Kontrazeptiva sind eigentlich nur für den Einzelfall geeignet, lediglich Gestagene können im Ausnahmefall bis zu viermal im Zyklus angewendet werden (Cave: Steroidbelastung). Postkoitale hormonale Kontrazeptiva sind nie 100%ig sicher. Das natürliche Schwangerschaftsrisiko wird durch sie für den betreffenden Tag um das 3- bis 5-Fache vermindert. Die Effektivität der postkoitalen Kontrazeptiva ist umso größer, je früher sie nach der Kohabitation eingenommen werden. Bei einer Einnahme bis zu 12 Stunden post cohabitationem wird das Risiko einer Schwangerschaft am stärksten reduziert (Abb. 5.10).

Vor der Verordnung ist eine genaue Anamnese zu erheben, wobei nach weiteren ungeschützten Kohabitationen, der familiären Thromboemboliebelastung und wegen der möglichen Interaktion nach dem Gebrauch von Warfarinen und Johanniskraut zu fragen ist. Im Interesse der besseren Verträglichkeit sollten die Hormone nicht auf nüchternen Magen, sondern nach oder mit der Nahrungsaufnahme eingenommen werden. Die Gestagene und Östrogen-Gestagen-Kombinationen wirken beim Versagen der Methode nicht teratogen und es besteht daher dann auch keine Notwendigkeit, diese Schwangerschaft aufgrund der Hormoneinnahme abzubrechen.

Sowohl nach Levonorgestrel- als auch nach einer Östrogen-Gestagen-Kombination-Einnahme

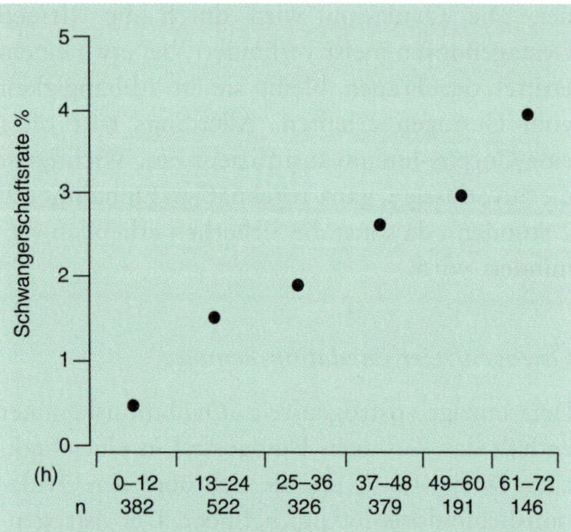

Abb. 5.10 Abhängigkeit der Schwangerschaftsrate vom Einnahmezeitpunkt für Levonorgestrel sowie die Yuzpe-Methode (Piaggio et al., Lancet 1999; 353; 721)

können im betreffenden Zyklus bis zu zwei Blutungen eintreten, einmal wenige Tage nach der Steroidmedikation und außerdem zum Zeitpunkt der zu erwartenden Menstruation. Bei präovulatorischer Anwendung treten die Blutungen bis zu 7 Tage früher ein, bei peri- und postovulatorischer Applikation etwa um den zu erwartenden Termin.

Stillen und postkoitale Kontrazeption: Sowohl durch Levonorgestrel als auch die Kombination von Levonorgestrel und Ethinylestradiol kann das Stillen ungünstig beeinflusst und die Milchmenge reduziert werden. Schädigungen des Säuglings sind durch den Übergang der Steroide in die Milch nicht bekannt geworden bzw. zu befürchten, da es sich meist nur um sehr geringe Dosen handelt. Die Anwendung der Steroide ist also auch während des Stillens möglich. Allerdings sollte unmittelbar vor der ersten Einnahme der Hormone der Säugling gestillt werden und nach der zweiten Einnahme das nächste Stillen noch ausgelassen werden, ehe dann im normalen Rhythmus weiter gestillt werden kann.

Gestagene: Auf Empfehlung der WHO (2005) wird Levonorgestrel in einer einmaligen Dosis zu 1,5 mg angewendet. Die Einnahme sollte möglichst bald, aber nicht später als 72 Stunden nach dem ungeschützten Geschlechtsverkehr erfolgen. Es können aber auch 2 × 750 µg Levonorgestrel, verteilt auf zwei Intervalle mit 12-stündigem Abstand, eingenommen werden. Bis zu 72 Stunden post coitum kann die Medikation erfolgen. Allerdings nimmt bei Einnahme nach der 12. Stunde die Effektivität linear ab (Abb. 5.10).

In Abhängigkeit von der Dosis und dem Zeitpunkt der Einnahme im Zyklus ist eine Beeinträchtigung der hypothalamisch-hypophysär-ovariellen Achse mit Verschiebung oder Hemmung der Ovulation möglich. Die Einnahme vor der Ovulation führt in Abhängigkeit von der Follikelgröße zum Hinausschieben derselben oder zur Ovulationshemmung, da der durch Levonorgestrel „luteinisierte" Follikel dann nicht mehr rupturiert. Dieser Effekt von Levonorgestrel, die Ovulation zu verhindern oder eine Dysfunktion der Ovulation zu bewirken, kann präovulatorisch bei einer Follikelgröße bis > 18 mm durch die zusätzlich Einnahme des präferenziellen COX-2-Hemmers Meloxicam signifikant verstärkt werden (Massai et al., 2006). Die periovulatorische Medikation verzögert oder verhindert die Ovulation und die postovulatorische Einnahme führt zur Störung der Endometriumentwicklung und Verhinderung der Implantation. Die Einnahme von Levonorgestrel zur postkoitalen Kontrazeption schließt die weitere Anwendung des üblichen hormonalen Kontrazeptivums nicht aus.

➡ Dosierungsbeispiele

1. 1500 µg Levonorgestrel einmalig (unofem, 1 Tablette; Levogynon 2 Tabletten) bis zu 72 Stunden nach dem ungeschützten Geschlechtsverkehr (Abb. 5.11).
2. 750 µg Levonorgestrel (Levogynon) möglichst bald, aber nicht später als 72 Stunden nach dem ungeschützten Geschlechtsverkehr, einnehmen. Weiter Einnahme von 750 µg Levonorgestrel frühestens 12 Stunden bis spätestens 16 Stunden nach der ersten Dosis (Abb. 5.11).
3. 1500 µg Levonorgestrel einmalig (unofem, 1 Tablette; Levogynon 2 Tabletten), bei einer Follikelgröße > 18 mm zusätzlich einmalig 15 mg Meloxicam (Meloxicam AL 15 mg, Meloxicam-ratiopharm 15 mg, Mobec 15 mg).

Bei Erbrechen innerhalb von 4 Stunden nach der Tabletteneinnahme sollte eine weitere Tablette zu 750 µg Levonorgestrel eingenommen werden.

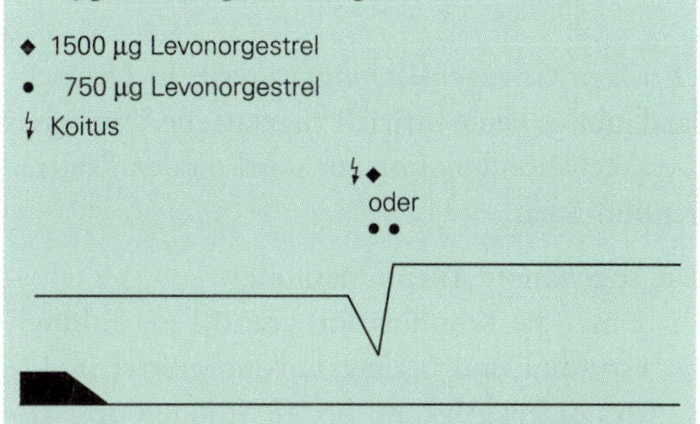

Abb. 5.11 Postkoitale Kontrazeption mit Levonorgestrel

Bei der Anwendung von 1500 µg Levonorgestrel zur Notfallkontrazeption in den ersten 3 Wochen wird der Zyklus signifikant verkürzt, und das umso ausgeprägter, je früher die Einnahme im Zyklus erfolgt. Nach Applikation in der 3. Zykluswoche wird die Zykluslänge nicht mehr beeinflusst, aber die Menses werden verlängert. Die Zykluslänge des nachfolgenden Zyklus wird nicht verändert, die Ovulation kann aber früher eintreten und die Menses können verlängert sein (Raymond et al., 2006).

Fortsetzen der Pilleneinnahme nach Einnahmefehlern: Beim Vergessen der Pillen in den ersten beiden Wochen der Einnahme und Verordnung von Levonorgestrel zur postkoitalen Kontrazeption ist die Pilleneinnahme prinzipiell fortzusetzen und außerdem für die folgenden 7 Tage zusätzlich zu verhüten. Beim Vergessen der Pillen in der dritten Einnahmewoche kann die Einnahme beendet werden, um eine Hormonentzugsblutung zu induzieren. Die neue Pilleneinnahme sollte nach 3- bis 5-tägiger Pause, spätestens nach einem 7-tägigen einnahmefreien Intervall wieder beginnen. Werden der Langzyklus oder die Langzeiteinnahme praktiziert, so kann nach dem Vergessen von 2 und mehr Pillen und der Anwendung von Levonorgestrel die Einnahme fortgesetzt werden oder aber nach Einnahme von 16 und mehr Mikropillen eine 3- bis 5-, maximal 7-tägige Pause, in der die Hormonentzugsblutung eintritt, eingeschaltet werden, ehe mit dem neuen Langzyklus oder der erneuten Langzeiteinnahme begonnen wird.

Östrogen-Gestagen-Kombinationen: In Deutschland gibt es keine offiziell zugelassene Östrogen-Gestagen-Kombination zur postkoitalen Kontrazeption mehr.

Die sogenannte Yuzpe-Methode:

> 2-mal die Kombination von 0,1 mg Ethinylestradiol und 0,5 mg Levonorgestrel in 12-stündigem Abstand bis 48 Stunden post cohabitationem

wird weltweit noch zur postkoitalen Kontrazeption empfohlen. Diese Dosierung ist einmal pro Zyklus anwendbar und ist demzufolge wenigen Anwenderinnen vorbehalten. Die mit der Yuzpe-Methode eingesetzten Hormondosen können mit bestimmten Levonorgestrel-haltigen hormonalen Kontrazeptiva zusammengestellt werden.

Durch die Yuzpe-Methode kann die Ovulation unterdrückt oder so verschoben werden, dass die befruchtbare Lebensphase von Spermatozoen überschritten wird. Die Versager beruhen wahrscheinlich auf einer zu späten Verordnung, bei der die Ovulationshemmung oder die Störung der Follikelentwicklung nicht mehr möglich ist (Croxatto et al., 2002).

➡ Dosierungsbeispiele

1. 0,1 mg Ethinylestradiol und 0,5 mg Levonorgestrel (5 Dragees Miranova 21, 5 Dragees Leios) bis spätestens 48 Stunden nach dem Koitus einnehmen (Abb. 5.12). Frühestens nach 12 bis spätestens 16 Stunden die gleiche Hormondosis: 0,1 mg Ethinylestradiol und 0,5 mg Levonorgestrel (5 Dragees Miranova 21, 5 Dragees Leios) erneut einnehmen.

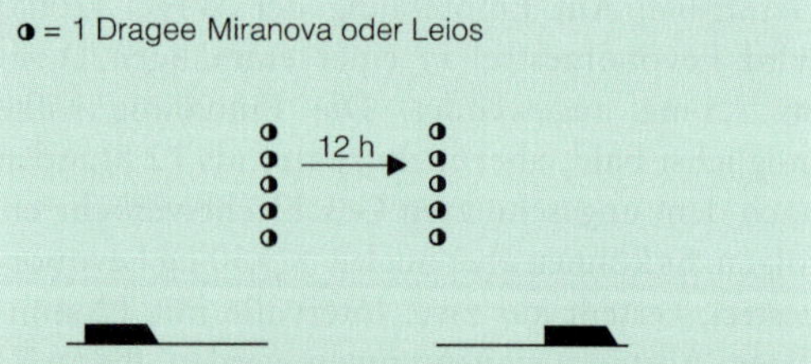

Abb. 5.12 Postkoitale Kontrazeption mit der Yuzpe-Methode: Äquivalente Ethinylestradiol- und Levonorgestreldosen

Schwangerschaftstest: Ein Schwangerschaftstest ist nur dann erforderlich, wenn die zu erwartende Menstruation nach der Notfallkontrazeption nicht eintritt. Das ist der Fall, wenn die Menses 3 Wochen nach der Levonorgestreleinnahme noch nicht eingetreten sind oder wenn die Blutungen eine Woche nach der zu erwartenden Menstruation noch nicht eingesetzt sind.

Transdermale Pflaster

Von Ortho steht das Wochenpflaster Ortho EVRA zur hormonalen Kontrazeption zur Verfügung, aus dem täglich 150 µg Norelgestromin und 20 µg Ethinylestradiol abgegeben werden. Norelgestromin ist der Hauptmetabolit von Norgestimat. Einmal wöchentlich, immer am gleichen Wochentag, soll ein Pflaster geklebt werden. In der 4. Woche, die pflasterfrei ist, erfolgt die Hormonentzugsblutung. Das Pflaster sollte immer an einer anderen Körperregion befestigt werden. Die Resorption erfolgt besser vom Oberarm, Rumpf oder Gesäß; am Abdomen ungefähr um 20 % geringer. In der Nähe der Brüste soll das Pflaster nicht angebracht werden. Weniger als 2 % der Pflaster lösen sich. Die Absorption der Hormone wird durch den Besuch in der Sauna, dem Whirlpool und dem kalten Wasser nicht beeinträchtigt.

Der Pearl-Index bewegt sich zwischen 0,7 und 0,88. Ein Drittel der Schwangerschaften wurden bei Frauen mit einem Körpergewicht > 90 kg beobachtet. Frauen mit einem Körpergewicht > 90 kg wird daher dieses Pflaster zur hormonalen Kontrazeption nicht empfohlen. Ein bis zu 48 Stunden verzögerter Wechsel des Pflasters beeinträchtigt die kontrazeptive Sicherheit nicht. Wird versehentlich die 7-tägige Pause verlängert, so ist der kontrazeptive Schutz nicht mehr gewährleistet.

Zusatzblutungen sind in den ersten Zyklen nach Pflasteranwendung häufiger als nach Pillen-Einnahme. Nach drei Zyklen nähern sich die „Blutungsmuster" an.

Die subjektiven Nebenwirkungen treten mit dem Matrixpflaster im gleichen Umfang wie nach Einnahme oraler hormonaler Kontrazeptiva auf. In 2,6 % musste EVRA wegen lokaler Hautreaktionen abgesetzt werden.

Vaginalring (vaginales Freisetzungssystem)

Vom Vaginalepithel werden Steroidhormone sehr effektiv und schnell resorbiert. Da der First-pass-Effekt umgangen wird, werden ausreichende Serumspiegel erreicht. Zusätzlich wird eine stärkere lokale Wirkung am Endometrium erzielt.

Vaginalringe wurden erstmals 1970 beschrieben. Aufgrund des Mechanismus einer kontrollierten permanenten Freisetzung wird durch Steroidbeladene Vaginalringe über den Tagesverlauf, nur von der endogenen Tagesrhythmik beeinflusst, eine gleichförmige Steroidkonzentration erreicht, die sich von den täglichen Schwankungen nach oraler Applikation unterscheidet (Abb. 5.13).

Der von Organon entwickelte *NuvaRing* besteht aus Evatane und enthält im Kern das Gestagen Etonogestrel und das Östrogen Ethinylestradiol. Der äußere Durchmesser des Ringes misst 54 mm bei einem Querschnitt von 4 mm. Die Freisetzungsrate eines Ringes beträgt über 3 Wochen 120 µg Etonogestrel und 15 µg Ethinylestradiol täglich. Am Ende der ersten Woche werden im Serum die Maximalwerte erreicht, ehe sich eine allmähliche lineare Abnahme anschließt. Im Vergleich zur oralen Einnahme ist die systemische Exposition mit Etonogestrel aus dem NuvaRing gleich, während die von Ethinylestradiol nur 50 % der aus dem vergleichbaren hormonalen Kontrazeptivum entspricht (Timmer und Mulders, 2000). Pharmakokinetische Daten belegen, dass die gering abfallenden Serumkonzentrationen bis zu einer Liegedauer von fünf Wochen ausreichende Wirkspiegel enthalten.

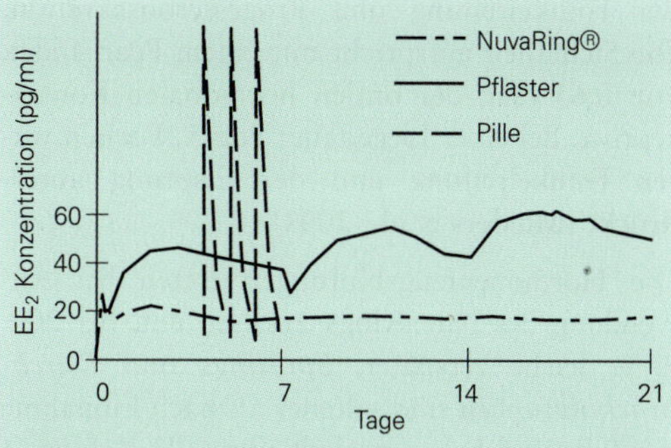

Abb. 5.13 Pharmakokinetik und -dynamik von Ethinylestradiol im NuvaRing, dem Pflaster und der Pille

Der NuvaRing wird über einen Zyklus angewendet, der aus einer 3-wöchigen Phase der ununterbrochenen vaginalen Einlage des Ringes mit einer 1-wöchigen ringfreien Phase besteht, in der die Hormonentzugsblutung einsetzt. Der Ring wird zu Beginn des Zyklus, d. h. noch während der Blutung in die Vagina eingeführt und dort für drei Wochen belassen. Der Ring kann von der Anwenderin problemlos eingelegt, entfernt und der Sitz kontrolliert werden. Der neue Ring sollte aber genau nach einer Woche Pause eingesetzt werden.

Die kontrazeptive Sicherheit des Vaginalrings beruht auf einer kompletten Ovulationshemmung mit Supprimierung von FSH, dem LH-Peak in Zyklusmitte sowie einer Unterdrückung der Follikelreifung und Progesteronsekretion. Die Sicherheit entspricht mit einem Pearl-Index von 0,65 dem der oralen hormonalen Kontrazeptiva. Bei einer Liegedauer von 5 Wochen waren Follikelreifung und der Eisprung unterdrückt (Mulders et al., 2001).

Die Hormonentzugsblutungen treten bei Anwendung des NuvaRings zyklisch ein, bei 20–27% leicht verspätet. *Spottings* und *Durchbruchblutungen* sind seltener als nach Einnahme der Pille und haben verteilt über alle Zyklen (1 bis 13) im Jahr eine Inzidenz von 4,4% in der Europäischen Studie, wobei spottings häufiger, um 4%, und Durchbruchblutungen sehr selten, unter 1%, registriert wurden. Das zyklische Blutungsverhalten mit dem NuvaRing entspricht der Anwendung der Mikropillen.

Der NuvaRing ist gut verträglich und die unerwünschten Nebenwirkungen wie Übelkeit, Kopfschmerzen und Brustspannen sind seltener als nach der Einnahme der Pille. Häufiger waren lediglich Vaginitis und Leukorrhö. Zu Gewichtsveränderungen kommt es nicht. Die Akzeptanz ist hoch.

Der NuvaRing ist zum Langzyklus und zur Langzeitanwendung geeignet. Bei bis zu 3 Ringeinlagen hintereinander mit 84 Ringtagen erhöhen sich die Zusatzblutungen nicht.

IUS-Mirena

Das Levonorgestrel abgebende Intrauterinpessar (Intrauterinsystem: IUS) Mirena besteht aus einem T-förmigen Polyäthylenkörper mit einem Zylinder, der 52 mg Levonorgestrel enthält. Durchschnittlich werden während der Einlagezeit von 5 Jahren 14 µg Levonorgestrel pro 24 Stunden freigesetzt, wobei die Freisetzungsrate im ersten Jahr bei 20 µg/24 h und nach 5 Jahren bei ca. 11 µg/24 h liegt. Bereits 15 Minuten nach der Insertion ist Levonorgestrel im Plasma nachweisbar. Die Plasmaspiegel unterliegen allerdings starken interindividuellen Schwankungen. Nach Erreichen des Steady State befinden sich die Plasmakonzentrationen von Levonorgestrel zwischen 0,4–0,6 nmol/l (150–200 pg/ml). Bei zusätzlicher Östrogensubstitution wird der Levonorgestrelspiegel leicht angehoben auf ca. 1 nmol/l (300 pg/ml).

Vom Levonorgestrel werden > 95% an Proteine gebunden, ca. 2,5% liegen frei vor. Etwa 0,1% können in die Muttermilch übergehen.

Außer zur intrauterinen Kontrazeption ist das IUS mit Levonorgestrel indiziert bei den dysfunktionellen Blutungen Hypermenorrhö und Menorrhagie, bei Endometriumhyperplasie und zum Schutz vor derselben bei einer Östrogentherapie.

Die Insertion kann post abortionem bei Schwangerschaftsdauern mit < 12 Wochen sofort vorgenommen werden. Post partum sollte frühestens nach 6 Wochen, bei Kaiserschnitten frühestens nach 12 Wochen die Einlage erfolgen. Radiologisch kann die korrekte Lage des IUS überprüft werden, da die Polyäthylenspirale Bariumsulfat enthält.

Die häufigsten Nebenwirkungen sind am Anfang Blutungsstörungen. Im ersten Zyklus nach der Insertion treten häufig Zusatzblutungen auf. 20% der Patientinnen haben im ersten Monat eine Menorrhagie, die nach 3 Zyklen nur noch bei 3% bestehen. Häufig entwickelt sich eine Oligo- oder Amenorrhö.

Depotpräparate

Als Depotpräparate finden Gestagene als Einmonats-, Dreimonatsspritze oder Implantate über Jahre parenteral Anwendung. Bewährt haben sich Medroxyprogesteronacetat und Norethisteronenantat i. m. und als Implantate die Levonorgestrel-haltigen Kapseln Norplant und die Etonogestrel-haltige Kapsel Implanon.

Dreimonatsspritze: 1. 150 mg Medroxyprogesteronacetat (Depo-Clinovir) werden alle 3 Monate parenteral appliziert. Begonnen wird am 1. Zyklustag. Dabei bildet die mikrokristalline Suspension an der Injektionsstelle ein Depot, aus dem

Bezugsdatum

Apotheken-Nummer

Name, Vorname des Versicherten

geb. am

Gesamt-Brutto

Arzneimittel-/Hilfsmittel-/Heilmittel-Nr.

Faktor

Taxe

Unfall

Versicherungsnummer

Personennummer

Karte gültig bis

Datum

Rp. (Bitte Leerräume durchstreichen)

aut idem

aut idem

aut idem

PKVH

Unterschrift des Arztes

1110284A06085

Paul Albrechts Verlag, 22952 Lütjensee 4.96

nahezu kontinuierlich die Resorption erfolgt. Der Serumspiegel ist relativ konstant. Medroxyprogesteronacetat wirkt über eine Hemmung der Gonadotropinsekretion sowie über eine Beeinflussung des Zervixschleims, des Endometriums und der Tubenmotilität. Der präovulatorische LH-Gipfel wird unterdrückt. Selten bleibt der normale Zyklus erhalten. Schmierblutungen sind relativ häufig. Nach 5–7 Injektionen tritt meist eine Amenorrhö ein.

Von der WHO wurden 2006 die 2003 ausgesprochenen Bedenken für die Anwendung von Depo-Clinovir wegen der Abnahme der Knochendichte und für die Dauer der Anwendung für Frauen zwischen 18 und 45 Jahren aufgehoben. Allerdings bedürfen Raucherinnen, Untergewichtige, Jugendliche < 18 Jahre und Frauen > 45 Jahre einer besonderen Beachtung. Bei diesem Personenkreis sollte die Applikation zeitlich begrenzt werden bzw. die betreffenden Anwenderinnen sollten das Rauchen einstellen oder ihr Gewicht normalisieren. Außerdem erscheint die zusätzliche Einnahme von 12,5 µg Ethinylestradiol JENAPHARM (½ Dragee) zusätzlich zum Depo-Clinovir immer über ¼ Jahr im Sinne einer Intervalltherapie für den Knochenschutz sinnvoll.

2. 200 mg Norethisteronenantat (Noristerat) werden viermal in zweimonatigem, danach weiter in dreimonatigem Abstand injiziert. Aufgrund seiner erhöhten Lipophilität wird Norethisteronenantat im Fettgewebe gespeichert. Nach der Injektion werden zunächst relativ hohe Serumspiegel erreicht, die mit der Zeit abfallen. Eine zuverlässige ovulationshemmende Wirkung ist nicht gegeben. Norethisteronenantat wirkt auch auf den Zervixschleim, das Endometrium und die Tubenmotilität.

Als Nebenwirkungen können Akne, Brust- und Kopfschmerzen sowie Gewichtszunahme auftreten.

Die Depotgestagene weisen eine hohe Sicherheit auf. Der Pearl-Index ist auffällig niedrig und lässt sich zwischen den Indizes für Einphasen- und Sequenzpräparate einordnen. Die meisten Konzeptionen traten kurz nach den ersten beiden Injektionen oder in den Tagen vor der nächsten Injektion ein.

Implantate: Die bisher erprobten Implantate Norplant (Levonorgestrel 6 Kapseln) und Implanon (Etonogestrel = Keto-Desogestrel 1 Kapsel) setzen aus dem Trägersystem kontinuierlich die Wirkstoffe frei, wobei der kontrazeptive Schutz durch Levonorgestrel über 5 Jahre und durch Etonogestrel über 3 Jahre gewährleistet wird. Die kontrazeptive Sicherheit für beide Systeme ist hoch. Der modifizierte Pearl-Index liegt bei 0. Mit beiden Implantaten wird durch die kontinuierlich abgegebenen Gestagene die Ovulation gehemmt (Suppression von Progesteron und des LH-Gipfels) und die Viskosität des Zervixschleims erhöht. Das Endometrium ist dünn, nicht atrophisch und inaktiv oder zeigt eine schwache Proliferation. Die ovarielle Aktivität und Estradiolsynthese wird nicht vollständig unterdrückt. Das individuelle Blutungsverhalten ist nicht vorhersagbar. Amenorrhö, Oligomenorrhö und häufigere Blutungen sind möglich. Dysmenorrhöen treten seltener auf und Anämien wurden nicht beobachtet.

Als unerwünschte Ereignisse können Akne, Brustschmerzen, Kopfschmerzen und Gewichtszunahme auftreten.

Beide Implantate müssen durch den Arzt subdermal appliziert werden und spätestens nach der maximalen Liegedauer durch Inzision entfernt werden. Die Implantate sollten röntgenologisch erkennbar sein, damit sie beim Entfernen, spätestens nach 3 bzw. 5 Jahren, gut auffindbar sind. Bereits im ersten Zyklus nach der Entfernung wurden Ovulationen beobachtet.

Indiziert sind Implantate für Frauen mit
- Kontraindikationen für Östrogene
- Complianceproblemen (Pillenvergessen)
- Problemen mit anderen Kontrazeptiva (Nebenwirkungen) und als
- Alternative zur Sterilisation.

5.4.4 Wirkungsweise der Pille

Die Östrogen-Gestagen-Kombinationspräparate entfalten eine systemische Wirkung. An den Zielorganen der Reproduktion, dem Hypothalamus-Hypophysenvorderlappen-Ovar-System, dem Uterus und den Tuben, werden die hormonabhängigen Funktionsabläufe gestört oder gehemmt.

Durch die Östrogen-Gestagen-Kombinationspräparate kommt es zu einer unterschiedlich stark ausgeprägten Reduzierung der Gonadotropinsekretion. Das für die Eireifung notwendige Verhältnis von FSH und LH wird erheblich gestört. Über eine negative Rückkopplung hemmen vor allem die Östrogene die Sekretion von GnRH. Östrogene und Gestagene wirken synergistisch und reduzieren dadurch die FSH- und LH-Sekretion. Der präovulatorische LH-Gipfel wird unterdrückt, wofür in erster Linie die Gestagenkomponente zuständig ist. Für die Hemmung der Ovulation ist in den Kombinationspräparaten Ethinylestradiol von untergeordneter Bedeutung, da hierfür vor allem die Gestagenkomponente verantwortlich ist. Niedrig dosierte Einphasenpräparate bewirken im GnRH-Test eine stärkere Gonadotropinfreisetzung im Vergleich zu höher dosierten Präparaten.

Durch die Dreistufenpräparate kommt es zu einer Reduzierung der FSH-Sekretion, wodurch eine Eireifung nicht mehr möglich ist. Im GnRH-Test ist die Reservekapazität im ersten Einnahmezyklus nicht unterdrückt. Es kann sogar zu einer Verstärkung der LH-Sekretion kommen. Die FSH-Reaktion wird zunehmend geringer, die LH-Freisetzung nimmt nur langsam ab und unterschreitet niemals die Werte der frühen Follikelphase. Die Veränderungen der Gonadotropinsekretion kehren nach dem Absetzen rasch zu normalen Verhältnissen zurück. Bei Einphasenpräparaten wird das frühestens nach 10 Tagen erreicht.

Zwischen Einphasen- und Sequenzpräparaten bestehen für die Hemmung der Gonadotropinfreisetzung keine wesentlichen Unterschiede. Sequenzpräparate führen ebenso zu einer Erniedrigung der basalen Gonadotropinspiegel, wobei FSH östrogenbedingt stärker unterdrückt wird als LH. Der präovulatorische LH-Gipfel fällt weg.

Die reinen Gestagenpräparate („Minipillen") waren als nicht ovulationshemmende hormonale Kontrazeptiva konzipiert worden. Die Praxis zeigte aber, dass es bei Anwendung der Minipille in Abhängigkeit von der Dosis, vor allem wenn die Ovulationshemmdosis überschritten wird (östrogenfreier Ovulationshemmer), zur Ovulationshemmung kommt. In über der Hälfte der Fälle kommt es zur Schmierblutung oder zum Ausbleiben der Regel („silent menstruation"). 19-Norsteroide senken den präovulatorischen LH-Gipfel stärker als 17α-Hydroxyprogesteron-Derivate. Die FSH-Sekretion ist nur wenig verändert, während die basale LH-Ausscheidung deutlich reduziert wird.

Die Viskosität des Zervixschleims wird erhöht und die Ausbildung des Farnkrautphänomens verhindert. Damit kommt es zur Aufhebung der Penetrationsfähigkeit des Schleims für Spermatozoen und einer Verhinderung der Spermienaszension in das Cavum uteri.

Am Ovar wird durch die Östrogene und Gestagene die Ansprechbarkeit gegenüber den Gonadotropinen gebremst. Dadurch kann die Follikelreifung und Ovulation verhindert werden.

Während jeweils durch Gestagene und Östrogene allein Tubenmotilität und Eitransport beeinflusst werden können, wird der Eitransport durch Kombinationspräparate nicht verändert. In Abhängigkeit von der Zusammensetzung des jeweiligen Präparates werden unterschiedlich stark das Überleben der Eizelle und der Spermien sowie die Zusammensetzung der Sekrete der Tube beeinflusst. Die exakte Synchronisation der Implantation kann auch durch Veränderungen am Endometrium gestört werden. Am Endometrium ist eine unvollständige Entwicklung der Drüsen und des Stromas bei unvollkommener sekretorischer Umwandlung typisch.

Tabelle 5.4 Wirkungsweise von hormonalen Kontrazeptiva

Wirkungsort	Wirkungsart
Hypothalamus	Hemmung von GnRH
Hypophysen-vorderlappen	Hemmung der basalen LH- und FSH-Sekretion Unterdrückung des LH-Gipfels
Ovar	Hemmung der Follikelreifung Störung der Steroidbiosynthese
Tube	Störung des Eitransportes
Endometrium	Phasenverschiebung (Nidationshemmung)
Zervixschleim	Mengen-Qualitätsänderung (Hemmung der Spermienaszension)

Auffällig ist das Nebeneinander von Drüsen- und Stromabezirken verschiedener Ausreifungsgrade, von denen keiner dem entsprechenden Zyklustag entspricht. Nach längerer Anwendung verschwinden die Sekretionszeichen fast vollständig und es resultiert ein pseudodeziduales und, besonders nach 19-Norsteroid-haltigen Präparaten, ein atrophes Endometrium (Tab. 5.4).

5.4.5 Sicherheit

Die Einphasenpräparate weisen unter den hormonalen Kontrazeptiva die höchste Sicherheit auf. Die Versagerquote liegt zwischen 0,2 und 0,9 und wird im Mittel mit < 0,5 pro 100 Frauenjahre angegeben. Dabei resultieren die Versager fast ausschließlich aus Einnahmefehlern. Theoretisch müsste die Sicherheit für Einphasenpräparate 100%ig sein. Die praktische Zuverlässigkeit wird aber diese Idealziffer nie erreichen, da neben Einnahmefehlern noch andere Störfaktoren, wie z. B. die Arzneimittelinteraktionen, die Sicherheit beeinträchtigen können. Die Sicherheit für die normophasischen Sequenzpräparate liegt zwischen 0,3 und 0,9 und kommt somit der Zuverlässigkeit der Einphasenpräparate sehr nahe.

Alle Pharmaka, die die Absorption beeinträchtigen, können die Sicherheit hormonaler Kontra-

Tabelle 5.5 Ovulationshemmdosis (pro Tag) und Endometriumtransformationsdosis (pro Zyklus) verschiedener Gestagene bei oraler Einnahme (ohne Östrogenkomponente). Gestagendosis in mg/Tag in Kombination mit Ethinylestradiol und Halbwertszeit in Stunden (nach Oettel, 1993)

Gestagen	Ovulationshemmdosis (mg/Tag)	Transformationsdosis (mg/Zyklus)	Gestagendosis (mg/Tag) Kombination mit 30 bzw. 35 µg EE	Halbwertszeit in Stunden
Gestoden	0,03	2–3	0,075	18
Desogestrel	0,06	6	0,15	21
Levonorgestrel	0,06	6	0,05–0,15	21–26
Norgestimat	0,2	8	0,18–0,25	58
Norethisteron	0,4	120	0,5 –1,0	
Norethisteronacetat	0,5	50	0,5 –0,6	8
Lynestrenol	2,0	70	0,75	26
Dienogest	1,0	6	2	9
Chlormadinonacetat	1,7	20	1–2	34
Medroxyprogesteronacetat	10,1	80	–	45
Dydrogesteron	30,0	150	–	
Drospirenon	2	50	3	25–33

Tabelle 5.6 Absolute und relative Kontraindikationen hormonaler Kontrazeptiva (Leitlinien der DGGG und des BVF, 2006)

Absolute Kontraindikationen	Relative Kontraindikationen
Gravidität	< 3 Wochen post partum nach Abstillen
Stillen: strenge Indikation	
Kardiovaskuläre Erkrankungen u. Risikofaktoren: – Blutdruck > 160/100 – arterielle Hypertonie mit vaskulären Erkrankungen – Frauen > 35 Jahren: > 20 Zigaretten/die – Thromboembolie, akute oder anamnestisch – Myokardinfarkt akut oder anamnestisch – Migräne mit fokalen neurolog. Symptomen – Herzvitien mit Komplikationen – schwere Hypertriglyzeridämie – multiple schwere Risikofaktoren für kardiovaskuläre Erkrankungen – großer chirurgischer Eingriff mit langer Immobilisation	Kardiovaskuläre Erkrankungen u. deren Risikofaktoren: – Rauchen > 15 Zigaretten/die – arterielle Hypertonie, medikamentös eingestellt – oberflächliche Beinvenenthrombose – Thrombophlebitis – starke Varikosis – Hypercholesterinämie – Migräne ohne fokale neurolog. Symptome
Onkologische Erkrankungen: – Mammakarzinom vor weniger als 5 Jahren (abhängig Tumorstadium, Prognosefaktoren: Alter)	Onkologische Erkrankungen: – Mammakarzinom vor mehr als 5 Jahren
Stoffwechselerkrankungen: – Herpes gestationis in der Anamnese* – Otosklerose mit Verschlechterung in der Gravidität – Leberstoffwechselstörungen (intrahepatische Cholestase, Enzymopathien: Dubin-Johnson-Syndrom, Rotor-Syndrom, Porphyrien, Schwangerschaftsikterus in der Anamnese) – Diabetes mellitus seit > 20 Jahren – Diabetes mit vaskulären Erkrankungen – Lebertumoren (benigne und maligne) – Leberzirrhose, dekompensierte, schwere, akute Hepatitis	Stoffwechselerkrankungen: – ausgeprägte Adipositas – Glukosetoleranz, gestörte – Gallenblasenerkrankung, behandlungsbedürftig – Leberzirrhose, kompensierte, leichtere – Arzneimittelinteraktion – Epilepsie

* Gestagene sind möglich

zeptiva herabsetzen. So ist bekannt, dass Magnesiumtrisilicat synthetische Östrogene und Gestagene relativ stark bindet (weitere Wirkungsbeeinflussung s. 5.4.11). Die Sicherheit kann auch durch einen Präparatewechsel, besonders wenn von einem höher dosierten auf ein niedrig dosiertes umgesetzt wird, negativ beeinflusst werden. Um der theoretisch möglichen Sicherheit recht nahe zu kommen, ist es erforderlich, dass die hormonalen Kontrazeptiva regelmäßig, nach Möglichkeit zur gleichen Tageszeit, eingenommen werden. Dabei ist es belanglos, ob die Anwenderin regelmäßig morgens oder abends die „Pille“ einnimmt. Für die Einphasenpräparate besteht ein Einnahmefenster von ca. 12 Stunden.

Tabelle 5.7 Verordnung hormonaler Kontrazeptiva nach Symptomen

Parameter	Östrogenbetont	Ausgewogen	Gestagenbetont
Zykluslänge	verkürzt	normal	verlängert
Blutungsdauer	< 4 Tage	4–6 Tage	> 6 Tage
Blutungsstärke	schwach	normal	stark
Zusatzblutungen	+	–	–
Dysmenorrhö	–	+	++
Brust	Hypoplasie		Mastodynie Mastopathie
Vagina	trocken Moniliasis		
Zervix			Hypersekretion
Uterus	Hypoplasie		Myome Endometriose
Haut	Akne Seborrhö Hirsutismus		
Gewicht	Untergewicht	Zunahme	
Varikosis		niedrig dosiert	
Prädiabetes Diabetes		niedrig dosiert	
Leberanamnese		niedrig dosiert	

+ = gebessert oder beseitigt
– = kein Einfluss

Da in den Östrogen-Gestagen-Kombinationspräparaten mit Dienogest, Levonorgestrel, Desogestrel, Gestoden oder anderen stark wirksamen Gestagenen die tägliche Gestagendosis um das Zwei- bis Dreifache die Ovulationshemmdosis übersteigt, besteht auch beim Vergessen von ein bis zwei Dragees/Tabletten pro Einnahmezyklus noch eine relativ hohe kontrazeptive Sicherheit (Tab. 5.5).

Im ersten Einnahmezyklus wird der antikonzeptionelle Schutz erst nach Einnahme der ersten 14 Dragees erreicht. Die Sicherheit für den ersten Zyklus wird erhöht, wenn mit der Medikation bereits am 1. Zyklustag begonnen wird. Die Sicherheit wird durch den Langzyklus oder die Langzeiteinnahme weiter verbessert.

5.4.6 Anwendung

Bevor hormonale Kontrazeptiva verordnet werden, sollte sorgfältig die allgemeine und gynäkologische Anamnese erhoben, ein ausführliches Gespräch über Vor- und eventuelle Nachteile sowie die verschiedenen Präparate geführt und eine gründliche Untersuchung vorgenommen

Tabelle 5.8 Verordnung von Mikropillen (20–30 μg Ethinylestradiol = EE) und höher dosierten Präparaten (50 μg Ethinylestradiol) aufgrund klinischer Symptome bzw. Faktoren

Faktoren/Symptome	20–30 μg EE	50 μg EE
Gewicht	unter- bis normalgewichtig	normal bis übergewichtig
Zyklus	regelmäßig	unregelmäßig
Haut	rein	Akne
Ovarialzysten	nein	ja
andere Medikamente	nein	ja
Risikofaktoren (relativ)	ja	nein
Raucherin	ja	nein
zuverlässige Einnahme	ja	weniger verlässlich

werden. Dadurch können Risikofaktoren (Lebererkrankungen, Thromboembolien, Rauchen, Fettstoffwechselstörungen) erfasst, relative und absolute Kontraindikationen (Tab. 5.6) erkannt und die notwendige Information bei der Anwenderin erzielt werden. Bei der Erstkonsultation sollten folgende Befunde erhoben werden: Körpergewicht im Verhältnis zur Größe (BMI), Struma, Varikosis, Androgenisierungserscheinungen (Akne, Seborrhö, Hirsutismus, Virilisierung), Blutdruck, Urinstatus (Eiweiß, Zucker, Bakterien) sowie die gynäkologische Untersuchung einschließlich der Inspektion und Palpation der Mammae. Bei der gynäkologischen Untersuchung sind, neben Inspektion der Vulva, Vagina und Portio sowie Palpation des inneren Genitale, prinzipiell die einfache und erweiterte Kolposkopie und der zytologische Abstrich von der Portiooberfläche und aus der Zervix sowie die Vaginalsonographie durchzuführen.

5.4.7 Präparateauswahl

Bei der Auswahl des geeigneten hormonalen Kontrazeptivums sind das Alter der Patientin und die Risikofaktoren zu berücksichtigen. Dabei hat sich in Abhängigkeit vom Allgemeinzustand und den gynäkologischen Symptomen (Tab. 5.7) ein differenziertes Vorgehen bewährt. Generell sollte die Auswahl des Präparates aufgrund der hormonabhängigen Symptome erfolgen. Nach Möglichkeit ist ein niedrig dosiertes Präparat (Mikropille) zu verordnen (Tab. 5.8).

Die absoluten und relativen Kontraindikationen (Tab. 5.6) sind ebenso wie die Gründe für das sofortige Absetzen (Tab. 5.9) zu beachten. Bei planbaren Operationen sollte die „Pille" nach Möglichkeit 4–6 Wochen vorher abgesetzt werden; sie kann im Ausnahmefall jedoch auch weiter eingenommen werden. Allerdings ist dann die Heparinprophylaxe (Infusiomat, niedermolekular) erforderlich. Im Zweifelsfalle sollte bei der Erstversorgung, die prinzipiell durch den Gynäkologen zu erfolgen hat, ein Östrogen-Gestagen-ausgeglichenes Kombinations- oder Stufenpräparat (über 80% der Fälle) ausgewählt werden (Tab. 5.10).

Tabelle 5.9 Indikationen zum Absetzen

– Allergien	– Kopfdruck
– anhaltende Übelkeit	– endokrine Untersuchung
– Schwangerschaft	– planbare große Operationen (6 Wochen vorher) einschließlich Weisheitszahnextraktion
– Migräneanfälle	– nach Unfällen
– Sehstörungen	– bei Immobilisierungen
– Thrombosen	– extreme Gewichtszunahme
– Thromboembolien	– Stimmstörungen (19-Nor-Testosteron-Derivate)
– schwerer Ikterus	– Mammakarzinom
– Myomwachstum	
– Gallenbeschwerden	
– Blutdruckanstieg	
– Pankreatitis	
– Korpuskarzinom	

Tabelle 5.10 Orale hormonale Kontrazeptiva

Präparatename	Tbl./Drg.	Zusammensetzung			Hersteller
Einphasenpräparate Mikropillen mit EE 20 µg		EE	Gestagen	mg	
aida	21	20	Drospirenon	3,0	Jenapharm
Desmin 20	21	20	Desogestrel	0,15	Grünentahl
EVE 20	21	20	Norethisteron	0,5	Grünenthal
LAMUNA 20	21	20	Desogestrel	0,15	HEXAL
Leios	21	20	Levonorgestrel	0,1	Wyeth
Lovelle	21	20	Desogestrel	0,15	Organon
Minisiston 20 fem	21	20	Levonorgestrel	0,1	Jenapharm
Miranova	21	20	Levonorgestrel	0,1	Bayer Vital
Yasminelle	21	20	Drospirenon	3,0	Bayer Vital
Langzeiteinnahme					
Anya	28	20	Levonorgestrel	0,09	Wyeth
Einphasenpräparat Mikropillen mit EE 30 µg					
Balanca	21	30	Chlormadinonacetat	2,0	Grünenthal
Belara	21	30	Chlormadinonacetat	2,0	Grünenthal
Conceplan-M	21	30	Norethisteron	0,5	Grünenthal
Desmin 30	21	30	Desogestrel	0,15	Grünenthal
Femigoa	21	30	Levonorgestrel	0,15	Wyeth
Femovan	21	30	Gestoden	0,075	Bayer Vital
Femranette AL mikro	21	30	Levonorgestrel	0,15	ALUID PHARMA
LAMUNA 30	21	30	Desogestrel	0,15	HEXAL
Marvelon	21	30	Desogestrel	0,15	Organon
Microgynon	21	30	Levonorgestrel	0,15	Bayer Vital
Minisiston	21	30	Levonorgestrel	0,125	Jenapharm
Minulet	21	30	Gestoden	0,075	Wyeth
MonoStep	21	30	Levonorgestrel	0,125	Bayer Vital
Petibelle	21	30	Drospirenon	3,0	Jenapharm
Valette	21	30	Dienogest	2,0	Jenapharm
Yasmin	21	30	Drospirenon	3,0	Bayer Vital
Einphasenpräparate ≥ 35 µg					
Cilest	21	35	Norgestimat	0,25	Jansen – Cilag
Ovoresta M	21	37,5	Lynestrenol	0,75	Organon

Tabelle 5.10 (Fortsetzung)

Einphasenpräparate ≥ 50 µg		EE	Gestagen	mg	Hersteller
Gravistat 125	21	50	Levonorgestrel	0,125	Jenapharm
Antiandrogenwirksame Kombinationen					
Attempta-ratiopharm	35	35	Cyproteronacetat	2,0	ratiopharm
Bella HEXAL 35	21	35	Cyproteronacetat	2,0	HEXAL
Clevia	21	35	Cyproteronacetat	2,0	Hermal
Cyproderm	21	35	Cyproteronacetat	2,0	Dermapharm
Cypronette AL	21	35	Cyproteronacetat	2,0	ALIUD PHARMA
Diane 35	21	35	Cyproteronacetat	2,0	Bayer Vital
Ergalea	21	35	Cyproteronacetat	2,0	Taurus Pharma
Esticia	21	M 50	Chlormadinonacetat	2,0	Hermal
Juliette	21	35	Cyproteronacetat	2,0	Merck dura
Neo-Eunomin	11	50	Chlormadinonacetat	1,0	Grünenthal
	+11	50	Chlormadinonacetat	2,0	
Zweistufenpräparate					
Biviol	7	40	Desogestrel	0,025	Organon
	15	30	Desogestrel	0,125	
Neo-Eunomin	11	50	Chlormadinonacetat	1,0	Grünenthal
	11	50	Chlormadinonacetat	2,0	
Dreistufenpräparate					
NovaStep	6	30	Levonorgestrel	0,05	Bayer Vital
	5	40	Levonorgestrel	0,075	
	10	30	Levonorgestrel	0,125	
Novial	7	35	Desogestrel	0,05	Organon
	7	30	Desogestrel	0,1	
	7	30	Desogestrel	0,15	
Pramino	7	35	Norgestimat	0,18	Janssen-Cilag
	7	35	Norgestimat	0,215	
	7	35	Norgestimat	0,25	
Synphasec	7	35	Norethisteron	0,5	Grünenthal
	9	35	Norethisteron	1,0	
	5	35	Norethisteron	0,5	
Triette AL	6	30	Levonorgestrel	0,05	ALUID PHARMA
	5	40	Levonorgestrel	0,075	
	10	30	Levonorgestrel	0,125	
Trigoa	6	30	Levonorgestrel	0,05	Wyeth
	5	40	Levonorgestrel	0,075	
	10	30	Levonorgestrel	0,125	
TriNovum	7	35	Norethisteron	0,5	Janssen-Cilag
	7	35	Norethisteron	0,75	
	7	35	Norethisteron	1,0	

Tabelle 5.10 (Fortsetzung)

Dreistufenpräparate		EE	Gestagen	mg	Hersteller
Triquilar	6	30	Levonorgestrel	0,05	Bayer Vital
	5	40	Levonorgestrel	0,075	
	10	30	Levonorgestrel	0,125	
Trisiston	6	30	Levonorgestrel	0,05	Jenapharm
	6	40	Levonorgestrel	0,075	
	9	30	Levonorgestrel	0,125	
Sequenzpräparate					
Oviol 22	7	50	–	–	Organon
	15	50	Desogestrel	0,125	
Oviol 28	7	50	–	–	Organon
	15	50	Desogestrel	0,125	
	6			wirkstofffreie Dragees	
Östrogenfreier Ovulationshemmer					
Cerazette	28	–	Desogestrel	0,075	Organon
Minipillen					
Microlut	35	–	Levonorgestrel	0,03	Bayer Vital
28 mini	35	–	Levonorgestrel	0,03	Jenapharm

Abkürzungen: EE = Ethinylestradiol, M = Mestranol

Tabelle 5.11 Orale postkoitale hormonale Kontrazeptiva

Präparatename	Tabletten	Gestagen	µg	Hersteller
unofem	1	Levonorgestrel	1500	HEXAL
Levogynon	2	Levonorgestrel	750	Bayer Vital

Tabelle 5.12 Transdermale hormonale Kontrazeption = Pflaster

Präparatename	Pflaster	Wirkungsdauer	Östrogen	Gestagen	Hersteller
EVRA	3	1 Woche	EE 0,75 mg	Norelgestromin 6,0 mg	Jansen-Cilag
		Freisetzung täglich	0,02 mg	0,15 mg	

Tabelle 5.13 Vaginale hormonale Kontrazeptiva = Vaginalring (vaginales Freisetzungssystem)

Präparatename	Vaginal-Ring	Wirkungsdauer	Östrogen	Gestagen	Hersteller
NuvaRing	1	3 Wochen	EE 2,7 mg	Etonogestrel 11,7 mg	Organon
		Freisetzung täglich	0,012 mg	0,15 mg	

Tabelle 5.14 Hormonale parenterale Depotkontrazeptiva

Präparatename	Ampullen	Zusammensetzung (in mg)	Hersteller
Depo-Clinovir	1	Medroxyprogesteronacetat 150	Pharmacia
Noristerat	1	Norethisteronenantat 200	Bayer Vital

Tabelle 5.15 Gestagen-haltige Implantate

Präparatename	Implantatkapseln	Zusammensetzung (in mg)	Hersteller
Implanon	1	Etonogestrel 68 (= Keto-Desogestrel)	Organon
Norplant	6	Levonorgestrel 216 (= 6 × 36)	

Bei Androgenisierungserscheinungen und Frauen mit Sprechberufen sind hormonale Kontrazeptiva zu verordnen, die als Gestagen Dienogest, Drospirenon oder ein 17α-Hydroxyprogesteron-Derivat enthalten. Da 19-Norsteroide, außer Dienogest, den Anteil des freien Testosterons im Serum erhöhen können, sollten Präparate mit diesen Gestagenen bei Androgenisierungserscheinungen und Frauen mit Sing- und Sprechberufen besser nicht verordnet werden.

5.4.8 Verordnung

Einnahmebeginn

Jede Anwenderin sollte bei der Erstverordnung und beim Präparatewechsel vom Arzt gezielt aufgeklärt werden. Für über 80 % der Anwenderinnen ist der Arzt der wichtigste Informant. Beipackzettel werden nur etwa von der Hälfte der Frauen gelesen. Leider führen Beipackzettel in der gegenwärtigen Form eher zur Desinformation und Verunsicherung.

Während sich früher in Anlehnung an Pincus die Einnahme der Kombinations- und Sequenzpräparate über 20 Tage vom 5.–24. Zyklustag erstreckte, hat sich in den letzten Jahren die 21-(22-)tägige Einnahme, der ein 7-(6-)tägiges einnahmefreies Intervall folgt, oder die 28-tägige Einnahme, wobei in den letzten 7 Tagen Placebos eingenommen werden, durchgesetzt. In letzter Zeit wird immer häufiger zum Langzyklus oder zur Langzeiteinnahme übergegangen.

Bei der Erstanwendung wird aus Sicherheitsgründen am 1. Zyklustag begonnen. Der erste Einnahmezyklus ist dann zwar verkürzt, aber bereits sicher. Bei der Erstverordnung ist die Anwenderin darauf hinzuweisen, dass die kontrazeptive Sicherheit nicht gewährleistet ist, wenn es zum Erbrechen oder zu anhaltenden Durchfällen kommt. Alle Begleiterscheinungen sollten, ebenso wie der Einnahmezyklus, im Menstruationskalender vermerkt werden. Ein gut geführter Menstruationskalender lässt u. a. Aussagen über vorzeitige Entzugsblutungen, Zusatzblutungen und die Zuverlässigkeit der Anwenderin zu.

Ferienreisen

Zu beachten ist, dass nach Langstreckenflügen Zeitverschiebungen auftreten. Ideal ist es, wenn die Anwenderin die Zeitverschiebung für den Einnahmemodus berechnet. Ist dies nicht möglich, so ist eine Einnahmeintervallverkürzung einer Verlängerung vorzuziehen, wobei ± 2 Stunden als unbedeutende Toleranzgrenze zu betrachten sind. Flüge in Ost-West-Richtung gehen

Tabelle 5.16 Zeitverschiebungstabelle

Ziel	Abflug MEZ	Ankunft OZ	Einnahme vor Reiseantritt	Einnahme Abflugtag	Einnahme 2. Tag	Einnahme ab 3. Tag
Ost-West-Richtung						
Nordamerika/ Ostküste	10.00	12.30	morgens abends	morgens 15.00 OZ	morgens abends	morgens abends
Nordamerika/ Westküste	11.00 13.00	18.00 20.00	morgens abends	 morgens	 nachmittags	morgens abends
Südamerika	22.00	5.00 nächster Tag	morgens abends	morgens vor Abflug Rio	vor Ankunft abends	morgens abends
Süd- oder Nord-Richtung			morgens abends	morgens abends	morgens abends	morgens abends
West-Ost-Richtung						
Australien	21.00	7.00 übernächster Tag	morgens abends	morgens vor Abflug Dubai	vor Ankunft vor Ankunft	abends morgens
Japan	13.00	21.00 nächster Tag	morgens abends	morgens vor Ankunft Karachi	vor Ankunft morgens	abends morgens

immer mit einer Verlängerung einher, der „Tag" ist länger, während West-Ost-Flüge zu einer Zeitverkürzung führen, der „Tag" ist kürzer (Tab. 5.16).

Kommt es im Urlaub zum Erbrechen oder zu Durchfällen, so gilt folgende Faustregel: Beim Erbrechen innerhalb von 4 Stunden nach Einnahme oder Durchfall innerhalb von 6 Stunden nach Einnahme ist die kontrazeptive Sicherheit vermindert. Es sollte dann sofort oder bis zu 12 Stunden nach der letzten Einnahme zusätzlich eine „Pille" angewendet werden. Die restlichen „Pillen" werden weiter im gewohnten Rhythmus eingenommen. Der Einnahmezyklus verkürzt sich dadurch um einen Tag.

Bei Anwendung des Vaginalringes (NuvaRing) oder des transdermalen Pflasters (EVRA) sind diese Überlegungen nicht erforderlich.

Vorgehen beim Vergessen

Es kann davon ausgegangen werden, dass etwa ein Drittel aller Anwenderinnen gelegentlich ein Dragee vergisst. Auf die Zyklen bezogen werden in 10 % ein Dragee und in etwa 1 % mehr als 3 Dragees vergessen. Nach eigenen Erhebungen vergessen 35 % der Anwenderinnen ein und mehr Dragees. Aus Angst vor einer Schwangerschaft sucht ein Teil der Anwenderinnen Rat in der Sprechstunde.

Bei der Einnahme von Kombinationspräparaten (monophasische, 2-Stufenpräparate und 3-Stufenpräparate) ist das einmalige Vergessen eines Dragees fast immer bedeutungslos. Lediglich bei niedrig dosierten hormonalen Kontrazeptiva (Ethinylestradiol pro Dragee 20 µg und bei Sequenzpräparaten: Östrogenphase, anschließend Östrogen-Gestagenphase) kann das Vergessen zum Problem werden.

Das größte Risiko besteht kurz vor und nach der Einnahmepause. Nach einer 7-tägigen korrekten Anwendung der Pille besteht wieder Empfängnisschutz.

Bei der Beratung sollten folgende Fragen gestellt werden:

Wie viele Dragees wurden vergessen?
An welchen Einnahmetagen wurden die Dragees vergessen?
Welches hormonale Kontrazeptivum wurde vergessen? Kombinationspräparat? Sequenzpräparat? Minipille?

Prinzipiell sollte anhand des Regelkalenders oder eines in der Praxis erstellten Regelkalenders vorgegangen werden.

- Einnahme um weniger als 12 Stunden verzögert, so sollte die sofortige Einnahme der vergessenen Pille oder einer äquivalenten Pille veranlasst werden.
- Vergessen eines Östrogen-Dragees oder eines Mikropillen-Dragees nach 4–5 Tagen Einnahme von mehr als 12 Stunden. Sofortige Einnahme der letztvergessenen Pille, weitere Einnahme wie gewohnt. Zusätzliche Kontrazeption für die nächsten 7 Tage: z. B. Kondom.
- Wurde bei Anwendung eines Sequenz-Präparates während der Östrogenphase kurz vor Beendigung der 7- oder 9-tägigen Einnahme ein Dragee vergessen und es fand eine Kohabitation statt, so sollte die Einnahme fortgesetzt werden und zusätzlich ein postkoitales Kontrazeptivum (Unofem, Levogynon) oder eine geeignete Östrogen-Gestagen-Kombination zur postkoitalen Kontrazeption (Yuzpe-Methode, siehe Seite 201) Anwendung finden.
- Werden in der 2. Einnahmehälfte – in der Packung sind nur noch 7 oder weniger Pillen – ein oder zwei Pillen vergessen, so sollte die Einnahme beendet werden und nach 5 Tagen Pause oder ohne Pause mit einer neuen Originalpackung die Einnahme fortgesetzt werden.

Ein Vergessen der Pille in der zweiten Einnahmehälfte erhöht das Risiko von Zusatzblutungen unverhältnismäßig mehr als ein Einnahmefehler in der ersten Hälfte. In Abhängigkeit vom Zeitpunkt und der Stärke der Zusatzblutungen und der Einnahmedauer ist zu entscheiden, ob die Pille weiter eingenommen wird oder nicht. In der Mehrzahl der Fälle ist es ratsam, die Einnahme fortzusetzen, insbesondere kurz vor und in der Mitte des artifiziellen Zyklus. Die Beendigung der Einnahme führt zur Hormonentzugsblutung. Nach 2–3-tägiger Pause wird am 3., spätestens am 4. Tag die Einnahme mit der nächsten neuen Packung fortgesetzt.

Einnahmedauer

Die zuverlässige Einnahmedauer der hormonalen Kontrazeptiva lässt sich nicht generell festlegen. Obwohl eine Vielzahl von Veröffentlichungen über Nebenwirkungen und Risiken unter der Anwendung von Sexualsteroiden existiert, sind unsere Kenntnisse über die Spätfolgen und Langzeitwirkungen dieser Substanzen noch recht lückenhaft. Es sollte immer für den Einzelfall unter Beachtung von Nutzen und Risiko entschieden werden. Wenn keine gesundheitlichen Risiken, Kontraindikationen bzw. Gründe zum Absetzen vorliegen, so können niedrig dosierte Präparate ohne Einnahmepause bis zum natürlichen Menopausealter (FDA: –50) verordnet werden. Voraussetzung ist, dass die Anwenderin Nichtraucherin ist und kardiovaskuläre wie auch Stoffwechselrisiken ausgeschlossen sind.

Meist wird in der fertilen Phase durch Kinderwunsch oder operative Eingriffe die Einnahme unterbrochen. Bei einer geplanten Schwangerschaft sollte nach Möglichkeit die „Pille" drei Monate vorher abgesetzt werden. Da das Rauchen ein potenzieller Risikofaktor ist, sollten Frauen, die Kontrazeptiva einnehmen und das 35. Lebensjahr überschritten haben, das Rauchen einstellen oder eine andere Methode der Schwangerschaftsverhütung wählen.

Pillenpause

Das Einhalten regelmäßiger Pillenpausen ist nicht erforderlich. Die Einnahmepause birgt Risiken in sich. Die Ovulation tritt nach dem Absetzen der hormonalen Kontrazeptiva auch bei sonst eumenorrhoischen Frauen meist bis zu 14

Tagen später auf. In Unkenntnis dieser Tatsache nehmen viele Frauen an, sie befinden sich bereits vor der zu erwartenden Regelblutung und die ungeschützte Kohabitation kann zu einer unerwünschten Schwangerschaft führen.

Beim Neubeginn der Einnahme nach einer Einnahmepause durchläuft die Anwenderin wieder die Adaptationsphase, in der die subjektiven und objektiven Nebenwirkungen verstärkt auftreten, insbesondere Veränderungen im Gerinnungssystem und Kohlenhydratstoffwechsel. Pausen ergeben sich besonders bei jüngeren Frauen von selbst. Sie können durch Fehlen eines Partners, den Wunsch nach Schwangerschaft, einer kontrazeptiven Alternativmethode, Ehescheidung und durch medizinische Indikationen bedingt sein.

Präparatewechsel

Ein Wechsel von einem Präparat auf ein anderes kann erforderlich werden bei länger anhaltenden Östrogen- oder Gestagen-bedingten Überdosierungserscheinungen, z. B. Ziehen in den Brüsten, Ödemen, Gewichtszunahme, aber auch bei Migräne oder der Einnahme anderer Medikamente, die eine Hormonwirkung unsicher machen. Beim Umsetzen von einem höher auf ein niedriger dosiertes Präparat sollte mit der Einnahme der neuen „Pille" am 1. Tag der Hormonentzugsblutung oder ohne jegliche Pause im Anschluss an die letzte Einnahme des alten Präparates begonnen werden, da sonst die kontrazeptive Wirkung herabgesetzt ist. Wird von einem Kombinationspräparat auf ein Dienogest-, Drospirenon-, Levonorgestrel-, Gestoden- oder Desogestrel-haltiges Kombinationspräparat gewechselt, so kann die Einnahme im gewohnten Rhythmus fortgesetzt werden, da der Gestagenanteil der neuen „Pille" die 2- bis 3-fache Ovulationshemmdosis enthält. Beim Wechsel von einem niedrig dosierten Präparat auf eine höher dosierte „Pille" beginnt die Einnahme des neuen Präparates nach dem üblichen 7-tägigen einnahmefreien Intervall. Der Wechsel von einer Minipille auf ein Sequenz- oder Kombinationspräparat wird ohne einnahmefreies Intervall vollzogen. Diese Umstellung kann zu jedem beliebigen Zeitpunkt erfolgen.

Langzyklus – Langzeiteinnahme

Orale hormonale Kontrazeptiva können angepasst an den normalen menstruellen Zyklus pro Jahr zyklisch 13-mal oder im Sinne eines Langzyklus mit 6, 5 oder lediglich 4 jeweils 7-tägigen Pausen pro Jahr oder in Form einer Langzeiteinnahme kontinuierlich ohne Pause über Monate eingenommen werden. In den 7-tägigen einnahmefreien Intervallen setzen die Hormonentzugsblutungen ein. Generell muss also zwischen dem ***Langzyklus*** und der ***kontinuierlichen Langzeiteinnahme*** unterschieden werden (Tab. 5.17).

Vom Langzyklus sollte nur entsprechend des Begriffes Zyklus gesprochen werden, wenn die pausenlose Einnahme nicht länger als ein halbes Jahr andauert und damit in einem Kalenderjahr wenigstens zwei oder mehr Einnahmezyklen möglich sind. Anders bei der Langzeiteinnahme, bei der Anwenderin und behandelnder Arzt gemeinsam aufgrund des Wunsches oder der Indi-

Tabelle 5.17 Zyklische und kontinuierliche Anwendung (Langzyklus, Langzeiteinnahme, Langzeitanwendung) hormonaler Kontrazeptiva

Zyklisch:
Pillen
Transdermale Pflaster
Vaginalring
Kontinuierlich:
Langzyklus:
Pillen
Transdermale Pflaster
Vaginalring
Langzeiteinnahme (-anwendung)
Pillen
Transdermale Pflaster
Vaginalring
Implantate
Intramuskuläre Applikationen
IUS (MIRENA®)

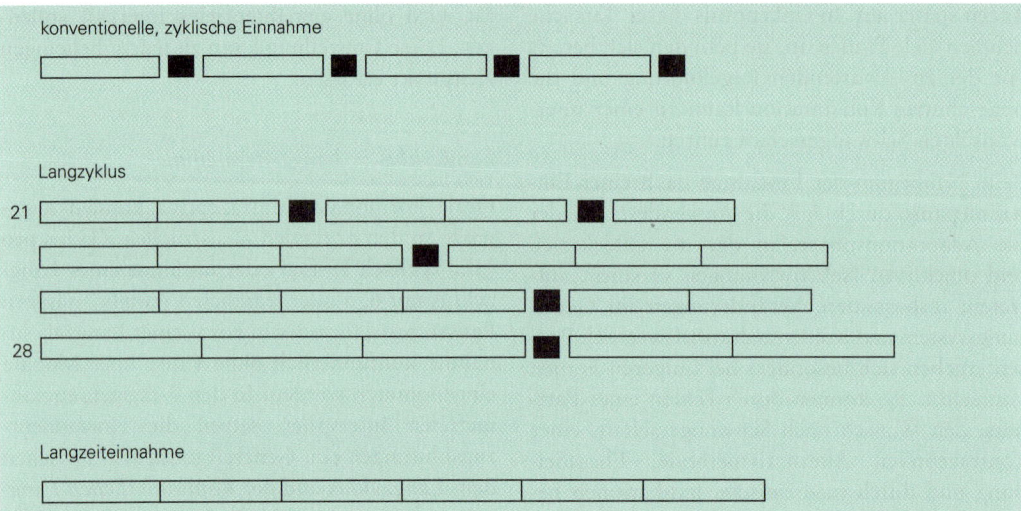

Abb. 5.14 Konventionelle, zyklische Einnahme, Varianten des Langzyklus mit 21 und 28 Pillen/Blister und Langzeiteinnahme oraler hormonaler Kontrazeptive

kation festlegen, wie lange die Einnahme der Mikropille ohne Pause erfolgen soll. Erfahrungen bestehen seit Langem mit einjähriger, aber auch mit längerer Einnahme.

Beim *Langzyklus* schließt sich an die ununterbrochene Einnahme der Pillen aus 2, 3 oder 4 Blistern (42, 63 oder 84 Dragees/Tabletten) eine 7-tägige Pause an, in der es zwischen dem 2. bis 5. Tag des einnahmefreien Intervalls zur Hormonentzugsblutung kommt. Favorisiert wird in Deutschland die 84-tägige Einnahme (3 Blister mit 28 Mikropillen oder 4 Blister mit 21 Mikropillen ohne Pause) mit anschließend 7-tägigem einnahmefreiem Intervall.

Die Anwenderinnen bluten je nach Modus demnach im Kalenderjahr nur noch 6-, 4-mal oder weniger zyklisch. In Abhängigkeit vom Gestagen setzen die Hormonentzugsblutungen bei Langzyklusanwendung im einnahmefreien Intervall regelmäßig ein oder bleiben aus (silent menstruation = ruhende Menstruation). Dienogest-haltige Mikropillen führen im Langzyklus mit einem Rhythmus von 84/7 Tagen auch noch nach einjähriger Anwendung in über 90 % zu regelmäßigen Hormonentzugsblutungen im einnahmefreien Intervall, während nach Anwendung von Levonorgestrel-haltigen Mikropillen im gleichen Langzyklus-Rhythmus nach einem Jahr 87,5 % der Frauen eine silent menstruation registrierten (Coutinho et al., 1995).

Bei fast allen Frauen werden die Hormonentzugsblutungen im einnahmefreien Intervall im Langzyklus schwächer und/oder kürzer. Der Gesamtblutverlust wird geringer. Am Anfang können während dieser Langzyklen, ähnlich wie bei Anwendung der Minipillen, bei einer Gestagenlangzeittherapie oder einer zyklischen Pilleneinnahme Zusatzblutungen, meist als spottings, seltener als Durchbruchblutungen, auftreten. Diese Blutungen setzen häufig erstmals in der 4. oder 5. Einnahmewoche des Langzyklus ein. Allerdings werden diese Zusatzblutungen von Langzyklus zu Langzyklus immer seltener, schwächer und weniger. Die Gesamtzahl der Blutungstage aus der Summe von zyklischen Hormonentzugsblutungen und Zusatzblutungen ist im Langzyklus pro Jahr wesentlich geringer als nach zyklischer Einnahme mit 13 Hormonentzugsblutungen und der in Abhängigkeit von der Östrogendosis und dem Gestagen unterschiedlichen Prävalenz von Zusatzblutungen, die bei der klassischen zyklischen Einnahme wesentlich größer ist als im Langzyklus. Langzyklus und kontinuierliche Langzeiteinnahme bedingen aufgrund der geringeren Gesamtblutungstage eine Abnahme der Eisenmangelanämien, die aufgrund der veränderten Ernährungsgewohnheiten in den letzten Jahren kontinuierlich zugenommen haben, und der zyklusabhängigen Beschwerden. Die Behandlung der spottings und Durchbruchblutungen kann in Abhängigkeit vom Wunsch der Anwenderin erfolgen:

- Einnahmepause über 3 Tage und Umwandlung der Durchbruchblutung in eine Hormonentzugsblutung,
- Dosisverdopplung für 3–5 Tage (Einnahme morgens und abends) oder
- zusätzlich 12,5–25 µg Ethinylestradiol über 3–5 Tage (Einnahme jeweils 12 h nach der Pille).

Langzyklen werden seit Jahrzehnten in unterschiedlicher Häufigkeit praktiziert. In Deutschland wird in mehr als 95 % der gynäkologischen Praxen der Langzyklus für die Blutungsunterdrückung über unterschiedlich lange Zeiträume eingesetzt. Bei Frauen mit einer Dysmenorrhö, Hypermenorrhö, Menorrhagie oder Endometriose wird der Langzyklus häufiger praktiziert als beim PCO-Syndrom und relativ selten lediglich zur Erhöhung der kontrazeptiven Sicherheit.

Zum Langzyklus oder zur Langzeiteinnahme eignen sich nur die *Einphasenpräparate*, am besten Mikropillen, mit dem gleichen Ethinylestradiol- und Gestagengehalt pro Pille.

Mit dem Langzyklus wird die kontrazeptive *Sicherheit* erhöht. Der Pearl-Index befindet sich bei 0,5. Die Folgen von Einnahmefehlern und adaptationsbedingten Nebenwirkungen (Übelkeit, Erbrechen) werden reduziert und bei einmaliger vergessener Einnahme ergeben sich keine weiteren Konsequenzen, vorausgesetzt es werden nicht zusätzlich Substanzen eingenommen, die eine Interaktion (Tab. 5.19) bedingen. Das Risiko einer ungewollten Schwangerschaft ist erhöht, wenn die Anwendungsfehler und Arzneimittelinteraktion in einem nahen zeitlichen Zusammenhang zur Einnahmepause stehen. Erfahrungsgemäß nehmen die Einnahmefehler im Langzyklus mit verlängerter Einnahmedauer ab.

Ebenso wie beim Langzyklus treten bei der *Langzeiteinnahme* die sonst im 4-wöchigen Rhythmus einsetzenden Hormonentzugsblutungen nicht auf. Die Anwenderin hat eine von ihr selbst bestimmte blutungsfreie Zeit. Erfahrungen liegen sowohl mit einjähriger als auch noch längerer Einnahmedauer vor. Die Zeitdauer wird individuell nach dem Wunsche der Anwenderin entschieden. Nach 6-monatiger (9 Blister ohne Pause) Langzeiteinnahme traten nach LNG-haltigen Pillen in 50 % im 7-tägigen einnahmefreien Intervall Hormonentzugsblutungen auf. Die anschließende zyklische Pilleneinnahme führte nach dem 1. Einnahmezyklus in 70 % und nach dem 2. Einnahmezyklus in 97 % zu regelrechten Hormonentzugsblutungen.

Durch den Langzyklus/die Langzeiteinnahme werden die zyklusabhängigen Symptome und alle mit der Menstruation auftretenden Beschwerden: Dysmenorrhö, Menorrhagie, Hypermenorrhö, Migräne in der Pause, depressive Verstimmungen einschließlich prämenstrueller Symptome: Völlegefühl, gespanntes Abdomen etc. reduziert oder aufgehoben.

Nach Beendigung des Langzyklus oder der Langzeiteinnahme kehrt die Fertilität schnell zurück. Unmittelbar nach Beendigung des Langzyklus/der Langzeiteinnahme oder konventionellen zyklischen Einnahme sind im Vergleich zum normalen Zyklus die Entwicklung des dominanten Follikels und der Ovulation lediglich um ca. 3 Tage verzögert.

Die Steroidhormon-abhängigen Laborparameter erreichen nach einiger Zeit ein Gleichgewicht und die Auswirkungen auf die verschiedenen Stoffwechselsysteme unterscheiden sich nicht von denen des konventionellen zyklischen Einnahmemodus.

Tabelle 5.18 Indikationen für den Langzyklus oder die Langzeiteinnahme hormonaler Kontrazeptiva

Zyklusstörungen	Zyklusabhängige gynäkologische Erkrankungen	Zyklusabhängige Grunderkrankungen	Varia
Blutungsstörungen	Endometriose	Epilepsie	Androgenisierung
Hypermenorrhö	Uterus myomatosus	Multiple Sklerose	Seborrhoe
Menorrhagie	PCO	Morbus Parkinson	Akne
Metrorrhagie	Funktionelle Zysten	Diabetes mellitus	Alopezie
Zusatzblutungen	Aszension	Depression	Hirsutisnus
Dysmenorrhö		Schizophrenie	Antikoagulantientherapie
Prämenstruelles Syndrom		Psychose	Wunsch der Anwenderin
		Asthma	Kontrazeption
		Migräne (Pause)	Menstruationsverschiebung
		Arthritis	
		Herpes labialis et genitalis	Ferien – Urlaub – Reisen
		Morbus Crohn	Leistungssport
		Angioödem	Minderbegabung
		Psoriasis	
		Hämorrhagische Diathesen	
		von Willebrands Jürgens Syndrom	
		Morbus Osler	
		Eisenmangelanämie	
		Spontaner Pneumothorax	
		Hyperventilationssyndrom	

Der Langzyklus oder die kontinuierliche variable Langzeiteinnahme kann bei den unterschiedlichen Zyklusstörungen, zyklusabhängigen gynäkologischen Erkrankungen, zyklusabhängigen Grunderkrankungen sowie Androgenisierungserscheinungen medizinisch indiziert sein (Tab. 5.18). Außerdem wird dieser Einnahmemodus gern in Ferienzeiten oder im Urlaub genutzt.

Jugendliche

Bei der Verordnung hormonaler Kontrazeptiva sollte nicht von einer starren Altersgrenze ausgegangen werden. Entscheidend ist, dass die Menarche eingetreten ist und ein Bedürfnis nach ständiger Kontrazeption besteht. Bei den Jugendlichen ist neben der geistigen und körperlichen Reife die Art der sexuellen Kontakte (regelmäßig, selten und unregelmäßig, mit einem oder mehreren Partnern) zu berücksichtigen. Je nach Notwendigkeit können hormonale Kontrazeptiva schon an Vierzehnjährige verordnet werden, da eine unerwünschte Schwangerschaft gerade in diesem Alter sehr schwerwiegende Folgen für später haben könnte.

Eine wesentliche Beeinträchtigung des Wachstums ist durch die niedrig dosierten Präparate nicht zu befürchten, da ab Tanner-Stadium B_3, P_3, in der Regel vom 13. Lebensjahr an, kaum noch eine Wachstumshemmung zu erzielen ist und weil dafür höhere Dosen erforderlich sind. Unabhängig von der Zusammensetzung der Präparate und unabhängig von der Dauer der Verabreichung ist die hypothalamisch-hypophysär-ovarielle Achse gleich im ersten Zyklus nach Beendigung der Einnahme voll reaktionsfähig. Der endokrine Reifungsprozess wird durch hormonale Kontrazeptiva nicht negativ beeinflusst. Eine negative Beeinflussung der späteren Fruchtbarkeit ist ebenfalls nicht zu befürchten.

Die teilweise für Jugendliche noch geforderte Pillenpause und Begrenzung der Einnahmedauer geht an den Erfordernissen der Praxis vorbei. Soweit sich aufgrund eines fehlenden Partners oder eines Kinderwunsches die Pillenpause nicht von selbst ergibt, sollte individuell entschieden werden. Zu bevorzugen sind bei Jugendlichen niedrig dosierte Mikropillen, wobei Einphasenpräparate günstiger als Dreistufen- oder Sequenzpräparate sind. Bei bestehenden Androgenisierungen: Akne, Seborrhö, Hirsutismus sind bei leichten und mittelschweren Formen Dienogest-, Drospirenon- oder Chlormadinonacetat-haltige Präparate und bei der schweren Form Cyproteronacetat-haltige Präparate zu verordnen. Jugendliche mit einer Oligomenorrhö sollten mit einphasigen Mikropillen (Tab. 5.10) behandelt werden.

Bei Verordnung der Pille an Jugendliche sind die *Geschäftsfähigkeit* und das *Haftungsrecht* zu beachten. Ausschlaggebend ist für die Einwilligungsfähigkeit und den Aufklärungsumfang die Einsichts- und Urteilsfähigkeit der Minderjährigen. So sind die Nebenwirkungen der Pillen aufklärungspflichtig. Es muss abgewogen werden, ob die Eltern der Jugendlichen über die Pilleneinnahme zu unterrichten sind oder nicht, wobei folgende Faustregeln gelten:

- Bei < 14-jährigen Jugendlichen sollte die Verordnung von hormonalen Kontrazeptiva nur mit Zustimmung der Eltern erfolgen.
- Bei 14- bis 16-jährigen Jugendlichen sollte die erforderliche Einsichtsfähigkeit von Fall zu Fall überprüft werden. Ist die Einwilligungsfähigkeit nicht gegeben, so sollte ein Elternteil hinzugezogen werden.
- Bei 16- bis 18-jährigen Jugendlichen kann die Einsichtsfähigkeit zugrunde gelegt werden.

Die Umstände, die für oder gegen eine ausreichende Einsichtsfähigkeit der Jugendlichen gesprochen haben, sind sorgfältig zu dokumentieren.

Jugendliche, die die für die ärztliche Behandlung erforderliche Urteils- und Einsichtsfähigkeit besitzen, haben den Anspruch auf ärztliche *Schweigepflicht*. Als Faustregel gilt:

- Bei 13-jährigen Jugendlichen kann der Arzt nicht zum Schweigen gegenüber den Eltern verpflichtet werden. Der Arzt muss die Eltern jedoch nur in dem Umfang informieren, soweit es für die erfolgreiche Behandlung erforderlich ist. Grenzfälle sind möglich! Sorgfältige Dokumentation!
- Bei 14- bis 16-jährigen Jugendlichen mit genügend Urteils- und Einsichtsfähigkeit darf der Arzt ohne Zustimmung keine Informationen an die Eltern weiterleiten.
- Bei 16- bis 18-jährigen Jugendlichen darf nur im Ausnahmefall, z. B. lebensbedrohliche Situation, eine Unterrichtung der Eltern stattfinden.

Vorgehen post abortum

Nach induziertem oder spontanem Abort im ersten Trimenon (−14. Schwangerschaftswoche) tritt die Ovulation u. a. in Abhängigkeit von der Schwangerschaftsdauer frühestens nach 10−28 Tagen ein. Demzufolge kann mit der Einnahme des Kontrazeptivums sofort im Anschluss an den Abort begonnen werden. Hormonale Kontrazeptiva sind daher am dem Tag nach der Aus- bzw. Nachräumung einzunehmen. Das gilt auch für ektope Schwangerschaften.

Vorgehen post partum

Innerhalb der ersten 6 Wochen post partum ovulieren ca. 50 % der nicht stillenden Mütter, wenn nicht mit Dopaminagonisten abgestillt worden ist. Mit der Ovulation ist nicht vor dem 25. Tag post partum zu rechnen. Ist anzunehmen, dass bereits wenige Tage nach dem Partus der erste ungeschützte Verkehr stattfindet, so sollte eine Minipille verordnet werden. Mit der Einnahme hormonaler Kontrazeptiva sollte nicht früher als 3 Wochen nach dem Partus begonnen werden. Besser ist es, wenn die erste spontane Regelblutung abgewartet wird. Falls die erste spontane Regel nach 6 Wochen noch nicht aufgetreten ist, so ist zu erwägen, ob dieselbe nicht mit Gestagenen oder Östrogen-Gestagen-Kombinationen induziert werden sollte, damit die Einnahme des hormonalen Kontrazeptivums am ersten Blutungstag begonnen werden kann. Niedrig dosierte Präparate (Mikropillen) sind prinzipiell zu bevorzugen. Post partum ist auch die Einnahme einer Minipille, des Östrogen-freien Ovulationshemmers (Tab. 5.10) oder die Anwendung von Depotgestagenen (Tab. 5.14 und 5.15) möglich, da die Einnahme, Injektion oder Implantation bereits eine Woche post partum erfolgen kann. Die Involution des Uterus wird von den Gestagenen nicht beeinflusst. Zu beachten ist, dass bei einer Hypertonie in der Schwangerschaft und im Wochenbett das Thromboserisiko erhöht ist. Orale hormonale Kontrazeptiva sollten daher erst nach Normalisierung des Blutdrucks verordnet werden (Cave: Rezidiv-Hypertonie, RR-Kontrollen).

Laktationsperiode

Während der Stillperiode ist kein absoluter Schutz vor einer erneuten Schwangerschaft gegeben. Konzeptionen treten etwa in einer Häufigkeit von 5 % auf. Laktation, Milchfluss und die Zusammensetzung der Milch werden durch niedrig dosierte Kontrazeptiva (Mikro-, Minipille) nicht wesentlich beeinflusst. Die Sexualsteroide gehen allerdings in die Milch über. Beim Stillen gelangen sie in den kindlichen Organismus und können dort eine systemische Wirkung entfalten. Da der Säugling noch nicht zur Glukuronisierung der Steroide in der Lage ist, kann es im Neugeborenenorganismus zur Kumulierung der Steroide kommen. Mittel der Wahl in der Laktationsperiode ist die Minipille (Tab. 5.10). Frühestens 6 Wochen post partum kann mit der Einnahme begonnen werden (Achtung: Pearl-Index ca. 1). Die Injektate mit den Gestagenen Medroxyprogesteronacetat und Norethisteronenantat (Tab. 5.14) sind ebenso wie die Implantate mit Etonogestrel oder Levonorgestrel (Tab. 5.15) von der 6. Woche post partum an applizierbar (Pearl-Index um 0). Medroxyprogesteronacetat wird während der Laktationsperiode allgemein empfohlen, da die sekretorische Leistung der Brustdrüse durch Medroxyprogesteronacetat eher gesteigert wird, ohne dass die Dauer der Laktation verkürzt wird und keine negativen Auswirkungen auf die Entwicklung der gestillten Kinder beobachtet wurden.

Perimenopause

Orale hormonale Kontrazeptiva können bis zum natürlichen Menopausealter verordnet werden. Allerdings ist dies nur möglich, wenn keine Kontraindikationen (Tab. 5.6) oder Risikofaktoren bestehen. Besonders therapeutische Indikationen sind in die Entscheidungsfindung mit einzubeziehen. Dementsprechend ist das geeignete Präparat, ein niedrig dosiertes Einphasenpräparat oder Dreistufenpräparate, auszuwählen. Bei klimakterischen Beschwerden sind Östrogen-Gestagen-Kombinationspräparate zur Hormonersatztherapie mit Estradiol(valerat) und einem Gestagen, das mehr als die einfache Ovulationshemmdosis enthält, zu bevorzugen. Damit ist der kontrazeptive Schutz gewährleistet.

➡ **Dosierungsbeispiele**

Kontinuierlich:
Kombinationspräparate: Lafamme, Climodien, Merigest, Activelle oder Kliogest über 28 Tage. Bei Blutungen 2–3 Tage Pause und dann Fortsetzung der kontinuierlichen Einnahme.

Bei Frauen über 50 Jahre ist wegen der stark reduzierten Fertilität und der altersbedingten Zunahme des gesundheitlichen Risikos die Verordnung von oralen Kontrazeptiva nicht mehr zu empfehlen, außer beim Morbus Osler, bei dem Mikropillen als Langzeiteinnahme auch in der Postmenopause weiter eingenommen werden können, um vikariierende Blutungen zu verhindern. Es kann dann entsprechend den Erfordernissen auf die Substitution mit einem natürlichen Östrogen (Estradiol und seine Ester, konjugierte Östrogene) und einem Gestagen aufgrund des erhöhten Herz-Kreislauf-Risikos als Kombinations- oder später Sequenzpräparat übergegangen werden. Anhaltende Blutungsstörungen unter der Einnahme der Sexualsteroide in der Perimenopause müssen durch Hysteroskopie und Abrasio abgeklärt werden, um ein Karzinom auszuschließen. Raucherinnen sollte nach dem 40. Lebensjahr empfohlen werden, entweder das Rauchen zu beenden oder andere Methoden der Kontrazeption anzuwenden. 5 Jahre nach Beendigung des Rauchens besteht bei diesen Frauen das gleiche Risiko für kardiovaskuläre Erkrankungen wie bei Nichtraucherinnen.

5.4.9 Fertilität

Die spätere Fruchtbarkeit gesunder Frauen wird durch hormonale Kontrazeptiva einschließlich Implantate nicht beeinträchtigt. So gibt es keinen Zusammenhang zwischen der Dauer der Einnahme und der Fertilität. Nach dem Absetzen ist der erste Zyklus meist verlängert und anovulatorisch. Nach 6 Wochen sind die gleichen Ovulationsraten zu ermitteln wie bei Frauen, die nie hormonale Kontrazeptiva einnahmen. Die kumulative Schwangerschaftsrate nach dem Absetzen entspricht nach ein bis zwei Jahren der Schwangerschaftsrate von Niemalsanwenderinnen (Abb. 5.15).

5.4.10 Gravidität und Partus

Schwangerschaftsverlauf, Schwangerschaftsdauer, Geburt, Neugeborenenbefunde und Fehlbildungsraten werden durch hormonale Kontrazeptiva nicht beeinflusst. Auf die Abortrate, das Auftreten einer ektopen Gravidität, auf die Frühgeburtenrate, geburtshilflichen Operationen, Geschlechtsverteilung der Kinder, deren Gewicht, Länge sowie Intelligenz und auf die Zwillingsrate haben hormonale Kontrazeptiva ebenfalls keinen Einfluss. Ein möglicher Zusammenhang zwischen der Einnahme hormonaler Kontrazeptiva in der Frühschwangerschaft und dem Auftreten von Fehlbildungen konnte nicht erbracht werden. Ein Schwangerschaftsabbruch ist daher bei versehentlicher Einnahme der „Pille“ in der Frühschwangerschaft nicht angezeigt. Auch schwerwiegende Antiandrogenwirkungen auf männliche Feten wurden nicht beobachtet. Vor Einnahme der „Pille“ sollte dennoch eine Schwangerschaft ausgeschlossen werden.

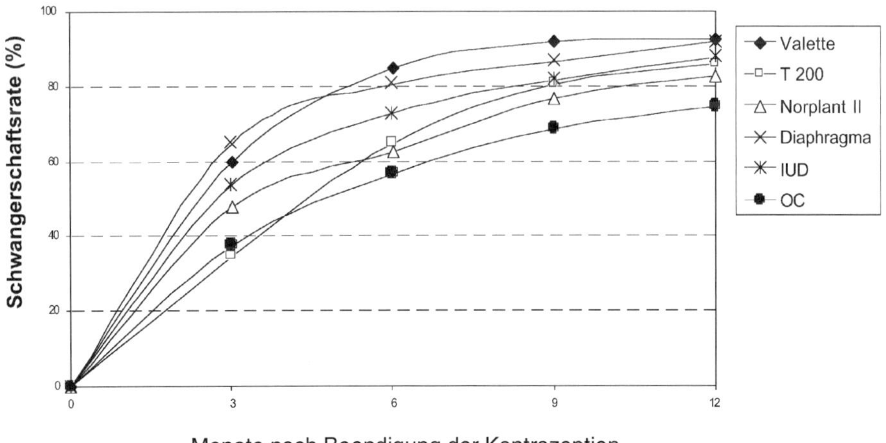

Abb. 5.15 Kumulierte Schwangerschaftsrate nach Beendigung der Kontrazeption (orale hormonale Kontrazeptiva und IUP) modifiziert nach Zimmermann et al., 1999

Tabelle 5.19 Arzneimittel, die die Sicherheit hormonaler Kontrazeptiva möglicherweise beeinträchtigen können (nicht vollständig)

Arzneimittelgruppe	Generische Bezeichnung
Analgetika	Phenacetin, Phenazon (Aminophenazon)
Antibiotika und Sulfonamide	Chloramphenicol, Nitrofurantoin, Ampicillin, Neomycin, Phenoxymethylpenicillin, Sulfamethoxypyridazin, Tetrazykline, Amoxicillin, Oxacillin, Cefalexin, Neomycin, Rifampicin
Antikonvulsiva	Phenytoin (Diphenylhydantoin), Methylphenobarbital, Phenobarbital, Primidon, Carbamazepin, Oxcarbazepin, Felbamat, Tobiramat, Tiagabin
Antihistaminika	Diphenhydramin
Antipsychotika	Chlorpromazin, Promethazin
Entzündungshemmer	Phenylbutazon, Oxyphenbutazon
Hypnotika, Sedativa	Barbiturate, Glutethimid, Carbromal, Methyprylon
Migränemittel	Dihydroergotamin
Muskelrelaxantien	Orphenadrin, Carisoprodol
Tranquillizer	Chlordiazepoxid, Diazepam, Meprobamat
Zytostatika	Cyclophosphamid
Pflanzen	Johanniskraut (Hyperforin)

5.4.11 Wirkungsbeeinflussung durch Medikamente

Die kontrazeptive Sicherheit hormonaler Kontrazeptiva kann durch die gleichzeitige Einnahme anderer Arzneimittel (Tab. 5.19) infrage gestellt werden. Meist induzieren solche Pharmaka in der Leber mikrosomale Enzyme und erhöhen damit den Abbau und die Ausscheidung der synthetischen Sexualsteroide. Ein Verlust der kontrazeptiven Sicherheit kann auch durch Erbrechen oder durch starke Diarrhö bzw. durch die Einnahme von die Darmflora beeinträchtigenden Medikamenten (z. B. Antibiotika) eintreten, da bei Schädigung der Darmflora der enterohepatische Kreislauf der Hormone gestört wird und weniger Steroide resorbiert werden.

Umgekehrt kann durch hormonale Kontrazeptiva die Wirkung anderer Pharmaka verstärkt (Antipyrin, Pethidin, Diazepam, Glukokortikoide, Koffein) oder vermindert (Chenodeoxycholsäure) werden. Über die klinische Bedeutung dieser Wechselwirkungen lässt sich nach den bisherigen Erkenntnissen im Einzelfall keine gültige Aussage treffen.

5.4.12 Nebenwirkungen

Allgemeines

Potente Pharmaka haben bei systemischer Verabfolgung ein breites Wirkungsspektrum, von dem meist nur ein begrenzter Sektor in der Therapie ausgenutzt wird. Unerwünschte Effekte müssen in Kauf genommen werden, sofern sie hinsichtlich Akzeptabilität und Risiko in einem vertretbaren Verhältnis zur gewünschten Wirkung stehen. Die in den hormonalen Kontrazeptiva enthaltenen Steroide ähneln in ihrem Wirkungsspektrum weitgehend den endogenen Ovarialhormonen. Die abweichende Wirkung entsteht in Abhängigkeit von der individuellen hormonalen Sensitivität und der neurovegetativen

Tabelle 5.20 Vorgehen bei Nebenwirkungen unter Einnahme hormonaler Kontrazeptiva (h. K.)

Nebenwirkungen	Praktisches Vorgehen
Chloasma	in den Sommermonaten Einnahme der h. K. in den Abendstunden, damit die höchsten Steroidspiegel während der Nacht auftreten, evtl. Anwendung einer Sonnencreme mit hohem Lichtschutzfaktor
Kopfschmerzen unter der Einnahme	Langzyklus niedrigdosierte h. K. evtl. Minipille oder Dreimonatsspritze, Präparatewechsel oder Vaginalring
in der Einnahmepause	bei Kopfschmerzen in der Einnahmepause Östrogene zur Vermeidung eines zu starken Hormonabfalls, z. B. 0,025 mg Ethinylestradiol Tag 22–28 oder Langzyklus
Übelkeit	abendliche Einnahme der h. K. nach dem Essen mit reichlich Flüssigkeit
Gewichtszunahme	Verordnung eines niedrigdosierten Präparates; drospirenonhaltige Präparate verordnen Gewichtsschwankungen von 2–3 kg sind normal, 19-Nortestosteron-Derivate vermeiden
Zusatzblutungen prämenstruell	Verordnung östrogenbetonter h. K., Umsetzen von Einphasen- auf Dreistufen- bzw. von Dreistufen- auf Sequenzpräparat
mittzyklisch	Gabe von 25–50 μg Ethinylestradiol vom 12.–18. Zyklustag
postmenstruell	Verordnung eines reinen Sequenzpräparates
silent menstruation	Verordnung eines höherdosierten östrogenhaltigen Präparates oder eines reinen Sequenzpräparates
Post-pill-Amenorrhö	bei Kinderwunsch Ovulationsinduktion durch Antiöstrogene. Ohne Kinderwunsch: keine spezifische Therapie erforderlich, Kontrolle des Estradiolspiegels
Hypermenorrhö/Menorrhagie	Langzyklus, Verordnung eines gestagenbetonten Kombinationspräparates
Vaginaler oder zervikaler Ausfluss	Verordnung eines gestagenbetonten Kombinationspräparates
Libidoabnahme	Verordnung östrogenbetonter h. K., Sequenzpräparate evtl. für 1–3 Zyklen Androgenpflaster
Brustspannen	Verordnung eines gestagenbetonten Kombinationspräparates, drospirenonhaltige Mikropillen

Ausgangslage der Einnehmenden durch 3 Faktoren:

1. Durch die im Gegensatz zu den natürlichen Steroiden erforderliche orale Aufnahme mit der Belastung von Magen-Darm-Trakt und Leber.
2. Durch die stoßartige, von der Regulation des endogenen Feedback-Systems unabhängige Verabfolgung
3. Durch die strukturbedingte längere Wirkungsdauer der Bestandteile hormonaler Kontrazeptiva im Organismus, wodurch es zu einer Kumulierung und „Überdosierung“ kommen kann.

Dabei muss berücksichtigt werden, dass die Resorptionsgeschwindigkeit und damit die Bioverfügbarkeit der in den Präparaten enthaltenen Steroidhormone offenbar herstellungsspezifischen (Teilchengröße, Mikronisierungsgrad) wie auch interindividuellen Schwankungen unterliegt. So ist es erklärlich, dass von einzelnen Un-

Tabelle 5.21 Wiederverordnung der hormonalen Kontrazeptiva: Berücksichtigung von östrogen- oder gestagenbedingten Nebenwirkungen

Parameter	Östrogenabhängige Nebenwirkungen	Gestagenabhängige Nebenwirkungen
Zyklus	Hypermenorrhö	Hypomenorrhö
Haut	Hyperpigmentation Chloasma trockene Haut	Akne, Seborrhö Exantheme Haarausfall
Uterus	Myomwachstum	
Vagina	zervikale Hypersekretion	trockene Scheide
Brust	Mastodynie Mastopathie	
Körpergewicht	schnelle Gewichtszunahme z. T. Wassereinlagerung	allmähliche Gewichtszunahme
Libido		Libidoverminderung
Varia	Kopfschmerzen Übelkeit, Erbrechen, Beinkrämpfe, Varizenbeschwerden	Müdigkeit Antriebsarmut Verstimmung Affektlabilität
Maßnahme	evtl. Östrogene senken oder höhere Gestagendosis	Gestagene senken oder evtl. höhere Östrogendosis

tersuchern außerordentlich unterschiedliche Wirkstoffspiegel nach identischen Einnahmeintervallen bei gleichen Hormondosen gefunden wurden. Auch bisher wenig bekannte, individuelle pharmakokinetische Besonderheiten verschiedener Personen mögen dabei eine Rolle spielen

Unter *Nebenwirkungen* verstehen wir durchweg objektiv nachweisbare Effekte der „Pille", die den physiologischen Wirkungskomponenten der Hormone entsprechen, aber im Zusammenhang mit der Schwangerschaftsverhütung unerwünscht sind, besonders wenn sie in verstärktem Maße auftreten, z. B. Brustbeschwerden, zervikaler Fluor, übermäßige Wasserretention.

Unter den *Nebenerscheinungen* (Begleiterscheinungen) werden subjektive Nebenwirkungen wie Übelkeit und Erbrechen, Kopfschmerzen, Schwindel, Venen- und Beinbeschwerden (Wadenkrämpfe) zusammengefasst. Die genannten Nebenwirkungen sind typische Folgen der Östrogeneinwirkung. Als spezifische Gestageneffekte gelten Müdigkeit, Depression, Reizbarkeit, Nervosität, Libidoabnahme und verstärkter Appetit. Es handelt sich um Symptome, die auch sonst relativ häufig auftreten, da psychische Einflüsse für ihr Zustandekommen eine große Rolle spielen. Meist sind diese Begleiterscheinungen in den ersten 3 Einnahmezyklen am ausgeprägtesten und gehen danach deutlich zurück oder verschwinden ganz (Tab. 5.20 u. 5.21). Unter den Mikropillen konnte das Risiko für schwerwiegende Nebenwirkungen reduziert werden.

Zu den schwerwiegenden Nebenwirkungen, Komplikationen und Risiken gehören Veränderungen am kardiovaskulären System und an der Leber. Diese Ereignisse sind selten, wurden immer wieder im Zusammenhang mit hormonalen Kontrazeptiva diskutiert, setzen aber für ihre Entstehung prädisponierende Faktoren oder weitere exogene Risikofaktoren voraus.

Körpergewicht

Jede 5. bis 10. Anwenderin hormonaler Kontrazeptiva nimmt während der Anpassungsphase an die hormonalen Kontrazeptiva während der ersten 3 bis 6 Einnahmezyklen 3 und mehr kg zu. Nach Einnahme von Placebos wurden ähnliche Phänomene beobachtet, da jede 3. Frau 2,5 kg und mehr zunahm. Die Gewichtszunahmen sind wahrscheinlich Folge einer Appetitsteigerung mit vermehrter Kalorienzufuhr, Wassereinlagerung oder Folge psychischer Effekte.

Bei Überschreitung des Körpergewichtes von > 90 kg nimmt die Sicherheit der hormonalen Kontrazeptiva linear ab. Transdermale Pflaster sollen aus diesem Grund bei einem Körpergewicht von > 90 kg nicht mehr angewendet werden. Bei Gewichtsproblemen, vor allem der Gewichtszunahme durch Wassereinlagerung oder durch prämenstruelle Appetitsteigerung, sollten Drospirenon-haltige Präparate verordnet werden.

Mortalitätsrisiko

Das Mortalitätsrisiko ist bei einer 25-jährigen Beobachtungszeit für alle Todesarten zwischen Anwenderinnen hormoneller Kontrazeptiva und Niemalsanwenderinnen für alle Ursachen und alle Karzinome gleich groß. Für Kolorektal-, Uterus- und Ovarkarzinome besteht bei Pillenanwenderinnen ein erheblich reduziertes, für Karzinome der Leber, Lunge und Brust ein meist nur gering erhöhtes und für das Zervixkarzinom sowie zerebrovaskuläre Erkrankungen ein statistisch gesichertes erhöhtes Risiko.

10 oder mehr Jahre nach Beendigung der Einnahme hormonaler Kontrazeptiva war das Mortalitätsrisiko für ehemalige und Niemalsanwenderinnen ebenfalls gleich (Beral et al., 1999).

5.4.13 Blutungsstörungen

Unter Anwendung von hormonalen Kontrazeptiva treten Zusatzblutungen nicht selten auf. Sie manifestieren sich entweder als Schmierblutungen (spottings), die nicht länger als drei Tage andauern, oder als Durchbruchblutungen, einschließlich der vorzeitigen Abbruchblutung, die sich in Stärke und Dauer von einer normalen Hormonentzugsblutung nicht unterscheiden.

Zusatzblutungen während der Einnahme niedrig dosierter oraler hormonaler Kontrazeptiva vom Kombinationstyp treten immer dann auf, *wenn die ovarielle Suppression nicht so ausgeprägt ist und sich aktive Follikel-ähnliche Strukturen nachweisen lassen.* Der Hoogland-Score, gebildet aus Follikeldurchmesser und endogenem Estradiolspiegel, erreicht dann den entsprechend höchsten Wert von 4. Eine gute ovarielle Suppression ergibt niedrigere Hoogland-Scores von 1–3 und geht mit weniger Zusatzblutungen einher (Endrikat et al., 2003).

Die Häufigkeit der Zusatzblutungen liegt meist höher, als angenommen wird, und unterscheidet sich u. a. in Abhängigkeit von der Östrogendosis und vom Gestagen für die einzelnen Präparate. Am häufigsten treten Zusatzblutungen im ersten Anwendungszyklus auf. Die Prävalenz beträgt im Mittel bei den „Mikropillen" bis zu 30%. In den weiteren Anwendungszyklen kommt es dann zu einem kontinuierlichen Abfall der Prävalenz, die nach einem Jahr auf unter 10% absinkt. Die Dienogest-haltige Mikropille führt kontinuierlich zur Reduktion der Zusatzblutungen. Bereits im 2. Einnahmezyklus wird die Prävalenz des Kontrollzyklus erreicht und vom 3. Einnahmezyklus an liegt die Rate der Zusatzblutungen schon deutlich darunter (Abb. 5.16). Chlormadinon-haltige Präparate weisen auch in der Anpassungsphase eine Prävalenz von unter 10% auf.

Die Prävalenz der Zusatzblutungen reduziert sich im Langzyklus schneller als bei der konventionellen zyklischen Einnahme der Pille. So wird schon mit dem 6. Blister die Prävalenz von ca. 6% erreicht, die für den Vaginalring immer üblich ist und mit der zyklischen Einnahme frühestens nach einem Jahr eintritt.

Durchbruchblutungen sind seltener als Schmierblutungen. Beide Ereignisse können aber auch

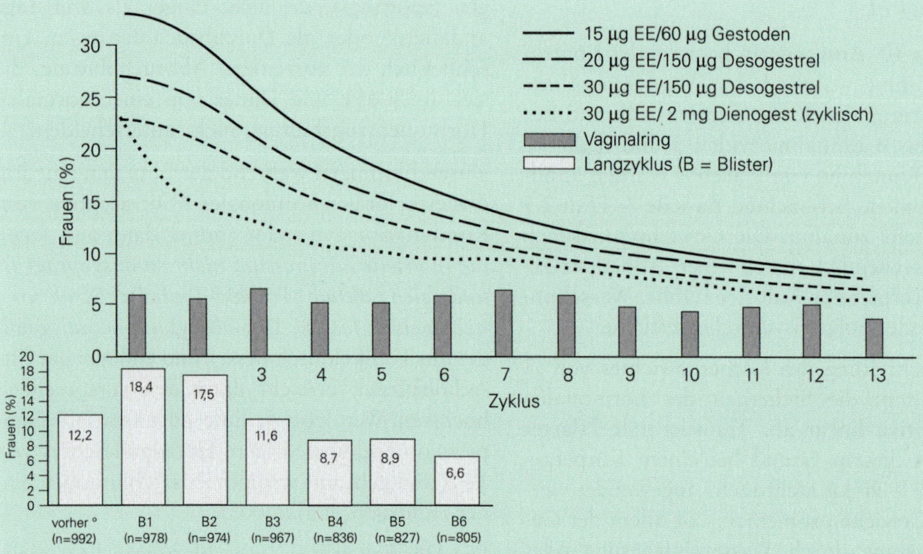

Abb. 5.16 Zusatzblutungen unter Mikropillen und Vaginalring und im Langzyklus

im gleichen Anwendungszyklus auftreten. Bei Anwendung des Vaginalrings treten die Zusatzblutungen, vorwiegend spottings, weniger Durchbruchblutungen, relativ gleichmäßig während des ersten Anwendungsjahres in einer Prävalenz von unter 5 % auf.

Außer in der Anpassungsphase werden Zusatzblutungen am häufigsten im Rahmen der Umstellung von einem hormonalen Kontrazeptivum auf ein anderes beobachtet. Frauen, die vor der Anwendung hormonaler Kontrazeptiva bereits Zusatzblutungen aufweisen, müssen häufiger mit Zusatzblutungen unter der Einnahme rechnen. Zusatzblutungen sind einer der häufigsten Gründe für die Beendigung der Einnahme. Ursachen der Zusatzblutungen sind meist Einnahmefehler, wobei ein bis drei Dragees zu Schmierblutungen und mehr als drei automatisch zu Durchbruchblutungen führen.

Ferner kann es bei Arzneimittelinteraktionen infolge Abfall der Hormonkonzentration (verstärkte Konjugierung bzw. Elimination) zu Durchbruchblutungen kommen.

Beim Auftreten von Zusatzblutungen empfehlen sich die folgenden Maßnahmen:

- Gynäkologische Untersuchung (Ausschluss von organischen Ursachen: Karzinome, Polypen, Myome, Entzündungen).
  - Speculumeinstellung
  - Kolposkopie
  - Bimanuelle Untersuchung
- Vaginale Sonographie
- Evtl. Hysteroskopie und gezielte Gewebsentnahme bzw. fraktionierte Abrasio
- Östrogensubstitution
  - Ethinylestradiol 12,5–25 µg/die
- Auslösen einer vorzeitigen Abbruchblutung (verkürzte Einnahme)
- Umstellung
  - Präparat mit anderer Zusammensetzung
  - Langzyklus
  - Dreistufenpräparat
  - Abgestufte Sequentialtherapie
  - Sequenzpräparat für 3 Einnahmezyklen
  - Vaginalring

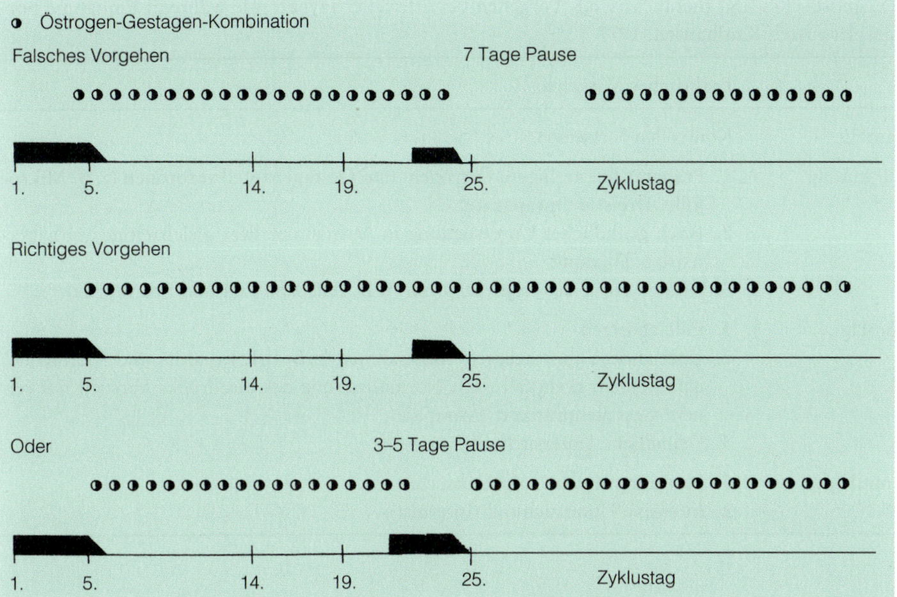

Abb. 5.17 Falsches und richtiges Vorgehen bei vorzeitiger Abbruchblutung

Besonders bei Zusatzblutungen in der Mitte des Einnahmezyklus sollte die Umstellung auf ein Dreistufenpräparat erfolgen.

Bei vorzeitiger Abbruchblutung darf nicht das sonst übliche siebentägige einnahmefreie Intervall, in dem es zumeist blutungsfrei bleibt, eingeschaltet werden, sondern die Einnahme ist ohne Pause fortzusetzen (Abb. 5.17). Andernfalls kann die Ovarialfunktion in Gang kommen, d. h. eine Ovulation mit nachfolgender Schwangerschaft ist möglich. Es kann aber auch mit dem Einsetzen der vorzeitigen Abbruchblutung eine drei- bis maximal fünftägige Einnahmepause eingelegt werden, um dann sofort wieder mit der Einnahme aus einer neuen Pillenpackung zu beginnen. Bei Durchbruchblutungen ist ebenso zu verfahren (Abb. 5.17).

5.4.14 Herz-Kreislauf-System

Hypertonie

Bei 1–3 % aller Frauen kommt es unter langfristiger Pilleneinnahme zu Blutdruckanstieg, wobei exzessive Blutdruckanstiege selten sind. Um frühzeitig Gefährdungen oder sich anbahnende kardiovaskuläre Komplikationen zu erkennen und abzuwenden, sind regelmäßige Blutdruckkontrollen vorzunehmen (Tab. 5.22).

Bei einer Hypertonie in der Anamnese, z. B. überstandene Hypertonie in der Schwangerschaft, kann es während der Einnahme hormonaler Kontrazeptiva zum Blutdruckanstieg kommen. Lässt sich dieser Anstieg normalisieren, so können unter sorgfältiger Kontrolle Mikropillen, der Vaginalring oder transdermale Pflaster angewendet werden. Bei erneutem Anstieg sind die hormonalen Kontrazeptiva abzusetzen, und nur nach Absprache mit dem Internisten können unter Kontrolle Minipillen verordnet werden.

Thromboembolie

Unter der Einnahme hormonaler Kontrazeptiva kann es in seltenen Fällen zu Thrombosen und Embolien kommen. Hormonale Kontrazeptiva erhöhen das natürliche Thromboserisiko von

Tabelle 5.22 Diagnostisches und therapeutisches Vorgehen bei arterieller Hypertonie während Einnahme hormonaler Kontrazeptiva nach Kaulhausen, 1977

Blutdruck	Praktisches Vorgehen
RR <140/90 mmHg	Kontrollen fortsetzen
RR 140–160/90 mmHg	1. Präparat mit geringem Östrogen- und Gestagenanteil verordnen (z. B. Mikropille, Dreistufenpräparate) 2. Nach gründlicher Untersuchung in Ausnahmefällen: gleichzeitige antihypertensive Therapie 3. Andere Form der Kontrazeption (z. B. IUP, Kondom und Spermizide)
RR ≧160/95 mmHg	1. Pille absetzen 2. Über andere kontrazeptive Maßnahmen (z. B. IUP, Kondom und Spermizide) entscheiden, eventuell nach Normalisierung des Blutdrucks Versuch mit reinem Gestagenpräparat (Minipille) 3. Gründliche Untersuchung
RR ≧200/120 mmHg	1. Hormonpräparat sofort absetzen 2. Intensive Untersuchung (Internist)

1–2/10 000 Frauen auf das 3- bis 4-Fache. Dabei ist das Risiko abhängig von der Einnahme des Gestagens in den betreffenden hormonalen Kontrazeptiva. Inwieweit dabei der Expression des Thrombin-Rezeptors durch die Gestagene Medroxyprogesteronacetat, Keto-Desogestrel, Gestoden und Progesteron eine Bedeutung zukommt, ist noch offen. Das Thromboserisiko ist vor allem in den ersten 6 Einnahmezyklen erhöht. Nach Beendigung der Einnahme normalisiert sich das Risiko innerhalb von 3 Zyklen. Schwangerschaft und Wochenbett führen zu einer Zunahme der Thrombosehäufigkeit auf 10/10000 bzw. 40/10000. Ursachen sind die Beeinträchtigung der Struktur und Elastizität der Venenwände durch Gestagene und Veränderungen im Gerinnungssystem. Die Gerinnungsfaktoren II, V, VII, VIII, X und Xa nehmen ebenso zu wie die Fibrinmonomeren und das immunoreaktive Plasminogen. Gleichzeitig ist Antithrombin III, der Blocker von Faktor X, erniedrigt. Orale hormonale Kontrazeptiva und eine Schwangerschaft führen bei Frauen mit einem Mangel an Gerinnungsfaktoren in jüngeren Jahren zu einer Thromboembolie, ohne dass das absolute Risiko einer venösen Thromboembolie über die fertile Lebenszeit erhöht wird (van Vlijmen et al., 2007). Nur in etwa 40 % aller Thrombosen wird eine familiäre Thrombophilie angenommen, 60 % lassen sich nicht erklären. Durch die APC-Resistenz wird etwa die Hälfte der familiären Thrombophilien bedingt, 15–20 % dagegen beruhen auf einer Prothrombin-Mutation oder einem Antithrombin III-, Protein-C- oder Protein-S-Mangel. Die APC-Resistenz kommt in der Bevölkerung in einer Häufigkeit von 3–5 % vor. Aber nur bei 3 von 1000 Frauen mit einer APC-Resistenz, die hormonale Kontrazeptiva einnehmen, ist mit einer Thrombose zu rechnen. Aber auch ein negativer Labortest schließt eine hereditäre Thrombophilie keineswegs aus. Ein selektives Screening erscheint daher mehr als fragwürdig. Die Erhebung der Eigen- und Familienanamnese ist zurzeit noch wesentlich sinnvoller. Frauen mit einer positiven Thromboembolie-Familienanamnese sollten auf ein Protein S-, Protein C- und Antithrombin-Mangel getestet werden (van Vlijmen et al., 2007). Außerdem muss dann das Risiko gegen die Konsequenzen, die sich aus dem Absetzen der hormonalen Kontrazeptiva ergeben, genau abgewogen werden. Beim Bemerken von Symptomen, die auf eine Thrombose hindeuten, ist umgehend der Arzt aufzusuchen, um die geeig-

Tabelle 5.23 Indikationen und Kontraindikationen für orale hormonale Kontrazeptiva bei familiärer Thrombophile

	Hormonale Kontrazetiva	
	indiziert	kontraindiziert
Gesunde Frauen	+	
Belastete Familienanamnese	(+)	(+)
APC Resistenz		+
Protein C Mangel		+
Protein S Mangel		+
AT III Mangel		+
Antiphospholupid Antikörper		+
Hyperhomozysteinämie		+
Prothrombin-Mutation		+

nete Therapie mit Heparin einzuleiten. Bei bekanntem AT-III-Mangel soll wegen des erhöhten Thromboserisikos die „Pille" nicht verordnet werden (Tab. 5.23). Routinemäßige AT-III-Bestimmungen sind allerdings nicht erforderlich, sind aber zu empfehlen bei familiärer Thromboseneigung. Durch Ethinylestradiol nimmt die Thrombozyten-Aggregationsneigung zu. Diese Hyperkoagulabilität ist nicht gleichbedeutend mit einer akuten Thromboemboliegefahr. Das erhöhte Risiko kommt erst dann zum Tragen, wenn ein zusätzlicher, exogener Faktor hinzukommt (Operation, Trauma, längere Immobilisierung, starkes Rauchen). Als weitere Risikofaktoren gelten Alter über 35 Jahre, Adipositas, Hyperlipidämie, thromboembolische Ereignisse in der Anamnese sowie Kortikosteroideinnahme. Thromboembolien kommen auch bei niedrig dosierten Präparaten und ohne Vorhandensein von Risikofaktoren vor. Das Arterioskleroserisiko wird auch durch langjährige Einnahme der „Pille" nicht erhöht. Minipillen aktivieren die Gerinnung nicht und üben keine nachteiligen Effekte auf das System von Gerinnungsinhibitoren und Fibrinolyse aus.

Kardiovaskuläre Komplikationen

Unsere Kenntnisse über die Risiken für die Entstehung der Herz-Kreislauf-Erkrankungen unter der Einnahme hormonaler Kontrazeptiva beruhen auf Kasuistiken und kontrollierten klinischen Studien.

Beim Vergleich der Verbrauchszahlen hormonaler Kontrazeptiva mit den Mortalitätsrisiken infolge kardiovaskulärer Erkrankungen ergaben sich für England und Wales, die USA, die Bundesrepublik Deutschland und andere Länder gleiche Tendenzen. Trotz des steigenden oder in etwa gleich hohen Verbrauchs hormonaler Kontrazeptiva sank die Mortalität an kardiovaskulären Erkrankungen bei Frauen im gestationsfähigen Alter ständig ab. Dieser Trend war stärker als bei Männern gleichen Alters und stärker als bei älteren Frauen, die keine hormonalen Kontrazeptiva mehr anwendeten.

Orale hormonale Kontrazeptiva gelten bei Frauen ohne Risikofaktoren im Alter ≤ 35 Jahren bezüglich des kardiovaskulären Risikos als unbedenklich. Bei Frauen > 35 Jahren gilt dies vorzugsweise für Mikropillen mit einer Ethinylestradioldosis ≤ 30 µg.

Trotz dieser günstigen Aussagen darf aber niemals das für jede Frau dennoch vorhandene *individuelle* Risiko außer Acht gelassen werden. Für die Praxis ergeben sich daher folgende Hinweise:

1. Nach dem derzeitigen Stand wird das relative Risiko für kardiovaskuläre Erkrankungen bzw. Todesfälle durch hormonale Kontrazeptiva allein nicht erhöht. Die Gefährdung ist auf jeden Fall wesentlich geringer als die durch Schwangerschaft und Geburt.
2. Das relative Risiko steigt aber an, wenn Risikofaktoren wie Rauchen, Hypertonie, Immobilisierung, Adipositas, Diabetes mellitus und Hyperlipidämie hinzukommen.
3. Liegen 3 oder mehr Risikofaktoren vor, so sollte auf hormonale Kontrazeptiva ver-

zichtet werden, ganz besonders bei starken Raucherinnen, die das 35. Lebensjahr überschritten haben.

4. Bei Anwenderinnen hormonaler Kontrazeptiva finden sich erwiesenermaßen mehr und vor allem stärkere Raucherinnen als bei Nichtanwenderinnen. Ehe man sich aus den oben genannten Gründen bei Häufung von Risikofaktoren zum Absetzen der hormonalen Kontrazeptiva entschließt, sollte man empfehlen, das Rauchen aufzugeben.

Myokardinfarkt

In der von der WHO (1997) durchgeführten Multicenterstudie war das Myokardinfarktrisiko für Raucherinnen erhöht (Tab. 5.24). In diese Studie wurden 368 Fälle mit einem akuten Myokardinfarkt unter Beachtung der Risikofaktoren: Rauchen, Hypertonie einschließlich der in der Gravidität, Diabetes, rheumatische Herzerkrankungen, Fettstoffwechselstörungen und belastende Familienanamnesen für einen Herzinfarkt und Schlaganfall eingeschlossen. Die Dauer der Einnahme hormonaler Kontrazeptiva sowie die ehemalige Einnahme erhöhten das Risiko nicht. Ebenso wenig beeinflussten die Östrogendosis sowie der Typ und die Dosis des Gestagens dieses Risiko (Tab. 5.24).

Tabelle 5.24 Myokardinfarkt-Inzidenz bei fertilen Frauen (WHO Collaborative Study of Cardiovascular Disease and Steroid Hormone Contraception. Acute myocardial infarction and combined oral contraceptives: results of an international, multicenter case-control study. Lancet 349, 1997, 1202–1209.)

Gruppe	Jährliche Inzidenz/ 100 000
Gesamtinzidenz	5
Frauen < 35 Jahre	
Nichtraucherinnen	4
Nichtraucherinnen + hormonale Kontrazeptiva	4
Raucherinnen	8
Raucherinnen + hormonale Kontrazeptiva	43
Frauen > 35 Jahre	
Nichtraucherinnen	10
Nichtraucherinnen + hormonale Kontrazeptiva	40
Raucherinnen	88
Raucherinnen + hormonale Kontrazeptiva	485

Schlaganfall

Das Schlaganfallrisiko ist bei Einnahme von hormonalen Kontrazeptiva mit einem Ethinylestradiolgehalt von < 50 µg bei Nichtraucherinnen nicht erhöht. Auch die Analyse der Royal College of General Practitioners' Oral Contraception Study ergab lediglich ein leicht erhöhtes Schlaganfallrisiko für Raucherinnen bei Anwendung von Präparaten mit einem Ethinylestradiolgehalt von > 50 µg.

Die WHO-Studie (1996) für den ischämischen Schlaganfall erbrachte für Europa nur ein statistisch gesichert erhöhtes Risiko für die höheren Ethinylestradioldosen von > 50 µg.

In der WHO-Studie (1996) für den hämorrhagischen Schlaganfall wurden 1068 Fälle rekrutiert. Das Risiko war für die gegenwärtig angewendeten Präparate in Europa nicht erhöht. Diese Studie ergab aber auch, dass das hämorrhagische Schlaganfallrisiko bei älteren Frauen mit Risikofaktoren, besonders einer Hypertonie, erhöht ist. Durch das Rauchen wird dieses Risiko ebenfalls erhöht, aber nicht so dramatisch wie durch eine Hypertonie. Die Östrogendosis, der Gestagentyp und die Dauer der Einnahme der hormonalen Kontrazeptiva hatten keinen Einfluss auf das hämorrhagische Schlaganfallrisiko.

Die niedrig dosierten hormonalen Kontrazeptiva mit einer Östrogendosis < 50 µg Ethinylestradiol erhöhen nicht das Risiko eines Schlaganfalls bei gesunden Nichtraucherinnen, unabhängig vom Alter. Das Risiko ist erhöht bei der Einnahme von höher dosierten Präparaten und jenseits des 35. Lebensjahres für Frauen mit kardialen Risikofaktoren, besonders der Hypertonie (Tab. 5.25).

Tabelle 5.25 Schlaganfall-Inzidenz bei fertilen Frauen (WHO Collaborative Study of Cardiovascular Disease and Steriod Hormone Contraception. Ischaemic stroke and haemorrhagic stroke, overall stroke risk, and combined oral contraceptives: results of an international, multicenter case-control study. Lancet 348, 1996, 498–505 + 505–510.)

Gruppe	Jährliche Inzidenz/ 100 000
Ischämischer Schlaganfall	
Gesamtinzidenz	5
Frauen < 35 Jahre	1–3
Frauen > 35 Jahre	10
Hämorrhagischer Schlaganfall	
Gesamtinzidenz	6
Zunahme durch hormonale Kontrazeptiva inklusive Raucherinnen und Hypertonikerinnen	
Niedrig dosierte hormonale Kontrazeptiva	2
Frauen > 35 Jahre und niedrig dosierte H.K.	1
Hoch dosierte hormonale Kontrazeptiva	8

5.4.15 Leber und Gallenblase

Bei gesunden Frauen wird die Leberfunktion durch die Pille selbst nach langjähriger Einnahme nicht ernstlich beeinträchtigt, obwohl einige Stoffwechselparameter beeinflusst werden. Nach der oralen Einnahme der hormonalen Kontrazeptiva durchlaufen dieselben wiederholt den enterohepatischen Kreislauf und aktivieren die Syntheseleistung der Leber. Die Proteinsynthese wird induziert, wobei Gerinnungsfaktoren (Koagulation und Fibrinolyse) ebenso wie SHBG und Lipide gebildet werden. Durch die alkylierten Steroide, also Ethinylestradiol, Mestranol und Gestagene mit einer 17α-Ethinylgruppe, kann es zu Störungen in der Gallenbildung kommen. Die Cholesterinkonzentration steigt in der Galle an und die Gallensäuren sinken ab. Dadurch vermindert sich die Kapazität der Ausscheidung von Gallensäuren, Steroiden und Bilirubin. Kommen weitere Noxen hinzu, so sind Leber-Gallen-Funktionsstörungen möglich. Gallensteine sind doppelt so häufig bei Frauen, die hormonale Kontrazeptiva einnehmen. Durch Progesteron-Derivate wird der Leber-Gallen-Stoffwechsel wesentlich weniger belastet. Hepatitis und Leberzirrhose stellen keine absoluten Kontraindikationen für die Einnahme hormonaler Kontrazeptiva dar. Hormonale Kontrazeptiva üben keinen Einfluss auf Entstehung, Verlauf, Rekonvaleszenz und chronischen Verlauf einer Hepatitis aus. Nach einer Hepatitis können Mikropillen mit Gestagenen, die eine niedrige Halbwertszeit aufweisen (Dienogest), verordnet werden. Allerdings sind die Transaminasen zu kontrollieren. Während der Adaptationsphase innerhalb der ersten 3 Einnahmezyklen können sie ansteigen. Normalisieren sich dieselben nicht innerhalb von 6 Einnahmezyklen, so ist die Pille abzusetzen und es kann auf eine Minipille, evtl. die transdermale oder vaginale Applikation übergegangen werden.

Beim *Reye-Syndrom* ist genauso vorzugehen wie nach einer Hepatitis. Hormonale Kontrazeptiva können verordnet werden. Vor der Einnahme und am Ende des 3. Einnahmezyklus sind die Transaminasen zu kontrollieren. Steigen sie gering an, sind dieselben nach weiteren 3 Einnahmezyklen zu kontrollieren. Nach ½ Jahr müssen sich die Transaminasen normalisiert haben, oder die hormonalen Kontrazeptiva sind abzusetzen.

Porphyrie: Hormonale Kontrazeptiva können die unterschiedlichsten Formen der Porphyrie auslösen. Eine akut intermittierende Porphyrie kann aber durch hormonale Kontrazeptiva gebessert werden.

5.4.16 Kohlenhydratstoffwechsel und Diabetes mellitus

Bei der Beurteilung des Einflusses hormonaler Kontrazeptiva auf den Kohlenhydratstoffwechsel müssen folgende Faktoren beachtet werden:

Zusammensetzung der Präparate, die unterschiedliche Dosierung des Östrogens und Gestagens, die Einnahmedauer, die individuelle Ausgangssituation (Stoffwechselgesunde, subklinischer Diabetes, Diabetes mellitus) und das Lebensalter. Hormonale Kontrazeptiva können die Glukosetoleranz verändern. Die Verstoffwechselung der Glukose wird verlangsamt und Insulin steigt meist leicht an. Östrogene bewirken einen Anstieg des Somatomedins, des Wachstumshormons sowie des Kortisols. Hormonale Kontrazeptiva sind auch in höherer Dosierung nicht als diabetogen anzusehen. Bei gesunden Frauen wird die Glukosetoleranz nur unbedeutend oder gar nicht gestört, wobei die Veränderungen am ausgeprägtesten in der Anpassungsphase während der ersten drei Zyklen nach Einnahmebeginn sind.

Das Diabetesrisiko wird durch orale hormonale Kontrazeptiva nicht erhöht. Während der Einnahme der Pille wird bei 0,32/1000 Frauenjahren ein Diabetes diagnostiziert. Diese Zunahme entspricht der Häufigkeit des Diabetesrisikos bei Nichtanwenderinnen. Anlässlich der Nurses' Health Study II wurde keine nennenswerte Zunahme im Vierjahresrisiko für NIDDM (Non-Insulin-Dependent Diabetes mellitus) bei gegenwärtiger Anwendung der Pille festgestellt. Es ergab sich auch keine eindeutige Zunahme des Diabetesrisikos bei ehemaligen Pillenanwenderinnen (Chasan-Tabar et al., 1997). Die Progression zum Diabetes mellitus erfolgt unabhängig von der Einnahme oraler hormonaler Kontrazeptiva.

Diabetes mellitus Typ I (Insulinabhängiger Diabetes mellitus – IDDM): Die niedrig dosierten Östrogen-Gestagen-Kombinationspräparate führen ähnlich wie die Minipillen nicht zu signifikanten Veränderungen der Glukose und des Insulins. Gleiches gilt für das Cholesterol und HDL. Diese Befunde stimmen mit Untersuchungen bei stoffwechselgesunden Frauen überein und sprechen dafür, dass die Östrogenkomponenten der oralen hormonalen Kontrazeptiva protektiv gegen die koronare Arteriosklerose wirken. In einer kleinen kontrollierten Studie von Diabetikerinnen, die eine Kombination von Ethinylestradiol und Gestoden einnahmen, wurden keine nachteiligen Veränderungen der Lipoproteinspiegel und Endothelfunktion gefunden (Petersen et al., 1994). Mit den Mikropillen wurden auch keine Assoziationen für die Entstehung der *Retinopathie*, einem Makula-Ödem, der Hypertonie und dem HbA1C gefunden, wenn die inhärenten Diabetesrisiken entsprechend berücksichtigt wurden (Klein et al., 1999). Einen Einfluss auf das Fortschreiten der Retinopathie und Nephropathie üben die niedrig dosierten Kombinationspräparate bei jungen Diabetikerinnen ebenfalls nicht aus (Garg et al., 1994). Auch die Entwicklung einer diabetischen mikrovaskulären Erkrankung oder Arteriosklerose wird durch die niedrig dosierten oralen hormonalen Kontrazeptiva nicht begünstigt (WHO World Drug Information, 1994, Gordon CM and Mansfield MJ Curr Opinion Pediatr, 1996).

Diabetes mellitus Typ II (Nichtinsulinabhängiger Diabetes mellitus – NIDDM): Frauen mit einem diätetisch geführten Diabetes mellitus können Mikropillen verordnet werden, ohne dass es dadurch zur weiteren Manifestation kommt. Wichtig ist, dass alle anderen Maßnahmen des Monitoring eingehalten werden.

Gestationsdiabetes: Bei Frauen mit einem ehemaligen Gestationsdiabetes kann es in der Anpassungsphase in den ersten 3 Monaten der Einnahme zu nicht signifikanten Alterationen im Kohlenhydratstoffwechsel kommen. In einer kontrollierten randomisierten Studie wurde in den USA untersucht, in welcher Häufigkeit bei ehemaligen Gestationsdiabetikerinnen nach Applikation von hormonalen Kontrazeptiva ein Diabetes manifestiert. Nach 6–13 Monaten entwickelten 15% der Frauen einen Diabetes, die ein monophasisches Norethisteron-haltiges Präparat (EE_2 35 µg, NET 0,4 mg), 20%, die ein Dreistufenpräparat mit Levonorgestrel (EE_2 30 bis 40 µg, LNG 50 bis 125 µg) eingenommen hatten und 17 % in der Kontrollgruppe. Die Entwicklung des Diabetes korrelierte mit der Schwere der Glukosetoleranzstörung während der Gravidität (Kjos et al., 1990).

Stoffwechsellabilität: Falls Diabetikerinnen stoffwechsellabil sind und im einnahmefreien Intervall oder zur Zeit der Menstruation mit Stoffwechselabweichungen reagieren, ist in der Betreuung das Konzept zu ändern und zu überlegen, wie die „Hormonschwankungen", „Hormonspitzen" und „Hormonlöcher" zu vermeiden sind. Es bieten sich folgende Varianten an:

- Langzyklus/Langzeiteinnahme niedrig dosierter hormonaler Kontrazeptiva oder
- Vaginalring.

Empfehlungen für die Praxis: Vor dem Beginn der Einnahme sind prinzipiell Gewicht, Blutdruck, Glukose- (häusliches Glukosemonitoring mit postprandialen Werten), HbA1c-Spiegel und Lipide zu kontrollieren. Nach dem ersten Einnahmezyklus – besser noch in der ersten Woche der Einnahme – und danach alle 3 Monate sollten der Blutdruck gemessen, das Gewicht und der Kohlenhydratstoffwechsel mit HbA1c, Nüchtern- und postprandiale Glukosespiegel und alle 3–6 Monate die Triglyzeride bestimmt werden. Eine enge Zusammenarbeit mit dem die Diabetikerin betreuenden Internisten (Diabetologen) ist zu empfehlen. Bei Veränderungen im Kohlenhydratstoffwechsel sollten gemeinsam mit den Diabetologen die erforderlichen Maßnahmen (z. B. die Anpassung der Insulindosis) eingeleitet werden, bevor auf eine alternative Form der Kontrazeption umgestellt wird.

Hormonale Kontrazeptiva sind bei Diabetikerinnen lediglich zur temporären Kontrazeption einzusetzen, wobei einphasige Mikropillen mit antiandrogener Wirkung im Langzyklus zu bevorzugen sind. Sequenzpräparate sollten nicht verordnet werden. Nach erfülltem Kinderwunsch ist eine Form der irreversiblen Kontrazeption zu wählen. Orale hormonale Kontrazeptiva, auch Mikropillen und Dreistufenpräparate, sind bei Diabetikerinnen mit Gefäßveränderungen, deutlicher Hypertonie und Hyperlipidämie kontraindiziert (Tab. 5.26).

Tabelle 5.26 Kontrazeption bei Diabetes mellitus Typ 1

Fertilität nicht abgeschlossen	→	Hormonale Kontrazeptiva, Langzyklus
– Gefäßerkrankungen	→	LNG-haltige Spirale, Barriermethoden
Fertilität abgeschlossen	→	Irreversible Kontrazeption

5.4.17 Gastrointestinaltrakt

Orale hormonale Kontrazeptiva werden durch den Gastrointestinaltrakt aufgenommen und können denselben beeinflussen oder werden durch Erkrankungen desselben in ihrer Wirkung verändert (Tab. 5.27).

Mundhöhle: In den großen Pillen-Kohortenstudien (Walnut Creek, Royal College of General Practitioners) ergaben sich keine statistisch signifikanten Unterschiede zwischen Anwenderinnen und Nichtanwenderinnen für die Zähne und die Gingiva. Eine leicht zunehmende Inzidenz von periapikalen Abszessen und Mundulzera war zu verzeichnen. Keine Assoziation bestand für Erkrankungen der Zunge, Speicheldrüsen und des Kiefers. Orale hormonale Kontrazeptiva beugen der zyklusabhängigen Stomatitis aphthosa vor (McCarten u. Sullivan, 1996).

Ösophagusulkus: Das induzierte Ösophagusulkus kann auch durch die Pille ausgelöst werden, wenn dieselbe abends vor dem Schlafengehen ohne Flüssigkeit eingenommen und dadurch die normale Peristaltik gestört wird (Oren u. Fich, 1991). Ösophagale Ulzera können nach der Ausheilung vermieden werden, wenn die Einnahme mit Flüssigkeit in senkrechter Position erfolgt.

Tabelle 5.27 Inzidenz der Erkrankungen im Gastrointestinaltrakt durch Einnahme hormonaler Kontrazeptiva

Organ/Erkrankung	Inzidenz durch Einnahme hormonaler Kontrazeptiva		
	vermehrt	unverändert	vermindert
Mundhöhle			
Periapikale Abszesse	(+)		
Mundulzera	(+)		
Stomatitis aphthosa			+
Zähne		x	
Gingiva		x	
Speiseröhre			
Ulzera		x	
Magen und Zwölffingerdarm			
Ulzera			+
Gastritis		x	
Duodenitis		x	
Dyspepsien		x	
Diaphragma			
Hernien		x	
Darm			
Diarrhö	(+)		
Ileostomie		x	
Appendizitis		x	
Zöliakie		x	
Colitis ulcerosa	((+))		
Morbus Crohn	((+))		
Angiodysplasien			+
Colon irritabile		x	
Analfissuren		x	
Analfisteln		x	
Kolorektale Karzinome			+

Ulzera: Bei Magen- und Zwölffingerdarmgeschwüren ist die Einnahme der Pille nicht kontraindiziert. Durch die Sexualsteroide ist eine günstige Beeinflussung möglich. Für die Duodenalulzera fand sich eine nicht signifikante Reduktion derselben unter der Einnahme der Pille. Die Steroide üben für die Entstehung von Magengeschwüren wahrscheinlich einen geringen protektiven Effekt aus (Vessey et al., 1992).

Dyspepsien: Ein Zusammenhang zwischen der Einnahme oraler hormonaler Kontrazeptiva und einer Gastritis, Duodenitis, Dyspepsie oder Diaphragma-Hernie ließ sich nicht nachweisen.

Diarrhö: Die Inzidenz der Diarrhö und Gastroenteritis war in der Royal College of General Practitioners Study erhöht gefunden worden. Es wurde bisher angenommen, dass eine Diarrhö zu einer erhöhten Versagerrate bei der Einnahme der Pille führt, da die Transitzeit der Hormone im Darm reduziert wird. Gestagene werden sehr schnell im Duodenum und Jejunum resorbiert. Es gab in den letzten Jahren zahlreiche Untersuchungen, die belegen, dass die Hypothese, die Diarrhö beeinträchtige die Sicherheit der hormonalen Kontrazeptiva, nicht mehr haltbar ist. Die maximalen Blutspiegel von Ethinylestradiol werden nach der Einnahme innerhalb von 2

Stunden erreicht. Die Absorption erfolgt ebenfalls im Duodenum und Jejunum. Eine Ileostomie hat keinen Einfluss auf die Ethinylestradiolspiegel, aber ein jejunoilealer Bypass verringert dieselben. Diese Befunde sprechen dafür, dass die Absorption von Ethinylestradiol in den oberen Darmanteilen erfolgt. Der zweite Gipfel des Ethinylestradiols resultiert als Folge des enterohepatischen Kreislaufs und der Resorption aus dem Kolon. Da die Diarrhö gewöhnlich Folge einer Irritation im Kolon ist, sollte dadurch die kontrazeptive Sicherheit nicht gefährdet sein. Bekannt ist, dass sehr große intra- und interindividuelle Veränderungen bei der Absorption und Konjugation der Steroide und damit auch für die Plasmaspiegel möglich sind, die zu einer Beeinträchtigung der kontrazeptiven Sicherheit führen können. Nur bei einer schweren Gastroenteritis mit Diarrhö kann der kontrazeptive Schutz nicht gegeben sein. Zusätzliche kontrazeptive Maßnahmen sind dann für 14 Tage zu empfehlen. Ereignet sich die schwere Gastroenteritis in der 3. Einnahmewoche, so sollte auf das 7-tägige einnahmefreie Intervall verzichtet und mit der Einnahme der Pille aus dem nächsten Blister begonnen werden.

Ileostomie: Nach Ileostomie ist die Resorption von Ethinylestradiol und von Gestagenen nicht gestört, wenn dieselbe im terminalen Ileum vorgenommen wurde. Bei hoher Ileostomie ist es möglich, dass der Gestagenspiegel niedriger als sonst üblich ist, aber es werden immer noch ausreichend hohe Spiegel für die Ovulationshemmung erreicht. Bei ausgedehnter Ileostomie kann die kontrazeptive Sicherheit eingeschränkt sein.

Jejunoilealer Bypass: Der bei morbider Adipositas (BMI > 40 kg/m^2) angelegte jejunoileale Bypass kann zu einer Resorptionsminderung der Steroide führen. Bei der Einnahme von Mikropillen kann dann die Sicherheit vermindert sein.

Appendizitis: Orale hormonal Kontrazeptiva üben keinen Einfluss auf die Inzidenz der Appendizitis während der Einnahme und zur Zeit der Hormonentzugsblutung aus.

Zöliakie: Die Zöliakie als gluteninduzierte oder glutensensitive Enteropathie stellt nach Behandlung für die Pharmakokinetik der Gestagene und des Ethinylestradiols kein Problem dar. Die Sulfatkonjugation von Ethinylestradiol ist bei der Zöliakie vermindert (Hanker, 1990). Dies impliziert eine erhöhte Bioverfügbarkeit von Ethinylestradiol, deren klinische Bedeutung nicht klar ist (Grimmer et al., 1992). Es besteht kein Grund, bei der Zöliakie die Pille nicht zu verschreiben (Clinical and Scientific Advisory Committee, 1989).

Chronisch entzündliche Darmerkrankungen: Zu den chronischen entzündlichen Darmerkrankungen zählen die *Colitis ulcerosa* und der *Morbus Crohn.* Die Prävalenz beträgt 50/100 000 in den meisten entwickelten Ländern, wobei die Inzidenz bei über 3/100 000 pro Jahr für jede der beiden Erkrankungen liegt. Mit den drei großen Kohortenstudien konnte gezeigt werden, dass es unter der Einnahme oraler hormonaler Kontrazeptiva nur zu einer leichten Erhöhung des relativen Risikos (RR) mit niedriger statistischer Relevanz für den Morbus Crohn und die Colitis ulcerosa kommt. Der in Schüben verlaufende Morbus Crohn flammt während der Einnahme niedrig dosierter hormonaler Kontrazeptiva (Mikropillen) nicht häufiger auf als bei Nichtanwenderinnen (Cosnes et al., 1999). Die Rezidivrate eines Morbus Crohn, die nach operativer Behandlung jährlich bei 5 % liegt, wird durch die Einnahme der Pille nicht beeinflusst (Sutherland et al., 1992). Die Wirksamkeit der OCs wird weder durch den Morbus Crohn noch die Colitis ulcerosa beeinträchtigt.

Frauen mit einem Morbus Crohn können zur Kontrazeption niedrig dosierte orale hormonale Kontrazeptiva einnehmen. Da die Menstruation bei den chronischen Darmerkrankungen im Sinne der Provokation für neue Schübe wirksam wird, ist beim Morbus Crohn und der Colitis ulcerosa der Langzyklus oder die Langzeiteinnahme zu empfehlen. Eine negative Beeinflussung der Grundkrankheit und eine Aktivierung derselben durch Mikropillen sind nicht zu befürchten. Das Rauchen sollte allerdings vermieden oder eingestellt werden.

Falls Dispositionen für eine Thromboembolie bestehen oder sich dieselben aus der Anamnese ergeben, so sind bei diesen Frauen orale hormonale Kontrazeptiva absolut kontraindiziert

Angiodysplasien: Gastrointestinale Angiodysplasien können die Ursache von gastrointestinalen Blutungen sein, die gehäuft vikariierend zur Menstruation einsetzen. In zahlreichen unkontrollierten und kontrollierten Kohortenstudien konnte gezeigt werden, dass durch die Behandlung mit Östrogen-Gestagen-Kombinationen die Blutungen reduziert oder vermieden werden konnten (Cutsem et al., 1990). Die kontinuierliche Therapie mit Mikropillen ohne Pause (Langzeiteinnahme) stellt die Alternative zu den sonst immer wieder erforderlichen Bluttransfusionen dar.

Angioödem

Beim hereditären und erworbenen Angioödem besteht ein C1-Esterasehemmer-Mangel. Das hereditäre Angioödem manifestiert sich mit der Pubertät, Menstruation, Schwangerschaft oder der Einnahme hormonaler Kontrazeptiva. Das menstruationsassoziierte Angioödem kann aber auch erfolgreich durch die Ausschaltung der Menstruation mit hormonalen Kontrazeptiva behandelt werden, wobei der Langzyklus oder die Langzeiteinnahme dann die Alternativen sind. Strenge Kontrollen sind dann aber erforderlich.

5.4.18 Autoimmunerkrankungen

Bei Frauen mit Autoimmunerkrankungen, bei denen das Immunsystem gegen körpereigenes Gewebe überschießend reagiert, ist bei der Auswahl hormonaler Kontrazeptiva besonders sorgfältig die Nutzen-Risiko-Abwägung vorzunehmen, da sowohl die Verbesserung als auch Verschlechterung des Grundleidens möglich sein kann. Es sollte darauf geachtet werden, dass die durch die Behandlung der Grunderkrankung bedingten Nebenwirkungen nach Möglichkeit durch die Hormone abgeschwächt oder aufgehoben werden (z. B. Osteoporoseschutz.

Rheumatoide Arthritis (Polyarthritis): Unabhängig von den überwiegenden Mitteilungen zu protektiven Effekten der hormonalen Kontrazeptiva gab es immer wieder Berichte, die diese Ansicht nicht teilten. Es wurde betont, dass kein Konsensus für die Wirkung der Pille bei der Prävention oder Entwicklung der rheumatoiden Arthritis existiere. In den 17 Studien bis zum Jahre 1997 wurde in 11 Studien ein protektiver Effekt für die hormonalen Kontrazeptiva bestätigt, in 6 nicht. So wurde gezeigt, dass nur die gegenwärtige Einnahme vor der Entwicklung einer entzündlichen Polyarthritis schützt (Brennan et al., 1997). Bei belastender Familienanamnese für eine rheumatoide Arthritis sollte daher frühzeitig mit der Einnahme der Pille begonnen werden, da nur dadurch ein leichterer Verlauf zu erwarten ist und die Progression der Gunderkrankung aufgehalten wird. Wegen der möglichen Provokation durch Menstruation und Zyklusstörungen wird anstelle der konventionellen zyklischen Einnahme über 21/7 Tage der Langzyklus über 84/7 Tage oder die kontinuierliche Langzeiteinnahme ohne Pause empfohlen. Frauen, die mit Methotrexat behandelt werden und die Pille einnehmen, sind gezielt nach Zusatzblutungen zu befragen, da dieselben auf Grund einer Interaktion auftreten können.

Lupus erythematodus: Die Verordnung von Hormonen ist beim Lupus relativ kontraindiziert. Relevante Empfehlungen für die Anwendung oraler hormonaler kontrazeptiva wurden von Buyon (1996) mitgeteilt. Danach können Frauen mit einem inaktiven oder stabilen Lupus und ohne anamnestische arterielle oder venöse Thrombose, die nicht rauchen und normotensiv sind, orale Mikropillen mit einem Ethinylestradiolgehalt < 35 µg oder reine Gestagen-Präparate anwenden. Ergeben sich aus der Anamnese Hinweise auf venöse und arterielle Thrombosen, so sind ebenso wie bei positiven Antiphospholipid-Antikörper Nachweis orale hormonale Kontrazeptiva kontraindiziert. Bei der möglichen Verordnung (Antiphospholipid-Antikörper Nachweis negativ) sind Pillen mit starker antiestrogener Wirkung oder reine Gestagen-Präparate zu bevorzugen. Bei der Einnahme von Antikoagulantien kann zur Therapie der dadurch bedingten Menorrhagie und zur hormonalen Kontrazeption das Levonorgestrel-haltige Intrauterinsystems eingesetzt werden.

Herpes gestationis: Bei positiver Anamnese auf einen Herpes gestationis ist die Ratsuchende auf das sehr geringe Risiko einer durch orale hormonale Kontrazeptiva bedingten Exazerbation hinzuweisen und als Alternative sind Gestagene oral (Östrogen-freier Ovulationshemmer, Minipille), intramuskulär (Depotgestagene) oder intrauterin (LNG-haltige Spirale) zu empfehlen. Entscheidet sich die Frau für die Pille, so sind Mikropillen mit einer Ethinylestradiol-Dosis von 30 oder besser 20 µg zu verordnen.

Multiple sklerosis: Mit einer prospektiven Studie konnte gezeigt werden, dass durch hormonale Kontrazeptiva eine Schutzwirkung für das Risiko einer multiplen Sklerose nicht entfaltet wird. Die Entscheidung zur Einnahme hormonaler Kontrazeptiva sollte daher nicht von deren Wirkungen auf das Risiko einer multiplen Sklerose beeinflusst werden (Hernan et al., 2000). Auf der Grundlage der General Practice Research Database wurde mit einer Fall-Kontroll-Studie der Einfluss hormonaler Kontrazeptiva auf die Eintwicklung der multiplen Sklerose geprüft. Die Inzidenz war bei Pillenanwenderinnen im Vergleich zu Nichtanwenderinnen in den letzten 3 Jahren um 40% niedriger (OR 0,6; CI 95%; 0,4–1,0). Daraus wurde geschlussfolgert, dass die Einnahme hormonaler Kontrazeptiva mit einer kurzzeitigen Risikominderung verbunden ist (Alonso et al., 2005).

Die *Immunthyreoiditis* manifestiert sich unter Einnahme hormonaler Kontrazeptiva seltener.

5.4.19 Epilepsie

Die Epilepsie tritt etwa in einer Häufigkeit von 1% in der Bevölkerung auf. Die physiologischen Hormonschwankungen während des Menstruationszyklus können Einfluss auf die Manifestation epileptischer Anfälle nehmen. Besonders katameniale Anfälle treten zur Zeit der Menstruation gehäuft auf. Katameniale Anfälle beruhen wahrscheinlich u. a. mit auf einem deutlichen Abfall des Progesterons. Unter Östrogeneinfluss kann die Anfallshäufigkeit zunehmen, während Progesteron dämpfend wirkt.

Anlässlich der großen Kohortenstudien (Royal College of General Practitioners' Oral Contraception Study, Walnut Creek Contraceptive Drug Study) wurde keine signifikante Zunahme der Epilepsie bei Anwendung der Pille gefunden. Die hormonalen Kontrazeptiva üben auch keinen Einfluss auf die Frequenz der Anfälle aus.

Bei gleichzeitiger Anwendung der hormonalen Kontrazeptiva führt ein Teil der Antiepileptika zu Zusatzblutungen und dem Versagen der Pille (Tab. 5.28). Ursache ist der unterschiedliche Metabolismus der Antiepileptika. Erfolgt derselbe über eine Induktion des Zytochrom-P-450-Enzymsystems, so wird die Metabolisierung der Steroide als auch der Antiepileptika beschleunigt. Dies führt zwar nicht zu einer Zunahme der Anfallshäufigkeit, aber meist zu einer erheblichen Reduzierung der kontrazeptiven Sicherheit. Zusatzblutungen und unerwünschte Schwangerschaften sind möglich. Das Ausbleiben der Zusatzblutungen ist keine Garantie, dass keine Wirkungsbeeinträchtigung der Pille stattfindet. Bei der Einnahme von enzyminduzierenden Antiepileptika und hormonalen Kontrazeptiva sind nicht Mikropillen, sondern Präparate mit höherer Östrogendosis, 50 µg Ethinylestradiol, zu verordnen, um den antikonzeptionellen Schutz zu gewährleisten. Bei Epileptikerinnen, die perimenstruell gehäuft zu Anfällen neigen, sollte anstelle der zyklischen Einnahme zur Langzeiteinnahme oder dem Langzyklus mit hormonalen Kontrazeptiva übergegangen werden. Außerdem

Tabelle 5.28 Beeinflussung der kontrazeptiven Sicherheit durch Antiepileptika

Enzyminduktion	Wirkstoff	Kontrazeptive Sicherheit
Ausgeprägt	Carbamazepin, Felbamat, Oxcarbazepin, Phenytoin, Phenobarbital, Primidon, Topiramat	nicht gewährleistet
Gering	Ethosuximid u. bestimmte Benzodiazepine	abgeschwächt
Keine	Valproinsäure, Gabapentin, Lamotrigin, Tiagabin, Vigabatrin, Levetiracetam, Topiramat max. 200 mg *Lamotrigin – Dosis muss erhöht werden*	voll gewährleistet

wird die Wahrscheinlichkeit des Vergessens von Pillen durch die tägliche Einnahme im Vergleich zur zyklischen Einnahme weiter reduziert. Antiepileptika und die Pille sollten nicht zur gleichen Tageszeit eingenommen werden.

Empfehlungen für die Praxis: Epileptikerinnen sollten nach Möglichkeit gemeinsam von einem Neurologen (Epileptologe) und Gynäkologen betreut und über die effektivsten hormonalen Kontrazeptiva in Abhängigkeit vom verordneten Antiepileptikum beraten werden. Treten die Anfälle zyklusabhängig auf, so sollte bei Anwendung von nicht enzyminduzierenden Antiepileptika statt der zyklischen die kontinuierliche Einnahme (Langzeiteinnahme) empfohlen werden. Falls enzyminduzierende Antiepileptika erforderlich sind, so sollten hochdosierte hormonale Kontrazeptiva verordnet werden. Dabei wird bei der Langzeiteinnahme eines Präparates mit starkem Gestagen zumindest noch der Minipilleneffekt erreicht. Falls die Epileptikerin auf ein enzyminduzierendes Antiepileptikum gut eingestellt ist, kann als Alternative auch die morgendliche und abendliche Einnahme von Mikropillen entweder zyklisch, besser als Langzyklus oder Langzeiteinnahme empfohlen werden. Die Einnahme des Antiepileptikums sollte nicht gleichzeitig mit der Pille erfolgen. Epileptikerinnen sollten zur exakten Führung eines Menstruationskalenders angehalten werden, in dem neben möglichen Zusatzblutungen, die Folge einer Interaktion oder des Vergessens der Pille sein können, auch die Einnahme der hormonalen Kontrazeptiva vermerkt wird.

Eine Alternative zur hormonalen Kontrazeption stellt die Hormonspirale dar.

5.4.20 Tumorerkrankungen

Aufgrund bekannt gewordener oder vermuteter Zusammenhänge zwischen Hormonwirkungen und einer möglichen Entwicklung von Karzinomen der Reproduktionsorgane hat man seit Einführung der hormonalen Kontrazeptiva potenziellen Kanzerisierungseffekten große Aufmerksamkeit gewidmet.

Dabei muss beachtet werden, dass die lange Latenzzeit bei der Entstehung der meisten Karzinome, das Fehlen geeigneter Tiermodelle, die multifaktorielle Ätiologie und die bei jungen Frauen niedrige Inzidenzrate dieser Tumoren endgültige Schlussfolgerungen erschweren.

Mamma

Benigne Mammaerkrankungen: Hormonale Kontrazeptiva entfalten bei gutartigen Erkrankungen der Brust eine Schutzwirkung. Dies gilt vor allem für die Mastopathia fibrosa cystica. Der protektive Effekt wird vor allem durch den Gestagenanteil erzielt. Die günstige Wirkung der Gestagene tritt erst bei Langzeiteinnahme von mehr als einem Jahr auf, hält dann aber auch nach dem Absetzen noch längere Zeit an.

Mammakarzinomrisiko: Bisher gibt es keine sicheren Hinweise, dass es durch hormonale Kontrazeptiva zu einer Zunahme des Mammakarzinomrisikos kommt. Die in Fall-Kontroll-Studien beschriebenen leicht erhöhten Inzidenzen in bestimmten Untergruppen lassen sich durch methodische Unzulänglichkeiten erklären. Die Einnahme hormonaler Kontrazeptiva ist nicht mit einem signifikant erhöhten Risiko eines Mammakarzinoms assoziiert. Das RR betrug bei 35- bis 64-jährigen Frauen für gegenwärtige Anwenderinnen 1,0 und für ehemalige Anwenderinnen 0,9 (Marchbanks et al., 2002). Das RR nahm weder altersabhängig zu noch hatten die Östrogendosis, das Gestagen und die Einnahmedauer einen signifikanten Einfluss auf die Entwicklung eines Mammakarzinoms. Eine neuere Meta-Analyse von Kahlenborn et al., 2006, der sogenannten Mayo-Meta-Analyse, ergab aus den alten Daten ein erhöhtes Risiko für prämenopausale Frauen durch die Pille (OR 1,19; 95% KI 1,09–1,29). Für Nullipara wurde eine OR von 1,24 ermittelt, wobei die Einnahmedauer das Risiko nicht substanziell alterierte. In der südschwedischen Analyse an kleinen Fallzahlen wurde gezeigt, dass jedes Jahr der Einnahme der Pille vor dem 20. Lebensjahr zu einer signifikanten Zunahme für ein frühes Auftreten eines Mammakarzinoms führe, während keine Assoziation für dieses Risiko nach dem 20. Lebensjahr bestand (Jernstrom et al., 2005). Das Follow-up der Oxford Family Planning Association contraceptive study bis 2004 für die Frauen, die zwischen 1968 und 1974 25–39 Jahre alt und Pillen-Anwenderinnen waren, ergab für das Mammakarzinom ein RR von 1,0 (KI 95%; 0,8–1,1). Mit der Shanghai Breast Cancer Study wurde eine signifikante protektive Beziehung zwischen der Einnahme der Pille nach dem 30. Lebensjahr und einem prämenopausalen Mammakarzinom festgestellt (Fowke et al., 2004). Es wurde angenommen, dass dieser Effekt von der Fähigkeit abhängt, einen Schutz vor Katechol-Östrogenen zu entwickeln. Die beiden letzten Studien sind in der sogenannten Mayo-Analyse nicht enthalten. Das Levonorgestrel-haltige IUS ist nicht mit einer Risikoerhöhung für das Mammakarzinom assoziiert (Backman et al., 2006).

Auch für die Entstehung des Mammakarzinoms besteht offenbar eine Schutzwirkung. Die Deutsche Kohortenstudie zur Frauengesundheit ergab ein reduziertes Mammakarzinomrisiko bei Nutzerinnen hormonaler Kontrazeptiva und das auch für die niedrig dosierten Pillen (Heinemann et al., 2002). Das Erkrankungsrisiko wird bei Frauen mit belastender Anamnese (Mammakarzinom in der Familie, benigne Brusterkrankungen) nicht erhöht. Frauen mit einem Mammakarzinom, die hormonale Kontrazeptiva einnahmen, wiesen signifikant kleinere Tumoren und einen deutlich geringeren histologischen Schweregrad auf. Demnach besteht kein Anlass anzunehmen, dass hormonale Kontrazeptiva einen negativen Einfluss auf den Verlauf von Mammakarzinomen ausüben.

Wird ein Mammakarzinom diagnostiziert, so sind die hormonalen Kontrazeptiva abzusetzen.

Hormonale Kontrazeption nach Mammakarzinom: In den ersten 5 Jahren nach einem behandelten *rezeptorpositiven* Mammakarzinom sind hormonale Kontrazeptiva kontraindiziert, obwohl es keine Daten für ungünstige Wirkungen gibt. Dagegen können Frauen mit einem Zustand nach behandeltem *rezeptornegativen* Brustkrebs Mikropillen (Einphasen-Östrogen-Gestagen-Kombinationen), aber nicht Sequenzpräparate einnehmen.

Ovar

Ovarialkarzinom: Hormonale Kontrazeptiva senken die Inzidenz von Ovarialkarzinomen signifikant und wirken protektiv. Mit der Dauer der Einnahme nimmt das Erkrankungsrisiko signifikant ab. Es ist umso niedriger, je länger die Sexualsteroide eingenommen werden und bleibt noch lange nach Beendigung der Einnahme erniedrigt.

Hormonale Kontrazeption nach Ovarialkarzinom: Die Kontrazeption ist nur bei organerhaltend operierten Frühformen erforderlich. Hormonale Kontrazeptiva sind nicht kontraindiziert. Es können sowohl Mikropillen als auch Gestagene verordnet werden.

Endometrium

Endometriumkarzinomrisiko: Unter Einnahme der gegenwärtigen Sequenz- und normophasischen Sequenzpräparate ist eine Endometriumkarzinomgefährdung mit Sicherheit auszuschließen.

Für die Kombinationspräparate besteht in Abhängigkeit vom antiproliferativen Effekt der Gestagenkomponente eine Schutzwirkung gegenüber der Entstehung eines Endometriumkarzinoms. Dieser protektive Effekt scheint mit der Länge der Einnahme zuzunehmen und kommt erst nach mindestens 12-monatiger Einnahme zum Tragen, bleibt jedoch nach dem Absetzen noch 10 Jahre erhalten. Für Nulliparae, die die Pille einnehmen, ließ sich der größte Schutzeffekt nachweisen. Das relative Erkrankungsrisiko für Endometriumkarzinome beträgt 0,5.

Hormonale Kontrazeption nach Endometriumkarzinom: Soweit überhaupt eine Kontrazeption nach einem behandelten Endometriumkarzinom noch erforderlich ist, so können Östrogen-Gestagen-Kombinationspräparate oder Gestagene verordnet werden.

Trophoblasttumoren

Orale hormonale Kontrazeptiva können nach der Ausräumung einer Blasenmole verordnet werden, da sie die Rückbildung der Gebärmutter nicht nachteilig beeinflussen. Außerdem wirken sie protektiv und unterdrücken die hCG-Bildung (Deicas et al., 1991). Das Risiko für die Entwicklung eines Trophoblasttumors wird signifikant reduziert.

Zervix

Zervixkarzinomrisiko: Mit verschiedenen epidemiologischen Studien konnte gezeigt werden, dass zwischen der Einnahme oraler hormonaler Kontrazeptiva und dem Zervixkarzinom eine Assoziation besteht, die mit der Dauer korreliert. Bei einer Einnahmedauer von bis zu 5 Jahren ist das Risiko nur gering erhöht, nach 5–9 Jahren steigt es an und verdoppelt sich nach 10 und mehr Jahren im Vergleich zur Ausgangssituation.

Durch die langjährige Einnahme hormonaler Kontrazeptiva kann die Progression einer Zervixdysplasie zum Karzinom begünstigt werden. Die Inzidenz von Dysplasien, Carcinoma in situ und invasiven Zervixkarzinomen ist nach hormonalen Kontrazeptiva höher als bei IUP-Trägerinnen. In den letzten Jahren hat sich übereinstimmend die Meinung durchgesetzt, dass die vermehrten atypischen Befunde an der Zervix (Dysplasien, Carcinoma in situ) nach Einnahme hormonaler Kontrazeptiva mit den Rauchgewohnheiten, der Parität und dem Sexualverhalten der Pillenanwenderin zusammenhängen.

Regelmäßige zytologische Abstriche sind bei allen Frauen, die hormonale Kontrazeptiva anwenden, vorzunehmen, um die intraepithelialen Neoplasien der Zervix früh zu erfassen und zu behandeln.

Hormonale Kontrazeption nach Zervixkarzinom: Nach einem behandelten Zervixkarzinom oder seiner Vorstufen besteht keine Kontraindikation für die Einnahme oraler hormonaler Kontrazeptiva. Gleiches gilt für behandelte *Vulva- und Vaginalkarzinome* bei jüngeren Frauen.

Melanom

Das Risiko für maligne Melanome wird durch orale hormonale Kontrazeptiva nicht erhöht. Die Anwendung ist bei Melanom-Patientinnen nicht kontraindiziert.

Lungenkarzinom

Die Inzidenz des Lungenkarzinoms wird durch die Einnahme der oralen hormonalen Kontrazeptiva signifikant auf ein RR von 0,5 reduziert.

Kolorektales Karzinom

Sowohl mit Fall-Kontroll- als auch mit Kohortenstudien wurde kein Zusammenhang zwischen der Einnahme oraler hormonaler Kontrazeptiva und der Inzidenz kolorektaler Karzinome gefunden (Milne et al., 1991). Hormonale Kontrazeptiva sind bei kolorektalen Karzinomen nicht kontraindiziert.

Leber

Fokale noduläre Hyperplasien und Leberzelladenome können sich bei der Einnahme der oralen hormonalen Kontrazeptiva, vor allem wenn sie langjährig erfolgt, bilden. Sie korrelieren mit der Höhe der Dosis des Ethinylestradiols. Die hormonalen Kontrazeptiva sind mit dem Stellen der Diagnose abzusetzen. Diese Neoplasien verkleinern sich nach dem Absetzen und können sich komplett zurückbilden. Bei fokaler nodulärer Hyperplasie und/oder Leberadenomen sind Sexualsteroide: Östrogene, Gestagene, Androgene und Anabolika kontraindiziert.

Hypophysenvorderlappenadenome

Bisher gibt es keinen Hinweis darauf, dass durch hormonale Kontrazeptiva die Adenome des HVL zunehmen. Für den Einzelfall kann natürlich nicht ausgeschlossen werden, dass besonders durch Sequenzpräparate das Wachstum klinisch noch nicht manifester Mikroadenome angeregt wird. Östrogene erhöhen jedenfalls den Prolaktinspiegel.

Ovarialzysten

Funktionelle Ovarialzysten sind während der reproduktiven Phase der Frau keine Seltenheit. Meist bilden sie sich bei entsprechender Kontrolle innerhalb von 12 Wochen (3 Zyklen) spontan zurück. Die Vorstellung, durch eine ovarielle Suppression mit hormonalen Kontrazeptiva oder hochdosierten Gestagenen eine Rückbildung der Ovarialzysten zu erreichen, ist überholt. Graf et al. (1995) konnten mit einer retrospektiven Analyse und in einer randomisierten prospektiven Studie zeigen, dass sich funktionelle Ovarialzysten mit und ohne Therapie innerhalb von 12 Wochen spontan zurückbilden. Funktionelle Ovarialzysten werden durch orale hormonale Kontrazeptiva nicht verändert (Holt et al., 2003). Bei Einnahme von Mikropillen (RR 2,2) sind Ovarialzysten häufiger als nach höher dosierten Pillen (RR 1,1), aber wesentlich niedriger als nach Minipillen, Sequenzpräparaten oder dem Gestagen-haltigen IUS oder Nichtanwenderinnen (RR 19). Allerdings können funktionelle Ovarialzysten durch die Langzeiteinnahme oder den Langzyklus weitestgehend vermieden werden (Wiegratz u. Kuhl, 2004). Sequenzpräparate und Minipillen sind für diese Prophylaxe nicht geeignet.

5.4.21 Vorteile hormonaler Kontrazeptiva

Neben der hohen kontrazeptiven Sicherheit entfalten hormonale Kontrazeptiva zahlreiche positive Wirkungen. So können bestimmte Erkrankungen durch hormonale Kontrazeptiva therapiert, verhindert oder in ihrer Häufigkeit erheblich reduziert werden (Tab. 5.29). Der Schutzeffekt für das Endometrium-, Ovarial- und die kolorektalen Karzinome bleibt darüber hinaus nach dem Absetzen der hormonalen Kontrazeptiva noch über Jahre bestehen.

Tabelle 5.29 Risikominderung ausgewählter benigner und maligner Erkrankungen durch hormonale Kontrazeptiva (Literaturzusammenstellung)

Erkrankung	Relatives Risiko	Reduktion des Risikos in %
Ektope Gravidität	0,05	95
Osteoporose	0,05	95
Eisenmangelanämie	0,5	50
Ovarialzysten	0,3	70
Follikelzysten	0,49	51
Corpus luteum Zysten	0,22	78
Menstruationsstörungen	0,37–0,72	28–63
Dysmenorrhö	0,37	63
Unregelmäßige Zyklen	0,35	65
Dysfunktionelle Blutungen (Metrorrhagie)	0,3	70
Menorrhagie	0,5	50
Hypermenorrhö	0,5	50
Zusatzblutungen	0,28	72
Akne und Seborrhö	0,5	50
Aszendierende Genitalinfektionen	0,3–0,6	40–70
Rheumatoide Arthritiden	0,49–1,0	51
Benigne Brusterkrankungen	0,16–0,6	40–84
Uterus myomatosus	0,83	17
Korpuskarzinom	0,5	50
Ovarialkarzinom	0,5–0,66	34–50
Lungenkarzinom	0,5	50
Multiple Sklerose	0,6	40

6 Hormontherapie bei gynäkologischen Erkrankungen

6.1 Mamma

6.1.1 Mammahypoplasie

Die Unterentwicklung *(Mammahypoplasie)* der Brüste ist bei allgemeinem Infantilismus, aber auch bei regelmäßigem biphasischem Zyklus mit normaler Fertilität zu finden. Bei Infantilismus und gleichzeitiger Zyklusanomalie kann durch eine Pseudogravidität oder eine hochdosierte Zweiphasentherapie die bis dahin verzögerte Mammaentwicklung induziert werden. Bei Frauen mit einem normalen Zyklus kann durch Sexualsteroide, gleichgültig ob sie lokal, oral oder parenteral Anwendung finden, in knapp 70 % der Fälle eine Vergrößerung der Mammae bis zu 30 % des Ausgangsvolumens erreicht werden. Nach Absetzen der Hormonbehandlung besteht eine Tendenz zur Rückbildung der Volumenzunahme. Diese kann durch lokale Behandlung oder Verordnung von Östrogen-Gestagen-Sequenzpräparaten vermindert werden. Die Größenzunahme der Mammae beruht auf Zunahme des Fettgewebes, einer verstärkten Wassereinlagerung und einer mäßigen Hypertrophie des Drüsengewebes (Tab. 6.1 und 6.2). Als Gestagene sind Progesteron-Derivate anzuwenden. Vor Behandlungsbeginn sind die Kontraindikationen für Östrogene und Gestagene auszuschließen.

➡ Dosierungsbeispiele bei Mammahypoplasie und Infantilismus

Oral

1. Sequenzpräparate (Östrogendosis: > 30 µg Ethinylestradiol, ≥ 2 mg Estradiolvalerat oder mikronisiertes Estradiol): Klimonorm, Climen, Cyclo-Progynova, Cyclosa, Oviol 22, Presomen 1,25 compositum, Procyclo, Sisare u. a. zyklisch vom 5.–25. Zyklustag.
2. Pseudogravidität mit Östrogen-Gestagen-Kombinationen
   1. Vom 18. Zyklustag an:
      Erste Woche täglich 1 Drag./Tabl. einer Östrogen-Gestagen-Kombination.
      Zweite und dritte Woche täglich 2 × 1 Drag./Tab. einer Östrogen-Gestagen-Kombination.

Tabelle 6.1 Ergebnis der Behandlung der Mammahypoplasie mit einer Pseudogravidität (n = 221) nach Lauritzen (1988)

Beurteilung	Brustvolumen	
	deutlich vergrößert %	nicht deutlich vergrößert %
Objektiv	65,2	34,8
Subjektiv	69,2	30,8

Tabelle 6.2 Subjektive Nebenwirkungen nach einer Pseudogravidität mit Steroidhormonen (n = 221) nach Lauritzen (1988)

Subjektive Nebenwirkungen	1	4	8	12	Wochen
Übelkeit	8	0	0	0	
Kopfschmerzen	2	3	0	0	
Brustspannung	216	203	170	115	
Wadenkrämpfe	4	0	0	1	
Pigmentierung	0	0	2	2	
Striae	0	0	0	1	
Gewichtszunahme (> 2 kg)	0	2	4	7	
gesteigertes Wohlbefinden	118	187	153	168	
Besserung der Leistungsfähigkeit	176	192	166	155	

Vierte und fünfte Woche täglich 3 × 1 Drag./Tab. einer Östrogen-Gestagen-Kombination. Sechste und siebte Woche täglich 4 × 1 Drag./Tab. einer Östrogen-Gestagen-Kombination: Valette, Petibelle, Yasmin, Belara u. a. (Abb. 6.1).

2. Am 5. Zyklustag beginnend:
   Erste und zweite Woche täglich 1 Drag./Tabl. einer Östrogen-Gestagen-Kombination.
   Dritte und vierte Woche täglich 2 Drag./Tabl. einer Östrogen-Gestagen-Kombination.
   Fünfte und sechste Woche täglich 3 Drag./Tabl. einer Östrogen-Gestagen-Kombination.

Die Vorschläge unter 2.1 und 2.2 sind mit Nebenwirkungen belastet (Übelkeit). Die Pseudogravidität parenteral ist günstiger.

Parenteral

1. 40 mg Estradiolvalerat (Estradiol-Depot 10 mg JENAPHARM) und 250 mg Hydroxyprogesteroncaproat (Progesteron-Depot JENAPHARM, Proluton Depot) i. m. einmal wöchentlich über 15–20 Wochen lang.
2. 20–40 mg Estradiolvalerat (Estradiol-Depot 10 mg JENAPHARM) i. m. in der ersten und zweiten Woche. 40 mg Estradiolvalerat (Estradiol-Depot 10 mg JENAPHARM) und 250 mg Hydroxyprogesteroncaproat (Progesteron-Depot JENAPHARM, Proluton Depot) i. m. in der dritten und vierten Woche. Therapiedauer 4–5 Monate. Evtl. Abstand zwischen 2 Injektionen auf 2 Wochen erweitern (Abb. 6.2).

Nach Beendigung der Therapie tritt meist nach 1–2 Wochen die Abbruchblutung ein. Zur spontanen Menstruation kommt es 6–8 Wochen nach meist ovulatorischem Zyklus. Da unter der Behandlung der Uterus mitwächst, kann bei liegendem IUP der Faden im Zervixkanal verschwinden.
Die Kur kann mehrfach wiederholt werden.

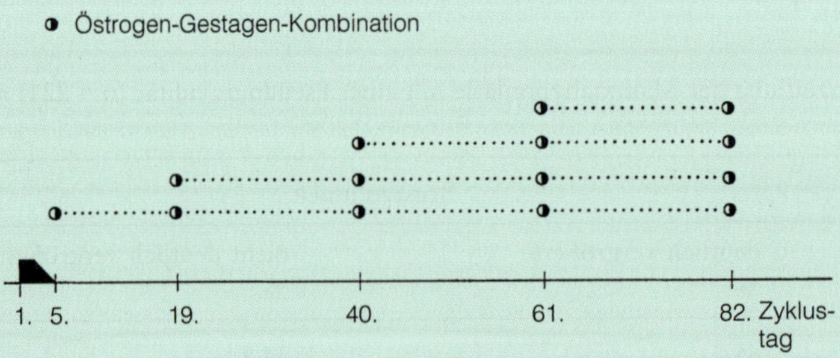

Abb. 6.1 Pseudogravidität mit Östrogen-Gestagen-Kombinationen in steigender Dosierung

Zur Nachbehandlung kann man Estradiol-Gel morgens und Progesteron-Gel abends lokal auf beide Brüste auftragen. Zur Zyklusabsicherung kann zusätzlich ein Sequenzpräparat: Klimonorm, Climen, Cyclo-Progynova, Cyclosa, Oviol 22, Presomen 1,25 compositum, Procyclo, Sisare u. a. verordnet werden.

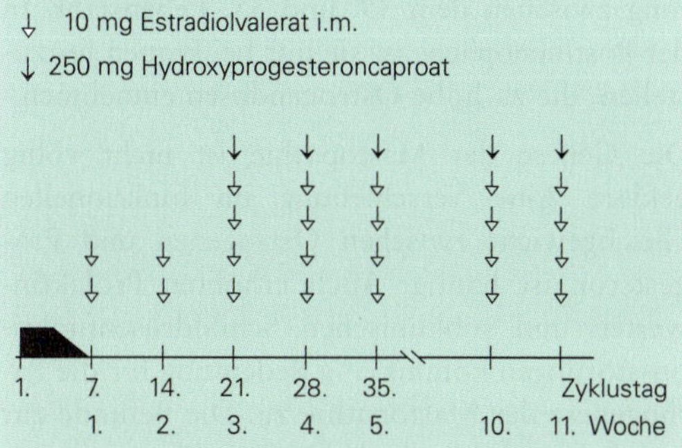

Abb. 6.2 Pseudogravidität mit Estradiolvalerat und Hydroxyprogesteroncaproat in steigender Dosierung

6.1.2 Mammahyperplasie

Bei *Mammahyperplasie* wurde eine Hormontherapie mit Danazol empfohlen. Die Erfolge sind, bis auf wenige Ausnahmen, bescheiden. Durch eine Reduktionsplastik können die Brüste auf die gewünschte Größe verkleinert werden.

6.1.3 Anisomastie

Auf die kleinere Brust wird morgens ein Estradiol-Gel und abends Progesteron-Gel aufgetragen. Ein Erfolg ist nur möglich, wenn ausreichend Drüsengewebe vorhanden ist. Ansonsten ist eine plastische Operation durchzuführen, insbesondere bei Formanomalien (Aufbau-, evtl. Reduktionsplastik der Gegenseite, Silikonprothese).

➡ Dosierungsbeispiel

Estradiol-Gel: Estreva Gel 0,1%, Gynokadin Gel/Dosiergel, Sandrena 1 mg, Sisare Gel mono 1 mg morgens und Progesteron-Gel: Progestogel abends auf die kleinere Brust auftragen.

6.1.4 Mastodynie

Allgemeines

Unter *Mastodynie* wird die Schwellung und Schmerzhaftigkeit allein oder mit Knotenbildung in den Brüsten *(Mastopathie)* verstanden. Die Beschwerden treten zyklisch auf, meistens 8 Tage vor der Regel beginnend. Sie können aber auch zyklusunabhängig sein. Die häufigste Form ist die *zyklische Mastodynie*, die prämenstruell auftritt. Die *zyklusunabhängige Mastodynie* steht in der Häufigkeit an zweiter Stelle. Sie pflegt in der Prämenopause, sehr selten in der Postmenopause aufzutreten. Die genaue Inzidenz ist unbekannt. Man hat aber ermittelt, dass 80% aller Frauen in der Prämenopause Spannungen in den Brüsten bemerken. Etwa 5–8% dieser Frauen sind behandlungsbedürftig.

Als Ursachen werden hormonelle Imbalancen diskutiert. Neben einer prämenstruell erhöhten Östrogenbildung (erhöhte Konzentration freien Estradiols im Plasma) mit erhöhter Östrogen-Rezeptorkonzentration in den Brüsten und insuffizienter Progesteronsekretion können in manchen Fällen erhöhte Prolaktinspiegel nachgewiesen werden.

Therapie

Die Behandlung der *zyklischen Mastodynie* sollte erst nach eingehender diagnostischer Abklärung erfolgen. Entsprechend der Vorstellung über die Pathogenese finden Gestagene, Prolaktinhemmer, Antiöstrogene sowie Danazol Anwendung.

➡ Dosierungsbeispiele

Oral

1. Gestagen: 2–4 mg Chlormadinonacetat (Chlormadinon 2 mg JENAPHARM), 10 mg Dydro-

gesteron (Duphaston), 100–200 mg Progesteron (Utrogest), 5–10 mg Norethisteronacetat (Norethisteron 5 mg JENAPHARM, Primolut-Nor-5), 5–10 mg Medroxyprogesteronacetat (Clinofem 5/–10, MPA GYN 5) oder 5–10 mg Medrogeston (Prothil 5 mg) täglich vom 16.–25. Zyklustag.
2. Prolaktinhemmer: 5–7,5 mg Bromocriptin (Pravidel 2,5 mg, kirim gyn, Bromocriptin AbZ 2,5 mg, Bromocriptin beta 2,5, Bromocriptin-ratiopharm 2,5, Bromocriptin-HEXAL, Bromocriptin-CT 2,5 mg), 0,4–0,6 mg Lisurid (Dopergin 0,2) oder 4–8 mg Metergolin (Liserdol) vom 5. Zyklustag an kontinuierlich oder 0,25–2 mg Cabergolin (Dostinex) pro Woche unter Kontrolle der Prolaktinwerte (Normalisierung).
3. Antiöstrogen: 20 mg Tamoxifen (Mandofen 20 mg, Nolvadex 20 mg, Tamokadin 20 mg, Tamox 20 1 A Pharma, Tamox 20 mg AbZ, Tamox GRY 20, Tamoxifen 20 cell pharm, Tamoxifen 20 HEXAL, Tamoxifen-CT 20 mg, Tamoxifen AL 20, Tamoxifen beta 20, Tamoxifen NC 20 mg, Tamoxifen-ratiopharm 20, Tamoximerck 20 mg, Tamoxistad 20 mg, Tamox-TEVA 20 mg) oder 50 mg Clomifen (Clomifen GALEN, Clom-HEXAL 50, Clomifen-ratiopharm) täglich vom 5.–25. Zyklustag über mehrere Zyklen (Clomifen: Cave: Preis!).
   Bei längerer Antiöstrogentherapie (> als 3 Zyklen) Zugabe eines Gestagens vom 16.–25. Zyklustag (siehe 1.).

Transdermal
50 mg Progesteron (Progestogel) mehrfach täglich auf beide Brüste auftragen.

Vaginal
45–90 mg Progesteron (Crinone 8 %) jeden 2. Tag vom 16.–25. Zyklustag morgens oder abends.

6.1.5 Mastopathie

Allgemeines

Als *Mastopathie* werden progressive und regressive Gewebeveränderungen der weiblichen Brustdrüse zusammengefasst, die sich klinisch durch diffuse oder umschriebene, meist bilaterale Verdichtungen oder Knoten, vorwiegend in den oberen äußeren Quadranten, bemerkbar machen. Es bestehen Schmerzen und Spannungsgefühle, die überwiegend zyklusabhängig in der prämenstruellen Phase auftreten. Die Mastopathie wird nur während der Geschlechtsreife beobachtet, und zwar mit einer besonderen Häufung zwischen dem 35. und 55. Lebensjahr. In der Postmenopause ist sie nur bei Frauen festzustellen, die zu hohe Östrogendosen einnehmen.

Die Genese der Mastopathie ist nicht völlig geklärt. Eine Verschiebung im funktionellen Gleichgewicht zwischen Östrogenen und Progesteron ist häufig. Auch erhöhten Prolaktinwerten und subklinischen Schilddrüsenfunktionsstörungen kommt eine Bedeutung für die Pathogenese der Mastopathie zu. Die Befunde zur endokrinen Ätiologie der Mastopathie sind zum Teil noch recht widersprüchlich. Zahlreiche Ergebnisse sprechen jedoch für die relative Östrogendominanz bei gleichzeitiger Lutealinsuffizienz und vermehrter Prolaktinantwort im Stimulationstest.

Da bei Brustbeschwerden immer ein Malignom ausgeschlossen werden muss, sind die wichtigsten diagnostischen Maßnahmen die sorgfältige klinische Untersuchung mit Inspektion und Palpation. Sekretabsonderungen sind zytologisch zu untersuchen. Besteht bei der klinischen Untersuchung kein Hinweis auf ein Malignom, so sollten immer eine Sonographie und eine Mammographie zur Bestätigung der klinischen Diagnose veranlasst werden. Eine exakte Zuordnung ist nur nach histologischer Untersuchung möglich. Ab 2003 kommt die WHO-Klassifikation der duktalen intraepithelialen Proliferationen (Tab. 6.3) zur Anwendung.

Therapie

Zur Therapie der Mastopathie werden nichthormonale und hormonale Maßnahmen empfohlen. Je nach diagnostischem Befund kann bei der duktalen Hyperplasie (≈ Mastopathie Grad I und II) eine Behandlung mit Prolaktinhemmern,

Tabelle 6.3 Aktuelle WHO-Klassifikation der duktalen intraepithelialen Proliferationen der Mamma nach W. Böcker (2002)

Konventionelle Klassifikation	DIN Klassifikation
duktale Hyperplasie	duktale Hyperplasie
flache epitheliale Atypie	DIN 1a
atypische duktale Hyperplasie	DIN 1b
duktales Carcinoma in situ, low grade (1)	DIN 1c
duktales Carcinoma in situ, int. grade (2)	DIN 2
duktales Carcinoma in situ, high grade (3)	DIN 3

Danazol, Gestagenen und Antiöstrogenen vorgenommen werden. Bei der flachen epithelialen Atypie und atypischen duktalen Hyperplasie (≈ Mastopathie Grad III) ist individuell vorzugehen. Bei Verordnung eines Gestagens bzw. von Gestagen-betonten Östrogen-Gestagen-Kombinationen sollte die Notwendigkeit einer konsequenten mammographischen Überwachung oder die Exstirpation nicht verzögert oder aus dem Auge gelassen werden.

Die lokale Anwendung von Progesteron hat auf die morphologischen Veränderungen keinen Effekt. Bei der zyklischen oralen Applikation sollte um den 10. Zyklustag begonnen werden, damit die mittzyklische Senkung der endogenen Östrogensekretion erreicht wird.

Es wird, wenn kein Verdacht auf ein Malignom besteht, ein Vorgehen in der nachstehenden, abgestuften Reihenfolge empfohlen:

➡ **Dosierungsbeispiele**

Transdermal

Progesteron (Progestogel) täglich zweimal auf beide Brüste; eventuell zusätzlich ein orales Gestagen (siehe dort). Nebenwirkungen beachten!

Oral

1. Gestagen: 10 mg Norethisteronacetat (Norethisteron 5 mg JENAPHARM, Primolut-Nor-5), 10 mg Medroxyprogesteronacetat (Clinofem 5/-10, MPA GYN 5), 4 mg Chlormadinonacetat (Chlormadinon 2 mg JENAPHARM), 10 mg Medrogeston (Prothil 5 mg), 10 mg Dydrogesteron (Duphaston), 200 mg Progesteron (Utrogest) täglich vom 10. (16.)–25. Zyklustag zyklisch oder kontinuierlich als therapeutische Amenorrhö über mindestens 6 Monate. Die Norethisteronacetatdosis kann bei kontinuierlicher Einnahme bis auf 2 mg/Tag reduziert werden.
2. Prolaktinhemmer: 2,5–7,5 mg Bromocriptin (Pravidel 2,5 mg, kirim gyn, Bromocriptin AbZ 2,5 mg, Bromocriptin beta 2,5, Bromocriptin-ratiopharm 2,5, Bromocriptin-HEXAL, Bromocriptin-CT 2,5 mg), 0,2–0,4 mg Lisurid (Dopergin 0,2) oder 4–8 mg Metergolin (Liserdol) vom 5. Zyklustag an kontinuierlich oder 0,25–2 mg Cabergolin (Dostinex) pro Woche unter Kontrolle der Prolaktinwerte bis zur Beschwerdefreiheit.

Nebenwirkungen: anfangs Übelkeit, Kreislaufbeschwerden.

Therapiebeginn: einschleichend!

3. Antiöstrogen: 10–20 mg Tamoxifen (Mandofen 20 mg, Nolvadex 20 mg, Tamokadin 20 mg, Tamox 20 1 A Pharma, Tamox 20 mg AbZ, Tamox GRY 20, Tamoxifen 20 cell pharm, Tamoxifen 20 HEXAL, Tamoxifen-CT 20 mg, Tamoxifen AL 20, Tamoxifen beta 20, Tamoxifen NC 20 mg, Tamoxifen-ratiopharm 20, Tamoximerck 20 mg, Tamoxistad 20 mg, Tamox-TEVA 20 mg) täglich vom 5.–25. Zyklustag oder kontinuierlich über 6 Monate.

Nach Danazol- und Tamoxifenlangzeitbehandlung kann nach Absetzen der Therapie mit einem Anhalten der Wirkung über weitere ca. 6 Monate gerechnet werden.

Kommt es nach der kontinuierlichen Gestagentherapie zu einer Verkleinerung der Mastopathieherde, so kann für die Dauermedikation die Gestagendosis reduziert werden. Für Norethisteronacetat ist eine Erhaltungsdosis von 2 (bis 5) mg täglich erforderlich.

Einzelne Mastopathieherde sollten, wenn sie Zysten enthalten, punktiert und zytologisch sowie pneumozystographisch untersucht werden. Vor jeder Hormonbehandlung ist die Mammographie erforderlich.

6.1.6 Mammakarzinom

Allgemeines

Das *Mammakarzinom* ist in vielen Ländern der häufigste Krebs der Frau. In Deutschland erkranken 10% aller Frauen. Die Mortalität beträgt in Deutschland 44/100 000 Frauen. Es gilt als erwiesen, dass der Brustkrebs nicht auf der Grundlage einer einzelnen karzinogenen Noxe entsteht, sondern multifaktorielle Ursachen hat. Ursachen des Mammakarzinoms sind:

- in der **Prämenopause** *die genetische Disposition* bzw. eine Störung der *hypothalamisch-hypophysär-ovariellen Achse.*
- in der **Postmenopause** überwiegen *Adipositas, Ernährung* und *endokrine Interaktionen.*

Das Mammakarzinom ist bis zu einem gewissen Grad hormonal steuerbar. Östrogene und Progesteron sind zusammen mit Prolaktin, Wachstumshormon, Kortisol, Androgenen, Insulin, Thyroxin und Trijodthyronin für die Brustentwicklung von großer Bedeutung. Es ist auch bekannt, dass endogene hormonale Faktoren das Risiko der Entwicklung des Mammakarzinoms erhöhen oder mindern können. Das Risiko ist bei Frauen erhöht, die sehr lange unter einem einseitigen Östrogenstimulus ohne Progesteronausgleich stehen, die eine frühe Menarche und späte Menopause aufweisen.

Eine frühe Menopause oder Oophorektomie vor dem 45. Lebensjahr mindert ebenso wie die frühzeitige ausgetragene Schwangerschaft des ersten Kindes das Risiko der Entstehung eines Mammakarzinoms.

Ein erhöhtes Risiko besteht bei Frauen mit anovulatorischen ovariellen Funktionsstörungen, Corpus-luteum-Insuffizienz, bei nulliparen und spätgebärenden Frauen, deutlichem Übergewicht und bei duktaler Hyperplasie. Familiäre Vorbelastung und genetische Faktoren spielen ebenfalls eine wichtige Rolle. Eine Östrogenmonotherapie in der Postmenopause führt bei hoher Dosierung und sehr langer Medikation nicht zu einem marginalen Anstieg der Inzidenz von Brustkarzinomen (WHI, Östrogenarm). Östrogene sind lediglich einer der konditionierenden Faktoren und bedingen durch ihre proliferations- und durchblutungsfördernde Wirkung ein für die Entwicklung **bestehender Tumoren** günstiges *endokrines Milieu.* Allerdings ist bei adipösen postmenopausalen Frauen aufgrund der adrenalen Androgenproduktion und der Konversion der Androgene im Fettgewebe in Östrogene sowie wegen des verminderten SHBG-Spiegels der Anteil des biologisch aktiven, freien Estradiols erhöht.

Beim Menschen sind die Zusammenhänge zwischen Prolaktin und Mammakarzinom noch weitestgehend unklar, obwohl epidemiologische Studien auf einen möglichen Zusammenhang hinzuweisen schienen. Erhöhte Prolaktinwerte sind jedoch bei Mammakarzinom-Patientinnen selten. Prolaktin-Rezeptorbestimmungen und Behandlungsversuche mit Prolaktinhemmern zeigten keine nachweisbaren Erfolge.

Prognosefaktoren

Über Prognosefaktoren sollte es möglich werden, Risikopatientinnen zu identifizieren und Vorhersagen über das Risiko von Lokalrezidiven, Fernmetastasen bzw. das Überleben zu erhalten. Die Prognosefaktoren werden in die Therapieentscheidungen mit einbezogen (Tab. 6.4).

Tabelle 6.4 Klassifikation der Risikofaktoren (St. Gallen 2005, fortgeschrieben in 2007)

Niedriges Risiko	Mittleres Risiko	Hohes Risiko
Hormonsensibel		
N0, ER/PR + plus alle Faktoren: – pT ≤ 2 cm – G 1 – Alter ≥ 35 Jahre – keine vaskuläre Invasion – HER-2-negativ Eigene Gruppe? – pT ≤ 1 cm – G 1/2	N0, ER/PR + plus ein Faktor: – pT > 2 cm oder – G 2/3 oder – Alter < 35 Jahre oder N + (1–3 positive Lymphknoten), keine vaskuläre Invasion, HER-2-negativ	ER/PR + N+ (≥ 4 positive Lymphknoten) oder N + (1–3 positive Lymphknoten), extensive vaskuläre Invasion, HER-2-positiv
Nicht hormonsensibel		
–	gleiche Faktoren plus ER/PR –	gleiche Faktoren plus ER/PR –

Die Bestimmung der Steroidhormon-Rezeptoren hat klinische Bedeutung erlangt. Der Nachweis von Östrogen-Rezeptoren (ER) und Progesteron-Rezeptoren (PR) im Mammakarzinomgewebe wird als Indikator für die Prognose und zur Indikation für die endokrine Therapie herangezogen. Beide Rezeptoren kommen in einer Häufigkeit von 60–80% in allen primären Mammakarzinomen vor. Allerdings unterliegt der ER dem saisonalen Biorhythmus und wird im Herbst signifikant stärker und häufiger exprimiert als im Frühjahr (Hrushesky et al., 1979).

Zwischen ER-positiven und ER-negativen Tumoren bestehen grundlegende pathologische Unterschiede. Diese Differenzen spiegeln sich leider nicht im histologischen Typ wider, aber in der Zellmorphologie, Zellkinetik und der Biologie des Tumors. ER-negative Tumoren metastasieren mehr in die viszeralen Organe, ER-positive Tumoren häufiger in die Knochen. ER-positive Patientinnen weisen ein längeres behandlungsfreies Intervall und bessere Überlebenschancen auf als ER-negative. Es scheint so, dass ER-negative Tumoren durch eine ausgeprägte Aggressivität charakterisiert sind, während ER-positive Tumoren sich günstiger, d.h. „benigner" verhalten. Sie sprechen besser auf Zytostatika und selbstverständlich auf Antiöstrogene und Gestagene an.

Die Mehrzahl der Mammakarzinomerkrankungen tritt sporadisch auf und wird nicht familiär vererbt. Bei 5–10% aller Mammakarzinome liegt eine genetische Prädisposition vor. 4 Genen kommt dabei eine besondere Bedeutung zu:
p53 und dem AT-Gen, und besonders dem BRCA-1- und dem BRCA-2-Gen (Breast Cancer Gen 1 und 2). Das BRCA-1-Gen ist auf dem langen Arm von Chromosom 17 lokalisiert und besteht aus 24 Exons. Das BRCA-2-Gen befindet sich auf dem Chromosom 13 und besteht aus 27 Exons.

Diese 4 sogenannten Tumorsuppressor-Gene schützen normalerweise die Zelle vor maligner Entartung. Wird aber die mutierte Form eines Allels des Tumorsuppressor-Gens mit der Keimbahn vererbt, so führt eine spontane Mutation im zweiten Allel auf zellulärer Ebene zur Aufhebung der Tumorsuppression und damit zur Transformation der Zelle. Bei Risikopatientinnen kann eine prophylaktische Tamoxifen- (AGO +/–) oder Raloxifentherapie (AGO +/–)

in Erwägung gezogen werden. Beachtet werden sollte aber, dass sowohl die Zahl der Behandlungsbedürftigen als auch die Nebenwirkungen zu hoch sind, um eine prinzipielle Empfehlung zu dieser Therapie zu geben (Cuzick et al., 2003). Bei der genetisch determinierten, familiären Risikosituation werden von der AGO (Arbeitsgemeinschaft Gynäkologische Onkologie) sowohl die *prophylaktische bilaterale Oophorektomie* unter der Voraussetzung der abgeschlossenen Familienplanung und des Alters über 35 Jahre oder 5 Jahre jünger als das Alter des Familienmitgliedes mit der frühesten Diagnose nach interdisziplinärer Beratung und Mutation von BRCA-1- oder BRCA-2-Gen oder Heterozygotie-Risiko > 20 % oder Lebensrisiko > 30 % als auch die *prophylaktische bilaterale Mastektomie* unter der Voraussetzung älter als 25 Jahre nach interdisziplinärer Beratung und Mutation von BRCA-1- oder BRCA-2-Gen oder Heterozygotie-Risiko > 20 % oder Lebensrisiko > 30 % unter Studienbedingungen empfohlen.

Endokrine Therapie

Für die Entscheidung zur *endokrinen Therapie* mit Hormonen, Hormonomimetika oder selektiven Aromatasehemmern (Inhibitoren: Anastrozol, Letrozol; Inaktivatoren: Exemestan) ist die immunhistochemische quantitative Bestimmung des ERs und PRs, also beider Rezeptoren, unerlässlich. Diese Rezeptoren fungieren als wichtigstes Entscheidungskriterium für eine endokrine Therapie, unabhängig vom Menopausestatus. Grenzwert für ER+ sind 10 fmol/mg Zytosolprotein. Nach der AGO wird von „endocrine responsive" gesprochen, wenn ≥ 10 % positive Zellen nachgewiesen werden (Tab. 6.5). Die endokrine Behandlung kann primär adjuvant und beim metastasierten Mammakarzinom als palliative Maßnahme erfolgen. Bei positivem Rezeptorstatus (ER+, PR+) können bessere Heilungs- und bei Metastasen hohe Remissionsraten erwartet werden.

Östrogene und Gestagene führen in Abhängigkeit vom Rezeptorstatus zu Veränderungen der Proteinsynthese der Tumorzellen, wobei zusätzliche antigonadotrope und antiöstrogene Eigenschaften der Gestagene zur Tumorrückbildung führen. Hochdosierte Gestagene wirken direkt mitosehemmend und haben daher auch bei negativem Rezeptorstatus ihre Berechtigung. Gestagene hemmen zusätzlich die Bildung von Östrogen-Rezeptoren und stimulieren die 17β-Hydroxysteroid-Dehydrogenase, die die Umwandlung von Estron ⇆ Estradiol bewirkt. Dabei werden die Isoenzyme 1–8 der Estradiol-17β-Hydroxysteroid-Dehydrogenase in Abhängigkeit vom Estradiolbedarf in der Zelle gewebespezifisch exprimiert und aktiv. Bei einem Estradiolbedarf in ER+ Mammakarzinomzellen wandelt Isoenzym 1 Estron in Estradiol um und in ER– Mammakarzinomzellen inaktiviert Isoenzym 2 Estradiol in Estron (Singh u. Reed, 1991). Antiöstrogene gelangen über eine kompetitive Hemmung des Rezeptors zur Wirkung, wodurch die Proteinsynthese vermindert wird.

Tabelle 6.5 Einschätzung der endokrinen Reaktionsfähigkeit anhand des Rezeptorstatus (nach AGO, 2006)

Endokrine Reaktionsfähigkeit	Immunhistochemischer Rezeptorstatus: ER/PR
– endokrin nicht ansprechend	0 % positive Zellen
– fraglich endokrin ansprechend	1–9 % positive Zellen
– endokrin ansprechend	≥ 10 % positive Zellen
– Status unbekannt	endokrin ansprechend

Adjuvante endokrine Therapie

Bei der adjuvanten postoperativen endokrinen Therapie wird davon ausgegangen, dass die Patientin aufgrund der klinischen, technischen und histopathologischen Untersuchungen tumorfrei ist. Diese Definition beinhaltet, dass nicht etwa sichtbare oder klinisch diagnostizierte Tumorreste behandelt werden, sondern dass klinisch nicht fassbare Mikrometastasen, besonders nach brusterhaltender Therapie, angegangen werden.

Grundlage für ein derartiges Vorgehen ist, dass das Mammakarzinom zum Zeitpunkt der Diagnosestellung bereits eine systemische Erkrankung darstellt.

Bei der adjuvanten endokrinen Therapie wird aufgrund der Ovarialfunktion die prämenopausale von der postmenopausalen unterschieden. Die Unterscheidung erfolgt durch die Anamnese und mit den Hormonanalysen. Vor dem 45. Lebensjahr reicht die Anamnese meist aus und es kann bei regelmäßigen Zyklen eine intakte Ovarialfunktion mit zyklischer Hormonsynthese angenommen werden. In der Perimenopause wird die endokrine Situation besser durch Bestimmung von FSH, Estradiol und evtl. Inhibin B beurteilt. Vor jeder endokrinen Therapie sollte die sorgfältige Nutzen-Risiko-Abwägung vorgenommen werden.

Adjuvante endokrine Therapie in der Prämenopause

Die Effektivität der Tamoxifentherapie im Anschluss an eine Chemotherapie ist bei Rezeptor-positiven Mammakarzinomen durch die Meta-Analysen der Early Breast Cancer Trialista Collaborative Group (EBCTCG, 1998) am besten belegt. In zahlreichen Studien wurden andere endokrine Therapien mit der Effektivität der Chemotherapie verglichen. Erfahrungen wurden sowohl mit GnRH-Analoga alleine als auch in der Kombination mit Tamoxifen gesammelt.

Tabelle 6.6 Adjuvante endokrine Therapieoptionen in der Prämenopause (AGO-Empfehlungen)

Therapieregime	Prämenopause
Chemo → TAM	++
TAM alleine	+/−
GnRH alleine	+/−
GnRH + TAM	+
Chemo (GnRH + TAM)	+/−
− < 40 Jahre,	−
E_2 prämenopausal	+/−
GnRH + Aromataseinhibitoren	−

Von der AGO werden diese endokrinen Therapieoptionen kritisch bewertet, aber empfohlen (Tab. 6.6 und 6.7.), während dies für die Kombinationstherapie mit GnRH-Analoga und Aromatasehemmer z. Z. aufgrund der Datenlage und der Nebenwirkungen noch nicht erfolgte. Beachtet werden sollte aber auch, dass nicht alle Frauen auf eine GnRH-Analoga-Therapie ansprechen. In einem geringen Prozentsatz ist immer mit Non-Respondern zu rechnen. Nur für Responder kann daher die GnRH-Analoga-Therapie einer Ovarektomie oder Bestrahlung der Ovarien gleichgesetzt werden.

Adjuvante endokrine Therapie in der Postmenopause

In der Postmenopause ist bei allen hormonsensiblen, d. h. Rezeptor-positiven Mammakarzino-

Tabelle 6.7 Definition des Empfehlungsgrades der AGO-Organkommission „Mamma“

++	Diese Untersuchung oder therapeutische Intervention ist für die Patientin von großem Vorteil, kann uneingeschränkt empfohlen werden und sollte durchgeführt werden.
+	Diese Untersuchung oder therapeutische Intervention ist für die Patientin von eingeschränktem Vorteil und kann durchgeführt werden.
+/−	Diese Untersuchung oder therapeutische Intervention hat bisher keinen Vorteil gezeigt und kann in Einzelfällen durchgeführt werden. Aufgrund der Datenlage kann keine eindeutige Empfehlung ausgesprochen werden.
−	Diese Untersuchung oder therapeutische Intervention kann für die Patientin von Nachteil sein und sollte eher nicht durchgeführt werden.
−−	Diese Untersuchung oder therapeutische Intervention ist von Nachteil und sollte auf jeden Fall vermieden bzw. unterlassen werden.

Tabelle 6.8 Adjuvante endokrine Therapieoptionen in der Postmenopause (AGO-Empfehlungen)

Therapieregime	Postmenopause
TAM 5 Jahre (anstatt 2 Jahre oder 1 Jahr)	++
TAM > 5 Jahre	−−
Wiederaufnahme TAM (wenn Therapiedauer < 5 Jahre)	+
Tamoxifen in Kombination mit Aromatasehemmern	−−
Aromatasehemmer bei Kontraindikationen oder Intoleranz gegenüber TAM	++
Spezifische Aromatasehemmer	
Anastrozol 5 Jahre	+
Letrozol 5 Jahre	+
FAST	
Exemestan nach 2−3 Jahren TAM	+
Anastrozol nach 2−3 Jahren TAM	+
Letrozol 5 Jahre nach 5 Jahren TAM	+

men unabhängig vom Nodalstatus die endokrine Therapie angezeigt. Noch gilt als Standardtherapie die Gabe von 20 mg Tamoxifen täglich über 5 Jahre (Tab. 6.8). Eine längere Tamoxifentherapie hat sich nicht bewährt. Falls die Tamoxifentherapie unterbrochen wird, kann sie wieder begonnen werden und für insgesamt 5 Jahre Anwendung finden. In Studien wurde die hohe Effektivität der selektiven Aromatasehemmer bei weniger Nebenwirkungen aufgezeigt. In einigen Zentren in Deutschland werden die Aromatasehemmer upfront, d. h. gleich nach der Chemotherapie oder aber beim Switchen im Rahmen der frühen adjuvanten Sequenztherapie eingesetzt. Die **F**rühe **A**djuvante **S**equenz-**T**herapie (FAST) vereint in der Postmenopause bei hormonsensiblen Mammakarzinomen mit mittlerem und hohem Rezidivrisiko die Vorteile von Tamoxifen und von einem Aromatasehemmer. Die Behandlung erfolgt über 2−3 Jahre mit Tamoxifen und wird, ehe die erworbene Tamoxifenresistenz, die sich in bis zu 25 % voll ausbildet und immer durch die Tamoxifenmetaboliten Cis-Hydroxytamoxifen und den Metaboliten E östrogene Wirkungen induziert, für weitere 2−3 Jahre mit dem selektiven Aromatasehemmer Exemestan oder Anastrozol fortgesetzt. Durch die FAST werden im Vergleich zur 5-jährigen Tamoxifentherapie das Rezidivrisiko und die Gefahr der Fernmetastasierung statistisch gesichert reduziert. Die Aromatasehemmer können aber auch als verlängerte endokrine Therapie über 5 Jahre mit Letrozol nach vorausgegangener 5-jähriger Tamoxifenbehandlung Anwendung finden. Die direkte Kombination von Tamoxifen mit einem Aromatasehemmer wird nicht empfohlen.

Für die Behandlung bei mittlerem Risiko (fraglich endokrin ansprechend) wird sowohl bei nodalnegativen als auch bei nodalpositiven Patientinnen die FAST angewendet.

In Deutschland sind die Aromatasehemmer für die initiale (upfront) und FAST zugelassen. Anastrozol kann upfront und FAST, Letrozol initial und nach vorausgegangener 5-jähriger Tamoxifentherapie (extended) und Exemestan für die FAST und nach vorausgegangener 5-jähriger Tamoxifentherapie verordnet werden. Klinisch relevante Unterschiede zwischen den drei Aromatasehemmern konnten bisher nicht festgestellt werden.

Bei allen Rezeptor-negativen Patientinnen ist unabhängig vom Menopausestatus die Chemotherapie effektiver als die endokrine Therapie.

Vaginale Sonographie, Hysteroskopie, fraktionierte Abrasio

Vor jeder Tamoxifenbehandlung bei Mammakarzinom-Patientinnen sollte eine sonographische Untersuchung des inneren Genitale mit Bestimmung der Endometriumdicke vorgenommen werden. Bei sonographischen Auffälligkeiten am Endometrium ist eine Hysteroskopie mit gezielter Gewebsentnahme oder fraktionierter Abrasio durchzuführen. Eventuell ist eine hysteroskopische Ablatio endometrii zu erwägen.

Unter Tamoxifenbehandlung kommt es zu einem gering erhöhten Endometriumkarzinomrisiko, das in der Öffentlichkeit überbewertet wurde. Setzt man dieses Risiko in Relation zum hohen Gewinn in Bezug auf die mammakarzinombedingte Mortalität, so ist die Tamoxifenbehandlung gerechtfertigt. Entsprechend der Empfehlung der *American Society of Clinical Oncology* ist aufgrund eines sonographisch verdickten Endometriums die Hysteroskopie und fraktionierte Abrasio nicht berechtigt, sondern nur bei Blutungen. Unter Tamoxifen wird die Inzidenz eines kontralateralen Mammakarzinoms signifikant um 47% reduziert.

Tabelle 6.9 Antiöstrogene: Tamoxifen, Toremifen

Präparatenname	Tbl./Fta.	Zusammensetzung in mg	Hersteller
Mandofen 20 mg	Fta.	Tamoxifencitrat 20 mg	Juta Pharma/ Q-Pharm
Nolvadex 20 mg/-30 mg	Fta.	Tamoxifencitrat 10 mg/20 mg/30 mg/40 mg	Astra Zeneca
Tamokadin 20 mg/-30 mg	Tbl.	Tamoxifencitrat 20 mg/30 mg	Kade
Tamox 10/-20/-30/-40 1 A Pharma	Fta.	Tamoxifencitrat 10 mg/20 mg/30 mg/40 mg	1 A Pharma
Tamox 20 mg/-30 mg AbZ	Tbl.	Tamoxifencitrat 20 mg/30 mg	AbZ Pharma
Tamox GRY 10/-20/-30/-40	Fta.	Tamoxifencitrat 10 mg/20 mg/30 mg/40 mg	GRY
Tamoxifen 10/-20/-30 cell pharm	Tbl.	Tamoxifencitrat 10 mg/20 mg/30 mg	cell pharm
Tamoxifen 10/-20/-30/-40 mg HEXAL	Fta.	Tamoxifencitrat 10 mg/20 mg/30 mg/40 mg	HEXAL
Tamoxifen-CT 10/-20/-30 mg	Tbl.	Tamoxifencitrat 10 mg/20 mg/30 mg/40 mg	CT-Arzneimittel
Tamoxifen AL 10/-20/-30	Tbl.	Tamoxifencitrat 10 mg/20 mg/30 mg	ALIUD PHARM
Tamoxifen beta 20/-30	Fta.	Tamoxifencitrat 20 mg/30 mg	betapharm
Tamoxifen NC 20 mg	Tbl.	Tamoxifencitrat 20 mg/30 mg	NeoCorp
Tamoxifen-ratiopharm 10/-20/-30/-40	Tbl.	Tamoxifencitrat 10 mg/20 mg/30 mg/40 mg	ratiopharm
Tamoximerck 20 mg/-30 mg	Tbl.	Tamoxifencitrat 20 mg/30 mg	Merck dura
Tamoxistad 20 mg/-30 mg	Tbl.	Tamoxifencitrat 10 mg/20 mg/30 mg	STADApharma
Tamox-TEVA 10 mg/-20 mg/-30 mg/-40 mg	Tbl.	Tamoxifencitrat 10 mg/20 mg/30 mg/40 mg	TEVA Generics
Fareston 60 mg	Tbl.	Toremifencitrat 60 mg	Baxter Oncology
Faslodex 250 mg	Jnj.	Fulvestrant	Astra Zeneca

Dosierungsbeispiele

Antiöstrogen:

20 mg Tamoxifen: Mandofen 20 mg, Nolvadex 20 mg, Tamokadin 20 mg, Tamox 20 1 A Pharma, Tamox 20 mg AbZ, Tamox GRY 20, Tamoxifen 20 cell pharm, Tamoxifen 20 HEXAL, Tamoxifen-CT 20 mg, Tamoxifen AL 20, Tamoxifen beta 20, Tamoxifen NC 20 mg, Tamoxifen-ratiopharm 20, Tamoximerck 20 mg, Tamoxistad 20 mg, Tamox-TEVA 20 mg (Tab. 6.9) täglich kontinuierlich über mindestens 2 bis maximal 5 Jahre.

Sonographische Endometriumkontrolle alle 3–6 Monate.

Bei hochaufgebautem Endometrium:

Gestagentest:

Oral

Gestagen: 2–4 mg Chlormadinonacetat (Chlormadinon 2 mg JENAPHARM), 5–10 mg Norethisteronacetat (Norethisteron 5 mg JENAPHARM, Primolut-Nor-5), 5–10 mg Medroxyprogesteronacetat (Clinofem 5/-10, MPA GYN 5) oder 5–10 mg Medrogeston (Prothil 5 mg) täglich über 10–12 Tage.

GnRH-Agonisten:

1. 3,8 mg Goserelinacetat (Zoladex) s.c. alle 28 Tage ein Implantat unter die Bauchhaut injizieren.
2. 3,75 mg Leuprorelinacetat (Enantone-Gyn Monats-Depot) i.m. oder s.c. einmal monatlich.

Aromatasehemmer (Tab. 6.10):

1. 1 mg Anastrozol (Arimidex) täglich über Monate.
2. 25 mg Exemestan (AROMASIN) täglich nach dem Essen über Monate.
3. 2,5 mg Letrozol (Femara 2,5 mg) täglich über Monate.

Endokrine Therapie bei Metastasierung und Rezidiven

Für die endokrine Behandlung gibt es zwei prinzipielle Verfahren: die chirurgisch- oder medikamentös-ablative und die medikamentös-additive. Bei der ablativen Therapie werden endokrine Drüsen: Ovarien ausgeschaltet, operativ oder medikamentös (Aromatasehemmer, GnRH-Analoga [Agonisten oder Antagonisten]), während bei der additiven Therapie oral oder parenteral Antiöstrogene, Gestagene oder Anabolika, angewendet werden.

In den letzten Jahren haben neben den Antiöstrogenen zwei Wirkprinzipien an Bedeutung gewonnen (Tab. 6.11):

Tabelle 6.11 Effekt der GnRH-Analoga und Aromatasehemmer

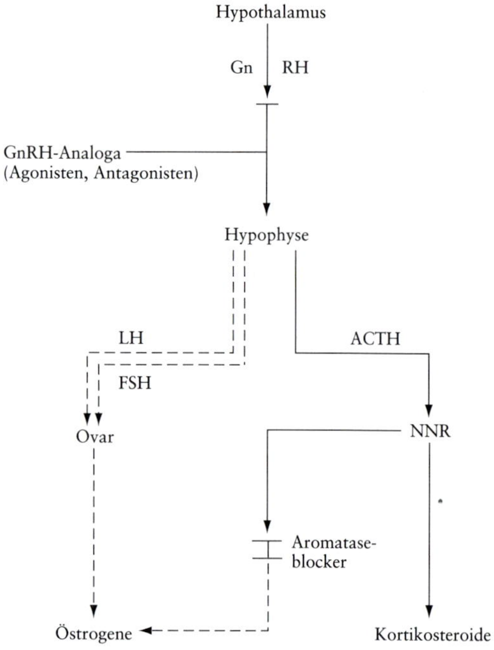

Tabelle 6.10 Aromatasehemmer

Präparatenname	Tbl./Fta.	Zusammensetzung in mg	Hersteller
Arimidex 1 mg	Fta.	Anastrozol 1 mg	Astra Zeneca
AROMASIN	Tbl.	Exemestan 25 mg	Pharmacia
Femara 2,5 mg	Fta.	Letrozol 2,5 mg	Novartis Pharma

1. Blockung der Aromatase
   – Hemmer
   – Inaktivatoren
2. Gonadotropin-Hemmung mit GnRH-Analoga:
   – Agonisten: Down Regulation
   – Antagonisten: kompetitive Hemmung

Bei der Downregulation werden durch die GnRH-Agonisten die hypophysären GnRH-Rezeptoren besetzt. Nach kurzer Anregung der Sekretion kommt es zur Suppression der Gonadotropinausschüttung mit nachfolgender hypophysär bedingter sekundärer Ovarialinsuffizienz. Dadurch wird weitgehend eine Ovarektomie imitiert. GnRH-Antagonisten wirken über eine kompetitive Hemmung an den GnRH-Rezeptoren. Der Flare-up-Effekt entfällt. Außerdem wirken GnRH-Analoga durch einen direkten Effekt am Tumor über GnRH-Rezeptoren im Tumorgewebe. Prinzipiell sollte immer nur eine endokrine Maßnahme zur gleichen Zeit vorgenommen werden, die aber auch als Kombination, z. B. Antiöstrogene und GnRH-Analoga oder GnRH-Analoga und Aromatasehemmer, erfolgen kann. Das jeweils gewählte Verfahren ist solange fortzusetzen, wie die Remission anhält. Bei einem Rezidiv wird zunächst auf eine endokrine Maßnahme zweiter Wahl gewechselt. In Betracht zu ziehen ist, dass es nach dem Absetzen der unwirksam gewordenen Hormone zu einem Rebound-Effekt, einer Tumorrückbildung nach Hormonentzug, kommen kann. Beim Nichtansprechen der Erstmaßnahmen sind hormonale Zweitmaßnahmen wenig erfolgreich. In diesen Fällen ist gleich die Polychemotherapie zu empfehlen.

Außer vom Rezeptorstatus hängt die Hormontherapie ab vom

– Alter der Patientin (Prä- und Postmenopause)
– dem Intervall zwischen Mastektomie und Rezidiv oder
– dem Metastasierungsstadium und -typ (lokal, ossär, viszeral).

Indikationen

In Abhängigkeit vom Alter, dem Menopausenstatus, der Lokalisierung der Metastasen, dem freien Intervall zwischen Primärbehandlung und dem Auftreten eines Rezidivs sowie dem Rezeptornachweis wird die Indikation zur endokrinen Zusatzbehandlung gestellt (Tab. 6.12). Sowohl nach In-Brust-Rezidiven als auch nach Rezidiven an der Thoraxwand oder in der Axilla sollte nach erneuter Rezeptorbestimmung bei endokrin ansprechenden Tumoren die endokrine

Tabelle 6.12 Endokrine Therapie bei metastasierten bzw. lokal fortgeschrittenen Mammakarzinomen (AGO 2006)

Therapieregime	Prämenopause
GnRH + TAM > GnRH	++
Ovarektomie = GnRH	++
GnRH + TAM > TAM	++
Ovarektomie = TAM	+
GnRH = TAM	+
GnRH + Anastrozol = GnRH + TAM	+
	Postmenopause
Aromatasehemmer	++
TAM versus keine Therapie	++
Fulvestrant < Tamoxifen	+/–
Toremifen = TAM	+/–

Tabelle 6.13 Grobes Orientierungsschema für die endokrine Therapie bei metastasierenden Mammakarzinomen in der Prä- und Postmenopause

Prämenopause	Postmenopause
Tamoxifen + Ovarsuppression	Aromatasehemmer
↓	↓
Aromatasehemmer + Ovarsuppression	Antiöstrogene Tamoxifen (Fulvestrant)
↘	↙
Gestagene, Fulvestrant, alternativ Aromatasehemmer	

Tabelle 6.14 Abhängigkeit der Remissionsrate vom Rezeptorstatus nach Osborne et al. (2005)

Rezeptor-Status	Remissionsrate in %
ER+ / PR+	50–75
ER+ / PR−	20–50
Er− / PR+	20–50
Er− / PR−	< 10

Therapie angeschlossen werden (Tab. 6.12). In der Prämenopause sollte die Suppression der Ovarien zusätzlich zur Tamoxifentherapie erfolgen und in der Postmenopause ist zwischen einem Aromatasehemmer oder Tamoxifen zu entscheiden, wobei primär ein Aromatasehemmer verordnet wird (Tab. 6.13). Der Erfolg der Hormontherapie ist sehr stark von der Expression der Rezeptoren abhängig (Tab. 6.14).

Sogenannte *„Ablative Hormontherapie"*: Bei Patientinnen in der Prämenopause und in den ersten 2 Jahren der Postmenopause mit noch vorhandener Östrogenaktivität wird als erste Maßnahme der endokrinen Therapie die Ausschaltung der noch vorhandenen Östrogenaktivität durch Kastration (z. B. pelviskopisch) oder *durch GnRH-Analoga* vorgenommen. Dabei kommt es auf den schnellen Abfall des Östrogenspiegels an. Gleichzeitig wird Tamoxifen mit verordnet. Der Erfolg der ablativen Therapie sollte erst 12 Wochen nach der Kastration beurteilt werden.

Additive Hormontherapie: In der Prä- und Postmenopause wurden mit Erfolg Antiöstrogene, Aromataseblocker und Gestagene eingesetzt. Allerdings werden bei prämenopausalen Patientinnen diese Substanzen in der gleichen Reihenfolge zusätzlich zum GnRH-Analogon oder nach Ovarektomie verordnet (Tab. 6.13). Die Aromataseblocker wirken über die Verhinderung der systemischen Östrogenbildung aus Androstendion und Testosteron und über eine Inhibition der intratumoralen Östrogensynthese

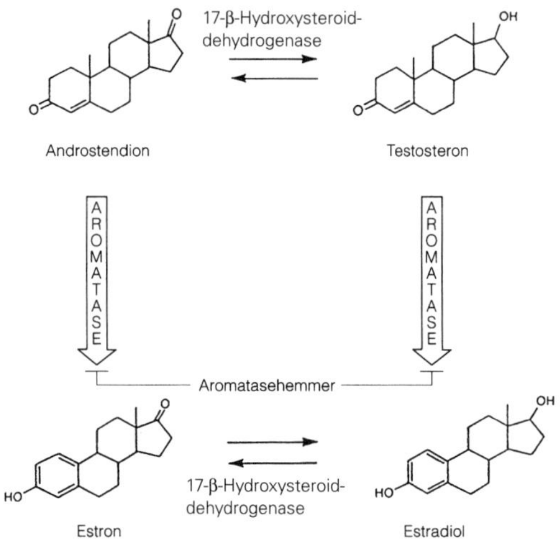

Abb. 6.3 Angriffspunkte der Aromatasehemmer auf die Estron- und Estradiolsynthese

(Abb. 6.3). Durch Anastrozol, Exemestan und Letrozol werden die Enzyme, die für die Biosynthese anderer Steroidhormone, z. B. für die Synthese von Kortisol und Aldosteron, wichtig sind, nicht gehemmt und nur die Aromatase *selektiv* für die Östrogensynthese inaktiviert. Anastrozol, Letrozol und Exemestan scheinen gegenwärtig die wirksamsten und bestverträglichen Aromataseinaktivatoren zu sein. Estron, Estradiol und Estronsulfat werden um 75–95 % unterdrückt. Im Vergleich zu Aminoglutethimid und Megestrolacetat waren die objektiven Remissionen, das klinische Ansprechen, Krankheitskontrolle und Überlebenszeit unter Anastrozol, Letrozol und Exemestan signifikant besser.

Gestagene werden bei der palliativen Behandlung des Mammakarzinoms wegen der Nebenwirkungen erst nach Verabreichung von Antiöstrogenen und Aromataseblockern eingesetzt. Die Remissionsraten liegen bei etwa 20 %. Gestagene senken den Östrogenspiegel, hemmen die Östrogen-Rezeptorsynthese und reduzieren FSH, LH, ACTH, wodurch es zur Reduktion der Kortisol-, DHEAS-, Androstendion-, Testosteron-, Estron-, Estradiol- und Estronsulfatspiegel kommt. Gelingt die Kortisolsuppression, so kann mit einer Tumorremission gerechnet werden, vorausgesetzt, es liegt nicht eine Hyperprolaktinämie vor. Die Korrelation zwischen Kortisol-Prolaktin und Tumorverhalten sind weitestgehend unabhängig vom Steroidhormon-Rezeptorstatus, wobei auf die hochdosierte MPA- bzw. MAG-Therapie hormonrezeptornegative Tumoren ebenso wie rezeptorpositive ansprechen. Diese Auffassung blieb allerdings nicht unwidersprochen. Die hochdosierte MPA- bzw. MGA-Therapie kann auch bei Progression zusammen mit der Chemotherapie angewandt werden. MPA bzw. MGA üben einen günstigen Effekt bei Appetitlosigkeit und Anorexie aus und wirken schmerzlindernd.

Bei über 30% der metastasierenden Mammakarzinome besteht eine Hyperprolaktinämie, die als prognostisch ungünstig eingeschätzt wird. Diese Hyperprolaktinämie kann durch psychosomatischen Stress oder durch den Tumor bedingt sein. In Zellkulturen von Prolaktin-Rezeptor-haltigen Tumoren wurde eine Wachstumsanregung durch Prolaktin gesehen. Besonders beim Ausbleiben eines Therapieeffektes durch die gerade gewählte Hormontherapie kann versucht werden, durch Applikation eines Prolaktinhemmers einen Response zu erzielen. Der Prolaktinspiegel kann dann als Marker dienen.

Die hochdosierte Androgenbehandlung geht oft mit Hypercalzämie, Flüssigkeitsretention, Hypertonie, Hepatose und Virilisierung einher und wird nur noch sehr selten bei metastasiertem Mammakarzinom mit osteopenischen Knochenmetastasen durchgeführt.

➡ Dosierungsbeispiele

1. *GnRH-Agonisten*

1. 3,75 mg Leuprorelinacetat (Enantone-Gyn Monats-Depot) i. m. oder s. c. einmal monatlich.
2. 3,8 mg Goserelinacetat (Zoladex) s. c., ein Implantat alle 28 Tage.

Mögliche Nebenwirkungen:
Hitzewallungen, Libidoverminderung, Exanthem, Osteoporose.

Empfohlene Kontrollen:
Estradiolspiegel, Calciumausscheidung.

2. *Antiöstrogene*

Prä- und Postmenopause

1. 20–30 mg Tamoxifen: Mandofen 20 mg, -30 mg, Nolvadex 20 mg, -30 mg, Tamokadin 20 mg, -30 mg, Tamox 20, -30 1 A Pharma, Tamox 20 mg, -30 mg AbZ, Tamox GRY 20, -30, Tamoxifen 20, -30 cell pharm, Tamoxifen 20, -30 HEXAL, Tamoxifen-CT 20 mg, -30 mg, Tamoxifen AL 20, -30, Tamoxifen beta 20, -30, Tamoxifen NC 20 mg, Tamoxifen-ratiopharm 20, -30, Tamoximerck 20 mg, -30 mg, Tamoxistad 20 mg, -30 mg, Tamox-TEVA 20 mg, -30 mg täglich kontinuierlich bis zur Progression
2. 60 mg Toremifen (Fareston) täglich kontinuierlich bis zur Progression.

   Mögliche Nebenwirkungen:
   Übelkeit, Erbrechen, Hitzewallungen, Allergien, Hypercalzämie, Thrombozytopenie, Flüssigkeitsretention, Blutungen.

   Empfohlene Kontrollen:
   Gewicht, Elektrolyte, Thrombozyten, Blutdruck (anfangs nach 4 Wochen, später vierteljährlich oder bei Nebenwirkungen).
   Sonographische Endometriumdickebestimmung alle (3–)6 Monate (Prophylaxe: periodische Gestagengaben).
3. 250 mg Fulvestrant (Faslodex) i. m. im Abstand von 1 Monat.

3. *Aromataseblocker*

Aromataseinaktivatoren
Oral

1. 2,5 mg Letrozol (Femara) täglich kontinuierlich bis zur Progression.

   Mögliche Nebenwirkungen:
   Hitzewallungen, Übelkeit.

   Vorteile:
   Beste Verträglichkeit.
2. 1 mg Anastrozol (Arimidex 1 mg) täglich kontinuierlich bis zur Progression.

   Mögliche Nebenwirkungen:
   Hitzewallungen, Übelkeit.
3. 25 mg Exemestan (AROMASIN) täglich kontinuierlich bis zur Progression.

   Mögliche Nebenwirkungen:
   Hitzewallungen, Übelkeit, Müdigkeit.

4. Gestagene

Oral

1. 500–1000–1500 mg Medroxyprogesteronacetat (2–3 × 1 Tablette MPA 500 mg HEXAL, MPA-beta-500) täglich, kontinuierlich über Monate oder Jahre.
2. 160–320 mg Megestrolacetat (1–2 Tabl. Megestat 160) täglich, kontinuierlich über Monate oder Jahre.

   Empfohlene Kontrollen:
   Gewicht, Transaminasen, Blutdruck.

5. Prolaktinhemmer

2,5–7,5 mg Bromocriptin (Pravidel 2,5 mg, kirim gyn, Bromocriptin-CT 2,5 mg, Bromocriptin beta 2,5, Bromocriptin-ratiopharm 2,5, Bromocriptin-HEXAL 2,5), 0,2–0,4 mg Lisurid (Dopergin), 4–8 mg Metergolin (Liserdol) täglich oder 0,5 mg Cabergolin (Dostinex) wöchentlich kontinuierlich unter Kontrolle der Prolaktinwerte bis zur Beschwerdefreiheit.

Therapiebeginn: einschleichend!

Nebenwirkungen:
anfangs Übelkeit, Kreislaufbeschwerden.

Empfohlene Kontrollen:
Prolaktinspiegel, Blutdruck.

6. Androgene

Parenteral
250 mg Testosteronenantat (Testosteron-Depot JENAPHARM, Testosteron-Depot-Rotexmedica, Testoviron-Depot-250, Testosteron Depot 250 mg Eifelfango, Testosteron-Depot GALEN) i. m. wöchentlich über Monate.

Mögliche Nebenwirkungen:
Libidosteigerung, Wasserretention, Virilisierung, Blutdruckanstieg, Kontraindikationen beachten!

Empfohlene Kontrollen:
Gewicht, Blutdruck.

Therapie des klimakterischen Syndroms nach Mammakarzinom

Sicher ist, dass eine früher durchgeführte Hormonsubstitutionstherapie (hormone replacement therapy = HRT) die Überlebensrate der Frauen nicht beeinträchtigt, wenn sie später an einem Mammakarzinom erkranken. Auch das Risiko für ein zweites Primärkarzinom der Brust nach erfolgreicher Erstbehandlung wird durch die HRT nicht erhöht. Da größere prospektive Studien über die HRT nach Mammakarzinombehandlung fehlen bzw. noch nicht abgeschlossen sind, sollte zunächst immer versucht werden, die Beschwerden durch symptomatische Maßnahmen, Phytöstrogene (sojahaltige Produkte: Sojamilch, Sojajoghurt, Sojamargarine u. a.) in niedriger Dosierung oder andere pflanzliche Produkte (Mönchspfeffer, Traubensilberkerze) zu beheben, ehe bei ausgeprägter Symptomatik Hormone zur Anwendung gelangen. Bei Patientinnen, die adjuvant mit Tamoxifen behandelt werden, wurde sowohl eine Linderung, vor allem der neurovegetativen Beschwerden, als auch eine Verstärkung der klimakterischen Symptome beobachtet. Es sollten dann zusätzlich zum Tamoxifen Gestagene verordnet werden. Wenn mit diesen Kombinationen keine Besserung der Beschwerden erreicht werden konnte, so sind natürlich Östrogene in Kombination mit einem Gestagen in niedriger Dosierung nach Abwägung des Nutzens und des eventuellen Risikos indiziert.

Das Risiko einer Stimulation des Mammakarzinomwachstums ist für die einzelne Patientin sehr schwer einzuschätzen. Die Entscheidung für eine HRT wird daher immer eine sehr individuelle für die einzelne Person bleiben. Die Studienlage zur HRT nach Mammakarzinom ist nicht eindeutig und erschwert die Entscheidungsfindung. Die HABITS-Studie (Hormonal replacements therapy after breast cancer – is it safe?) wurde 2003 nach 2,1 Jahren Laufzeit bei Einschluss von je 171 Fällen und Kontrollen abgebrochen, da das Rezidivrisiko in der behandelten Gruppe gegenüber den Kontrollen angestiegen war, obwohl die Mortalität bei den Fällen niedriger lag (Holmberg u. Anderson, 2004). Das führte auch zum Abbruch der Stockholmer Studie nach einem Follow-up von 4,1 Jahren mit 175 HRT-Fällen und 185 Kontrollen, obwohl das RR von 0,82 (KI 95%: 0,35–1,9) für die Rezidive niedriger war (von Schoultz et al., 2005). Die Meta-Analyse von Batur et al. (2006) aus 15 Studien, davon 7 Studien mit 739 Fällen und 1998 Kontrollen, ergab für die Rezidive ein OR von 0,5 (KI 95%: 0,2–0,7) und die mammakarzinombedingte Mortalität eine OR von 0,3 (KI 95%: 0,0–0,6). Die LIBRATE-Studie mit 2,5 mg Tibolon zur Behandlung klimakterischer Beschwerden nach Mammakarzinom ergab bei 3150 Patientinnen und einer Laufzeit von mehr als 3 Jahren in der Zwischenauswertung im Oktober 2006 keine Sicherheitsbedenken.

Die Substitution allein vom Hormonrezeptor- und Nodalstatus abhängig zu machen, erscheint ebenso fragwürdig wie eine zu starke Pointierung des Intervalls zwischen Ersterkrankung und Substitutionsbeginn. Die Substitution sollte prinzipiell individuell nach Abwägen der Risiken und Vorteile im Einverständnis mit der Patientin mit der niedrigsten wirksamen Östrogen-Gestagen-Kombination vorgenommen werden. Sequenzpräparate sind zurückhaltend zu verordnen. Durch die gleichzeitige Gabe eines Gestagens wird das erhöhte Risiko für ein Endometriumkarzinom besonders nach langjähriger Tamoxifentherapie wieder aufgehoben bzw. sogar reduziert.

Stehen somatische Symptome am Genitale im Vordergrund, so können Estriol-haltige Präparate lokal verordnet werden. Bei längerer Estriolapplikation sind bei noch vorhandenem Uterus periodisch Gestagene mit zu verschreiben. Zur Osteoporoseprophylaxe sind Tamoxifen und Gestagene geeignet.

➡ Dosierungsbeispiele

1. Gestagen

Oral

1. 2,5 mg Tibolon (Liviella) täglich über Monate oder Jahre (eventuell nur die halbe Dosis, 1,25 mg Tibolon täglich).
2. 2 mg Norethisteronacetat (Norethisteron 1 mg JENAPHARM, Gestakadin) täglich über Monate oder Jahre.

Parenteral

250 mg Hydroxyprogesteroncaproat (Progesteron-Depot JENAPHARM, Proluton Depot) i. m. wöchentlich oder alle 2 Wochen über mehrere Monate.

2. Antiöstrogen

1. 60 mg Raloxifen (Evista) über Monate und Jahre.

3. Östrogen-Gestagen-Kombination

Oral

1. Lafamme 1 mg/2 mg, Activelle, Femoston conti 1 mg/2,5 mg, Indivina 1 mg/2,5 mg u. a. täglich, kontinuierlich ohne Pause über Monate oder Jahre.
2. 1 mg Estradiolvalerat (Merimono 1 mg, Progynova 21 mite) täglich und zusätzlich ein Gestagen: 1–2 mg Chlormadinonacetat (½–1 Tabl. Chlormadinon 2 mg JENAPHARM), 2,5 mg Medrogeston (½ Tabl. Prothil), 5–10 mg Dydrogesteron (½–1 Tabl. Duphaston), 0,5–1 mg Norethisteronacetat (½–1 Tabl. Norethisteron 1 mg JENAPHARM, Gestakadin) oder 100 mg Progesteron (Utrogest) täglich, kontinuierlich ohne Pause über Monate oder Jahre.
3. 1 mg Estradiol (Estronorm 1 mg, Estrifam 1 mg) täglich und zusätzlich ein Gestagen: 1–2 mg Chlormadinonacetat (½–1 Tabl. Chlormadinon 2 mg JENAPHARM), 2,5 mg Medrogeston (½ Tabl. Prothil), 5–10 mg Dydrogesteron (½–1 Tabl. Duphaston), 0,5–1 mg Norethisteronacetat (½–1 Tabl. Norethisteron 1 mg JENAPHARM, Gestakadin) oder 100 mg Progesteron (Utrogest) täglich, kontinuierlich ohne Pause über Monate oder Jahre.
4. 0,3 mg konjugierte Östrogene (Presomen 0,3) täglich und zusätzlich ein Gestagen: 1–2 mg Chlormadinonacetat (½–1 Tabl. Chlormadinon 2 mg JENAPHARM), 2,5 mg Medrogeston (½ Tabl. Prothil), 5–10 mg Dydrogesteron (½–1 Tabl. Duphaston), 0,5–1 mg Norethisteronacetat (½–1 Tabl. Norethisteron 1 mg JENAPHARM, Gestakadin) oder 100 mg Progesteron (Utrogest) täglich, kontinuierlich ohne Pause über Monate oder Jahre.

Transdermal

1. Estragest TTS, Fem7 Conti kontinuierlich zweimal wöchentlich wechseln.
2. 2 mg Estradiol (Dermestril 25, Estrabeta 25 Pflaster/–50 Pflaster, Estraderm TTS 25, Estradot 37,5, Estramon 25, Tradelia 25) zweimal wöchentlich wechseln und zusätzlich oral ein Gestagen: 1–2 mg Chlormadinonacetat (½–1 Tabl.

Chlormadinon 2 mg JENAPHARM), 2,5 mg Medrogeston (½ Tabl. Prothil), 5–10 mg Dydrogesteron (½–1 Tabl. Duphaston), 0,5–1 mg Norethisteronacetat (½–1 Tabl. Norethisteron 1 mg JENAPHARM, Gestakadin) oder 100 mg Progesteron (Utrogest) täglich, kontinuierlich ohne Pause über Monate oder Jahre.

3. 2 mg Estradiol (Cutanum 50, Dermestril-Septem 25, Estramon Uno 50, Fem7 –50µg, Tradelia seven 50 µg) einmal wöchentlich wechseln und zusätzlich oral ein Gestagen: 1–2 mg Chlormadinonacetat (½–1 Tabl. Chlormadinon 2 mg JENAPHARM), 2,5 mg Medrogeston (½ Tabl. Prothil), 5–10 mg Dydrogesteron (½–1 Tabl. Duphaston), 0,5–1 mg Norethisteronacetat (½–1 Tabl. Norethisteron 1 mg JENAPHARM, Gestakadin) oder 100 mg Progesteron (Utrogest) täglich, kontinuierlich ohne Pause über Monate oder Jahre.

Parenteral

1. 4 mg Estradiolvalerat und 200 mg Prasteronenantat (Gynodian Depot) i. m. alle 3 bis 4 Wochen immer im Wechsel mit 250 mg Hydroxyprogesteroncaproat (Progesteron-Depot JENAPHARM, Proluton Depot) oder 10 mg Estradiolvalerat (Estradiol-Depot 10 mg JENAPHARM) und 250 mg Hydroxyprogesteroncaproat (Progesteron-Depot JENAPHARM, Proluton Depot) über Monate oder Jahre.
2. 10 mg Estradiolvalerat (Estradiol-Depot 10 mg JENAPHARM) i. m. und zusätzlich 250 mg Hydroxyprogesteroncaproat (Progesteron-Depot JENAPHARM, Proluton Depot) i. m. alle 2 bis 3 Wochen über Monate oder Jahre.

Kontrazeption

Die Kontrazeption sollte nach behandeltem Mammakarzinom nach Möglichkeit durch Kondom, Intrauterinpessar oder nach abgeschlossener Familienplanung durch laparoskopische Tubensterilisation oder Sterilisation des Partners erfolgen. Gegen die Anwendung von Minipillen, Gestagene in niedriger Dosierung, bestehen keine Einwände.

6.2 Vulva

6.2.1 Pruritus-Vulva-Dystrophie-Syndrom

Allgemeines

Das *Pruritus-Kraurosis-Leukoplakie-Syndrom (Pruritus-Vulva-Dystrophie-Syndrom)* wird vorwiegend im Klimakterium und Senium beobachtet. Entsprechend der Einteilung der International Society of the Study of Vulva Disease (ISSVD) werden die Leukoplakie und Kraurosis als Dystrophie der Vulva bezeichnet. Der Direktabstrich der Vulva zeigt eine Hyperdyskeratose. Histologisch findet sich ein Schwund der kollagenen und elastischen Fasern des Coriums sowie eine Verschmälerung der Epidermis mit Abflachung der Epithelpapillen, darüber eine atrophische, hyperkeratotische Epidermis, oft mit entzündlicher Infiltration und kernarmer subepithelialer Zone ohne elastische Fasern.

Die Ursachen für die Entstehung dieses Syndroms sind nicht genau bekannt. Neben mechanisch-entzündlichen Einflüssen können vor allem endogene Faktoren und primäre sowie sekundäre psychoneurotische Veränderungen eine Rolle spielen. In enger Zusammenarbeit mit dem Internisten, Dermatologen und Psychiater müssen daher die möglichen Allgemeinerkrankungen, Hautleiden sowie psychosexuelle Störungen ausgeschlossen werden, ehe ein essenzieller Pruritus vulvae, welcher der Leukoplakie und Kraurosis (Dystrophie der Vulva) öfter vorausgeht, angenommen werden kann.

Die Plasma-Östrogen-Androgen-Spiegel von Frauen mit einer Vulvadystrophie unterscheiden sich nicht von gesunden Frauen in der Postmenopause. Demzufolge scheint eine lokale Erkrankung der Vulva möglicherweise mit verminderter Endorganansprechbarkeit auf Hormone zu bestehen. Lokal verabreicht bewirken Testosteron und Progesteron eine Minderung der Hyperkeratose und Kortikosteroide eine Atrophie an der Haut der Vulva, während Östrogene eher die Hyperkeratose fördern. Die Steroidwirkung wird durch Veränderungen in der Bildung des Hautwachstumsfaktors und der gewebespezifischen Chalone bedingt, die als Polypeptide die Mitosen hemmen und so die Zellzahlen im Gewebe kontrollieren. Auf diese Weise ist der therapeutische Effekt der Steroide erklärbar.

Therapie

Die Behandlungsergebnisse sind trotz verschiedener konservativer und operativer Verfahren unbefriedigend. Ein Versuch der Lokalbehandlung mit Hormonen darf unter der Annahme einer endokrinen Dysfunktion vorgenommen werden. Es empfiehlt sich die Anwendung von Androgenhaltigen Salben als Langzeitbehandlung; bei Nichtansprechen oder bei Kindern die Anwendung von Progesteron lokal. Die hochdosierte Östrogentherapie ist in der Postmenopause und im Senium nur bei Vulvaatrophie ohne Hyperdyskeratose indiziert. Zur oralen Behandlung eignet sich Estriol aufgrund seiner schwachen biologischen Aktivität am Endo- und Myometrium sowie seiner stark proliferativen Wirkung an Vulva und Vagina. Auch Estradiol ist in niedriger Dosis geeignet. Die genannten Organe besitzen eine sehr kurze Latenzzeit bis zum Auftreten einer morphologischen Reaktion. Estriol und Estradiol werden vaginal sehr gut resorbiert und wirken dann auch systemisch, wobei sekundär wieder eine Wirkung an der Vulva eintritt. Nach vaginaler Applikation ist die Effektivität größer als nach oraler Einnahme.

➡ Dosierungsbeispiele

Lokal

1. Testosteronpropionat 2,0
   Salbengrundlage ad 100,0
   M. u. f. unguentum
   S. täglich 2 × 1–2 g, äußerlich dünn auftragen, nicht reiben.
2. Methyltestosteron 2,0
   Unguentum alkoholicum lanae ad 100,0
   M. u. f. unguentum
   S. täglich 2 × 1–2 g, äußerlich.
3. Progesteron 2,0–4,0
   Unguentum alkoholicum lanae ad 100,0
   M. u. f. unguentum
   S. täglich 2 × 1–2 g, äußerlich.
4. Progestogel
   S. täglich 2 × 1–2 g, äußerlich.

Bei reiner, nicht hyperdiskeratotischer Atrophie:

5. Estriol-Salbe (Xapro-Creme, Ovestin-Creme, Ortho-Gynest-Vaginalcreme, OeKolp-Creme, Cordes Estriol, Oestro-Gynaedron M, Estriolsalbe); täglich 2 × 1–2 g.
6. Estradiol-Salbe, täglich 2 × 1 g (Linoladiol N).

Vaginal

1. 45–90 mg Progesteron-Gel (Crinone 8%) täglich über Wochen bzw. Monate.
2. 100 mg Progesteron (Utrogest) täglich über Wochen bzw. Monate.

Oral

1,0–2,0 mg Estriol (Estriol 2 mg JENAPHARM, OeKolp-Tabletten 2 mg, Ovestin-Tabletten 1 mg) oder Estriolsuccinat (Synapause E) über 3–4 Monate täglich, gegebenenfalls auch länger.

Die Lokalbehandlung mit juckreizmindernden Pinselungen und Salben ist nur als Zusatzmedikation zu betrachten, da sie auf die Dauer wenig wirksam ist. Kortikoidhaltige Salben führen sehr schnell zur Juckreizstillung. Als Dauermedikation kommen sie nicht in Betracht, da sie die Atrophie verstärken. Durch Triamcinolonacetonid wird besonders bei intrakutaner Injektion oder bei Anwendung als Salbe der Juckreiz beseitigt.

Triamcinolonacetonid wirkt örtlich an der Haut, wobei es im Gegensatz zum Prednisolon nur relativ wenig resorbiert wird. Diese Wirkungsdissoziation wurde durch Bindung von Triamcinolon mit Aceton zum Acetonid erreicht.

➡ Dosierungsbeispiele

1. 200 mg Triamcinolonacetonid (Delphicort 40 mg, TriamHEXAL 40, Triam Inject 40, Volon A 40, Triam 40 mg) in 20 ml isotonischer Kochsalzlösung gelöst, werden subfokal an der Cutis-Sub-

cutis-Grenze injiziert. In Vollnarkose wird die Injektion vom unteren Pol der großen Labien aus radiär vorgenommen, wobei Damm, kleine Labien und untere Hälfte der großen Labien infiltriert werden. Von der Mitte der großen Labien aus erfolgt die Infiltration der oberen Hälfte der Innenfläche der großen Labien. Die Klitoris wird von kranial aus unterspritzt. Es sind 5 Injektionen subdermal notwendig.

2. 80 mg Triamcinolonacetonid (Volon A 80, Triam 40 mg, TriamHEXAL 40, Triam Inject 40) werden in 20 ml 1%igem Xylocain gelöst. Injektionstechnik siehe 1.

In Zukunft werden sich vielleicht neue Behandlungsmöglichkeiten durch die lokal wirksamen Polypeptide ergeben.

6.2.2 Vulvakarzinom

Es handelt sich meist um Plattenepithelkarzinome, bei denen Hormone unwirksam sind.

Gegen eine Substitutionstherapie mit Östrogenen und Gestagenen nach behandeltem Vulvakarzinom bestehen keine Bedenken.

6.3 Vagina

6.3.1 Kolpitis

Die in der Postmenopause und bei Ovarialinsuffizienz eintretende Glykogenverarmung führt infolge Östrogenmangels zu trophischen Störungen und macht die Scheide sekundär gegen Infektionen anfällig. Durch Östrogene kann die *Kolpitis senilis* günstig beeinflusst werden. Die lokale Behandlung ist der oralen und parenteralen Form vorzuziehen. Ähnlich wie vor der Pubertät ist im Alter eine Östrogentherapie bei Kolpitis aus ätiologischen Gründen (atrophische Kolpitis) wesentlich wirksamer als in der Geschlechtsreife.

➡ **Dosierungsbeispiele**

1. 1 Estriol-Ovulum oder -Vaginalzäpfchen: Estriol-Ovulum JENAPHARM, Ortho-Gynest Ovula, Ovestin 0,5 mg Ovula, OeKolp/forte Ovula, OeKolp Vaginalzäpfchen, OeKolp forte Vaginalzäpfchen täglich 10 Tage lang abends in die Scheide einführen.
2. Estriol- oder Estradiol-Creme: Xapro-Creme, Cordes Estriol, Linoladiol N, OeKolp Creme, Estriolsalbe, Oestro-Gynaedron M, Ortho-Gynest Vaginalcreme, Ovestin Creme täglich 1 Applikation in der 1. Woche, danach wöchentlich zweimal 1 Applikation in die Scheide einbringen.

Oral
2,0 mg Estriol (Estriol 2 mg JENAPHARM, OeKolp-Tabletten 2 mg, Ovestin-Tabletten 1 mg, Synapause E) täglich über mehrere Wochen bis Proliferationsgrad 3–4 nach Schmitt oder Karyopyknose-Index von 60%, Beseitigung der Entzündung und Beschwerdefreiheit erreicht sind.

6.3.2 Vaginalkarzinom

Vereinzelt enthalten auch Vaginalkarzinome Hormonrezeptoren. Diese Neoplasmen gelten dann als ansprechbar für eine Hormontherapie. Außerdem rechtfertigt die Herkunft des Vaginalepithels vom Müllerschen Gangsystem die Hormontherapie mit Antiöstrogenen, Medroxyprogesteronacetat, Megestrolacetat und Medrogeston.

➡ **Dosierungsbeispiele**

1. 30–50 mg Tamoxifen (Mandofen 20 mg, Nolvadex 10 mg/-20 mg/-30 mg/-40 mg, Tamokadin 20 mg/-30 mg, Tamox 10/-20/-30/-40 1 A Pharma, Tamox 20 mg/-30 mg AbZ, Tamox GRY 10/-20/-30/-40, Tamoxifen 10/-20/-30 cell pharm, Tamoxifen 10/-20/-30/-40 HEXAL, Tamoxifen-CT 10 mg/ -20 mg/-30 mg, Tamoxifen AL 10/-20/-30, Tamoxifen beta 20/-30, Tamoxifen NC

20 mg, Tamoxifen-ratiopharm 10/-20/-30/-40, Tamoximerck 20 mg/-30 mg, Tamoxistad 20 mg/-30 mg, Tamox-TEVA 10 mg/-20 mg/-30 mg/-40 mg) täglich über Monate.
2. 1000–1500 mg Medroxyprogesteronacetat (MPA 500 mg HEXAL, MPA-beta 500) täglich über Monate.
3. 160–320 mg Megestrolacetat (Megestat 160 mg) täglich über Monate.

Gegen eine Substitutionstherapie (HRT) mit Östrogenen und Gestagenen bestehen nach behandeltem Vaginalkarzinom keine Bedenken.

6.4 Uterus

6.4.1 Endometritis

Während der Menstruation, post abortum und post partum kann es durch unzureichende Östrogenbildung zu einer verzögerten Regeneration des Endometriums und zur Infektion desselben kommen. Die Folge kann eine Endometritis unterschiedlichen Schweregrades sein.

Östrogene bewirken eine Hyperämie und beschleunigen die Regeneration des Endometriums. Demzufolge kann die unspezifische Endometritis durch niedrige Östrogendosen relativ schnell zur Abheilung gebracht werden. Wenn die Blutungen nicht innerhalb von 10 Tagen sistieren, müssen andere Ursachen ausgeschlossen werden. Hohe Östrogendosen sind nicht zu empfehlen, da sie zur Menstruationsverschiebung oder nach dem Absetzen zur Entzugsblutung führen. Bei Endometritis post menstruationem soll die Behandlung immer am 3. Zyklustag beginnen und in den folgenden 3 Zyklen wiederholt werden. Post partum und post abortum ist bei länger andauernden Blutungen (bis zu 4 Wochen) nach Ausschluss eines Plazentapolypen oder Plazentarestes eine Sequentialtherapie mit einem Östrogen und einem Gestagen indiziert. Insbesondere bei dringendem Kinderwunsch sollte post abortum prophylaktisch eine Östrogenmedikation vorgenommen werden.

➡ Dosierungsbeispiele

Oral

1. Östrogen: 0,0125–0,05 mg Ethinylestradiol (Ethinylestradiol 25 µg JENAPHARM), 1–2 mg Estradiolvalerat (Estradiol 2 mg JENAPHARM, Progynova 21, Gynokadin, Merimono 2 mg, Merimono 1 mg, Progynova mite) oder 1–2 mg Estradiol (Estrifam 2 mg, Estronorm 2 mg, Femoston mono 2 mg, Estradiol 2, Estrifam 1 mg, Estronorm 1 mg) oder 0,3–0,6 mg konjugierte Östrogene (Presomen 0,3–0,6) täglich vom 3.–12. Zyklustag (Abb. 6.4).

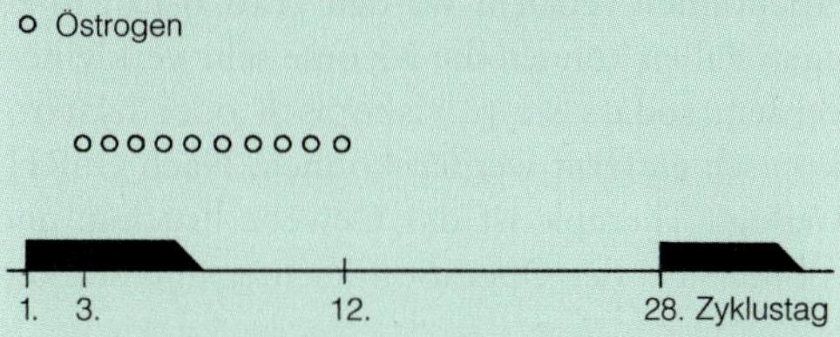

Abb. 6.4 Endometritis, orale Behandlung mit einem Östrogen

2. Sequenzpräparat: Klimonorm, Climen, Cyclo-Progynova, Cyclosa, Oviol 22, Presomen 0,6 compositum, Procyclo, Sisare u. a. zyklisch.

Parenteral

5 mg Estradiolvalerat (Estradiol-Depot 10 mg JENAPHARM) i. m. am 3. Zyklustag (Abb. 6.5).

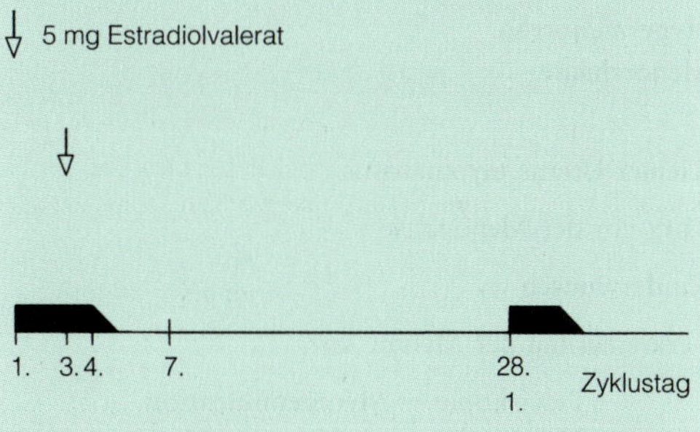

Abb. 6.5 Endometritis, parenterale Behandlung mit Estradiolvalerat

6.4.2 Uterus myomatosus

Allgemeines

Wachstum und Entwicklung von Myomen fallen fast ausschließlich in die Geschlechtsreife. In der Postmenopause sind Rückbildungen möglich. Durch Östrogene wird das Wachstum angeregt, durch Gestagene gehemmt. Der Rezeptorgehalt der Myome unterscheidet sich nicht vom normalen Uterusgewebe. Gestagene senken den Östrogen- und Progesteron-Rezeptorgehalt.

Therapie

Die Hormontherapie ist meist eine Überbrückungsmaßnahme, um entweder die Menopause oder den günstigsten Operationszeitpunkt zu erreichen, und kann außerdem bei nicht operablen Patientinnen versucht werden (Tab. 6.15). In einigen Fällen können die Myome sehr verkleinert werden, sodass sie pelviskopisch oder hysteroskopisch entfernt werden können. Nach GnRH-Analoga-Therapie ist das Gewebe brüchig, und es blutet bei der Operation leichter und stärker. Diese Blutungen können weitestgehend vermieden werden, wenn 1–2 Wochen vor der Operation Östrogene appliziert werden.

Ähnlich wie bei der Endometriose ist durch eine Langzeittherapie mit GnRH-Analoga (Agonisten und Antagonisten), die am wirksamsten sind, oder mit Gestagenen eine therapeutische Amenorrhö zu erzielen, bei der der Östrogenstimulus ausgeschaltet ist. Durch GnRH-Analoga konnte eine Reduzierung des Volumens der Myome in ca. 60 % der Fälle bis zur Hälfte der Größe erreicht werden, sodass sie unter Umständen dann pelviskopisch oder hysteroskopisch entfernt werden können (Tab. 6.16). Submuköse Myome sprechen auf GnRH-Analoga besser an als andere Myome. Bei subserösen Myomen erübrigt sich die Vorbehandlung mit Hormonen. Der Therapieerfolg mit GnRH-Analoga ist nicht von Dauer. Nach dem Absetzen der GnRH-Agonisten oder GnRH-Antagonisten kommt es relativ schnell wieder zur Größenzunahme auf das ursprüngliche Niveau. Durch eine GnRH-Analoga-Vorbehandlung werden weder die kurz- noch die langfristigen Ergebnisse bei der resek-

Tabelle 6.15 Indikationen und Kontraindikationen für die Hormontherapie mit GnRH-Agonisten und GnRH-Antagonisten bei Uterus myomatosus

Indikation	Kontraindikation
Kontraindikationen zur Operation	Große Myome
	Subseröse Myome
Herausschieben des Operationstermines	Schnelles Myomwachstum
Hypermenorrhö Menorrhagie	Myomschmerz durch Verdrängungserscheinungen
	Myomnekrose
Kleiner Uterus myomatosus	starke Anämie (bei Operationsfähigkeit)
Kurz vor der Menopause	Schwangerschaft
Kinderwunsch	Sarkom
Verkleinerung der Myome vor	Karzinom
Pelviskopie – Myomenukleation Hysteroskopie – Myomenukleation	Unklare Diagnose
Hysterektomie	

Tabelle 6.16 Behandlung von Myomen mit GnRH-Analoga (Agonisten) (Literaturzusammenstellung)

GnRH-Analogon	n	Dosis	Dauer in Monaten	Volumen-reduktion
Buserelin	269	3 × 300 µg nasal −3 × 500 µg nasal +200−500 µg s. c. tgl.	3−6	44−70 %
Leuprorelin	188	3,75 mg i. m. alle 28 Tage	3−6	45−67 %
Goserelin	131	3,8 mg s. c. alle 28 Tage	3−6	40−58 %
Triptorelin	213	3,75 mg s. c. alle 28 Tage	3−6	26−90 %

toskopischen Myomektomie verbessert, obwohl diese Vorbehandlung äußerst nützlich für anämische Patientinnen ist. Die Operationsdauer war bei vorbehandelten Frauen aufgrund von Schwierigkeiten bei der Zervixdilatation signifikant länger (Campo et al., 2005).

➡ Dosierungsbeispiele

Gestagene

Oral

1. Gestagen: 5−10 mg Norethisteronacetat (Norethisteron 5 mg JENAPHARM, Primolut-Nor-5), 5−10 mg Medroxyprogesteronacetat (Clinofem 5/-10, MPA GYN 5), 4 mg Chlormadinonacetat (Chlormadinon 2 mg JENAPHARM), 5 mg Medrogeston (Prothil 5 mg) u. a. vom 5. Zyklustag an kontinuierlich (therapeutische Amenorrhö) über Monate.
2. Gestagen vom 5. Zyklustag an, bei Durchbruchblutungen Beendigung der Einnahme und Neubeginn.
3. Gestagen vom 16.−25. Zyklustag (wenig effektiv).

Parenteral

1. 150 mg Medroxyprogesteronacetat (Depo-Clinovir) i. m. alle 3 Monate.
2. 500 mg Hydroxyprogesteroncaproat (Progesteron-Depot JENAPHARM, Proluton Depot) i. m. wöchentlich.

GnRH-Agonisten

1. 11,25 mg Leuprorelinacetat (TRENANTONE-GYN) i. m. oder s. c. alle 13 Wochen, maximal zweimal.
2. 3,75 mg Leuprorelinacetat (Enantone-Gyn Monats-Depot) i. m. oder s. c. einmal monatlich.
3. 3,8 mg Goserelinacetat (Zoladex) s. c., ein Implantat alle 28 Tage.
4. 4,12 mg Triptorelinacetat (Decapeptyl-Gyn) i. m. oder s. c. einmal alle 28 Tage.
5. 1500 µg Buserelin (Profact pro injectione) (= 3 × 0,5 ml) s. c. über 7 Tage, danach ab 8. Behandlungstag täglich 1,2 mg Buserelin (Profact nasal) verteilt auf 6 mal je ein Sprühstoß pro Nasenloch (= 12 Sprühstöße/tgl.). Vorher Nase säubern!
6. Nafarelin (Synarela) zweimal täglich ein Sprühstoß à 200 µg über Monate. Vorher Nase säubern!

Nebenwirkungen:

Amenorrhö	Depressionen
Hitzewallungen	Schlaflosigkeit
Zusatzblutungen	Gewichtszunahme
Trockene Vagina	Gewichtsabnahme
Dyspareunie	Arthralgien
Osteoporose	Myalgien

GnRH-Agonisten-Add-back-Therapie

Um die hypoöstrogenen Nebenwirkungen der GnRH-Agonisten zu unterdrücken, werden zur Add-back-Therapie sowohl Östrogen-Gestagen-Kombinationen als auch Gestagene eingesetzt. Begann die Behandlung mit GnRH-Agonisten und Steroiden simultan, so konnte das Uterusvolumen nicht reduziert werden. Wurde Norethisteron als Gestagen eingesetzt, so nahm bei sequenzieller Behandlung das durch GnRH-Agonisten reduzierte

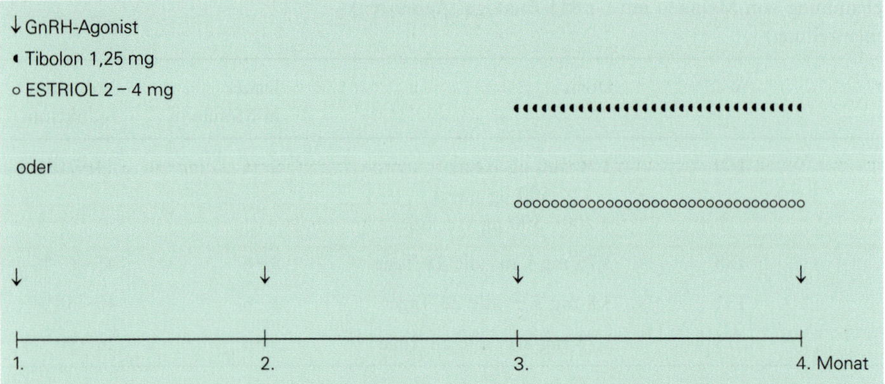

Abb. 6.6 Versetzte Add-back-Therapie mit Tibolon oder Estriol anlässlich einer GnRH-Agonisten-Therapie

Uterusvolumen wieder zu (Friedman et al., 1994). Medroxyprogesteronacetat antagonisierte die GnRH-Analoga-Wirkung dosisabhängig teilweise oder vollständig. Dagegen beeinträchtigte die Add-back-Therapie mit 4 mg Estriol täglich die Verringerung des Myomvolumens durch die GnRH-Agonisten nicht und wirkte sich günstig auf den Knochen aus (Nakayama et al., 1999). Gleiches gilt für Tibolon. Mit einer Dosis von 2,5 mg täglich wurde der günstige Effekt der GnRH-Agonisten auf die Myome nicht nachteilig beeinflusst, gleichzeitig wurden aber die vasomotorischen Symptome reduziert und der Knochenverlust verhindert (Palomba et al., 2001, Göcmen et al., 2002).

Die Add-back-Therapie bei Uterus myomatosus sollte nicht simultan, sondern erst nach Reduktion des Volumens der Myome durch GnRH-Agonisten, versetzt um wenigstens 2, besser 3 Monate, vorgenommen werden. Bewährt für die versetzte Add-back-Therapie haben sich nur Tibolon und Estriol (Abb. 6.6), da beide Steroidhormone die Reduzierung des Myomvolumens durch GnRH-Agonisten nicht negativ beeinflussen und vor einer Osteoporose schützen.

➡ Dosierungsbeispiele

1. 1,25–2,5 mg Tibolon (Liviella) täglich vom 3. oder 4. Monat der GnRH-Analoga-Therapie an für die Dauer derselben (Abb. 6.6).
2. 2–4 mg Estriol (Estriol 2 mg JENAPHARM, Oe-Kolp Tabletten 2 mg) täglich vom 3. oder 4. Monat der GnRH-Analoga-Therapie an für die Dauer derselben (Abb. 6.6).

GnRH-Antagonisten

GnRH-Antagonisten führen unter Vermeidung des Flare-up-Effektes zu einer Reduzierung des Volumens um ein Drittel.

➡ Dosierungsbeispiel

60 mg Cetrorelix-embonat i. m. initial am 2. Zyklustag, Wiederholung mit 30 oder 60 mg Cetrorelix alle 21 oder 28 Tage.

Östrogen-Gestagen-Kombinationen

Bei Hypermenorrhö oder Menorrhagie und kleinem Uterus myomatosus kommt eine zyklische Östrogen-Gestagen- oder alleinige Gestagentherapie infrage, bei sehr starken Blutungen auch als therapeutische Amenorrhö.

➡ Dosierungsbeispiele

Oral

1. Östrogen-Gestagen-Kombination zyklisch: Valette, Petibelle, Yasmin, Minisiston, Gravistat 125,

Belara, Leios u. a. täglich 1 Tablette/Dragee vom 5.–25. Zyklustag, nach 7 Tagen Pause Neubeginn.

2. Östrogen-Gestagen-Kombination: Langzyklus oder Langzeiteinnahme kontinuierlich: Valette, Petibelle, Yasmin, Minisiston, Gravistat 125, Belara, Leios u. a. täglich 1 Tablette/Dragee ohne Pause 3 (63 Tage) bis 6 Packungen (126 Tage) und länger.
3. Gestagen: 2–4 mg Chlormadinonacetat (Chlormadinon 2 mg JENAPHARM), 5–10 mg Norethisteronacetat (Norethisteron 5 mg JENAPHARM, Primolut-Nor-5), 5–10 mg Medroxyprogesteronacetat (Clinofem 5, –10, MPA GYN 5) oder 5–10 mg Medrogeston (Prothil 5 mg) täglich vom 5.–25. Zyklustag. Bei therapeutischer Amenorrhö Gestagene kontinuierlich ohne Pause.

Myomenukleation

Bei der Myomenukleation Grad 2 ist die Nachbehandlung über 1–3 Zyklen mit natürlichen Sexualsteroiden im Sinne einer Sequentialtherapie sinnvoll, um die Endometriumauskleidung zu fördern und Synechien zu vermeiden, die eventuell eine Sero- oder Hämatometra begünstigen könnten.

➡ **Dosierungsbeispiele**

1. 1–2 mg Estradiol (Estronorm 2 mg, Estrifam, Femoston 2 mg, Estradiol 2–1 A Pharma, Estrifam 1 mg, Estronorm 1 mg) über 24 Tage und zusätzlich die letzten 12 Tage 100–200 mg Progesteron (Utrogest) zyklisch über 1–3 Zyklen.
2. Sequenzpräparat: Klimonorm, Climen, Cyclo-Progynova, Cyclosa, Oviol 22, Presomen 1,25 compositum, Procyclo, Sisare u. a. zyklisch über 1–3 Zyklen.

6.4.3 Proliferierendes Endometrium – Postmenopause

Bei allen benignen Proliferationstendenzen des Endometriums in der Postmenopause, z. B. einfache Hyperplasie (glandulär-zystische Hyperplasie), ist bei Kontraindikationen zur Operation der großzügige Einsatz von Gestagenen angezeigt. Bei guter Verträglichkeit ist eine kontinuierliche Langzeittherapie zu empfehlen.

➡ **Dosierungsbeispiele**

Gestagen: 2–4 mg Chlormadinonacetat (Chlormadinon 2 mg JENAPHARM), 5–10 mg Norethisteronacetat (Norethisteron 5 mg JENAPHARM, Primolut-Nor-5), 10 mg Dydrogesteron (Duphaston), 5–10 mg Medroxyprogesteronacetat (Clinofem 5, -10, MPA GYN 5) oder 5–10 mg Medrogeston (Prothil 5 mg) täglich kontinuierlich über 6–9 Monate, danach Hysteroskopie mit Kontrollkürettage.

6.4.4 Komplexe Hyperplasie (Adenomatöse Hyperplasie)

Die *komplexe Hyperplasie* gilt als fakultative Präkanzerose des Endometriumkarzinoms. Bei allen Patientinnen mit Kontraindikationen zur Operation ist die Gestagenlangzeittherapie als eine echte Alternative anzusehen. Tab. 6.17 enthält in Abhängigkeit von der Hyperplasie und dem Menopausenstatus ein differenziertes Vorgehen. Bei Hyperplasien mit Atypien in der Prämenopause sind, falls keine Hysterektomie möglich ist, die Gestagene höher zu dosieren.

➡ **Dosierungsbeispiele**

Einfache und komplexe Hyperplasie

Oral

Gestagen: 2–4 mg Chlormadinonacetat (Chlormadinon 2 mg JENAPHARM, Gestafortin), 5–10 mg Norethisteronacetat (Norethisteron 5 mg JENAPHARM, Primolut-Nor-5), 10–20 mg Dydrogesteron (Duphaston), 5–10 mg Medroxyprogesteronacetat (Clinofem 5, -10, MPA GYN 5) oder 5–10 mg Medrogeston (Prothil 5 mg) täglich, kontinuierlich über 3(–6) Monate, danach Hysteroskopie und Biopsie oder Kontrollkürettage. Bei über 40-Jährigen eventuell Dosisverdopplung.

Parenteral

250–500 mg Hydroxyprogesteroncaproat (Progesteron-Depot JENAPHARM, Proluton Depot) alle 2 Wochen, nach 6 Monaten Hysteroskopie mit Kontrollkürettage.

Hyperplasien mit Atypien

Oral

50–100 mg Medroxyprogesteronacetat (Clinofem 10) oder 20–40 mg Megestrolacetat (Megestat 40 mg) täglich, kontinuierlich über 3(–6) Monate ohne Pau-

Tabelle 6.17 Vorschläge für die Therapie der endometrialen Hyperplasie

Endometriumbefund Endometriumhyperplasie	Prämenopause	Postmenopause	
		Operabel	Inoperabel
Einfache Hyperplasie	Gestagene	Hysterektomie mit Adnektomie	Gestagene histologische Kontrolle
Komplexe Hyperplasie	Gestagene histologische Kontrolle	Hysterektomie mit Adnektomie	Gestagene histologische Kontrolle
Atypische einfache Hyperplasie	Gestagene histologische Kontrolle (bei Kinderwunsch) ansonsten Hysterektomie mit Adnektomie	Hysterektomie mit Adnektomie	Gestagene histologische Kontrolle
Atypische komplexe Hyperplasie	Hysterektomie mit Adnektomie	Hysterektomie mit Adnektomie	Gestagene histologische Kontrolle

se, danach Hysteroskopie und Biopsie oder Kontrollkürettage.

Parenteral

500 mg Hydroxyprogesteroncaproat (Progesteron-Depot JENAPHARM, Proluton Depot) i. m. alle 2 Wochen, nach 3(−6) Monaten Hysteroskopie mit Kontrollkürettage.

6.4.5 Endometriumablation

Die hysteroskopische Endometriumablation, Resektion oder Koagulation: Laser, Rollerball, Hydrotherm (Ballon oder freie Flüssigkeit), bipolare Koagulation, ist ein akzeptiertes Therapieregime bei rezidivierenden Dauerblutungen, Menorrhagien und/oder Hypermenorrhöen. Voraussetzung ist, dass Malignome, submuköse Myome und Polypen vorher ausgeschlossen bzw. Letztere abgetragen worden sind. Das Ziel, eine postoperative Amenorrhö, kann nach Endometriumablation in 50−67 % erreicht werden. Die Erfolgsraten für eine postoperative A-, Hypo- oder Eumenorrhö können verbessert werden (> 80 %), wenn präoperativ konsequent eine Hormontherapie mit GnRH-Analoga (Agonisten) oder Gestagenen vorgenommen wird. Nach den bisherigen Mitteilungen in der Literatur sind die Resultate nach GnRH-Agonisten-Applikation am günstigsten. Durch Gestagene, meist zu niedrig dosiert und nicht immer kontinuierlich eingenommen, kam es nicht zur völligen Dezidualisierung bzw. Atrophie des Endometriums. Ödeme wurden im Endometrium nachgewiesen. Bei entsprechend langer und hoher Dosierung und Vornahme des Eingriffs 1−2 Wochen nach der Durchbruchblutung ist die Gestagen-bedingte ungünstige Ödematisierung zu vermeiden (Abb. 6.9).

➡ Dosierungsbeispiele

GnRH-Agonisten

1. 3,75 mg Leuprorelinacetat (Enantone-Gyn Monats-Depot, 1 Amp.) i. m. oder s. c. am 20.−24. (21.) Zyklustag, 3−4 Wochen danach Endometriumablation (Abb. 6.7).

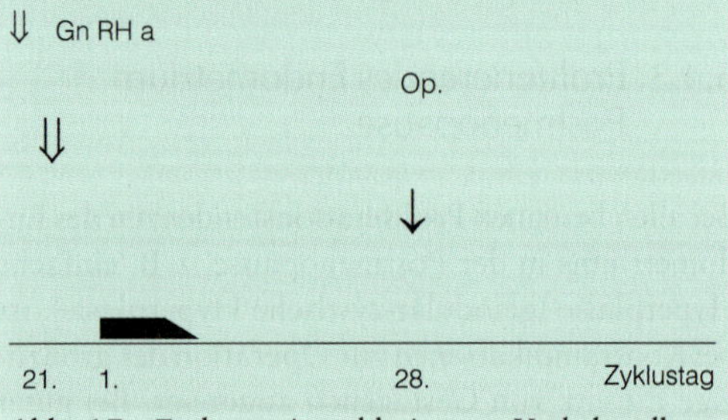

Abb. 6.7 Endometriumablation, Vorbehandlung mit einmaliger GnRH-Agonisten-Applikation

2. 3,75 mg Leuprorelinacetat (Enantone-Gyn Monats-Depot, 1 Amp.) i. m. oder s. c. am 20.–24. (21.) Zyklustag, 4 Wochen später, am 21. Zyklustag, erneut 3,75 mg Leuprorelinacetat (Enantone-Gyn Monats-Depot, 1 Amp.) i. m. oder s. c. und 2 Wochen danach Endometriumablation (Abb. 6.8).

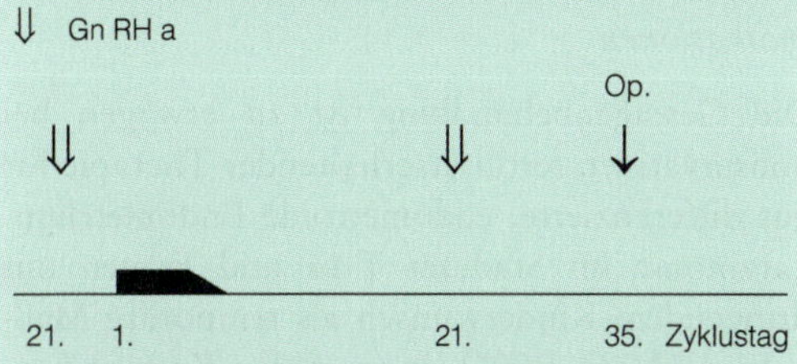

Abb. 6.8 Endometriumablation, Vorbehandlung mit zweimaliger GnRH-Agonisten-Applikation

3. 3,8 mg Goserelinacetat (Zoladex-Gyn, 1 Implantat) s. c. am 20.–24. (21.) Zyklustag, 3–4 Wochen danach Endometriumablation (Abb. 6.7).
4. 3,8 mg Goserelinacetat (Zoladex-Gyn, 1 Implantat) s. c. am 20.–24. (21.) Zyklustag, 4 Wochen später am 21. Zyklustag erneut 3,8 mg Goserelinacetat (Zoladex-Gyn, 1 Implantat) s. c. und 2 Wochen danach Endometriumablation (Abb. 6.8).
5. 4,12 mg Triptorelinacetat (Decapeptyl Gyn, 1 Amp.) i. m. oder s. c. am 20.–24. (21.) Zyklustag, 3–4 Wochen danach Endometriumablation (Abb. 6.7).
6. 4,12 mg Triptorelinacetat (Decapeptyl Gyn, 1 Amp.) i. m. oder s. c. am 20.–24. (21.) Zyklustag, 4 Wochen später am 21. Zyklustag erneut 4,2 mg Triptorelinacetat (Decapeptyl Gyn, 1 Amp.) i. m. oder s. c. und 2 Wochen danach Endometriumablation (Abb. 6.8).

Gestagene

1. 10–20 mg Norethisteronacetat (2 × 1–2 Tabl. Norethisteron 5 mg JENAPHARM, Primolut-Nor-5) täglich über 8 Wochen, unmittelbar anschließend oder während der letzten Tabletteneinnahmen, aber immer 1–2 Wochen nach Beendigung der Durchbruchblutung, Endometriumablation (Abb. 6.9).
2. 10–20 mg Medroxyprogesteronacetat (2 × 1–2 Tabl. Clinofem 5, -10, MPA GYN 5) oder 10–20 mg Medrogeston (2 × 1–2 Tabl. Prothil 5 mg) täglich über 8 Wochen, unmittelbar anschließend oder während der letzten Tabletteneinnahmen, aber immer 1–2 Wochen nach Beendigung der Durchbruchblutung, Endometriumablation (Abb. 6.9).

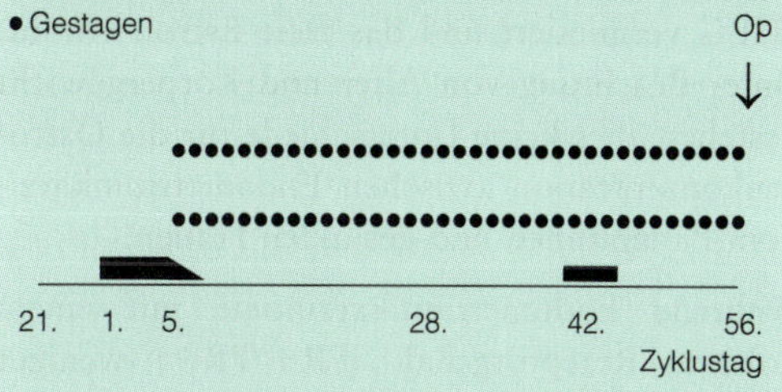

Abb. 6.9 Endometriumablation, Vorbehandlung mit Gestagenen

6.4.6 Endometriumkarzinom

Allgemeines

Aufgrund ihrer unterschiedlichen Entstehungswege werden *zwei Formen des Endometriumkarzinoms* unterschieden:

Endometriumkarzinom Typ I ist mit einem *Hyperöstrogenismus*, mit einer *relativen Östrogendominanz* verbunden.

Endometriumkarzinom Typ II ist *nicht* mit einem Hyperöstrogenismus assoziiert, sondern Östrogen-unabhängig. Es entwickelt sich aus dem atrophen Endometrium, vorzugsweise in der Postmenopause. Diese Frauen weisen nicht die typischen Risikofaktoren des Endometriumkarzinoms auf. Die Endometriumkarzinome vom Typ II sind häufig undifferenziert oder vom Hochrisikotyp, werden meist in fortgeschrittenen Stadien diagnostiziert und besitzen eine schlechte Prognose.

Das *Endometriumkarzinom Typ I* entwickelt sich besonders bei Frauen, die unter einem lang dauernden Östrogenstimulus bei gleichzeitigem zyklischen Progesteronmangel standen. Außerdem scheinen Beziehungen zwischen dem Endometriumkarzinom und einem metabolischen Syndrom mit Adipositas (BMI $\geq$ 30 kg/m^2), einem Diabetes mellitus, PCO-Syndrom sowie höherem Lebensalter zu existieren. Bei Adipositas ist die extraglanduläre Konversionsrate von adrenalem und ovariellem Androstendion zu Östrogenen um das 4-Fache erhöht. Außerdem ist SHBG vermindert und das freie Estron erhöht. Unter Beachtung von Alter und Körpergewicht bestehen aber keine Unterschiede für die Östrogenkonzentration zwischen Endometriumkarzinom-Patientinnen und gesunden Frauen.

Während Endometriumkarzinome mit einem höheren Rezeptorgehalt (ER+/PR+) weniger aggressiv sind und wahrscheinlich durch den chronischen Östrogenstimulus als sogenannte „Östrogenkarzinome", Endometriumkarzinom Typ I, schneller durch Blutungen erkannt werden, weist das Endometriumkarzinom Typ II einen niedrigen ER- und PR-Gehalt auf. Östrogene lösen nicht primär ein Endometriumkarzinom aus, sondern wirken vielmehr als fakultative Ko-Karzinogene. Sie können demnach unter bestimmten Bedingungen (Fehlen von Progesteron, Vorhandensein synkarzinogener Faktoren) die Entstehung und das Wachstum eines Karzinoms fördern, ohne dass sie selbst das genetische Material verändern.

Therapie

Die Methode der Wahl beim Endometriumkarzinom stellt die Operation, bei Inoperabilität die primäre Strahlentherapie dar.

Darüber hinaus können Gestagene Endometriumkarzinome und deren Metastasen, besonders Lungenmetastasen, günstig beeinflussen. Kistner zeigte, dass Gestagene in hoher Dosierung das Endometrium und auch das Endometriumkarzinom sekretorisch umwandeln sowie über eine Dezidualisierung später zur Atrophie oder Degeneration und Nekrose führen können. Damit kann es zur Rückbildung des Karzinoms kommen.

Die Gestagene wirken über eine Synthesehemmung des ER und PR sowie Erhöhung der 17β-Hydroxysteroid-Dehydrogenase, die Estradiol in das weniger potente Estron im Gewebe umwandelt. Die Mitoserate wird herabgesetzt.

Für GnRH-Analoga (Agonisten) wurde ein direkter Effekt auf das Tumorgewebe postuliert. Ansprechraten von bis zu 40 % wurden mitgeteilt.

Indikationen

Die Gestagenbehandlung ist zu erwägen bei konservativer, fertilitätserhaltender Therapie für gut differenzierte, endometroide Endometriumkarzinome im Stadium T 1a und Frauen mit dringendem Kinderwunsch als temporäre Maßnahme (AGO, 2006), inoperablen Karzinomen, palliativ operierten Fällen, fortgeschrittenen Karzinomen in Stadium 2–4, ferner bei tiefem Eindringen ins Myometrium, bei Rezidiven und metastasierten Karzinomen.

Schwierigkeiten für eine klare Indikationsstellung zur Hormontherapie mit Gestagenen ergeben sich dadurch, dass z. B. alle höher differenzierten Endometriumkarzinome hormonsensibel sind und den PR enthalten. Außerdem kann die Hormonsensibilität zeitlich begrenzt sein. Auch scheint eine hochdosierte Gestagentherapie die Entwicklung von Plattenepithelmetaplasien zu begünstigen, und es ist bisher nicht eindeutig geklärt, ob die Ansprechbarkeit von weniger bzw. nicht mehr hormonsensiblen Endometriumkarzinomen

1. durch Applikation höherer Gestagendosen,
2. durch Wahl eines anderen Gestagens oder
3. durch zusätzliche Östrogenmedikation verbessert werden kann.

Am meisten erfolgversprechend und damit auch am ehesten indiziert ist eine hochdosierte Gestagenbehandlung:

1. bei Kontraindikationen zur Operation bzw. Strahlentherapie,
2. bei Rezidiven oder Metastasen nach vorangegangener operativer und/oder Strahlentherapie,
3. bei unvollständiger Entfernung des Karzinoms.

Adjuvante Gestagentherapie: In den bisherigen randomisierten, nicht prospektiven und prospektiven Studien konnte der Nutzen einer adjuvanten Tamoxifen- oder Gestagentherapie nicht belegt werden.

➡ Dosierungsbeispiele

Präoperative konservative, fertilitätserhaltende Therapie (Stadium T 1a)

Oral

1. 250 mg Medroxyprogesteronacetat (MPA 250 mg HEXAL, MPA-beta 500) täglich über 3 Monate, danach Vaginalsonographie, Hysteroskopie und Biopsie. In Abhängigkeit vom histologischen Befund Fortsetzung der Therapie oder Operation. Bei Therapiefortsetzung nach unauffälligem Re-Staging → Schwangerschaft → stadiengerechte Operation.
2. 160 mg Megestrolacetat (Megestat 160 mg) über 3 Monate, danach Vaginalsonographie, Hysteroskopie und Biopsie. In Abhängigkeit vom histologischen Befund Fortsetzung der Therapie oder Operation. Bei Therapiefortsetzung nach unauffälligem Re-Staging → Schwangerschaft → stadiengerechte Operation.

Inkurable Karzinome und Metastasen: Die Hormontherapie des fortgeschrittenen oder metastasierten Endometriumkarzinoms kann zu objektivierbaren Remissionen führen. Die Ansprechbarkeit auf Gestagene ist beim Tumorrezidiv umso besser, je länger die Zeit zwischen Primärtherapie und Rezidiv ist. Erfolgsbeurteilungen sollten frühestens nach 12 Wochen, besser nach 6 Monaten erfolgen. Lungenmetastasen sprechen in Abhängigkeit vom Tumorgrading an, während bei lokoregionären Metastasen die meisten Therapieversager anzutreffen sind. Reife Endometriumkarzinome reagieren besser als unreife. Die Ansprechrate ist bei hohem Progesteron-Rezeptorgehalt besser als bei niedrigem PR-Gehalt. Etwa zwei Drittel der Progesteron-Rezeptor-positiven Patientinnen und 10% der Rezeptor-negativen sprechen auf eine Gestagenbehandlung an. Mit Dosen von 200 mg MPA täglich konnten bessere Ergebnisse erzielt werden als mit sehr hohen Dosen. Die Remission kann 3–18 Monate andauern. Bei schleichender Progression kann eine Verdopplung der Gestagendosis versucht werden. Gelegentlich ist dann noch mit Remissionen zu rechnen. Bei Eintritt der Gestagenresistenz kann nach hochdosierter Östrogengabe in 20% mit einer erneuten Ansprechbarkeit gerechnet werden.

➡ Dosierungsbeispiele

Oral

1. 250–500–1000 mg Medroxyprogesteronacetat (MPA 250/500 mg HEXAL, MPA-beta 500) täglich kontinuierlich.
2. 160–320 mg Megestrolacetat (Megestat 160 mg) täglich, kontinuierlich.

Parenteral

500–1000 mg Hydroxyprogesteroncaproat (Progesteron-Depot JENAPHARM, Proluton Depot) i. m. täglich als Anfangsdosis, 1–5 g Hydroxyprogesteroncaproat i. m. wöchentlich.

Antiöstrogentherapie

Bei Kontraindikationen, Unverträglichkeit der Gestagentherapie und positivem Östrogen-Rezeptorstatus (> 10 fmol/mg Protein) kann eine Antiöstrogentherapie vorgenommen werden. Antiöstrogene können auch bei Progredienz der Tumoren mit Gestagenen kombiniert werden.

➡ Dosierungsbeispiele

Oral

1. 20–30 mg Tamoxifen: Mandofen 20 mg, Nolvadex 20 mg, -30 mg, Tamokadin 20 mg, -30 mg, Tamox 20, -30 1 A Pharma, Tamox 20 mg, -30 mg AbZ, Tamox GRY 20, -30 mg, Tamoxifen 20, -30 cell pharm, Tamoxifen 20, -30 mg HEXAL, Tamoxifen-CT 20 mg, -30 mg, Tamoxifen AL 20, -30, Tamoxifen beta 20, -30, Tamoxifen NC 20 mg, Tamoxifen-ratiopharm 20, -30, Tamoximerck 20 mg, -30 mg, Tamoxistad 20 mg, -30 mg, Tamox-TEVA 20 mg, -30 mg täglich, kontinuierlich.
2. 60 mg Toremifen: Fareston täglich, kontinuierlich.

Parenteral
1. 250 mg Fulvestrant (Faslodex 250 mg) i. m. im Abstand von einem Monat.

Von praktischer Bedeutung ist die Frage einer Östrogen-Gestagen-Substitution nach behandeltem Endometriumkarzinom. Die Therapie klimakterischer Beschwerden kann mit Östrogen-Gestagen-Kombinationen oder Gestagenen alleine in mittlerer Dosierung (Gestagene: AGO-Empfehlung 2006) nach stadiengerechter Operation gegeben werden. Negative Einflüsse auf Heilungsraten, Rezidive und Überlebenszeit wurden nicht bekannt.

6.4.7 Adenokarzinom der Zervix

Das relativ seltene Adenokarzinom der Zervix stellt eine Indikation für eine Gestagentherapie dar, die sowohl adjuvant als auch zur Rezidivtherapie eingesetzt werden kann. Medroxyprogesteronacetat setzt, adjuvant verordnet, die Rezidivrate herab und führt bei Rezidiven zu einer vergleichsweise hohen Remissionsrate.

Dosierungsbeispiele

Oral
1. 500–1000 mg Medroxyprogesteronacetat (MPA 250/500 mg HEXAL, MPA-beta 500) täglich.
2. 160–320 mg Megestrolacetat (Megestat 160 mg) täglich, kontinuierlich.

Parenteral
1. 500–1000 mg Hydroxyprogesteroncaproat (Progesteron-Depot JENAPHARM, Proluton Depot) i. m. täglich als Anfangsdosis, 1–5 g Hydroxyprogesteroncaproat i. m. wöchentlich als Erhaltungsdosis.

6.5 Tube

6.5.1 Adnexitis

Die menstruationsbedingte Reaktivierung einer Adnexitis oder die erneute Infektion durch Aszension kann, besonders bei Patientinnen mit belasteter Anamnese, durch eine zeitweilige therapeutische Amenorrhö mit Gestagengaben oder über einen Langzyklus oder Langzeiteinnahme einer Östrogen-Gestagen-Kombination verhütet werden. Eine therapeutische Amenorrhö ist auch bei erstmalig aufgetretener Adnexitis und bei der seltenen genitalen Aktinomykose indiziert, um Menses-bedingte Verschlimmerungen zu vermeiden. Es wird angenommen, dass die Ruhigstellung der Organe, eine Antiprostaglandinwirkung (Entzündungshemmung), das Ausbleiben der Uterusblutung, das Fehlen der Menstruationswunde und die antibakterielle Beschaffenheit des Zervixschleims unter Gestagenen die Ursache für die günstige Wirkung sind.

Dosierungsbeispiele

Oral
1. Gestagen: 2–4 mg Chlormadinonacetat (Chlormadinon 2 mg JENAPHARM), 10–20 mg Dydrogesteron (Duphaston), 5–10 mg Norethisteronacetat (Norethisteron 5 mg JENAPHARM, Primolut-Nor-5), 5–10 mg Medroxyprogesteronacetat (Clinofem 5, -10, MPA GYN 5) oder 5–10 mg Medrogeston (Prothil 5 mg) täglich vom 5. Zyklustag an kontinuierlich über 6–9 Monate (Abb. 6.17). Bei Auftreten einer Schmierblutung kurzfristige Erhöhung auf die doppelte Dosis oder Beendigung der Einnahme und Neubeginn am 3.–5. Zyklustag.
2. Östrogen-Gestagen-Kombination: Langzyklus oder Langzeiteinnahme kontinuierlich: Valette, Petibelle, Yasmin, Minisiston, Gravistat 125, Belara, Leios u. a. täglich 1 Tablette/Dragee ohne Pause 6 (126 Tage) bis 9 Blister (189 Tage) und länger.

Parenteral

1. 150 mg Medroxyprogesteronacetat (Depot-Clinovir) i. m. zunächst dreimal im Abstand von 14 Tagen, danach alle 3 Monate.
2. 500 mg Hydroxyprogesteroncaproat (Progesteron-Depot JENAPHARM, Proluton Depot) i. m. 1 × wöchentlich über insgesamt 6 Monate oder länger, falls erforderlich.

Bei Durchbruchblutungen zusätzlich Injektionen außerhalb des Schemas oder besser Östrogensubstitution während der Blutung für 3 bis maximal 5 Tage.

Andere Möglichkeiten der Erzielung einer therapeutischen Amenorrhö: GnRH-Agonisten-Therapie wie im Kapitel 6.4.2.

6.5.2 Tubenkarzinom

Das Tubenkarzinom wird gewöhnlich erst im fortgeschrittenen Stadium entdeckt. Im Falle einer Metastasierung sprechen die Metastasen auf Hormone schlecht an. Bei positivem Rezeptorstatus können Gestagene gegeben werden.

➡ Dosierungsbeispiele

Oral

1. 500–1000 mg Medroxyprogesteronacetat (MPA 250/500 mg HEXAL, MPA-beta 500) täglich, kontinuierlich (Tabl. oder Oralsuspension).
2. 160–320 mg Megestrolacetat (Megestat 160 mg) täglich, kontinuierlich.

Parenteral

500–1000 mg Hydroxyprogesteroncaproat (Progesteron-Depot JENAPHARM, Proluton Depot) i. m. wöchentlich als Erhaltungsdosis.

6.6 Ovarialkarzinom

Alle Tumoren, deren Ausgangsgewebe hormonsensibel ist, sind zumeist durch Hormone therapeutisch beeinflussbar. Ungefähr 50 % der Ovarialkarzinome besitzen Östrogen- und/oder Progesteron-Rezeptoren, die teilweise auch in Metastasen nachgewiesen werden konnten. Sinnvoll erscheint die Hormontherapie bei endometroiden Karzinomen.

Die Hormontherapie ist eine Zusatzbehandlung und wird vor allem bei ungenügender Wirksamkeit oder bei Versagen der Zytostatika angewendet. Zum Einsatz gelangen vorwiegend Antiöstrogene, hochdosiert Gestagene und GnRH-Analoga (Agonisten). Die Wirksamkeit der Therapie ist nach wie vor umstritten. Sie kann bei positivem Progesteron-Rezeptorstatus (> 20 fmol/mg Protein) empfohlen werden. Gewöhnlich üben die Gestagene einen euphorisierenden und roborierenden Effekt aus.

Wirkprinzip ist die Hemmung der Gonadotropine und der Mitoserate im Karzinomgewebe sowie eine günstige Beeinflussung der Rezeptoren. Gestagene führen in 10 % zu Teilremissionen, die bei hoch differenzierten endometroiden Ovarialkarzinomen höher sein können. Bei adjuvanter Anwendung ist kein Effekt zu erwarten.

Durch die vorausgegangene Chemotherapie wird die Wirksamkeit der Antiöstrogene nicht negativ beeinflusst.

Für GnRH-Analoga werden Rezeptor-vermittelte direkte Einwirkungen auf den Tumor angenommen und die Hemmung von LH und FSH erreicht.

➡ Dosierungsbeispiele

Antiöstrogene

Oral

1. 30 mg Tamoxifen (Nolvadex 30 mg, Tamokadin 30 mg, Tamox 30 1 A Pharma, Tamox 30 mg AbZ, Tamox GRY 30, Tamoxifen 30 cell pharm, Tamoxifen 30 mg HEXAL, Tamoxifen-CT 30 mg,

Tamoxifen AL 30, Tamoxifen beta 30, Tamoxifen-ratiopharm 30 mg, Tamoximerck 30 mg, Tamoxistad 30 mg, Tamox-TEVA 30 mg täglich, kontinuierlich über Monate bis Jahre.
2. 60 mg Toremifen: Fareston täglich, kontinuierlich.
3. 60 mg Raloxifen (Evista) täglich, kontinuierlich über Monate bis Jahre.

Gestagene

Oral
1. 1000 mg Medroxyprogesteronacetat (MPA 500 mg HEXAL, MPA-beta 500) täglich und kontinuierlich.
2. 160 mg Megestrolacetat (Megestat 160 mg) täglich und kontinuierlich.

Parenteral
250–1000 mg Hydroxyprogesteroncaproat (Progesteron-Depot JENAPHARM, Proluton Depot) i. m. täglich als Anfangsdosis, 1–5 g Hydroxyprogesteroncaproat (Progesteron-Depot JENAPHARM, Proluton Depot) i. m. wöchentlich als Erhaltungsdosis.

GnRH-Analoga (Agonisten)

1. 3,75 mg Leuprorelinacetat (Enantone-Gyn Monats-Depot) i. m. oder s. c. einmal monatlich.
2. 3,8 mg Goserelinacetat (Zoladex) s. c., ein Implantat alle 28 Tage.
3. 4,12 mg Triptorelinacetat (Decapeptyl Gyn) i. m. oder s. c. alle 28 Tage.

Klimakterische Beschwerden können mit Östrogen-Gestagen-Kombinationen oder Östrogenen behandelt werden, da in den bisher vorliegenden Studien keinen negativer Einfluss auf die Rezidivrate und Mortalität festgestellt werden konnte. Bei endometroiden Karzinomen sollte die HRT nicht allein mit Östrogenen, sondern immer mit Östrogen-Gestagen-Kombinationen oder Gestagenen erfolgen.

6.7 Tumorkachexie

Je nach Tumorerkrankung können bis zu 80 % an einer Kachexie leiden, die multifaktoriell bedingt sein kann. Die Kachexie kann sowohl durch den Tumor als auch durch die Antitumortherapie (Chemotherapie) ausgelöst werden. Durch die bei der Kachexie fast immer bestehende Mangelernährung werden die Möglichkeiten der Therapie, der Lebenserwartung und der Lebensqualität eingeschränkt.

Durch eine forcierte Ernährung, oral oder durch die Nasensonde, bzw. eine eventuelle parenterale Ernährung sollte bei den meist appetitlosen Patientinnen das Allgemeinbefinden gebessert und die Basis für die Therapie geschaffen werden. Diese Versuche mit einer hochkalorischen Ernährung erbringen meist nicht den gewünschten Erfolg. Durch Kortikosteroide konnten eine Besserung des Allgemeinbefindens, eine Appetitanregung, Aktivitätssteigerung sowie die Reduzierung von Schmerz und Depression erreicht werden. Allerdings ging die Langzeitbehandlung mit erheblichen Nebenwirkungen einher: körperliche Schwäche, Osteoporose, Psychose, Immunsuppression u. a.

Unter der Gestagentherapie bei Tumorkachexie konnte häufig eine Gewichtszunahme registriert werden, selbst wenn das Grundleiden progredient war. Unabhängig vom Rezeptorstatus wird durch Gestagene neben dem antineoplastischen Effekt bei Mamma-, Endometrium-, Ovarial- und Tubenkarzinom eine allgemeine Roborierung, Befindlichkeitsbesserung (psychisch, somatisch), Schmerzlinderung und euphorisierende Wirkung mit Hoffnungssteigerung und Angstabbau beobachtet. Außerdem wurde eine Myeloprotektion und Besserung der Immunlage registriert.

Die Gestagentherapie ist demzufolge auch als Begleittherapie bei Progredienz des Tumorleidens und Zusatztherapie zur Chemotherapie bei Spätfällen indiziert.

Der Nutzen dieser Behandlung wird seitens der Patientinnen und Ärzte als sehr hoch eingestuft.

➡ **Dosierungsbeispiel**

Oral
1. 250–500–1000 mg Medroxyprogesteronacetat (1–4 Tabl. MPA 250/500 mg HEXAL, MPA-beta 500) täglich, kontinuierlich über Monate.
2. 160 mg Megestrolacetat (1 Tabl. Megestat 160 mg) täglich, kontinuierlich über Monate.

6.8 Migräne

Migräne stellen sich bei etwa 18 % der Frauen vor dem 40. Lebensjahr ein. Für das Auftreten wird eine neurologische Ursache angenommen. Wechselnde Hormonspiegel können wahrscheinlich den Migräne-Generator im Hirnstamm zu einem Anfall provozieren. Migräne werden bei Frauen im gesamten Leben durch Veränderungen im Hormonhaushalt beeinflusst.

6.8.1 Definitionen

Die International Headache Society veröffentlichte ihr Klassifizierungssystem mit genauen Definitionen, bei denen die Dauer und Qualität des Anfalls berücksichtigt wurden. Die Aura-Arten können einzeln oder kombiniert auftreten, sich allmählich entwickeln, dauern meist keine Stunde an und sind völlig reversibel. Visuelle Auren: Flimmerkotom, Lichtblitze oder Erblindung werden am häufigsten beobachtet. Kopfschmerzen setzen normalerweise, wenn auch nicht immer, nach der Aura ein.

Zu den Arten der Auren zählen:
- Homonyme Sehstörungen,
- einseitige Parästhesie und/oder Gefühllosigkeit,
- einseitige Schwäche,
- Aphasie oder eine unklassifizierbare Sprachstörung.

Migräne mit oder ohne Aura können mit Warnsignalen (Hyperaktivität, Hypoaktivität, Depression, Gereiztheit, Konzentrationsschwäche, Heißhunger z. B. auf Schokolade) einhergehen, die sich Stunden oder Tage vor dem Kopfschmerzanfall bemerkbar machen.

Das häufigste Symptom der Migräne sind Kopfschmerzen, die bei ca. 60 % einseitig und bei ca. 20 % immer auf der gleichen Seite auftreten. Migränekopfschmerzen sind „Übelkeitskopfschmerzen", die oft mit Anorexie, Übelkeit, Erbrechen und mitunter mit Diarrhö oder Obstipation verbunden sind. Normalerweise dauern Migränekopfschmerzen weniger als 24 Stunden an, können sich aber auch über Tage hinziehen. Die Anfälle treten meist ein- bis viermal monatlich auf. Es empfiehlt sich, ein *Migränetagebuch* zu führen, um den Zusammenhang zwischen potenziellen Auslösern wie Menstruation, Sport und bestimmten Nahrungsmitteln (Rotwein, Käse, Natriumglutamat, Nitrat u. a.) zu erfassen. Der Kopfschmerzrhythmus ändert sich bei Frauen aufgrund wechselnder Östrogenspiegel mit der Menarche, Menstruation, Gravidität, Menopause oder nach Einnahme hormonaler Kontrazeptiva.

6.8.2 Menstruationsmigräne

Menstruationsmigräne treten bei 60 % der Frauen und bei 14 % ausschließlich mit der Menstruation, entweder vor, während oder danach aufgrund sinkender Östrogenspiegel auf.

Meist geht diese Migräne mit Unterleibsschmerzen einher. Wenn mit der üblichen Behandlung mit nichtsteroidalen Entzündungshemmern, Ergotamin, Dihydroergotamin oder Analgetika kein Effekt erzielt wird, so kann eine Hormontherapie erwogen werden. Da der Östrogenspiegel bereits vor der Menstruation abfällt, sollte mit Estradiol – oral oder transdermal – bereits einige Tage vor der Menstruation begonnen werden.

➡ Dosierungsbeispiele

Prophylaxe

Oral

1. 1–2 mg Estradiol (Estronorm 2 mg, Estrifam, Femoston mono 2 mg, Estradiol 2–1 A Pharma, Estrifam 1 mg, Estronorm 1 mg) oder 2 mg Estradiolvalerat (Estradiol 2 mg JENAPHARM, Gynokadin, Merimono 2 mg, Progynova) täglich, abends nach dem Essen einnehmen vom 25. bis zum 6. Zyklustag.
   Im Ausnahmefalle täglich 2 × 2 mg Estradiol oder Estradiolvalerat vom 25. bis zum 6. Zyklustag.
2. 0,3–0,6 mg konjugierte Östrogene (Presomen 0,6, Climopax mono 0,625 mg) täglich, abends nach dem Essen einnehmen vom 25. bis zum 6. Zyklustag.
   Im Ausnahmefalle täglich 2 × 0,6 mg konjugierte Östrogene vom 25. bis zum 6. Zyklustag.

Transdermal

1. Estradiol-Pflaster, 3–5-Tagepflaster: Dermestril 50/-100, Estrabeta 50/-100, Estraderm TTS 50/-100, Estradot 50/-75/-100, Estramon 50/-100, Tradelia 50/-100, 3 Tage vor der zu erwartenden Menstruation beginnen und bis zum Ende der Menstruation tragen.
2. Estradiol-Pflaster, Wochenpflaster: Cutanum 50/-100, Dermestril-Septem 50/-75, Estramon Uno 50/-75/-100, Fem7 -50µg/-75 µg, Tradelia seven 50 µg/–75 µg, 3 Tage vor der zu erwartenden Menstruation beginnen und bis zum Ende der Menstruation tragen.
3. Estradiol-Gel: Estreva Gel 0,1%, Gynokadin Gel/-Dosiergel, GynPolar Gel 0,5 mg/-1,0 mg, Sandrena 0,5 mg/-1,0 mg Gel, Sisare Gel mono 0,5 mg/–1 mg, täglich das Gel vom 3. Tag vor der Menstruation bis zum Ende derselben auf den Unterbauch oder die Oberarme auftragen (Abb. 6.10).

6.8.3 Migräne-Anfall

Beim Migräne-Anfall können Östrogene sinnvoll sein, da sie zu einer Gefäßdilatation führen.

➡ Dosierungsbeispiele

1. 300 µg Estradiol (AERODIOL 150 Mikrogramm) ein Sprühstoß pro Nasenloch.

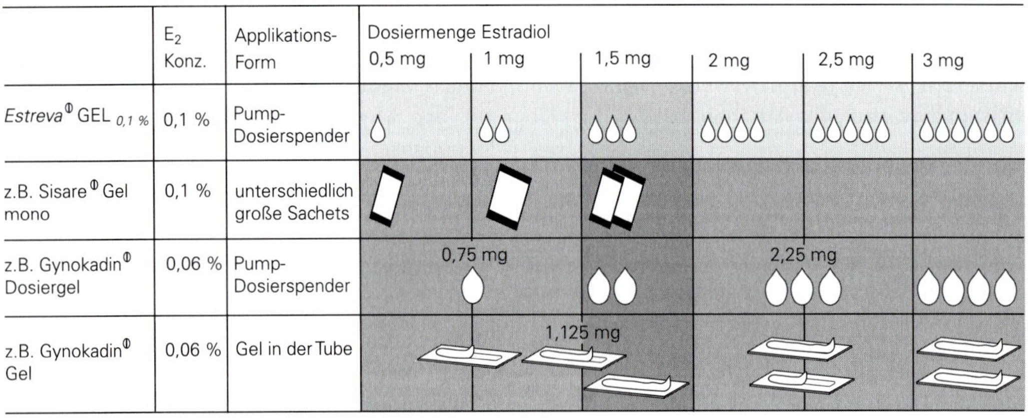

Abb. 6.10 Dosiermöglichkeiten mit Estradiol-Gelen

2. 2 mg Estradiol (Estronorm 2 mg, Estrifam, Femoston mono 2 mg, Estradiol 2–1 A Pharma) oder 2 mg Estradiolvalerat (Estradiol 2 mg JENAPHARM, Gynokadin, Merimono 2 mg, Progynova) täglich oder 2 × 2 mg Estradiol oder Estradiolvalerat täglich.
3. 0,6 mg konjugierte Östrogene (Presomen 0,6, Climopax mono 0,6 mg) täglich oder 2 × 0,6 mg konjugierte Östrogene täglich.

6.8.4 Migräne und hormonale Kontrazeptiva

Hormonale Kontrazeptiva können Kopfschmerzen auslösen, verändern oder lindern. Durch hormonale Kontrazeptiva können die ersten Migräne-Anfälle ausgelöst werden. Dies ist meist bei Frauen der Fall, die eine Familienanamnese mit Migräne aufweisen. Unterschieden werden muss, ob die Migräne während der Einnahme oder im einnahmefreien Intervall, in der sogenannten Pillenpause, einsetzen. Treten die Migräne während der Einnahme auf, so sind die hormonalen Kontrazeptiva prinzipiell abzusetzen. Werden die Migräne-Anfälle in der Pillenpause festgestellt, so sollte aufgrund des Hormonspiegelabfalles eine Therapie mit Östrogenen eingeleitet werden. Während der Pillenpause können dann entweder ein halbes Dragee des betreffenden hormonalen Kontrazeptivums oder besser Estradiol bzw. konjugierte Östrogene verordnet werden.

➡ **Dosierungsbeispiele**

Oral
1. 1–2 mg Estradiol (Estronorm 1 mg/2 mg, Estrifam 1 mg u. a.) oder 1–2 mg Estradiolvalerat (Estradiol 2 mg JENAPHARM, Gynokadin, Merimono 1 mg/-2 mg, Progynova) täglich während der Pillenpause.
2. 0,3–0,6 mg konjugierte Östrogene (Presomen 0,6, Climopax mono 0,6 mg) täglich während der Pillenpause.

Transdermal
1. Estradiol-Pflaster, 3–5-Tagepflaster: Dermestril 50/-100, Estrabeta 50/-100, Estraderm TTS 50/-100, Estradot 50/-75/-100, Estramon 50/-100, Tradelia 50/-100 während der Pillenpause.
2. Estradiol-Pflaster, Wochenpflaster: Cutanum 50/-100, Dermestril-Septem 50/-75, Estramon Uno 50/-75/-100, Fem 7 -50µg/-75 µg, Tradelia seven 50 µg/-75 µg während der Pillenpause.
3. Estradiol-Gel: Estreva Gel 0,1 %, Gynokadin Gel/-Dosiergel, GynPolar Gel 0,5 mg/-1,0 mg, Sandrena 0,5 mg/–1,0 mg Gel, Sisare Gel mono 0,5 mg/-1 mg täglich das Gel vom 3. Tag vor der Menstruation bis zum Ende derselben auf den Unterbauch oder die Oberarme auftragen (Abb. 6.10).

Bei Migräne in der Einnahmepause sollte anstelle der zyklischen Einnahme die Langzeiteinnahme oder die Einnahme im Langzyklus erfolgen, wobei von der Anwenderin individuell entschieden wird, wann die Pause mit Hormonentzugsblutung eintreten soll. Geeignet sind alle Mikropillen.

6.8.5 Migräne in der Postmenopause

Mit zunehmendem Alter nimmt die Migräne ab, sie kann aber auch in der Postmenopause stärker werden oder während der Hormonsubstitution in der Pause auftreten. Falls Letzteres eintritt, so ist auf eine kontinuierliche Einnahme überzugehen. Treten die Kopfschmerzen während der Hormonsubstitution mit Östrogenen auf, so ist das Östrogen oder die Applikationsform zu wechseln, z. B. Estradiol anstelle von konjugierten Östrogenen oder umgekehrt bzw. transdermal, intramuskulär oder vaginal anstelle von oral.

6.9 Endometriose

6.9.1 Definition und Einteilung

Als Endometriose wird eine gutartige „Wucherung“ von Endometrium mit Stroma, peristromaler glatter Muskulatur und Nerven außerhalb des Cavum uteri bezeichnet. Die Endometriose ist eine vererbbare chronische Erkrankung mit bisher unbekanntem Vererbungsmodus, die einen polygenen und multifaktoriellen Entstehungsmechanismus aufweist (Simpson u. Bischoff, 2002). Eine familiäre Häufung wurde beobachtet, wobei Schweregrad und Rezidivhäufigkeit familiär häufiger auftreten als bei sporadischer Erkrankung. Die Rezidivraten sind stadienabhängig hoch.

Das heterotrope Endometrium folgt morphologisch der zyklusgerechten Modulation durch die Sexualsteroide nur unvollkommen (Schweppe, 1984). Die Endometriose ist aufgrund ihrer Abhängigkeit von der Ovarialfunktion nur in der Geschlechtsreife symptomatisch und kann durch

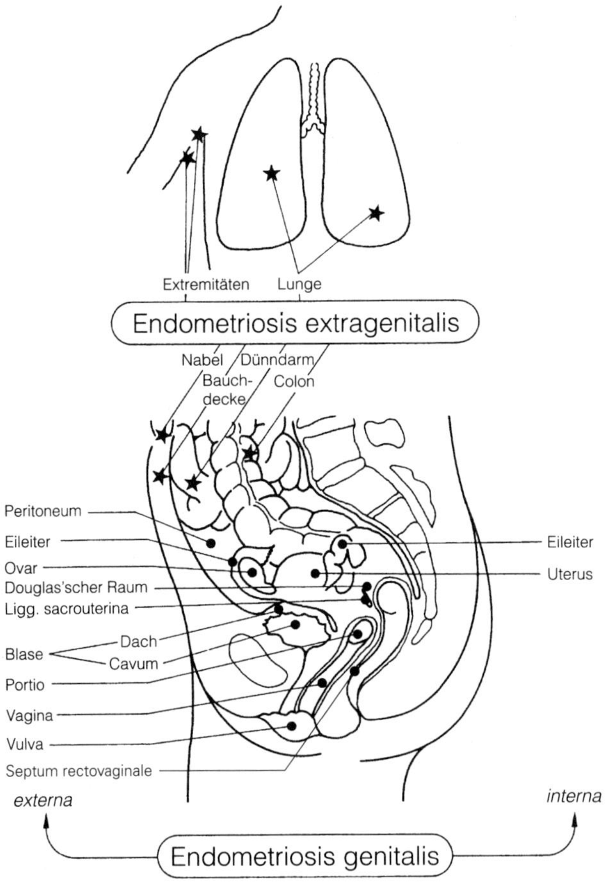

Abb. 6.11 Endometrioselokalisationen

Tabelle 6.18 Klassifizierung der Endometriose modifiziert nach der Classification of the American Fertility Society (1996)

Name der Patientin		Datum	
Stadium I (Minimal) 1–5 Stadium II (Mild) 6–15 Stadium III (Mäßig) 16–40 Stadium IV (Schwer) >40	Laparoskopie Empfohlene Therapie	Laparotomie	Fotografie
Summe	Prognose		

Peritoneum		**Endometriose**	<1 cm	1–3 cm	>3 cm
		Oberflächlich	1	2	4
		Tief	2	4	6
Ovar	R	Oberflächlich	1	2	4
		Tief	4	16	20
	L	Oberflächlich	1	2	4
		Tief	4	16	20
		Obliteration des Douglas'schen Raumes	Partiell		Vollständig
			4		40
Ovar		**Adhäsionen**	<⅓ Einschluss	⅓–⅔ Einschluss	>⅔ Einschluss
	R	Dünn	1	2	4
		Dicht	4	8	16
	L	Dünn	1	2	4
		Dicht	4	8	16
Tube	R	Dünn	1	2	4
		Dicht	4*	8*	16
	L	Dünn	1	2	4
		Dicht	4*	8*	16

* Bei vollständigem distalen Tubenverschluss ergibt sich die Punktzahl 16

Zusätzliche Endometrioseherde ____________ Zusätzliche Pathologie ____________

exogene Östrogengaben stimuliert und reaktiviert werden. Unter einer *Adenomyose (Adenomyosis uteri)* wird das heterotope Auftreten von endometrialen Drüsen mit Stroma, peristromaler glatter Muskulatur und Nerven im Myometrium verstanden. Als *Stromatose* werden gutartige Invasionen von endometrialem Stroma in das Myometrium bezeichnet.

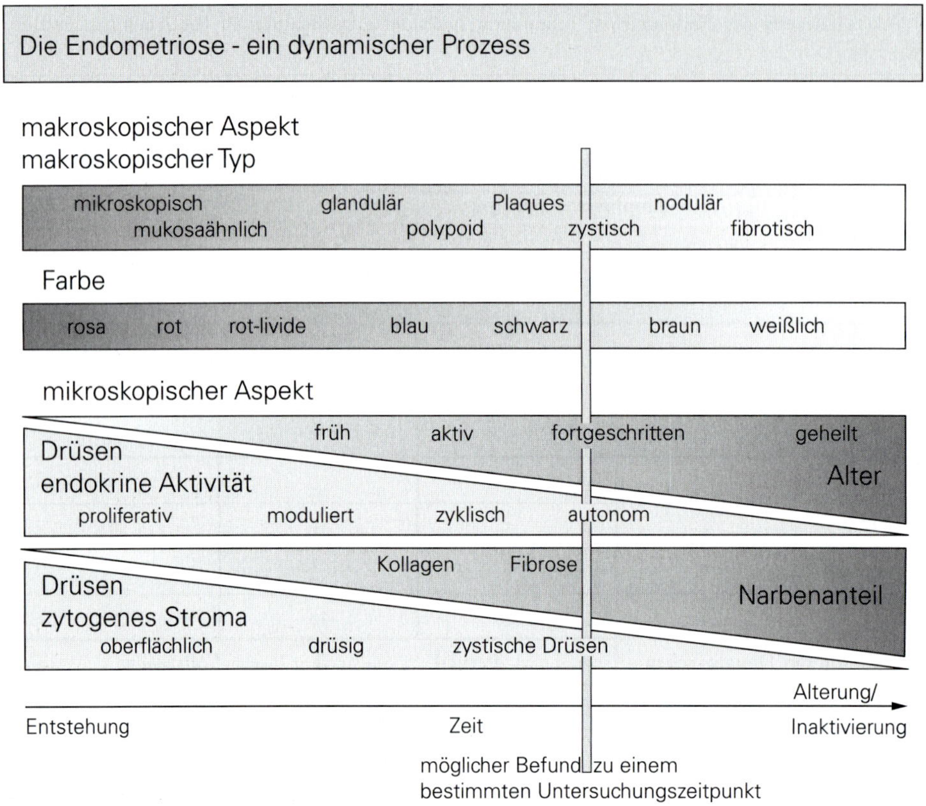

Abb. 6.12 Charakteristik der peritonealen Endometrioseherde (Schweppe KW, 2006)

Entsprechend der Lokalisation können die *Endometriosis uteri interna* (in der Muskulatur des Corpus uteri gelegen = Adenomyosis uteri bzw. isthmische Tubenendometriose) sowie die *Endometriosis genitalis externa* (Ovarien, retrozervikale Endometriose = Douglas-Endometriose, Tuben-, Vagina- und Vulvaendometriose) und die *Endometriosis extragenitalis* (z. B. in Harnblase, Darm, Operationsnarben, Nabel, Leistengegend, Lunge, Auge) unterschieden werden (Abb. 6.11 und Tab. 6.18).

Häufig wird die Endometriosis uteri interna nur als *Endometriosis interna, uterine Endometriose* oder *Adenomyosis* bezeichnet. Alle anderen Endometrioseformen werden zur *Endometriosis externa (extrauterine Endometriose)* zusammengefasst. Die Endometriosis externa reagiert auf natürliche und synthetische Sexualsteroide in etwa in gleicher oder ähnlicher Weise wie die normale Gebärmutterschleimhaut, wobei sich beide in ihren Reaktionen unterscheiden. Bei der Endometriose findet man ein breites Spektrum unterschiedlicher Typen, von denen nur ein Teil hoch differenziert ist. Die Endometrioseherde sind sehr unterschiedlich aufgebaut und es können aktive und inaktive Herde nebeneinander existieren (Abb. 6.12). Besonders bei der pelvinen Endometriose wird in oberflächliche und tief infiltrierende Endometriose unterschieden. Wahrscheinlich unterliegt die Endometriose einem anderen Biorhythmus als das Endometrium. Die Adenomyosis, Stromatose und durch die Endometriose bedingten Schokoladenzysten des Ovars sowie die tief infiltrierende Endomet-

Tabelle 6.19 Befunde, Symptome, Folgen und Differentialdiagnosen bei verschiedenen Endometriosearten

Endometriose	Befund	Symptome	Folgen	Differentialdiagnosen
Endometriosis uteri interna	Basalis, multilokulär in der Muskularis	Dysmenorrhö Hypermenorrhö Menorrhagie	Uterushyperplasie	Polypen Myome Endometriumkarzinom, -sarkom
Tubenendometriose	Knotige Auftreibung der Tube, interstitiell, isthmisch	evtl. Schmerzen	Lumenverlegung Sterilität ektope Gravidität Hämatosalpinx	Adnexitis Appendizitis
Ovarialendometriose	Zysten (Teer, Schokoladen)	Schmerzen (Kohabitationsbeschwerden)	Verwachsungen Konglomerattumoren	Ovarialtumoren Ovarialkarzinom
Retrozervikale Endometriose	Derbe, knotige Resistenzen im Douglas, Septum rektovaginale	Dysmenorrhö Schmerzen (Kreuz, Kohabitation)	Sterilität	Myome Ovarialkarzinom Rektumkarzinom

riose sprechen wahrscheinlich auf Hormone nicht an, da in der Regel diese Endometrioseformen hormonrefraktär sind (Tab. 6.19).

Die Diagnose ist durch Anamnese (sekundäre Dysmenorrhö), Laparoskopie, evtl. MRT und Histologie zu sichern. Die tief infiltrierende Endometriose wird mit keiner klinischen und bildgebenden Untersuchung genau erfasst. Klassifiziert wird die tiefe Endometriose mit dem ENZIAN-Score (Keckstein et al., 2003). Die Einteilung erfolgt international nach der revidierten „American Fertility Society Classification" (rAFS), jetzt American Society for Reproductive Medicine (ARSM), von 1996 (Tab. 6.18).

6.9.2 Therapie

Allgemeines

Eine kausale Therapie der Endometriose ist aufgrund der nicht geklärten Ätiologie nicht möglich. Ziel der Therapie ist es daher, durch operative oder hormonale Behandlung Schmerzfreiheit zu erreichen, Zyklusstörungen zu verhindern und, falls Kinderwunsch besteht, die Sterilität zu beheben.

Zur Behandlung der Endometriose stehen Laparoskopie, Laparotomie mit mikrochirurgischer Methodik oder Laseranwendung und die Hormontherapie zur Verfügung, die je nach Umfang des Befundes, Ausmaß der Beschwerden und Alter der Patientin einzeln oder kombiniert angewendet werden können. Obwohl die Hormontherapie breite Anwendung findet und häufig der operativen Therapie voran- oder nachgestellt wird, ist die Operation die definitive Therapie bei ausgedehnten Befunden, insbesondere in den Ovarien, tiefer Endometriose, ferner nach Beendigung der Reproduktion oder bei fehlender Ansprechbarkeit auf eine Hormonbehandlung. Durch die kontinuierliche Hormonbehandlung können ausgedehnte Endometrioseherde kleiner und damit technisch leichter operabel werden. Vor jeder Hormonmedikation sollte die Diagnose histologisch gesichert sein.

Die Hormonbehandlung (Tab. 6.20) beruht auf der Beobachtung, dass sich die Endometriose während einer Amenorrhö, besonders während der Schwangerschaft, bessert oder ganz zurückbildet. Indiziert ist die Hormonbehandlung der Endometriose

Tabelle 6.20 Möglichkeiten der Hormontherapie der Endometriose

Gegenwärtig	Zukünftig
GnRH-Agonisten	GnRH-Antagonisten
GnRH-Agonisten + Gestagene	Aromatasehemmer
GnRH-Agonisten + Gestrinon	Antiöstrogene
GnRH-Agonisten + Östrogen + Gestagen	Antigestagene
Gestagene	
Gestrinon	
Östrogen-Gestagen-Kombinationen	

- bei Frauen mit Kinderwunsch
- präoperativ
- bei unvollständiger operativer Entfernung zur Nachbehandlung mit dem Ziele der Vermeidung von Rezidiven oder Progredienz

Mit der Hormontherapie konnte in 80% der gynäkologische Befund gebessert oder völlig normalisiert werden, in 73 bis 84% besserten sich die subjektiven Beschwerden oder klangen ab (Schweppe, 1993). Bei ovarieller Beteiligung ist die hormonale Behandlung unwirksam. Prinzipiell ist die Hormontherapie individuell zu gestalten. Legt eine Frau Wert auf regelmäßige Menstruationen, so kann im Anschluss an eine therapeutische Amenorrhö mit GnRH-Agonisten auf eine zyklusgerechte Behandlung mit Östrogen-Gestagen-Kombinationen oder Gestagenen übergegangen werden.

Anstelle der von Semm und Mettler entwickelten Dreistufentherapie:

1. Operativ: Endoskopische Diagnosesicherung und Herdsanierung (Koagulation oder Laserung der Endometrioseherde, Lösung von Verwachsungen)
2. Hormonal: 3–9-monatige Hormontherapie
3. Operativ: Endoskopische Nachkontrolle mit Restsanierung (Koagulation, Laser)

wird seit Jahren die Dreiphasentherapie praktiziert:

1. Laparoskopie: Diagnostik (Histologie), Sanierung
2. Medikamentöse Stufentherapie: Postoperativ GnRH-Analoga (noch in der Klinik beginnend über 3[–6] Monate), danach orale hormonale Kontrazeptiva (Mikropillen) zyklisch, besser als Langzeiteinnahme (z. B. Dienogest-haltig, da antiproliferatio) oder Gestagene.
3. Ausschaltung des Menstruationszyklus zur Rezidivvermeidung und Schmerztherapie (Gestagene → therapeutische Amenorrhö, Mikropillen → Langzeiteinnahme, evtl. lokale Gestagentherapie → MIRENA).

Die Suppression der Ovarien ist besonders sinnvoll, wenn bei einer aktiven Endometriose nicht alle Herde saniert werden konnten.

In Abhängigkeit vom Stadium ist drei Jahre nach der Behandlung die Rezidivrate *der Endometriose nach allen Therapieformen in etwa gleich*. Im Stadium I und II beträgt die Rezidivrate 25% im Stadium III und IV nahezu 90% (Schweppe, 1998). Die hormonelle Therapie dient dem Ziel, eine Suppression der Östrogene zu erreichen. Dieses Ziel wird am besten mit GnRH-Agonisten ermöglicht. Weiterhin werden Gestagene und Östrogen-Gestagen-Kombinationen (Pille) angewendet. Als derzeitig *effektivste Behandlung* der aktiven Form wird die *Kombination von pelviskopischer Operation mit einer 6-monatigen Suppressionstherapie mit GnRH-Agonisten* angesehen.

Ideal ist eine 9-monatige Therapie, effektiv ist die Behandlung über 6 Monate; während eine Therapie über 3 Monate lediglich eine Art Kosmetik darstellt. Deshalb sollte sich an die kurze, nur 3-monatige GnRH-Applikation eine weitere hormonelle Behandlung in Abhängigkeit vom Kinderwunsch anschließen.

GnRH-Agonisten

Die intranasale, subkutane oder intramuskuläre kontinuierliche Gabe von lang wirksamen

Tabelle 6.21 AFS (America Fertility Score) Klassifikation vor und nach 6-monatiger Buserelin-Therapie (Literaturzusammenstellung)

Stadium vor Therapie	n	%	Stadium nach Therapie	n	%
0			0	106	50
I	108	50,9	I	79	37,3
II	62	29,2	II	18	8,5
III	28	13,2	III	7	3,3
IV	14	6,6	IV	2	0,9
Gesamt	212	100,0		212	100,0

GnRH-Agonisten führt über eine Herunterregelung (Downregulation) des GnRH-Rezeptors zur Suppression von LH und FSH, sekundär zur Anovulation und einem hypoöstrogenen-hypoprogestagenen Zustand. Durch Ausschaltung der Östrogene und des Progesterons wird eine temporäre und reversible Pseudomenopause („medikamentöse Kastration") erreicht, die für die Behandlung der Endometriose geeignet ist.

Die GnRH-Agonisten führen fast immer zu einer Amenorrhö und dem Verschwinden der menstruationsbedingten Beschwerden. Es kommt zu einer Atrophie am Endometrium und den Hormonrezeptor-positiven Endometrioseherden. Bei ca. 2% kommt es bei der Behandlung mit GnRH-Agonisten zum „Versagen" mit zyklischen Blutungen. Ursachen sind neben der falschen Handhabung Non-Responder.

Die kontinuierliche Behandlung mit Buserelin führt dosisabhängig zur Hemmung der Ovulation. Mit Dosen von 200 µg an kommt es bereits bei 85% der behandelten Frauen zur Ovulationshemmung oder Corpus-luteum-Insuffizienz. Bei Dosen über 400 µg wird immer eine Anovulation erzielt. Die völlige Ruhigstellung der Ovarien wird mit täglichen Dosen zwischen 800–1200 µg erreicht (Tab. 6.21). Für Nafarelin sind 400 µg täglich erforderlich. Innerhalb von 4–6 Wochen nach Therapiebeginn wird meist Beschwerdefreiheit erreicht. Der Zyklus normalisiert sich innerhalb von 4–6 Wochen nach Beendigung der Therapie. Im gleichen Zeitraum verschwinden alle Symptome des Hypoöstrogenismus. Mit Wiederauftreten eines Teils der ursprünglichen, Endometriose-bedingten Beschwerden kann 3–6 Monate nach der Medikation gerechnet werden. Nach GnRH-Agonisten-Therapie muss auch im Mittel mit einer kumulativen 5-Jahres-Rezidivrate von 50%, bei schweren Fällen sogar von 75% gerechnet werden. Als Nebenwirkungen der Behandlung (Tab. 6.22) werden Hitzewallungen, Dyspareunie und trockene Vagina, bedingt durch den Östrogenmangel, registriert. Bei Langzeitanwendung ist mit einem Verlust an Knochenmasse zu rechnen. Während einer sechsmonatigen GnRH-Agonisten-Behandlung kommt es in etwa zu einem 5%igen Knochenmasseverlust. 6 Monate nach Behandlungsende haben sich diese Veränderungen wieder ausgeglichen. Um die Nebenwirkun-

Tabelle 6.22 Nebenwirkungen unter der Buserelin-Therapie (Literaturzusammenstellung, n = 309, nach Schindler und Schweppe, 1989)

Nebenwirkungen	%
Hitzewallungen	78,6
Kopfschmerzen	34
Trockene Scheide	23,9
Schlafstörungen	23,8
Gastrointestinale Beschwerden	19,1
Depressionen	13,6

gen zu mindern, können in niedriger Dosis zum GnRH-Agonisten Gestagene oder Östrogen-Gestagen-Kombinationen zusätzlich als sogenannte „Add-back-Therapie“ verordnet werden.

Da nach oraler „Add-back-Therapie“ die höchste Rezidivquote auftritt, sollte die „Add-back-Therapie“ nicht unbedingt mit mittleren und hohen Dosen der oral wirksamen Steroidhormone, bei denen täglich, permanent wiederholend, zeitlich differenziert Spitzen für Estradiol und das betreffende Gestagen nach der Einnahme auftreten, durchgeführt werden. Vielmehr sollte die Applikation mit sehr niedrigen Dosen, d. h. den täglichen Mindestdosen der Östrogene oder Gestagene für den Knochenschutz oder transdermal mit Pflaster oder Gelen vorgenommen werden, bei denen kontinuierlich niedrige Estradiol- und Gestagenspiegel zu verzeichnen sind.

Die Add-back-Therapie kann bei der Endometriose entweder simultan oder versetzt um 2–3 Monate zur GnRH-Applikation mit niedrig dosierten Östrogen-Gestagen-Kombinationen, Tibolon, Norethisteronacetat oder Gestagenen gepulst zum Estradiol vorgenommen werden. Die klassischen Sequentialtherapien mit jeweils gleich langen Östrogen- und Östrogen-Gestagen-Phasen können bei Frauen mit einer Endometriose nur im Ausnahmefall empfohlen werden, da durch die lange Östrogenphase mit Estradiol die Endometriose aktiviert werden kann. Die alleinige Add-back-Therapie mit Gestagenen kann bei der Behandlung der Endometriose mit GnRH-Agonisten nur mit den Norsteroiden Norethisteronacetat oder Tibolon empfohlen werden. Die Dosis ist dabei so niedrig wie möglich zu wählen und sollte stets simultan mit der GnRH-Agonisten-Therapie beginnen. Eine Add-back-Therapie mit den Progesteron-Derivaten Medroxyprogesteronacetat oder Medrogeston kann aufgrund des unzureichenden Knochenschutzes durch diese Gestagene nicht mehr empfohlen werden. Vor der GnRH-Agonisten-Therapie sind die Risikofaktoren für eine Osteoporose zu erfassen. Routinemäßige Knochendichtemessungen, die sonst obligat gefordert werden, sind bei einer nur 6-monatigen Therapiedauer nicht erforderlich. Erstreckt sich die kombinierte GnRH-Agonisten- und Add-back-Therapie über Jahre, so sollte die Knochendichtemessung immer vorgenommen werden, um rechtzeitig „Non-Responder“ zu erfassen.

➡ Dosierungsbeispiele

Parenteral

1. 11,25 mg Leuprorelinacetat (Trenantone Gyn) i. m. oder s. c. alle 3 Monate, maximal zweimal.
2. 3,75 mg Leuprorelinacetat (Enantone-Gyn Monats-Depot) i. m. oder s. c. einmal monatlich (Abb. 6.13).
3. 3,8 mg Goserelinacetat (Zoladex) s. c., ein Implantat alle 28 Tage.
4. 4,12 mg Triptorelinacetat (Decapeptyl Gyn) i. m. oder s. c. alle 28 Tage.

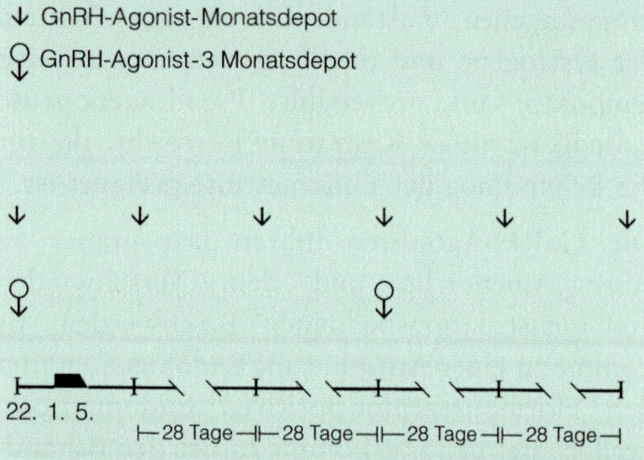

Abb. 6.13 Endometriose: Langzeittherapie mit GnRH-Agonisten

Nasal

1. 450–900 µg Buserelin (Suprecur) intranasal, 3 × 1–2 Sprühstöße à 150 µg = 3 × 150–3 × 300 µg über 6 (–9) Monate. Vorher Nase säubern!
2. 400 µg Nafarelin (Synarela) intranasal 2 × 1 Sprühstoß à 200 µg alle 12 Stunden über 6 (–9) Monate. Vorher Nase säubern!

Add-back-Therapie

Oral

1. 0,5–1 mg Estradiol (Estrifam 1 mg, Estronorm 1 mg) simultan täglich oder versetzt vom 2. oder 4. Monat der GnRH-Analoga-Therapie an für die Dauer derselben und zusätzlich gepulst 0,5–1 mg Norethisteronacetat (Norethisteron

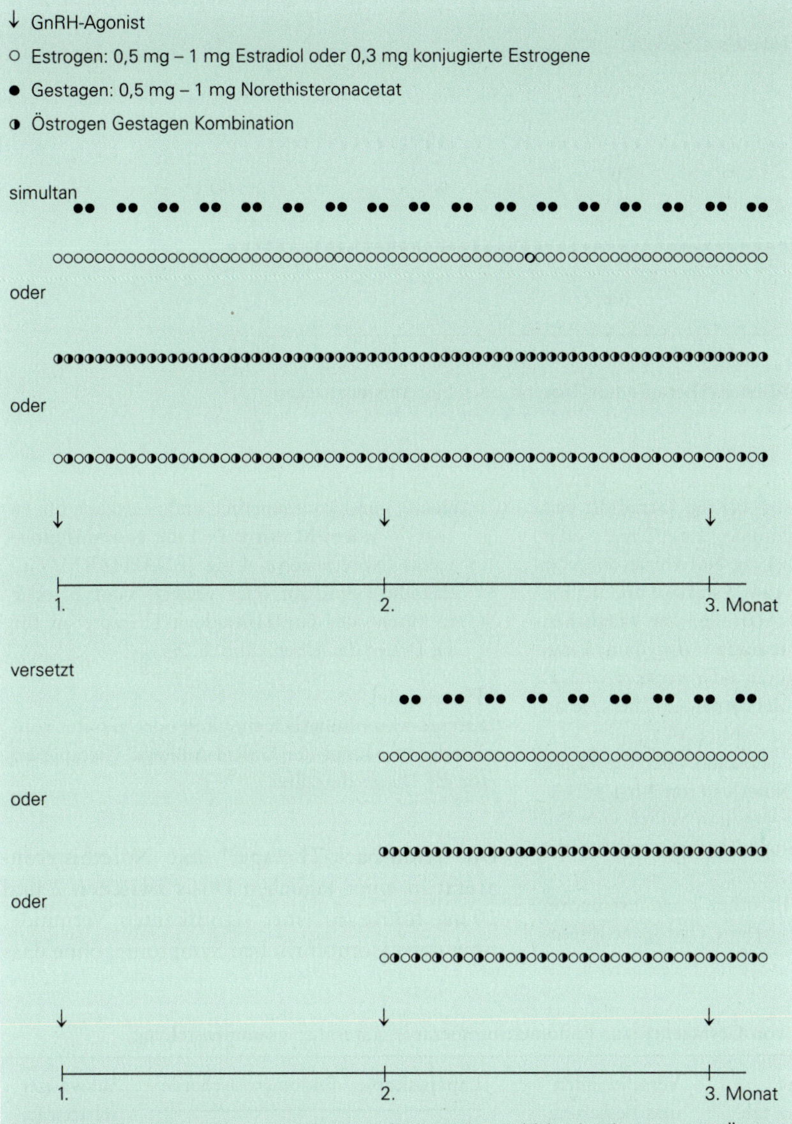

Abb. 6.14 Varianten der simultanen und versetzten Add-back-Therapie mit Östrogenen in Kombination mit Gestagenen

1 mg JENAPHARM, Gestakadin) jeweils für 2 Tage nach 2 Tagen Estradiol alleine (Abb. 6.14).

2. 1 mg Estradiolvalerat (≈ 0,7 mg Estradiol) und 2 mg Dienogest (Lafamme 1 mg/2 mg) oder 0,5 mg Estradiol und 0,1 mg Norethisteronacetat (Activelle „neu“) oder 1 mg Estradiol und 0,5 mg Norethisteronacetat (Activelle) simultan täglich oder versetzt vom 2. oder 4. Monat der GnRH-Analoga-Therapie an für die Dauer derselben (Abb. 6.14).

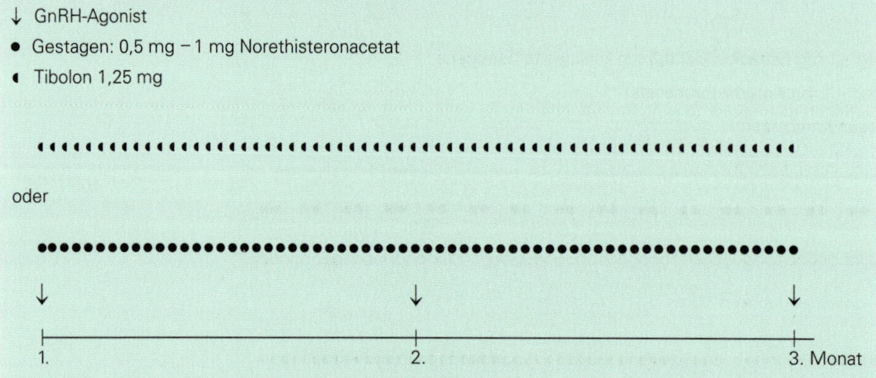

Abb. 6.15 Simultane Add-back-Therapie mit Tibolon oder Norethisteronacetat

3. 1 mg Estradiolvalerat (≈ 0,7 mg Estradiol) und 2 mg Dienogest (Lafamme 1 mg/2 mg) oder 0,5 mg Estradiol und 0,1 mg Norethisteronacetat (Activelle „neu") oder 1 mg Estradiol und 0,5 mg Norethisteronacetat (Activelle) im täglichen Wechsel mit 0,5 mg Estradiol (Estrifam 1 mg, Estronorm 1 mg) simultan oder versetzt vom 2. oder 4. Monat der GnRH-Analoga-Therapie an für die Dauer derselben (Abb. 6.14).
4. 1,25–2,5 mg Tibolon (Liviella) oder 0,5–1 mg Norethisteronacetat (Norethisteron 1 mg JENAPHARM, Gestakadin) simultan täglich vom Beginn der GnRH-Analoga-Therapie an für die Dauer derselben (Abb. 6.15).
5. 0,5–1 mg Estradiol (Estrifam 1 mg, Estronorm 1 mg) oder 0,3 mg konjugierte Östrogene (Presomen 0,3 mg) kontinuierlich und zusätzlich für 14 Tage in jedem Monat 0,5–1 mg Norethisteronacetat (Norethisteron 1 mg JENAPHARM, Gestakadin) simultan oder versetzt vom 2. oder 4. Monat der GnRH-Analoga-Therapie an für die Dauer derselben (Abb. 6.16).

Transdermal
Estragest kontinuierlich simultan oder versetzt vom 2. oder 4. Monat der GnRH-Analoga-Therapie an für die Dauer derselben.

Die „Add-back-Therapie" mit Norethisteronacetat in einer täglichen Dosis zwischen 2 und 10 mg führte zu einer signifikanten Verminderung der vasomotorischen Symptome, ohne dass

Tabelle 6.23 Effektivität von Gestagenen zur Endometriosetherapie (Literaturzusammenstellung)

Steroid	Dosis in mg tgl.	Verschwinden und Besserung von subjektiven Beschwerden %	Laparoskopie / Endometrioseherde: verschwunden %	Laparoskopie / Endometrioseherde: verschwunden und gebessert %	Schwangerschaftsrate %
Medroxyprogesteronacetat	20–200		27–66	82–89	71
Dienogest	2	85,5	65	80	77
Gestrinon	2 × 2,5–5*	90–91	46		57–66

* = pro Woche

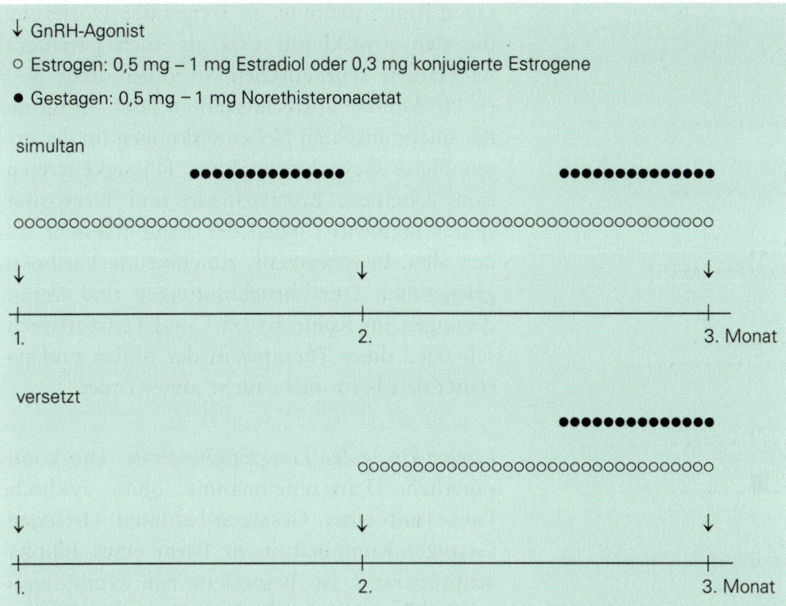

Abb. 6.16 Simultane und versetzte sequenzielle Add-back-Therapie mit Östrogenen und Norethisteronacetat

die signifikante Verbesserung des rAFS-Scores und der Schmerzsymptomatik beeinträchtigt wurden, wobei gleichzeitig die Knochendichte nicht abnahm.

Gestagene

Die kontinuierliche Langzeitbehandlung mit synthetischen Gestagenen in gleichbleibend hoher Dosierung wurde von Ferin angegeben. Sie ist eine inzwischen sehr bewährte Methode in der konservativen Behandlung der Endometriose. Durch eine hypoöstrogene Amenorrhö wird die Atrophie der Endometrioseherde erreicht. Am Endometrium des Corpus uteri ist die Atrophie infolge der vorhandenen Basalis reversibel, nicht aber generell in den ektopen Herden. In den ersten Behandlungsmonaten können uterine Durchbruchblutungen auftreten. Diese lassen sich behandeln, indem man an den Blutungstagen eine vorübergehende Dosiserhöhung um eine Tablette des betreffenden Gestagens oder vorübergehend eine zusätzliche Östrogensubstitution (0,0125–0,05 mg Ethinylestradiol) über 3–5 Tage bis zur Blutstillung vornimmt. Die therapeutische Amenorrhö kann so modifiziert werden, dass jede Zusatz- oder Durchbruchblutung in eine Entzugsblutung umgewandelt wird: Die Gestagenmedikation wird am 2. Blutungstag für 3–5 Tage unterbrochen und danach wieder aufgenommen (Tab. 6.24). Die Intervalle zwischen den einzelnen Zusatz- oder Durchbruchblutungen werden immer länger. Meist wird nach 2–3 Blutungen die therapeutische Amenorrhö erzielt. Zusatz- und Durchbruchblu-

Tabelle 6.24 Möglichkeiten zur Behandlung von Durchbruchblutungen während der Gestagenapplikation

Dosiserhöhung (Verdopplung)
Dosisreduzierung (Halbierung der Dosis)
Gleichbleibende Dosis
Absetzen des Gestagens (Hormonentzug)
Östrogenzugabe (12,5–50 µg Ethinylestradiol, 1–2 mg Estradiol)

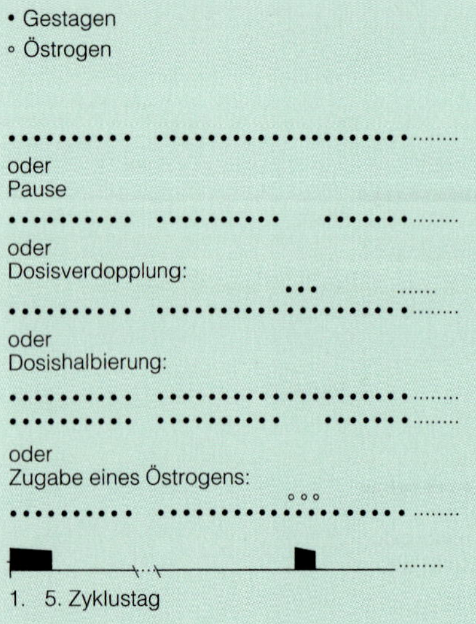

Abb. 6.17 Langzeitbehandlung mit einem Gestagen

tungen treten auch seltener auf, wenn in den ersten 2–3 Behandlungsmonaten die Gestagendosis höher angesetzt wird, z. B. 1 Tablette mehr als die Empfehlung (s. Dosierungsbeispiele). Später kann die Dosis reduziert werden. 6–8 Wochen nach dem Absetzen der Gestagene kommt es wieder zur Normalisierung des Zyklus. Die Gestagenlangzeitbehandlung ist besonders im Anschluss an Operationen, bei denen Endometrioseherde zurückbleiben, indiziert. Nach Absetzen von Depot-Präparaten tritt der erste ovulatorische Zyklus meist später ein als nach Tablettenmedikation. Depot-Gestagene sollten daher weniger bei Frauen mit nachfolgendem Kinderwunsch, sondern eher bei älteren Patientinnen angewendet werden, besonders wenn Kontraindikationen gegen eine Operation bestehen (Tab. 6.23, 6.25, Abb. 6.17). *Gestagene sind bei Endometriomen wirkungslos.*

Östrogen-Gestagen-Kombinationen

Scheinschwangerschaft: Kistner berichtete als Erster über die Behandlung der Endometriose durch eine Pseudogravidität mit Östrogen-Gestagen-Kombinationen in steigender Dosierung, die sich sowohl mit oral als auch parenteral wirksamen synthetischen Steroiden über 6–9 (–12) Monate aufrechterhalten lässt. Aufgrund der unerwünschten Nebenwirkungen (in der ersten Phase Gewichtszunahme, Flüssigkeitsretention, Übelkeit, Brustspannen und Nervosität, später Pigmentierungen der Haut [Gesicht, Linea alba, Brustwarzen], zunehmende Varikosis, gelegentlich Durchbruchblutungen und Veränderungen im Kohlenhydrat- und Fettstoffwechsel) wird diese Therapie in der oralen und parenteralen Form nicht mehr angewendet.

Langzyklus oder Langzeiteinnahme: Die kontinuierliche Langzeiteinnahme ohne zyklische Pause mit einer Gestagen-betonten Östrogen-Gestagen-Kombination in Form eines Einphasenpräparates ist besonders zur symptomatischen Therapie der Endometriose bei Dysmenorrhö und zur Rezidivvermeidung nach GnRH-Agonisten-Behandlung geeignet.

➡ **Dosierungsbeispiel**

Oral
Östrogen-Gestagen-Kombination: Langzyklus oder Langzeiteinnahme kontinuierlich: Valette, Petibelle, Yasmin, Minisiston, Gravistat 125, Belara, Leios u. a. täglich 1 Tablette/Dragee ohne Pause 6 (126 Tage) bis 9 Packungen (189 Tage) und länger.

Rhythmusbehandlung: Gestagen-betonte Östrogen-Gestagen-Kombinationen (Einphasenpräparate) werden bei der häufig vorkommenden Rhythmusbehandlung zyklisch vom 5.–25. Zyklustag angewandt. Die Therapie sollte sich nach Möglichkeit über Monate erstrecken. Indiziert ist die Rhythmusbehandlung bei dysmenorrhoischen Beschwerden, geringen Befunden und vor allem im Sinne der symptomatischen Therapie und Rezidivvermeidung nach GnRH-Agonisten- und Gestagen-Behandlung. Unter der Behandlung sind die Patientinnen meist beschwerdefrei. Mit einer vollständigen Heilung ist dagegen nur selten zu rechnen, da Atrophie und

➡ Dosierungsbeispiele

Tabelle 6.25 Gestagene zur Endometriosebehandlung

Gestagen	Handelsname	Dosis in mg	Applikation	Therapiedauer/Monate
Norethisteronacetat	Norethisteron 1 mg/-5 mg JENAPHARM Primolut-Nor-5 Gestakadin	10	oral	≥ 6
Norethisteronenantat	Noristerat	200	i. m. 3 × alle 8 Wochen, danach alle 12 Wochen	≥ 6
Chlormadinonacetat	Chlormadinon 2 mg JENAPHARM	4	oral	≥ 6
Desogestrel	Cerazette	0,15–0,3 (= 2–4 Tabl.)	oral	≥ 6
Etonogestrel	Implanon	68	Implantat	≥ 6
Dydrogesteron	Duphaston	10–20	oral	≥ 6
Medrogeston	Prothil 5 mg	10–30	oral	≥ 6
Medroxyprogesteronacetat	Clinofem 5 Clinofem 10 MPA GYN 5	10–30	oral	≥ 6
	Depo-Clinovir	150	i. m. alle 3 Monate	≥ 6
Gestrinon	Nemestran	2,5 mg	oral 3 × /Woche	≥ 6

Fibrosierung des ektopischen Endometriums fast immer ausbleiben. Aufgrund ihrer Östrogendominanz sind Sequenzpräparate bei der Endometriosebehandlung kontraindiziert und nur Gestagenbetonte kombinierte Präparate anzuwenden.

➡ **Dosierungsbeispiel**

Oral

Östrogen-Gestagen-Kombination: Valette, Petibelle, Yasmin, Minisiston, Gravistat 125, Belara, Leios u. a. täglich 1 Dragee vom 5.–25. Zyklustag zyklisch.

Cave: Jede Hormonentzugsblutung und Menstruation kann die Endometriose aktivieren!

6.9.3 Chronische Unterbauchschmerzen

Definition

Unterbauchschmerzen treten zyklisch und nicht zyklisch auf. Beide können über Jahre bestehen, ohne dass sie chronisch sind. *Chronische Unterbauchschmerzen* liegen vor, wenn die Schmerzen mehr oder weniger kontinuierlich, zumindest nicht zyklisch über einen Zeitraum von wenigstens 3 Monaten verspürt werden. Der chronische Unterbauchschmerz kann eine Schmerzspirale auslösen, die in das *Syndrom des chronischen Unterbauchschmerzes* mündet.

Vom chronischen Unterbauchschmerz ist der zyklische abzugrenzen, für den typisch die Dysmenorrhö ist.

Die unterschiedlichen Ausbreitungsgrade der aktiven Endometriose sind eine der Hauptursachen für den chronischen Unterbauchschmerz.

Schmerztherapie

Basis für die Schmerztherapie bei chronischen Unterbauchschmerzen und Endometriose ist

1. Führung eines monatlichen Schmerzkalenders mit Registrierung aller Symptome,
2. Sanierung der aktiven Endometrioseherde operativ und/oder medikamentös (GnRH-Analoga, Gestagene, Gestrinon, hormonale Kontrazeptiva),

wobei durch die einzelnen Therapiemaßnahmen bereits eine Schmerzreduktion erreicht wird.

Die individuell angepasste Schmerztherapie setzt voraus:

1. variable kontinuierliche Langzeiteinnahme ohne Pause, oder zumindest als Langzyklus, von Gestagenen oder Gestagen-betonten Östrogen-Gestagen-Kombinationen,
2. Normalisierung der Ernährung mit Meidung von Alkohol und Nikotin,
3. Gewichtsreduktion (Normgewicht mit BMI zwischen 19,5–25 kg/m^2 oder leichtes Übergewicht, BMI 25,5–29,5 kg/m^2),
4. körperliche Bewegung oder Sport.

Die abendliche Einnahme von Gestagenen (besonders Progesteron und auch anderen Gestagenen) sowie Östrogen-Gestagen-Kombinationen führt neben der Schmerzlinderung zur Beruhigung und vor allem zu einer Verbesserung der Schlafqualität.

Ehe eine Therapie mit Schmerzmitteln begonnen wird, sollten die *alternativen Heilmethoden* mit in Erwägung gezogen oder versucht werden. Dazu zählen Massagen (Muskel-, Reflexzonenmassage), traditionelle chinesische Medizin (Shiatsu, Akupunktur, Akupression), Bäder (warme Sole-, Kohlendioxidbäder, Fußbäder, ansteigende Bäder, Wechselbäder, kalte Bäder und Güsse, Fango- oder Schlickpackungen [Östrogene?], warme Leibwickel, Wärmflaschen), Entspannungen (autogenes Training, Atemtherapie, Yoga) und Hypnose. Bei weiter bestehenden Schmerzen muss zwischen der speziellen medikamentösen und operativen Schmerzausschaltung entschieden werden.

Für die medikamentöse Schmerzausschaltung stehen unterschiedliche Stoffgruppen zur Verfügung, die neben der symptomatischen Schmerzausschaltung gleichzeitig noch kausal wirksam sein können, wenn die bei der Endometriose vermehrte Prostaglandinsynthese gleichzeitig mit gehemmt wird.

Zur Anwendung gelangen neben den unterschiedlichen Spasmolytika die verschiedensten Schmerzmittel, die von den nicht opioiden Schmerzmitteln (nichtsaure antipyretische Schmerzmittel: Paracetamol, Phenanzon, Propyphenanzon, Metamizol; saure antiphlogistische und antipyretische Schmerzmittel: ASS, Salicylamid, Indometacin, Diclofenac, Ibuprofen, Ketaprofen, Naproxen, Pirovicam, Texoxicam, Meloxicam, Oxyphenbutazon, Phenylbutazon) über die schwach opioidhaltigen Schmerzmittel (Opiumalkaloide: Codein, Dihydrocodein; synthetische Opioide: Tramadol) bis zu den starken opioiden Schmerzmitteln reichen.

Entscheidend für die medikamentöse Schmerzausschaltung ist dabei noch, dass Wirkstoffe eingesetzt werden, die wenige Nebenwirkungen entfalten, gering toxisch sind und keine Abhängigkeit oder Sucht auslösen.

Wenn im Rahmen der interdisziplinär vorzunehmenden Behandlung der chronischen Unterbauchschmerzen mit der hormonellen Basistherapie, den Allgemeintherapien, den alternativen Heilmethoden und der medikamentösen Schmerztherapie keine entscheidende Besserung erzielt werden kann, so ist die operative Schmerzausschaltung durch LUNA (laparoscopic uterine nerve ablatio) oder PSNA (presacral nerve ablatio) indiziert.

6.10 Plastische Operationen

Besonders in der Postmenopause lässt sich nach Östrogenvorbehandlung das vorher atrophe Gewebe leichter, schonender bei geringerem Blutverlust präparieren und die Wundheilung wird verbessert. Die postoperative Phase wird einfacher, da Östrogene zur Verbesserung der Aufmerksamkeit, Vigilanz, Konzentrationsfähigkeit, des Kurzzeit- und Wortgedächtnisses, der Reaktionszeit und psychomotorischen Geschicklichkeit führen (Lauritzen, 1997). Zu hohe Dosen lockern das Gewebe zu stark auf und es wird sulzig. Die intramuskuläre, transdermale und vaginale Applikation ist der oralen vorzuziehen, da die Frauen in der Postmenopause meist bereits zahlreiche Tabletten einnehmen und nicht weiter belastet werden sollten. Anwendung finden Estradiol und seine Ester (Depot i. m., transdermal, vaginal, oral), konjugierte Östrogene (oral) und Estriol (oral). Mit 5 mg Estradiolvalerat i. m. werden Estradiolspiegel von über 200 pg/ml bei gleichzeitigen Estronspiegeln zwischen 400 und 500 pg/ml erreicht. 11 Tage nach der Applikation liegt der Estradiolspiegel noch um 100 pg/ml bei doppelt so hohen Estronwerten (Abb. 6.18). Bei über 170 präoperativ mit Östrogenen vorbehandelten Frauen traten im

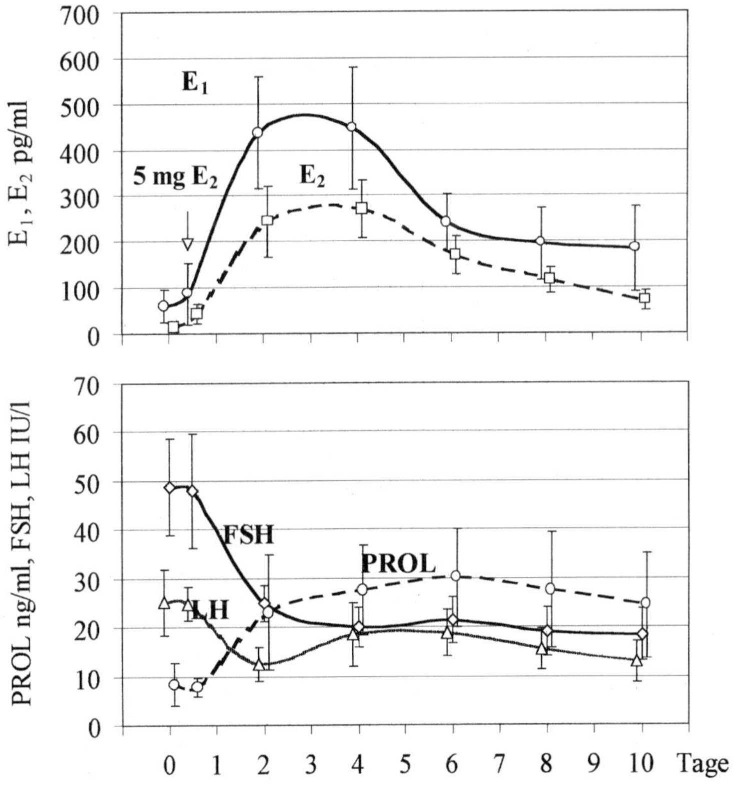

Abb. 6.18 Estradiol, Estron, FSH, LH und Prolaktin nach Applikation von 5 mg Estradiolvalerat (Estradiol Depot 5 mg JENAPHARM) intramuskulär am Tag 1 bei 17 postmenopausalen Frauen (Göretzlehner, Bergmann, Ackermann, 1998)

Vergleich zu einer gleich großen nichtöstrogenisierten Gruppe bei sonst gleichem postoperativen Management: Frühaufstehen am Operationstag, Antithromboseprophylaxe mit niedermolekularem Heparin und Strümpfen, Duschen ab 2. postoperativem Tag, keine Komplikationen auf.

➡ Dosierungsbeispiele

Präoperativ

Parenteral
5 mg Estradiolvalerat (Estradiol-Depot 10 mg JENAPHARM) i. m. 1 Woche oder 3–1 Tag vor der Operation.

Transdermal
1. Estradiol-Pflaster, 3–4-Tagepflaster: Dermestril 50/-100, Estrabeta 50 Pflaster/-100 Pflaster, Estraderm TTS 50/-100, Estradot 50/-75/-100, Estramon 50/-100, Tradelia 50/–100, 8 Tage vor der geplanten Operation beginnen und dann alle 3–4 Tage wechseln.
2. Estradiol-Pflaster, Wochenpflaster: Cutanum 50/-100, Dermestril-Septem 50/-75, Estramon Uno 50/-75/-100, Fem7 -50µg/-75 µg/-100 µg, Tradelia seven 50 µg/-75 µg, 8 Tage vor der geplanten Operation beginnen und dann wöchentlich wechseln

Vaginal
1. 25 µg Estradiol (Vagifem) täglich als Vaginaltablette mit dem Applikator in die Scheide einführen, 8 Tage vor der geplanten Operation beginnen.
2. 2 mg Estradiol (ESTRING). 8 Tage vor der geplanten Operation den Vaginalring einführen und vor der Operation herausnehmen.

Oral
1. 2 mg (–4 mg) Estradiolvalerat (Estradiol 2 mg JENAPHARM, Progynova 21, Gynokadin, Merimono 2 mg) oder 2 mg (–4 mg) Estradiol (Estronorm 2 mg, Estrifam 2 mg, Femoston mono 2 mg, Estradiol 2–1 A Pharma) täglich, 14–8 Tage vor der Operation beginnen.
2. 0,6 mg (–1,25 mg) konjugierte Östrogene (Presomen 0,6/-1,25, Climopax mono 0,6/1,25) täglich, 14–8 Tage vor der Operation beginnen.
3. 4 mg (–8 mg) Estriol (Estriol 2 mg JENAPHARM, OeKolp-Tabletten 2 mg, Ovestin 1 mg, Tabletten 2000, Synapause E) täglich, 14–8 Tage vor der Operation beginnen.

Postoperativ

Die Östrogensubstitutin kann parenteral und transdermal unmittelbar postoperativ ohne Unterbrechung, die orale vom 2. bis 4. postoperativen und die vaginale etwa vom 10. postoperativen Tag an fortgesetzt werden (Dosierungsbeispiele siehe präoperativ).

Auch bei vaginalen und sonstigen Eingriffen während der Geschlechtsreife begünstigen Östrogene das Operieren und den postoperativen Heilungsverlauf. Indiziert ist die Hormontherapie bei:

- Metroplastik
- Neovagina
- Rektum-Scheiden-Fisteln
- Blasen-Scheiden-Fisteln.

Während präoperativ die reine Östrogenbehandlung angezeigt ist, sollte postoperativ gegebenenfalls die Östrogen- gemeinsam mit einer Gestagenbehandlung erfolgen, wenn eine Uterusblutung zu erwarten ist.

Vor oder nach einer Metroplastik oder dem Verschluss einer Blasen- bzw. Rektum-Scheiden-Fistel kann auch eine orale Zweiphasentherapie durchgeführt werden.

➡ Dosierungsbeispiele

Oral
1. Zweiphasentherapie
Östrogen: 2 mg Estradiolvalerat (Estradiol 2 mg JENAPHARM, Progynova 21, Gynokadin, Merimono 2 mg) oder 2 mg Estradiol (Estrifam 2 mg, Estronorm 2 mg, Femoston mono 2 mg, Estradiol 2–1 A Pharma) oder 0,05 mg Ethinylestradiol (Ethinylestradiol 25 µg JENAPHARM) täglich über 21 Tage, zusätzlich die letzten 10–12 Tage ein
Gestagen: 2 mg Chlormadinonacetat (Chlormadinon 2 mg JENAPHARM), 10 mg Dydrogesteron (Duphaston), 1–5 mg Norethisteronacetat (Norethisteron 1 mg/-5 mg JENAPHARM, Primolut-Nor-5), 5 mg Medroxyprogesteronacetat (Clinofem 5, MPA GYN 5) oder 5 mg Medrogeston (Prothil 5 mg) über 1–2 Zyklen (Abb. 6.19).

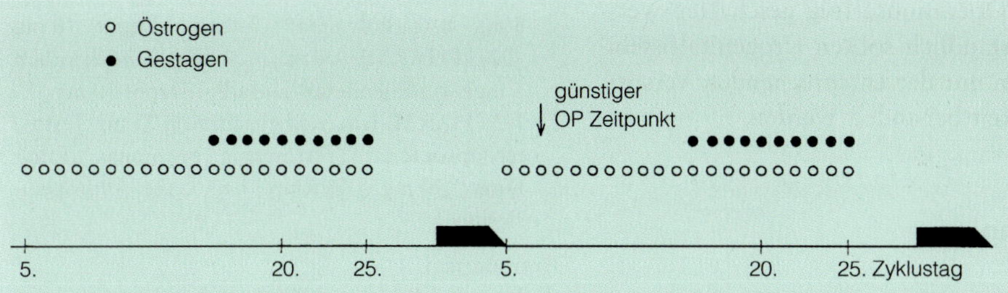

Abb. 6.19 Zweiphasentherapie mit Östrogenen und Gestagenen zur perioperativen Behandlung bei plastischen Operationen

2. Sequenzpräparat: Klimonorm, Climen, Cyclo-Progynova, Cyclosa, Oviol 22, Presomen 1,25 compositum, Procyclo, Sisare zyklisch über 1–2 Zyklen.

Parental
5 mg Estradiolvalerat (Estradiol-Depot 10 mg JENAPHARM) i. m. am 4., 11. und 18. Zyklustag und zusätzlich 250 mg Hydroxyprogesteroncaproat (Progesteron-Depot JENAPHARM, Proluton Depot) i. m. am 18. Zyklustag über 1–2 Zyklen.

Zur Nachbehandlung der Neovagina, besonders bei der Peritonealscheide, darf die Östrogenphase postoperativ nicht zu lange gewählt werden, da sonst die Epithelialisierung überschießend erfolgen kann.

Dosierungsbeispiele

Oral
Sequenzpräparat: Klimonorm, Climen, Cyclo-Progynova, Cyclosa, Oviol 22, Presomen 1,25 compositum, Procyclo, Sisare u. a. zyklisch vom 5.–25. (–26.) Zyklustag über 3–6 Zyklen je nach Heilung.
Anmerkung: Eine Zunahme der Thromboembolie-Häufigkeit wurde nicht beobachtet.

6.11 Urogynäkologie

6.11.1 Allgemeines

Für die Urogynäkologie kann eine Hormonbehandlung zur konservativen Therapie der Stress- und Urge-Inkontinenz sowie als zusätzliche Maßnahme vor und nach Operationen von Bedeutung sein. Voraussetzung ist selbstverständlich eine sorgfältige Diagnostik.

Die proliferative Wirkung der Östrogene hat sich zur Förderung der Heilung bewährt.

Besonders in der Postmenopause kann bei Harninkontinenz infolge Involutionsvorgängen am Blasenverschlussapparat eine Besserung durch Östrogene oder durch die Kombination von Östrogenen mit Androgenen (kurzfristig) erzielt werden. Falls zur Zyklusregulierung erforderlich, sind Gestagene zuzusetzen.

Östrogene sind sowohl zur Behandlung der Belastungs- (Stress-) als auch Dranginkontinenz (Urge-) wie auch von Mischformen geeignet. Die Besserungs- und Heilungsrate beträgt bei der Stressinkontinenz 80–90%, bei der Dranginkontinenz und bei Mischformen 70–80%. Beruht die Harninkontinenz auf einer erworbenen organischen Veränderung im Bereich der Harnwege, so kann unabhängig davon, ob es sich um eine Verletzungs- oder Nekrosefistel handelt, durch die zusätzliche prä- und postoperative-Hormonbehandlung eine günstige Ausgangssituation für den Operationserfolg geschaffen werden. Selbstverständlich sollten Urogenitalfisteln nur in Kliniken mit der entsprechenden Versorgungsmöglichkeit behandelt werden.

6.11.2 Therapie

Die zusätzliche Hormonbehandlung bei der Stressinkontinenz kann lokal, transdermal, oral oder parenteral erfolgen. Bewährt haben sich eine 3-wöchige präoperative orale Estriol- oder Estradiolmedikation, eine lokale Estriol-Ovula- oder -Salbenapplikation über den gleichen Zeitraum oder die parenterale Gabe von Estradiolvalerat. Die Gewebepräparation gestaltet sich besonders bei Rezidivoperationen mit Vorliegen von Narben leichter und der postoperative Verlauf wird günstiger. Thrombosen treten durch die Östrogentherapie nicht häufiger als sonst auf. Bestehen Kontraindikationen zur Operation beziehungsweise handelt es sich um eine Stress- und/oder Urge-Inkontinenz, so kann die Östrogentherapie mit Androgenen (oder Anabolika) kombiniert werden. Dabei ist zu beachten, dass Androgene und Anabolika nach einigen Wochen zur Androgenisierung (bis zur Virilisierung) führen können. Damit am Verschlussapparat der Harnblase rasch eine Proliferation erreicht wird, ist bei älteren Frauen, die meist bereits zahlreiche Medikamente einnehmen, die Behandlung parenteral, transdermal oder vaginal zu beginnen. Durch Östrogene nimmt in günstigen Fällen der maximale Urethraverschlussdruck zu und die Drucktransmission wird verbessert. Bei zu hoher Östrogendosis kann die Inkontinenz verstärkt werden.

➡ Dosierungsbeispiele bei Kontraindikationen zur Operation bei Stress- und/oder Urge-Inkontinenz in der Postmenopause

Parenteral

1. 5 mg Estradiolvalerat (Estradiol-Depot 10 mg JENAPHARM) i. m. alle 10 Tage über 4 Wochen.
2. 5 mg Estradiolvalerat (Estradiol-Depot 10 mg JENAPHARM) i. m., weiter wöchentlich 5 mgEstradiolvalerat (Estradiol-Depot 10 mg JENAPHARM) i. m. und gleichzeitig 25 mg Testosteronpropionat (Testosteron propionat „Eifelfango" 50 mg = ½ Amp.) i. m. Cave: Androgenisierung.

Transdermal

1. Estradiol-Pflaster, Wochenpflaster: Cutanum 50/-100, Dermestril-Septem 50/-75, Estramon Uno 50/-75/-100, Fem7 -50µg/-75 µg/-100 µg, Tradelia seven 50 µg/-75 µg wöchentlich wechseln über 3 Wochen.
2. Estradiol-Pflaster, 3–4-Tagepflaster: Dermestril 50/-100, Estrabeta 50 Pflaster/-100 Pflaster, Estraderm TTS 50/-100, Estradot 50/-75/-100, Estramon 50/-100, Tradelia 50/-100, alle 3–4 Tage wechseln über 3 Wochen.
3. Testosteron-Pflaster mit 300 µg Testosteron pro Tag (Intrinsa 300 Mikrogramm/24 Stunden transdermales Pflaster) auf den Unterbauch und alle 3–4 Tage wechseln, maximal 3 Wochen. Cave: Androgenisierung.

Vaginal

1. 25 µg Estradiol (Vagifem) täglich als Vaginaltablette mit dem Applikator in die Scheide einführen, 7 Tage täglich, danach 2 × wöchentlich über 3 Wochen.
2. 2 mg Estradiol (ESTRING). Den Vaginalring einführen und wenigstens 3 Wochen liegen lassen.

Oral

1. 4 mg (–8 mg) Estriol (Estriol 2 mg JENAPHARM, OeKolp-Tabletten 2 mg, Ovestin 1 mg Tabletten, Synapause E) täglich über mindestens 3 Wochen.
2. 1–2 mg Estradiolvalerat (Estradiol 2 mg JENAPHARM, Progynova 21, Gynokadin, Merimono 2 mg, Merimono 1 mg, Progynova mite) oder 1–2 mg Estradiol (Estronorm 2 mg, Estrifam 2 mg, Femoston mono 2 mg, Estradiol 2–1 A Pharma, Estrifam 1 mg, Estronorm 1 mg) täglich über mindestens 3 Wochen.
3. 2–4 mg Estriol (Estriol 2 mg JENAPHARM, OeKolp-Tabletten 2 mg, Ovestin 1 mg Tabletten, Synapause E) täglich über mindestens 3 Wochen und 40 mg Testosteronundeconat (Andriol) täglich über wenigstens 2–3 Wochen. Cave: Androgenisierung.

4. 1–2 mg Estradiolvalerat (Estradiol 2 mg JENAPHARM, Progynova 21, Gynokadin, Merimono 2 mg, Merimono 1 mg, Progynova mite) oder 1–2 mg Estradiol (Estronorm 2 mg, Estrifam 2 mg, Femoston mono 2 mg, Estradiol 2–1 A Pharma, Estrifam 1 mg, Estronorm 1 mg) täglich 40 mg Testosteronundeconat (Andriol) täglich über wenigstens 3 Wochen. Cave: Androgenisierung.

Sowohl bei der Urethritis atrophicans (oft mit Ektropium urethrae kombiniert) als auch bei der „neurohormonalen" (hypotonen) Reizblase kommt es infolge des Östrogenmangels zur Epithelatrophie. Das im Aufbau gestörte Epithel ist im erhöhten Maße infektionsgefährdet und zu chronischen Entzündungen prädisponiert. Neben der allgemeinen oralen oder parenteralen Substitutionstherapie mit Östrogenen erwartet man vor allem von der lokalen Hormonapplikation Erfolge.

➡ Dosierungsbeispiele

Oral

1. 2–4 (–8) mg Estriol (Estriol 2 mg JENAPHARM, OeKolp-Tabletten 2 mg, Ovestin 1 mg Tabletten, Synapause E) täglich über 20 Tage, danach 5–7 Tage Pause.
   Estriol bewirkt, in einer Dosis bis 4 mg täglich verabfolgt, keine Blutungen.
   Auf Empfehlung des BGA sollte bei vorhandenem Uterus auch bei Estriol zusätzlich über die letzten 10 Tage ein
   Gestagen: 2 mg Chlormadinonacetat (Chlormadinon 2 mg JENAPHARM), 10 mg Dydrogesteron (Duphaston), 1–5 mg Norethisteronacetat (Norethisteron 1 mg–/5 mg JENAPHARM, Primolut-Nor-5, Gestakadin), 5 mg Medroxyprogesteronacetat (Clinofem 5, MPA GYN 5) oder 5 mg Medrogeston (Prothil 5 mg) verordnet werden.

Bei Zustand nach Hysterektomie

2. 2 (–4) mg Estradiolvalerat (Estradiol 2 mg JENAPHARM, Progynova 21, Gynokadin, Merimono 2 mg) oder 2 (–4) mg Estradiol (Estronorm 2 mg, Estrifam 2 mg, Femoston mono 2 mg, Estradiol 2–1 A Pharma) täglich über 20 Tage.
3. 0,025–0,05 mg Ethinylestradiol (Ethinylestradiol 25 µg JENAPHARM) täglich über 20 Tage.

Parenteral

1. 5 mg Estradiolvalerat (Estradiol-Depot 10 mg JENAPHARM) i. m. alle 10 Tage über 4 Wochen.

Transdermal

1. Estradiol-Pflaster, 3–4-Tagepflaster: Dermestril 50/-100, Estrabeta 50 Pflaster/-100 Pflaster, Estraderm TTS 50/-100, Estradot 50/-75/-100, Estramon 50/-100, Tradelia 50/-100, alle 3–4 Tage wechseln über 4 Wochen.
2. Estradiol-Pflaster, Wochenpflaster: Cutanum 50/-100, Dermestril-Septem 50/-75, Estramon Uno 50/-75/-100, Fem7 -50µg/-75 µg/-100 µg, Tradelia seven 50 µg/-75 µg wöchentlich wechseln über 4 Wochen.

Vaginal

1. 25 µg Estradiol (Vagifem) täglich als Vaginaltablette mit dem Applikator in die Scheide einführen, 7 Tage täglich, danach 2 × wöchentlich über 4 Wochen.
2. 2 mg Estradiol (ESTRING). Den Vaginalring einführen und wenigstens 4 Wochen liegen lassen.
3. 1 Estriol-Ovulum oder Vaginalzäpfchen (Estriol-Ovulum JENAPHARM, OeKolp/-forte Vaginalzäpfchen, OeKolp/-forte Ovula, Ortho-Gynest Vaginalzäpfchen, Ovestin 0,5 mg Ovula) täglich über 4 Wochen abends in die Scheide einführen.
4. Estriol-Creme (Xapro-Creme, Cordes Estriol, Estriolsalbe, OeKolp-Creme, Oestro Gynaedron M 0,5/–1,0, Ortho-Gynest-Vaginalcreme, Ovestin 1 mg Creme); täglich 1 Applikation in der 1. Woche, danach wöchentlich zweimal 1 Applikation in die Scheide einbringen.

Blasen-Uterus- oder Blasen-Vaginal-Fisteln ohne Harninkontinenz, die lediglich durch blutigen Urin zur Zeit der Menses auffallen, können versuchsweise konservativ durch Erzeugung einer therapeutischen Amenorrhö mit Östrogen-Gestagen-Kombinationen über 6 Monate behandelt werden.

➡ Dosierungsbeispiele

Oral

1. Östrogen-Gestagen-Kombination: Langzyklus, Langzeiteinnahme kontinuierlich: Valette, Peti-

belle, Yasmin, Minisiston, Gravistat 125, Belara, Leios u. a. täglich 1 Tablette/Dragee ohne Pause 6 (126 Tage) bis 9 Blister (189 Tage) und länger.

Parenteral

1. 10 mg Estradiolvalerat (Estradiol-Depot 10 mg JENAPHARM) und 250 mg Hydroxyprogesteroncaproat (Progesteron-Depot JENAPHARM, Proluton Depot) i. m. einmal wöchentlich, 12–20-mal.

➡ Dosierungsbeispiele bei Harninkontinenzoperationen in der Postmenopause

Oral

Präoperativ

1. 2–4 mg (–8 mg) Estriol (Estriol 2 mg JENAPHARM, OeKolp-Tabletten 2 mg, Ovestin 1 mg Tabletten, Synapause E) täglich über mindestens 3 Wochen.
2. 1–2 mg Estradiolvalerat (Estradiol 2 mg JENAPHARM, Progynova 21, Gynokadin, Merimono 2 mg, Merimono 1 mg, Progynova mite) oder 1–2 mg Estradiol (Estronorm 2 mg, Estrifam 2 mg, Femoston mono 2 mg Estradiol 2–1 A Pharma, Estrifam 1 mg, Estronorm 1 mg) täglich über mindestens 3 Wochen.

Postoperativ

1. 2–4 mg (–8 mg) Estriol (Estriol 2 mg JENAPHARM, OeKolp-Tabletten 2 mg, Ovestin 1 mg Tabletten, Synapause E) täglich vom 3. Tag post operationem an über 2 Wochen.
2. 1–2 mg Estradiolvalerat (Estradiol 2 mg JENAPHARM, Progynova 21, Gynokadin, Merimono 2 mg, Merimono 1 mg, Progynova mite) oder 1–2 mg Estradiol (Estronorm 2 mg, Estradiol 2–1 A Pharma, Estrifam 2 mg, Femoston mono 2 mg, Estrifam 1 mg, Estronorm 1 mg) täglich vom 3. Tag post operationem an über 2 Wochen.

Parenteral

1. 5 mg Estradiolvalerat (Estradiol-Depot 10 mg JENAPHARM) i. m. 2 und 1 Woche vor der Operation sowie am 2. und 10. Tag post operationem.
2. 5 mg Estradiolvalerat (Estradiol-Depot 10 mg JENAPHARM) i. m. und 250 mg Hydroxyprogesteroncaproat (Progesteron-Depot JENAPHARM, Proluton Depot) i. m. eine Woche vor der Operation sowie am 2. und 10. Tag post operationem.

Transdermal

1. Estradiol-Pflaster, 3–4-Tagepflaster: Dermestril 50/-100, Estrabeta 50 Pflaster/-100 Pflaster, Estraderm TTS 50/-100, Estradot 50/-75/-100, Estramon 50/-100, Tradelia 50/-100, 2–3 Wochen vor der geplanten Operation beginnen und dann alle 3–4 Tage wechseln.
2. Estradiol-Pflaster, Wochenpflaster: Cutanum 50/-100, Dermestril-Septem 50/-75, Estramon Uno 50/-75/-100, Fem7 -50µg/-75 µg/-100 µg, Tradelia seven 50 µg/-75 µg, 3 Wochen vor der geplanten Operation beginnen und dann wöchentlich wechseln.

Vaginal

1. 25 µg Estradiol (Vagifem) täglich als Vaginaltablette mit dem Applikator in die Scheide einführen, 7 Tage täglich, danach 2 × wöchentlich, 2–3 Wochen vor der geplanten Operation beginnen.
2. 2 mg Estradiol (ESTRING). Den Vaginalring 3 Wochen vor der geplanten Operation einführen und vor der Operation herausnehmen
3. 1 Estriol-Ovulum oder Vaginalzäpfchen (Estriol-Ovulum JENAPHARM, OeKolp/-forte Vaginalzäpfchen, OeKolp/-forte Ovula, Ortho-Gynest Vaginalzäpfchen, Ovestin 0,5 mg Ovula) täglich über 3 Wochen vor der geplanten Operation abends in die Scheide einführen.
4. Estriol-Creme (Xapro-Creme, Cordes Estriol, Estriolsalbe, OeKolp-Creme, Oestro Gynaedron M 0,5/-1,0, Ortho-Gynest-Vaginalcreme, Ovestin 1 mg Creme) täglich 1 Applikation in der 1. Woche, danach wöchentlich zweimal 1 Applikation in die Scheide einbringen, 2–3 Wochen vor der geplanten Operation beginnen.

Die Östrogensubstitution kann transdermal unmittelbar postoperativ ohne Unterbrechung, die vaginale etwa vom 5.–10. postoperativen Tag an fortgesetzt werden.

Zur präoperativen Vorbehandlung der Blasen-Scheiden-Fistel ist neben den üblichen Maßnahmen auch eine Östrogenbehandlung indiziert. In Abhängigkeit vom Lebensalter erfolgt diese kontinuierlich oder zyklisch. Während in der Postmenopause die kontinuierliche Östrogengabe im Vordergrund steht, ist in der Geschlechtsreife eine zyklische Sequentialtherapie mit verlängerter Östrogenphase angezeigt. Postoperativ wird die jeweilige Medikation wenigstens 3 bis 4 Wochen fortgesetzt.

Bei gefährdeten Patientinnen (Adipositas, Multiparität, Herz- und Kreislauferkrankungen, längere Immobilisierung, Anämie, Stoffwechselerkrankungen, Nikotinabusus, Status varicosus, Zustand nach Thrombophlebitiden) ist eine gezielte Thromboseprophylaxe vorzunehmen.

➡ Dosierungsbeispiele bei Blasen-Scheiden-Fisteln

Bei jüngeren Patientinnen in der Geschlechtsreife:

Oral

1. Sequenzpräparat: Klimonorm, Climen, Cyclo-Progynova, Cyclosa, Oviol 22, Presomen 1,25 compositum, Procyclo, Sisare zyklisch
2. Östrogen: 0,025–0,05 mg Ethinylestradiol (Ethinylestradiol 25 µg JENAPHARM) vom 5.–25. Zyklustag und zusätzlich ein
   Gestagen: 2 mg Chlormadinonacetat (Chlormadinon 2 mg JENAPHARM), 10 mg Dydrogesteron (Duphaston), 1–5 mg Norethisteronacetat (Norethisteron 1 mg–/–5 mg JENAPHARM, Primolut-Nor-5), 5 mg Medroxyprogesteronacetat (Clinofem 5, MPA GYN 5) oder 5 mg Medrogeston (Prothil 5 mg) vom 16.–25. Zyklustag.

Parenteral

5–10 mg Estradiolvalerat (Estradiol-Depot 10 mg JENAPHARM) i. m. am 4., 11. und 18. Zyklustag und zusätzlich 250 mg Hydroxyprogesteroncaproat (Progesteron-Depot JENAPHARM, Proluton Depot) i. m. am 18. Zyklustag.

Bei Patientinnen in der Postmenopause:

Oral

1. 4 (–8) mg Estriol (Estriol 2 mg JENAPHARM, OeKolp-Tabletten 2 mg, Ovestin 1 mg Tabletten, Synapause E) täglich über mindestens 8 Wochen.
2. 2 (–4) mg Estradiolvalerat (Estradiol 2 mg JENAPHARM, Progynova 21, Gynokadin, Merimono 2 mg) oder 2 (–4) mg Estradiol (Estronorm 2 mg, Estrifam 2 mg, Femoston mono 2 mg, Estradiol 2–1 A Pharma) täglich über mindestens 8 Wochen.

Parenteral

5–10 mg Estradiolvalerat (Estradiol-Depot 10 mg JENAPHARM) i. m. wöchentlich, 4 Wochen vor und 4 Wochen lang nach der Operation.

7 Hormontherapie bei Differenzierungsstörungen

7.1 Geschlechtsbestimmung

Bei der Ausbildung des Geschlechtes des Menschen lassen sich verschiedene Entwicklungsstufen mit typischen störanfälligen Sensibilitätsperioden unterscheiden. Das Geschlecht ist genetisch determiniert, wobei verschiedene genetische Steuermechanismen zusammenwirken. Beim männlichen Geschlecht liegt Heterogamie (46,XY-Karyotyp) und bei gesunden Frauen Homoiogamie (46,XX-Karyotyp) vor (chromosomales Geschlecht).

Funktionstüchtige weibliche Keimdrüsen bilden sich bei einem eusomen X-Gonosomenpaar mit fehlendem Y-Chromosom aus. Dabei befinden sich auf dem kurzen Arm des X-Chromosoms Regressionsgene, die im homozygoten Zustand die Produktion von HY-Antigen verhindern. Die homozygote Wirkung beider X-Chromosomen beim weiblichen Keimling ist zeitlich begrenzt. Bereits frühzeitig in der Entwicklung ist die Inaktivierung eines der beiden X-Chromosomen nachweisbar (Lyon-Effekt).

7.2 Geschlechtsidentifizierung

Die geschlechtliche Selbstidentifizierung ist eine typisch menschliche Eigenschaft und drückt das Bewusstsein des Menschen in seiner Beziehung zum anderen Geschlecht aus. Demzufolge kann sie nur individuell erlebt werden. Erziehung und Erfahrung sowie gesellschaftliche und soziale Einflüsse spielen dabei neben somatischen und neuroendokrinen Voraussetzungen eine bedeutende Rolle. Die Sexualität ist aber auch von der intakten, geschlechtstypischen Differenzierungsphase der hypothalamischen Sexualzentren abhängig, die zwischen dem 4.–7. Schwangerschaftsmonat erfolgt, ferner von den Gonaden und dem Zustand der sekundären Geschlechtsmerkmale.

7.3 Gonadendysgenesien

7.3.1 Definition und Einteilung

Unter dem Begriff der Gonadendysgenesie wird eine Vielfalt klinischer Erscheinungsbilder zusammengefasst, denen eine dysgenetische, rudimentäre, häufig strangförmige Gonadenlage gemeinsam ist. Für diese „streaks" ist das weitgehende Fehlen von Keimzellen charakteristisch. Sie bestehen vorwiegend aus spindelzelligem Bindegewebe. Vereinzelt können Primordialfollikel, Leydig-Zellen oder testisähnliche Tubuli vorhanden sein. Aufgrund des Fehlens spezifischer Zellen und Strukturen können unabhängig von den Sonderformen die Streak-Gonaden nicht adäquat auf hypophysäre Gonadotropine reagieren (hypergonadotroper Hypogonadismus). Die Häufigkeit der Gonadendysgenesie beträgt bei Mädchen etwa 1:1800 Geburten. Da nur zwei Drittel aller Gonadendysgenesien Chromatin-negativ sind, wird die Häufigkeit für neugeborene Mädchen mit 1:2700 angegeben. Etwa jeder sechsten primären Amenorrhö liegt eine Gonadendysgenesie zugrunde. Unter Spontanaborten wurde die Häufigkeit mit 1:18 angegeben. Unter den Gonadendysgenesien sind das Ullrich-Turner-Syndrom, das Swyer-Syndrom, die XX- und die gemischte Gonadendysgenesie bedeutsam.

7.3.2 Ullrich-Turner-Syndrom

Allgemeines

Charakteristisch für das Ullrich-Turner-Syndrom – Häufigkeit 1:2000 bis 1:2500 – ist ein infantiles inneres und äußeres weibliches Genitale mit Hypogonadismus, funktionslosen rudimentären „streaks", Kleinwuchs und häufig einem vielfältiges Dysmorphie-Syndrom. Typisch sind Sphinxgesicht, Pterygium colli (doppelseitiger Faltenhals), tiefer Haaransatz im Nacken, tief angesetzte Ohren, Schildthorax, Cubitus valgus, Knochendystrophie, Rot-Grün-Farbenblindheit, Pigmentnaevi, Lymphödem, innere Missbildungen wie Aortenisthmusstenose oder Herz- und Nierenmissbildungen (Hufeisennieren, Doppelureteren). Die erwähnten Symptome oder Befunde sind fakultativ und mitunter ist nur eine einzige Fehlbildung vorhanden. Obligat sind Kleinwuchs und ein Hypogonadismus, der mit Ausnahme seltener Mischformen erst in der Pubertät bemerkbar wird, dann nämlich, wenn es nicht zur Ausbildung der Mammae kommt und die Menarche ausbleibt. Das Genitale ist aufgrund des Östrogenmangels infantil. Pubes- und Axillarbehaarung fehlen nicht völlig. Meist beginnt die Sexualbehaarung verspätet und bildet sich nur schwach aus. Die Gonadotropine sind in den ersten beiden Lebensjahren und von der Pubertät an stark erhöht (hypergonadotroper Hypogonadismus), da die Hemmwirkung der gonadalen Sexualsteroide fehlt. Bisher ist ungeklärt, warum die Gonadotropine zwischen dem 3. und 8. Lebensjahr so niedrig liegen wie bei sich später normal entwickelnden Mädchen.

Der Karyotypus des Ullrich-Turner-Syndroms ist meist 45,X0, da ein X-Chromosom fehlt, wobei nicht bekannt ist, welches Chromosom verloren gegangen ist. Wird anlässlich der Genanalytik der Rest eines Y-Chromosoms diagnostiziert, so sind die „Streak"-Gonaden wegen des erhöhten Entartungsrisikos zu entfernen. Das Sexchromatin ist nicht nachweisbar (negativ). Neben dieser klassischen X-Monosomie gibt es etwa bei einem Drittel der Ullrich-Turner-Syndrome andere Karyotypen mit Strukturanomalien. Bei komplizierten Mosaikformen findet man meist die X0-Konstellation als einen Anteil. Bei den Mosaiken mit einer normalen XX-Linie sind alle Übergänge zwischen dem klassischen Turner-Syndrom und der normalen weiblichen Entwicklung möglich. Fehlt der lange X-Arm, so ist der Hypogonadismus obligat, Kleinwuchs und Dysmorphiemerkmale fehlen jedoch häufig.

Studien an Abortmaterialien ergaben, dass beim X0-Karyotyp eine normale Ovardifferenzierung bis zum 3. Fetalmonat erfolgt. Durch das Fehlen des zweiten X-Chromosoms (Aneuploidie) gehen die Keimzellen zugrunde. Zurück bleibt ein dem Ovarstroma ähnliches Bindegewebe.

Das Fehlen eines X-Chromosoms ist stets mit einer Störung des Längenwachstums verbunden.

5–10% der Mädchen mit einem Turner Syndrom erleben eine spontane Pubertät. 5% menstruieren spontan. Meist handelt es sich dabei um Mosaike mit einer XX/X0-Linie. Bei diesen Frauen mit Ullrich-Turner-Syndrom mit einem 45,X0-Karyotyp und Mosaiken sind Schwangerschaften selten (2–5%). Seit 1984 wird bei Frauen mit einem Turner-Syndrom die donogene Eizellspende mit anschließendem Embryotransfer praktiziert. Schwangerschaftsraten von bis zu 46 % wurden erzielt. Bei Frauen mit einem Turner-Syndrom wird nur 1 Embryo transferiert, um die Belastung in der Schwangerschaft nicht durch Mehrlinge noch weiter zu erhöhen, da bei Einlingsschwangerschaften bereits die Rate der Frühgeburten, Retardierungen, Kaiserschnitte, Fehlbildungen bei den Kindern und das Mortalitätsrisiko stark erhöht sind. Vor jedem Embryotransfer ist eine eingehende kardiale Untersuchung erforderlich, bei der zu entscheiden ist, ob für Herz und Aorta der erhöhte Leistungsanspruch einer Schwangerschaft zumutbar ist. Bei Schwangeren mit einem Turner-Syndrom wurden in 2 % Rupturen der Aorta registriert.

Bis zur 12.–15. Schwangerschaftswoche erfolgt die Substitution mit Estradiol, oral oder transdermal, und mit Progesteron, oral oder vaginal. Für die Zukunft wird die Kryokonservierung der Ovarrinde von präpubertären Mädchen mit Turner-Syndrom mit dem Ziel der späteren Reimplantation diskutiert.

Die Diagnose des Ullrich-Turner-Syndroms sollte schon bei der Geburt, sonst möglichst früh gestellt werden. Früh erkennbare Symptome sind die Dysmorphiemerkmale, die Missbildungen und oft Lymphödeme der Füße. Nach der ausbleibenden Menarche weisen primäre Amenorrhö, Kleinwuchs (< 152 cm), Dysmorphie und Hypogonadismus auf dieses Syndrom hin. Prinzipiell sollten Herz- und Harnwegsmissbildungen ausgeschlossen werden. Die Laparoskopie mit Biopsie aus den Gonadenanlagen ist besonders bei den Mosaikformen mit einer normalen XX-Linie vom 14. Lebensjahr an indiziert. Vom Turner-Syndrom sind das Noonan- oder Pseudo-Turner-Syndrom und der Triplo-X-Zustand abzugrenzen (Tab. 7.1).

Therapie

Die Behandlung beginnt bereits in der Kindheit durch den Pädiater, der zwischen dem 2.–5. Lebensjahr Wachstumshormon appliziert, um den Minderwuchs partiell auszugleichen. Vom (9.) 10.–12. Lebensjahr oder einem Knochenalter von 12 Jahren an sollte mit der Substitution mit Estradiol einschleichend begonnen werden. Wenn das Tanner-Stadium B_2 erreicht ist, wird

Tabelle 7.1 Differentialdiagnose der Gonadendysgenesie-Syndrome

Syndrom	Karyotyp	Äußeres Genitale	Körperlänge	Extragenitale Anomalien
Ullrich-Turner-Syndrom	45,X 45,X/46,XX	infantil weiblich	Minderwuchs	+++
Swyer-Syndrom	46,XY	infantil weiblich Klitorishypertrophie möglich	normal bis Hochwuchs	x^1
XX-Gonadendysgenesie	46,XX	infantil weiblich Klitorishypertrophie möglich	normal bis Hochwuchs	x^1
Gemischte Gonadendysgenesie	45,X/46,XY	Klitorishypertrophie perineale Hypospadie	normal bis Minderwuchs	+ x^1
Triplo-X-Syndrom	47,XXX	weiblich	normal	(+)

x^1 = Hirsutismus im Jugend- und Erwachsenenalter möglich
(+) = selten
+ = vorhanden
+++ = ausgeprägt

bis zur ersten Blutung (induzierte Menarche = „Pseudomenarche") auf die tägliche Estradiol-Medikation übergegangen. Danach ist zyklisch oder kontinuierlich die lebenslange Substitution mit niedrig dosierten Sexualsteroiden in Form einer Sequentialtherapie mit gleich langen Östrogen- und Östrogen-Gestagen-Phasen erforderlich, um die Entwicklung der sekundären Geschlechtsmerkmale zu stimulieren und einer Osteoporose vorzubeugen. Dadurch werden das Wachstum der Mammae und des Uterus gefördert und mit Gestagenen Hormonentzugsblutungen ausgelöst. Unter der Östrogen-Gestagen-Behandlung setzt rasch auch eine seelische Reifung ein. Es kommt zur psychischen Stabilisierung und physischen Anpassung an die Altersgefährtinnen. Zur Ausreifung der Stimme ist es mitunter erforderlich, als Gestagen ein 19-Nortestosteron-Derivat, z. B. Norethisteronacetat oder Levonorgestrel, zu verordnen. Beginnt die Substitution erst nach dem natürlichen Menarchealter, so kann nach dem gleichen Schema (Dosierungsbeispiele: Substitution vor der induzierten „Menarche") oder gleich mit einer Sequenztherapie angefangen werden. Bis zum 20. Lebensjahr sollte nach der induzierten Menarche zum Aufbau der Knochenmasse mit täglich 2 mg Estradiol oder einer äquivalenten Dosis behandelt werden. Die Verabfolgung eines schwachen Anabolikums wird heute abgelehnt. Östrogene und Gestagene sind in gleich langen Phasen als Sequenzpräparat zu verordnen, also den normalen zyklischen Verhältnissen anzupassen. Eine Langzeiteinnahme ohne Pause ist sowohl mit den entsprechenden Sequenzpräparaten als auch Estradiol-Gestagen-Kombinationen möglich. Solange die Epiphysen nicht geschlossen sind, kommt es zu einem Östrogen-induzierten Wachstumsschub, der 3–10 cm betragen kann und durch die Estradiol-bedingte Wachstumshormonbildung induziert wird. Der Erfolg kann durch Gabe von Wachstumshormonen verbessert werden. Dieser Wachstumsschub ist weniger ausgeprägt, wenn Knochenanomalien bestehen. Die Notwendigkeit einer wenigstens 10-tägigen, am besten 12-tägigen Gestagenapplikation pro Behandlungszyklus empfiehlt sich unter dem Gesichtspunkt der Prävention von Hyperplasien oder Endometriumkarzinomen. Bei Gonadendysgenesien wurden nach hochdosierter alleiniger Östrogeneinnahme ohne Gestagenzusatz gehäuft Hyperplasien des Endometriums mit Atypien bis hin zum Endometriumkarzinom beobachtet. Werden die Sexualsteroide abgesetzt, so bildet sich bei Mädchen und Frauen mit einem Ullrich-Turner-Syndrom ein klimakterisches Syndrom (besonders Hitzewallungen, Schweißausbrüche) aus, das schon während des 7-tägigen einnahmefreien Intervalls (Einnahmepause) auftreten kann.

Der Behandlungserfolg kann mit der Erfassung der Tanner-Stadien für die Brust und die Genital- und Achselbehaarung sowie durch Zykluskontrolle und Körpergrößenmessungen in halbjährlichem Abstand überprüft werden.

➡ Dosierungsbeispiele

Oral

Substitution (9.) 10.–12. Lebensjahr, vor der induzierten „Menarche"

1. 1 mg Estradiol (Estronorm 1 mg, Estrifam 1 mg), 1 mg Estradiolvalerat (½ Tabl. Estradiol 2 mg JENAPHARM, Merimono 1 mg, ½ Tabl. Gynokadin, Progynova 21 mite), 0,3 mg konjugierte Östrogene (Presomen 0,3; 28/0,3), weniger empfehlenswert: 12,5 µg Ethinylestradiol (½ Drag. Ethinylestradiol 25 µg JENAPHARM) bis zum Tanner-Stadium B_2 jeden 2. Tag, danach täglich kontinuierlich bis zur induzierten Menarche („Pseudomenarche").

Substitution nach der induzierten „Menarche"

1. Zweiphasentherapie mit Östrogen und Gestagen
   Östrogen: 2 mg Estradiol (Estronorm 2 mg, Estrifam 2 mg, Femoston mono 2 mg, Estradiol 2–1 A Pharma) 2 mg Estradiolvalerat (Estradiol 2 mg JENAPHARM, Gynokadin, Merimono 2 mg, Progynova 21), 0,3–0,6 mg konjugierte Östrogene (Presomen 0,3–0,6 mg; Climopax mono 0,625 mg), weniger empfehlenswert: 0,025– 0,05 mg Ethinylestradiol (Ethinylestradiol 25 µg JENAPHARM) täglich über 20 (–22) Tage und zusätzlich ein
   Gestagen: 2 mg Chlormadinonacetat (Chlormadinon 2 mg JENAPHARM), 10 mg Dydrogeste-

ron (Duphaston), 100 mg Progesteron (Utrogest), 1–5 mg Norethisteronacetat (Norethisteron 1 mg-/-5 mg JENAPHARM, Primolut-Nor-5, Gestakadin) oder 5 mg Medrogeston (Prothil 5 mg) vom 11.–20. (22.) Behandlungstag.
Falls in der Pause vom 3. oder 5. Tag an Hitzewallungen auftreten, dann Verkürzung der Pause auf 3 oder 5 Tage oder Verzicht auf die Pause; Therapie über Jahre (Abb. 7.1).

2. Sequenzpräparate: Klimonorm, Climen, Cyclo-Progynova, Cyclosa, Oviol 22, Presomen 0,6 mg/5 mg compositum, Cyclo-Östrogynal zyklisch über Jahre.
Falls in der Pause vom 3. oder 5. Tag an Hitzewallungen auftreten, dann Verkürzung der Pause auf 3 (26-Tage-Präparate: Gianda, Estrafemol) oder 5 Tage, evtl. kontinuierliche Einnahme mit 28-Tage-Präparaten.
Weniger empfehlenswert: Cyclosa, Oviol 22.
28-Tage-Präparate: Gynamon, Femoston 1/10 mg/-2/10 mg, Mericomb 1 mg/-2 mg, Novofem, Östronara, Presomen 28 compositum 0,3 mg/5 mg/-0,6 mg/5 mg, Climopax cyclo 0,625/5 mg, Osmil, Sisare 28, Trisequens, kontinuierlich ohne Pause über Jahre.

Transdermal
Estradiol-Pflaster: Wochenpflaster: Cutanum 50/-100, Dermestril-Septem 50/-75, Estramon Uno 50/-75/-100, Fem 7 50 µg/-75 µg, Tradelia seven 50µg/-75 µg ohne Pause und zusätzlich ein
Gestagen: 1–5 mg Norethisteronacetat (Norethisteron 1mg-/-5mg JENAPHARM, Primolut-Nor-5, Gestakadin), 10 mg Dydrogesteron (Duphaston), 2 mg Chlormadinonacetat (Chlormadinon 2 mg JENAPHARM), 2,5–5 mg Medroxyprogesteronacetat (Clinofem 2,5, -5, MPA GYN 5), 5 mg Medrogeston (Prothil 5 mg), 100 mg Progesteron (Utrogest) täglich über 10–14 Tage pro Monat.

7.3.3 Swyer-Syndrom

Allgemeines

Als Swyer-Syndrom wird aus der Gruppe der reinen Gonadendysgenesien diejenige Form bezeichnet, die den Karyotyp 46,XY hat und mit einem hohen Risiko für die Entstehung von Gonadoblastomen und Dysgerminomen einhergeht. Das Testis-determinierende Gen, das für die Expression des Testis-determinierenden Faktors (TDF) kodiert, ist auf dem kurzen Arm des Y-Chromosoms defekt. Leitsymptom ist die primäre Amenorrhö. Die hoch gewachsenen, fast eunuchoiden Individuen weisen ein normales inneres und äußeres infantiles Genitale und dysgenetische Gonadenanlagen auf. Die Mammae sind nicht oder nur sehr spärlich entwickelt. Zeichen einer Androgenisierung mit maskuliner Skelettentwicklung, tiefer Stimme, Hirsutismus, androgenetischem Haarausfall und Klitorishypertrophie sind beschrieben worden. Die Verdachtsdiagnose wird durch das Ausbleiben der Pubertätsentwicklung erhärtet. Scham- und Achselbehaarung können normal oder gering ausgebildet sein. In den dysgenetischen Gonaden können Hiluszellen vorkommen, von denen der

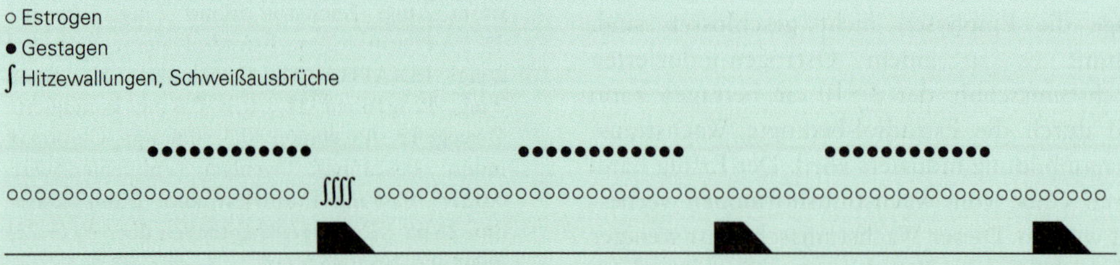

Abb. 7.1 Substitution beim Turner Syndrom mit einer Sequentialtherapie unter Vermeidung der Hitzewallungen und Schweißausbrüche in der Einnahmepause.

Grad der Androgenisierung abhängt. Bei jeder 3. bis 5. Patientin entwickeln sich aus den dysgenetischen Gonaden auf den Boden testikulärer Rudimente Malignome (Gonadoblastome und Dysgerminome).

Durch die Bestimmung des HY-Antigens lassen sich zwei genetische Unterformen abgrenzen:

1. HY-negative Form:
   HY-Antigen wird durch eine genetisch bedingte Suppression nicht gebildet. Androgenisierung bis hin zur Virilisierung ist trotzdem möglich.
2. HY-positive Form:
   HY-Antigen wird gebildet, aber infolge eines spezifischen zellulären Rezeptordefektes kann es seine Wirkung nicht entfalten. Die Urgonade differenziert sich nicht testikulär.

Therapie

Da nach dem Pubertätsalter die Ausbildung von Malignomen sprunghaft ansteigt, ist zur Malignom-Prophylaxe, nach Möglichkeit schon vor Erreichen des Pubertätsalters, im Kindesalter die Exstirpation der funktionslosen Gonaden vorzunehmen.

Die Substitution mit niedrig dosierten Sexualsteroiden in Form einer Sequenztherapie ist notwendig, wobei die Pubertätsinduktion und Dauersubstitution in gleicher Weise wie beim Ullrich-Turner-Syndrom vorgenommen werden kann.

➡ **Dosierungsbeispiele**

Oral

Substitution (9.) 10.–12. Lebensjahr

1. 1 mg Estradiol (Estronorm 1 mg, Estrifam 1 mg), 1 mg Estradiolvalerat (½ Tabl. Estradiol 2 mg JENAPHARM, Merimono 1 mg, ½ Tabl. Gynokadin), 0,3–0,6 mg konjugierte Östrogene (Presomen 0,3/06; 28/0,3; 28/0,6; Climopax mono 0,625 mg), weniger empfehlenswert: 12,5 µg Ethinylestradiol (½ Drag. Ethinylestradiol 25 µg JENAPHARM) bis zum Tanner-Stadium B2 jeden 2. Tag, danach täglich kontinuierlich bis zum Tanner-Stadium B3 oder bis zur induzierten Menarche („Pseudomenarche").

Die weitere Substitution erfolgt wie nachfolgend aufgeführt.

Substitution nach Exstirpation der Gonadenanlagen

1. Zweiphasentherapie mit Östrogen und Gestagen
   Östrogen: 2 mg Estradiol (Estronorm 2 mg, Estrifam 2 mg, Femoston mono 2 mg, Estradiol 2–1 A Pharma) 2 mg Estradiolvalerat (Estradiol 2 mg JENAPHARM, Gynokadin, Merimono 2 mg, Progynova 21), 0,3–0,6 mg konjugierte Östrogene (Presomen 0,3–0,6 mg; Climopax mono 0,625 mg), weniger empfehlenswert: 0,025–0,05 mg Ethinylestradiol (Ethinylestradiol 25 µg JENAPHARM) täglich über 20 (–22) Tage und zusätzlich ein
   Gestagen: 2 mg Chlormadinonacetat (Chlormadinon 2 mg JENAPHARM), 10 mg Dydrogesteron (Duphaston), 100 mg Progesteron (Utrogest), 1–5 mg Norethisteronacetat (Norethisteron 1 mg-/-5 mg JENAPHARM, Primolut-Nor-5, Gestakadin) oder 5 mg Medrogeston (Prothil 5 mg) vom 11.–20. (22.) Behandlungstag.
   Der neue Behandlungszyklus beginnt nach 7-tägiger Pause. Falls in der Pause vom 3. oder 5. Tag an Hitzewallungen auftreten, dann Verkürzung der Pause auf 3 oder 5 Tage oder Verzicht auf die Pause; Therapie über Jahre (Abb. 7.1).
2. Sequenzpräparate: Klimonorm, Climen, Cyclo-Progynova, Cyclosa, Oviol 22, Presomen 0,625 compositum zyklisch über Jahre.
   Falls in der Pause vom 3. oder 5. Tag an Hitzewallungen auftreten, dann Verkürzung der Pause auf 3 oder 5 Tage, evtl. kontinuierliche Einnahme mit 28-Tage-Präparaten.
   Weniger empfehlenswert: Cyclosa, Oviol 22.
   28-Tage-Präparate: Gynamon, Femoston 1/10 mg/-2/10 mg, Mericomb 1 mg/-2 mg, Novofem, Östronara, Presomen 28 compositum 0,3 mg/5 mg/-0,6 mg/5 mg, Climopax cyclo 0,625/5 mg, Osmil, Sisare 28, Trisequens, kontinuierlich ohne Pause über Jahre.

Transdermal

Estradiol-Pflaster: Wochenpflaster: Cutanum 50/-100, Dermestril-Septem 50/-75, Estramon Uno 50/-75/-100, Fem 7 50 µg/-75 µg, Tradelia seven 50 µg/-75 µg ohne Pause und zusätzlich ein

Gestagen: 1–5 mg Norethisteronacetat (Norethisteron 1mg-/-5mg JENAPHARM, Primolut-Nor-5, Gestakadin), 10 mg Dydrogesteron (Duphaston), 2 mg Chlormadinonacetat (Chlormadinon 2 mg

JENAPHARM), 2,5–5 mg Medroxyprogesteronacetat (Clinofem 2,5, –5, MPA GYN 5), 5 mg Medrogeston (Prothil 5 mg), 100 mg Progesteron (Utrogest) täglich über 10–14 Tage pro Monat.

7.3.4 XX-Gonadendysgenesie (pure gonadal dysgenesis)

Allgemeines

Bei der XX-Gonadendysgenesie (pure gonadal dysgenesis), Häufigkeit 1:8000, besteht eine homozygote Punktmutation im FSH-Rezeptorgen am Chromosom 2 mit autosomal rezessivem Erbgang. Entweder wird die Urgonade nicht zum funktionstüchtigen Ovar differenziert oder es besteht eine inkomplette Ovarialinsuffizienz mit frühzeitiger Erschöpfung. Es finden sich in den „streaks“ bindegewebige Keimstränge ohne Follikel, vereinzelt mit Resten der Rete ovarii. Eine Tendenz zur Malignombildung besteht nicht. Leitsymptom ist die ausgebliebene Pubertät bei normal langen oder hochwüchsigen Individuen. Inneres und äußeres Genitale sind hypoplastisch. Fehlbildungen finden sich nicht.

Therapie

Im Vordergrund steht die Substitution mit niedrig dosierten Sexualsteroiden in Form einer Sequenztherapie mit Östrogenen und Gestagenen zur Pubertätsinduktion und Dauersubstitution.

➡ **Dosierungsbeispiele**

Oral

Substitution vor Pubertätsbeginn

1. 1 mg Estradiol (Estronorm 1 mg, Estrifam 1 mg), 1 mg Estradiolvalerat (½ Tabl. Estradiol 2 mg JENAPHARM, Merimono 1 mg, ½ Tabl. Gynokadin), 0,3–0,6 mg konjugierte Östrogene (Presomen 0,3/06; 28/0,3; 28/0,6; Climopax mono 0,625 mg), weniger empfehlenswert: 12,5 µg Ethinylestradiol (½ Drag. Ethinylestradiol 25 µg JENAPHARM) bis zum Tanner-Stadium B2 jeden 2. Tag, danach täglich kontinuierlich bis zur induzierten Menarche („Pseudomenarche“).

Dauersubstitution

1. Zweiphasentherapie mit Östrogen und Gestagen
   Östrogen: 2 mg Estradiol (Estronorm 2 mg, Estrifam 2 mg, Femoston mono 2 mg, Estradiol 2–1 A Pharma), 2 mg Estradiolvalerat (Estradiol 2 mg JENAPHARM, Gynokadin, Merimono 2 mg, Progynova 21), 0,3– 0,6 mg konjugierte Östrogene (Presomen 0,3– 0,6 mg; Climopax mono 0,625 mg), weniger empfehlenswert: 0,025–0,05 mg Ethinylestradiol (Ethinylestradiol 25 µg JENAPHARM) täglich über 20 (–22) Tage und zusätzlich ein
   Gestagen: 2 mg Chlormadinonacetat (Chlormadinon 2 mg JENAPHARM), 10 mg Dydrogesteron (Duphaston), 100 mg Progesteron (Utrogest), 1–5 mg Norethisteronacetat (Norethisteron 1 mg-/-5 mg JENAPHARM, Primolut-Nor-5, Gestakadin) oder 5 mg Medrogeston (Prothil 5 mg) vom 11.–20. (22.) Behandlungstag.
   Der neue Behandlungszyklus beginnt nach 7-tägiger Pause. Falls in der Pause vom 3. oder 5. Tag an Hitzewallungen auftreten, dann Verkürzung der Pause auf 3 oder 5 Tage oder Verzicht auf die Pause; Therapie über Jahre (Abb. 7.1).
2. Sequenzpräparate: Klimonorm, Climen, Cyclo-Progynova, Cyclosa, Oviol 22, Presomen 0,625 compositum zyklisch über Jahre.
   Falls in der Pause vom 3. oder 5. Tag an Hitzewallungen auftreten, dann Verkürzung der Pause auf 3 oder 5 Tage, evtl. kontinuierliche Einnahme mit 28-Tage-Präparaten.
   Weniger empfehlenswert: Cyclosa, Oviol 22.
   28-Tage-Präparate: Gynamon, Femoston 1/10 mg/-2/10 mg, Mericomb 1 mg/-2 mg, Novofem, Östronara, Presomen 28 compositum 0,3 mg/5 mg/-0,6 mg/5 mg, Climopax cyclo 0,625/5 mg, Osmil, Sisare 28, Trisequens, kontinuierlich ohne Pause über Jahre.

Transdermal

Estradiol-Pflaster: Wochenpflaster: Cutanum 50/-100, Dermestril-Septem 50/-75, Estramon Uno 50/-75/-100, Fem 7 50 µg/-75 µg, Tradelia seven 50µg/-75 µg ohne Pause und zusätzlich ein

Gestagen: 1–5 mg Norethisteronacetat (Norethisteron 1mg-/-5mg JENAPHARM, Primolut-Nor-5, Gestakadin), 10 mg Dydrogesteron (Duphaston), 2 mg Chlormadinonacetat (Chlormadinon 2 mg JENAPHARM), 2,5–5 mg Medroxyprogesteronacetat (Clinofem 2,5, -5, MPA GYN 5), 5 mg Medrogeston (Prothil 5 mg), 100 mg Progesteron (Utrogest) täglich über 10–14 Tage pro Monat.

7.3.5 Gemischte Gonadendysgenesie

Allgemeines

Die gemischte Gonadendysgenesie stellt einen fließenden Übergang zum echten ovariell-testikulären Hermaphroditismus dar. Neben dem angedeutet intersexuellen äußeren Genitale mit Hirsutismus und Klitorishypertrophie findet man einen unilateralen dysgenetischen Hoden und eine kontralaterale Streak-Gonade. Pathognomisch ist das zytogenetische Mosaik 45,X/46,XY.

Vagina, Uterus und Tuben sind infantil und weisen auf einen Defekt von Produktion oder Wirkung des Anti-Müller-Hormons hin. Auf die 45,X-Zelllinie sind der Minderwuchs und die Dysmorphiemerkmale wie beim Turner-Syndrom zurückzuführen. Es liegen immer eine primäre Amenorrhö und Sterilität vor. Bei jeder 3.–4. Patientin entwickeln sich hormonaktive Gonadoblastome sowohl im dysgenetischen Hoden als auch seltener in der Streak-Gonade.

Therapie

Neben der operativen Bildung eines äußeren weiblichen Genitales durch Klitorisreduktionsplastik sind frühzeitig, nämlich im Kindesalter, die Gonadenanlagen zu exstirpieren, um das Malignomrisiko zu beseitigen. Die Medikation mit niedrig dosierten Sexualsteroiden in Form einer Sequenztherapie mit Östrogenen und Gestagenen ist sowohl für die Pubertätsinduktion als auch für die Dauersubstitution erforderlich.

➡ Dosierungsbeispiele

Oral
Substitution (9.) 10.–12. Lebensjahr und danach

1. 1 mg Estradiol (Estronorm 1 mg, Estrifam 1 mg), 1 mg Estradiolvalerat (½ Tabl. Estradiol 2 mg JENAPHARM, Merimono 1 mg, ½ Tabl. Gynokadin), 0,3–0,6 mg konjugierte Östrogene (Presomen 0,3/06; 28/0,3; 28/0,6; Climopax mono 0,625 mg), weniger empfehlenswert: 12,5 µg Ethinylestradiol (½ Drag. Ethinylestradiol 25 µg JENAPHARM) bis zum Tanner-Stadium B2 jeden 2. Tag, danach täglich kontinuierlich bis zur induzierten Menarche („Pseudomenarche"); danach
2. Zweiphasentherapie mit Östrogen und Gestagen
   Östrogen: 2 mg Estradiol (Estronorm 2 mg, Estrifam 2 mg, Femoston mono 2 mg, Estradiol 2–1 A Pharma), 2 mg Estradiolvalerat (Estradiol 2 mg JENAPHARM, Gynokadin, Merimono 2 mg, Progynova 21), 0,3–0,6 mg konjugierte Östrogene (Presomen 0,3–0,6 mg; Climopax mono 0,625 mg), weniger empfehlenswert: 0,025–0,05 mg Ethinylestradiol (Ethinylestradiol 25 µg JENAPHARM) täglich über 20 (–22) Tage und zusätzlich ein
   Gestagen: 2 mg Chlormadinonacetat (Chlormadinon 2 mg JENAPHARM), 10 mg Dydrogesteron (Duphaston), 100 mg Progesteron (Utrogest), 1–5 mg Norethisteronacetat (Norethisteron 1 mg-/-5 mg JENAPHARM, Primolut-Nor-5, Gestakadin) oder 5 mg Medrogeston (Prothil 5 mg) vom 11.–20. (22.) Behandlungstag.
   Der neue Behandlungszyklus beginnt nach 7-tägiger Pause. Falls in der Pause vom 3. oder 5. Tag an Hitzewallungen auftreten, dann Verkürzung der Pause auf 3 oder 5 Tage oder Verzicht auf die Pause; Therapie über Jahre (Abb. 7.1).
3. Sequenzpräparate: Klimonorm, Climen, Cyclo-Progynova, Cyclosa, Oviol 22, Presomen 0,625 compositum zyklisch über Jahre.
   Falls in der Pause vom 3. oder 5. Tag an Hitzewallungen auftreten, dann Verkürzung der Pause auf 3 oder 5 Tage, evtl. kontinuierliche Einnahme mit 28-Tage-Präparaten.
   Weniger empfehlenswert: Cyclosa, Oviol 22.
   28-Tage-Präparate: Gynamon, Femoston 1/10 mg/-2/10 mg, Mericomb 1 mg/-2 mg, Novofem, Östronara, Presomen 28 compositum 0,3 mg/5 mg/-0,6 mg/5 mg, Climopax cyclo 0,625/5 mg, Osmil, Sisare 28, Trisequens, kontinuierlich ohne Pause über Jahre.

Transdermal
Estradiol-Pflaster: Wochenpflaster: Cutanum 50/-100, Dermestril-Septem 50/-75, Estramon Uno 50/-75/-100, Fem 7 50 µg/-75 µg, Tradelia seven 50µg/-75 µg ohne Pause und zusätzlich ein Gestagen:

1–5 mg Norethisteronacetat (Norethisteron 1mg-/-5mg JENAPHARM, Primolut-Nor-5, Gestakadin), 10 mg Dydrogesteron (Duphaston), 2 mg Chlormadinonacetat (Chlormadinon 2 mg JENAPHARM), 2,5–5 mg Medroxyprogesteronacetat (Clinofem 2,5, –5, MPA GYN 5), 5 mg Medrogeston (Prothil 5 mg), 100 mg Progesteron (Utrogest) täglich über 10–14 Tage pro Monat.

Die Behandlung sollte immer individualisiert werden. Mitunter muss die tägliche Dosis auf 2 Einnahmen, morgens und abends, verteilt werden. Bei einmaliger Einnahme treten zu große Spitzen und Schwankungen auf, die das Allgemeinbefinden nachteilig beeinflussen können. Reichen die täglichen Dosen nicht aus, so muss die Östrogendosis erhöht werden.

7.4 Intersexuelle Organbildungsfehler

Als intersexuelle Organbildungsfehler werden Störungen der Geschlechtsdifferenzierung zusammengefasst, bei denen Patientinnen

1. entweder ein intersexuelles äußeres Genitale aufweisen (und dadurch Schwierigkeiten bei der gesetzlich vorgeschriebenen personenstandsrechtlichen Zuordnung des Geschlechtes haben) oder
2. Unstimmigkeiten zwischen geschlechtstypischer Gonadendifferenzierung und dem äußeren Genitale aufweisen.

Es gibt zahlreiche Versuche der Einteilung. Die traditionelle Dreiteilung in

Hermaphroditismus,
Pseudohermaphroditismus masculinus und
Pseudohermaphroditismus femininus

ist nicht zu empfehlen, da sie nicht das gesamte Spektrum der fehlgebildeten Geschlechtsdifferenzierung umfasst. Sachgerechter ist die Klassifizierung nach den Gonaden:

1. Genitale Differenzierungsstörungen mit Ovarien als Gonaden = ovarieller Hermaphroditismus (entsprechend dem Pseudohermaphroditismus femininus).
2. Genitale Differenzierungsstörungen mit Hoden = testikulärer Hermaphroditismus (entspricht dem Pseudohermaphroditismus masculinus).
3. Genitale Differenzierungsstörungen mit gemischten ovariell-testikulären Gonaden = ovariell-testikulärer Hermaphroditismus (entspricht dem echten Hermaphroditismus).
4. Genitale Differenzierungsstörungen ohne nachweisbare Gonaden = agonadaler Hermaphroditismus (entspricht dem Agonadismus).

Unter dem Hermaphroditismus mit Ovarien sind die kongenitalen adrenalen Syndrome von Interesse. Der ovariell-testikuläre Hermaphroditismus ist seltener. Hinter dem testikulären Hermaphroditismus verbergen sich die Defekte der Testosteronbiosynthese, des Testosteronmetabolismus und die der fehlenden Androgenwirkung (Rezeptordefekte). Für den Gynäkologen hat das Fehlen der Androgenwirkung die größte Bedeutung, da er diese Patienten diagnostizieren und behandeln muss.

7.5 Transsexualismus

7.5.1 Definition

Transsexuelle sind Personen mit einem phänotypisch eindeutigen Geschlecht, das chromosomal, anatomisch und endokrinologisch von demselben nicht abweicht, die sich aber in ihrer Geschlechtsidentität dem anderen Geschlecht zugehörig fühlen. Die körperlichen Merkmale des angeborenen Geschlechts werden abgelehnt und es besteht ein intensives Streben, die körperliche Erscheinungsform des Identitätsgeschlechtes anzunehmen und in dessen Rolle zu leben. Aus diesem Grunde wünschen Transsexuelle, ihrem psychologischen Geschlecht durch Behandlung – Operation und Hormone – zugeordnet zu werden.

Beim Transsexuellen liegt eine totale, chronische Transposition der Geschlechtsidentität vor, die beim Transvestismus total und episodisch, beim Homosexuellen partiell und dauerhaft und beim Bisexuellen partiell und episodisch ist.

Der Begriff der Intersexualität als Synonym für eine fehlerhafte Geschlechtsentwicklung wurde von Eicher und Schmidt-Tannwald (1980) nicht nur für die allgemein üblichen, morphologisch erfassbaren Veränderungen, sondern auch für die psychische Transposition der Geschlechtsidentität ohne morphologisches Substrat, wie

Homosexualität,
Transvestismus,
Transsexualismus,

verwendet.

Die sexuelle Orientierung ist bei Mann-zu-Frau-Transsexuellen meist auf Partner des eigenen phänotypischen Geschlechts (homosexuelle Orientierung) gerichtet. Diese Personen empfinden dieses Verhalten als heterosexuell, da sie ihre Geschlechtsidentität zugrunde legen. Ca. 15–20% der Mann-zu-Frau-Transsexuellen wünschen nach der Umwandlung sexuelle Beziehungen mit Frauen. Sie verstehen sich als „lesbisch“.

7.5.2 Häufigkeit

In den letzten Jahren scheint der Personenkreis mit transsexuellen Wünschen größer geworden zu sein. Für Deutschland werden ca. 6 000 Transsexuelle geschätzt (Eicher, 1992). Das Verhältnis Mann zu Frau-Transsexuelle wird mit 1:36 000–1:42 000 und für Frau-zu-Mann-Transsexuelle mit 1:94 000–1:10 4000 angegeben (Osburg u. Weitze, 1993). Die Ratio Mann-zu-Frau-Transsexualismus gegenüber Frau-zu-Mann-Transsexualismus beträgt ca. 2,3 zu 1.

7.5.3 Ätiologie

Die Ätiologie des Transsexualismus ist ungeklärt. Verschiedene Hypothesen wurden formuliert, mit denen der Transsexualismus erklärt werden sollte.

7.5.4 Diagnose und Differentialdiagnose

Vor jeder Realisierung einer erwünschten und geforderten Geschlechtsumwandlung muss die Diagnose Transsexualismus gutachterlich gesichert sein. Voraussetzung ist eine mindestens einjährige Betreuung durch einen Arzt, der auf dem Gebiet des Transsexualismus langjährige Erfahrung besitzt. Auszuschließen sind:

Psychosen,
Transvestismus,
Homosexualität,
Adoleszentenkonflikte (temporäre oder partielle Störungen der Geschlechtsidentität).

International hat sich die Forderung nach dem sog. *Alltagstest* durchgesetzt. Der Transsexuelle soll mindestens ein Jahr in der erwünschten Rolle leben, bevor mit der Hormonbehandlung begonnen oder die Operation vorgenommen wird. In einigen Fällen erschweren oder erlauben die sozialen Verhältnisse und das persönliche Umfeld nicht den vorzeitigen Rollenwechsel.

Am Ende der Diagnostik steht bei Transsexualismus die Aussage, dass mit an Sicherheit grenzender Wahrscheinlichkeit die Geschlechtsidentität dauerhaft (chronisch) und irreversibel (total) transponiert ist und es keine psychotherapeutische Möglichkeit gibt, die Geschlechtsidentität mit dem Körperbild in Harmonie zu bringen.

7.5.5 Therapie

Die Hormontherapie vor einer operativen Geschlechtsumwandlung und die lebenslang erforderliche Substitution mit Hormonen sollte nach Möglichkeit in einem Zentrum durch erfahrene Therapeuten, die den Transsexuellen während der Diagnostik sowie in der prä- und operativen Therapiephase begleiten bzw. begleiteten, erfolgen. Die präoperative Hormontherapie kann auch nach Vorliegen der Gutachten an andere Kollegen übertragen werden. Abzulehnen ist aber die gegengeschlechtliche Hormontherapie als gelegentliche Gefälligkeitsbehandlung.

Transsexuelle wünschen, besonders wenn die gesetzlichen Hürden genommen wurden, eine schnelle und nach Möglichkeit unmittelbar vom Erfolg begleitete Hormontherapie. Aus diesem Grund werden häufig zu hohe Dosen gefordert und akzeptiert. Beim Mann-zu-Frau-Transsexualismus hat die präoperative Hormontherapie folgende Ziele:

– Zurückdrängen der männlichen Körpermerkmale (Demaskulinisierung),
– Ausbilden weiblicher Geschlechtsmerkmale (Feminisierung).

Sinnvoll erscheint daher immer die Kombination eines Östrogens mit einem Antiandrogen (Cyproteronacetat, Dienogest, Chlormadinonacetat oder Drospirenon), weil dadurch über eine Hemmung des HVL die Androgenbildung unterdrückt, durch Hemmung der 5α-Reduktaseaktivität Testosteron weniger bzw. nicht in die biologische Wirkform Dihydrotestosteron umgewandelt und der Androgen-Rezeptor kompetitiv besetzt wird.

Durch Östrogene und vor allem in Kombination mit einem Antiandrogen nehmen sexuelle Erregbarkeit, Erektionen, Ejakulationen und Behaarung ab. Die Haut wird weicher und die Mammae beginnen sich zu entwickeln.

Die Hormondosen sollten präoperativ höher als postoperativ gewählt werden, da die vorhandene endogene Androgenproduktion ausgeschaltet und „überdeckt“ werden muss. Postoperativ, nach Kastration, reichen Substitutionsdosen aus, wie sie bei anderen Differenzierungsstörungen oder in der Postmenopause verordnet werden. Die präoperative Hormonbehandlung sollte wenigstens über 6 Monate vorgenommen werden.

Prä- und postoperative Substitution sind kontinuierlich ohne Pause oral, transdermal oder parenteral vorzunehmen. Von der Injektionsbehandlung mit Östrogenen, besonders in hohen Dosen, versprechen sich Mann-zu-Frau-Transsexuelle eine schnellere Verweiblichung. Die Umstellung von der Injektionstherapie auf oral oder transdermal gelingt nur schwer bzw. selten.

Dem Transsexuellen muss verständlich erklärt werden, dass durch die gegengeschlechtliche präoperative Hormontherapie die endogene Hormonbildung und -wirkung unterdrückt und ähnlich wie in der Pubertät für das erwünschte Geschlecht die entsprechende Entwicklungszeit (Reife) „durchlaufen“ werden muss. Zeit und Geduld sind erforderlich.

Postoperativ ist die lebenslange Hormonsubstitution für das Wohlbefinden sowie zur Vermeidung von Osteoporose und klimakterischem Syndrom erforderlich.

Die hochdosierte Östrogentherapie führt bei Transsexuellen zu ähnlich günstigen Effekten wie eine Hormonersatztherapie. Es kommt zum Anstieg von NO und zur Reduktion des Interleukin 6 und der Superoxid-Dismutase, ohne dass die Lipide beeinflusst werden. (Wilson et al., 2006). Estradurin steht in Deutschland nicht mehr zur Verfügung, kann aber über internationale Apotheken bereitgestellt werden.

Dosierungsbeispiele

Präoperativ

Parenteral, kombiniert oral

1. 80 mg Polyestradiolphosphat (Estradurin 80 mg) i. m. initial und weiter alle 4 Wochen, zusätzlich ein
   Antiandrogen: 300 mg Cyproteronacetat (Androcur Depot) i. m. initial und weiter alle 2 Wochen.
   Cave: Kontraindikationen.
2. 80 mg Polyestradiolphosphat (Estradurin 80 mg) i. m. initial und weiter alle 4 Wochen, zusätzlich oral ein
   Antiandrogen: 50–100 mg Cyproteronacetat (1–2 Tabl. Androcur, Virilit, Cyproteronacetat-GRY 50 mg, Cyproteronacetat dura 50 mg) täglich, kontinuierlich oder zyklisch vom 1.–15. des jeweiligen Monats.
3. 80 mg Polyestradiolphosphat (Estradurin 80 mg) i. m. initial und weiter alle 4 Wochen, zusätzlich ein
   Antiandrogen: 10–20 mg Cyproteronacetat (1–2 Tabl. Androcur 10) täglich, kontinuierlich.
4. 20 mg Estradiolvalerat (Estradiol-Depot 10 mg JENAPHARM) i. m. initial und weiter alle 14 Tage, zusätzlich ein
   Antiandrogen: 300 mg Cyproteronacetat (Androcur Depot) i. m. initial und weiter alle 14 Tage.
5. 20 mg Estradiolvalerat (Estradiol-Depot 10 mg JENAPHARM) i. m. initial und weiter alle 14 Tage, zusätzlich oral ein
   Antiandrogen: 50–100 mg Cyproteronacetat (1–2 Tabl. Androcur, Virilit, Cyproteronacetat-GRY 50 mg, Cyproteronacetat dura 50 mg) täglich, kontinuierlich oder zyklisch vom 1.–15. des jeweiligen Monats.
6. 20 mg Estradiolvalerat (Estradiol-Depot 10 mg JENAPHARM) i. m. initial und weiter alle 14 Tage, zusätzlich oral ein
   Antiandrogen: 10–20 mg Cyproteronacetat (1–2 Tabl. Androcur 10) täglich, kontinuierlich.

Oral

1. 4 mg Estradiolvalerat (Estradiol 2 mg JENAPHARM) oder 4 mg Estradiol (Estrifam 2 mg, Estronorm 2 mg, Estradiol 2–1 A Pharma, Femoston mono 2 mg) täglich, kontinuierlich und zusätzlich oral ein
   Antiandrogen: 50–100 mg Cyproteronacetat (1–2 Tabl. Androcur, Virilit, Cyproteronacetat-GRY 50 mg, Cyproteronacetat dura 50 mg) oder 10–20 mg Cyproteronacetat (1–2 Tabl. Androcur 10) täglich, kontinuierlich oder zyklisch vom 1.–15. des jeweiligen Monats.

Transdermal

8 mg Estradiol (Dermestril 100, Estrabeta 100 Pflaster, Estraderm TTS 100, Estradot 100, Estramon 100, Tradelia 100) initial als Membranpflaster, weiter alle 3½ Tage ein neues Membranpflaster oder 8 mg Estradiol (Cutanum 100, Dermestril-Septem 75, Estramon Uno 100, Fem7 75 µg, Tradelia seven 75 µg) initial als Membranpflaster, weiter im wöchentlichen Abstand und zusätzlich oral ein
Antiandrogen: 50–100 mg Cyproteronacetat (1–2 Tabl. Androcur, Virilit, Cyproteronacetat-GRY 50 mg, Cyproteronacetat dura 50 mg) oder 10–20 mg Cyproteronacetat (1–2 Tabl. Androcur 10) täglich, kontinuierlich oder zyklisch vom 1.–15. des jeweiligen Monats.

Postoperativ (nach Kastration und beginnender Feminisierung)

Parenteral, kombiniert oral

1. 40 mg Polyestradiolphosphat (Estradurin 40 mg) i. m. alle 4 Wochen „lebenslang" und zusätzlich oral ein
   Antiandrogen: 5–10 mg Cyproteronacetat (½–1 Tabl. Androcur 10) in den ersten 2 Jahren post operationem kontinuierlich oder zyklisch vom 1.–15. des jeweiligen Monats; danach ein Gestagen (Progesteron-Derivat): 2 mg Chlormadinonacetat (Chlormadinon 2 mg JENAPHARM), 10 mg Dydrogesteron (Duphaston) oder 5 mg Medrogeston (Prothil 5 mg) täglich, vierteljährlich jeweils vom 1.–15. des betreffenden Monats.
2. 10 mg Estradiolvalerat (Estradiol-Depot 10 mg JENAPHARM) i. m. alle 14 Tage „lebenslang" und zusätzlich oral ein
   Antiandrogen: 5–10 mg Cyproteronacetat (½–1 Tabl. Androcur 10) in den ersten 2 Jahren post operationem kontinuierlich oder zyklisch vom 1.–15. des jeweiligen Monats; danach ein Gestagen (Progesteron-Derivat): 2 mg Chlormadinonacetat (Chlormadinon 2 mg JENAPHARM), 10 mg Dydrogesteron (Duphaston) oder 5 mg Medrogeston (Prothil 5 mg) täglich, vierteljährlich jeweils vom 1.–15. des betreffenden Monats.

Oral
1. 2 mg Estradiol (Estronorm 2 mg, Estrifam 2 mg, Femoston mono 2 mg, Estradiol 2–1 A Pharma), 2 mg Estradiolvalerat (Estradiol 2 mg JENAPHARM, Gynokadin, Merimono 2 mg, Progynova 21), 0,6–1,25 mg konjugierte Östrogene (Presomen 0,6/1,25; 28/06; 28/1,25; Climopax mono 0,625/-1,25) täglich, kontinuierlich „lebenslang“ und zusätzlich ein
Antiandrogen: 5–10 mg Cyproteronacetat (½–1 Tabl. Androcur 10) in den ersten 2 Jahren post operationem kontinuierlich oder zyklisch vom 1.–15. des jeweiligen Monats; danach ein Gestagen (Progesteron-Derivat): 2 mg Chlormadinonacetat (Chlormadinon 2 mg JENAPHARM), 10 mg Dydrogesteron (Duphaston) oder 5 mg Medrogeston (Prothil 5 mg) täglich, vierteljährlich jeweils vom 1.–15. des betreffenden Monats.
Anstelle der täglichen einmaligen oralen Einnahme kann die Östrogendosis auf zwei Einnahmen, morgens uns abends, verteilt werden. Notfalls wird für einen begrenzten Zeitraum die tägliche Dosis verdoppelt und morgens sowie abends eingenommen.

Transdermal
8 mg Estradiol (Dermestril 100, Estrabeta 100 Pflaster, Estraderm TTS 100, Estradot 100, Estramon 100, Tradelia 100) initial als Membranpflaster, weiter alle 3½ Tage ein neues Membranpflaster oder 8 mg Estradiol (Cutanum 100, Dermestril-Septem 75, Estramon Uno 100, Fem7 75 µg, Tradelia seven 75 µg) initial als Membranpflaster, weiter im wöchentlichen Abstand „lebenslang“ und zusätzlich ein
Antiandrogen: 5–10 mg Cyproteronacetat (½–1 Tabl. Androcur 10) in den ersten 2 Jahren post operationem kontinuierlich oder zyklisch vom 1.–15. des jeweiligen Monats; danach ein
Gestagen (Progesteron-Derivat): 2 mg Chlormadinonacetat (Chlormadinon 2 mg JENAPHARM), 10 mg Dydrogesteron (Duphaston) oder 5 mg Medrogeston (Prothil 5 mg) täglich, vierteljährlich jeweils vom 1.–15. des betreffenden Monats.

7.6 Störungen der Androgenwirkung

7.6.1 Androgen-Insensitivity-Syndrom

Störungen der Androgenantwort finden sich beim *Androgen-Insensitivity-Syndrom* (AIS). Dieses Syndrom ist durch das Zusammentreffen eines männlichen Karyotyps 46,XY mit einem weiblichen Phänotyp bei weiblicher Geschlechtsidentität charakterisiert. Das AIS ist selten. Die Häufigkeit liegt bei 1 : 20 000–1 : 60 000 der männlichen Neugeborenen.

Der Vererbungsmodus ist X-chromosomal rezessiv mit Defekt des Tfm-Gens.

1950 prägte Wilkins den Begriff „Hairless women with testes“ und 1953 führte Morris den Begriff „Testikuläre Feminisierung“ ein. Wilkins betonte bereits, dass bei diesem Syndrom eine Unempfindlichkeit der Zielorgane für Androgene besteht. Die Arbeitsgruppe um Migeon und Fishman und die Psychologen Money und Erhardt plädierten schließlich 1974/75 dafür, den Begriff „Androgen-Insensitivity-Syndrom“ (AIS) anzuwenden, da der bedeutendste Umstand bei diesen Patienten die Unempfindlichkeit, d. h. die Nichtansprechbarkeit der Zielorgane für Androgene ist.

7.6.2 Komplettes Androgen-Insensitivity-Syndrom

Allgemeines

Charakteristisch für das komplette AIS ist ein weiblicher Habitus (groß, schlank, Mannequintyp) mit typischer weiblicher Fettverteilung und einer primären Amenorrhö als Leitsymptom. Das äußere Genitale ist typisch weiblich, wobei sowohl die Labia majora als auch die Labia minora zum infantilen Typ tendieren können. Die Klitoris ist normal groß, Urethra und Introitus vaginae sind normal lokalisiert. Die Vagina ist oft kurz und endet blind. Die Mammae sind meist sehr gut entwickelt. Achsel- und Schambehaarung fehlen fast immer vollständig. Selten finden sich spärliche feine Härchen an den großen Labien. Eine Pubertätsakne tritt nicht auf Die Testes können intraabdominal, im Leistenkanal oder in den großen Labien liegen. In über 50% der Fälle sind sie in einem Bruchsack des Leistenkanals enthalten. Die Entwicklung der Wolffschen Gänge ist nur geringfügig ausgeprägt. Organe der Müllerschen Gänge (z. B. der Uterus) fehlen fast immer. In wenigen Fällen konnten Reste der Tuben und Uterusrudimente hinter der Blase gefunden werden. Bei Kindern und Jugendlichen sollte, besonders wenn Inguinalhernien nachweisbar sind, bei Mädchen differentialdiagnostisch an ein AIS gedacht werden. Nicht selten wird von AIS-Patientinnen in der Anamnese eine „Leistenhernien-Operation" angegeben, bei der die inguinalen Hoden entfernt wurden.

Hormonwerte: Testosteron und DHT entsprechen männlichen Normwerten. Die Androgene steigen nach hCG-Stimulation deutlich an. Das Sexualhormon-bindende Globulin (SHBG) ist meist erhöht. Die Östrogene liegen häufig zwischen den Werten für normale Männer und Frauen. Beim postpuberalen AIS ist LH als Ausdruck der Nichtansprechbarkeit von Hypothalamus und Hypophyse auf Androgene erhöht. FSH kann normal oder leicht erhöht sein. Nach Gonadektomie steigen sowohl LH als auch FSH innerhalb von 5 Tagen auf postmenopausale Werte an und Testosteron ist am 1. postoperativen Tag unter 0,5 ng/ml. Estradiol fällt auf < 20 pg/ml ab (Abb. 7.2). Im GnRH-Test entspricht die LH-Antwort der von weiblichen Kontrollen. Geschlechtsidentität und Geschlechtsrolle sind beim AIS weiblich.

Rezeptorverhalten: Die zytoplasmatische Rezeptorbindung fehlt beim kompletten AIS, wobei zwei Varianten der Störung vorliegen können: Bei der ersten fehlt die zytoplasmatische Androgenbildung für den Dihydrotestosteron-Rezeptor (DHT-R). Die zweite Variante besteht aus einem Defekt in der Steroidhormon-Wirkung nach Bindung von DHT an den Rezeptor und Translokation des Steroidrezeptorkomplexes in den Zellen.

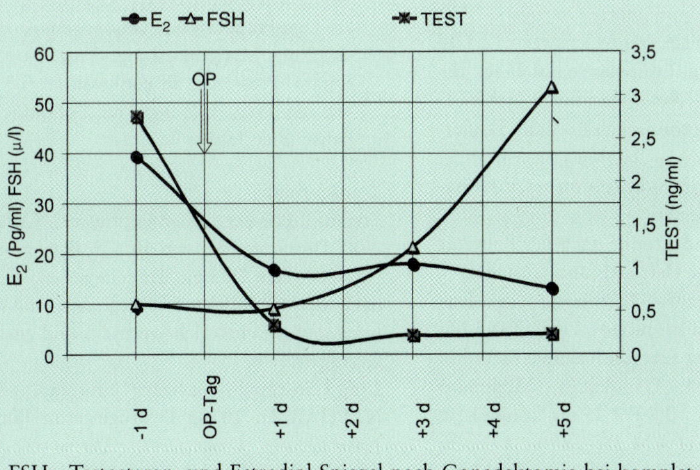

Abb. 7.2 FSH-, Testosteron- und Estradiol-Spiegel nach Gonadektomie bei komplettem AIS

Therapie

Beim kompletten AIS sind die Gonaden erst nach Abschluss der Pubertät zu entfernen, da sie zunächst zur Ausbildung der sekundären weiblichen Geschlechtsmerkmale notwendig sind. Nach dem 30. Lebensjahr besteht für jede 5. Patientin die Gefahr der malignen Entartung der Gonaden. Davor ist die Neoplasiedominanz um eine Zehnerpotenz niedriger. Die Gonadektomie ist daher nach Abschluss der Pubertät zu erwägen. Vom Zeitpunkt der Gonadenentfernung an wird die kontinuierliche Substitution mit Sexualsteroiden entweder mit Östrogenen allein oder in Form einer Sequenztherapie mit gleich langen Östrogen- und Östrogen-Gestagen-Phasen erforderlich. Unterbleibt die Substitution, so können Ausfallerscheinungen einschließlich der Osteoporose auftreten. Werden die dystropen Gonaden vor der Pubertät entfernt, so sollte die Substitution spätestens mit Erreichen des 10. bis 11. Lebensjahres beginnen.

➡ Dosierungsbeispiele

Substitution nach Gonadektomie vor der Pubertät (9.–12. Lebensjahr)

1 mg Estradiol (Estronorm 1 mg, Estrifam 1 mg), 1 mg Estradiolvalerat (½ Tabl. Estradiol 2 mg JENAPHARM, ½ Tabl. Gynokadin, Merimono 1 mg, Progynova 21), 0,3 mg konjugierte Östrogene (Presomen 0,3; 0,3/28), weniger empfehlenswert: 12,5 µg Ethinylestradiol (½ Drag. Ethinylestradiol 25 µg JENAPHARM) bis zum Tanner-Stadium B_2 jeden 2. Tag, danach täglich kontinuierlich bis zum Tanner-Stadium B_3.
Danach weiter wie unter Substitution nach Gonadektomie nach der Pubertät.
Substitution nach Gonadektomie nach der Pubertät
Zweiphasentherapie mit Östrogen und Gestagen

1. Östrogen: 2 mg Estradiol (Estronorm 2 mg, Estrifam 2 mg, Femoston mono 2 mg, Estradiol 2–1 A Pharma), 2 mg Estradiolvalerat (Estradiol 2 mg JENAPHARM, Gynokadin, Merimono 2 mg, Progynova 21), 0,6– 1,25 mg konjugierte Östrogene (Presomen 0,6/ 1,25; -28/06; -28/1,25; Climopax mono 1,25 mg), weniger empfehlenswert: 0,025–0,05 mg Ethinylestradiol (Ethinylestradiol 25 µg JENAPHARM) täglich kontinuierlich und zusätzlich ein
Gestagen: 2 mg Chlormadinonacetat (Chlormadinon 2 mg JENAPHARM), 10 mg Dydrogesteron (Duphaston), 100 mg Progesteron (Utrogest), 1–5 mg Norethisteronacetat (Norethisteron 1 mg-/-5 mg JENAPHARM, Primolut-Nor-5, Gestakadin) oder 5 mg Medrogeston (Prothil 5 mg) bei kontinuierlicher Einnahme vom 1.–15. bzw. vom 15.–30. eines jeden Monats (Abb. 7.3).

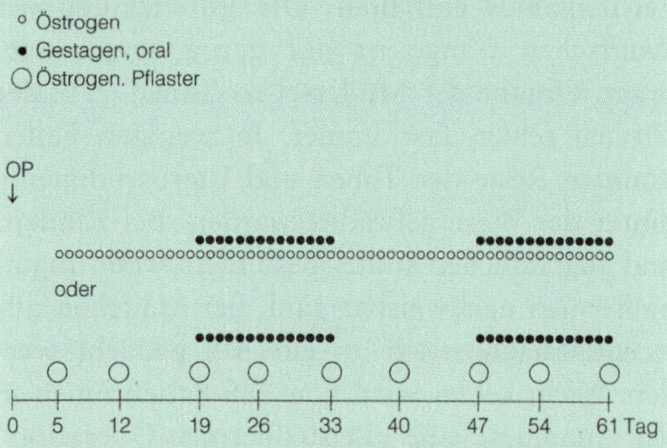

Abb. 7.3 Orale oder kombinierte transdermale-orale Hormonsubstitution nach Gonadektomie bei AIS

2. Sequenzpräparate: Klimonorm, Climen, Cyclo-Progynova, Cyclosa, Oviol 22, Presomen 0,625 compositum kontinuierlich über Jahre.
Weniger empfehlenswert: Cyclosa, Oviol 22.
28-Tage-Präparate: Gynamon, Femoston 1/10 mg/ -2/10 mg, Mericomb 1 mg/-2 mg, Novofem, Östronara, Presomen 28 compositum 0,3 mg/5 mg/ -0,6 mg/5 mg/-1,25 mg/5 mg kontinuierlich ohne Pause über Jahre.

Transdermal
Estradiol-Pflaster: Wochenpflaster: Cutanum 50/ -100, Dermestril-Septem 50/-75, Estramon Uno 50/ -75/-100, Fem 7 75 µg, Tradelia seven 75 µg, 5 Tage nach der Gonadektomie beginnen und dann *„lebenslang"* wöchentlich wechseln und zusätzlich ein Gestagen:
2 mg Chlormadinonacetat (Chlormadinon 2 mg JENAPHARM), 10 mg Dydrogesteron (Duphaston), 100–200 mg Progesteron (Utrogest), 2,5–5 mg Medrogeston (Prothil 5 mg) über 10–14 Tage monatlich oder alle 3 Monate (Abb. 7.3).

7.6.3 Partielles Androgen-Insensitivity-Syndrom

Beim partiellen AIS *(Reifenstein-Syndrom)* ist die Diagnostik wesentlich schwieriger. Die Rezeptoraktivität ist entweder vermindert, ohne dass sie negativ ist, oder normal positiv. Typisch ist eine normale Androgenbindung in der Genitalhaut und ein Mangel der klinischen Androgenantwort. Besonders deutlich sind diese Befunde nach längerer hCG-Stimulation oder exogener Hormonzufuhr. Die Diagnose ergibt sich aus der partiellen Maskulinisierung bei erhöhten Plasmatestosteron- und LH-Werten. Klinisch handelt es sich um eine heterogene Gruppe mit unterschiedlich ausgeprägter Virilisierung. Zurzeit der Pubertät wächst die „Klitoris", der Kehlkopf bildet sich aus, die Stimmbänder straffen sich. Männliche Stimmtiefenbereiche sowie männliche Körperformen können sich entwickeln. Die Labien neigen zur Fusion. Die Gonadenexstirpation sollte vor der Pubertät vorgenommen werden. Zur Ausbildung der sekundären Geschlechtsmerkmale ist die kontinuierliche Substitution mit Sexualsteroiden entweder mit Östrogenen allein oder in Form einer Sequenztherapie notwendig. Die Behandlung muss je nach Therapieziel auch korrektiv sein, z. B. mit Antiandrogenen.

➡ **Dosierungsbeispiele**

Oral

Substitution nach Gonadektomie vor der Pubertät (9.–12. Lebensjahr)

1. 1 mg Estradiol (Estronorm 1 mg, Estrifam 1 mg), 1 mg Estradiolvalerat (½ Tabl. Estradiol 2 mg JENAPHARM, Merimono 1 mg, ½ Tabl. Gynokadin), 0,3 mg konjugierte Östrogene (Presomen 0,3; 28/0,3), weniger empfehlenswert: 12,5 µg Ethinylestradiol (½ Drag. Ethinylestradiol 25 µg JENAPHARM) bis zum Tanner-Stadium B_2 jeden 2. Tag, danach täglich kontinuierlich bis zum Tanner-Stadium B3, danach
2. Zweiphasentherapie mit Östrogen und Gestagen
   Östrogen: 2 mg Estradiol (Estronorm 2 mg, Estrifam 2 mg, Femoston mono 2 mg, Estradiol 2–1 A Pharma), 2 mg Estradiolvalerat (Estradiol 2 mg JENAPHARM, Gynokadin, Merimono 2 mg, Progynova 21), 0,6–1,25 mg konjugierte Östrogene (Presomen 0,6/ 1,25; -28/06; -28/1,25; Climopax mono 0,625 mg), weniger empfehlenswert: 0,025– 0,05 mg Ethinylestradiol (Ethinylestradiol 25 µg JENAPHARM) täglich kontinuierlich ohne Pause und zusätzlich ein
   Gestagen: 2 mg Chlormadinonacetat (Chlormadinon 2 mg JENAPHARM), 10 mg Dydrogesteron (Duphaston), 100 mg Progesteron (Utrogest) oder 5 mg Medrogeston (Prothil 5 mg) vom 1.–15. bzw. vom 15.–30. eines jeden Monats oder alle 3 Monate über 14–15 Tage.
3. Sequenzpräparate: Klimonorm, Climen, Cyclo-Progynova, Cyclosa, Oviol 22, Presomen 0,625 compositum ohne Pause über Jahre.
   Weniger empfehlenswert: Cyclosa, Oviol 22.
   28-Tage-Präparate: Gynamon, Femoston 1/ 10 mg/-2/10 mg, Mericomb 1 mg/-2 mg, Minique cyclo, Novofem, Östronara, Presomen 28 compositum 0,3 mg/5 mg/–0,6 mg/5 mg/ -1,25 mg/5 mg kontinuierlich ohne Pause über Jahre.

7.7 Androgenisierungserscheinungen

Unter Androgenisierungserscheinungen der Frau werden die vielfältigsten Formen einer vermehrten Androgenwirkung zusammengefasst. Die Ursachen können mannigfaltig sein. Sie reichen von genetisch bzw. rassisch bedingten über bisher nicht exakt definierte Faktoren (erhöhte periphere Umwandlung von Androgenvorstufen, verminderte Androgenbindung im Blut an Proteine, erhöhte Ansprechbarkeit der Haut), eine vermehrte Bildung von Androgenen in den Ovarien und/oder in der Nebennierenrinde (nicht tumorbedingt und tumorbedingt) bis zur iatrogenen, durch Hormone und Medikamente induzierten Androgenisierung. Der bei chronischem

Stress gestörte Neurotransmitterstoffwechsel sowie Insulinresistenz und Übergewicht führen fast immer zu einer erhöhten Produktionsrate ovarieller und adrenaler Androgene. Eine Androgenisierung in Kombination mit Adipositas und Kohlenhydratintoleranz geht nahezu regelmäßig mit Störungen im Lipoproteinstoffwechsel einher, die wiederum eine deutliche Erhöhung kardiovaskulärer Erkrankungen bedingen. Die nicht iatrogenen Androgenisierungen beruhen fast immer auf erhöhten Androgenproduktionsraten, dabei korreliert die Höhe der Testosteronproduktion mit dem Schweregrad der Androgenisierung. Die Testosteronproduktion bei der Frau verteilt sich auf Ovar, Nebenniere und periphere Konversion. Etwa jeweils 25 % des Testosterons werden im Ovar und der Nebennierenrinde produziert und etwa 50 % entstehen aus der peripheren Konversion von Androstendion. Ungefähr 80 % des zirkulierenden Testosterons sind an das Sexualhormon-bindende Globulin (SHBG), das bevorzugt Testosteron spezifisch bindet, und etwa 19 % locker an Albumin gebunden. Lediglich 1 % des unkonjugierten Testosterons kommt frei im Serum vor und ist damit bioverfügbar. Durch Östrogene und die peripheren Schilddrüsenhormone wird die SHBG-Synthese angeregt und damit mehr Testosteron spezifisch gebunden. Bei Androgenisierung kann davon ausgegangen werden, dass die Bindungskapazität von Testosteron erniedrigt und das freie Testosteron, auch bei normalen Gesamttestosteronwerten, erhöht ist (Tab. 7.2).

Eine Hyperprolaktinämie kann aufgrund erhöhter DHEA- und DHEAS-Konzentrationen sowie erhöhter freier Testosteronspiegel mit einer leichten Androgenisierung einhergehen. Das Gesamttestosteron ist dann meist unverändert, SHBG erniedrigt.

7.7.1 Symptome

Die Androgenisierung geht mit typischen Symptomen einher, die unterschiedlich stark ausgeprägt sein können. Die Rangfolge des Auftretens ist von der Höhe des Androgenspiegels (Abb. 7.4), der Dauer der Einwirkung und vom Lebensalter abhängig. Unterschieden werden

Defeminisierung,
Maskulinisierung und
Virilisierung.

Die Defeminisierung geht mit Sterilität einher, wobei zu Beginn anovulatorische Zyklen, später dysfunktionelle Blutungen und schließlich langzeitige Amenorrhöen typisch sind. Uterus- und Mammaatrophie folgen, ebenso die Abnahme der typischen weiblichen Fettverteilung.

Zur *Maskulinisierung* gehören: Hirsutismus, Seborrhö, Akne, Androgen-bedingte Alopezie und

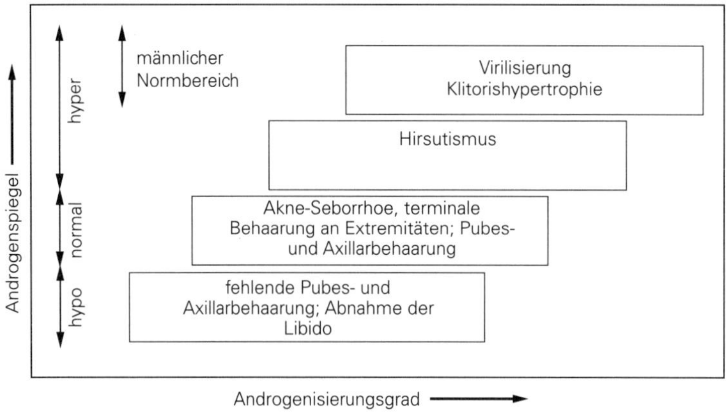

Abb. 7.4 Abhängigkeit des Androgenisierungsgrades vom Androgenspiegel

Tabelle 7.2 Ursachen der Androgenisierung

1. Tumorbedingt
   1. Ovarialtumoren
      Arrhenoblastom (Sertoli-Leydigzelltumor)
      Thekome
      Hiluszelltumor (Leydigzelltumor) u. a.
   2. Nebennierenrindentumoren
      Adenome
      Karzinome
   3. Hypophysentumoren
      Adenome (Morbus Cushing, Akromegalie, Prolaktinom)
   4. Hypothalamustumoren (Cushing-Syndrom)
   5. Paraneoplastisches Syndrom
      Ektope hCG- und ACTH-Sekretion

2. Nichttumorbedingt
   1. Ovariell
      Polyzystische Ovarien (Stein-Leventhal-Syndrom)
      Hyperthecosis ovarii
      Hiluszell- und Stromahyperplasie
      ohne morphologische Veränderungen
   2. Adrenal
      AGS
      postpuberale NNR-Hyperplasie
      Hyperplasie
      Cushing-Syndrom
      ohne morphologische Veränderungen
      chronischer Stress
   3. Ovariell-adrenal
      ohne morphologische Veränderungen
      Pubertät (physiologisch, flüchtig)
   4. Hypothalamus (Anorexia nervosa)
   5. Erhöhte periphere Androgenaktivität
      Erhöhte extraglanduläre Umwandlung von Androgenvorstufen bei Adipositas, Hyperthyreose
      SHBG-Mangel bei Adipositas, Hyperthyreose
      Reduzierte Androgenclearance bei Niereninsuffizienz, chronischer Dialyse
      Erhöhte Endorganempfindlichkeit
   6. Intersexualität
      Testikulärer Hermaphroditismus
      XY-Gonadendysgenesien

3. Iatrogen
   1. Hormone: Androgene, Anabolika, Gestagene der 19-Norsteroidreihe mit 17α-Ethinylgruppe, einige hormonale Kontrazeptiva auf 19-Norsteroidbasis (Gestagen mit 17α-Ethinylgruppe), Danazol, Glukokortikoide, ACTH
   2. Nichthormonale Medikamente
      Acetazolamid, Penicillamin, Methyrapon, Diazoxid, Hydantoine, Hexachlorbenzol, PUVA-Therapie

Tabelle 7.3 Defeminisierung, Maskulinisierung und Virilisierung als Formen der Androgenisierung

Defeminisierung	Maskulinisierung	Virilisierung
Sterilität	Seborrhoe	Hirsutismus
anovulatorische Zyklen	Akne	Klitorishypertrophie
dysfunktionelle Blutung	Hirsutismus	Muskelhypertrophie
Amenorrhoe	Alopezie	Männl. Sprech- u. Singstimme
Uterusatrophie	Stimmveränderungen	Glatzenbildungen
Mammaatrophie	(leichte)	männliche Gesichtszüge
		männlicher Habitus

Tabelle 7.4 Stimmveränderungen als Folge einer endogenen oder iatrogenen Androgenisierung

Heiserkeit: schwerfällige, raue, brüchige Stimme
herabgesetzte Stimmkraft
rasche stimmliche Ermüdbarkeit
Absinken der Stimmgrenze: obere und untere Grenze
Absinken des Stimmumfangs: obere und untere Grenze
Absinken der Sprechstimmlage
Absinken der Singstimme
Missempfindungen im Kehlkopfbereich bei Phonation
Schwierigkeiten beim Tontreffen und Tonhalten
männliches Timbre

leichte Stimmveränderungen (Absinken der Singstimme), die bei iatrogener und tumorbedingter Androgenisierung fast immer als erstes Symptom auftreten.

Der *Virilismus* tritt bei massivem Androgeneinfluss auf. Es besteht ein schwerer, progredienter Hirsutismus. Klitoris- und Muskelhypertrophie, eine männliche Klangfarbe in der Sprech- und Singstimme, Glatzenbildung, männliche Gesichtszüge und männlicher Habitus treten hinzu.

7.7.2 Definitionen

Die typische weibliche Behaarung ist androgenabhängig und erstreckt sich auf eine Terminalbehaarung von Axillae und Pubes.

Haarzyklus: Jeder Haarfollikel hat eine eigene biologische Uhr, die den Haarzyklus steuert, der aus einer Wachstumsphase (*Anagen*), einer kurzen Übergangsphase (*Katagen*) und einer Ruhephase (*Telogen*) besteht. Die Anagenphase erstreckt sich über 2–6 Jahre, in der das Haar täglich 0,3 mm wächst, um innerhalb eines Monats 1 cm zu erreichen. Die Anagenphase wird von einer kurzen Katagenphase abgelöst, in der es innerhalb von ein bis zwei Wochen zur Apoptose kommt. Das an der Wurzel abgestorbene Kolbenhaar verbleibt noch zwei bis vier Monate im Haarfollikel, ehe dieses Telogenhaar ausfällt. Die ca. 100 000 Kopfhaarfollikel wachsen völlig unabhängig voneinander. Endogene oder exogene Einflüsse können veranlassen, dass es abrupt zu einem Umschalten vom Anagen zum Telogen kommt. Dem Biorhythmus folgend, fallen bei vielen Frauen im Herbst vermehrt Haare aus.

Mit *Hypertrichose* wird die vermehrte Lanugobehaarung einzelner Hautabschnitte (Unterarme, Unterschenkel, Lumbosakralregion) oder des gesamten Körpers bezeichnet.

Unter *Hirsutismus* versteht man die Androgen-induzierte Umwandlung des feinen, kurzen und pigmentfreien Vellushaares in grobes, langes, pigmentiertes Terminalhaar im Gesicht, am Rumpf und in der Sexualregion, die so ausgeprägt sein kann, dass sie der des Mannes gleicht. Die Abgrenzung von der Norm ist oft sehr schwer, da die weibliche Behaarung zahlreiche Varianten aufweist. Verschiedene Einteilungen sind möglich.

Für die Praxis hat sich eine Unterteilung nach der Ausbreitung und dem Schweregrad bewährt.

Ausbreitung:

I. Grad:	Männliche Schambehaarung unter Aufhebung der waagerechten Begrenzung, Oberlippenbart und Behaarung der Brüste.
II. Grad:	Zusätzlich zu I. Kinn- und Backenbart sowie Oberschenkelbehaarung.
III. Grad:	Zusätzlich zu II. Behaarung am Sternum, Schulterblatt, Kreuzbein, Gesäß und Handrücken (Abb. 7.5).

Schweregrad:

Leichter Hirsutismus: Feinpigmentiertes Terminalhaar an wenigstens einer männlichen Prädilektionsstelle.
Mittelschwerer Hirsutismus: Grobpigmentiertes Terminalhaar an verschiedenen männlichen Prädilektionsstellen.
Schwerer Hirsutismus: Grobpigmentiertes Terminalhaar an allen oder fast allen typischen männlichen Prädilektionsstellen (Tab. 7.5).

Unter *Seborrhö* versteht man fettige Haut und fettiges Kopfhaar als Folge einer vermehrten Talgdrüsenausscheidung.

Die *Akne* entsteht fast immer auf der Basis einer Seborrhö, wobei sich die Komedonenfollikel be-

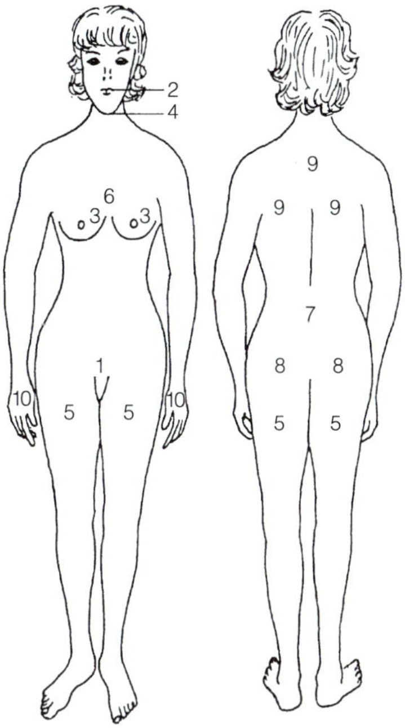

Hirsutismusgrade:	I	II	III
Lokalisierung:	1(2–3)	1–2–3–4–5	1–2–3–4–5–6–7–8–9–10

Abb. 7.5 Hirsutismus, Einteilung anhand der Ausbreitung nach Baron (1974)

Tabelle 7.5 Einstufung des Haarwuchses bei Hirsutismus

Schweregrad	Gesicht		Brust	Schulter, Hüfte, Glutealregion, Handrücken	Behaarung Linea terminalis
	Oberlippe, Kinn, Wange	Gesamtbezirk des Bartwuchses			
1	dünne pigmentierte Haare	inkomplett	einzelne perimamilläre Haare	keine Haare	sehr wenig oder keine Haare
2	mittelstarke pigmentierte Haare	inkomplett	dünner Haarsaum perimamillär	einzelne Haare	mäßiges Haarwachstum
3	dickere pigmentierte Haare	komplett	dicker Haarkranz perimamillär	multiple pigmentierte Haare	starkes Haarwachstum

sonders im Gesicht, auf den Schulterblättern und im Bereich des Brustbeines sowie unterhalb der Schlüsselbeine entzünden.

Als *Effluvium* wird der verstärkte tägliche Haarausfall bezeichnet. Unter der *Alopezie* wird die sichtbare Haarlosigkeit verstanden.

Bei der *Androgen-bedingten Alopezie* kommt es, bei genetischer Disposition, zur Rückbildung der Terminalhaare des Kopfes, anfangs können sich „Geheimratsecken" ausbilden, in kurze, dünne Vellushaare. Gleichzeitig besteht oft ein diffuser Haarausfall (Abb. 7.6).

Unter dem Akronym SAHA werden *Seborrhö, Akne, Hirsutismus* und *Alopezie* verstanden.

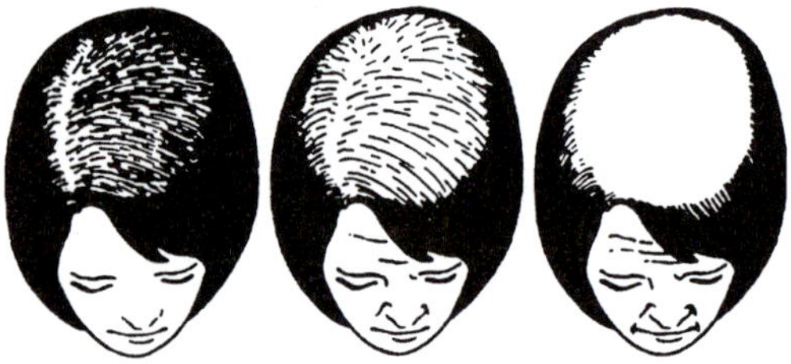

Abb. 7.6 Schematische Darstellung der 3 Grade der weiblichen Form der androgenbedingten Alopezie nach Ludwig (1977)

7.7.3 Diagnostik

Jede Androgenisierung, die Zeichen der raschen Progredienz zeigt, bedarf der diagnostischen Abklärung, wobei der Ausschluss eines hormonbildenden ovariellen oder adrenales Tumors im Vordergrund steht (Tab. 7.6). Auszuschließen sind außerdem Hyperprolaktinämie, Diabetes mellitus, Schilddrüsen-, Leber- und Nierenerkrankungen. Ehe die Basisdiagnostik, Tests oder sonstige selektive Maßnahmen veranlasst werden, muss eine genaue Anamnese erhoben werden, der sich eine sorgfältige Inspektion, gynäkologische Untersuchung und Dokumentation anzuschließen haben.

Das weitere diagnostische Vorgehen ist abhängig von der Progredienz und vom Kinderwunsch.

Bei Frauen mit Kinderwunsch und nur leichten Androgenisierungserscheinungen, die keine Zeichen der Progredienz aufweisen, ist nach Testosteron-, Androstendion-, DHEAS- und Prolaktinbestimmung die sofortige Behandlung zur Ovulationsauslösung gerechtfertigt. Nach Vorbehandlung mit Antiandrogenen ist ein besserer Therapieerfolg zu verzeichnen. Vorsicht! Überstimulierungen der Ovarien kommen bei hirsuten Frauen öfter vor. Meist kann bei leichten Androgenisierungserscheinungen, die gehäuft während der Adoleszenz auftreten und mit geringem Hirsutismus, einer Akne, Seborrhö oder leichten Alopezie einhergehen, aber auch bei der Hypertrichose, auf eingehende Hormonuntersuchungen verzichtet werden. Die Einnahme von Medikamenten, die Hirsutismus oder Virilisierung bewirken, ist auszuschließen (z. B. von Antiepileptika und Antihypertonika wie Minoxidil).

Die Basisdiagnostik umfasst die Bestimmung von Testosteron, Androstendion und Dehydroepiandrosteronsulfat (DHEAS) im Serum. Testosteron- und DHEAS-Bestimmungen gestatten zuverlässig den Ausschluss eines Androgen-produzierenden Tumors. Mit Testosteron wird sowohl die ovarielle als auch die adrenale Aktivität erfasst, während DHEAS die adrenale Sekretionsleistung wiedergibt (außer beim Hypernephroidtumor). Eine weitere differenzierte Analyse ist durch Bestimmung von Androstendion, 5α-Dihydrotestosteron und DHEA sowie SHBG möglich. Ergeben die Hormonanalysen erhöhte Basiswerte:

Testosteron $> 5{,}5$ *nmol/l*, $\sim\ > 1{,}5-2$ *ng/ml*,
5α-Dihydrotestosteron > 1 *ng/ml*,
Androstendion $> 3{,}5$ *ng/ml*,
DHEAS > 18 *µmol/l*, $\sim\ > 7$ *µg/ml*,

so sind zum Tumorausschluss weitere diagnostische Maßnahmen (Sonographie, Magnetresonanztomographie, Computertomographie, Angiographie, Szintigraphie, Katheterisierung von

Tabelle 7.6 Diagnostik und Therapie der Androgenisierung

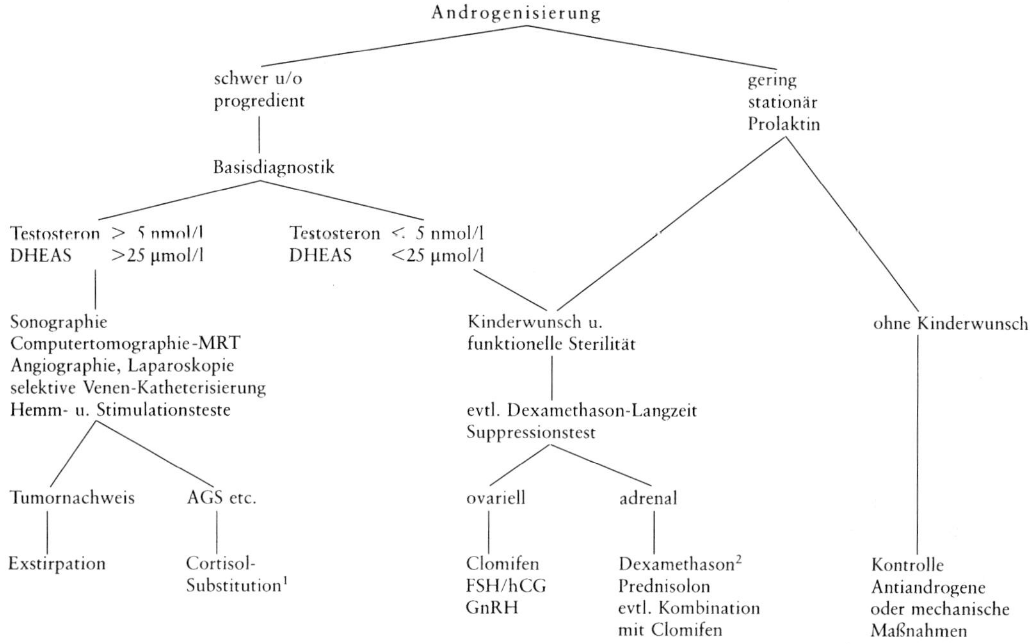

[1] 15–25 mg Cortisol/m² Körperoberfläche
[2] 2 mg Dexamethason/6 Stunden

Ovarial- und NNR-Venen, Laparoskopie) notwendig. Liegen die Basiswerte unter den angegebenen Grenzwerten, so können zur Differenzierung der adrenalen oder ovariellen Ursachen Hemm- oder Stimulationstests eingesetzt werden. In Abhängigkeit von der Dosis wird mit Dexamethason allerdings nicht nur die Androgenproduktion der NNR, sondern auch die der Ovarien gebremst. Mit dem Dexamethason-Langzeit-Suppressionstest nach Abraham (Kap. 2), bei dem in Abhängigkeit vom Körpergewicht 1,0–2,5 mg Dexamethason über 14 Tage gegeben werden, kann die Differenzierung in adrenal und ovariell bedingte Hyperandrogenämie erfolgen. Dabei wird von der Vorstellung ausgegangen, dass Dexamethason in dieser Dosierung nur die adrenale und nicht die ovarielle Androgensteroidsekretion beeinflusst. Die Hormonbestimmung wird vor Beginn der Tests und an deren Ende vorgenommen. Mit der Laparoskopie können kleine (z. B. Arrhenoblastom) und besonders im Hilus- bzw. Medullabereich befindliche Androgen-bildende Ovarialtumoren nicht erfasst werden. In diesem Falle ist eine Gonadotropinstimulierung mit 5000 IE hCG i. m. an drei aufeinanderfolgenden Tagen mit Bestimmung von Testosteron und Androstendion vor und nach der hCG-Applikation angezeigt.

Bei Verdacht auf Nebennierenrindentumoren sind Szintigraphie und Computertomogramm bzw. Magnetresonanztomographie einzusetzen.

7.7.4 Therapie

Die Notwendigkeit und Art der Behandlung wird vom Ausmaß der Androgenisierungserscheinungen, der Ursache und vom Vorhandensein des Kinderwunsches bestimmt. Die Behandlung richtet sich nach dem Alter, Gewicht, der Stresssituation sowie endokrinologischen und/oder metabolischen Erkrankungen. Die spezifischen Grundleiden sind gezielt zu behandeln, ehe die äußerlich erkennbaren Androgenisierungserscheinungen Seborrhö, Akne, Hirsutismus und Alopezie therapiert werden. Die endogene Hormonproduktion und die Hormonwirkung können im unterschiedlichen Ausmaß gesteuert werden, jedoch ist die Empfindlichkeit der Haarfollikel der Haut kaum zu beeinflussen. Immer ist die Entscheidung zu treffen zwischen:

Therapie nicht erforderlich,
kosmetische Maßnahmen angezeigt,
Hormontherapie mit Östrogenen und Antiandrogenen, Ernährungsberatung.

Bei Frauen ohne Kinderwunsch mit leichten, stationären Formen der Androgenisierung ist, außer der Beratung, keine Behandlung erforderlich.

Die Therapie hat folgende Ziele:

- Reduktion der Androgenproduktion in Ovarien und NNR,
- Reduktion der peripheren Androgenproduktion, besonders bei Adipositas,
- Stimulation der SHBG-Synthese und
- Blockade der Androgen-Rezeptoren.

Die Therapie mit Antiandrogenen ist rein symptomatisch, sie führt zur Besserung, jedoch in der Regel niemals zum dauerhaften Erfolg. Nach dem Absetzen der Präparate können die Symptome wieder auftreten.

Die Antiandrogene entfalten ihre Wirkung durch:

Tabelle 7.7 Gestagene mit antiandrogener Wirkung

Gestagen	Antiandrogene Wirkung*	Halbwertszeit in h	Ovulationshemmdosis mg/Tag	Monopräparat mg	Gestagen(mg)-Östrogen(µg)-Kombination	Präparat
Cyproteronacetat	1,0	48–72	1	10	2–35	Diane 35
				50	2–35	Attempta-ratiopharm
					2–35	Bella HEXAL 35
					2–35	Clevia
					2–35	Cyproderm
					2–35	Cypronette AL
					2–35	Ergalea
					2–35	Juliette
					2–50	Esticia
Dienogest	0,4	9	1	–	2–30	Valette
Drospirenon	0,3	27	2	–	3–30	Petibelle
					3–30	Yasmin
					2–30	aida
					2–30	Yasminelle
Chlormadinonacetat	0,2	34	1,5	2	2–30	Balanca
					2–30	Belara
					1 + 2–50	Neo-Eunomin

* getestet im HERSHBERGER-Test

Tabelle 7.8 Behandlungserfolg mit einem niedrig dosierten Östrogen-Cyproteronacetat-Kombinationspräparat (Diane 35) bei Akne und Seborrhö nach Kaiser (1987)

Androgenisierung	Lokalisation	Behandlungserfolg in Prozent nach		
		6	9	12 Monaten
Akne	Gesicht	47,4	68,3	96,0
	Hals-Brust	52,7	72,5	85,5
	Rücken	48,5	65,8	89,4
Seborrhö	Haar	46,8	58,2	76,4
	Haut	54,9	76,9	82,4

Tabelle 7.9 Behandlungserfolg mit der hochdosierten umgekehrten Zweiphasentherapie mit 40 μg Ethinylestradiol und 100 mg Cyproteronacetat nach Moltz et al. (1980)

Androgenisierung	Anzahl der Fälle n	Behandlungserfolg in Prozent nach			
		3	6	9	> 9 Monaten
Hirsutismus	390	23	50	60	69
Akne	175	68	87	95	96
Seborrhö	160	69	84	87	89
Alopezie	99	19	16	26	45

1. Senkung der ovariellen Androgensekretion durch Hemmung des HVL, d. h. der LH- und FSH-Sekretion.
2. Bremsung der Androgensekretion der NNR durch Hemmung der ACTH-Sekretion.
3. Hemmung der 5α-Reduktaseaktivität, dadurch wird Testosteron nicht in 5α-Dihydrotestosteron umgewandelt.
4. Kompetitive Besetzung des Androgen-Rezeptors durch das Antiandrogen, dadurch können die Androgene nicht wirksam werden.

Zu den wirksamsten steroidalen Antiandrogenen gehören Cyproteronacetat, Dienogest, Drospirenon und Chlormadinonacetat (Tab. 7.7). Während der Geschlechtsreife erfolgt die Behandlung in Kombination mit einem Östrogen, um die Wirkung über die SHBG-Bildung (Verminderung der bioverfügbaren Androgene) zu verstärken und die „Zyklusstabilität" abzusichern. Cyproteronacetat wird mit Ethinylestradiol als Kombinationspräparat oder bei höherer Antiandrogen-Dosierung aufgrund seiner verzögerten Ausscheidung in Form einer umgekehrten Zweiphasenbehandlung (Hammerstein-Schema) verordnet.

Auch nach Hysterektomie und in der Postmenopause sollte in Abhängigkeit vom Schweregrad die Kombination des Antiandrogens mit einem natürlichen Östrogen beibehalten werden, da sich Östrogene und Antiandrogene synergistisch ergänzen. Voraussetzung ist, dass bei erhaltenem Uterus die Hormonentzugsblutung akzeptiert wird. Bestehen Kontraindikationen gegen Östrogene, so können Antiandrogene alleine zyklisch oder kontinuierlich (Tabletten oder Depotspritze) gegeben werden.

Die Therapie muss sich mindestens über 9–12 Monate erstrecken. Der Behandlungserfolg ist von der Dauer der Therapie und der Dosis abhängig (Tab. 7.8 und 7.9). Frühestens nach 3 Monaten ist ein beginnender Effekt der Hormontherapie zu erkennen: Die Haare werden

Tabelle 7.10 Nebenwirkungen in Prozent bei niedrig- (n = 183) und hochdosierter (n = 602) Behandlung mit Ethinylestradiol und Cyproteronacetat nach Breckwoldt (1980)

Nebenwirkungen	niedrige Dosis[1] %	hohe Dosis[2] %
Müdigkeit	5,0	22,0
Gewichtszunahme	8,0	18,5
Libidoverlust	4,0	10,0
Mastodynie	7,0	9,0
Übelkeit	12,0	9,0
Kopfschmerzen	7,0	7,3
Depressionen	–	5,1
Blutungsstörungen	23,0	3,5
Schlafstörungen	–	3,5
Thrombophlebitis	0,5	1,0
Thrombose	–	0,2
Chloasma	1,0	0,9
Obstipation	–	0,5

[1] = Diane (50 µg Ethinylestradiol und 2 mg Cyproteronacetat)

[2] = 40 µg Ethinylestradiol und 100 mg Cyproteronacetat

beim Hirsutismus heller, dünner und wachsen langsamer nach. Die Nebenwirkungen sind zu beachten (Tab. 7.10).

Die antiandrogen wirksamen Gestagene unterscheiden sich bei der Testung im Tierversuch (Hershberger-Test) für die antiandrogene Wirkung signifikant (Tabelle 7.7). In der klinischen Effektivität waren bei Androgenisierungserscheinungen Drospirenon-haltige-Präparate genauso effektiv wie die Kombination von Cyproteronacetat und Ethinylestradiol (van Vloten, 2002).

Bei allen Androgenisierungserscheinungen ist bei der Therapie immer wieder zwischen der zyklischen Einnahme, dem Langzyklus (z. B. 84/7 Tage) und der kontinuierlichen Langzeiteinnahme zu entscheiden. Effektiver sind Langzyklus und Langzeiteinnahme, da die einnahmefreien Intervalle, in denen vom Ovar immer wieder der Androgene synthetisiert werden, durch den Langzyklus von 13 auf 4 reduziert werden und bei der Langzeiteinnahme entfallen.

Bei Jugendlichen bis zu 16 Jahren sollte im Interesse der Zyklusstabilität zunächst zyklisch, dann mit dem Langzyklus 42/7Tage therapiert werden, ehe auf den Langzyklus 84/7 Tage übergegangen wird. „Androgenisierte" Jugendliche sollten nicht rauchen sowie auf den Genuss von Schokolade und Cola verzichten.

➡ Dosierungsbeispiele

Leichte Form

1. 2 mg Dienogest und 30 µg Ethinylestradiol (Valette) vom 5.–25. Zyklustag, besser Langzyklus oder kontinuierliche Langzeiteinnahme.
2. 3 mg Drospirenon und 30 µg Ethinylestradiol (Petibelle, Yasmin) oder 20 µg Ethinylestradiol (aida, Yasminelle) vom 5.–25. Zyklustag zyklisch, besser Langzyklus oder kontinuierliche Langzeiteinnahme.
3. Chlormadinonacetat-haltige Östrogen-Gestagen-Kombinationen (Belara, Balanca) vom 5.–25. Zyklustag.
4. Chlormadinonacetat-haltige Zweistufenpräparate (Neo-Eunomin) von 5.–25. Zyklustag.
5. 2 mg Cyproteronacetat und 35 µg Ethinylestradiol (Diane 35, Attempta-ratiopharm, Bella HEXAL 35, Clevia, Cyproderm, Cypronette AL, Ergalea, Juliette) vom 5.–25. Zyklustag (Abb. 7.7).

Mittelschwere Form

1. 2 mg Cyproteronacetat und 35 µg Ethinylestradiol (Diane 35, Attempta-ratiopharm, Bella HEXAL 35, Clevia, Cyproderm, Cypronette AL, Ergalea, Juliette) vom 5.–25. Zyklustag täglich 1 Dragee und zusätzlich vom 5.–19. Zyklustag (1.–15. Einnahmetag) 5–10 mg Cyproteronacetat (Androcur 10, ½–1 Tabl.) täglich (Abb. 7.7).

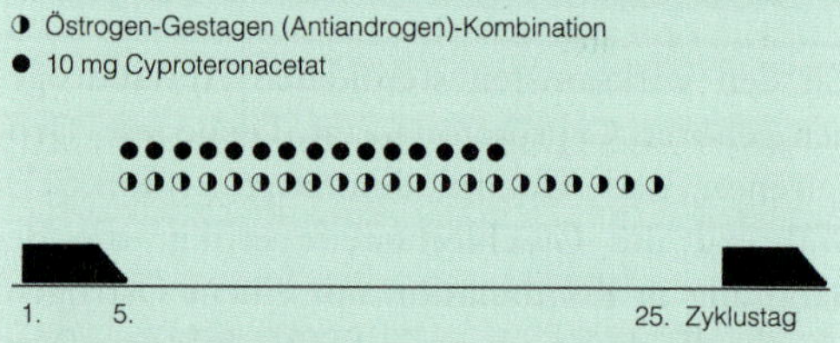

Abb. 7.7 Umgekehrte Sequenztherapie mit einer Östrogen-Gestagen (Antiandrogen)-Kombination und Cyproteronacetat

2. 10–50 mg Cyproteronacetat (Androcur 10, 50, Virilit, Cyproteronacetat-GRY 50 mg, Cyproteronacetat dura 50 mg) vom 5.–14. Zyklustag und zusätzlich 0,05 mg Ethinylestradiol (Ethinylestradiol 25 µg JENAPHARM) vom 5.–24./25. Zyklustag (Abb. 7.8).

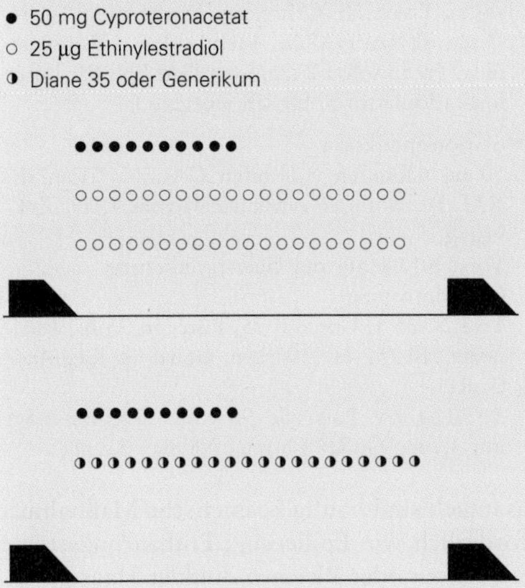

Abb. 7.8 Umgekehrte Sequentialtherapie mit Cyproteronacetat in mittlerer Dosierung und Ethinylestradiol bzw. Diane 35 oder einem Generikum

3. 50 mg Cyproteronacetat (Androcur, Virilit) vom 5.–14. Zyklustag und zusätzlich Diane 35 oder Valette vom 5.–25. Zyklustag.
4. Dienogest-haltige Östrogen-Gestagen-Kombination (Valette) täglich als Langzyklus 84/7 Tage oder kontinuierliche Langzeiteinnahme.
5. Drospirenon-haltige Östrogen-Gestagen-Kombination (Petibelle, Yasmin, aida, Yasminelle) täglich als Langzyklus 84/7 Tage oder kontinuierliche Langzeiteinnahme.
6. Chlormadinonacetat-haltige Östrogen-Gestagen-Kombination (Belara, Neo-Eunomin, Balanca) täglich als Langzyklus 84/7 Tage oder kontinuierliche Langzeiteinnahme.

Schwere Form
Oral

1. 100–150 mg Cyproteronacetat (Androcur, Virilit, Cyproteronacetat-GRY 50 mg, Cyproteronacetat dura 50 mg) vom 5.–14. Zyklustag (1.–10. Einnahmetag) und zusätzlich Diane 35 vom 5.–25. Zyklustag.
Cave: Thromboserisiko.
2. 100–150 mg Cyproteronacetat (Androcur, Virilit, Cyproteronacetat-GRY 50 mg, Cyproteronacetat dura 50 mg) vom 5.–14. Zyklustag und zusätzlich 50 µg Ethinylestradiol (Ethinylestradiol 25 µg JENAPHARM) oder 2–4 mg Estradiolvalerat (Estradiol 2 mg JENAPHARM, Progynova 21, Gynokadin, Merimono 2 mg) oder 2 mg Estradiol (Estrifam 2 mg, Estronorm 2 mg, Femoston mono 2 mg, Estradiol 2–1 A Pharma) vom 5.–24./25. Zyklustag.
3. 10 mg Cyproteronacetat (Androcur 10) und zusätzlich 25µg Ethinylestradiol (Ethinylestradiol 25 µg JENAPHARM) oder Diane 35 bzw. ein Generikum (Attempta-ratiopharm, Bella HEXAL 35, Clevia, Cyproderm, Cypronette AL, Ergalea, Juliette) kontinuierlich ohne Pause (Abb. 7.9).

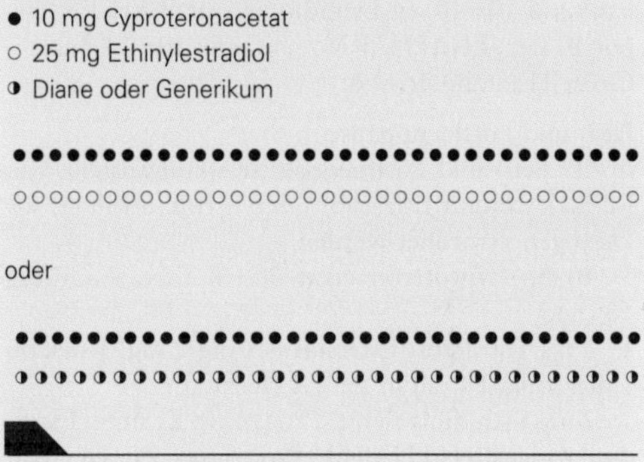

Abb. 7.9 Langzeiteinnahme von 10 mg Cyproteronacetat kombiniert mit Ethinylestradiol oder Diane bzw. einem Generikum

4. 50 mg Cyproteronacetat (Androcur 50, Virilit, Cyproteronacetat-GRY 50 mg, Cyproteronacetat dura 50 mg) und zusätzlich 25–50 µg Ethinylestradiol (Ethinylestradiol 25 µg JENAPHARM) kontinuierlich (Abb. 7.10).
5. 50 mg Cyproteronacetat (Androcur 50, Virilit, Cyproteronacetat-GRY 50 mg, Cyproteronacetat dura 50 mg) und zusätzlich alle 14 Tage 10 mg Estradiolvalerat (Estradiol-Depot JENAPHARM) i. m. (Abb. 7.10).

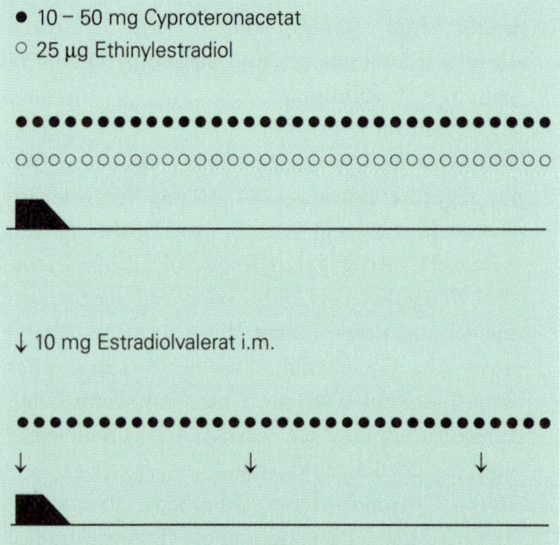

Abb. 7.10 Langzeiteinnahme von Cyproteronacetat kombiniert mit Ethinylestradiol oral oder Estradiolvalerat parenteral

Parenteral
300–600 mg Cyproteronacetat (Androcur Depot) i. m. und 10–40 mg Estradiolvalerat (Estradiol-Depot 10 mg JENAPHARM) i. m. alle 10–14 Tage. Cave: Thromboserisiko.

Peri- und Postmenopause
In der Peri- und Postmenopause sollte anstelle von Ethinylestradiol Estradiol oder Estradiolvalerat als Östrogen verordnet werden.
5–10 mg Cyproteronacetat (½–1 Tabl. Androcur 10) und
1–2 mg Estradiol (Estronorm 1 mg/2 mg, Estrifam 1 mg/2 mg, Estradiol 2–1 A Pharma) oder
1–2 mg Estradiolvalerat (Progynova 21 mite, Estradiol 2 mg JENAPHARM, Progynova 21, Gynokadin, Merimono 2 mg/1 mg).

Beim Zusammentreffen von Androgenisierungserscheinungen mit Adipositas ist Gewichtsreduzierung zu empfehlen, da es dadurch bereits zur Verminderung der Symptomatik und zur Zyklusnormalisierung kommen kann. Steht bei leichter Androgenisierung der Kinderwunsch im Vordergrund, so wird die Ovulationsinduktion mit Clomifen veranlasst. Abhängig vom Ergebnis des Dexamethason-Suppressionstests wird bei adrenaler Ursache der Androgenisierung Prednisolon oder Dexamethason verordnet. Bei hypothalamischer Störung erfolgt die Behandlung mit pulsatiler GnRH-Applikation oder Gonadotropinen.

➡ Dosierungsbeispiele

Kortikosteroide

1. 0,5–2,0 mg Dexamethason (Dexamethason 0,5 mg JENAPHARM, -1,5 mg JENAPHARM, Dexamethason 0,5/-1,5 mg GALEN, Fortecortin 0,5/2 mg Tabletten) täglich morgens.
2. 5–7,5 mg Prednisolon (Decortin H 5 mg, hefasolon, PredniHEXAL 5 mg, Prednisolon 1 mg-/-5 mg JENAPHARM, Prednisolon 5-Rotexmedica, Prednisolon 2 mg/5 mg GALEN, Prednisolon-ratiopharm 5) täglich morgens.

Ovulationsinduktion

1. 50 mg Clomifen (Clomifen GALEN, ClomHEXAL 50, clomifen-ratiopharm) vom 5.–9. Zyklustag.
   Vorsicht! Gefahr der Überstimulierung.
2. Gonadotropine
   1–2 × 75 E Gonal-F 75, Puregon 75 IE, Fertinorm HP 75, -HP 100 i. m. täglich (s. Kap. 4).
3. GnRH
   5–20 µg i. v./Puls alle 90 Min. (Zyklomat-Set mit 3,2 mg GnRH-Lutrelef 0,8 mg–3,2 mg).

Zusätzlich sind häufig kosmetische Maßnahmen erforderlich wie Epilierung, Enthaarungscreme, Entwachsen oder Bleichen dunkler Haare.

Flutamid, Spironolacton, Ketoconazol und Cimetidin sind ebenfalls antiandrogen wirksam, aber bisher für diese Indikation nicht zugelassen.

Androgenetische Alopezie

Von der androgenetischen Alopezie ist etwa jede zehnte Frau betroffen. Ursache ist eine genetisch bedingte, erhöhte Ansprechbarkeit der Haarfollikel auf 5α-Dihydrotestosteron. Die Behandlung hat das Ziel, die Bildung von 5α-Dihydrotestosteron aus Testosteron zu verhindern. Dies ist durch die topische Anwendung von 17α-Estradiol (Alfatradiol), das selbst keine Östrogenwirkung entfaltet, möglich. Die Besserungsraten liegen nach topischer Anwendung bei der leichten androgenetischen Alopezie bei 80 %.

➡ Dosierungsbeispiel

25 mg Alfatradiol (Ell Cranell alpha, Pantostin) einmal täglich 3 ml mit dem Kopfhautapplikator auf die Kopfhaut bzw. die erkrankten Stellen auftragen. Nach Besserung jeden 2.–3. Tag wiederholen.

8 Klimakterium

8.1 Definitionen und Einteilung

Klimakterium (Wechseljahre) umfasst den Zeitraum zwischen dem Ende der Fortpflanzungsphase und einige Jahre nach der Menopause. In diesen Zeitraum werden die Zyklen unregelmäßig, die generativen und vegetativen Ovarialfunktionen erlöschen und die typischen Beschwerden des klimakterischen Syndroms können manchmal, aber nicht immer, auftreten. Das Klimakterium ist individuell unterschiedlich lang und kann einen Zeitraum von 10 bis zu 20 Jahren umfassen. Nach der International Menopause Society (1999) gehört dazu die Perimenopause und darüber hinaus noch eine längere Periode davor und danach.

Als *Menopause* wird die letzte vom Ovar gesteuerte uterine Blutung bezeichnet. Sie tritt meist zwischen dem 50. und 52. Lebensjahr ein. Das Eintreten der Menopause ist von individuellen und jahreszeitlichen Biorhythmen abhängig und ist häufiger im Winter und Sommer als im Frühling und Herbst (Cagnacci et al., 2005). Raucherinnen haben die Menopause bis zu 3 Jahre früher. Regelmäßiger, moderater Alkoholgenuss verzögert hingegen die Menopause. Kaffee übt keinen Einfluss aus (Kinney et al., 2006). Da der Zeitpunkt der Menopause erst retrospektiv festgelegt werden kann, schließt man den Zeitraum von einem Jahr danach in den Begriff Menopause mit ein.

Die *Prämenopause* ist der Zeitraum von einigen Jahren vor Eintritt der Menopause. Sie wird charakterisiert durch beginnende Blutungsstörungen und leichte klimakterische Beschwerden, Dauer etwa 2–7 Jahre (Abb. 8.1).

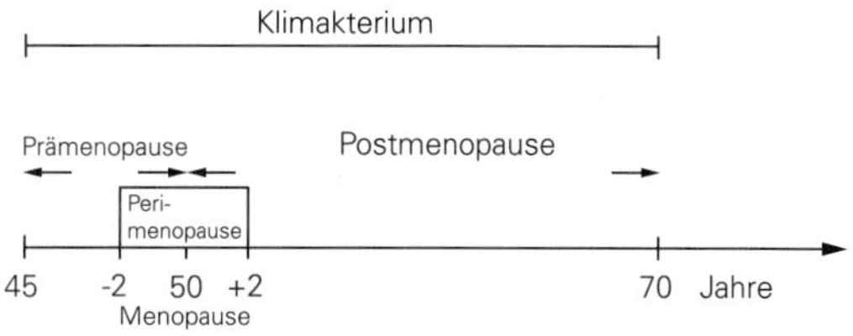

Abb. 8.1 Zeittafel des Klimakteriums

Nach der WHO (Technical Report Serie 866, 1990) wird der Begriff der Prämenopause oft mehrdeutig verwendet. Entweder beinhaltet er 1 oder 2 Jahre vor der Menopause oder die ganze Phase der reproduktiven Periode bis zur Menopause. Die WHO empfiehlt, den Begriff konsequent im letzteren Sinne zu benutzen, der allerdings dann konträr zur bisher üblichen Lehrmeinung in Deutschland steht.

Menopausaler Übergang („menopausal transition") umfasst den Zeitraum vom Beginn unregelmäßiger Zyklen bis zur letzten Menstruation, der Menopause. Dieser Begriff wird synonym für die „Prämenopause" verwendet. Der Begriff „menopausaler Übergang" ist verwirrend und sollte aufgegeben werden (WHO, 1990).

Die *Perimenopause* schließt die unmittelbare Zeit vor der Menopause, wenn die endokrinologischen, biologischen und klinischen Merkmale der nahenden Menopause anfangen, und das erste Jahr nach der Menopause ein (WHO 1990). Häufig wird der Zeitraum von ca. 2 (maximal 4) Jahren um das Menopausenalter (vor und nach der Menopause) herum verstanden.

Die *Postmenopause* beginnt nach der Menopause und reicht bis zum Beginn des „alten

Tabelle 8.1 WHO Klassifikation des Alterns (2002)

Lebensjahr	Begriff
45.–60.	Alternder Mensch
60.–75.	Älterer Mensch
75.–90.	Alter Mensch
> 90.	Sehr alter Mensch

Menschen“ (Tab. 8.1). Sie umfasst einen Zeitraum von ca. 10–17 Jahren. In dieser Periode kommt es zum völligen Erliegen der vegetativen Ovarialfunktion mit allen möglichen Folgen: Atrophie, Herz-Kreislauf-Erkrankungen, Osteoporose etc.

Vom *Klimakterium praecox* (prämature oder vorzeitige Menopause) spricht man, wenn die Menopause vor dem 45. Lebensjahr eintritt.

Als *prämature (frühzeitige) Menopause* wird die Erschöpfung der Ovarialfunktion vor dem 40. Lebensjahr bezeichnet. Idealerweise sollte die prämature Menopause unter der doppelten Standardabweichung des Menopausewertes beginnen. In der Praxis ist diese Definition nicht möglich, da in zahlreichen Ländern die Angaben zur natürlichen Menopause fehlen. Bei ca. 1 % der Frauen kommt es zur prämaturen Menopause, die vor dem 35. Lebensjahr auch als prämature Ovarialinsuffizienz (POF – prämature ovarian failure) bezeichnet wird und gehäuft familiär auf der Grundlage von meist strukturellen Chromosomenanomalien oder von Autoimmunerkrankungen auftritt.

Ein *Klimakterium tardum* liegt vor, wenn die Menopause erst nach dem 55. Lebensjahr auftritt.

Die *induzierte Menopause* (chirurgische, chemotherapeutische oder endokrine) wird als Stillstand der Menstruation durch Oophorektomie (mit oder ohne Hysterektomie) oder iatrogen durch Ausschaltung der Ovarialfunktion (Chemotherapie, Bestrahlung der Ovarien oder GnRH-Analoga) definiert.

8.2 Endokrine Veränderungen

Im Klimakterium erfolgt durch das Altern der Ovarien eine Umstellung im Endokrinum. Die Ursache dafür liegt im Mangel an Primordialfollikeln und den hormonbildenden Strukturen. Zusätzlich besteht eine herabgesetzte Ansprechbarkeit der noch vorhandenen steroidbildenden Strukturen im Follikel für Gonadotropine. Von den 1–2 Millionen Eizellen zur Zeit der Geburt und den ca. 300 000 zur Menarche sind zum Zeitpunkt der Menopause nur noch etwa 1000 Oozyten vorhanden. 5 Jahre nach der Menopause findet man im Ovar nur noch kleine Zysten, Gefäße und Nerven. Das Ovarialgewicht sinkt im vierten Lebensjahrzehnt deutlich ab und erreicht nach dem 60. Lebensjahr seinen Tiefstwert. In der Perimenopause sind sehr selten noch vereinzelte Ovulationen bis zu 2 Jahren nach der Menopause möglich.

Die endokrinen Veränderungen im Klimakterium sind Folge der Erschöpfung der Eierstockfunktion durch Apoptose der Follikel. Vom 35. Lebensjahr an ist die Steroidbildung im Ovar rückläufig. In den Granulosazellen der Follikel werden weniger Estradiol und Inhibin A und B gebildet. Durch die verminderte Inhibinsekretion kann FSH nicht mehr ausreichend supprimiert werden, da Inhibin B in der Follikel- und Corpus-luteum-Phase und Inhibin A in der Corpus-luteum-Phase abfallen. Typisch für Frauen in der Perimenopause ist zunächst der kompensatorische FSH-Anstieg in der Follikelphase bei gleichzeitigem Abfall von Inhibin B aufgrund des altersbedingten Follikelverlustes, aber noch nicht von Inhibin A. Später fällt Inhibin A überstürzter ab und Inhibin B wird weiter verringert (Robertson u. Burger, 2002; Hurwitz et al., 2004). Bereits in der Prämenopause kommt es zum Nachlassen der zyklischen Estradiol- und Progesteron-Produktion. Niedrigere Steroidspiegel treten dann bereits bei noch ovulatorischen Zyklen auf. Follikelreifungsstörungen mit verspäteten Ovulationen und Corpus-luteum-Insuffizienz oder Anovulation nehmen zu. Zusatz- und Dauerblutungen können Folgen dieser Störungen sein. 5 % aller Frauen haben bis zur Menopause regelmäßige ovulatorische Zyklen.

Die FSH-Werte sind bei Frauen über 40 in der frühen Follikelphase bereits erhöht. Mittzyklisch und in der Lutealphase sind die FSH-Spiegel höher als bei jungen Frauen. Vor und während der Menstruation erreichen die FSH-Spiegel ihre höchsten Werte. Die LH-Konzentrationen bleiben zunächst noch normal. Die Ursache der erhöhten FSH-Sekretion in der Prämenopause ist eine verminderte Sekretion des im Ovar gebildeten Inhibin B. Die Bestimmung von Inhibin B, AMH (Anti-Müller-Hormon) und FSH am 3. Zyklustag gestattet eine Vorhersage für die Prognose der Fertilität und das Nahen der Menopause bis zu 2 Jahren im Voraus, da Inhibin B und AMH zur Menopause hin abnehmen und FSH ansteigt (Ledger). Grundsätzlich gilt, dass durch die verminderte ovarielle Aktivität die ansteigende FSH- und LH-Sekretion verursacht wird. Während der Prä- und Postmenopause nehmen FSH und LH weiter zu, wobei LH weniger (3–4-fach) und FSH besonders steil (10–30-fach) ansteigt. Auf diese Weise wird der LH/FSH-Quotient, der im normalen Zyklus 1 beträgt, auf Werte unter 1 verschoben. Ein LH/FSH-Quotient unter 0,7 bedeutet, dass sich die betreffende Frau im Klimakterium befindet (Abb. 8.2).

Der Gipfel der Gonadotropinausscheidung wird einige Jahre nach der Menopause mit Höchstwerten innerhalb der ersten 5 Jahre nach der letzten Regel erreicht. Danach bleibt zunächst ein Plateau für die Gonadotropine erhalten, ehe die Werte etwas abfallen. Nach Oophorektomie im fertilen Alter kommt es in Abhängigkeit vom BMI und der Zyklusphase innerhalb von 7–9 Tagen zur Erhöhung der Gonadotropine in den postmenopausalen Bereich (Abb. 8.3). Schlanke Frauen mit einem BMI < 25 kg/m^2 enthemmen zügiger als adipöse (Abb. 8.4). Die Oophorekto-

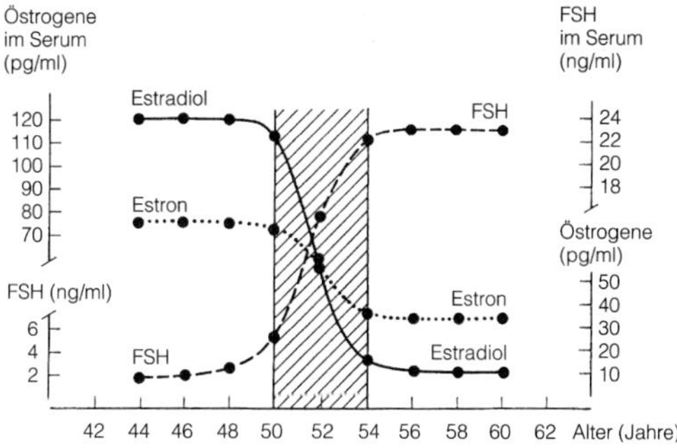

Abb. 8.2 Medianwert von FSH, Estron und Estradiol in der Prä- und Postmenopause nach von Holst (1982)

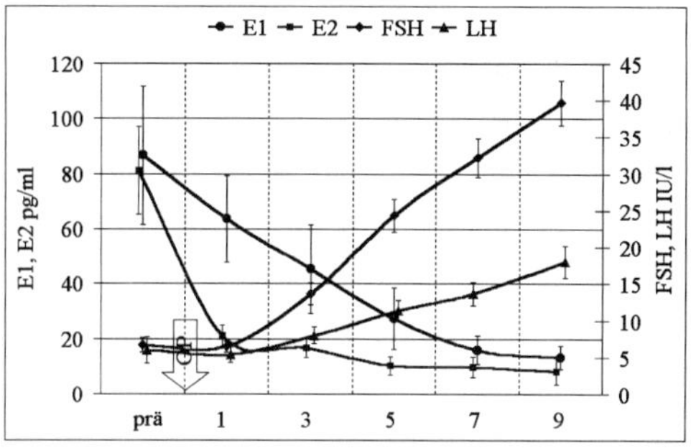

Abb. 8.3 Estron-, Estradiol-Abfall, FSH- und LH-Anstieg nach Hysterektomie mit Adnektomie bds. bei prämenopausalen Frauen (Göretzlehner, Bergmann, Ackermann, U. Göretzlehner, 1998)

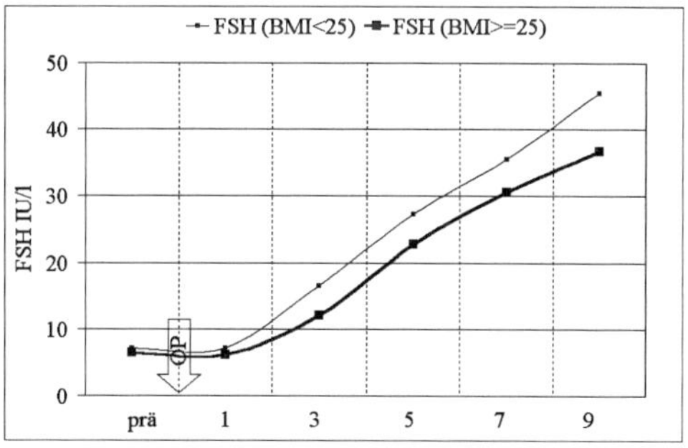

Abb. 8.4 FSH-Anstieg in Abhängigkeit vom BMI nach Hysterektomie mit Adnektomie bds. bei prämenopausalen Frauen (Göretzlehner, Bergmann, Ackermann, U. Göretzlehner, 1998)

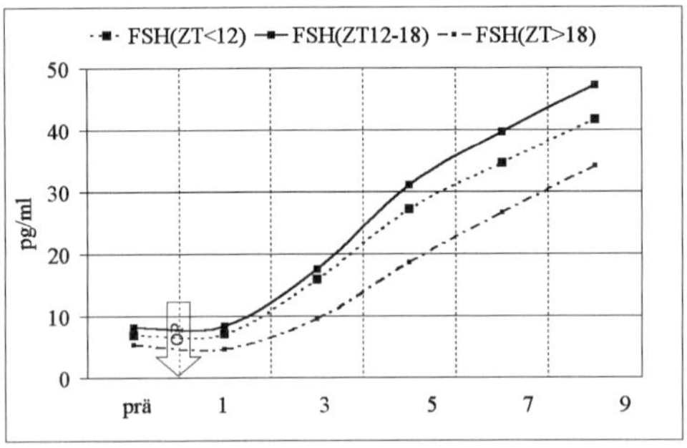

Abb. 8.5 FSH-Anstieg in Abhängigkeit von der Zyklusphase nach Hysterektomie mit Adnektomie bds. bei prämenopausalen Frauen (Göretzlehner, Bergmann, Ackermann, U. Göretzlehner, 1998)

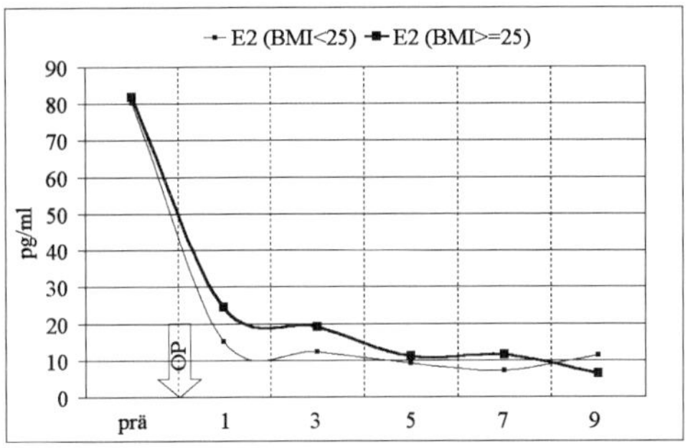

Abb. 8.6 Estradiol-Abfall in Abhängigkeit vom BMI nach Hysterektomie mit Adnektomie bds. bei prämenopausalen Frauen (Göretzlehner, Bergmann, Ackermann, U. Göretzlehner, 1998)

mie in der Follikelphase bzw. vor dem 18. Zyklustag führt zu einem schnelleren Anstieg von FSH als nach dem 18. Zyklustag (Abb. 8.5). Estradiol fällt bei adipösen Frauen signifikant langsamer ab als bei normalgewichtigen. Die zwischen dem 1. und 3. Tag post operationem zu beobachtende Sattelbildung für das Estradiol ist durch den stressbedingten Testosteronanstieg und die dadurch vermehrte Konversion von Estradiol aus Estron und Androgenen zu erklären (Abb. 8.6). Inhibin A und B sind unabhängig von der Zyklusphase 12 h nach der Oophorektomie nicht mehr in der Zirkulation nachweisbar (Muttukrishna et al., 2002). Durch eine rechtzeitige Substitution mit Östrogenen kann der Anstieg der Gonadotropine abgefangen werden. Hypothalamus und HVL bleiben im Klimakterium voll reaktionsfähig. Das pulsatile Muster der hypophysären Gonadotropinausschüttung ist in der Postmenopause wesentlich ausgeprägter als während der fertilen Phase, wobei dies besonders die FSH-Gipfel betrifft. Die pulsatile Periodik ist regelmäßiger.

Nach einer Hysterektomie kommt es zu einem vorübergehenden signifikanten Abfall des Estradiols am ersten postoperativen Tag, während Estron, Testosteron und Prolaktin signifikant ansteigen (Abb. 8.7). Der Estradiolabfall ist bei Frauen mit einem BMI > 25 kg/m^2 ausgeprägter

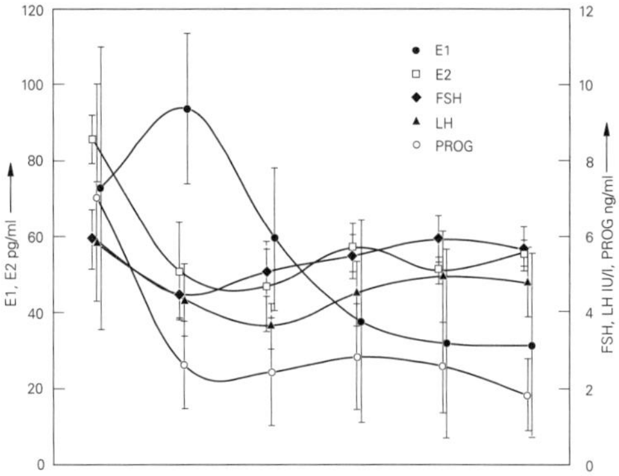

Abb. 8.7 Estradiol- und Progesteronabfall, Estronanstieg, FSH und LH nach Hysterektomie ohne Adnektomie bei prämenopausalen Frauen (Göretzlehner et al., 2000)

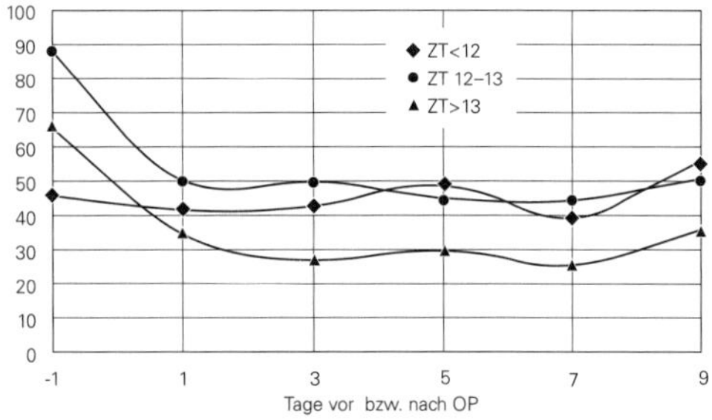

Abb. 8.8 Estradiolwerte nach Hysterektomie ohne Adnektomie bei prämenopausalen Frauen vor dem 12. Zyklustag, um den 12. und 13. Zyklustag und nach dem 13. Zyklustag (Göretzlehner et al., 2000)

als bei normgewichtigen und schlanken Frauen. Erfolgt die Hysterektomie vor dem 12. Zyklustag, so sind nur minimale, nicht signifikante Schwankungen für Estradiol erkennbar. Erfolgt die Hysterektomie um den 12. und 13. Zyklustag oder danach, so kommt es immer zum signifikanten Abfall der Estradiolspiegel. Allerdings sind bis zum 9. postoperativen Tag keine weiteren wesentlichen Veränderungen zu erkennen (Abb. 8.8). Die Hysterektomie sollte daher präovulatorisch, d. h. vor dem 12. ZT vorgenommen werden, da dadurch die temporäre Beeinträchtigung der Estradiolsynthese am geringsten ist. Die Hysterektomie führt immer zu einer Beeinträchtigung der Gefäßversorgung der Ovarien, da der Zu- und Abfluss über die Arteria und Vena uterina durch die Operation wegfallen. Bei Frauen, bei denen die Ovarien stärker durch die Äste der Arteria uterina mitversorgt werden, ist der Estradiolabfall ausgeprägter.

Östrogenproduktion und Estradiolspiegel sind bei postmenopausalen Frauen äußerst niedrig. Die ausgeprägte zirkadiane Rhythmik der Frau für Estradiol geht in der Postmenopause verloren. Nach transdermaler Applikation von Estradiol kann sich die zirkadiane Rhythmik wieder einstellen (Rohr et al., 1997). Bei prämenopausalen, ovulatorischen Frauen gelangen die Östrogene auf zwei Wegen in den Blutkreislauf, einmal durch die 17β-Estradiolsynthese im Graafschen Follikel, zum anderen durch die „extragonadale" Estronbildung aus dem zirkulierenden Androstendion. Estron bindet kaum an den Östrogen-Rezeptor. Während die bedeutsamere ovarielle Estradiolsynthese die typischen zyklischen Schwankungen zeigt, variiert die extragonadale Estronsynthese kaum. Nach der Menopause werden Östrogene hauptsächlich durch die „extragonadale Aromatisierung" des Plasmaandrostendions zu Estron gebildet. Die Androgene, Testosteron und Androstendion, werden in Hilus- und Stromazellen des Ovars und der NNR synthetisiert. Testosteron- und Androstendionspiegel sind in der frühen Menopause um ca. 15 % niedriger als in der Prämenopause. Die Androstendionsekretion erfolgt bei postmenopausalen Frauen zu zwei Dritteln aus der NNR und zu einem Drittel aus dem ovariellen Stroma. Die Konversion zu Estradiol, wie sie in den Granulosazellen des Ovars noch während der Prämenopause stattfindet, ist in der Postmenopause nicht mehr möglich. Als Folge dieser Umstellung verschiebt sich der Estradiol/Estron-Quotient von ehemals ungefähr 1 auf < 1 (0,2–0,5). Da selbst nach intramuskulärer Applikation von Estradiol der Estronspiegel parallel zum Estradiol ansteigt und abfällt und immer wenigstens um das Doppelte über dem Estradiolspiegel bleibt (Abb. 6.18, S. 293), muss für dieses postmenopausale Verhalten noch ein anderer Mechanismus mitverantwortlich sein.

Die für die „extragonadale Aromatisierung" von Androstendion in Estron notwendigen Enzyme finden sich in verschiedenen Geweben. Nachgewiesen wurde Aromataseaktivität im Fettgewebe, Endometrium, in der Leber, Niere, Haut, in den Haarfollikeln, im Knochen, in der Muskulatur und in den Kerngebieten des Hypothalamus. Die periphere Aromatisierung von Androstendion und Testosteron zu Östrogenen erfolgt hauptsächlich im Fettgewebe, der Muskulatur und der Haut. Das Ausmaß der „extragonadalen Aromatisierung" ist individuell unterschiedlich und auch abhängig von Alter und Gewicht. Übergewichtige haben eine wesentlich höhere Androstendion-Estron-Konversionsrate als schlanke Frauen, da die Konversionsrate proportional zum Körpergewicht zunimmt. Die Aromataseaktivität bleibt aber bei Gewichtsreduzierung erhalten. Eine vermehrte extragonadale Estronsynthese ist bei Lebererkrankungen und Hyperthyreose vorhanden.

Die spezifische Gluko- und Mineralokortikoidfunktion der Nebennierenrinde wird durch das Klimakterium nicht beeinflusst. Erst bei alten Menschen kommt es zu einem geringen Abfall von adrenalem DHEA, Testosteron, Androstendion und Androstendiol.

Auch die Schilddrüsenfunktion wird durch das Klimakterium nicht verändert. Funktionsstörungen nehmen während der Wechseljahre nicht wesentlich zu. Hyperthyreosen werden aber häufiger registriert als Hypothyreosen.

8.3 Symptomatologie

8.3.1 Klimakterisches Syndrom (Menopausesyndrom)

Als Folge der intermittierend, rasch abnehmenden zirkulierenden Östrogenkonzentration bei relativ hohen Estradiolspiegeln in der Prä- und Perimenopause (Beschwerden bei hohen Estradiolspiegeln) oder einem abrupt auftretenden Östrogenentzug und damit Mangel (nach Oophorektomie) treten die typischen Symptome des klimakterischen Syndroms auf. Es kommt vor allem zu einer vasomotorischen Instabilität, der später organische Veränderungen folgen. Charakteristisch für die vasomotorische Instabilität sind Hitzewallungen, Schweißausbrüche und Schwindel (Tab. 8.2, Abb. 8.9). Die Hitzewallungen werden dienzephal durch das Wärmezentrum ausgelöste. Sie sind überwiegend auf die obere Körperhälfte begrenzt und beruhen auf einer Erhöhung der Hauttemperatur, bedingt durch eine periphere Vasodilatation. Diese geht einher mit Veränderungen des Hautwiderstands und einer temporären Herzfrequenzbeschleunigung. Hitzewallungen werden nicht durch einen absoluten Östrogenmangel bedingt, sondern durch einen raschen Wechsel, meist Abfall des Östrogenspiegels, also die Schwankungen der Plasma- und Gewebsöstrogene im Tagesablauf.

In der Perimenopause leiden ca. 65 bis 85 % aller Frauen unter Hitzewallungen, 80 % von ihnen über mehr als 1 Jahr und ca. 25 % länger als 5 Jahre, wobei ca.
⅓ über sehr schwere,
⅓ über starke und
⅓ über leichte Wallungen klagen.

Am stärksten ausgeprägt ist das klimakterische Syndrom nach operativer Kastration, insbesondere bei jungen Frauen. Die Häufigkeit des Auftretens beträgt > 50 %. Ausfallerscheinungen nach Röntgenmenolyse stehen in Stärke und Häufigkeit zwischen den durch Oophorektomie erzeugten und denen nach natürlicher Menopause.

Erst wenn sich das Zwischenhirn nach einigen Jahren an den niedrigen Östrogenstatus angepasst hat, tritt wieder Ruhe im Bereich des Neurovegetativums ein. Pathophysiologische Unter-

Tabelle 8.2 Häufigkeit klimakterischer Beschwerden in verschiedenen Abschnitten des Klimakteriums in Prozent eines Sprechstundenklientels im Perimenopausealter

Symptome	Prämenopause	Menopause	Postmenopause	
			1–3	> 3 Jahre
	%	%	%	%
Hitzewallungen	36	69	74	42
Schwitzen	28	58	67	31
Schwindel	14	33	41	25
Durchblutungsstörungen	8	20	28	11
Depressive Verstimmung	25	72	76	58
Nervosität	67	51	48	22
Reizbarkeit	65	49	46	17
Spannungsgefühl	44	40	33	25
Kopfschmerzen	41	31	24	19
Schlaflosigkeit	53	56	63	41
Ängste	33	44	26	12

suchungen der Hitzewallungen ergaben, dass diesen Prodromi in Form von Missempfindungen wie Kribbeln, „Ameisenlaufen“ und Kopfdruck vorausgehen. Bis zu 4 Minuten können vergehen, ehe messbare Veränderungen an der Haut registriert werden. Der Anstieg der Temperatur erfolgt zuerst an den Fingern, Zehen und der Stirn. Ein intermittierender Temperaturabfall und anschließender Anstieg wurde beim starken Schwitzen im Gesicht, am Hals und an der Brust registriert. Der Schweißverlust betrug 3 bis 8 g/Hitzewallung.

Während sich keine gleichlaufenden Veränderungen für Estron und Estradiol ergaben, wurde ein zeitlicher Zusammenhang zwischen kurz vorher auftretender LH-Fluktuation und Hitzewallungen gefunden. Kortisol, DHEA und Androstendion sind während der Hitzewallungen ebenfalls erhöht. Die zeitliche Diskordanz zwischen LH-Maximum, Hauttemperaturerhöhung und subjektiver Wahrnehmung sowie das Auftreten von Hitzewallungen bei hypophysektomierten Frauen und bei fehlender LH-Episodik unter GnRH-Analoga-Behandlung sprechen dafür, dass der LH-Anstieg nicht Auslöser der Hitzewallungen sein kann. Der LH- und FSH-Anstieg ist für das Auftreten der vasomotorischen Symptome ätiologisch ohne Bedeutung. Möglicherweise ist die Beeinträchtigung des Serotonin-, Prostaglandin- und Katecholaminstoffwechsels durch den Estradiolmangel der entscheidende Auslöser des klimakterischen Symptomkomplexes.

Die zentrale Veränderung des Dopamingehaltes und anderer biogener Amine führt zur Beeinträchtigung des Schlaf-Wach-Rhythmus. Entscheidend für den erholsamen Schlaf scheint das Verhältnis biogener Amine zueinander zu sein. Alter und Estradiolmangel bedingen Veränderungen im Metabolismus der biogenen Amine. Die Folge kann eine Abnahme des REM- und Non-REM-Schlafes sein. Nächtliche Hitzewallungen und Schweißausbrüche werden oft von einer typischen Durchschlafstörung begleitet. Nach problemloser Einschlafphase wachen postmenopausale Frauen mehrmals nachts schweißgebadet auf. Es kann aufgrund dieser Untersuchungen gefolgert werden, dass die Wachphase nicht durch die Hitzewallungen oder Schweißausbrüche ausgelöst wird, sondern durch Senken des Sollpunktes des hypothalamischen Wärme-Kreislauf-Zentrums. Hitzewallungen, vasomotorische Instabilität, Schlafstörungen sowie die gleichzeitig erhöhte LH-Pulsatilität sind Folgen des Östrogenmangels. Durch Östrogene können die objektiv nachweisbaren Symptome der vasomotorischen Instabilität beseitigt und so das Wohlbefinden der postmenopausalen Frau wiederhergestellt werden. Mittlere und schwere vasomotorische Symptome sind daher primäre Indikationen für eine Substitutionstherapie.

8.3.2 Urogenitalsystem

In der Postmenopause und im Senium kommt es zu atrophischen Veränderungen am Vaginal- und auch am Urethraepithel. Die Atrophie des Trigonum der Blase und des übrigen Blasenepithels kann zur Pollakis- und Dysurie führen. Der submuköse Gefäßkomplex der Urethra, die Sphinkterfunktion sowie die Bindegewebestruktur und ihr Turgor sind Östrogen-abhängig. In der Postmenopause findet man urodynamisch typische Veränderungen, wie eine erniedrigte Blasendehnungsfähigkeit und eine Abnahme des

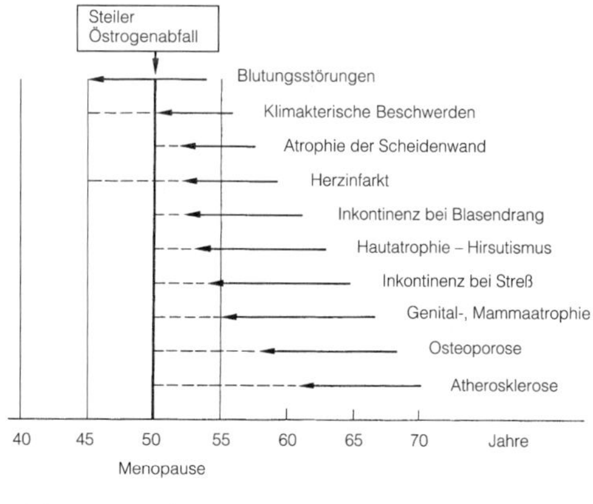

Abb. 8.9 Auftreten der klimakterischen Beschwerden in Abhängigkeit vom Alter

Urethraverschlussdruckes. Harnwegsinfekte und Senkungszustände nehmen zu (Abb. 8.9)

Typische Symptome des Östrogenmangels in der Postmenopause im unteren Harntrakt sind:

- Pollakisurie, Dysurie, Blasenverschlussstörungen
- Reduktion der lokalen Immunabwehr
- imperativer Harndrang
- gelegentliche Urge-Inkontinenz.

Belastungs- und Dranginkontinenz treten gehäuft auf. Bei Stressinkontinenz und Descensus ersten Grades ist eine Östrogenbehandlung möglich, bei starker Ausprägung ist nach Diagnostik die entsprechende Operation indiziert. Die Östrogensubstitution vor und nach dem Eingriff ist aber in jedem Fall berechtigt, da durch diese die Symptomatik, die Operabilität, die Heilungstendenz und die Gesamterfolgsrate verbessert werden.

Die lokale Therapie scheint der systemischen überlegen zu sein (Cardozo et al., 1998).

Durch eine Sequentialtherapie mit Estradiol-Estriol-Levonorgestrel konnte bei Frauen mit postmenopausaler Harninkontinenz I° und II° der minimale Abstand zwischen zwei Miktionen signifikant verlängert werden, die Miktionsfrequenz nahm ab und wegen Harndrangs wachten die Patientinnen nachts seltener auf (Göretzlehner et al., 1997).

8.3.3 Osteoporose

Osteoporose ist eine Stoffwechselkrankheit der Knochen, die durch Verlust der Knochenmasse, -struktur und -funktion charakterisiert ist. Daraus resultiert ein Anstieg des Frakturrisikos bei alltäglicher häuslicher Belastung und bei Unfällen. Eine Osteoporose wird angenommen, wenn – entsprechend der WHO-Definition – der Knochenmineralgehalt im Bereich der Wirbelsäule um mehr als −2,5 Standardabweichungen vom Mittelwert der größten aufgebauten Knochenmenge während des ersten Lebensdrittels, der „peak bone mass", abweicht. Eine *Osteopenie* liegt vor, wenn das Ausmaß der Abweichung > 1 und < 1,25 Standardabweichungen beträgt. Von einer *„schweren Osteoporose"* oder *„klinisch manifesten Osteoporose"* wird gesprochen, wenn eine Osteoporose mit bereits eingetretenen ersten Frakturen einhergeht. Typische Osteoporosefolgen sind Oberschenkel-, Radius-, Rippen- und Wirbelfrakturen. Die *Postmenopausenosteoporose* macht den überwiegenden Anteil der Osteoporosefälle aus. Frauen sind dementsprechend von Osteoporose wesentlich häufiger betroffen als Männer. Die Osteoporose hat somit als Alterserkrankung eine außerordentliche sozioökonomische Bedeutung mit erheblicher Belastung des Gesundheitssystems. Nach dem 40. Lebensjahr leiden ca. 18 % und jenseits des 60. Lebensjahrs 25–30 % der Frauen an einer Osteoporose.

Mit dem Ausfall der Ovarialfunktion (Sexualhormonmangel) kommt es unabhängig vom Alter zu einer Phase des schnellen Knochenmasseverlustes, besonders des trabekulären Knochens, der in den Wirbelkörpern vorherrscht (Abb. 8.10). Die Phase des schnellen Knochenmasseverlustes hält einige Jahre an und verlangsamt

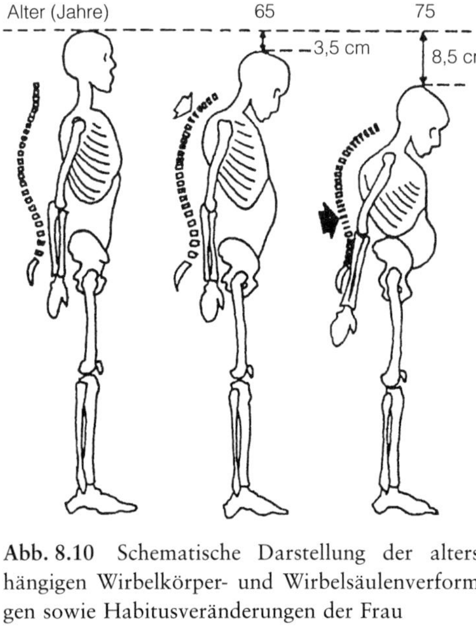

Abb. 8.10 Schematische Darstellung der altersabhängigen Wirbelkörper- und Wirbelsäulenverformungen sowie Habitusveränderungen der Frau

Tabelle 8.3 Risikofaktoren für das Entstehen einer Osteoporose

Frauen der weißen Rasse, blond
Belastete Familienanamnese (Mutter, Großmutter)
Untergewichtig, schlank
Langdauernde Amenorrhö
Frühe Menopause
Sitzende Tätigkeit
Immobilisierende Erkankungen
Nulliparität
Erkrankungen des Mineralstoffwechsels
Resorptionsstörungen des Darms
Calcium-, Eiweiß-, Phosphatmangel
Nikotin-, Koffein-, Alkoholabusus
Kortikosteroide, Heparin

sich dann meist. Die Consensus-Development-Konferenzen des Weltkongresses der Osteologen 1987 und 1991 haben die folgende Experten-Feststellung getroffen:

Östrogensubstitution vermindert den Knochenmasseverlust bei Frauen in und nach den Wechseljahren. Sie ist gegenwärtig die einzige gut begründete, vorbeugende Maßnahme, welche die Häufigkeit von Osteoporosefrakturen zu verhindern in der Lage ist. Die Wirkung der Östrogene auf die Knochendichte ist dosisabhängig (Tab. 8.4). Die Selektion der Risikopatientinnen für die Prävention ist zurzeit noch schwierig. Vom Körperbau her neigen blonde, sehr schlanke bis untergewichtige Frauen eher zu einer Osteoporose (Tab. 8.3) als dunkelhaarige, vollschlanke Frauen.

Frühe Menopause und prämenopausale Oophorektomie wurden bereits 1940 von Albright als Risikofaktoren der Osteoporose beschrieben. Der Fortfall der Ovarialfunktion ist für die meisten Frauen ein signifikanter Risikofaktor, ebenso Immobilisierung und Kinderlosigkeit.

Östrogene haben mehrere Ansatzpunkte im Knochenstoffwechsel:

1. Östrogenmangel führt zu einem Absinken des Calcitoninspiegels. Der durch Östrogenmangel bedingte Calciumanstieg im Blut verursacht ein Absinken des Parathormons. Östrogene steigern Calcitonin und normalisieren die Parathormonsekretion.
2. Östrogene hemmen die Osteoklastentätigkeit und somit die Knochenresorption
3. zugleich nimmt die tubuläre Rückresorption von Calcium in den Nieren zu,
4. Östrogene steigern die Calciumaufnahme im Darm. Dies kommt dadurch zustande, dass Östrogene über Parathormon den Serumspiegel von 1,25 Dihydroxy-Vitamin-D-Hormon erhöhen (Hydroxylierung in Leber und Nieren).

Tabelle 8.4 Tägliche Mindestdosen für Östrogene, Gestagene und Antiöstrogene für die Prävention der Osteoporose

Steroid	Dosierung	Anwendung	
Estradiol	0,5–1 mg	oral	täglich
Estradiol	14–25 μg	transdermal	täglich
Estradiol	1,5–2 mg	perkutan	täglich
Estradiol	5–10 mg	i. m.	alle 3–4 Wochen
Estradiol	300 μg	nasal	täglich
Estradiolvalerat	0,5–1 mg	oral	täglich
Konjugierte Östrogene	0,3 mg	oral	täglich
Ethinylestradiol	10 μg	oral	täglich
Norethisteronacetat	0,5 mg	oral	täglich
Norethisteronacetat	125 μg	transdermal	täglich
Tibolon	1,25 mg	oral	täglich
Raloxifen	60 mg	oral	täglich

Am Skelett wurden unterschiedliche Hormon-Rezeptoren nachgewiesen. Progesteron hat ebenfalls eine stimulierende Wirkung auf den Knochenstoffwechsel. Es regt die Osteoblastenfunktion an und hemmt sekundär den Knochenabbau, ferner können Gestagene den Glukokortikosteroid-Rezeptor am Osteoblasten blockieren. Von zusätzlicher großer Bedeutung ist selbstverständlich körperliches Training. Längere Ruhigstellung führt zur Hypercalzurie und zum Verlust der trabekulären Knochenmasse, während vernünftiges Training zu einer Kräftigung der Knochenstruktur führt. Weitere Faktoren für die Vermeidung einer Osteoporose liegen im komplexen Zusammenspiel von körperlichem Training, Calcium und Vitamin D in der Nahrung, Natriumfluorid im Trinkwasser und Steroidhormonen. Der Östrogenabfall im Klimakterium wird dabei aber als entscheidender Einzelfaktor wirksam. Alkohol, Rauchen und Kaffee sowie Cola sollten gemieden werden. Eine notwendige Kortikosteroidmedikation sollte, wenn möglich, zeitlich begrenzt und in niedriger Dosierung vorgenommen werden.

Mit der Osteodensitometrie (Knochendichtemessung) wird der sogenannte T-Wert bestimmt, mit dem die Abweichung der Knochendichte vom Normwert der gesunden Testpersonen angegeben wird. Anhand des T-Wertes erfolgt die Einteilung in:

0 bis −1:	normales Ergebnis,
−1 bis −2,5:	Osteopenie,
< −2,5:	Osteoporose,
< −2,5:	und typische Knochenbrüche: schwere Osteoporose.

Einigkeit besteht darüber, dass Frauen mit Risikofaktoren grundsätzlich frühzeitig (zur Zeit der Menopause) und für mindestens 10–15 Jahre oder länger eine Östrogen-, Östrogen-Gestagen-, Tibolonsubstitution oder Raloxifen im Sinne der Osteoporoseprävention erhalten sollten. Die Meta-Analyse aller randomisierten Studien zwischen 1997 und 2000 und älteren Studien für nichtvertebrale Frakturen ergab eine Risikominderung um 27 % (RR 0,73), die für Frauen < 60 Jahre (RR 0,67) größer war als für Frauen > 60 Jahre (RR 0,88) (Torgenseon u. Bell-Syer, 2001). Mit der WHI-Studie konnte ebenfalls eine signifikante Risikominderung für Schenkelhalsfrakturen (RR 0,66), Wirbelfrakturen (RR 0,66) und andere Frakturen (RR 0,77) und damit die Primärprävention sicher nachgewiesen werden.

Diese Primärprävention für eine Osteoporose ist in Deutschland allerdings nur dann eine zugelassene Indikation, wenn dieselbe in der Fachinformation im Passus Anwendungsgebiete ausgewiesen wird. Ansonsten ist trotz der eindeutigen Datenlage die 2004 erlassene, wissenschaftlich nicht haltbare Einschränkung der Indikation für die *„Prävention einer Osteoporose bei postmenopausalen Frauen mit hohem Frakturrisiko, die eine Unverträglichkeit oder Kontraindikation gegenüber anderen zur Osteoporoseprävention zugelassenen Arzneimitteln aufweisen“* noch gültig. Gerade bei frühem Behandlungsbeginn ist mit geringsten Östrogendosen eine effektive Prävention bei sehr niedrigen Risiken möglich (Tab. 8.4).

Für die Therapie der Osteoporose reichen Östrogene alleine nicht aus. Man wird sich für sie in der Behandlung der Osteoporose entscheiden, wenn im Einzelfall die extraossären Wirkungen genutzt werden sollen.

Die Progredienz der *Osteoarthritis* und *rheumatoiden Arthritis* wird durch eine HRT aufgehalten. Das Risiko wird für beide Erkrankungen nicht erhöht, für die Osteoarthritis dosisabhängig reduziert (RR 0,76) (Wluka et al., 2000).

Rheumatoide Arthritis

Bei der rheumatoiden Arthritis ist es sinnvoll, die Hormontherapie mit Hydroxyprogesteroncaproat in Kombination mit Estradiolvalerat vorzunehmen. Die Behandlung sollte in der sonnenarmen Jahreszeit im Oktober beginnen und sich bis zum März erstrecken. Nach Besserung der Beschwerden, die meist nach der 2. oder 3. Applikation eintritt, kann der Applikationsabstand verlängert werden. Im März reicht meist die Applikation der halben Dosis aus, weil mit Zunahme der Sonneneinstrahlung die Gelenkbeschwerden abnehmen. Diese Beschwerden lassen sich im Winter durch einen Aufenthalt im Hochgebirge oder einer sonnenreicheren Gegend erheblich lindern.

Die Behandlung kann aber auch durch intramuskuläre Sequenzfolgen mit Estradiolvalerat und Hydroxyprogesteroncaproat durchgeführt werden, wodurch ebenfalls eine Linderung der Gelenkbeschwerden erreicht wird.

➡ Dosierungsbeispiele

1. 5–10 mg Estradiolvalerat (Estradiol-Depot 10 mg JENAPHARM) i. m. und 250 mg Hydroxyprogesteroncaproat (Progesteron-Depot JENAPHARM, Proluton Depot) i. m. Im dreiwöchigen Abstand die gleichen Dosen i. m. Nach der 3. Injektion Applikationsabstand von 4 Wochen.
2. 5–10 mg Estradiolvalerat (Estradiol-Depot 10 mg JENAPHARM) i. m., nach 14 Tagen 5–10 mg Estradiolvalerat (Estradiol-Depot 10 mg JENAPHARM) i. m. und 250 mg Hydroxyprogesteroncaproat (Progesteron-Depot JENAPHARM, Proluton Depot) i. m., nach weiteren 14 Tagen wieder Estradiolvalerat (Estradiol-Depot 10 mg JENAPHARM) i. m.; nach der 3. Injektion Applikationsabstand auf 3 Wochen verlängern.

Für die Behandlung ist nach 3–6 Monaten eine Gestagenerhaltungsdosis von 125 mg Hydroxyprogesteroncaproat ausreichend.

8.3.4 Herz-Kreislauf-System

Die Differenzierung der Herz-Kreislauf-Veränderungen in mehr altersbedingte und nur durch Östrogenmangel bedingte Komponenten ist sehr schwierig und problematisch. Im Gegensatz zum Manne treten Herzinfarkte bei Frauen erst nach dem 45. Lebensjahr vermehrt auf und erst vom 50. Lebensjahr an, also nach der Menopause, steigt das Neuerkrankungsrisiko nahezu exponentiell an und die Morbiditätsrate wird im Abstand von 5 Jahren fast verdoppelt. Die Letalität eines Herzinfarktes innerhalb von 28 Tagen nach dem Ereignis ist bei Frauen vor dem 44. Lebensjahr gering, da Herzinfarkte in dieser Altersklasse sehr selten auftreten und eine günstige Kurzzeitprognose haben. Diese Unterschiede beruhen auf der niedrigen Prävalenz von Risikofaktoren bei Frauen. Vor der Menopause sind als Folge der Schutzwirkung von Estradiol die Risiko-Lipide, also Cholesterol, Low-Density-Lipoproteins (LDL), Apoprotein B, bei Frauen niedriger und die günstigen, also High-Density-Lipoproteins (HDL), besonders HDL_2 sowie Apoprotein A_1, höher als bei Männern. In der Postmenopause sind nach Fortfall der Schutzwirkung der Östrogene bei Frauen Gesamtcholesterine, Triglyzeride, LDL-Cholesterol und Apo B signifikant erhöht, während HDL und Apo A_1 statistisch nicht zu sichernd abfallen. Damit nimmt die Schutzfunktion für das Herz ab. Nicht ganz eindeutig geklärt ist bisher, ob die frühe Menopause und eine lang dauernde Amenorrhö als Risikofaktor für ischämische Herzerkrankungen wirksam werden. Dies ist aber in Extremfällen anzunehmen. Das Risiko, nach bilateraler Oophorektomie an Herz-Kreislauf-Zwischenfällen (Herzinfarkt, Hirnblutung) zu erkranken, ist erhöht. Nach der Menopause nimmt das Risiko einer Arteriosklerose signifikant mit der Dauer des Östrogenmangels zu und ist vor allem nach bilateraler Oophorektomie noch weiter erhöht (Witteman et al., 1989). Östrogene können nach den Untersuchungen an der oophorektomierten Cynomologus-Äffin (Clarkson et al., 1989, 2002) die Entstehung einer Arteriosklerose, nicht aber deren Progression verhindern. Durch Gestagenzusatz zu den Östrogenen kann der protektive Effekt der Östrogene für die ischämischen Herzerkrankungen abnehmen. Während Östrogene dosisabhängig zu einem Anstieg von HDL und Apo A_1 bei gleichzeitiger Reduzierung von LDL führen, bedingen bestimmte Gestagene, insbesondere Medroxyprogesteronacetat, einen entgegengesetzten Effekt: eine Zunahme von LDL, des LDL/HDL-Quotienten und eine Abnahme von HDL, speziell HDL_2, sowie Apo A_1. Alle diese Veränderungen

Tabelle 8.5 Mögliche Wirkungen der Östrogene an den Gefäßwänden

Direkte Östrogeneffekte	Indirekte Östrogeneffekte
– Genomisch, rezeptorvermittelt – nicht genomisch	– Lipidstoffwechsel – Lipoproteinsynthese – Kohlenhydratstoffwechsel – Insulinstoffwechsel
Gefäßdilatation	Glatte Muskulatur der Gefäßwand
– Östrogen-Rezeptoren: Endothel, Muskelzellen-Intima, Media, Adventitia – Erhöhte Ansprechbarkeit von Azetylcholin und Serotonin – NO-Synthese und -Abgabe – NO-Produktionsschutz – NO-Halbwertszeitverlängerung – NO-Synthese-Stimulation – Prostazyklin-Synthese – Endothelabhängige Relaxation der Arterien – Endothelunabhängige Relaxation der Arterien	– Dilatation durch Verhinderung des Calciumeinstroms – Blockade der Calciumkanäle

sind abhängig von der Art des Gestagens und von seiner Dosierung. Es ist daher zu empfehlen, wenn Gestagene zusätzlich zum Östrogen langzeitig gegeben werden, dieselben in der niedrigsten effektiven Dosis zu verwenden, da diese in niedrigen therapeutischen Dosen die Lipide nicht deutlich negativ beeinflussen. Natürliches Progesteron hat diese Effekte nicht.

Veränderungen von Surrogatparametern einschließlich der Lipide unter einer Kurzzeit- und insbesondere hinsichtlich einer Langzeit-Hormonsubstitution haben keine Bedeutung für die Nutzen-Risiko-Bewertung.

Die Veränderungen im Lipid- und Lipoproteinstoffwechsel sowie die Beeinflussung des Kohlenhydrat- und Insulinstoffwechsels zählen zu den indirekten Östrogeneffekten, die einen Anteil von ca. 30–35% umfassen. Die Abnahme des Arterioskleroserisikos um ca. 50% ist aber nicht allein Folge der indirekten Östrogeneffekte, sondern wird durch direkte, genomisch Rezeptor-vermittelte und nicht genomische bedingt. Die direkten, genomisch Rezeptor-vermittelten Estradioleffekte treten nach einer Latenz von Stunden im arteriellen und venösen Gefäßsystem auf und können anfangs flüchtig (nur kurzzeitig) sein. Die Vasodilatation von Arterien und Venen erfolgt sowohl endothelabhängig als auch -unabhängig. Östrogene wirken calciumantagonistisch, hemmen den Einstrom von Calcium in die Zelle und blockieren die Calciumkanälchen, stimulieren die NO-Synthese und -Abgabe sowie die Prostazyklinsynthese, normalisieren die Acetylcholinreaktion an der Gefäßwand, senken den Endothelin-I-Spiegel, reagieren als Antioxidantien und Radikalenfänger und wirken über die in der Intima, Media und Adventitia vorhandenen Östrogen-Rezeptoren (Tab. 8.5).

Die durch den Östrogenmangel bedingte Dysfunktion am Endothel führt auch zu einer Zunahme der Angina pectoris ohne koronare Arteriosklerose in der Peri- und frühen Postmenopause bzw. nach Oophorektomie (Collins, 1996).

Die interagierenden hormonalen komplexen Wirkungen des Estradiols sind im Nettoeffekt positiv (Mueck, 2003). Das schließt jedoch nicht aus, dass eine Hormonsubstitution mit Risiken behaftet ist. Dieselben können sich besonders zeigen, wenn die Hormone unphysiologisch (nicht indiziert; zu hoch dosiert; ungünstige Applikationsform) und/oder zu spät, d. h. Jahre nach der Menopause mit jahrelangem Östrogendefizit, substituiert werden oder bei älteren Frauen mit Vorerkrankungen, z. B. arteriosklerotischen Veränderungen, verordnet werden.

Primäre Prävention

Über 30 Beobachtungsstudien (Fall-Kontroll- und Kohortenstudien) ergaben, dass bei Frauen ohne vorbestehende kardiovaskuläre Erkrankungen dosisabhängig das kardiovaskuläre Risiko bis zu 50 % reduziert werden kann. Durch niedrigere Dosen von 0,3 mg oder 0,625 mg equinen konjugierten Östrogenen konnte das Risiko um 60 bis 65 % reduziert werden. Die Meta-Analyse bestätigte sowohl für die Östrogenmonotherapie als auch die Östrogen-Gestagen-Substitution eine Risikominderung um 30–40 % (Barrett-Connor u. Grady, 1998).

Die im Jahre 2000 vorgenommene Auswertung der 1976 begonnenen „Nurses' Health Study" (NHS) zeigte eine Risikominderung um 40 %, wobei die sogenannten Selektionsbias nicht zutreffen. In allen Subgruppen: sozialer Status, Bildungsgrad, Compliance, Arztbesuch u. a. wurde eine Prävention festgestellt (Grodstein et al., 2000). Auch bei der multivariaten Adjustierung für die Risikofaktoren der koronaren Herzerkrankungen und der Auswertung nach WHI-Kriterien ergab sich in der NHS für die alleinige Östrogentherapie und die kombinierte Behandlung mit Östrogen und Gestagenen eine signifikante Reduktion des Risikos für koronare Herzerkrankungen (Grodstein et al., 2006). In der Subgruppenauswertung für Frauen, die 10 und mehr Jahre nach der Menopause die Hormonersatztherapie begannen, ließen sich keine signifikanten Beziehung zwischen der Hormonersatztherapie und den koronaren Herzerkrankungen nachweisen (Östrogene RR 0,87, 95 % KI 0,69–1,10; Östrogen-Gestagen-Kombinationen RR 0,90, 95 % KI 0,62–1,29). Ein gleicher Trend bestand für Frauen über 60 Jahre, obwohl es den Anschein hatte, dass durch die Östrogen-Gestagen-Kombinationen das Risiko reduziert wurde (RR 0,65, 95 % KI 0,31–1,38). Geschlussfolgert wurde, dass das koronare Risiko demnach vom Beginn der Hormontherapie nach der Menopause und vom Alter beeinflusst werden könnte.

Der koronare arterielle Calcium-Score (CACS) als Nachweis für Plaques wurde durch eine Östrogentherapie unter Einschluss aller Einflussfaktoren signifikant reduziert (OR 0,40, 95 % KI 0,19–0,82), wobei es keine Unterschiede in der altersadjustierten Untergruppe für eine reine Östrogen- oder Östrogen-Gestagen-Therapie gab. Frauen, die die Hormontherapie 10 Jahre anwendeten, hatten signifikant weniger Plaques als Kurzzeit-Anwenderinnen (Barrett-Conner u. Laughlin, 2005).

Mit der Meta-Analyse aus 23 Studien zeigten Salpeter et al. (2006) für die Hormonersatztherapie eine signifikante Reduktion des Risikos für koronare Herzerkrankungen bei Frauen < 60 Jahre (OR 0,68, 95 % KI 0,48–0,96), aber nicht für Frauen > 60 Jahre (OR 1,03, 95 % KI 0,91–1,16). Bedeutsam ist, dass das Risiko für die > 60-jährigen Frauen nur im ersten Jahr erhöht ist (OR 1,47, 95 % KI 1,12–1,92), um sich dann über die Zeit zu reduzieren (nach 2 Jahren OR 0,79, 95 % KI 0,67–0,93).

Die Auswertung der General Practice Research Database (GPRD) in England ergab für HRT-Anwenderinnen und ehemalige Anwenderinnen der unterschiedlichsten Therapieregime einschließlich Tibolon und Applikationswege, adjustiert für das Alter und multivariat für Diabetes, Hypertonie, Rauchen, Hyperlipidämie, Alkoholkonsum, BMI und eine belastende Familienanamnese eine Risiko-Abnahme für den akuten Herzinfarkt (deVries et al., 2006).

Nach transdermaler Estradiolapplikation war das Herzinfarkt-Risiko signifikant niedriger (RR 0,54) als nach oraler (RR 0,85) (DaHoR-Study).

Das SERMS Raloxifen übt keinen signifikanten risikoreduzierenden Einfluss auf koronare Herzerkrankungen aus (Barrett-Conner et al., 2006).

Aus den klinisch-experimentellen und randomisierten kontrollierten Studien lässt sich biologisch plausibel ableiten, dass die günstigen Östrogenwirkungen an den Gefäßen möglich sind, wenn dieselben relativ bald nach dem Menopause-bedingten Östrogenabfall noch reagieren können. Das Östrogen-Fenster zwischen dem Östrogenabfall und dem Beginn der Substitution ist für die Prävention im Herz-Kreislauf-System relativ klein und nur für wenige Jahre nach der Menopause für die Prävention geöffnet. Die indizierte Therapie sollte daher so bald als möglich nach dem Östrogenabfall beginnen.

Dagegen konnte das Schlaganfallrisiko nur mit der niedrigen Dosis von 0,3 mg equiner konjugierter Östrogene reduziert werden, während höhere Dosen entweder ineffektiv oder von Nachteil waren.

Sekundäre Prävention

Aus den großen Studien WHI, HERS u. a. wurde geschlussfolgert, dass eine Sekundärprävention für Herz-Kreislauf-Erkrankungen mit den bisher eingesetzten Hormonkombinationen, vor allem konjugierten Östrogenen und Medroxyprogesteronacetat, nicht möglich ist. Die Arbeitsgruppe um Clarkson (2001) konnte zeigen, dass bestehende Gefäß-Plaques sich nicht zurückbilden. Es gibt aber auch zahlreiche Hinweise, dass partiell Besserungen möglich sind. Bei älteren Frauen in der Postmenopause mit manifester Arteriosklerose der Koronarien hat Estradiol alleine oder in sequenzieller Kombination mit Medroxyprogesteronacetat keinen signifikanten Effekt auf die Progression der Arteriosklerose (Hodis et al., 2003). Allerdings kann die Progression der subklinischen Arteriosklerose bei jüngeren gesunden postmenopausalen Frauen durch Estradiol verlangsamt werden, vorausgesetzt es werden keine Lipidsenker eingenommen (Hodis et al., 2001). Östrogene destabilisieren die arteriosklerotischen Plaques durch Hochregulierung von Metalloproteinasen im Plaquekopf, vor allem bei der beginnenden, weniger oder nicht bei der „manifesten“ Arteriosklerose.

Die sekundäre Prävention wurde in der „Heart and Estrogen-Progestin Replacement Study“ (HERS) placebokontrolliert doppelblind geprüft. Die 4-jährige Behandlung mit der Kombination aus 0,625 mg equinen konjugierten Östrogenen und 2,5 mg Medroxyprogesteronacetat führte im ersten Jahr der Einnahme zu einer Risikoerhöhung (1,52), wobei dieses Risiko in den ersten 4 Monaten nach Einnahmebeginn am größten war, sich im zweiten Drittel des Jahres reduzierte, im zweiten Jahr bei 1,0 lag, ehe der Vorteil der Hormonersatztherapie (HRT) deutlich wurde. Im dritten und vierten Jahr der HRT lag das Risiko bei 0,87 bzw. 0,67. Außerdem bestand ein 3-fach höheres Thromboserisiko (Hulley et al., 1998). Auch die Fortsetzung der Studie (HERS II) an noch einem Drittel der Studienpopulation unverblindet ergab keine Protektion für die untersuchte Präparatekombination (Grady et al., 2002). In einer Nachauswertung von HERS konnte gezeigt werden, dass bei Frauen, die im ersten Jahr der HRT gleichzeitig mit Statinen behandelt wurden, der signifikante Risikoanstieg für kardiovaskuläre und thrombotische Ereignisse ausblieb (Herrington et al., 2002). Estradiol und Statine verbessern additiv die vaskuläre Funktion (Mueck et al., 2001).

In der Women's Health Initiative Study (WHI) wurde der Arm mit der gleichen Hormonkombination: täglich 0,625 mg equine konjugierte Östrogene und 2,5 mg Medroxyprogesteronacetat vorzeitig abgebrochen, weil das Hauptziel der Studie – „eine kardiovaskuläre Prävention bei gesunden Frauen“ – nicht erreicht wurde. Es fand sich ein doppelt so hohes Thromboembolierisiko und ein 30–40 % höheres Risiko für koronare Herzerkrankungen und zerebrale Insulte. Absolut gesehen, gab es eine jährliche Häufung koronarer Herzerkrankungen 37 auf 10 000 Frauen unter der kombinierten HRT im Vergleich zu 30 Fällen auf 10 000 Frauen in der Placebogruppe. Die Herzinfarktmortalität war nicht erhöht. Allerdings kann man bei der WHI nicht von gesunden Frauen bei einem mittleren Eingangsalter von 63,2 Jahren ausgehen, wobei über 20% der Probandinnen älter als 70 Jahre waren. 50% der Frauen waren vor oder während der Studie Raucherinnen, 34% wiesen einen BMI > 30 kg/m² auf (WHO-Definition: BMI > 30 kg/m² = Adipositas), 36% hatten eine Hypertonie, 20% nahmen Acetylsalicylsäure und 12% Lipidsenker ein. Frauen mit Zustand nach Venenthrombose, Herzinfarkt, Angina pectoris, Bypassoperationen, Angioplastien und Diabetikerinnen waren in die Studie mit aufgenommen worden. Unter Beachtung strikter statistischer Verfahren – Adjustierung für multiple Tests – sind nur die erhöhte Thromboserate, jedoch nicht die koronaren Herzerkrankungen statistisch signifikant. Die Autoren betonen selbst, dass die Ergebnisse lediglich für die equinen konjugierten Östrogene und Medroxyprogesteronacetat in den angewandten Dosen gültig sind und *„nicht für niedrigere Dosierungen, nicht für andere orale Östrogene oder Gestagene und nicht für die transdermale Applikation"*. Wichtigste Konsequenz der Studie ist, dass vor Beginn einer HRT das mögliche individuell erhöhte Risiko der Anwenderin festzustellen ist. Ein erhöhtes Risiko für koronare Herzerkrankungen liegt nach der WHI-Studie vor, wenn das C-reaktive Protein (CRP) erhöht ist. Das CRP kann nach oraler Applikation ansteigen, nicht aber nach transdermaler.

Mit der Estonia-Studie wurden bei gleicher Präparatewahl und Dosierung die Ergebnisse der WHI für das Herz-Kreislauf-Risiko und die Knochenfraktur bestätigt (Veerus et al., 2006).

Bei individuellen Herz-Kreislauf-Risiken sollte primär die Behandlung durch den Internisten erfolgen, und erst nach kardiotherapeutischer Stabilisierung kann bei entsprechender Indikation die zusätzliche Gabe von Sexualsteroiden erwogen werden, wobei der günstigste Applikationsmodus mit zu erörtern ist.

Schlaganfall

Der Schlaganfall ist die dritthäufigste Todesursache für Frauen in Amerika und Europa. In mehreren Studien konnte belegt werden, dass die Östrogensubstitution zu einer Reduktion der Insulte um 20 bis 50% führt. Im Rahmen der WHI-Studie wurde unter Kombination von 0,625 mg konjugierten equinen Östrogenen mit 2,5 mg Medroxyprogesteronacetat (MPA) ein nicht signifikant erhöhtes Schlaganfallrisiko registriert. Detailliert für die Altersgruppen gab es Unterschiede. Für 50- bis 59-jährige Frauen war das Risiko unverändert, zwischen 60 bis 69 Jahren kam es zu einem signifikanten Anstieg um 65% für den ischämischen Schlaganfall und für 70–79 Jahre alte Frauen wurde ein nicht signifikanter Anstieg von 25% registriert (WHI, 2004). Das Risiko für den ischämischen Schlaganfall für „offenbar" gesunde Frauen ist mit den Lipiden streng assoziiert. Niedrige HDL-C-Werte stellen ebenso einen Risikofaktor dar wie ein hoher Gesamtcholesterol- oder erhöhte LDL-C-Werte. Dieses Risiko des ischämischen Schlaganfalls ist bei Frauen mit ansteigendem Gesamtcholesterol unter der HRT nicht erhöht (WHI – Auswertung, Kurth et al., 2007). Estradiol in einer täglichen Dosis von 1 mg hatte keinen Einfluss auf das Wiederholungsrisiko nach einem überstandenen ischämischen Schlaganfall, verdreifachte aber die Schlaganfall-bedingte Mortalität (Viscoli et al., 2001). Bei einem Zustand nach Schlaganfall sollte die Entscheidung für eine Hormonsubstitution nach sorgfältiger Abwägung getroffen werden. Ob bei diesen Frauen die transdermale Applikation vorzuziehen ist, kann z. Z. noch nicht mit Sicherheit beantwortet werden.

In der Malmö Diet and Cancer Studie (MDC) wurde der Einfluss der HRT auf das Schlaganfallrisiko bei einer mittleren Beobachtungszeit von 10,5 Jahren untersucht. Für die Inzidenz des Schlaganfalls und den ischämischen Schlaganfall bestand keine signifikante Relation zur HRT, aber ein zunehmendes Risiko bestand für den hämorrhagischen Schlaganfall in Abhängigkeit von den Östrogenen, für konjugierte Östrogene kovariat adjustiert ausgeprägter (RR 4,27) als für Estradiol (RR 2,55). Für die HRT-Anwenderinnen war das Schlaganfallrisiko mit dem Alter, Rauchen, erhöhtem BMI und der Hypertonie assoziiert (Li et al., 2006).

Hypertonie

Der Blutdruck verändert sich altersbedingt und steroidabhängig. Nach der Menopause steigt der Blutdruck an und es manifestieren sich Hypertonien, da der Gefäßwiderstand zunimmt. Estradiol stabilisiert den Blutdruck und führt bei leichter Hypertonie über eine Vasodilatation zu einer Senkung des Blutdrucks (Tab. 8.5). Bei Hypertonikerinnen sollte erst der Blutdruck eingestellt werden, ehe mit der Hormontherapie begonnen wird. Die transdermale Applikation der Östrogene oder die Verordnung von Drospirenon-haltigen Präparaten sollte bevorzugt erfolgen. Die Gestagendosis ist bei Hypertonikerinnen immer niedrig zu wählen, wobei Drospirenon, Progesteron oder Dydrogesteron die Alternativen sind. Drospirenon blockiert die Aldosteron-Rezeptoren und greift so renal regulierend in das Renin-Angiotensin-Aldosteron-System ein. Mit Drospirenon-haltigen Präparaten wurde sowohl der systolische als auch der diastolische Blutdruck vermindert. Die Reduktion des systolischen und diastolischen Blutdruckes war ausgeprägter bei mittelschwerer als bei leichter Hypertonie oder Normotonie.

Raynaud-Syndrom

Bei postmenopausalen Frauen mit Morbus Raynaud sollte die Östrogensubstitution niemals ohne Progesteron- (Gestagen-)zusatz erfolgen, da es durch die alleinige Östrogengabe zu einer α-adrenerg-abhängigen Vasokonstriktion kommen kann, der Progesteron entgegenwirkt.

Thromboembolie

Durch die Hormonersatztherapie wird das relative Risiko für venöse Thromboembolien auf das 2–4-Fache erhöht. Das Risiko ist am größten im ersten Anwendungsjahr und da wieder in den ersten 4 Monaten der Adaptation vor allem an die orale Medikation. Die Zunahme des Risikos ist von zahlreichen Faktoren abhängig, besonders dem BMI. Mit der ESTHER-Studie (Estrogen and Thromboembolism Risk) konnte gezeigt werden, dass BMI-assoziiert nach transdermaler Östrogenapplikation der Risikoanstieg für venöse Thromboembolien geringer ist als nach oraler Östrogenmedikation. Speziell Risikopatientinnen mit Thrombophilie (Faktor-V-Leiden, Prothrombin-Mutation) profitieren von der transdermalen Applikation, da das bestehende Risiko bei diesen Frauen nicht weiter erhöht wird, während oral verabreichte Östrogene dieses fast um das Sechsfache erhöhen (Straczek et al., 2005). In der gleichen Studie wurde festgestellt, dass das venöse Thromboembolierisiko durch orale Östrogene erhöht wird (OR 4,2; 95% KI 1,5–11,6), dagegen nicht nach transdermaler Applikation (OR 0,9; 95% KI 0,4–2,1). Mikronisiertes Progesteron (OR 0,7; 95% KI 0,3–1,9) und Pregnan-Derivate einschließlich Medroxyprogesteronacetat (OR 0,9; 95% KI 0,4–2,3) erhöhen das venöse Thromboembolierisiko nicht, Norsteroide dagegen fast um das 4-Fache (OR 3,9; 95% KI 1,5–10,0) (Cannonico et al., 2007).

Das absolute Risiko für venöse Thromboembolien ist allerdings lediglich in der frühen Postmenopause nur gering erhöht.

Venöse Bein- und Druckulzera

Nach der Analyse der UK General Practice Research Database durch Margolis et al. (2002) stellt die langjährige HRT bei 65- bis 95-jährigen Frauen eine Prävention für venöse Beinulzera (RR 0,65) und Druckulzera (RR 0,68) dar.

8.3.5 Metabolisches Syndrom und Diabetes mellitus (Altersdiabetes)

Metabolisches Syndrom

Zum metabolischen Syndrom gehören androide Adipositas, pathologische Glukosetoleranz mit peripherer Insulinresistenz, Dyslipidämie und arterielle Hypertonie. Diese komplexe Stoffwechselstörung kann zu einem Diabetes mellitus Typ 2 führen. Mit der Menopause und dem Nachlassen bzw. dem Verlust der Estradiolproduktion kommt es zu einer latenten Hyperandrogenämie. Damit sind endokrinologisch die Voraussetzungen für die Entstehung eines metabolischen Syndroms gegeben. Die Insulinresistenz bei Hyperinsulinämie kann sich verstärken. Hinzu kommt, dass in der Postmenopause Neuropeptin Y im Hypothalamus erhöht ist. Die Ursache ist der Östrogenmangel, der die zentrale Leptinsensitivität bedingt und zu einem gesteigerten Appetit führt.

Die Prävalenz des metabolischen Syndroms liegt bei 40 % nach der Menopause.

Durch die orale Östrogentherapie wird über die SHBG-Bildung das freie Testosteron gebunden und dadurch die Insulinresistenz vermindert. Glukosetoleranz und Insulinsensitivität werden verbessert. Der Shift von der gynäkoiden zur androiden Fettverteilung mit Stammfettsucht wird nicht weiter gefördert, sondern aufgehalten bzw. reduziert. Die indizierte Hormonersatztherapie ist bei einem gleichzeitig bestehenden metabolischen Syndrom sinnvoll, da Letzteres günstig beeinflusst werden kann.

Diabetes-mellitus-Inzidenz in der Postmenopause

Nach der Menopause steigt die Häufigkeit des Diabetes mellitus mit dem Alter bei Frauen deutlich mehr an als bei Männern. Die gestörte Glukosetoleranz und der Diabetes mellitus entwickeln sich dabei in Abhängigkeit von den Jahren nach der Menopause. Die Häufigkeit der gestörten Glukosetoleranz und des Diabetes mellitus war bei prämenopausalen Frauen niedriger (3,7 % bzw. 3,1 %) als in der Postmenopause (8,4 % bzw. 17,6 %) (Wu et al., 2001).

Die perimenopausalen endokrinologischen Veranderungen bedingen bei der Frau in der Postmenopause die Dominanz der ovariellen und adrenalen Androgene. Diese Androgendominanz mit Östrogendefizit und verstärkter Kortisolwirkung geht bei gleichzeitiger genetischer metabolischer Disposition mit einer verstärkten Insulinresistenz und Hyperinsulinämie einher. Gleichzeitig verstärken sich damit die Risikofaktoren für einen nicht insulinabhängigen Diabetes mellitus (NIDDM) und Herz-Kreislauf-Erkrankungen (Andersson et al., 1997). Östrogene können über die Induktion der SHBG-Bildung und die damit verbundene Androgenbindung das freie Testosteron senken, den Insulinspiegel reduzieren und über ihre positiven Effekte:

- Einwirkung auf die Pankreas-β-Zelle,
- Verbesserung der Glukosetoleranz und -utilisation,
- Stimulation der Glykogeneinlagerung und
- Induktion der Insulinrezeptorbildung

die Insulinresistenz durchbrechen.

Der Effekt der Steroide, Östrogene und Gestagene auf den Kohlenhydratstoffwechsel, d. h. die Glukosenüchternwerte, Glukoseutilisation, Insulinspiegel und Insulinresistenz, muss allerdings für die jeweiligen Steroidhormone einzeln und in Kombination in Abhängigkeit von der Art des Steroids, seiner Dosis, der Applikationsform und der individuellen Reaktion der Anwenderin betrachtet werden.

Diabetes-mellitus-Inzidenz unter HRT

Im Rahmen der EPIC-Norfolk-Studie wurde belegt, dass die HRT nicht zu einer Störung der Glukosetoleranz führt (Sargeant et al., 2000). In der randomisierten, doppelblind placebokontrollierten Studie an 2763 postmenopausalen Frauen mit Herzerkrankungen, von denen 2029 Frauen ohne einen Diabetes mellitus entweder die Kombination mit 0,625 mg konjugierten equinen Östrogenen und 2,5 mg Medroxyprogesteronacetat/Tag oder ein Placebo verordnet bekamen, war die Inzidenz des Diabetes mellitus mit 6,2 % in der HRT-Gruppe signifikant niedriger als mit 9,5 % in der Placebogruppe.

Im Ergebnis von HERS wurde festgestellt, dass bei Frauen mit koronaren Herzerkrankungen durch die HRT mit der gleichen Östrogen-Gestagen-Kombination die Inzidenz des Diabetes mellitus um 35% reduziert wurde (Kanaya et al., 2003).

Unterschiedliche Populationen reagieren sehr different auf eine Östrogenmedikation. Bei postmenopausalen amerikanischen Indianerinnen nahm nach Östrogenen die Störung der Glukosetoleranz zu und es bestand für diese Frauen ein nicht signifikantes Risiko für die Entwicklung eines Diabetes mellitus Typ 2 (OR von 1,10/Jahr) (Zhang et al., 2002).

Diabetikerinnen erhalten in der Regel seltener eine HRT verschrieben.

HbA1c, Glukose, Insulin

In unterschiedlichsten Studien an postmenopausalen Frauen mit einem Diabetes mellitus Typ 2 konnte gezeigt werden, dass das HbA1c unter der HRT signifikant abfiel. Diese Reduzierung des HbA1c war unabhängig vom Alter, BMI, der Taillen-Hüft-Rate, einer familiären Diabetesbelastung, der Erziehung, dem Einkommen, Rauchen, Alkoholkonsum, der Parität, bekannten Erkrankungen und dem Hysterektomiestatus (Sargeant et al., 2000). Dieser Effekt war sowohl nach einer oralen HRT mit unterschiedlichen Östrogenen (Estradiol, konjugierte equine Östrogene), Estradiol und Norethisteronacetat als auch nach transdermaler Estradiolapplikation über unterschiedlich lange Anwendungszeiten von 6 Wochen bis zu 3 Monaten festzustellen. Die Nüchternglukose- und Nüchterninsulinspiegel wurden durch 0,625 mg konjugierte equine Östrogene oder die Kombination von 0,625 mg konjugierten equinen Östrogenen mit 5 mg Medroxyprogesteronacetat nicht signifikant beeinflusst.

Transdermales oder orales Estradiol führen in Kombination mit den Gestagenen Cyproteronacetat oder Dydrogesteron zu einer signifikanten Zunahme der Insulinsekretion und sollte daher bei Diabetikerinnen mit einem bestehenden β-Zell-Insulinsekretionsdefekt bevorzugt verordnet werden. Transdermales Estradiol in Kombination mit Dydrogesteron verbesserte bei postmenopausalen Diabetikerinnen die Insulinansprechbarkeit stärker als die Kombination von oralem Estradiol mit Dydrogesteron und sollte deswegen bevorzugt bei einer Insulinresistenz verordnet werden (Borrisova et al., 2002). 50 µg Estradiol transdermal oder 0,625 mg konjugierte equine Östrogene oral in Form einer Sequentialtherapie mit 300 mg mikronisiertem Progesteron beeinflussten den Glukosestoffwechsel von postmenopausalen Diabetikerinnen nicht nachteilig (Araujo et al., 2002). Hochdosierte konjugierte equine Östrogene, 1,25 mg täglich und mehr, führen dagegen unweigerlich zu einer Zunahme der Insulinresistenz und Störungen der Glukosetoleranz.

Myokardinfarktrisiko bei Diabetikerinnen

Bei Diabetikerinnen ist das erhöhte kardiovaskuläre Risiko bekannt. Durch eine ERT wird das Myokardrisiko bei postmenopausalen Diabetikerinnen auf 0,51 reduziert. Dieses Risiko vermindert sich mit jedem weiteren Jahr der Östrogenanwendung (Kaplan et al., 1998).

Die „Northern California Kaiser Permanente Diabetes Registry"-Arbeitsgruppe fand, dass das Myokardinfarktrisiko für die gegenwärtige ERT mit einer niedrigen oder mittleren Östrogendosis (< 0,625 oder 0,625 mg konjugierte equine Östrogene oder entsprechende äquivalente Estradioldosen) reduziert ist (HR 0,84). Das Risiko für eine HRT mit Östrogenen und Gestagenen lag bei 0,77. Für ein Rezidiv eines Myokardinfarktes war das Risiko mit 1,78 signifikant erhöht. Dieses Risiko erhöhte sich signifikant weiter auf 3,84, wenn mit der HRT < 1 Jahr nach dem Myokardinfarkt begonnen worden war (Ferrara et al., 2003).

Diese Risikoerhöhung für einen erneuten Myokardinfarkt nach überstandenem Myokardinfarkt bei postmenopausalen Diabetikerinnen stellt eine Bestätigung der durch die HERS und

Nurses' Health Study registrierten Ergebnisse bei stoffwechselgesunden Frauen dar.

Tibolon

Tibolon 2,5 mg täglich führen nicht zu Veränderungen des Nüchternglukose- und postprandialen Glukosespiegels. Insulin fiel signifikant ab. Diabetikerinnen können Tibolon anwenden, die Glukoseeinstellung sollte allerdings in der ersten Zeit der Einnahme regelmäßig kontrolliert werden.

Praxisempfehlung

Bei postmenopausalen Frauen mit Diabetes mellitus sollte stets die Indikation die Voraussetzung für die ERT/HRT, die oral oder transdermal erfolgen kann, sein. Prinzipiell ist bei der ERT/HRT die niedrigste effektive Östrogendosis zu wählen, dieselbe sollte 1–2 mg Estradiol(valerat) oder 0,3 bis 0,625 mg konjugierte equine Östrogene nicht übersteigen. Die Gestagendosis ist ebenfalls so niedrig wie möglich zu wählen, und antiandrogen wirkende „stoffwechselneutrale" Gestagene sind zu bevorzugen. Die Betreuung sollte in enger Kooperation von Internisten (Diabetologen) und Gynäkologen erfolgen, wobei vor dem Beginn einer ERT/HRT die möglichen individuellen Risiken ganz genau in die Entscheidung einzubeziehen sind.

8.3.6 Zentrales Nervensystem

Endogene Sexualsteroide beeinflussen das zentrale Nervensystem in vielfältigster Weise.

Östrogene üben einen massiven Einfluss auf die Architektur und Organisation der Neuronen aus. Ebenso wie Progesteron modulieren sie die Genexpression im Gehirn, aktivieren hypothalamische Rezeptoren und werden selbst von Neurotransmittern stimuliert. Estradiol supprimiert Interleukin 6 und schützt damit das Gehirn vor degenerativen Prozessen. Östrogene senken die zerebralen Zytokine. Progesteron greift über Zytokine in die Lebensdauer der Nerven- und Immunzellen ein. Östrogene fördern über Zytokine die Ausbildung der zerebralen Plastizität.

Während Progesteron und die synthetischen Gestagene zentral dämpfend wirken, steigern Östrogene die geistige und körperliche Aktivität und führen zu einer Verbesserung der Sinneswahrnehmungen – Sehen, Hören, Riechen, Schmecken und Fühlen – und des Kurzzeitgedächtnisses. Als einziges Gestagen weist Dienogest keine antiöstrogenen Wirkungen im ZNS auf. Dadurch werden durch dieses Gestagen die positiven Effekte der Östrogene nicht antagonisiert, sondern einzelne neurophysiologische Wirkungen sogar noch verstärkt.

Morbus Alzheimer

Beim Morbus Alzheimer handelt es sich um eine progrediente diffuse Hirnatrophie mit einem Maximum zwischen dem 50. und 70. Lebensjahr. Die Erkrankung ist häufiger bei Frauen und steigt mit dem Alter an. Pathophysiologisch dominieren zwei Prozesse:

- die extrazelluläre Plaquebildung und
- die intrazelluläre Aggregation neurofibrillärer Tangles aus dem τ-Protein.

Bei Alzheimer-Patientinnen findet man in der Hirnrinde herdförmige extrazelluläre Ablagerungen mit vakuolärer Degeneration und sog. Alzheimer-Fibrillen (Plaques). In den Ablagerungen lässt sich β-A-4-Amyloidprotein nachweisen, das bei der synaptischen Vernetzung der Neuronen bedeutungsvoll ist. Die Entsorgung dieses Proteins ist beim Morbus Alzheimer offenbar gestört. Die Bildung der β-A-4-Amyloide und die Hyperphosphorylierung des τ-Proteins sind calciumabhängige Prozesse. Östrogene wirken calciumantagonistisch. 17β-Estradiol stimuliert die α-Sekretase, die das Amyloid abbaut. Außerdem wirkt 17β-Estradiol als Calciumantagonist der β-Amyloidbildung entgegen, verringert die Hyperphosphorylierung des τ-Proteins, supprimiert Il-6 und verhindert damit die Zerstörung des Nervengewebes. Konjugierte equine Östrogene bewirken eine signifikante Zunahme der hippokampalen Neuronen als Marker der Gedächtnisfunktion, wobei die niedrigste effektive Konzentration den maximalen neurotrophen Effekt besitzt. Darüber hinaus verbessern Östrogene die Hirndurchblutung und können der Entwicklung einer Arteriosklerose entgegenwirken.

Erste Berichte über die Verbesserung der kognitiven Leistung bei Patientinnen mit einem Morbus Alzheimer stammen aus Japan. Seitdem werden zur Prävention des Morbus Alzheimer natürliche Östrogene: Estradiol und konjugierte equine Östrogene, empfohlen. Die amerikanische Leisure World Cohort Study ergab eine signifikante, Östrogen-bedingte Reduzierung des Morbus-Alzheimer-Risikos (RR 0,69). In prospektiven und retrospektiven Studien sowie Meta-Analysen wurde diese Risikoreduzierung bestätigt. In Abhängigkeit von der Dosis und Einnahmedauer wird das Erkrankungsrisiko gesenkt (Tab. 8.6). Die Auswertung der Cache County Study (Zandi et al., 2002) ergab, dass eine ehemalige HRT (HR 0,33) und eine Behandlungsdauer von mehr als 10 Jahren zu einer Reduktion des adjustierten Gefahrenrisikos (HR 0,55) führen. Die Autoren sind in Übereinstimmung mit Mitteilungen in der Literatur der Meinung, dass die HRT effektiv für die primäre Prävention des Morbus Alzheimer ist.

Tabelle 8.6 Hormonersatztherapie und relatives Risiko an einem Morbus Alzheimer zu erkranken nach Paganini Hill et al., 1994 und Kawas et al., 1997

HRT		Dauer	RR	
Keine			1,00	
HRT		0– 5 Jahre	0,44	
	Östrogene			0,69
HRT		5–10 Jahre	0,34	
	Östrogene	< 7 Jahre		0,74
		> 7 Jahre		0,49
HRT		> 10 Jahre	0,50	
	Östrogene			
	Konjugierte	0,625		0,59
	Konjugierte	1,25		0,46

Eine Langzeit-Östrogensubstitution bewirkt wahrscheinlich eine Verschiebung der Manifestation des Morbus Alzheimer um fünf bis zehn Jahre und damit in ein höheres Lebensalter, das dann mitunter nicht mehr erlebt wird.

Depressive Verstimmungen, Kognition, Vigilanz und Schlaf

Die positiven Effekte der Östrogene auf die Gehirnfunktion lassen sich besonders bei Frauen mit einer *Depression bzw. depressiven Verstimmungen*, die sich bei bis zu 70% der Frauen im Klimakterium einstellen, aufzeigen. Östrogene wirken antidepressiv über eine Zunahme der Serotoninaktivität, eine Stimulation der Serotonin-Rezeptoren und eine Hemmung des Serotoninabbaus durch die Monoaminooxidase (MAO).

Kognition und *Vigilanz* sowie die Qualität des *Schlafes* können durch eine Östrogensubstitution ebenfalls verbessert werden. Diese positiven Östrogeneffekte auf das zentrale Nervensystem werden durch die meisten Gestagene oftmals abgeschwächt oder aufgehoben. Die Untersuchungen mit einer Dienogest-haltigen Östrogen-Kombination ergaben, dass die Östrogen-bedingte positive Beeinflussung einzelner neurophysiologischer Funktionen durch Dienogest nicht nachteilig verändert (Depressionen), sondern noch zusätzlich verstärkt (Schlaf, Kognition, Vigilanz) wird. Bei Frauen mit leichten bzw. mittelschweren Depressionen (ermittelt nach HAMD = Hamilton-Depressions-Skala) nahm nach 6 Behandlungszyklen mit einer Dienogest-Estradiolvalerat-Kombination die Depressionsstärke im Mittel um 43% ab (Abb. 8.11). Die Ursache dafür dürfte sein, dass Dienogest extragenital keine antiöstrogene Partialwirkung entfaltet.

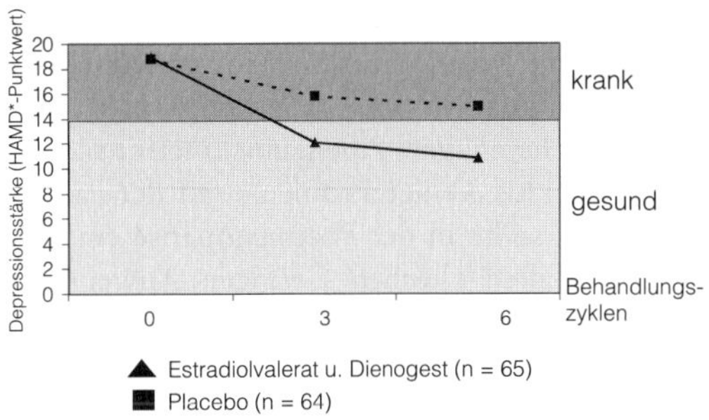

Abb. 8.11 Einfluss von Estradiolvalerat und Dienogest in einer randomisierten, doppelblinden, placebokontrollierten, klinischen Studie auf die Hamilton-Depressions-Skala zur Erfassung und Bewertung von Depressionen (Rudolph et al., 2002)

Schmerztherapie und Östrogene

Es erscheint sinnvoll, den Schlaf-Wach-Rhythmus älterer Menschen zu normalisieren. Dies kann mit einer Gabe von natürlichen Östrogenen (Estradiol, Estradiolvalerat, konjugierte Östrogene) erreicht werden. Durch die Östrogene werden die Opioid-Peptide und die Opioid-Peptid-Rezeptoren vermehrt. Auf diese Weise könnten u. a. auch Schmerzen nach Operationen besser bewältigt werden.

Auge

Hornhaut, Bindehaut und Tränenflüssigkeit sind östrogenabhängig. Östrogenmangel kann nach chirurgischer oder natürlicher Menopause zu atrophischen Veränderungen an der Horn- und Bindehaut und degenerativen Veränderungen an Gefäßen und Nerven führen. Die Tränenflüssigkeit nimmt ebenfalls ab. Linsentrübungen sind nach der Menopause häufiger. Als Folge der endokrinen Veränderungen nach der Menopause kann sich ein *Sicca-Syndrom* manifestieren oder ein *Katarakt* begünstigt werden und das Risiko für Glaukome und Makuladegenerationen steigt an.

Das Sicca-Syndrom mit trockenen Augen, Konjunktivitis und fehlender Tränenflüssigkeit kann sehr schnell durch eine Östrogenapplikation behoben werden, wobei die üblichen Dosierungen mit 1 mg Estradiol, 1 mg Estradiolvalerat oder 0,3 mg konjugierte Östrogene ausreichen.

Schneller kann die Behandlung nach Ausstellung des Rezeptes lokal erfolgen:

Rp	
0,005 g	Estradiol
ad 10,0	Oleum sesami
M.u.f.	S. äußerlich

Katarakt: Eine Linsentrübung und das damit einhergehende Kataraktrisiko sind bei Frauen häufiger als bei Männern. Dieser Unterschied lässt sich nach der Menopause durch eine HRT zur Primärprävention ausgleichen. Mit zunehmender HRT-Dauer nimmt das Kataraktrisiko ab. Während es nach 5-jähriger HRT ein RR von 0,9 besteht, liegt es nach 10 Jahren bei RR 0,8, nach 15 Jahren bei RR 0,72 und nach 20 Jahren bei RR 0,65 (Klein et al., 1994).

Gehör

Hören ist Östrogen-abhängig. Nicht nur im Innenohr, sondern auch in den Hörbahnen wurden Östrogen-Rezeptoren, α und β, nachgewiesen. In einzelnen Studien wurde mitgeteilt, dass sich die Hörfunktion nach der Menopause verschlechtert. Durch eine direkt nach der Menopause beginnende Östrogensubstitution lässt sich das Risiko einer altersbedingten Hörminderung reduzieren (Wenderlein u. Handel, 2004). Gestagene können den positiven Östrogeneffekt auf das Gehör abschwächen. Nach alleiniger Östrogensubstitution war die Hörleistung gesunder postmenopausaler Frauen besser als nach Östrogen-Gestagen-Kombinationen, aber durch die Kombination war die Hörleistung immer noch besser als ohne eine Hormonersatztherapie (Kilicdag et al., 2004).

8.3.7 Haut und Schleimhäute

Mit dem einsetzenden Östrogenmangel verändert sich die Haut, das größte Organ des menschlichen Körpers. Es handelt sich dabei um Veränderungen, die dem „Alterungsprozess" sehr ähnlich sind. Trockenheit und Faltenbildung durch nachlassenden Turgor des Hautgewebes, Abnahme der Epidermisdicke, der Hyaluronsäure, der Wasserbindung und des Kollagengehaltes der Haut sind durch Östrogene reversibel. Nach bereits eingetretenem Kollagenverlust der Haut kann durch Östrogene innerhalb kurzer Zeit eine Wiederherstellung, aber keine Überkorrektur erfolgen (Brincat, 1986). Der relative Androgenüberschuss in der Postmenopause führt häufig zu einer Defeminisierung oder Virilisierung mit verstärkter Körperbehaarung und „Damenbart" und zu vermehrtem Kopfhaarausfall (Abb. 8.9). Der Östrogenmangel zieht einen Abfall des SHBG nach sich, das freie Testosteron steigt an und ist biologisch verfügbar. Der Östrogen-Androgen-Quotient nimmt ab.

Die Stimmbänder sind ähnlich wie die Haut ein Erfolgsorgan der Sexualhormone. Östrogenmangel führt infolge von Atrophie zur Abnahme der Leistungskapazität. Eine Überdosierung des Estradiols bedingt ein Stimmbandödem, das mit Progesteron ausgeglichen werden kann.

Systemischer Lupus erythematodus

Der systemische Lupus erythematosus ist in der Postmenopause sehr selten. Durch eine HRT wird das Risiko für die Entstehung verdoppelt. Während Östrogene beim systemischen Lupus erythematosus und einer Thromboembolie oder Nierenerkrankung in der Anamnese kontraindiziert sind, ist nach Wluka et al. (2000) bei einem stabilen systemischen Lupus erythematosus eine HRT sicher und sinnvoll. Es sollten niedrig dosierte oder transdermale Präparate angewendet werden.

Psoriasis-Manifestation nach der Menopause

Kommt es nach der Menopause zur Manifestation einer Psoriasis, so kann ein Behandlungsversuch mit einem Sequenzpräparat unternommen werden. Ist die Psoriasis „zyklusabhängig" und blüht unter dem alleinigen Östrogeneinfluss auf oder erfährt einen neuen Schub in der Pause, so sollte die kontinuierliche Hormoneinnahme eines Kombinationspräparates empfohlen werden. Bei ehemaligen Pilleneinnehmerinnen, die im Langzyklus wenige Probleme mit der Psoriasis hatten, sollte in der Postmenopause ein Präparat mit dem gleichen Gestagen Anwendung finden, das bereits in der Pille enthalten war.

➡ **Dosierungsbeispiele**

1. Sequenzpräparate, zyklisch: Klimonorm, Climen, Cyclo-Östrogynal, Cyclo-Progynova, Gianda, Procyclo, Sisare, Presomen 0,625 compositum 21 Tage 1 Dragee/Tablette, 5–7 Tage Pause, danach Neubeginn oder
2. Sequenzpräparate, 28-Tage-Präparate: Gynamon, Femoston 1/10 mg, Femoston 2/10 mg. Mericomb 1 mg, Mericomb 2 mg, Novofem, Östronara, Osmil, Sisare 28, Trisequens, Climopax cyclo 0,625/5 mg, Presomen 28 compositum 0,3 mg/5 mg, Presomen 28 compositum 0,6 mg/5mg kontinuierlich, evtl. über Jahre.
3. Kombinationspräparate: Climodien, Clionara, Indivina 2 mg/5 mg, Kliogest N, Lafamme 2/2 mg, Merigest, Activelle, Angeliq, Femoston Conti 1 mg/5 mg, Indivina 1 mg/2,5 mg, Indivina 1 mg/5 mg, Lafamme 1 mg/2 mg, Wellnara.

Melanom

Aus den klinischen Studien ergibt sich bisher kein Anhalt, dass durch die Einnahme der Sexualsteroide das Risiko zur Entwicklung eines malignen Melanoms erhöht wird bzw. die Hormone einen ungünstigen Einfluss auf den Verlauf und die Prognose der Erkrankung ausüben.

Karpaltunnel-Syndrom

Durch die lokale Applikation von Estradiol (Gel) oder Estradiol und Progesteron (Crinone) kann das Karpaltunnel-Syndrom günstig beeinflusst werden.

Mundschleimhaut

Der postmenopausale Östrogenmangel führt zu Schrumpfungen an der Mundschleimhaut. Der

Mund wird trocken und Entzündungen der Gingiva treten leichter auf.

Parodontose

Östrogene verhindern das Fortschreiten der Parodontose, erhalten die Zähne länger und führen durch die Proliferation der Mundschleimhaut zu einem besseren Sitzen des Zahnersatzes.

8.3.8 Gewichtsveränderungen

In Europa (Großbritannien, Deutschland, Frankreich und Italien) kommt es nach Panotopoulos et al. (1997) innerhalb von 40 Jahren, d. h. zwischen dem 20. und 60. Lebensjahr zu einer Gewichtszunahme von 12,2 kg, das sind 0,3 kg/Jahr. Der BMI steigt dabei von 21,0 kg/m^2 auf 25,5 kg/m^2 an.

Mit unterschiedlichen Querschnitts- und Verlaufsstudien konnte nachgewiesen werden, dass es in der Peri- und Postmenopause zu einer stetigen Gewichtszunahme und Zunahme des BMI kommt und um die Menopause die abdominalen Fetteinlagerungen zunehmen. Die postmenopausale Frau wird durch eine signifikante Zunahme der androiden Fettverteilung, verbunden mit einer Zunahme des Verhältnisses „Stammfett" zum „Beinfett" charakterisiert, wobei sich die Gesamtfettmasse nicht signifikant verändert. In den Wechseljahren kann es zu einer Verschiebung in der Fettverteilung zur zentralen, androiden Form kommen. Die androide Fettverteilung korreliert besser mit den Jahren nach der Menopause als mit dem Lebensalter (Tremollieres et al., 1996). Der Anteil der androiden Fettverteilung nimmt von der Peri- zur Postmenopause von 38 % auf 42 % zu, wobei die gynäkoide Fettverteilung von 45 % auf 42 % reduziert wird (Ley et al., 1992).

Folge der viszeralen Adipositas ist eine latente Androgenisierung mit vermehrter Aromatisierung der Androgene zu Östrogenen bei gleichzeitigem SHBG-Abfall und Insulinresistenz mit reaktiver Hyperinsulinämie, und damit besteht die Möglichkeit der Manifestation des metabolischen Syndroms. In der Postmenopause ist der BMI signifikant negativ mit dem SHBG und positiv mit dem Estradiol korreliert, wobei das Taillen-Hüft-Verhältnis ebenfalls mit dem SHBG-Spiegel signifikant negativ und mit dem freien Testosteron positiv korreliert.

Das *Idealgewicht* als BMI-Bereich mit der niedrigsten Morbidität und Mortalität liegt bis < 56 Jahren im Bereich des Normgewichtes mit einem BMI von 19–24 kg/m^2. Mit dem Lebensalter verschiebt sich das Idealgewicht in den Bereich des Übergewichtes (56.–64. Lebensjahr BMI von 23–28 kg/m^2 und > 64-Jährige BMI von 24–29 kg/m^2).

Für die stetige Gewichtszunahme in der Postmenopause und im höheren Alter sind die veränderten Lebensgewohnheiten mit verantwortlich. Im Vordergrund steht dabei die Bewegungsarmut und damit verbunden der geringere Energiebedarf bei niedrigerem Grundumsatz. Hinzu kommt, dass anstelle der nur noch zu einem Drittel erforderlichen Nahrungsmenge dieselbe zu reichlich und das Abendessen zu üppig und zu spät eingenommen werden.

8.3.9 Sexualität

Bis ins hohe Alter bleiben Frauen sexuell genuss- und orgasmusfähig. Auch die Fähigkeit zu wiederholten Orgasmen bleibt bei entsprechender Stimulation erhalten. Lediglich die Dauer und Intensität des Orgasmus können vermindert sein (von Sydow, 1993). Ein Teil der Frauen kann durch die postmenopausale Genitalatrophie im Alter sexuelle Probleme bekommen, die aber erfolgreich durch eine entsprechende Hormonsubstitution behandelt werden können. Beeinträchtigungen im Sexualbereich werden besonders häufig von Frauen mit negativem Menarche-, Menstruations- und Geburtserleben geäußert. Frauen mit höherem Schulabschluss und durchschnittlicher Intelligenz geben seltener negative Veränderungen im Sexualbereich an. Persönlichkeitsfaktoren sind auch von Bedeutung: lebhafte, gesellige, mehr extrovertierte Frauen verzeichnen seltener Veränderungen als mehr introvertierte Frauen. Krankheit oder die nachlassende Potenz des Mannes sind für die absinkende Koitusfrequenz im Alter mit verantwortlich. Die Koitusfrequenz korreliert eher mit dem Alter der Ehemänner als mit dem der Ehefrauen. Die Libidoabnahme der Frau kann durch Beschwerden des klimakterischen Syndroms (z. B. Depression, trockene Scheide) sekundär verstärkt werden. Die Substitution mit natürlichen oder konjugierten Östrogenen und Gestagenen in Form einer Zweiphasenbehandlung kann zu einer Verbesserung des Wohlbefindens beitragen und die Symptome des klimakterischen Syndroms beseitigen. Libido und Orgasmusfähigkeit werden dadurch oft verbessert.

Behandlungsvorschlag: Östrogen-Gestagen-Sequenzpräparat, da kombinierte, insbesondere Gestagen-betonte Präparate die Libido eher drosseln. Bei trockener Scheide lokale Behandlung mit Östrogen-Creme oder Ovula.

➡ Dosierungsbeispiele

1. Oral
   Sequenzpräparate: Klimonorm, Climen, Cyclo-Progynova, Presomen 0,625 compositum zyklisch oder kontinuierlich, evt. Über Jahre, oder 28-Tage-Präparate: Gynamon, Femoston 1/10 mg/-2/10 mg. Mericomb 1 mg/-2 mg, Novofem, Östronara, Presomen 28 compositum 0,3 mg/5 mg/-0,6 mg/5mg, Trisequens u. a. kontinuierlich, evtl. über Jahre.
2. Transdermal
   Sequenzpflaster: Estalis sequi 50/250, Fem 7 Combi zyklisch oder kontinuierlich, evtl. über Jahre.
3. Lokal
   Vagifem, jeden 2. Tag eine Vaginaltablette einführen. Gestagengabe erforderlich! Endometriumproliferation!
   OeKolp Vaginalzäpfchen, OeKolp forte Vaginalzäpfchen, Ortho-Gynest Vaginalzäpfchen oder Estriol-Ovulum JENAPHARM, OeKolp Ovula, OeKolp forte Ovula, Ovestin 0,5 mg Ovula abends in die Scheide einführen.

Psychotrop wirksam und libidosteigernd ist eine Zusatzbehandlung mit Tibolon oder Androgenen. Durch Tibolon werden die Sexualstörungen besser behoben als durch eine alleinige Östrogentherapie.

➡ Dosierungsbeispiele

Oral
1. 1,25–2,5 mg Tibolon (Liviella) täglich.
2. 40 mg Testosteronundeconat (Andriol Testocaps) 1 Kapsel täglich. Cave: Androgenisierung.

Transdermal
1. 300 µg Testosteron (Intrinsa) alle 3–4 Tage.
2. 1 „Erbse“ (Tropfen) vom Testogel 25 (2,5 mg Gel enthalten 25 mg Testosteron) täglich oder jeden 2. Tag, morgens vom Gel einen erbsengroßen Tropfen auf die Schulter, den Arm oder Bauch auftragen. Cave: Androgenisierung.
3. 1 „Erbse“ (Tropfen) vom Androtop Gel 25 mg (2,5 mg Gel enthalten 25 mg Testosteron) täglich oder jeden 2. Tag, morgens aus dem Beutel einen erbsengroßen Tropfen auf die Schulter, den Arm oder Bauch auftragen. Cave: Androgenisierung.

In einigen Fällen sind durch die Androgengabe in der Prämenopause leichte Zyklusstörungen zu erwarten. Es sollte daher nur während der Corpus-luteum-Phase behandelt werden.

Cave: Androgenisierung. Vorher aufklären! Einverständnis einholen. Bei Auftreten von Stimmvertiefung und/oder Hirsutismus Androgene sofort absetzen.

In Großbritannien und den USA werden bei Libidomangel im Klimakterium mit bestem Erfolg Estradiol (25 mg), Progesteron (100 mg) und Testosteronkristalle (100 mg) subkutan implantiert (Greenblatt, Studd). Diese Präparate können über den internationalen Großhandel bezogen werden.

Kontrazeptive Sicherheit

Die kontrazeptive Sicherheit ist bei regelmäßiger Einnahme der Östrogen-Gestagen-Kombinationspräparate gegeben. Bei Anwendung der Sequenzpräparate ist der kontrazeptive Schutz nicht vorhanden. Er kann aufgrund der langen Halbwertszeiten der Gestagene erreicht werden, wenn die Einnahme der Östrogen-Dragees und Östrogen-Gestagen-Dragees nicht in der vorgegebenen Abfolge, sondern immer regelmäßig im Wechsel erfolgt. Für die Zeit der Perimenopause wird außerdem das Levonorgestrel-haltige Intrauterinsystem Mirena empfohlen.

8.3.10 Blutungsstörungen

Prämenopauseblutung

In der Prämenopause und vor allem Perimenopause bleibt häufig die Ovulation aus oder es besteht eine Corpus-luteum-Insuffizienz. Dysfunktionelle Blutungen treten auf. Organische Ursachen: Myome, Polypen, sind in der Prämenopause häufiger als sonst Grund für die Zyklusstörungen. Zervixkarzinome haben einen Häufigkeitsgipfel, während Korpuskarzinome noch seltener sind. Zu je 25 % sind Karzinome und einfache Hyperplasien (glandulär-zystische Hyperplasien) des Endometriums Ursachen der Blutungsstörungen.

Postmenopauseblutung

Bis zu welcher Zeit nach der Menopause noch einmal eine Menstruationsblutung mit Ovulation auftreten kann, wird unterschiedlich angegeben. Nach R. Schröder (1959) soll dies bis zu 2–3 Jahre nach der letzten Regel ausnahmsweise möglich sein. Die Häufigkeit liegt unter 0,1 %. Schwangerschaften sind äußerst selten, auch deshalb, weil die Implantation ausbleibt. Bei später auftretenden Blutungen ist, wenn keine Sexualhormone gegeben wurden, das Vorliegen eines Neoplasmas oder eines Granulosa-Thekazelltumors auszuschließen. Hyperplasieblutungen können auch Folge einer alleinigen Östrogenapplikation sein. Blutungen können aus einem atrophen Endometrium durch Gefäßbrüchigkeit oder aus Endometriumpolypen erfolgen. Die bei submukösen Myomen auftretenden Blutungen werden durch Drucknekrose des Endometriums oder durch Exulzeration der Myome erklärt. Postmenopauseblutungen kommen als Folge einer erhöhten Umwandlung von Androstendion in Estron und Estradiol öfter bei adipösen Frauen vor. Diese haben ein erhöhtes Endometriumkarzinomrisiko. Gerber et al. (1999) fanden bei Postmenopauseblutungen in 23 % maligne Befunde (Endometrium- und Zervixkarzinome), in 27 % benigne Neubildungen (Polypen, Hyperplasien) und in 45,4 % ein atrophes Endometrium vor.

Das häufige Vorkommen von Karzinomen im Klimakterium und in der Postmenopause erfordert in jedem Falle von Blutungen eine gründliche gynäkologische Untersuchung mit Inspektion, Kolposkopie, Zytologie, Palpation, Ultraschall des Uterus und Endometriums, Hysteroskopie und fraktionierter Abrasio (Zervix und Corpus uteri getrennt). Intrakavitäre Methoden für die ambulante Diagnostik (Jet wash, Aspiration, Endometriumbürsten, Cavumabstriche, aber auch Strichbiopsien) erreichen nicht die Sicherheit der Hysteroskopie mit fraktionierter Abrasio, die zusammen eine Sensitivität von 97 % und eine Spezifität von 100 % aufweisen. Wurde lediglich eine fraktionierte Abrasio vorgenommen, sind bei negativem Abrasionsbefund eine Hysteroskopie und gegebenenfalls eine Laparoskopie indiziert. Es muss in diesen Fällen an ein Östrogen-bildendes Blastom oder auch an ein Tubenkarzinom gedacht werden (Biopsie, Tuboskopie). Eine Östrogenbestimmung ist bei Verdacht auf Östrogen-bildendes Blastom zu erwägen.

Bei Blutungen nach Östrogengaben ist eine Hysteroskopie mit fraktionierter Abrasio in Betracht zu ziehen, insbesondere bei längeren und sich mehrfach wiederholenden uterinen Blutungen, da lediglich bei einer einmaligen Postmenopauseblutung und einer transvaginal mit dem Ultraschall gemessenen Endometriumdicke von < 5 mm die wiederholte Ultraschallmessung des

Endometriums empfohlen wird (Gerber et al, 1999). Ultrasonographisch ist eine sichere Differenzierung zwischen einer benignen Hyperplasie und einem Endometriumkarzinom nicht möglich. Erst eine vaginalsonographisch gemessene Endometriumdicke von 3 mm und weniger spricht für eine Atrophie des Endometriums (Curcic et al., 2000).

8.3.11 Lebererkrankungen – Varia

Leberadenom

Die Hormonsubstitution kann bei einem Adenom in der Leber durchgeführt werden. Allerdings sind die nach oraler und intramuskulärer Applikation auftretenden Spitzen bzw. hohen Spiegel zu vermeiden. Transdermale Systeme oder die vaginale Applikation sind zu bevorzugen. Als Östrogene sollten die 7-Tage-Pflaster oder Gele in niedriger Dosierung Anwendung finden, da dadurch gleichmäßig niedrige Spiegel erzielt werden können. Als Gestagene sind das natürliche Progesteron oder Dydrogesteron zu favorisieren, die vaginal zyklisch oder jedes Vierteljahr zu verordnen sind.

Zystenleber

Prinzipiell kann eine Hormonsubstitution in niedriger Dosierung vorgenommen werden. Die orale und intramuskuläre Applikation sind kontraindiziert. In niedriger Dosierung sollten Pflaster verordnet werden, wobei die 25 μg 7-Tage-Pflaster zu bevorzugen sind. Nach der 1., 2., 3. und 4. Applikation sind jeweils die Estradiolspiegel zu kontrollieren. Steigt der Estradiolspiegel an, so ist die Dosis weiter zu reduzieren. Als Gestagene sind das natürliche Progesteron oder Dydrogesteron zu favorisieren, die vaginal (Crinone, Utrogest) zyklisch oder jedes Vierteljahr zu verordnen sind.

Alternativ sind Estriolgaben möglich.

Hypothyreose

Durch die HRT erhöht sich bei bestehender Hypothyreose infolge der Östrogen-induzierten Proteinsynthese in der Leber der Thyroxinbedarf. Es sollten daher bei Frauen mit einer Hypothyreose vor, während und nach einer HRT, besonders ERT, die Schilddrüsenlaborwerte kontrolliert werden, damit rechtzeitig die Thyroxindosis angepasst werden kann.

Sarkoidose

Durch eine HRT mit Östrogen-Gestagen-Kombinationspräparaten kann die Progression der Sarkoidose bei Frauen in der Postmenopause aufgehalten werden (Chida et al., 1999).

Leukämie und Chemotherapie

Die Chemotherapie zur Behandlung der Leukämie (Morbus Hodgkin) führt zu einer Amenorrhö mit Begleitsymptomatik eines klimakterischen Syndroms. Besonders bei jungen Frauen sollte eine adäquate Hormonsubstitution vorgenommen werden. Dosen von täglich 1 mg Estradiol reichen dabei häufig nicht aus. Die Substitution sollte bei normgewichtigen Frauen mit täglich 2 mg Estradiol erfolgen. Zu empfehlen ist die zyklische oder kontinuierliche Sequentialtherapie mit den entsprechenden Sequenzpräparaten (Tab. 8.27) für die Dauer der Chemotherapie plus 3 Monate.

8.4 Substitutionstherapie

Die Hormonsubstitution in der Postmenopause hat unzähligen Frauen Freiheit von unnötigen Beschwerden, von Beeinträchtigungen der Lebensqualität und von Folgeerkrankungen des Östrogenmangels gebracht. Die Hormonsubstitution gewährleistet für Frauen mit behandlungsbedürftigen Beschwerden die Erhaltung oder Wiederherstellung der nicht selten geminderten körperlichen und geistigen Leistungsfähigkeit, fördert eine beschwerdefreie Sexualität, einen Zuwachs an Lebensfreude und Freiheit in der Lebensgestaltung.

Über den Nutzen einer Substitution beim Vorliegen eines Östrogenmangelsyndroms gibt es gegenwärtig keinen Zweifel mehr (Tab. 8.7). Die urogenitale Atrophie führt zu zahlreichen überflüssigen Folgeerscheinungen und Beschwerden. Hauptargument für eine langzeitige Substitution mit Östrogenen ist aber die Möglichkeit der Verhütung der *Osteoporose* und der *Arteriosklerose*

Tabelle 8.7 Vorteile der Östrogensubstitution

Subjektive Wirkungen	*Objektive Wirkungen*
Verbesserung der Lebensqualität und der Leistungsfähigkeit	Verhütung oder Beseitigung von somatischen Erscheinungen:
Erhaltung der Arbeitsfähigkeit	– Genitalatrophie
Verhinderung oder Reduzierung von neurovegetativen Symptomen:	– Mammaatrophie
– Hitzewallungen	– Harnwegsinfekte
– Schweißausbrüche	– Hautatrophie
– Schwindelgefühl	– Androgenisierung
Verhinderung oder Behebung von psychonervösen Störungen:	– Osteoporose
– Reizbarkeit	– Rheumatoide Arthritis
– Lustlosigkeit	– Herzkreislauferkrankungen (Arteriosklerose, Myokardinfarkt)
– Gedächtnisschwäche	– Morbus Alzheimer
– Schlafstörungen	– Karpaltunnelsyndrom
– Depressive Stimmungslage	– Auge
Metabolische Effekte	– Stimme
Verbesserung	– Gehör
– Lipidmuster Anstieg von HDL_2 Abfall von LDL	– Gingiva
– Anstieg von Apo A_1	– Zähne
– Rehydrierung des alternden Organismus (extrazelluläre Na- und Wasserretention)	
– Hemmung der Osteoklastenaktivität	
– Stimulierung der Osteoblastenaktivität	
– Stimulierung der Kollagensynthese	
– Verbesserung der Glukusetoleranz	
– Verbesserung der Glukuseutilisation	
– Stimulation der Glykogeneinlagerung	
– Induktion der Insulin-Rezeptorbildung	
– Durchbrechen der Insulinresistenz	

mit Folgen (Frakturen, Myokardinfarkt, Hirnblutungen) sowie eine Vermeidung oder Minderung der Progredienz der *Alzheimerschen Erkrankung*. Eine generelle Prophylaxe in der Peri- und Postmenopause erscheint nicht gerechtfertigt und ist auch praktisch nicht durchführbar, da die meisten Frauen im klimakterischen Alter den Arzt gar nicht aufsuchen. Eine generelle Prophylaxe ist auch nicht erforderlich, da ein Teil der Frauen keine klimakterischen Beschwerden angibt und noch länger ausreichende Östrogenspiegel aufweist. Zudem sollten *Hormone grundsätzlich nur bei einer eindeutigen Indikation* verordnet werden. Diese besteht bei Patientinnen mit Menopause praecox, frühzeitiger Oophorektomie, beginnender Osteoporose, schweren Atrophiebeschwerden oder starken psychovegetativen Symptomen. Behandelt werden können selbstverständlich nur diejenigen Frauen, die zum Arzt kommen und eine Therapie wünschen oder mit einer Behandlung nach Beratung einverstanden sind. Bisher kann nicht mit Sicherheit vorausgesagt werden, welche Frauen später schwerwiegende Symptome des Östrogenmangels mit Krankheitscharakter entwickeln werden. In der Zukunft wird es wichtig werden, die Frauen zu identifizieren, die von einer Hormonsubstitution profitieren oder durch dieselbe besonders gefährdet werden könnten. Dies könnte z. B. durch die Bestimmung verschiedener genetischer Polymorphismen, z. B. PAI-1, ACE, NO-Synthetase, Homocystein, HDL, Faktor-V-Leiden-Mutation, Prothrombinvarianten u. a. geschehen (Mueck, 2003). Jede Frau sollte aber ausreichende Kenntnisse über die beträchtlichen Vorteile einer langzeitigen Östrogensubstitution im Rahmen von Informationen und Aufklärung erhalten, damit sie sich aufgrund eigenen Wissens frei entscheiden kann, ob sie Östrogene einnehmen will oder nicht. Die Forderung „Östrogene bis zum Lebensende" ist überspitzt und für die meisten Frauen irreal. Die meisten Frauen setzen bereits nach wenigen Monaten und nur wenige nach einigen Jahren die Östrogene von selbst ab, besonders wenn keine Beschwerden mehr bestehen. Es ist also erforderlich, die Patientinnen regelmäßig zu betreuen, Kontraindikationen und Risiken immer wieder auszuschließen und die Patientinnen immer wieder neu zu beraten. Es bleibt daher tatsächlich nur eine kleinere Gruppe, die eine langzeitige Östrogenbehandlung erhält und durchhält. Dies sind gegenwärtig meist Frauen mit einer besseren Ausbildung oder höherem Gesundheitsbewusstsein.

Bei älteren Frauen, die erst mehrere Jahre nach der Menopause eine Hormonsubstitution wünschen, sollte dieselbe mit einer niedrigen Dosierung, eventuell einschleichend begonnen werden.

Ziele der Behandlung:

- Beseitigung der vegetativen und psychischen Symptome
- Verhinderung urogenitaler Rückbildungserscheinungen
- Reduzierung des Osteoporose- und Arterioskleroserisikos
- Reduzierung oder Hinausschieben des Alzheimerrisikos
- Beibehaltung oder Erzielung der Amenorrhö
- Minderung des Karzinomrisikos.

Die Substitution muss individuell angepasst mit der geringstmöglichen effektiven Dosis vorgenommen werden, die zur Beschwerdefreiheit führt und die Mindestdosis für Prävention der Osteoporose beachtet. Der maximale Knochenschutz wird mit folgenden täglichen Östrogendosen erzielt:

2 mg Estradiolvalerat oral
1–2 mg Estradiol oral,
1–2 mg Estradiol transdermal als Gel,
50 µg Estradiol transdermal als Pflaster,
0,6–1,25 mg konjugierte Östrogene oral.

Mit erheblich niedrigeren Dosen wird bereits am Knochen ein Effekt erreicht, der allerdings geringer ausfällt:

0,5 mg Estradiolvalerat oral,
0,5 mg Estradiol oral,
1,5 mg Estradiol transdermal als Gel,
14–25 µg Estradiol transdermal als Pflaster,
0,3 mg konjugierte Östrogene oral (Tab. 8.4).

Tabelle 8.8 Wann ist das Absetzen der Östrogene-Gestagene erforderlich?

Absetzen erforderlich	Allergische Reaktion, sehr selten Verstärkung einer Migräne, Kopfdruck, anhaltende Übelkeit, Gelbsucht, Gallenbeschwerden, Pankreatitis, tiefe Venenthrombose, bevorstehende endokrine Untersuchung, bevorstehende Operation, unklare uterine Blutungen,
Dosisreduktion ratsam (Gestagenzufuhr erwägen)	Brustbeschwerden, zervikaler Fluor, Endometriumhyperplasie, Kopfdruck, Gewichtszunahme, Ödeme, schwere Beine, Wadenkrämpfe, Hyperpigmentierung

Absolute Indikationen für eine präventive Langzeitsubstitution sind:

1. frühe Kastration, Menopause praecox, POF,
2. chronische atrophische Genitalveränderungen,
3. hohes Osteoporoserisiko,
4. hohes Arterioskleroserisiko,
5. hohes Alzheimerrisiko.

Beratung:

In jedem Fall soll die Patientin vor Behandlungsbeginn über den Sinn, die Möglichkeit, den Nutzen, aber auch über die Kontraindikation und denkbare Risiken einer Östrogentherapie eingehend belehrt werden, und sie muss prinzipiell zu der Behandlung ihre Zustimmung geben. Zur Beseitigung der klimakterischen Beschwerden wurde früher nur kurzfristig über Monate oder wenige Jahre mit Östrogenen behandelt. Danach wurde empfohlen, sich mit der Dosis langsam auszuschleichen. Dieses Vorgehen ist überholt. Die gegenwärtig empfohlene langzeitige präventive Substitution von Östrogenen zur Verhütung der oben genannten schwerwiegenden Spätfolgen des Östrogenmangels (Arteriosklerose, Osteoporose, Alzheimer) sollte über Jahre fortgesetzt werden. Eine Verabfolgung ist möglich und erwünscht, wenn keine Indikationen zum Absetzen (Tab. 8.8) oder Kontraindikationen (Tab. 8.32) vorliegen. In jedem Fall soll individuell vorgegangen werden und so lange substituiert werden, wie es erforderlich ist.

Bei Kontraindikationen kann durch den Wechsel der Applikationsart aus der Kontraindikation eine Indikation für die Östrogenmedikation werden.

8.4.1 Wirksamkeit, Nutzen und Therapiebewertung

Durch die Substitution mit Östrogenen werden alle durch Östrogenmangel bedingten vegetativen und psychischen Symptome behoben, die somatischen Veränderungen verhindert bzw., wenn bereits eingetreten, gebessert. Die Bewertung der klimakterischen Symptome erfolgte lange Zeit nach dem Kupperman-Index (Tab. 8.9). Nachteilig wirkte sich aus, dass für die verschiedenen Symptome eine unterschiedliche Gewichtung bestand und nicht alle Symptome berücksichtigt worden waren. In der Literatur wurden zum Teil nur noch die Wallungen und die atrophischen Veränderungen am Genitale oder aber eine Vielzahl von Symptomen berück-

Tabelle 8.9 Original Kupperman Index (1953) und modifizierter Kupperman Index

Menopausal Index

Symptoms	Factor	Severity	Numerical Conversion
1. Vasomotor	4	+ = 3	12
2. Paresthesia	2	M = 2	4
3. Insomnia	2	M = 2	4
4. Nervousness	2	S = 1	2
5. Melancholia	1	0 = 0	0
6. Vertigo	1	0 = 0	0
7. Weakness (Fatigue)	1	M = 2	2
8. Arthralgia and Myalgia	1	S = 1	1
9. Headaches	1	+ = 3	3
10. Palpitation	1	M = 2	2
11. Formication	1	S = 1	1
Menopausal Index (Sum)			31

Code:
0-None = 0 S-Light = 1 M-Moderate = 2 +-Marked = 3

Modifizierter-Kupperman-Index

Symptome	Faktor
Hitzewallungen	3
Schweißausbrüche	3
Schwindel	2
Labiler Hypertonus	2
Herzstiche	2
Kribbeln	2
Reizbarkeit	1
Lustlosigkeit	1
Psychose	1
Somatische Veränderungen	1

Schweregrade:
∅ = keine Beschwerden = 0
(+) = geringe Beschwerden = 1
\+ = mäßige Beschwerden = 2
++ = starke Beschwerden = 3

Durch Multiplikation des Schweregrades mit dem konstanten Faktor für das jeweilige Symptom ergibt sich die zahlenmäßige Umwandlung für jedes Symptom.

Bewertungszahl: > 35 schwer
20–35 mittel
< 20 leicht

sichtigt, aus denen eine einheitliche Bewertung und Vergleichbarkeit nicht gegeben war. Mit der Menopause-Bewertungsskala (Menopause Rating Scale II = MRS II) werden die verschiedenen Symptome in Symptomgruppen erfasst (Tab. 8.10). Neben der Registrierung dient der MRS II gleichzeitig zur Therapieeinschätzung durch die Patientin. Im Gegensatz dazu ist der Kupperman-Index arztorientiert.

8.4.2 Risiken und Nebenwirkungen

Die Substitution mit Östrogenen und Gestagenen ist generell sehr gut verträglich und unproblematisch. Bei niedriger Dosierung wirken Östrogene nicht blutdrucksteigernd. Präexistente Hypertonien werden durch Östrogene nicht verschlechtert. Es tritt im Mittel sogar eine Senkung des systolischen Blutdrucks ein. Eine Zunahme des venösen Thromboseembolierisikos durch substitutive Dosen von Östrogenen um das 2–4-Fache wurde festgestellt, d. h. 16–23 Frauen von 100 000 erkrankten an einer venösen

Tabelle 8.10 Menopause-Bewertungsskala II /Menopause Rating Scale II (MRS) nach Hauser, G. A., Huber, J. C., Keller, P. J., Lauritzen, C., Schneider, H. P. G. (Zentralbl. Gynäkol. 116 (1994) 16–23)

Menopause-Bewertungsskala

Menopause Rating Scale II Pat. Initialen └─┴─┘ Pat. Nr.: └─┘

Bitte beurteilen Sie die Intensität Ihrer Beschwerden durch Ankreuzen der entsprechenden Kästchen.

Beschwerden:	Keine 0	Leicht 1	Mittel 2	Stark 3	Sehr stark 4
Hitzewallungen, Schwitzen (Aufsteigende Hitze, Schweißausbrüche)	□	□	□	□	□
Herzbeschwerden (Herzklopfen, Herzrasen, Herzstolpern, Herzbeklemmungen)	□	□	□	□	□
Schlafstörungen (Einschlafstörungen, Durchschlafstörungen, zu frühes Aufwachen)	□	□	□	□	□
Gelenk-, Muskelbeschwerden (Schmerzen im Bereich der Gelenke, rheumaähnliche Beschwerden)	□	□	□	□	□
Depressive Verstimmungen (Mutlosigkeit, Traurigkeit, Weinerlichkeit, Antriebslosigkeit, Stimmungsschwankungen)	□	□	□	□	□
Reizbarkeit (Nervosität, innere Anspannung, Aggressivität)	□	□	□	□	□
Ängstlichkeit (Innere Unruhe, Panik)	□	□	□	□	□
Körp./geist. Erschöpfung (Allg. Leistungsverminderung, Gedächtnisminderung, Konzentrationsschwäche, Vergesslichkeit)	□	□	□	□	□
Sexualprobleme (Veränderung des sexuellen Verlanges, der sexuellen Betätigung und Befriedigung)	□	□	□	□	□
Harnwegsbeschwerden (Beschwerden beim Wasserlassen, Harndrang, unwillkürlicher Harnabgang)	□	□	□	□	□
Trockenheit der Scheide (Trockenheitsgefühl oder Brennen der Scheide, Beschwerden beim Geschlechtsverkehr)	□	□	□	□	□

Thromboembolie. Das erhöhte venöse Thromboserisiko – RR 2,1 – wurde sowohl durch Fall-Kontroll- als auch prospektive Kohortenstudien belegt. Die Thromboseexposition ist am höchsten in den ersten 6 Einnahmemonaten (OR 2,5). Sie nimmt danach ab, 6.–12. Einnahmemonat (OR 1,6), und beträgt nach einem Jahr 0,6. Bei erhöhtem venösem Thromboserisiko sollten die Östrogene *nur* zur Therapie, *nicht* zur Prävention verordnet werden.

Mit der ESTHER-Studie (Estrogen and Thromboembolism Risk) wurde belegt, dass das Thromboembolierisiko nach transdermaler Östrogenapplikation nicht erhöht wird (OR 0,9; 95% KI 0,4–2,1) (Cannonico et al., 2007).

Gewicht und Hormonersatztherapie

Immer wieder wird in Laienkreisen behauptet, dass die Hormoneinnahme mit einer Gewichtszunahme verbunden sei. Die angeblich Steroid-induzierte Gewichtszunahme ist mit 30% einer der meistgenannten Gründe für die Beendigung einer HRT (den Tonkelaar u. Oddens, 2000). Der Beginn einer HRT wird am Anfang fast immer mit einer geringen Gewichtszunahme von 0,5 bis 1 kg infolge einer vermehrten temporären Wassereinlagerung begleitet.

Zur Beantwortung der Fragen, welchen Einfluss Östrogene und die Kombination von Östrogenen und Gestagenen auf den BMI und die Fettverteilung ausüben, wurden im Cochrane-Review von 2003 (Norman et al.) 22 Studien nach 1998, die die Einschlusskriterien erfüllten, ausgewertet. Als Hauptergebnis wurden die 2000 dargestellten Befunde und Schlussfolgerungen bestätigt:

- Keine statistisch gesicherten Unterschiede bestehen für die mittlere Gewichtszunahme zwischen einer alleinigen Östrogenersatztherapie bzw. einer HRT mit Östrogen-Gestagen-Kombinationen und unbehandelten Frauen.
- Insuffiziente Daten existieren für die alleinige Anwendung der Östrogene und die Veränderungen des BMI.
- Keine statistisch gesicherten Unterschiede bestanden in der mittleren BMI-Zunahme zwischen Östrogen-Gestagen-Kombinationen und keiner HRT.
- Insuffiziente Daten liegen für die Taillen-Hüft-Rate, Fettmassen- und Hautdickenveränderungen vor.

Aus der Analyse der Studien wurden folgende Schlussfolgerungen abgeleitet:

Östrogene und Östrogen-Gestagen-Kombinationen induzieren keine zusätzliche zu der durch die Menopause bedingten normalen Gewichtszunahme. Östrogen-Gestagen-Kombinationen lösen keine über die durch die Menopause bedingte weitere BMI-Zunahme aus. Die durch die Menopause ausgelöste Gewichts- und BMI-Zunahme kann durch die HRT nicht präventiv aufgehalten werden.

Nach Cochrane-Kriterien 2003 ist mit der bisherigen Datenlage also noch nicht bewiesen worden, dass eine HRT die menopausebedingte Gewichtszunahme stoppen oder umkehren kann. Es wurden jedoch in den letzten 3 Jahren immer mehr Studien publiziert, die belegen, dass durch die niedrig dosierte HRT alleine und in Kombination mit einer gesunden Lebensweise, vor allem physikalischer Aktivität, die menopausebedingte Gewichtszunahme und Fettverteilung reduziert oder aufgehalten werden kann. Diese Reduktion, speziell am Stamm, war bei schlanken Frauen stärker ausgeprägt als bei übergewichtigen Probandinnen. Nach 2-jähriger Tibolonanwendung blieb das Verhältnis Gesamtfettmasse zur übrigen Körpermasse konstant.

Transdermal applizierte Androgene reduzieren sowohl die abdominale Fettakkumulation als auch die Gewichtszunahme bei postmenopausalen Frauen mit ursprünglichen Gewichtsproblemen. Im Gegensatz zur systemischen Androgenapplikation induziert die transdermale Verabreichungsform nicht Veränderungen des Lipidprofils (Gruber et al., 1998).

Im Einzel- und Ausnahmefall kann die HRT bei Disposition und vor allem bei Bewegungsarmut sowie gleichzeitiger Appetitsteigerung zu einem Gewichtsproblem führen. Bei der Verordnung der Hormone sollte daher besonders bei Frauen mit einem BMI > 25 auf die gesunde Ernährung, die Notwendigkeit der Bewegung und die Normalisierung der Lebensgewohnheiten verwiesen werden.

8.4.3 Karzinomrisiko

Mammakarzinom

In Deutschland nehmen nur 5–12% der Frauen, bei denen ein Mammakarzinom diagnostiziert wird, Östrogene ein. Die Meta-Analyse der Collaborative Group on Hormonal Factors in Breast Cancer (1997) ergab, dass bis zu einer Behandlungsdauer von 5 Jahren keine Risikoerhöhung für eine Erkrankung an einem Mammakarzinom festgestellt werden konnte (RR 1, 023). Die Zahl der Mammakarzinom-Diagnosen nimmt pro Behandlungsjahr um 2,3 % zu. Dieser Zuwachs entspricht der Zunahme durch das verspätete Eintreten der Menopause um ein Jahr. Beginnen 1000 Frauen im Alter von 50 Jahren mit der Hormonsubstitution, so nimmt die Zahl der Mammakarzinom-Diagnosen in 20 Jahren um 2 zu. Bei längerer Therapiedauer über 5 und mehr Jahre kommt es zu einer weiteren geringen Risikoerhöhung. Nach 10-jähriger HRT werden zusätzlich 6, aber auch 7 Oberschenkelhalsfrakturen und 60 Herzinfarkte weniger und nach 15-jähriger HRT zusätzlich 12 Diagnosen eines Mammakarzinoms gestellt. Im Übrigen ist es falsch, von zusätzlichen Brustkrebsfällen durch Östrogene zu sprechen. Der Brustkrebs war bereits vorher da. Knapp 40 % aller prämenopausalen Frauen haben bereits okkulte Mammakarzinome mit einer Größe unter 5 mm (Nielsen et al., 1987). Der überwiegende Anteil aller Mammakarzinome entwickelt sich während der fertilen Phase, vor der Menopause unter dem Einfluss des natürlichen Estradiols und Progesterons. Nur ein kleiner Teil erreicht die Größe, die zur Entdeckung führt. Das Wachstum mikroskopisch kleiner Läsionen kann unter günstigen endokrinen Bedingungen durch endogene Hormone, Estradiol und Progesteron, und exogene synthetische Östrogene und Gestagene gefördert werden. Von der Entstehung der ersten Tumorzelle eines Mammakarzinoms bis zur möglichen klinischen Erfassung in der Größe von 0,5–1,0 cm vergehen aber mindestens 5–10 Jahre (Dietel et al., 2005) (Tab. 8.11 u. 8.12).

Tabelle 8.11 Mammakarzinom und Hormonersatztherapie. Kumulative Inzidenz zwischen dem 50. und 70. Lebensjahr pro 1000 Frauen (Collabarative Group on Hormonal Factors in Breast Cancer, Lancet 1997)

Ohne HRT		45
Bis zu 5 Jahre HRT	+	2 (1–3)
Bis zu 10 Jahre HRT	+	6 (3–9)
Bis zu 15 Jahre HRT	+	12 (5–20)

Tabelle 8.12 Mammakarzinom und Hormonersatztherapie. Kumulative Inzidenz zwischen dem 50. und 70. Lebensjahr pro 1000 Frauen (Collabarative Group on Hormonal Factors in Breast Cancer, Lancet 1997)

Alter (Jahre)	nicht behandelt	Behandlungsbeginn im Alter von 50 Jahren Behandlungsdauer		
		5 Jahre	10 Jahre	15 Jahre
50	18	18	18	18
55	27	28	28	28
60	38	40	41	41
65	50	52	56	57
70	63	65	69	75
75	77	79	83	89
Alter (Jahre)	**nicht behandelt**	**Behandlungsbeginn im Alter von 55 Jahren Behandlungsdauer**		
		5 Jahre	10 Jahre	15 Jahre
55	27	27	27	27
60	38	39	39	39
65	50	52	53	53
70	63	65	69	70
75	77	79	83	90

Die Risikoerhöhung verschwindet jedoch nach dem Absetzen der Hormone sehr rasch wieder. Für die Risikoerhöhung gibt es keine Zusammenhänge zwischen Typ und Östrogendosis. Gestagene besitzen keinen protektiven Effekt (Tab. 8.11 und 8.12). Die Re-Meta-Analyse dieser Daten durch Bush et al. (2002) ergab für die Östrogen- und Östrogen-Gestagen-Substitution ein RR von 1,0. Nach Bush erhöhen die Hormone das Mammakarzinomrisiko nicht, vielmehr liegt die „Kausalität im Auge des Betrachters". Zieht man das durch Alkoholgenuss bedingte Mammakarzinomrisiko mit in Betracht, so reduziert sich das HRT-bedingte Risiko auch in der Collaborative Study von Beral auf 1,0 (Lauritzen, 2001).

Die Aufschlüsselung der Daten für Hormondosen durch Lauritzen (2001) erbrachte ebenfalls keine Risikoerhöhung durch die konjugierten equinen Östrogene:

0,6 mg konjugierte Östrogene RR 0,77
1,25 mg konjugierte Östrogene RR 0,99.

Erst bei einer HRT > 5 Jahren mit dünneren Daten war das RR 1,42 erhöht. Für die unbekannten Dosierungen und andere Östrogene betrug das RR 1,18 bzw. 1,26.

In der WHI-Studie wurden die durch die Collaborative Study Group von Beral erhobenen Befunde bestätigt.

Die Internationale Menopause Society und die Nordamerikanische Menopause Society kommen 2007 in ihren Statements zur postmenopausalen Hormontherapie fast zu identischen Aussagen zum Mammakarzinomrisiko. Die Ergebnisse der WHI zeigten, dass kein zunehmendes Risiko für eine Hormontherapie bis zu 7 Jahren besteht. Die Langzeitbehandlung mit Östrogenen alleine für 7 und 15 Jahre führte nach der WHI und NHS (Nurses' Health Study) nicht zu einem erhöhten Risiko für ein Mammakarzinom bei Amerikanerinnen. Neue europäische Beobachtungsstudien gehen von einer Risikoerhöhung nach 5 Jahren aus.

Die Inzidenz des Mammakarzinoms variiert in den einzelnen Ländern in Abhängigkeit von den Lebensgewohnheiten. Aus diesem Grunde können die in Studien zur Hormontherapie gewonnenen Daten nicht verallgemeinert werden (IMS, 2007). Das mögliche Risiko für die Entwicklung eines Mammakarzinoms unter einer HRT ist gering und beträgt weniger als 0,1% pro Jahr. Magnuson et al. (1999) hatten für Schweden eine signifikante Risikoerhöhung für das Mammakarzinom festgestellt, betonten aber, dass exogen zugeführte Hormone das Risiko eines Mammakarzinoms nur dann erhöhen, wenn beide Steroide – Östrogene und/oder Gestagene – eine maligne Transformation und eine Progression der bereits transformierten Zellen bewirken. Die Risikoerhöhung betrifft vor allem Rezeptor-positive lobuläre Mammakarzinome.

Die *„Millionen-Frauen-Studie"* ist eine Beobachtungsstudie (Evidence based medicine – level III) an 1 084 110 britischen Frauen im Alter von 50–64 Jahren zwischen 1996 und 2001, von denen für ca. 800 000 die Auswirkungen unterschiedlicher ERTs und HRTs auf das Mammakarzinomrisiko und die Mammakarzinommortalität untersucht wurden. Für Frauen, die niemals eine ERT/HRT angewendet hatten, betrug das Mammakarzinomrisiko 1,0, für ehemalige Anwenderinnen einer ERT/HRT 1,01 und für gegenwärtige Anwenderinnen einer alleinigen Östrogentherapie (ERT) 1,30 ($p < 0{,}0001$), einer Östrogen-Gestagen-Kombination (HRT) 2,00 ($p < 0{,}0001$), einer Tiboloneinnahme 1,45 ($p < 0{,}0001$) und bei anderen und unbekanntem HRT-Typ 1,44 ($p < 0{,}0001$). Unter der Östrogentherapie war das Risiko für die

orale ERT mit RR 1,32,
transdermale ERT mit RR 1,24 und nach
Implantation ERT mit RR 1,65

signifikant ($p < 0{,}0001$) erhöht, ohne dass zwischen den drei Östrogen-Regimen signifikante Veränderungen bestanden. Das höchste Risiko (Verdoppelung) besteht nach Ansicht der Autoren bei Einnahme von Östrogen-Gestagen-Kombinationen. Die mitgeteilten Risikoerhöhungen für die Entstehung von Mammakarzinomen nach kurzfristiger Hormoneinnahme stehen im Widerspruch zur biologischen Plausibilität. Es konnte in der WHI und MWS gezeigt werden, dass kurzer Zeit nach dem Absetzen der HRT, d. h. innerhalb eines Jahres, das RR auf den Ausgangswert zurückgeht. Wären die Mammakarzinome primär durch die Hormonersatztherapie induziert worden, so müsste die Normalisierungskurve über einen sehr viel längeren Zeitraum abklingen, da Malignome selbst unter Beachtung der seltenen Selbstheilungen durch ein nicht aufhaltbares autonomes Wachstum charakterisiert sind.

Östrogene sind lediglich einer der konditionierenden Faktoren und bedingen durch ihre proliferations- und durchblutungsfördernde Wirkung ein für die Entwicklung bestehender Tumoren günstiges endokrines Milieu.

Die Hormonsubstitution bei Frauen mit einer *positiven Familienanamnese für ein Mammakarzinom* ist nicht mit einer signifikanten Zunahme der Inzidenz, an einem Mammakarzinom zu erkranken, verbunden, aber mit einer signifikant niedrigeren Mortalitätsrate assoziiert (Sellers et al., 1997). Die karzinomabhängige Sterberate wird auch bei Frauen mit einem Mammakarzinom durch die Hormonsubstitution um > 30% verringert (Grodstein et al., 1997). Die Hormonsubstitution führt wahrscheinlich zu einer früheren Demaskierung kleiner Mammakarzinome, die in einem frühen Stadium diagnostiziert werden, eine wesentlich bessere Prognose aufweisen und nicht zur Zunahme der Mortalität führen (Harding et al., 1996).

Die Hormonsubstitution kann zu einer Dichtezunahme des Mammagewebes führen, wodurch die mammographische und Kontrastmittel-magnetresonanztomographische Beurteilbarkeit des Drüsenparenchyms erschwert sein kann. Die Sonographie als Ergänzungsuntersuchung sollte dann großzügig eingesetzt werden. Im Falle unklarer Mammographiebefunde ist die Folgeuntersuchung frühestens 2–4 Wochen nach dem Absetzen der Hormonsubstitution vorzunehmen.

Endometriumkarzinom

Die kontinuierliche Dauerbehandlung mit Östrogenen führt dosis- und zeitabhängig zur Hyperplasie des Endometriums als einer möglichen Präkanzerose (Tab. 8.13). Die alleinige Östrogensubstitution ist in Abhängigkeit von der Dosis und Einnahmedauer mit einer signifikanten Zunahme der Endometriumkarzinome verbunden. Nach der Meta-Analyse von Grady et al. (1995) beträgt das RR eines Endometriumkarzinoms für die alleinige zyklische oder kontinuierliche Östrogensubstitution 2,31. Dieses Risiko erhöhte sich nach mehr als 8-jähriger Substitu-

Tabelle 8.13 Endometrium-Hyperplasie-Raten nach einjähriger Anwendung von Östrogenen allein oder in Kombination mit Norethisteronacetat (Literaturzusammenstellung)

Zeit/HRT	Hyperplasie-Rate in %
Postmenopause	2
Hormonsubstitution	
Estradiol 1 mg, oral	14,4
Estradiol 2 mg, oral	30–40
Equine Östrogene	19,9
Estradiol + NEA kombiniert, oral	0,4–1
Estradiol + NEA kombiniert, transdermal	< 1
Estradiol + NEA sequential, transdermal	1–1,4

Tabelle 8.14 Hormonersatztherapie und Endometriumkarzinomrisiko

Autor	Studie	Behandlung	OR/RR
Grady et al., 1955	Metaanalyse	ERT	2,31
		HRT	0,8
Hill et al., 2000	Fall/Kontroll	Keine HRT	1,0
		HRT	0,6
		6–36 Monate	0,6
		> 37 Monate	0,6
Pike u. Ross 1997	Fall/Kontroll	Keine HRT	1,0
		ERT	2,17
		Sequential HRT (7 Tage)	1,87
		Sequential HRT (10 Tage)	1,07
		HRT	1,07

tion auf 8,22. Nach Substitution mit Östrogenen und Gestagenen betrug in der WHI das HR 0,83 (95% KI: 0,47–1,47). Weitere epidemiologische Untersuchungen ergaben, dass das Endometriumkarzinomrisiko bei einer Sequentialtherapie wesentlich von der Dauer der Gestageneinnahme abhängt. Bei nur 7-tägiger Einnahme ist das RR signifikant erhöht, während es bei einer mindestens 10-tägigen oder längeren Gestagenapplikation, ähnlich wie nach Einnahme von Östrogen-Gestagen-Kombinationen, zum Basisrisiko zurückkehrt (Tabelle 8.14).

Ein geringer Teil der Endometriumkarzinome entsteht allerdings östrogenunabhängig, schicksalsbedingt. Diese Karzinome lassen sich auch durch Gestagene nicht verhindern und haben eine schlechte Prognose.

Ovarialkarzinome

Nach den bisher vorliegenden Fall-Kontroll- und Kohortenstudien führt die HRT nicht zu einer signifikanten Risikosteigerung für das Ovarialkarzinom. Ein Risikoanstieg ist in Abhängigkeit von der Einnahmezeit erkennbar.

Vulvakarzinom

In großen Studien wurde belegt, dass weder durch Östrogene allein noch durch eine Östrogen-Gestagen-Kombination die Inzidenz des Vulvakarzinoms beeinflusst wird.

Zervixkarzinom

Durch die HRT wird das Risiko für ein Zervixkarzinom nicht erhöht.

Kolorektale Karzinome

In den unterschiedlichsten Studien wurde durch die HRT eine deutliche Reduktion der Inzidenz des Kolon-, aber auch des Rektumkarzinoms gefunden. Die Meta-Analyse von Nanda et al. (1999) ergab eine Risikominderung in Abhängigkeit von der Anwendung der HRT. Das RR lag zwischen 0,67 und 0,88, wobei die Inzidenz des Rektumkarzinomrisikos durch die HRT nicht beeinflusst wird. Diese Mitteilung steht im Widerspruch zu den Ergebnissen aus der Nurses' Health Study (Tabelle 8.15). Nach Grodstein et al. (1998) hält der protektive Effekt nach Beendigung der HRT noch mehr als 5 Jahre an. In der WHI-Studie ergab sich ebenfalls eine Reduzierung des Risikos für kolorektale Karzinome (RR 0,63; 95% KI: 0,43–0,92), allerdings nur für die kombinierte HRT. Die Karzinome waren in der HRT-Gruppe fortgeschrittener als in der Kontrollgruppe. Die Mortalität unterschied sich nicht. Nach transdermaler Hormonsubstitution ist die Risikoreduktion für die kolorektalen Karzinome größer als nach oraler HRT (Csizmadi et al., 2004).

Tabelle 8.15 Relatives Erkrankungsrisiko für kolorektale Karzinome unter der Hormonsubstitution nach Grodstein et al.; Ann Intern Med 128; 1998; 705–712

	Kolorektales Karzinom RR	Kolonkarzinom RR	Rektumkarzinom RR
Hormonsubstitution	0,65	0,64	0,67
Hormonsubstitution > 5 Jahre	0,72	0,75	0,59
Ehemalige Hormonsubstitution	0,84	0,86	0,76
Hormonsubstitution vor > 5 Jahren	0,92	0,91	0,93

Raucher-abhängige Karzinome

Die typischen Raucher-abhängigen Karzinome im Mund, Pharynx, Hypopharynx, Larynx, Ösophagus, in der Lunge, Zervix und Blase werden sowohl durch die Hormonsubstitution mit Östrogen-Gestagen-Kombinationen (HR 0,50, 95% KI: 0,12–2,02) als auch nur durch Östrogene (HR 0,40, 95% KI: 0,13–1,26) signifikant reduziert, wobei es nach natürlicher und artifizieller Menopause im Wesentlichen ähnliche Resultate gab (Olsson et al., 2003) (Tab. 8.16).

Tabelle 8.16 Einfluss der HRT und des Rauchens auf die typischen Raucher-abhängigen Karzinome: Mund, Pharynx, Hypopharynx, Larynx, Ösophagus, Lunge, Zervix und Blase

Dauer der HRT	HR (95 % CI)
Nie	1,0
1–47 Monate	0,51 (0,26–1,01)
> 48 Monate	0,35 (0,14–0,86)
Rauchen (Zig./Tag)	
Keine	1,0
1–19	3,76 (2,39–5,92)
> 20	7,61 (4,75–12,19)

8.4.4 Verlauf der Karzinomerkrankung nach Hormonsubstitution

Die Häufigkeit bösartiger Neubildungen und die Mortalität der unterschiedlichsten Karzinome sind nach einer HRT im Vergleich zur Kontrollpopulation niedriger (Tabelle 8.17 und 8.18).

Tabelle 8.17 Mortalität unter langzeitiger Östrogensubstitution. 4544 Pat. Vergleich mit altersentsprechender Bevölkerung von England und Wales. Mittlere Behandlungsdauer 66,9 Monate Östrogen-Gestagen-Einnahme. (Hunt et al.; Brit J Gynaccol 97; 1990: 1080)

Todesursache	Beobachtet B	Erwartet E	Quotient B/E	95% Vertrauensgrenzen
Mammakarzinom	31	40,97	0,76	0,45–1,06
Endometriumkarzinom	0	4,05 (2,70*)	–	0,00–0,97
Zervixkarzinom	2	6,80*	0,29*	0,00–1,05
Ovarialkarzinom	12	13,46	0,89	0,36–1,43
Andere Neoplasmen	71	100,83	0,70	0,51–0,90
Alle Neoplasmen	118	166,13	0,70	0,55–0,85

* Ohne Patientinnen, deren Uterus während der Substitution entfernt wurde

Tabelle 8.18 Häufigkeit bösartiger Neubildungen extragenitaler Organe bei Frauen in der Postmenopause unter langzeitiger Östrogen-Gestagen-Substitution im Vergleich zu unbehandelten Kontrollen (matches pairs). Retrospektive Studie. (Universitäts-Frauenklinik Ulm, 1968–1990)

Organe	keine Östrogene N = 1200	Östrogene u. Gestagene N = 1030	relatives Risiko	Signifikanz
Rektum und Kolon	21	12		
Magen	6	3		
Nieren, Blase	2	2		
Haut	6	5		
Hämatopoetisches System	9	4		
Andere	12	7		
Insgesamt	56	33	0,6	$p < 0{,}05$

Mammakarzinom

Gambrell (1989) konnte zeigen, dass Mammakarzinom-Patientinnen, die mit Östrogenen oder Östrogenen und Gestagenen substituiert worden waren, weniger Metastasen in der Axilla aufwiesen als die Patientinnen aus den Kontrollgruppen. Die Heilungs- und Überlebensraten der Substituierten waren günstiger. Wren et al. (1996) fanden, dass sich mit der kontinuierlichen, kombinierten Östrogen-Gestagen-Substitution das Rezidivrisiko halbieren ließ. Darüber hinaus wurden in der substituierten Gruppe keine, bei den konventionell mit Antiöstrogenen behandelten Patientinnen in 10 % Todesfälle registriert.

Endometriumkarzinom

Die Prognose von Patientinnen mit einem Endometriumkarzinom, das sich unter einer Östrogen- oder Östrogen-Gestagen-Substitution entwickelt hat, ist besser als bei Endometriumkarzinom-Patientinnen ohne vorherige Einnahme von Hormonen. Die Heilungsrate war nach Literaturmitteilungen für substituierte Frauen signifikant besser als bei Frauen, die nicht mit Hormonen behandelt worden waren. Hormonsubstituierte Frauen weisen darüber hinaus eine längere Überlebenszeit auf als nicht behandelte.

Die bessere Prognose ist wahrscheinlich durch folgende Faktoren bedingt:

1. Unter Östrogensubstitution auftretende Endometriumkarzinome zeigen Frühsymptomatik, d. h. sie demaskieren sich früher, sicher auch bedingt durch die bessere Überwachung. Demzufolge ist die Ausbreitung oberflächlich, ohne bzw. ohne tiefe Myometriuminfiltration.
2. Es handelt sich meist um ausgereifte Karzinome mit Grading I oder II.
3. Der Östrogen-Progesteron-Rezeptorstatus fällt meist positiv aus. Dadurch ist die Prognose günstiger. Diese Karzinome sind für eine Gestagen-Behandlung geeignet und sprechen gut auf dieselbe an.

8.4.5 Hormonsubstitution nach behandeltem Mamma- und Genitalkarzinom

Mammakarzinom

Die hormonale Substitutionstherapie wird bei Frauen mit einem Zustand nach behandeltem Mammakarzinom international nicht mehr grundsätzlich als kontraindiziert angesehen (Batur et al., 2006). Allerdings sind Nutzen und individuelles Risiko genau abzuwägen, bis die Ergebnisse der prospektiven Studien vorliegen (ERT, HRT, Tibolon). Nach Applikation von festen Kombinationen aus konjugierten Östrogenen bzw. Estradiol oder Estradiolvalerat mit einem Gestagen wurden keine vermehrte Tumoraktivierung und nicht mehr Rezidive im Vergleich zu nicht substituierten Kontrollen festgestellt. Auch bestehen keine Hinweise dafür, dass durch die Hormonsubstitution generell das Risiko für ein zweites Primärkarzinom nach erfolgreicher Behandlung eines Erstkarzinoms erhöht wird. Die Untersuchungen von Lauritzen ergaben für die FIGO-Stadien T_1 und T_2 nach Östrogen-Gestagen-Behandlung eine nicht signifikant bessere Heilungsrate nach Substitution im Vergleich zur Kontrollgruppe. Die Überlebenszeit war nach Hormongabe signifikant verlängert, das rezidivfreie Intervall nicht signifikant etwas günstiger.

Die Analyse von 15 Studien, davon 7 Studien mit 739 Fällen und 1998 Kontrollen, zeigte, dass die Rezidivrate (OR 0,5, KI 95 %: 0,2–0,7), die Karzinom-bedingte Mortalität (OR 0,3, KI 95 %: 0,0–0,6) und die Gesamtmortalität unter einer HRT niedriger waren. Allerdings sollte die HRT den Frauen vorbehalten bleiben, deren schwere Symptome mit nichthormonalen Methoden nicht effektiv behandelt werden können (Batur et al., 2006).

Die randomisierten multizentrischen Studien in Schweden führten zu sehr widersprüchlichen Ergebnissen und wurden beide vorzeitig abgebrochen. Die HABITS- (**H**ormonal replacements therapy **a**fter **b**reast cancer – **i**s **i**t **s**afe?) Studie wurde nach 2,1 Jahren beendet, da sowohl nach der HRT und ERT das Rezidivrisiko erhöht war (RR 3,3, 95 % KI: 1,5–7,4) (Holmberg u. Anderson, 2004). Die Stockholmer Studie fand nach 4,1 Jahren keine Zunahme des Rezidivrisikos (RR 0,82, 95 % KI: 0,35–1,9), wurde aber aufgrund der HABITS-Studie abgeschlossen (von Schoultz et al., 2005).

Die Hormonsubstitution bleibt eine individuelle Einzelfallentscheidung, die indiziert zur Verbesserung der Lebensqualität beiträgt. Die HRT sollte nach Möglichkeit erst 2 Jahre nach der Primärbehandlung beginnen, da in den ersten beiden Jahren die meisten Rezidive auftreten.

Tamoxifen und Raloxifen wirken nicht ausreichend bei vasomotorischer Symptomatik. Phytöstrogene sollten nur in niedriger Dosierung verordnet werden, da auch ihr proliferativer Effekt auf das Mammagewebe nicht ganz ausgeschlossen werden kann (Emmons, 2003).

Endometriumkarzinom

Anlässlich der Clinical Synthesis Conference zur Hormone Replacement Therapy 1999 wurde festgestellt, dass Frauen, die wegen eines Endometriumkarzinoms behandelt wurden, Kandidatinnen für eine Hormonsubstitution sind (Lancet, 354, 1999, 152–155).

Mit verschiedenen, zum Teil relativ kleinen Studien (Creasman, 1986, 1991, Lauritzen, 1993, Chapman et al., 1996, Ayhan et al., 2006 u. a.) wurde nachgewiesen, dass eine Östrogen-Gestagen-Substitution nach behandeltem Endometriumkarzinom keine nachteiligen Wirkungen hat, sondern die Prognose sogar verbessert. Die Rezidivhäufigkeit war deutlich erniedrigt und das rezidivfreie Intervall verlängert. Der Beginn der HRT mit konjugierten Östrogenen 0,625 mg und Medroxyprogesteronacetat 2,5 mg 4 bis 8 Wochen nach der operativen Therapie zog weder eine Zunahme der Rezidiv- noch der Todesrate nach sich (Ayhan et al., 2006).

Die Zwischenauswertung einer randomisierten Doppelblind-Studie mit alleiniger Östrogensubstitution bei Zustand nach Korpuskarzinom im Stadium I und II ergab, dass die absolute Rezidivrate und die Inzidenz neuer Malignome niedriger waren, obwohl die Sicherheit der Östrogentherapie nicht überzeugend gestützt oder widerlegt werden konnte (Barakat et al., 2006).

Tibolon kann Frauen nach einem behandelten Endometriumkarzinom verordnet werden, da es keinen Einfluss auf das krankheitsfreie und Gesamtüberleben ausübte (Lee et al., 2006).

Bei Zustand nach behandeltem Korpuskarzinom sollten nach sorgfältiger Nutzen-Risiko-Abwägung Östrogen-Gestagen-Kombinationen verordnet werden.

Ovarialkarzinom

In mehreren kleineren Studien wurde mitgeteilt, dass durch eine HRT mit Östrogen-Gestagen-Kombinationen das Rezidivrisiko und die Mortalität vermindert werden (Wilshaw, 1991, Ursic-Vrscay et al., 2001), ohne dass eine deutliche Wirkung auf das Überleben besteht. Bei epithelialen Ovarialkarzinomen wird durch die HRT das Überleben signifikant verbessert (HR 0,57, 95 % KI: 0,42–0,78) (Mascarenhas et al., 2006). Die postoperative Östrogensubstitution wirkt sich nicht negativ auf das rezidivfreie Intervall und das Gesamtüberleben aus (Guidozzi u. Daponte, 1999). Nach den bisherigen Studien ist die Hormonsubstitution sowohl mit Östrogenen als auch Östrogen-Gestagen-Kombinationen möglich.

Zervix-, Vaginal- und Vulvakarzinom

Zervix-, Vaginal- und Vulvakarzinom stellen keine Kontraindikation für eine Östrogen-Gestagen-Substitution dar.

Kolorektales Karzinom

Östrogene führen zu einer signifikanten Reduzierung der krebsbedingten Mortalität sowohl bei Anwendung vor als auch nach Stellung der Diagnose (Chan et al. 2006). Gegen eine Hormonsubstitution nach behandelten kolorektalen Karzinomen bestehen keine Einwände.

8.4.6 Behandlungsempfehlungen

In Abhängigkeit von der Symptomatik, der individuellen Risiko-Nutzen-Einschätzung, dem Behandlungsbeginn sowie dem Vorhandensein eines Uterus kann für die Prä-, Peri- und Postmenopause aus den unterschiedlichen Behandlungsschemata (Abb. 8.12) die sinnvollste Variante ausgewählt werden. International wird bei vorhandenem Uterus in der Prä- und Perimenopause die Sequentialtherapie empfohlen. Die Autoren sind allerdings der Auffassung, dass in dieser Periode die Kombinationspräparate eher indiziert sind, da sie im Gegensatz zu den Sequenzpräparaten einen ausreichenden kontrazeptiven Schutz bieten. Im Rahmen der HRT sind die Gestagene lediglich für den Endometriumschutz erforderlich. Da die Gestagene neben den spezifischen Nebenwirkungen das Mammakarzinomrisiko erhöhen, wurden Langzyklen empfohlen. Die Gestagengabe erfolgt dann zum Schutz des Endometriums nur alle 3 Monate über wenigstens 14 Tage. Zu beachten ist aber, dass die alleinige Östrogen-Medikation in Abhängigkeit von der Dosis im mittleren und hohen Bereich und der Therapiedauer das Risiko einer Endometriumhyperplasie (Tab. 8.13) und eines Endometriumkarzinoms erhöht. Die Ergebnisse der Langzyklus-Studien sind daher widersprüchlich, da sich sowohl die Östrogene, deren Dosen sowie der Typ und die Dauer der Gestagen-Medikation erheblich unterschieden. Für niedrige Östrogendosen ist ein niedrigeres Risiko zu erwarten, allerdings durch große Studien bisher nicht ausreichend nachgewiesen.

Östrogenpräparate

Zur Substitution werden natürliche Östrogene verabfolgt. Zur Verfügung stehen: Estradiol in mikronisierter Form, Estradiolvalerat, konjugierte Östrogene, ferner Estriol bzw. Estriolsuccinat in unterschiedlichsten Applikationsformen (Tab. 8.19). Das artifizielle Östrogen Ethinylestradiol wird wegen seiner höheren Nebenwirkungsrate nicht oder nur ausnahmsweise in der Postmenopause verordnet, beispielsweise wegen seiner besseren Zyklusstabilisierung bei Neigung zu Durchbruchblutungen, der besseren Stimulierung von SHBG bei Hirsutismus oder bei Morbus Osler-Weber-Rendu.

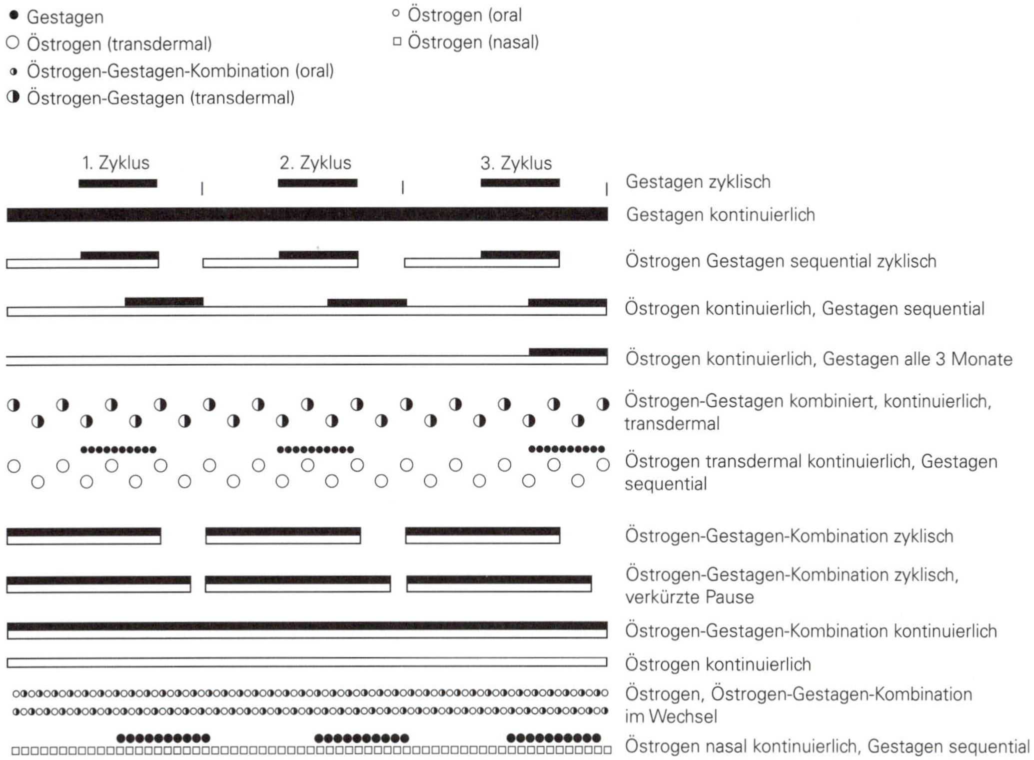

Abb. 8.12 Möglichkeiten der Hormontherapie in der Prä-, Peri- und Postmenopause

Tabelle 8.19 Möglichkeiten der Applikation von natürlichen Östrogenen zur Hormonersatztheraphie

Tabletten/Dragees	→ oral
	→ vaginal
Tropfen	→ sublingual
Spray	→ intranasal
Pflaster/Gel/Creme	→ transdermal
	→ vaginal
Suppositorien	→ vaginal
	→ rektal
Injektionen	→ subkutan
	→ intramuskulär
Ringe	→ vaginal

Dosierung

Die erforderlichen Dosen zur Substitution und zur Behandlung klimakterischer Beschwerden sollten prinzipiell so niedrig wie möglich gewählt werden, wobei die Orientierung anhand der Symptomatik möglich ist. Die effektiven Dosen sind individuell unterschiedlich und liegen täglich zwischen (Tab. 8.20):

oral:	0,5–1–2 mg Estradiol mikronisiert,
	0,5–1–2 mg Estradiolvalerat,
	0,3–0,6–1,25 mg konjugierte Östrogene,
transdermal:	25–100 μg Estradiol (Pflaster),
	0,5–1,0 mg Estradiol (Gel),
nasal:	300 μg Estradiol.

Tabelle 8.20 Orale Östrogenpräparate zur Behandlung im Klimakterium

Östrogen	Einzeldosis in mg	Präparat
Estradiol	1	Estrifam 1 mg
		Estronorm 1 mg
	2	Estradiol 2–1 A Pharma
		Estrifam 2 mg
		Estronorm 2 mg
		Femoston mono 2 mg
Estradiolvalerat	1	Merimono 1 mg
		Progynova 21 mite
	2	Estradiol 2 mg JENAPHARM
		Gynokadin
		Merimono 2 mg
		Progynova
Konjugierte Östrogene	0,3	Presomen 0,3; 28/0,3
	0,6	Climopax mono 0,625 mg
		Presomen 0,6; 28/0,6
	1,25	Climopax mono 1,25 mg
		Presomen 1,25; 28/1,25
Estriol	1	Ovestin 1 mg Tabletten
		Synapause E
	2	Estriol 2 mg JENAPHARM
		OeKolp-Tabletten 2 mg

Tabelle 8.21 Parenterale Östrogen-, Östrogen-Androgen- sowie Gestagen-Präparate zur Behandlung im Klimakterium

Steriod	Einzeldosis in mg	Präparat
Östrogene		
Estradiolvalerat	10	Estradiol-Depot 10 mg JENAPHARM
Östrogen + Androgen		
Estradiolvalerat +	4	Gynodian Depot
Prasteronenantat	200	
Gestagen		
Hydroxyprogesteroncaproat	250	Progesteron-Depot JENAPHARM
		Proluton Depot

Bei intramuskulären Injektionen sind 5 mg Estradiolvalerat oder in Kombination mit 125 mg Hydroxyprogesteroncaproat oder 4 mg Estradiolvalerat und 200 mg Prasteronenantat für 2–4 Wochen erforderlich (Tab. 8.21).

Nasal sind Sprühstöße mit 300 µg Estradiol am effektivsten.

Bei der transdermalen Applikation gelangen Pflaster mit einem Estradiolgehalt zwischen 0,75 mg bis 8 (10) mg allein (Tab. 8.24) oder als Sequenz- oder Kombinationspflaster mit Norethisteronacetat oder Levonorgestrel zur Anwendung, aus denen täglich 25 µg bis 100 µg Estradiol und 125 µg bzw. 250 µg Norethisteronacetat

Tabelle 8.22 Transdermale Estradiol-Gels zur Behandlung im Klimakterium

Östrogen	Einzeldosis in mg	Präparat
Estradiol	0,5	Estreva Gel 0,1 %
		GynPolar Gel 0,5 mg
		Sandrena 0,5 mg
		Sisare Gel mono 0,5 mg
	1,0	GynPolar Gel 1,0 mg
		Sandrena 1,0 mg
		Sisare Gel mono 1 mg
	1,5	Gynokadin Gel
		Gynokadin – Dosiergel

oder 10 µg Levonorgestrel abgegeben werden (Tab. 8.24). Mit den Gels werden 0,5 mg oder 1 mg Estradiol transdermal verordnet (Tab. 8.22). Zur lokaltherapeutischen Anwendung bei Östrogenmangelsymptomen in der Vagina gibt man 0,125 bis 2,0 mg Estriol oder Estradiol täglich in Salben-, Creme-, Tabletten-, Zäpfchen- oder Ovulaform (Tab. 8.23). Estriol ist in der zurzeit üblichen Dosierung und Applikationsform zur Osteoporoseprophylaxe nicht wirksam.

Die alleinige Östrogen-Dauer-Monotherapie ohne Gestagenzusatz (Tab. 8.20) wird nach Hysterektomie empfohlen. Bei diesen Frauen kann, muss aber nicht, alle 3 Monate über 12–15 Tage

Tabelle 8.23 Östrogen-Vaginalring, -Vaginaltabletten, -Zäpfchen, -Ovula, -Creme und -Salbe zur lokalen Therapie im Klimakterium

Östrogen	Einzeldosis in mg	Abgabe in µg in 24 h	Präparat
Vaginalring			
Estradiol	2	7,5 µg tgl. über 3 Monate	ESTRING
Vaginaltabletten			
Estradiol	0,025	25 µg	Vagifem
Zäpfchen			
Estriol	0,03		OeKolp Vaginalzäpfchen
	0,5		OeKolp forte Vaginalzäpfchen
			Ortho-Gynest Vaginalzäpfchen
Ovula			
Estriol	0,03		OeKolp Ovula
	0,5		Estriol-Ovulum JENAPHARM
			OeKolp forte Ovula
			Ovestin 0,5 mg Ovula
Creme			
Estriol	25/50 g		Cordes Estriol Creme
	50/100 g		
	25/25 g		OeKolp Creme
	50/50 g		
	50/100 g		Oestro-Gynaedron M 0,5
	100/100 g		Oestro-Gynaedron M 1,0
	8/80 g		Ortho-Gynest Vaginalcreme
	50/50 g		Ovestin 1 mg Creme
	35/35 g		Xapro-Creme
	50/50 g		
Estradiol	10/100 g		Linoladiol N
Salbe			
Estriol	100/100 g		Estriolsalbe

Tabelle 8.24 Östrogen- und Östrogen-Gestagen Pflaster zur Behandlung im Kllimakterium

Steroid	Einzeldosis in mg	Abgabe in µg in 24 h	Wirkungsdauer in Tagen	Präparat
Wochenpflaster				
Estradiol	1,5	50	7	Fem 7–50 µg
	2,25	75	7	Fem 7–75 µg
	2,5	25	7	Dermestril-Septem 25
	3,9	50	7	Cutanum 50
	4,0	50	7	Estramon Uno 50
	5,0	50	7	Dermestril-Septem 50 Tradelia seven 50 µg
	6,0	75	7	Estramon Uno 75
	7,5	75	7	Dermestril-Septem 75 Tradelia seven 75 µg
	8,0	100	7	Cutanum 100 Estramon Uno 100
3–4 Tage Pflaster				
Estradiol	0,39	25	3–4	Estradot 25
	0,585	37,5	3–4	Estradot 37,5
	0,78	50	3–4	Estradot 50
	1,17	75	3–4	Estradot 75
	1,56	100	3–4	Estradot 100
	2	25	3–4	Dermestril 25 Estrabeta 25 Pflaster Estraderm TTS 25 Estramon 25 Tradelia 25
	4	50	3–4	Dermestril 50 Estrabeta 50 Pflaster Estraderm TTS 50 Estramon 50 Tradelia 50
	6	75	3–4	Estramon 75
	8	100	3–4	Dermestril 100 Estrabeta 100 Pflaster Estraderm TTS 100 Estramon 100 Tradelia 100
Östrogen + Gestagen				
Sequenz				
Estradiol	4,33	50	3–4	Estalis sequi 50/250
Estradiol +	0,51	50	3–4	
Norethisteronacetat	4,8	250		
Estradiol	1,5	50	7	Fem 7 Combi
Estradiol +	1,5	50	7	
Levonorgestrel	1,5	10		

Tabelle 8.24 Östrogen- und Östrogen-Gestagen Pflaster zur Behandlung im Kllimakterium (Fortsetzung)

Steroid	Einzeldosis in mg	Abgabe in µg in 24 h	Wirkungsdauer in Tagen	Präparat
Östrogen + Gestagen				
Kombination				
Estradiol +	5	25	3–4	Estragest TTS
Norethisteronacetat	15	125		
Estradiol	1,5	50		Fem 7 Conti
Levonorgestrel	0,525	7	7	

Tabelle 8.25 Gestagene zur Behandlung im Klimakterium

Gestagen	Einzeldosis in mg	Applikation	Präparat
Progesteron			
Progesteron	100	oral/vaginal	Utrogest
	90	vaginal	Crinone 8%
	1000/100 g	transdermal	Progestogel
Hydroxyprogesteron-Derivate			
Chlormadinonacetat	2	oral	Chlormadinon 2 mg JENAPHARM
Cyproteronacetat	10	oral	Androcur-10
Dydrogesteron	10	oral	Duphaston 10 mg
Medrogeston	5	oral	Prothil 5 mg
Medroxyprogesteronacetat	2,5	oral	Clinofem 2,5
	5	oral	Clinofem 5
			MPA GYN 5
	10	oral	Clinofem 10
19-Nortestosteron-Derivate			
Norethisteronacetat	1	oral	Gestakadin
			Norethisteron 1 mg JENAPHARM
	5	oral	Norethisteron 5 mg JENAPHARM
			Primolut-Nor-5
Tibolon	2,5	oral	Liviella

Die aufgeführten Hydroxyprogesteron- und 19-Nortestosteron-Derivate können als Tabletten auch vaginal angewendet werden.

ein niedrig dosiertes Gestagen, am besten abends Progesteron 100 mg verordnet werden.

Tabletten und Dragees sind trotz der häufigeren Anwendung von Pflastern und Injektionen immer noch als Standard-Behandlungsform anzusehen (Tab. 8.35).

Gestagene

Zusätzlich zur Östrogensubstitution ist in der Peri- und Postmenopause bei allen Frauen mit einem Uterus die zyklische oder kontinuierliche Gabe von Gestagenen zur Transformation des Endometriums und zur Blutungsvermeidung not-

Tabelle 8.26 Östrogen-Gestagen-Kombinationspräparate zur Behandlung im Klimakterium

Steroide	Einzeldosis in mg	Tabletten/Dragee	Präparat
Estradiol + Norethisteronacetat	1 0,5	28	Activelle
Estradiol + Drospirenon	1 2	28	Angeliq
Estradiolvalerat + Dienogest	2 2	28	Climodien 2/2 mg
Estradiol + Norethisteronacetat	2 1	28	Clionara 2 mg/1 mg
Estradiol + Dydrogesteron	1 5	28	Femoston conti 1 mg/5 mg
Estradiolvalerat + Medroxyprogesteronacetat	1 2,5	28	Indivina 1 mg/2,5 mg
Estradiolvalerat + Medroxyprogesteronacetat	1 5	28	Indivina 1 mg/5 mg
Estradiolvalerat + Medroxyprogesteronacetat	2 5	28	Indivina 2 mg/5 mg
Estradiol + Norethisteronacetat	2 1	28	Kliogest N
Estradiolvalerat + Dienogest	1 2	28	Lafamme 1 mg/2 mg
Estradiolvalerat + Dienogest	2 2	28	Lafamme 2/2 mg
Estradiolvalerat + Norethisteron	2 0,7	28	Merigest
Estradiol + Levonorgestrel	1 0,04	28	Wellnara
Konjugierte Östrogene + Medroxyprogesteronacetat	0,625 2,5	28	Climopax 0,625/2,5 mg
Konjugierte Östrogene + Medroxyprogesteronacetat	0,625 5	28	Climopax 0,625/5 mg
Konjugierte Östrogene + Medrogeston	0,6 2	28	Presomen conti 0,6 mg/2 mg

wendig (Tab. 8.25). Ohne Gestagengabe entfällt der Schutz für das Endometrium und das Risiko eines Endometriumkarzinoms wird erhöht. Ob nach Hysterektomie generell auf die Gestagene verzichtet werden kann, ist noch unklar. Gestagene und Progesteron scheinen in der G1-Phase des Zellteilungszyklus den Restriktionspunkt zu kontrollieren, d. h. sie werden in der Phase wirksam, die über Apoptose oder eventuelle maligne Entwicklung entscheidet.

Tabelle 8.27 Östrogen-Gestagen-Sequenzpräparate zur Behandlung im Klimakterium

Steroide	Einzeldosis in mg	Tabletten/Dragees	Präparat
Sequenzpräparate mit Einnahmepause			
Estradiol/Estradiolvalerat/Estriol			
Estradiolvalerat	2	11	Climen
Estradiolvalerat +	2	10	
Cyproteronacetat	1		
Estradiolvalerat +	1	11	Cyclo-Östrogynal
Estriol	2		
Estradiolvalerat +	1	10	
Estriol +	2		
Levonorgestrel	0,25		
Estradiolvalerat	2	11	Cyclo-Progynova N
Estradiolvalerat +	2	10	
Levonorgestrel	0,15		
Estradiolvalerat	1	12	Gianda
Estradiolvalerat +	1,25	14	
Medroxyprogesteronacetat	5		
Estradiolvalerat	2	9	Klimonorm
Estradiolvalerat +	2	12	
Levonorgestrel	0,15		
Estradiolvalerat	2	11	Procyclo
Estradiolvalerat +	2	10	
Medroxyprogesteronacetat	10		
Estradiolvalerat	2	11	Sisare Tabletten
Estradiolvalerat +	2	10	
Medroxyprogesteronacetat	10		
Konjugierte Östrogene			
Konjugierte Östrogene	0,6	10	Presomen 0,6 mg/5 mg
Konjugierte Östrogene +	0,6	11	compositum
Medrogeston	5		
Konjugierte Östrogene	1,25	10	Presomen 1,25 mg/5 mg
Konjugierte Östrogene +	1,25	11	compositum
Medrogeston			
Sequenzpräparate ohne Einnahmepause			
Estradiol/Estradiolvalerat			
Estradiol	1	14	Femoston 1/10 mg
Estradiol +	1	14	
Dydrogesteron	10		
Estradiol	2	14	Femoston 2/10 mg
Estradiol +	2	14	
Dydrogesteron	10		

Tabelle 8.27 Östrogen-Gestagen-Sequenzpräparate zur Behandlung im Klimakterium (Fortsetzung)

Steroide	Einzeldosis in mg	Tabletten/Dragees	Präparat
Estradiol	2	16	Gynamon
Estradiol +	2	12	
Norethisteronacetat	1		
Estradiolvalerat	1	16	Mericomb 1 mg
Estradiolvalerat +	1	12	
Norethisteron	1		
Estradiolvalerat	2	16	Mericomb 2 mg
Estradiolvalerat +	2	12	
Norethisteron	1		
Estradiol	1	16	Novofem
Estradiol +	1	12	
Norethisteronacetat	1		
Estradiolvalerat	2	16	Östronara
Estradiolvalerat +	2	12	
Levonorgestrel	0,075		
Estradiol	2	16	Osmil
Estradiol +	2	12	
Medroxyprogesteronacetat	5		
Estradiolvalerat	2	16	Sisare 28 Tage
Estradiolvalerat +	2	12	
Medroxyprogesteronacetat	10		
Estradiol	2	10	Trisequens
Estradiol +	2	12	
Norethisteronacetat	1		
Estradiol	1	6	
Konjugierte Östrogene			
Konjugierte Östrogene	0,625	14	Climopax cyclo
Konjugierte Östrogene +	0,625	14	0,625/5 mg
Medroxyprogesteronacetat	5		
Konjugierte Östrogene	0,3	14	Presomen 28 compositum
Konjugierte Östrogene +	0,3	14	0,3 mg/5 mg
Medrogeston	5		
Konjugierte Östrogene	0,6	14	Presomen 28 compositum
Konjugierte Östrogene +	0,6	14	0,6 mg/5 mg
Medrogeston	5		

Entsprechend ihrer Wirkprofile und subjektiven Verträglichkeit gelangen Gestagene in fixen Kombinationen und einzeln zusätzlich zum Östrogen oral, transdermal, intramuskulär oder vaginal zur Anwendung. Als Einzelsubstanzen stehen Progesteron, die Hydroxyprogesteron-Derivate Chlormadinonacetat, Dydrogesteron, Medrogeston und Medroxyprogesteronacetat sowie die

Tabelle 8.28 Möglichkeiten der Sequentialtherapie im Klimakterium

Östrogenphase in Tagen	Östrogen-Gestagen-Phase in Tagen	Pause in Tagen
9 (10, 11)	12 (10–14)	7 (3–5)
12	14	2–3
16 (14)	12 (10–14)	–
76	14	–
1	1	–

19-Nortestosteron-Derivate Norethisteronacetat und Tibolon zur Verfügung. In den Sequenzpräparaten sind als Gestagene außerdem Cyproteronacetat, Trimegeston, Levonorgestrel und Norgestrel enthalten. Die Kombinationspräparate enthalten die Gestagene Dienogest, Drospirenon, Dydrogesteron, Norethisteron, Norethisteronacetat, Trimegeston und Medroxyprogesteronacetat (Tab. 8.21, 8.24–8.27).

Sequenzpräparate

Sequenzpräparate sind besonders bei Zyklusstörungen in der Prä- und Perimenopause zur Regulierung des Blutungsrhythmus indiziert (Tab. 8.27). Zu diesem Zeitpunkt ist die Motivation der Patientinnen zur Einnahme sehr gut. Sequenzpräparate können bei Frauen, die keine Einwände gegen regelmäßige, zyklische Blutungen haben, über Jahre, bis zum 65. Lebensjahr und darüber hinaus, verordnet werden. In etwa 30 % hören die Blutungen nach einigen Jahren trotz weiterer Medikation sowieso auf (Tab. 8.28).

Bei den meisten Frauen werden die Blutungen im Laufe der Zeit deutlich schwächer.

➡ **Dosierungsbeispiele**

1. Sequenzpräparate, zyklisch: Klimonorm, Climen, Cyclo-Progynova, Presomen 0,625 compositum u. a. zyklisch, 21 Tage 1 Tabl. oder 1 Drag., 5–7 Tage Pause, danach Neubeginn oder kontinuierlich evtl. über Jahre oder
2. Sequenzpräparate, 28-Tage-Präparate: Gynamon, Femoston 1/10 mg/-2/10 mg. Mericomb 1 mg/-2 mg, Novofem, Östronara, Presomen 28 compositum 0,3 mg/5 mg/-0,6 mg/5mg, Trisequens u. a. kontinuierlich, evtl. über Jahre.

Transdermal
Sequenzpflaster: Estalis sequi 50/250, Fem 7 Combi zyklisch oder kontinuierlich, evtl. über Jahre.

Kombinationspräparate

In den Kombinationspräparaten (Tab. 8.26), die kontinuierlich, also ohne Unterbrechung eingenommen werden, ist das Gestagen so dosiert, dass die proliferative Wirkung des Estradiols am Endometrium durch den antiproliferativen Effekt des Gestagens aufgehoben wird. Daher kommt es nur anfangs in den ersten 4–6 Monaten zu unregelmäßigen Durchbruchblutungen, später tritt bei über 95 % der Frauen eine Amenorrhö ein. Das Endometrium wird nach anfänglicher Proliferation transformiert und dezidualisiert und schließlich atrophisch. Auch an den Mammae kommt es nicht zu einseitiger Proliferation, sondern zu antiproliferativen Wirkungen.

➡ **Dosierungsbeispiele**

Oral
Kombinationspräparate: Lafamme 1 mg/2 mg, -2/2 mg, Activelle, Climodien, Femoston Conti 1 mg/5 mg, Kliogest N, Merigest, Angeliq, Wellnara, Indivina 1 mg/2,5 mg, -1 mg/5 mg, -2 mg/5 mg, Climopax 0,625/2,5 mg, -0,625/5 mg kontinuierlich über 28 Tage, ohne Pause über Jahre.

Abbruchblutungen

Zur Vermeidung der die Frauen oft belastenden anfänglichen Blutungen kann zu Beginn zyklisch behandelt werden. Nach 21 oder 28 Tagen wird eine 2–7-tägige Pause eingeschaltet (Tab. 8.28). Bei einem Teil der Frauen treten während der Pause schwache Abbruchblutungen ein, die aber meist nach mehreren Monaten ausbleiben. Von diesem Zeitpunkt an kann dann kontinuierlich ohne Pause weiterbehandelt werden.

➡ Dosierungsbeispiele

1. Sequenzpräparate, zyklisch: Klimonorm, Climen, Cyclo-Progynova N, Presomen 0,6 mg/5 mg compositum zyklisch, 21 Tage 1 Tabl. oder 1 Drag., 5–7 Tage Pause, danach Neubeginn oder kontinuierlich evtl. über Jahre, oder
2. Sequenzpräparate, 28-Tage-Präparate: Gynamon, Femoston 1/10 mg/-2/10 mg. Mericomb 1 mg/-2 mg, Novofem, Östronara, Presomen 28 compositum 0,3 mg/5 mg/-0,6 mg/5mg, Trisequens kontinuierlich, evtl. über Jahre.
3. Kombinationspräparate: Lafamme 1 mg/2 mg, -2/2 mg, Activelle, Climodien, Femoston Conti 1 mg/5 mg, Kliogest N, Merigest, Angeliq, Wellnara, Indivina 1 mg/2,5 mg, -1 mg/5 mg, -2 mg/5 mg, Climopax 0,625/2,5 mg, -0,625/5 mg zyklisch über 28 Tage oder kontinuierlich ohne Pause über Jahre.
4. Kombinationspräparate: Lafamme 1 mg/2 mg, -2/2 mg, Activelle, Climodien, Femoston Conti 1 mg/5 mg, Kliogest N, Merigest, Angeliq, Wellnara, Indivina 1 mg/2,5 mg, -1 mg/5 mg, -2 mg/5 mg, Climopax 0,625/2,5 mg, -0,625/5 mg zyklisch über 28 Tage mit anderer Dosisverteilung: morgens und abends ½ Dragee oder auch nur jeden 2.Tag 1 Dragee besonders bei Nebenwirkungen, die eine zu hohe Östrogendosis annehmen lassen (Abb. 8.12).

Transdermal

Sequenzpflaster: Estalis sequi 50/250, Fem 7 Combi zyklisch oder kontinuierlich, evtl. über Jahre.

Nasal

AERODIOL täglich zwei Sprühstöße (je ein Sprühstoß in jedes Nasenloch) und zusätzlich entweder sequenziell oder kontinuierlich oral ein Gestagen (Tab. 8.25).

Bei Patientinnen, die nicht bluten wollen, kann man auch eine niedrige Dosis eines endometriotropen Östrogens geben (z. B. 0,3 mg konjugierte Östrogene) und es mit 2 mg Estriol kombinieren. Estriol stimuliert bekanntlich bei einmaliger Gabe pro Tag das Endometrium nicht, wirkt aber auch nicht vorbeugend gegen Osteoporose. 0,3 mg konjugierte Östrogene reichen bei normalgewichtigen Frauen nicht immer aus, um die Osteoporose zu verhüten. Dies ist aber doch der Fall, wenn man 1 g Calcium pro Tag zusätzlich gibt. Zusammen sind beide Östrogene ausreichend, um nicht zu starke klimakterische Beschwerden zu bessern.

➡ Dosierungsbeispiele

1. 0,3 mg konjugierte Östrogene (Presomen 0,3) und 2 mg Estriol (Estriol 2 mg JENAPHARM, Oe-Kolp-Tabletten 2 mg, Ovestin 1 mg Tabletten, Synapause E) und 1 g Calcium in Tabl. morgens. Zum zusätzlichen Schutz des Endometriums und zur Verbesserung der Osteoporoseprävention kann man gegebenenfalls abends ½ oder 1 Tabl. eines Gestagens geben (s. Tab. 8.25): 2 mg Chlormadinonacetat (Chlormadinon 2 mg JENAPHARM).
2. Presomen: Abfallende Östrogendosen: 1. Woche 1,25 mg konjugierte Östrogene, 2. Woche 0,9 mg, 3. Woche 0,6 mg, 4. Woche Pause. Kaum Proliferation des Endometriums. Alle 3 Monate 12 Tage je 1 Tabl. eines Gestagens (z. B. 5 mg Medrogeston = Prothil 5, s. Tab. 8.25). Blutungen sind dann selten.

Blutungsstörungen unter der Hormonsubstitution

Das Ausbleiben der Blutungen in der Postmenopause wird von 80 % der Frauen begrüßt. Allerdings ist die Akzeptanz erneuter Blutungen in der Postmenopause mit > 90 % sehr hoch, wenn die erlebten und vermuteten Vorteile die Unannehmlichkeiten der Blutungen überwiegen. Bei etwa 5 % aller HRT-Anwenderinnen treten Blutungen unabhängig von der gewählten Therapie

Tabelle 8.29 Diagnostik bei Zusatzblutungen unter der Hormonsubstitution im Klimakterium

- Erhebung der Anamnese (Menstruationskalender)
- Gynäkologische Untersuchung
  - Spekulumeinstellung – Kolposkopie
  - Bimanuelle Untersuchung und rektale Untersuchung
- Vaginale Sonographie
- Evtl. Hormonanalytik: FSH, Estradiol, evtl.: Testosteron, Prolaktin, TSH, fT4
- Hysteroskopie – fraktionierte Abrasio

und Applikationsart während der ganzen Phase der Hormonsubstitution meist aus einem atrophen Endometrium auf.

Blutungsstörungen können entsprechend der Leitsymptome zugeordnet werden, wobei die Ursachen organisch bedingt oder funktionell (dysfunktionell) sein können. Da für das Leben der betreffenden Frau die organischen Ursachen bedeutsamer sind, ist die Behandlung bei allen Blutungsstörungen erst nach der entsprechenden Diagnostik (Tab. 8.29) vorzunehmen. Blutungsstörungen erfordern immer eine genaue Erhebung der Anamnese (Menstruationskalender), gynäkologische Untersuchung einschließlich sonographischer Untersuchung des Endometriums, eine Hysteroskopie mit fraktionierter Abrasio oder gezielte Endometriumbiopsien anlässlich einer Hysteroskopie.

Die HRT mit den unterschiedlichen Östrogenen und Gestagenen weist etwa die gleichen Muster an Blutungsstörungen auf, wie sie unter der Einnahme hormonaler Kontrazeptiva beobachtet werden. Zusatzblutungen treten in Form von Durchbruchblutungen, vorzeitigen Abbruchblutungen und Schmierblutungen (spottings) auf. Blutungen, besonders spottings, kommen in den ersten Einnahmezyklen häufiger vor als in den nachfolgenden. Zu Zusatzblutungen kann es unabhängig von der gewählten Form der Hormonsubstitution: zyklische oder kontinuierliche Sequentialtherapie, zyklische oder kontinuierliche Östrogen-Gestagen-Kombinationstherapie, Östrogen- oder Gestagen-Langzeittherapie, und unabhängig von der Zusammensetzung der angewendeten Präparate kommen.

Blutungen können demzufolge unter der HRT in folgenden Formen auftreten:

1. zyklisch, in den Einnahmepausen und als
2. Zusatzblutungen in Form von
   spottings (3 Tage Dauer),
   Durchbruchblutungen bzw.
   vorzeitigen Abbruchblutungen (Menstruationsstärke).

Die Blutungen am Ende eines HRT-Zyklus werden als Gestagenentzugsblutungen verstanden. Generell kommt es wenige Tage nach dem Gestagenentzug unabhängig von der weiteren Östrogeneinnahme zu einer Blutung. Durch die Gestagendosen werden die Blutungsdauer, der Schweregrad der Blutung und die Zusatzblutungen nicht beeinflusst. Nach Anwendung höherer Gestagendosen setzen die Entzugsblutungen später ein. Nach Van de Weijer und Barentsen (2000) kommt es nur bei 15 % der Frauen zu Gestagenentzugsblutungen und in 85 % zu Durchbruchblutungen. Die Blutungen können aus einem unterwertig proliferierenden, unterwertig transformierten, aber auch einem atrophischen bzw. hyperplastischen oder gefäßbrüchigen Endometrium auftreten. Nach 6 Monaten erfolgen die Blutungen meist aus einem atrophen Endometrium. Blutungen treten eher ein, wenn die Gestagenwirkung inadäquat war. Zwischen dem Einsetzen der Blutungen und der Endometriumshistologie besteht ebenso keine Korrelation wie zwischen der Endometriumsmorphologie und dem Blutungsmuster.

Für die Therapie mit Östrogen-Gestagen-Kombinationen wurde postuliert, dass Blutungen nicht eintreten sollten. Bei 40 % der Anwenderinnen treten in den ersten 6 Monaten Blutungen auf, die sich nach längerer Amenorrhö wieder einstellen oder die länger als 6 Monate nach Substitutionsbeginn noch auftreten.

Tabelle 8.30 Mögliche Therapien bei Zusatzblutungen unter einer Hormonsubstitution mit einer Sequentialtherapie

- Östrogenphase verkürzen
- Östrogendosis teilen (morgens und abends einnehmen)
- Östrogenphase mit niedrigerer Dosis beginnnen (1 mg Estradiol, 0,3 mg konjugierte Östrogene) und die Dosis nach 3–5–7 Tagen steigern
- Östrogendosis kurz (2–3 Tage) vor dem erwarteten Blutungsbeginn erhöhen (Tabletten, Gel, Pflaster)
- Anstelle des Sequenzpräparates Östrogen-Dosis bzw. Östrogen-Gestagen-Dosis oder umgekehrt im Tag-zu-Tag-Wechsel verordnen
- Umstellen von Sequenzpräparat auf ein Kombinationspräparat

Die Behandlung der Blutungen unter der HRT erfolgt nach Ursache. Nach Ausschluss organischer Ursachen, die operativ behandelt werden, können die „dysfunktionellen" Blutungen sowohl mit oralen, nasalen oder transdermalen Östrogenen, Gestagenen, Östrogen-Gestagen-Kombinationen oder Tibolon behandelt werden. Führt diese Behandlung nicht zum Erfolg, so kommen als Alternativen die Einlage des Levonorgestrel-haltigen Intrauterinsystems oder die Endometriumablation infrage.

Die Behandlung der nach zyklischer HRT auftretenden Blutungen ist nur dann erforderlich, wenn die Blutungen als störend empfunden werden. Es empfiehlt sich als erster Schritt die kontinuierliche Einnahme. Bei erneuten Blutungen ist zwischen der Dosisreduzierung, der Einlage einer Gestagen-haltigen Spirale, Tibolon und der Endometriumablation zu entscheiden. Die bisherigen Studien belegen, dass bei intrauteriner Anwendung des Gestagens Levonorgestrel zur HRT mit oraler oder transdermaler Östrogenapplikation in der Peri- und Postmenopause ähnliche Blutungsprobleme auftreten wie bei anderen Formen der kontinuierlichen kombinierten HRT.

Lediglich eine Minderheit der Anwenderinnen hat unter einer Sequentialtherapie eine Amenorrhö. Besonders in der Peri- und frühen Postmenopause kommt es nicht ganz selten unter Sequenzpräparaten mit Estradiol, Estradiolvalerat oder konjugierten Östrogenen bei gleich langer Östrogen- und Östrogen-Gestagen-Phase kurz vor Beendigung der Östrogen- bzw. am Beginn der Östrogen-Gestagen-Phase zu Durchbruchblutungen, seltener spottings. Meist führen diese Blutungen zu Verunsicherungen der Anwende-

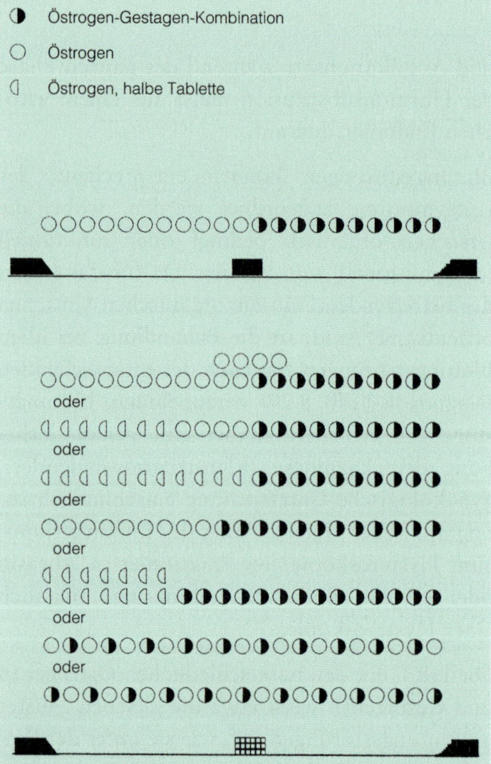

Abb. 8.13 Möglichkeiten der Hormontherapie bei Durchbruchblutungen

rinnen. Treten diese Blutungen immer wieder im Übergang von der Östrogen- zur Östrogen-Gestagen-Phase auf, so empfiehlt sich das in Tab. 8.30 angegebene Vorgehen. Zusätzlich zur Substitution können zum Zeitpunkt der Zusatzblutungen Östrogene oral, nasal oder transdermal, Gestagene sowie Östrogen-Gestagen-Kombinationen über 3–5 Tage verordnet werden (Abb. 8.13). Führt diese Behandlung nicht zum Erfolg, so können die Länge, die Dosis und der Einnahmemodus der Östrogen-Phase variiert werden. Die Verringerung der Estradioldosis von 2 mg auf 1 mg geht mit einer Reduzierung der Blutungsinzidenz pro Zyklus einher, da höhere Dosen häufiger zu Blutungen führen. Ohne Wechsel des Präparates kann in eine modifizierte Kombinationstherapie übergegangen werden, bei der im ständigen Wechsel von Tag zu Tag die Östrogendosis bzw. Östrogen-Gestagen-Dosis eingenommen wird (Abb. 8.13). Als weitere Alternativen kommen der Wechsel zur kontinuierlichen kombinierten HRT, die Dauermedikation von Tibolon, die Einlage eines Levonorgestrel-haltigen Intrauterinpessars oder die Endometriumablation infrage. Da nach dem direkten Wechsel von einer Sequentialtherapie zur kontinuierlichen kombinierten HRT wegen Blutungsstörungen auch unter der kontinuierlich kombinierten HRT mehr Zusatzblutungen auftreten als beim Neubeginn von vorher unbehandelten Frauen, kann beim Wechsel von der Sequentialtherapie zur kontinuierlich kombinierten HRT oder zu Tibolon eine „Auswaschphase" von 28 Tagen eingeschaltet werden.

Die kontinuierliche kombinierte HRT wurde entwickelt, um u. a. für Frauen, die bei Einnahme von Sequenzpräparaten die Blutungen nicht wünschten, eine „blutungsfreie" HRT zu ermöglichen. Eine „blutungsfreie" HRT setzt voraus, dass eine Amenorrhö über ein Jahr besteht. Eine komplette Amenorrhö wird im ersten Jahr der HRT in 40–55% erreicht, nach 12–18 Monaten liegt die Amenorrhörate bei 90–95%. Beginnt die HRT erst 12 Monate nach der Menopause, so ist die Wahrscheinlichkeit einer „blutungsfreien" HRT wesentlich größer als bei einem Beginn in der Perimenopause. Bei Blutungen ist die drug interaction durch eine gezielte Anamnese zu erfragen. Blutungsstörungen sind bei Frauen, die Enzym-Induktoren: Griseofulvin, Rifampicin, Barbiturate, Phenytoin, Carbamazepin, Primidon, Johanniskrautpräparate u. a. einnehmen, zu erwarten. In der Praxis ist dies jedoch selten, häufig hat dieser Personenkreis eine Amenorrhö. Stress, besonders bei Langzeitflügen oder nach nächtlichem Aufstehen (Lichteinfluss), kann ebenfalls Blutungen induzieren.

Wechsel von einem Sequenz- zu einem Kombinationspräparat

Bei zyklischer oder kontinuierlicher Anwendung von Sequenzpräparaten zur HRT in der späten Prä- oder Perimenopause mit regelmäßigen Hormonentzugsblutungen im einnahmefreien Intervall oder bei kontinuierlicher Einnahme am Beginn der neuen Östrogenphase kann die Umstellung auf ein Östrogen-Gestagen-Kombinationspräparat immer, zu jedem Zeitpunkt, erfolgen. Im Einzelnen empfiehlt sich folgendes Vorgehen:

Beginn der Einnahme der Östrogen-Gestagen-Kombination:

1. mit dem Einsetzen der Hormonentzugsblutung oder
2. vom 3. Blutungstag an oder
3. nach 5- bis 7-tägiger Pause oder
4. ohne Pause unmittelbar nach Beendigung der Einnahme des Sequenzpräparates oder
5. nach Blutungsstörungen nach einer „Auswaschphase" von 28 Tagen.

Es muss damit gerechnet werden, dass nach dem Umsetzen von einem Sequenzpräparat mit zyklischen Hormonentzugsblutungen auf eine Östrogen-Gestagen-Kombination in den ersten 3 Einnahmezyklen spottings oder Durchbruchblutungen eintreten. Bei Blutungen, besonders spottings, ist in Abhängigkeit von der Stärke dieselbe zu negieren und die Einnahme fortzusetzen. Bei Durchbruchblutungen kann die Einnahme der Östrogen-Gestagen-Kombination fortgesetzt oder für 2 bis 3 Tage unterbrochen werden.

Bleiben nach Einnahme von Sequenzpräparaten zur HRT die erwarteten Hormonentzugsblutungen aus, so kann ohne Pause unmittelbar nach Beendigung der Einnahme des Sequenzpräparates mit der Östrogen-Gestagen-Kombination begonnen werden. Die Wahrscheinlichkeit des Auftretens von spottings und Durchbruchblutungen ist dann sehr gering.

Bei Einnahme eines Sequenzpräparates, bei der täglich zwischen dem Östrogen und der Östrogen-Gestagen-Kombination gewechselt wird, kann ohne Pause zu jedem beliebigen Zeitpunkt gewechselt werden.

Wechsel von einem Kombinations- zu einem anderen Kombinationspräparat

Das Wechseln von einem Östrogen-Gestagen-Kombinationspräparat zu einem anderen Östrogen-Gestagen-Kombinationspräparat kann immer, zu jedem Zeitpunkt, erfolgen, wobei darüber zu befinden ist, ob der Wechsel

1. ohne Pause oder
2. nach 5- bis 7-tägiger Pause erfolgt.

Die Pause sollte eingeschaltet werden, wenn die Amenorrhö unter der Einnahme des Kombinationspräparates noch nicht länger als 6 Monate besteht oder aber die doppelte Endometriumdicke im vaginalen Ultraschall von 5 mm (> 5 mm) überschritten wird.

Hormonersatztherapie bei Zustand nach Hysterektomie

Fehlt der Uterus, so kann kontinuierlich ohne Pause die Hormonsubstitution mit einem natürlichen Östrogen: Estradiol, Estradiolvalerat oder konjugierten Östrogenen vorgenommen werden. Ein Gestagenzusatz ist nicht erforderlich. Es können in achtwöchigem oder vierteljährlichem Abstand zusätzlich zum Östrogen Gestagene verordnet werden. Falls nach der Gestagengabe schwere Beine oder Oberbauchbeschwerden auftreten, so sollte die Gestagendosis um die Hälfte reduziert werden, z. B. anstelle von 2 mg nur 1 mg oder 0,5 mg Chlormadinonacetat oder 2,5 mg anstatt 5 mg Medrogeston, 0,5 mg anstatt 1 mg Norethisteronacetat usw.

➡ Dosierungsbeispiele

1. 1–2 mg Estradiol (Estronorm 1 mg, Estrifam 1 mg, Estronorm 2 mg, Estrifam 2 mg, Femoston mono 2 mg, Estradiol 2–1 A Pharma), 1–2 mg Estradiolvalerat (Merimono 1 mg, Progynova 21 mite, Estradiol 2 mg JENAPHARM, Gynokadin, Merimono 2 mg, Progynova) oder 0,3–0,6 mg konjugierte Östrogene (Presomen 0,3 mg/-0,6 mg, Climopax mono 0,625 mg) kontinuierlich ohne Pause über Jahre.
2. Zusätzlich zum Östrogen ein Gestagen:
   1–2 mg Chlormadinonacetat (Chlormadinon 2 mg JENAPHARM), 5 mg Medrogeston (Prothil 5 mg), 10 mg Dydrogeston (Duphaston), 100 mg Progesteron (Utrogest) oder 1 mg Norethisteronacetat (Norhisteron 1 mg JENAPHARM, Gestakadin) über 12–15 Tage: z. B.
   1.3.–12. (–15.) 3.
   1.6.–12. (–15.) 6.
   1.9.–12. (–15.) 9.
   1.12.–12. (–15.) 12.
   (Abb. 8.12).

Transdermale Applikation

Östrogene, Progesteron und Gestagene können über die Haut zugeführt werden. Zur Behandlung der klimakterischen Beschwerden sind die transdermalen Pflaster und Gele in ihrer Wirksamkeit mit den klassischen Verfahren oder oralen oder parenteralen Applikation nicht nur als gleichwertig anzusehen, sondern können von großem Vorteil sein. Transdermale Systeme sind besonders bei allen Erkrankungen der Leber und Gallenblase indiziert, da die erste Leberpassage, der First-pass-Effekt, vermieden wird. Die unerwünschte Stimulierung hepatischer Gerinnungsfaktoren (Thromboembolie), der Anstieg der Plasmatriglyzeride (Gefäßschäden) und des Renin-Angiotensin-Systems (Hypertonie) entfallen nach transdermaler Anwendung. Speziell indiziert sind transdermale Systeme bei Magen-Darm-Störungen und -Erkrankungen oder nach Operationen im Gastrointestinaltrakt, wenn die

Tabelle 8.31 Indikationen für die transdermale (Pflaster und Gel), nasale sowie orale Applikation von Östrogenen

Transdermal bzw. nasal	Oral
Magenerkrankungen	Hypertriglyceridämie
Gastrititis, Ulkus, Zustand nach Operation	Typ II und III
Darmerkrankungen	Atherosklerose
Resorptionsstörungen	
Gallenblasen-, Pankreaserkrankungen	Gefäßschäden
Cholezystitis, Cholelithiasis	
Pankreatitis, Prädiabetes, schwerer Diabetes	Hautüberempfindlichkeit
Lebererkrankungen	Niedriges SHBG
Hepatitis, Zustand nach Hepatitis	Dyslipoproteinämien mit niedrigem HDLC
Zirrhose, Porphyrie, Alkohol	Hyperandrogenämie
Hypertriglyceridämien (Typ I oder IV)	Sheehan-Syndrom
Starke Raucherinnen	Disposition für allergische Hautreaktionen
Kein Leber-bedingter Östrogenspiegelabfall	Feucht-warmes Klima
Hypertonie bei oraler Substitution	
Keine Angiotensinogenbildung	
Schilddrüsendiagnostik	
Keine verstärkte TGB Bildung	
Schilddrüsenerkrankungen	
Erhötes Thromboserisiko	
Medikamenteninteraktion	
Porphyrie	
Lupus erythematodes	
Chronische Polyarthritis	

orale Medikation vorübergehend nicht sinnvoll erscheint. Die Pflaster sind für Leber- und Herzgefäß-Risikopatientinnen besonders geeignet. Vorteile sind auch: relativ gleichmäßige Abgabe des Östrogens ohne die sehr hohen Spitzen bei oraler Medikation und Fehlen einer Metabolisierung in der Haut. Kontraindiziert sind transdermale Systeme bei Allergien gegen den Klebstoff und bei Hauterkrankungen (Tab. 8.31, 8.33 und 8.35).

➡ Dosierungsbeispiele

1. Estradiol-Pflaster: 3–4-Tage-Pflaster: Dermestril 50/-100, Estrabeta 50 Pflaster/-100 Pflaster, Estraderm TTS 50/-100, Estradot 50/-75/-100, Estramon 50/-100, Tradelia 50/-100 alle 3 bis 4 Tage wechseln über 3 Wochen, danach 3–5–7 Tage Pause; nur wenn der Uterus fehlt, kontinuierlich. Vom 16.–25. (27.) Tag nach Therapiebeginn zusätzlich ein Gestagen: 1–2 mg Chlormadinonacetat (½–1 Tabl. Chlormadinon 2 mg JENAPHARM), 2,5 mg Medrogeston (½ Tabl. Prothil), 5–10 mg Dydrogesteron (½–1 Tabl. Duphaston), 0,5–1 mg Norethisteronacetat (½–1 Tabl. Norethisteron 1 mg JENAPHARM, Gestakadin) oder 100 mg Progesteron (Utrogest) täglich.
2. Estradiol-Pflaster: Wochenpflaster: Cutanum 50/-100, Dermestril-Septem 50/–75, Estramon Uno 50/-75/-100, Fem 7 -50µg/-75 µg/-100 µg, Tradelia seven 50 µg/-75 mg wöchentlich wechseln

Tabelle 8.32 Absolute und relative Kontraindikation für eine Hormonersatztherapie

Absolute Kontraindikation	Relative Kontraindikation
Akute und unbehandelte Thrombose bzw. Embolie	Akute Lebererkrankung
Akuter zerebrovaskulärer Insult	schwerer Hypertonus
Akuter Myokardinfarkt	Hypertriglyceridämie
BRCA 1 u. 2 positive Frau mit Karzinom-belasteter Familienanamnese	Genetische Anomalie im Lipidstoffwechsel
Mamma-, Endometrium- und Ovarial-Karzinom zum Zeitpunkt der Diagnose ohne Therapie	Pankreatitis, Cholezystitis, Cholezystolithiasis
Ungeklärte Blutungen	Kardiogene- u. nephrogene Ödeme
	Status nach Trauma und/oder großen Operationen mit langer Immobilisation
	Migräne
	Uterus myomatosus, Endometriose
	Mastopathie
	Zustand nach Therapie eines Mamma-, Endometrium-, Ovarialkarzinoms
	Zustand nach Therapie eines Adenokarzinoms der Zervix uteri
	Akute intermittierende Porphyrie

über 3 Wochen, danach 3–5–7 Tage Pause; nur wenn der Uterus fehlt, kontinuierlich. Vom 16.–25. (27.) Tag nach Therapiebeginn zusätzlich ein Gestagen: 1–2 mg Chlormadinonacetat (½–1 Tabl. Chlormadinon 2 mg JENAPHARM), 2,5 mg Medrogeston (½ Tabl. Prothil), 5–10 mg Dydrogesteron (½–1 Tabl. Duphaston), 0,5–1 mg Norethisteronacetat (½–1 Tabl. Norethisteron 1 mg JENAPHARM, Gestakadin) oder 100 mg Progesteron (Utrogest) täglich.

3. Estradiol-Gel: Estreva Gel 0,1%, Gynokadin Gel/-Dosiergel, GynPolar Gel 0,5 mg/-1,0 mg, Sandrena 1,0 mg, Sisare Gel mono 1 mg täglich auf die Haut auftragen über 3 Wochen, danach 3–5–7 Tage Pause; nur wenn der Uterus fehlt, kontinuierlich. Vom 16.–25. (27.) Tag nach Therapiebeginn zusätzlich ein Gestagen: 1–2 mg Chlormadinonacetat (½–1 Tabl. Chlormadinon 2 mg JENAPHARM), 2,5 mg Medrogeston (½ Tabl. Prothil), 5–10 mg Dydrogesteron (½–1 Tabl. Duphaston), 0,5–1 mg Norethisteronacetat (½–1 Tabl. Norethisteron 1 mg JENAPHARM, Gestakadin) oder 100 mg Progesteron (Utrogest) täglich.
4. Estalis sequi, Fem 7 Combi zyklisch, evtl. mit 3- bis 5- bis 7-tägiger Pause.
5. Estragest TTS, Fem 7 Conti kontinuierlich.

Die niedrige Dosis des Östrogenpflasters von 25 µg (Tab. 8.24) ist nur dann indiziert, wenn die endogene Östrogenproduktion noch relativ hoch ist (über 30 pg/ml Estradiol, über 50 pg Estron).

Allerdings können sich bei der Pflasteranwendung auch Probleme ergeben, die infolge niedriger Hormonspiegel zu erneuten Beschwerden führen können. Ein Teil dieser Probleme ist von der Anwenderin beeinflussbar, wie z. B. wiederholtes Abgehen und Ankleben des Pflasters, starkes Schwitzen und damit Resorptionsstörung oder die unsachgemäße Lagerung der Pflaster. Die Resorption kann aber auch gestört sein, z. B. beim Sheehan-Syndrom, post operationem, temporär bei Hauterkrankungen oder allergischen Schüben sowie bei Fieber (Grippeperioden).

Nasal

Nach nasaler Applikation kommt es in wenigen Minuten zu einem Östrogenpuls im Blut, wo-

Tabelle 8.33 Begleitbefunde im Klimakterium, bei denen besondere therapeutische Gesichtspunkte und Vorsichtsmaßnahmen erforderlich sind

Erkrankung	Maßnahmen
nach Schlaganfall	niedrige Östrogendosen
Herzinfarkt	transdermale Verabfolgung
Herzoperation	Gestagene: Progesteron
bei Hypertonie	keine 17α alkylierten -19-Nortestosteron-Derivate
zerebralen und retinalen	fachärztliche Kontrollen und Mitbehandlung
Gefäßschäden	(Internist, HNO)
Diabetes mellitus mit	Aufklärung und Zustimmung der Patientin
schweren Gefäßveränderungen	besonders wichtig, genau dokumentieren
erhöhtes Thromboserisiko	transdermal, niedrig dosiert
Schwere Migräne	niedrige Östrogendosen
	kontinuierliche Gabe
	Zusatzbehandlung der Migräne
Cholezystitis	niedrige Östrogendosen
Cholelithiasis	transdermale oder Injektionsbehandlung
Pankreatitis	Diät, internistische Zusatzbehandlung
Porphyrie	
wachsende Myome	niedrige Östrogen-, hohe Gestagendosen
Endometriose	chirurgische Behandlung vor Therapie?
Mastopathia cystica fibrosa	Östrogen-Gestagen-Kombinationen

Generelle Überlegungen: Genügt eine lokale Östrogenbehandlung? Medikamente verwenden, die klimakterische Beschwerden günstig beeinflussen und dadurch eine Reduktion der Östrogendosis ermöglichen, z. B. Clonidin bei Hypertonie, Beta-Blocker, Calcium, Vitamin D bei Osteoporoseprävention.

Tabelle 8.34 Symptome bei Überdosierung von Östrogenen und Gestagenen

Östrogene	Gestagene
Flüssigkeitsretention	Appetitzunahme
Ödeme	Gewichtsanstieg
Kurzfristiger Gewichtsanstieg	Müdigkeit
Prämenstruelle Spannung	Depressive Verstimmung
Brustbeschwerden	Libidominderung
Volumenzunahme	Trockene Scheide
Spannungsgefühl	Schwere Beine
Mastodynie, Mastopathie	Blähungen (Blähbauch)
Kopfschmerzen	Libidominderung/-verlust
Schlaflosigkeit	Androgenisierung
Wadenkrämpfe	Seborrhoe
Cholestase	Stimme
Zervikaler Fluor	Akne
Übelkeit	Hirsutismus
Hautpigmentierung bei UV-Einstrahlung	

Tabelle 8.35 Vor- und Nachteile der unterschiedlichen Applikationsformen

Applikationsform	Vorteile	Nachteile
Oral	Starke Wirkung LDL, HDL, günstig gegen Arteriosklerose, Anstieg SHBG, bei Androgenisierung, tägliche Blutspiegelspitzen	Anstieg Triglyceride, Renin-Substrat, Gerinnungsfaktoren, tägliche Blutspiegelspitzen
Nasal	Umgehung des enterohepatischen Kreislaufes, kein first pass Effekt, schnell hohe Estradiolspiegel ohne Estronanstieg.	Erkältung, Allergie, mitunter Reizung der Nasenschleimhäute
Transdermal	Primäre Umgehung des enterohepatischen Kreislaufes, Ausbildung der endogenen Biorhythmik, kein Einfluss auf Gerinnung, günstig für Risikopatientinnen: Thrombose, Hypertonie, Schlaganfall, Leber-Magen-Darm-Erkrankungen	Langsamerer HDL Anstieg, selten Hautallergien, wirkt nicht beim Sheehan-Syndrom, SHBG-Anstieg weniger ausgeprägt.
Intramuskulär	Primäre Umgehung des enterohepatischen Kreislaufes, hoher Estradiolspiegel, langsamer Blutspiegelabfall, Anstieg von SHBG, bei Androgenisierung	Hoher Estradiolspiegel, langsamer Blutspiegelabfall, induzierte erhöhte Prolaktinspiegel, selten Spritzenabszesse
Lokal	Schnelle lokale Wirkung bei minimalen systemische Effekten	Fast keine systemische Wirkung

durch die für die Wirkung verantwortlichen Östrogen-Rezeptoren aktiviert werden. Das gepulste Konzept wird von der Erkenntnis gestützt, dass die Wirkung der Östrogene mit der Anzahl der aktivierten Rezeptoren und weniger mit den Östrogenplasmaspiegeln korreliert. Estradiol wird sehr rasch durch die Nasenschleimhaut aufgenommen und führt so innerhalb von 10 bis 30 Minuten zu dem maximalen Estradiolserumspiegel. Ungefähr 2 Stunden nach der Applikation fällt der Plasmaspiegel auf 10% der maximalen Konzentration ab und erreicht nach 12 Stunden postmenopausale Werte. Durch die Vermeidung des First-pass-Effektes bleibt im Gegensatz zur oralen Applikation der Estradiol-Estron-Quotient nahe den physiologischen Verhältnissen. Die nasale Estradiol-Applikation führt bei postmenopausalen Frauen zu einer signifikanten Zunahme der zerebralen Durchblutung durch den vasodilatatorischen Effekt an den Arteriae carotis interna und vertebrales (Acar et al., 2005). Die täglich resorbierte Gesamtmenge ist dosisabhängig, gleichgültig ob sie einmalig oder aufgeteilt im Abstand von 12 Stunden erfolgt. Ein Sprühstoß mit 150 µg Estradiol entspricht der oralen Gabe von 1 mg mikronisiertem Estradiol. Die optimale Tagesdosis beträgt 300 µg Estradiol. Diese Dosis wird mit je einem Sprühstoß pro Nasenloch erreicht. Nach den Sprühstößen soll das Schnäuzen oder Hochziehen der Nase für 15 Minuten vermieden werden.

➡ Dosierungsbeispiele

1. AERODIOL zwei Sprühstöße täglich über 25–27 Tage und zusätzlich vom 16.–25. (27.) Tag nach Therapiebeginn ein Gestagen: 1–2 mg Chlormadinonacetat (½–1 Tabl. Chlormadinon 2 mg JENAPHARM), 2,5 mg Medrogeston (½ Tabl. Prothil), 5–10 mg Dydrogesteron (½–1 Tabl. Duphaston), 0,5–1 mg Norethisteronacetat (½–1 Tabl. Norethisteron 1 mg JENAPHARM, Gestakadin) oder 100 mg Progesteron (Utrogest), danach 3–5–7 Tage Pause und Neubeginn.

2. AERODIOL zwei Sprühstöße täglich kontinuierlich ohne Pause und jeweils 14 Tage im Monat ein Gestagen: 1–2 mg Chlormadinonacetat (½–1 Tabl. Chlormadinon 2 mg JENAPHARM), 2,5 mg Medrogeston (½ Tabl. Prothil), 5–10 mg Dydrogesteron (½–1 Tabl. Duphaston), 0,5–1 mg Norethisteronacetat (½–1 Tabl. Norethisteron 1 mg JENAPHARM, Gestakadin) oder 100 mg Progesteron (Utrogest).
3. AERODIOL zwei Sprühstöße täglich kontinuierlich ohne Pause und gleichzeitig täglich oder jeden 2. Tag ein Gestagen in niedriger Dosierung: 1 mg Chlormadinonacetat (½ Tabl. Chlormadinon 2 mg JENAPHARM), 2,5 mg Medrogeston (½ Tabl. Prothil), 5 mg Dydrogesteron (½ Tabl. Duphaston), 0,5 mg Norethisteronacetat (½ Tabl. Norethisteron 1 mg JENAPHARM, Gestakadin) oder 100 mg Progesteron (Utrogest).
4. AERODIOL zwei Sprühstöße täglich kontinuierlich ohne Pause über Monate, evtl. Jahre bei hysterektomierten Frauen.

Injektion

Die parenterale Injektion von Östrogenen wird von vielen Frauen aufgrund der guten Wirksamkeit und der Unabhängigkeit von der täglichen Tabletteneinnahme geschätzt. Die Applikation kann gegebenenfalls mit Progesteron, Testosteron oder Dehydroepiandrosteron gekoppelt werden. 5–10 mg Estradiolvalerat sind etwa 2–3 Wochen wirksam. Diese Dosis reicht zur Behandlung des klimakterischen Syndroms aus. Gleichzeitig wird das Endometrium mäßig proliferiert. Bei noch vorhandenem Uterus ist daher am Tag 13 nach dem Östrogen ein Gestagen hinzuzusetzen. Alternativ kann nach 2 Östrogenapplikationen ein Gestagen appliziert werden, zur Transformation eines vermutlich proliferierenden Endometriums und zur Erzielung einer Abbruchblutung (Tab. 8.35).

➡ **Dosierungsbeispiele**

Bei leichten Beschwerden
1. 5–10 mg Estradiolvalerat (Estradiol-Depot 10 mg JENAPHARM) i. m. am Tag 1 und 10 mg Estradiolvalerat (Estradiol-Depot 10 mg JENAPHARM) und 250 mg Hydroxyprogesteroncaproat (Progesteron-Depot JENAPHARM, Proluton Depot) i. m. am Tag 13.

Bei stärkeren Beschwerden:
2. 10 oder 20 mg Estradiolvalerat (Estradiol-Depot 10 mg JENAPHARM) i. m. am Tag 1 und 10 mg Estradiolvalerat (Estradiol-Depot 10 mg JENAPHARM) und 250 mg Hydroxyprogesteroncaproat (Progesteron-Depot JENAPHARM, Proluton Depot) i. m. am Tag 13.
3. 10–40 mg Estradiolvalerat (Estradiol-Depot 10 mg JENAPHARM) alle 2–3 Wochen i. m., nach der 2. als 3. Applikation 10 mg Estradiolvalerat (Estradiol-Depot 10 mg JENAPHARM) und 250 mg Hydroxyprogesteroncaproat (Progesteron-Depot JENAPHARM, Proluton Depot) i. m.

Androgene

Die wichtigsten Androgene der Frau sind: Testosteron, Androstendion, Dehydroepiandrosteron (DHEA) und Dehydroepiandrosteronsulfat (DHEAS). Testosteron wird während der Geschlechtsreife etwa zu je einem Viertel im Ovar und der NNR synthetisiert und sezerniert. 50% entstehen durch Konversion in der Peripherie aus Vorstufen. In der Postmenopause wird Testosteron weiter im Ovar synthetisiert und sezerniert, wobei der Anteil auf 40% ansteigt. Nach Oophorektomie kommt es zu einem bemerkbaren Abfall der Testosteronkonzentration. Obwohl das Ovar in der Postmenopause mehr Testosteron produziert, sind die Spiegel im Blut niedriger, bedingt durch den geringen SHBG-Gehalt und einer damit verbundenen höheren Clearancerate des Testosterons. DHEA und DHEAS als wichtigste Androgen-Präkursoren aus der NNR werden in der Peripherie in potente Östrogene und Androgene umgewandelt. In der Postmenopause und im Alter ist dieser Vorgang wesentlich reduziert, da die zirkulierenden Mengen von DHEA und DHEAS kontinuierlich mit dem Alter abnehmen. DHEA zählt zu den wichtigsten Präkursoren für die Östrogen- und Testosteronsynthese, die abhängig vom je-

Tabelle 8.36 Androgenmangel – hohe Wahrscheinlichkeit

Organ	Schaden (Erkrankung/Eingriff)
Ovarien	Oophorektomie, uni- oder bilateral Prämature ovarian failure (autoimmun) Chemotherapie Bestrahlung infiltrative Entzündungen Gonadendysgenesien/-agenesien
Hypothalamus-Hypophyse	Hypopituitarismus Sheehan-Syndrom Anorexia nervosa (Gonadotropine ↓) hohe Dosen Glukokortikoide (Gonadotropine ↓) Drogenmissbrauch (Gonadotropine ↓)
NNR	Adrenalektomie NNR-Insuffizienz hohe Dosen Glukokortikoide (ACTH ↓)
Kachexie	Karzinome HIV (Gonadotropine niedrig und Ovardysfunktion)
Idiopathisch	
Hormontherapie	GnRH-Analoga hormonale Kontrazeptiva

weiligen Milieu erfolgt. Außerdem wirkt DHEA per se im Körper. Es antagonisiert die Stresswirkung des Kortisols, wirkt psychotrop, lipolytisch und antagonisiert vor allem die abdominale Fettspeicherung.

Androgene besitzen eine partielle gestagene Potenz und können unterschiedlich stark den Progesteron-Rezeptor besetzen, wobei es am Endometrium nicht immer zu einer Rückbildung der Östrogen-induzierten Proliferation kommt. Bei Frauen wirken sowohl die endogenen als auch die exogenen Androgene negativ auf das Lipidmuster. Androgene beeinflussen die Psyche, da speziell die Stimmung, positiv, wirken antidepressiv und regen die Libido und Sexualität an. Ein Androgenmangel kann nach den unterschiedlichsten Erkrankungen, Eingriffen und Behandlungen eintreten (Tab. 8.36).

Therapie mit Androgenen (Östrogen-Androgen-Kombinationen)

Zur Anwendung gelangen sowohl orale, transdermale als auch intramuskulär wirksame Testosteronverbindungen oder DHEA.

Allerdings führen Androgene früher oder später zur Androgenisierung, wobei es keine Schwellendosis gibt und schon die erste Applikation mit Stigmata der Androgenisierung einhergehen kann.

Aus diesem Grunde sollen Androgene allein bei der Behandlung vermieden werden. Bei strenger Indikationsstellung (Tab. 8.37) empfiehlt es sich, Östrogen-Androgen-Kombinationen zu verordnen, wobei die Kontraindikationen (Tab. 8.39) ebenso wie die Vorteile und Risiken (Tab. 8.38) genau abzuwägen sind. Die Behandlung sollte nach Möglichkeit nur über einen begrenzten Zeitraum erfolgen. Für das transdermale Pflaster (Intrinsa 300 Mikrogramm/24 Stunden transdermales Pflaster®) erfolgte die Zulassung nur für die sexuelle Störung der Frau, besonders bei fehlenden sexuellen Fantasien und fehlendem Verlangen nach sexueller Aktivität (hypoactive sexual desire disorder) nach chirurgischer Menopause für die Dauer von 6 Monaten bei gleichzeitiger Östrogenmedikation. In den Do-

Tabelle 8.37 Indikationen für die Androgen- bzw. Östrogen-Androgen-Therapie

Therapieform	Indikationen
Androgen-Östrogen-Therapie	
Transdermal/oral	Mangel oder Verlust von sexuellem Verlangen (Libidoverlust)
	Vorzeitige natürliche Menopause
	Oophorektomie vor dem 40. Lebensjahr
	Androgeninsuffizienz
	Ausgeprägte Antriebs- und Konzentrationsschwäche
	Psychische Erkrankungen
	Depression
	Gonadenagenesien
	Geschlechtsumwandlung
	Osteoporose
Androgen-Monotherapie	
Lokal	Cellulite
Salben	Pruritus-Vulva-Dystrophie-Syndrom (Lichen sclerosus et atrophicus)
Creme	Unterhautbindegewebsschwäche

Tabelle 8.38 Vorteile und Risiken der Androgentherapie

Vorteile	Risiken
Verbesserung des Wohlbefindens	Androgenisierung
Antriebszunahme	Stimmveränderungen
Libidosteigerung	Seborrhö
Sexualitätssteigerung	Akne
Depressionsverminderung	Hirsutismus
Verminderung der Kopfschmerzen	Klitorishypertrophie
Verminderung der Brustbeschwerden	Sexualitätssteigerung
Osteoporoseprophylaxe	Lipidveränderungen
	Metabolisches Syndrom

Tabelle 8.39 Kontraindikationen für die Androgentherapie

Absolute	Relative
Schwangerschaft	Akne
Laktation	Hirsutismus
Schwere Akne	Androgenetische Alopezie
Polyzythämie	Hyperlipidämie
Mammakarzinom	Metabolisches Syndrom
Endometriumhyperplasie	Psychiatrische Erkrankungen
Endometriumkarzinom	

sisfindungsstudien unterschied sich das Pflaster mit 300 µg Testosteron eindeutig vom Placebo, während sich das Pflaster mit 150 µg Testosteron als untertherapiert erwies und sich in der Wirkung nicht vom Placebo unterschied, obwohl der freie Testosteronspiegel signifikant anstieg (Braunstein et al, 2005; Simon et al., 2005). Mit der Androgenisierung ist besonders zu rechnen bei Frauen mit Sprechberufen, dunklem Typ mit dichter Lanugobehaarung, Akne und Tendenz zum männlichen Phänotyp. Die beginnende Androgenisierung wird häufig zuerst an der Stimme bemerkt (Tab. 7.4, S. 318), da dieselbe brüchig und der Stimmumfang geringer werden. Als erstes Zeichen tritt häufig eine gewisse Heiserkeit beim Singen auf.

Bei schweren Östrogen-refraktären klimakterischen Beschwerden, Antriebsarmut mit Lustlosigkeit und Konzentrationsschwäche, Depression sowie Libidoverlust sind Östrogen-Androgen-Kombinationen indiziert. DHEA-Enantat wird als schwaches Androgen in Kombination mit Estradiol besonders zur Therapie wegen seiner psychotropen Wirkung und Libidosteigerung eingesetzt. Zur Proliferationshemmung des Endometriums kommt es dabei nicht. Bei Frauen mit noch vorhandenem Uterus muss daher regelmäßig ein oral wirksames Gestagen verordnet werden, oder nach ein bis zwei Injektionen ist eine Kombination eines Estradiolesters mit einem Depotgestagen zu injizieren. Androgenisierungen sind seltener und treten meist nur in abgeschwächter Form auf, können aber nicht ausgeschlossen werden.

Wenn ein tonisierender und libidofördernder Einfluss ausdrücklich gewünscht wird, können Östrogen-Androgen-Kombinationen für eine kurze Zeit, 3–6 Monate, verordnet oder vorübergehend zwischen die Östrogen-Gestagen-Medikation ein- bis maximal zweimal eingeschaltet werden.

➡ Dosierungsbeispiele

Transdermal – oral

300 µg Testosteron-Pflaster (Intrinsa 300 Mikrogramm/24 Stunden transdermales Pflaster®) wöchentlich 1 × oder 2 × über maximal 6 Monate und zusätzlich täglich 2 mg Estradiol (Estronorm 2 mg, Estrifam 2 mg, Femoston mono 2 mg, Estradiol 2–1 A Pharma), 2 mg Estradiolvalerat (Estradiol 2 mg JENAPHARM, Gynokadin, Merimono 2 mg, Progynova) oder 0,6 mg konjugierte Östrogene (Climopax mono 0,625 mg, Presomen 0,6; 28/0,6).

Intramuskulär

1. 4 mg Estradiolvalerat und 200 mg Prasteronenantat (Gynodian Depot) i. m. alle 4 Wochen; nach 2 Injektionen als 3. Injektion 10 mg Estradiolvalerat (Estradiol-Depot 10 mg JEMAPHARM) und 250 mg Hydroxyprogesteroncaproat (Progesteron-Depot JENAPHARM, Proluton Depot) bei nicht hysterektomierten Frauen.
2. 4 mg Estradiolvalerat und 200 mg Prasteronenantat (Gynodian Depot) i. m. alle 3–4 Wochen; nach der 1. als 2. Injektion 10 mg Estradiolvalerat (Estradiol-Depot 10 mg JENAPHARM) und 250 mg Hydroxyprogesteroncaproat (Progesteron-Depot JENAPHARM, Proluton Depot) bei nicht hysterektomierten Frauen (Abb. 8.14).
3. 4 mg Estradiolvalerat und 200 mg Prasteronenantat (Gynodian Depot) i. m. alle 3–4 Wochen, nur bei hysterektomierten Frauen.

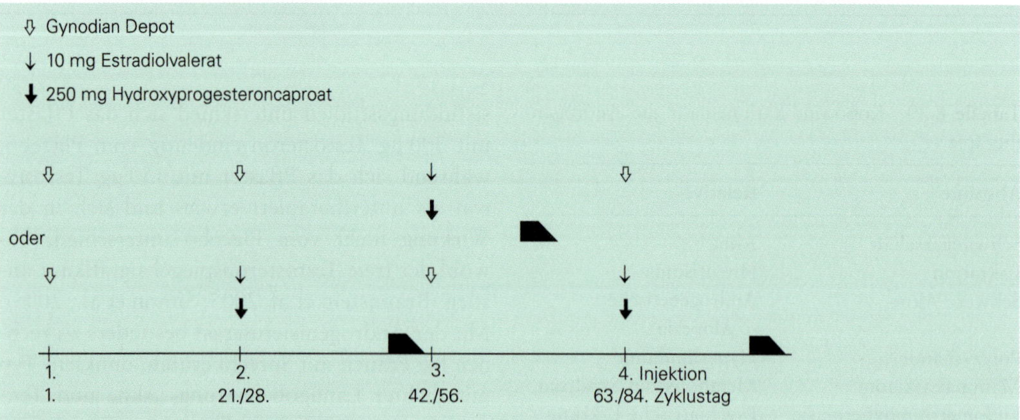

Abb. 8.14 Behandlungsvarianten mit Gynodian im Wechsel mit Hydroxy-Progesteroncaproat und Estradiol

4. 10 mg Estradiolvalerat (Estradiol-Depot 10 mg JENAPHARM) und 50 mg Testosteronpropionat (Testosteron propionat 50 mg Eifelfango) i. m. alle 3 Wochen, nach 2 Injektionen als 3. Injektion 10 mg Estradiolvalerat (Estradiol-Depot 10 mg JENAPHARM) und 250 mg Hydroxyprogesteroncaproat (Progesteron-Depot JENAPHARM, Proluton Depot) bei nicht hysterektomierten Frauen. Nach Hysterektomie entfällt die Gestagengabe. Cave: Androgenisierung!!

Intramuskulär – oral
4 mg Estradiolvalerat und 200 mg Prasteronenantat (Gynodian Depot) i. m. alle 3–4 Wochen; zusätzlich alle 6 Wochen (gerechnet von der 1. Injektion) für 14 Tage täglich ein Gestagen: 1–5 mg Norethisteronacetat (Norethisteron 1 mg-/-5 mg JENAPHARM, Gestakadin, Primolut-Nor-5), 10 mg Dydrogesteron (Duphaston) oder 100 mg Progesteron (Utrogest).

9 Hormonale Diagnostik und Therapie in der Frühschwangerschaft und im Wochenbett

9.1 Hormonaler Schwangerschaftstest

Zur Unterscheidung zwischen einer funktionellen und einer schwangerschaftsbedingten Amenorrhö wird der hCG-Nachweis als Schwangerschaftstest eingesetzt. Basaltemperaturen um 37 °C und darüber können bei einer sekundären Amenorrhö auch für eine Schwangerschaft sprechen. Wenn der Nachweis von β-hCG gelingt, liegt bei gleichzeitig bestehender Amenorrhö mit größter Wahrscheinlichkeit eine Gravidität vor.

Der β-hCG-Nachweis im Serum oder Urin ist zwischen dem 4. und 8. Tag nach der Konzeption und somit bereits vor dem Ausbleiben der Menstruation möglich.

9.2 Abortus imminens

9.2.1 Definition

Beim Abortus imminens bestehen Blutungen aus dem geschlossenen Muttermund mit oder ohne Kontraktionen des Uterus bei Nachweis von Vitalitätszeichen der Frucht. Die Bezeichnung Abort gilt in den ersten 22 Wochen der Schwangerschaft. Bis zur 12. Woche spricht man von Frühabort, danach vom Spätabort.

9.2.2 Ursachen

Als Ursachen kommen beim Frühabort Aufbaustörungen des Endometriums, Implantationsstörungen, genetische Anomalien der Zygote, Abortiveier, Windeier, immunologische Probleme und Störungen der verschiedenen endokrinologischen Systeme, wie zu Beispiel die Gelbkörperinsuffizienz und ein verzögerter oder gestörter Übergang von der lutealen auf die plazentare Hormonbildung (luteoplazentarer Shift), infrage. Blutungen können bei ungünstiger Implantation beziehungsweise pathologischem Plazentasitz auftreten. Sie sind bei Mehrlingsschwangerschaften, Überdehnung des Uterus, körperlicher Belastung und infektiösen sowie allergischen Erkrankungen gehäuft.

9.2.3 Diagnostik

Die Hormonwerte sind zum Zeitpunkt der ersten Blutung bei über 90 % der Patientinnen normal. Mitunter lassen sich leicht erniedrigte Progesteron-, 17α-Hydroxyprogesteron-, Estradiol-, hCG- und hPL-Werte nachweisen. Bei sonographischem Nachweis eines lebenden Fetus und normalen β-hCG-, Progesteron- und Estradiolspiegeln ist mit einem günstigen Schwangerschaftsverlauf zu rechnen.

Die Bestimmungen von β-hCG, Estradiol und Progesteron, nach Möglichkeit im wöchentlichen Abstand, haben sich zur Diagnostik des Abortus bis zur 12.–14. Woche bewährt.

9.2.4 Therapie

Das Ziel der Therapie ist die Ruhigstellung des Uterus, die Stillung der Blutung und die Herstellung optimaler Bedingungen für die weitere Entwicklung der Schwangerschaft. Die wichtigste Maßnahme ist daher die Verordnung von Bettruhe. Eine vorsichtige körperliche Belastung soll erst erfolgen, wenn 3 Tage lang keine Blutungen mehr auftraten. Barbiturate sind im 1. Trimenon wegen möglicher teratogener Schädigungen kontraindiziert. Diazepam ist erlaubt, doch ist kritische Zurückhaltung geboten.

Zur hormonalen Therapie werden natürliches Progesteron, Dydrogesteron und 17α-Hydroxyprogesteron eingesetzt.

Natürliches Progesteron wird oral schlecht resorbiert. Die Blutspiegelmaxima werden nach 3–4 Stunden erreicht und fallen rasch wieder ab. Die Bioverfügbarkeit liegt u. a. auch wegen des hohen First-pass-Effektes bei 10 %. Nach vaginaler Applikation wird ein bis zu 40 % höherer Plasmaspiegel erreicht als nach oraler Einnahme, da die Resorption langsamer erfolgt und länger andauert. In größeren Studien konnte der Nutzen der vaginalen Progesterontherapie aber nicht eindeutig belegt werden. Ein Vorteil bestand nur für Frauen, die älter als 30 Jahre waren oder die bereits einen Abort hatten. Die Prognose des Abortus imminens kann demnach durch Progesteron in der Mehrzahl der Fälle nicht geändert werden. Bei nachgewiesener Schwangerschaft und niedrigen Progesteronwerten kann die Substitution mit natürlichem Progesteron, Dydrogesteron oder Hydroxyprogesteron versucht werden, ohne dass die Frucht Schaden nimmt. Diese Behandlung dient zur Behebung des Hormondefizits, wobei nach Dydrogesteron- und Hydroxyprogesterongabe Progesteronbestimmungen zur Therapiekontrolle verwendet werden können, da beide Gestagene nicht in Progesteron umgewandelt werden. Die Behandlung mit täglich 20 bis 40 mg Dydrogesteron führte zu einer signifikant niedrigeren Abortrate (El-Zibdeh et al., 2002), wobei nach diesen Dosen der PIBF (progesterone-induced blocking factor) ebenso wie durch natürliches Progesteron signifikant anstieg, was dafür spricht, dass Dydrogesteron an den Progesteron-Rezeptor bindet (Kalinka u. Szekeres-Bartho, 2005). Bei intramuskulärer Applikation von Hydroxyprogesteron-Depotpräparaten kann es nach Absterben der Frucht zur verhaltenen Fehlgeburt kommen.

➡ Dosierungsbeispiele

Vaginal

600 mg Progesteron (3 × 200 mg Utrogest) täglich, auf drei Applikationen zu je 200 mg verteilt.

Oral

1. 600 mg Progesteron (3 × 200 mg Utrogest) täglich, auf drei Applikationen zu je 200 mg verteilt.
2. 30 mg Dydrogesteron (3 × 10 mg Duphaston) täglich, auf drei Applikationen zu je 10 mg verteilt.

Intramuskulär

1. 250–500 mg Hydroxyprogesteroncaproat (Progesteron-Depot JENAPHARM, Proluton Depot) und 20 mg Estradiolvalerat (Estradiol-Depot 10 mg JENAPHARM) i. m., wöchentlich 2-mal bis zum Sistieren der Blutung, danach 1-mal wöchentlich.
2. 250–500 mg Hydroxyprogesteroncaproat (Progesteron-Depot JENAPHARM, Proluton Depot) und 10 mg Estradiolvalerat (Estradiol-Depot 10 mg JENAPHARM) i. m., wöchentlich 2-mal bis zum Sistieren der Blutung, danach 1-mal wöchentlich.
3. 250–500 mg Hydroxyprogesteroncaproat (Progesteron-Depot JENAPHARM, Proluton Depot) i. m., wöchentlich 2-mal bis zum Sistieren der Blutung, danach 1-mal wöchentlich oder 2-mal wöchentlich 250 mg Hydroxyprogesteroncaproat i. m.

9.3 Abortus habitualis

Bei einen Teil der Frauen mit habitueller Abortneigung, mit 3 und mehr Fehlgeburten, kann die Ursache auf einer Störung beim luteoplazentaren Progesteron-Shift mit anschließend insuffizienter Progesteron-Produktion beruhen. Die Behandlung mit Progesteron für die Dauer der Insuffizienz führt zu einer signifikanten Abnahme der habituellen Aborte. Dydrogesteron oral war ebenso effektiv wie die intramuskuläre Applikation von 17α-Hydroxyprogesteroncaproat (El-Zibdeh, 2002, Schindler, 1990).

➡ **Dosierungsbeispiele**

Oral
20–30 mg Dydrogesteron (Duphaston) täglich, verteilt auf 2–3 × 10 mg.

Intramuskulär
1. 250 mg Hydroxyprogesteroncaproat (Progesteron-Depot JENAPHARM, Proluton-Depot) i. m. und 10 mg Estradiolvalerat (Estradiol-Depot JENAPHARM) i. m. einmal wöchentlich.
2. 250 mg Hydroxyprogesteroncaproat (Progesteron-Depot JENAPHARM, Proluton-Depot) i. m. einmal wöchentlich.

9.4 Drohende Frühgeburt

Anlässlich einer Meta-Analyse konnte Keirse (1990) zeigen, dass durch wöchentliche Applikationen von 17α-Hydroxyprogesteroncaproat das relative Risiko für eine Frühgeburt auf die Hälfte gesenkt werden konnte (RR 0,50; KI 95 % 0,30–0,85). In einer prospektiven, randomisierten, placebokontrollierten Doppelblindstudie konnten diese Ergebnisse bestätigt werden. Bei Frauen mit wiederholten Frühgeburten wurde das Risiko für das Wiederholungsereignis durch 17α-Hydroxyprogesteroncaproat erheblich reduziert (Meis et al., 2003). Ähnlich gute Resultate wurden nach der vaginalen Progesteron-Applikation erzielt. Die Uteruskontraktionen und die Frühgeburten nahmen signifikant ab (da Fonseca et al., 2003).

➡ **Dosierungsbeispiele**

Vaginal
100 mg Progesteron (Utrogest) täglich, bei häufigeren Kontraktionen bis 3 × täglich 100 mg.

Intramuskulär
250 mg Hydroxyprogesteroncaproat (Progesteron-Depot JENAPHARM, Proluton-Depot) i. m. einmal wöchentlich.

9.5 Hypogalaktie

Die *primäre Hypogalaktie* ist selten und wiederholt sich nach allen Geburten, da sie konstitutionell bedingt ist. Dagegen ist die *sekundäre Hypogalaktie* vorwiegend auf exogene Ursachen zurückzuführen. Demzufolge darf die Diagnose der primären Hypogalaktie erst nach Ausschluss äußerlicher Faktoren und nach den ersten 10 Wochenbetttagen gestellt werden, da sich nach der Entlassung aus der Klinik die normale, bedarfsgerechte Laktation noch einstellen kann. Eine gute *Laktogenese* (Milchsynthese und Einsetzen der Milchsekretion) kann durch Erhöhung des Prolaktinspiegels und eine gute *Laktokinese* (Milchfluss, let down) durch die Wirkung von Oxytocin erzielt werden.

Die meisten Empfehlungen zur Steigerung des Milchvolumens beruhen auf Prolaktin-steigernden Eigenschaften der betreffenden Substanzen.

Obwohl ein echter Prolaktinmangel nur selten Ursache einer Hypogalaktie ist, nimmt dieses Proteohormon eine Schlüsselstellung bei der Behandlung der gestörten Laktation ein. Prolaktinsteigernde Pharmaka sind bisher erprobt worden. So können mit Sulpirid und Metoclopramid die Milchvolumina normal laktierender Frauen vergrößert werden, wenn die Behandlung unmittelbar post partum beginnt. Durch orales TRH ist eine weitere Zunahme der Milchmenge nicht möglich. Tagesmilchvolumina von 200 g und weniger bilden eine schlechte Ausgangssituation für eine Laktogeneseförderung. Vor dem Einsatz von Pharmaka sollte zunächst immer versucht werden, durch natürliche Maßnahmen wie Erhöhung der Stillfrequenz, reichliches Trinken (besonders Stilltee), Schlafen und äußere Ruhe die unzureichende Laktation zu verbessern. Tritt dadurch der gewünschte Erfolg nicht ein, so kann die Pharmakotherapie in Erwägung gezogen werden. Mit einer Steigerung der Milchmenge um 20–30 % kann in der Mehrzahl der Fälle gerechnet werden.

➡ Dosierungsbeispiele

Oral

1. 10 mg Metoclopramid (Cerucal, Gastronerton Tabletten, MCP 10 von ct Tabletten, MCP Sandoz 10 mg Tabletten, Paspertin, MCP-ratiopharm 10 Tabletten, MCP HEXAL 10, MCP STADA Tabletten, MCP AL 10 Tabletten) zweimal täglich über 10 Tage, nach Möglichkeit 30 Minuten vor dem Stillen. Beginn zwischen dem 1. und 3. Tag post partum (Abb. 9.1).
Nebenwirkungen und Kontraindikationen beachten.

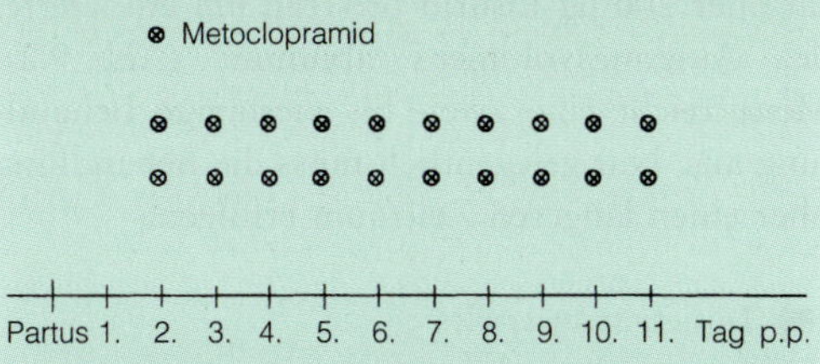

Abb. 9.1 Behandlung der Hypogalaktie mit Metoclopramid

2. 50 mg Sulpirid (Arminol Kapseln 50 mg, Dogmatil Kapseln, Meresa Kapseln, neogama 50 Kapseln, Sulpirid beta 50 Hartkapseln, Sulpirid-neuraxpharm 50 mg, Sulpirid-ratiopharm, Sulpirid HEXAL 50 mg, Sulpirid Sandoz 50 mg, Sulpirid STADA 50 mg) zweimal täglich, nach Möglichkeit 30 Minuten vor dem Stillen, über 7–10 Tage.
Nebenwirkungen und Kontraindikationen beachten.

Vaginal oder rektal
10 mg Metoclopramid (MCP-ratiopharm 10 Zäpfchen, MCP-CT 10 mg Supp.) zweimal täglich, nach Möglichkeit 30 Minuten vor dem Stillen, über 10 Tage. Beginn zwischen dem 1. und 3. Tag post partum.
Nebenwirkungen und Kontraindikationen beachten.

Nasal
1 mg Protirelin = TRH (Antepan nasal-Lösung), nasal 4-mal täglich über 7 Tage. Achtung: Preis.

Eine Beeinträchtigung des Neugeborenen ist nicht zu erwarten.

9.6 Polygalaktie

Eine *Polygalaktie* besteht, wenn von der Mutter wesentlich mehr Milch produziert wird, als für die Ernährung des Säuglings nötig ist. Milchmengen über 1000 ml pro Tag sind dazu zu zählen, besonders wenn sie bereits in der ersten Woche post partum auftreten.

Polygalaktien werden bei 1–2 % der Wöchnerinnen beobachtet. Normalerweise wird die überschüssige Milch abgepumpt. Mitunter ist es, wenn Spannungsbeschwerden bestehen oder die Milch nicht fließt, angebracht, die überschießende Milchmenge zu vermindern. Mit den Prolaktinhemmern kann die Milchmenge reduziert werden, wobei dieselbe mit 2,5 mg Bromocriptin oder 200 µg Lisurid pro Tag um ein Viertel des Ausgangsvolumens abnimmt (Abb. 9.2). Meist reicht eine zwei- bis viertägige Behandlung aus. Nur gelegentlich muss die Behandlung über einen längeren Zeitraum erfolgen.

➡ Dosierungsbeispiele

Oral

1. 200 µg Lisurid (Dopergin) 1 × täglich über 3 Tage (Abb. 9.2).
2. 2,5 mg Bromocriptin (Pravidel 2,5 mg, Bromocriptin AbZ 2,5 mg, Bromocriptin beta 2,5, Bromocriptin-CT 2,5 mg, Bromocriptin HEXAL 2,5 mg, Bromocriptin-ratiopharm 2,5 mg, kirim gyn), 1 × täglich über 3 Tage (Abb. 9.2).
3. 4 mg Metergolin (Liserdol) 1 × täglich über 3 Tage (Abb. 9.2).

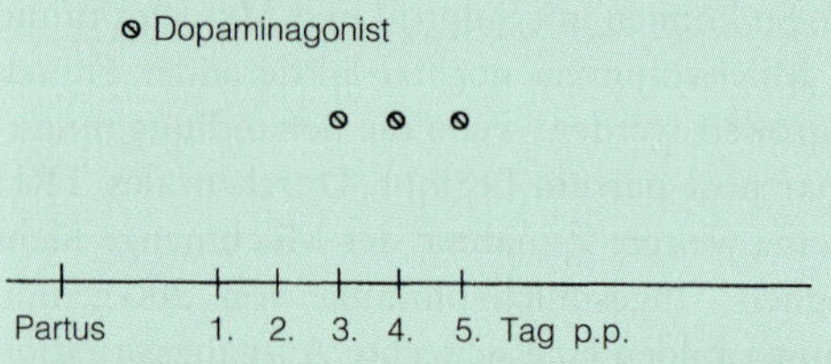

Abb. 9.2 Behandlung bei Polygalaktie oder Milchstau mit Dopaminagonisten

9.7 Galaktostase (Milchstau)

Von *Galaktostase (Milchstau)* spricht man, wenn der Milcheinschuss anhält, ohne dass der Milchfluss in Gang kommt. Die Behandlung des lang anhaltenden schmerzhaften Milcheinschusses mit der Schwergängigkeit der Brust verfolgt zwei Ziele:

1. Entleerung der Brust (für den Säugling),
2. Beseitigung der Brustschwellung und der Schmerzen (für die Mutter).

Die Entleerung der Brust kann zum Teil durch exogene Zufuhr von Oxytocin erreicht werden, während die Abschwellung und Entstauung der Brust durch Prolaktinhemmer gewährleistet wird. Dabei wird vor allem durch die Prolaktinhemmer rasch eine Abnahme des Turgors der Brüste erzielt und eine wesentliche Verminderung der Schmerzen bewirkt, ohne dass der weitere Verlauf der Laktation gestört wird. Die Behandlung mit niedrigen Dosen der Dopaminagonisten ist meist nur für 1–3 Tage erforderlich.

➡ Dosierungsbeispiele

Oral

1. 100–200 µg Lisurid (= ½–1 Tablette Dopergin) täglich über 1–3 Tage (Abb. 9.2).
2. 1,25–2,5 mg Bromocriptin (= ½–1 Tablette Pravidel 2,5 mg, Bromocriptin AbZ 2,5 mg, Bromocriptin beta 2,5, Bromocriptin-CT 2,5 mg, Bromocriptin HEXAL 2,5 mg, Bromocriptin-ratiopharm 2,5 mg, kirim gyn) täglich über 1–3 Tage (Abb. 9.2).
3. 2–4 mg Metergolin (= ½–1 Tablette Liserdol) täglich über 1–3 Tage (Abb. 9.2).

Zusätzlich kühlende Umschläge.

9.8 Laktationshemmung und Laktationsunterdrückung

9.8.1 Allgemeines

Bei der Laktationshemmung (primäres Abstillen) wird das Ingangkommen der Milchbildung *(Laktopoese)* verhindert, während bei der Laktationsunterdrückung (sekundäres Abstillen) die in Gang befindliche Milchsekretion *(Galaktopoese)* unterdrückt wird. Die Indikationen sind Tab. 9.1 zu entnehmen.

Tabelle 9.1 Indikationen zur Hemmung und Unterdrückung der Laktation

Medizinisch:
Totgeborenes Kind
Abortus nach der 12. Woche
Erschöpfung der Mutter nach schwerer Geburt
Akute Infektion der Mutter (z. B. Virushepatitis)
Schwere Erkrankung der Mutter (z. B. Tuberkulose, Syphilis, AIDS)
Medikamente, die in die Milch übergehen
Brustwarzenwunde (Mastitisgefahr) und Mastitis
Zustand nach Mammareduktionsplastik
Individuell:
Freigabe des Kindes zur Adoption
Wunsch der Mutter

Beim Abstillen kann entweder die Milchentleerung unterbunden und damit die Neuproduktion der Milch gestoppt werden oder das essenzielle Hormon der Laktation, Prolaktin, wird supprimiert bzw. sein intrazellulärer Wirkungsmechanismus gestört.

9.8.2 Therapie

Neben den natürlichen Methoden, die über eine Stauungsinvolution zum Versiegen der Milchproduktion führen, werden verschiedene Pharmaka zum Abstillen eingesetzt. Post partum kann der Milchstau erhebliche Schmerzen bereiten, sodass symptomatische Maßnahmen und vor allem Schmerzmittel notwendig werden. Die Beurteilung des Behandlungserfolges geschieht anhand klinischer Befunde (Tab. 9.2).

Medikamentöses Abstillen: Anwendung finden Dopaminagonisten aufgrund ihrer Effektivität. Pyridoxin (Vitamin B_6), Diuretika, Antiöstrogene, Östrogene oder Östrogen-Gestagen-Kombinationen werden nur noch bei der Unverträglichkeit der Prolaktinhemmer verordnet und sind aufgrund des erhöhten Thromboembolierisikos im Wochenbett nicht zu empfehlen (Kontraindikationen beachten!).

Dopaminagonisten (Prolaktinhemmer)

Dopaminagonisten imitieren die Wirkung des Prolaktin-Inhibiting-Factors. Anwendung finden Cabergolin, Bromocriptin, Lisurid und Metergolin, ferner gibt es Erfahrungen mit Pergolid und Tergurid. Die klinische Effektivität ist eng mit der Prolaktin-hemmenden Wirkung des jeweiligen Alkaloids korreliert und liegt beim primären und sekundären Abstillen weit über 90 %. Beim Cabergolin wird die Dosis einmalig verabfolgt oder auf 2 Tage verteilt. Bei den anderen Dopaminagonisten: Bromocriptin, Lisurid, Metergolin, muss die Einnahme wenigstens 10 Tage, meist 14–21 Tage betragen. In etwa 10 % ist, besonders nach nur zehntägiger Einnahme, mit

Tabelle 9.2 Beurteilung des Behandlungserfolges anhand klinischer Befunde beim primären Abstillen nach Hüther und Teicher (1971)

Behandlungserfolg	klinischer Befund – primäres Abstillen
sehr gut	Mammae weich, nicht gerötet, nicht geschwollen und schmerzfrei, keine Laktation bis 6 Wochen post partum. Normale Uterusrückbildung
gut	leichte Anschwellung der Mammae und/oder geringfügige Sekretion aus den Mammae und/oder Schmerzen in den Mammae
mäßig	deutliche Anschwellung der Mammae und/oder geringfügige Sekretion aus den Mammae und/oder Schmerzen in den Mammae
ungenügend	starke Schwellung der Mammae, Schmerzen und/oder Einsetzen der Laktation im Wochenbett

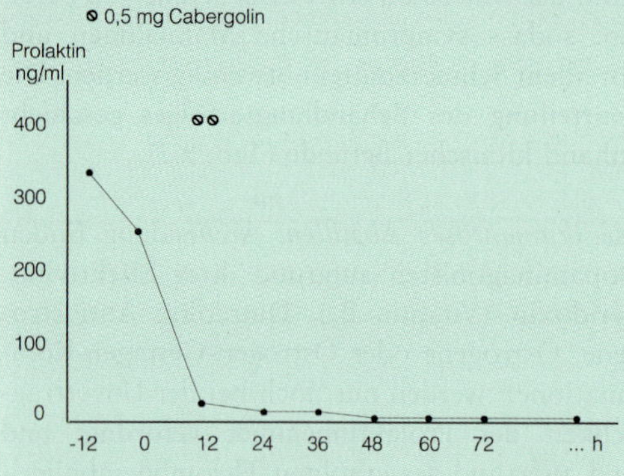

Abb. 9.3 Laktationshemmung mit Cabergolin

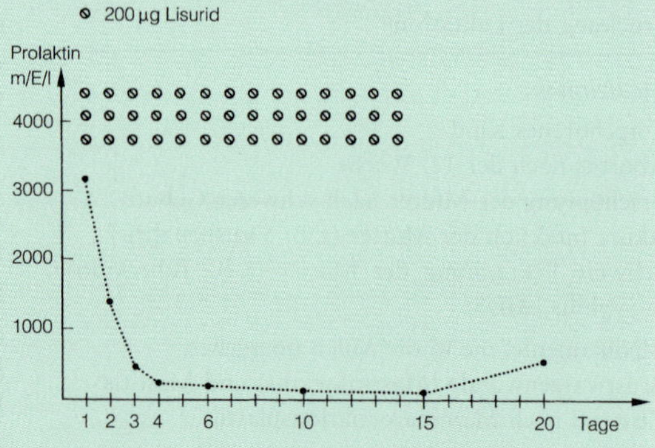

Abb. 9.4 Laktationshemmung mit Lisurid

einem wieder vermehrten (Rebound-) Milchfluss zu rechnen. In den ersten 3 Wochen post partum werden die Dopaminagonisten relativ gut vertragen, danach nehmen die Nebenwirkungen zu. Um eine bessere Verträglichkeit zu erreichen, ist jenseits der 3. postpartalen Woche eine einschleichende Dosierung zu wählen.

➡ Dosierungsbeispiele

Laktationshemmung

Oral

1. 1 × 1 mg Cabergolin (2 Tabl. Dostinex) innerhalb der ersten 24 Stunden post partum, eventuell Wiederholung nach 24 Stunden (Abb. 9.3).
2. 3 × 200 µg Lisurid (Dopergin) täglich über 14 Tage (Abb. 9.4).
3. 2 × 2,5 mg Bromocriptin (Pravidel 2,5 mg, Bromocriptin AbZ 2,5 mg, Bromocriptin beta 2,5, Bromocriptin-CT 2,5 mg, Bromocriptin HEXAL 2,5 mg, Bromocriptin-ratiopharm 2,5 mg, kirim gyn) täglich über 10–14 Tage.
4. 3 × 4 mg Metergolin (Liserdol) täglich über 7–10 Tage.

Laktationsunterdrückung

Oral

Einschleichende Therapie:

1. Cabergolin (Dostinex):
   1. Tag abends ½ Tablette (0,25 mg Cabergolin),

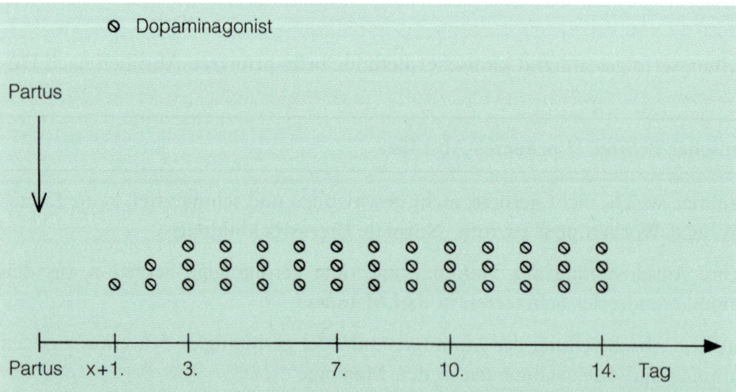

Abb. 9.5 Laktationsunterdrückung mit einschleichender Dosierung eines Prolaktinhemmers (Dopaminagonisten)

2. Tag morgens und abends je ½ Tablette (2 × 0,25 mg Cabergolin),
3. Tag morgens ½ Tablette (0,25 mg Cabergolin).
2. Lisurid, Bromocriptin, Metergolin: am 1. Tag 1 Tabl., weitere Dosiserhöhung täglich um 1 Tabl., bis die Tagesdosis von 3 × 200 µg Lisurid (Dopergin), 2 × 2,5 mg Bromocriptin (Pravidel 2,5 mg, Bromocriptin AbZ 2,5 mg, Bromocriptin beta 2,5, Bromocriptin-CT 2,5 mg, Bromocriptin HEXAL 2,5 mg, Bromocriptin-ratiopharm 2,5 mg, kirim gyn) oder 3 × 4 mg Metergolin (Liserdol) (Abb. 9.5) erreicht ist. Diese Dosis ist dann 14 Tage zu verordnen.

9.9 Mastitis puerperalis

Die Mastitis puerperalis wird entsprechend ihres zeitlichen Auftretens nach der Geburt in eine *Frühmastitis*, bis zum 10. Wochenbetttag, und die *Spätmastitis*, jenseits des 10. Tages post partum, unterteilt. Die Häufigkeit der Mastitis schwankt zwischen 0,2 und 0,8 %. Vor Ausbruch der Entzündung fließt die Milch bei einem großen Teil der Patientinnen bereits weniger. Je früher die Behandlung nach Eintreten der ersten Symptome beginnt, desto größer ist die Wahrscheinlichkeit, dass die Abszedierung vermieden und das Stillen fortgesetzt werden kann. Die Prognose ist am günstigsten, wenn wenige Stunden nach den ersten Symptomen mit der Therapie begonnen wird. Antibiotika spielen dabei nicht mehr die entscheidende Rolle. Da die Erkrankung durch den Milchstau gefördert wird, gilt es denselben so schnell wie möglich zu beseitigen. Mit Prolaktinhemmern kann ein Abschwellen der Brüste, die Entfieberung und Wiederherstellung der vollen Funktion erreicht werden (Tab. 9.3).

Kommt es innerhalb von drei bis fünf Tagen nach Therapiebeginn zum Abklingen der Entzündungszeichen, so wird die Behandlung beendet, und es kann wieder gestillt werden. Durch die Dopaminagonisten wird die Milchmenge erheblich vermindert. Die Mutter muss daher, wenn sie weiter stillen möchte, ihr Kind so häufig wie möglich anlegen, falls keine Infektionsgefahr besteht, oder es muss die Milch abgepumpt werden.

➡ Dosierungsbeispiele

Oral

1. 1 × 1 mg Cabergolin (2 Tabl. Dostinex), eventuell Wiederholung nach 24 Stunden.
2. 3 × 200 µg Lisurid (Dopergin) täglich über 14 Tage.
3. 3 × 2,5 mg Bromocriptin (Pravidel 2,5 mg, Bromocrel 2,5, Bromocriptin AbZ 2,5 mg, Bromocriptin beta 2,5, Bromocriptin-CT 2,5 mg, Bromocriptin HEXAL 2,5 mg, Bromocriptin-ratiopharm 2,5 mg, kirim gyn) täglich über 10–14 Tage.
4. 3 × 4 mg Metergolin (Liserdol) täglich über 7–10 Tage.

Falls weiter gestillt werden möchte, nach Abklingen der Entzündungszeichen Dopaminagonisten absetzen.

Tabelle 9.3 Ergebnisse der Behandlung der puerperalen Mastitis mit Dopaminagonisten (n = 96) nach Breckwoldt (1985)

Nachlassen der Schmerzen:	nach 12 bis 18 Stunden
Absinken des Fiebers:	nach 12 bis 24 Stunden
Resorption des entzündlichen Infiltrates:	nach 3 bis 7 Tagen
Abszessbildung:	bei 4 Patientinnen
zusätzliches Antibiotikum:	bei 4 Patientinnen
Fortsetzung des Stillens nach Kurzbehandlung:	bei 26 Patientinnen

9.10 Mastitis nonpuerperalis

Alle nichtmalignen bakteriellen Entzündungen der Brust außerhalb der Laktation werden als *Mastitis nonpuerperalis* bezeichnet.

Diese Entzündungen können sich spontan zurückbilden oder zu einem Abszess einschmelzen. Fieber tritt wesentlich weniger auf als bei der Mastitis puerperalis. Solange die Einschmelzung noch nicht erfolgte, kann die Behandlung mit einem Prolaktinhemmer durchgeführt werden, zumal bei einem Teil der Patientinnen Hyperprolaktinämien vorliegen (Vorsicht! inflammatorisches Mammakarzinom).

➡ Dosierungsbeispiele

Oral

1. 1 × 1 mg Cabergolin (2 Tabl. Dostinex), eventuell Wiederholung nach 24 Stunden.
2. 3 × 200 μg Lisurid (Dopergin) täglich über 14 Tage.
3. 3 × 2,5 mg Bromocriptin (Pravidel 2,5 mg, Bromocriptin AbZ 2,5 mg, Bromocriptin beta 2,5, Bromocriptin-CT 2,5 mg, Bromocriptin HEXAL 2,5 mg, Bromocriptin-ratiopharm 2,5 mg, kirim gyn) über 3 Tage, danach vom 4.–14. Tag 4 × 2,5 mg Bromocriptin täglich.
4. 3 × 4 mg Metergolin (Liserdol) täglich über 10 Tage.

Prophylaxe

1. 0,5–1 mg Cabergolin (1–2 Tabl. Dostinex) einmal wöchentlich.
2. 200 μg Lisurid (Dopergin) täglich über 6 Monate.
3. 2,5 mg Bromocriptin (Pravidel 2,5 mg, Bromocriptin AbZ 2,5 mg, Bromocriptin beta 2,5, Bromocriptin-CT 2,5 mg, Bromocriptin HEXAL 2,5 mg, Bromocriptin-ratiopharm 2,5 mg, kirim gyn) täglich über 6 Monate.
4. 4 mg Metergolin (Liserdol) täglich über 6 Monate.

9.11 Depression im Wochenbett

Die Depression im Wochenbett ist die häufigste Komplikation post partum. Die Prävalenz beträgt 10 %. Häufig wird die Symptomatik nicht erkannt oder fehlgedeutet. Die Depression im Wochenbett wird durch den geburtsbedingten massiven Abfall von Estradiol und Progesteron ausgelöst. Die Estradiolwerte befinden sich im postmenopausalen Bereich.

Frauen, die post partum eine Depression entwickeln, können bei einer erneuten Geburt oder einem erneuten Hormonabfall von Estradiol und Progesteron wieder so reagieren und depressiv werden. Typisch ist, dass sich mit fortschreitendem Alter die klassische Tirade:

Post-partum-Depression,
prämenstruelle Depression,
klimakterische Depression einstellt.

Die Therapie mit Östrogenen führt zu einer signifikanten Verbesserung der Triade der östrogenabhängigen psychischen Störungen, zu der die postnatale, prämenstruelle und klimakterische Depression gehören.

Die Behandlung der postpartalen Depression mit Östrogenmangel wird daher primär mit Estradiol vorgenommen. Durch die Estradiolapplikation kommt es meist sehr rasch zur Besserung. Die Applikation sollte auf täglich 2–4 Dosen verteilt werden. Nach einer Woche ist mit dem Abklingen der Symptome zu rechnen und nach zwei Wochen ist häufig die Symptomatik völlig abgeklungen. Nach Besserung der Symptomatik sollte die reine Estradiol-Behandlung in eine Sequentialtherapie mit mindestens 12- bis 14-tägiger Estradiol-Gestagen-Phase übergehen, wobei als Gestagene Progesteron, Dydrogesteron oder

Progesteron-Derivate verordnet werden sollten. Norethisteronenanthat bewirkt bei Applikation innerhalb der ersten 48 Stunden nach der Geburt signifikant häufiger eine Post-partum-Depression.

➡ Dosierungsbeispiele

Oral

1. 4 × 1 mg Estradiol (Estronorm 1 mg, Estrifam forte 1 mg) täglich über 1–2 Wochen; nach 14-tägiger Behandlung Übergang in eine Sequentialtherapie mit zusätzlich zum Estradiol ein Gestagen: 100–200 mg Progesteron (Utrogest), 10 mg Dydrogesteron (Duphaston), 2 mg Chlormadinonacetat (Chlormadinon 2 mg JENAPHARM), 5 mg Medrogeston (Prothil 5 mg) oder 5 mg Medroxyprogesteronacetat (Clinofem-2,5/5, MPA GYN 5) täglich über 12–14 Tage.
2. 2 × 2 mg Estradiol (Estronorm 2 mg, Estrifam 2 mg, Femoston mono 2 mg, Estradiol 2–1 A-Pharma) oder 2 × 2 mg Estradiolvalerat (Estradiol 2 mg JENAPHARM, Gynokadin, Merimono 2 mg, Progynova) täglich über 1–2 Wochen; nach 14-tägiger Behandlung Übergang in eine Sequentialtherapie mit zusätzlich zum Estradiol oder Estradiolvalerat ein Gestagen: 100–200 mg Progesteron (Utrogest), 10 mg Dydrogesteron (Duphaston), 2 mg Chlormadinonacetat (Chlormadinon 2 mg JENAPHARM), 5 mg Medrogeston (Prothil 5 mg) oder 5 mg Medroxyprogesteronacetat (Clinofem-2,5/5, MPA GYN 5) täglich über 12–14 Tage.

Nasal

600 µg Estradiol: AERODIOL 150: morgens und abends je 1 Sprühstoß pro Nasenloch.

Transdermal

1. Pflaster
   200 µg Estradiol täglich: 2 Pflaster Cutanum 100, 2 Pflaster Fem 7 oder 2 × 2 Pflaster Dermestril 100, 2 × 2 Estrabeta 100 Pflaster, 2 × 2 Pflaster Estraderm MX 100, 2 × 2 Pflaster Estraderm TTS 100, 2 × 2 Estradiol-Pflaster 100, 2 × 2 Pflaster Estradot, 2 × 2 Pflaster Estramon 100, 2 × 2 Pflaster Tradelia 100 pro Woche.
2. Gel
   2 × 1 mg Estradiol täglich (Estreva Gel, Gynokadin Gel/-Dosiergel, GynPolar Gel 1,0 mg, Sandrena 1,0 mg, Sisare Gel mono 1 mg).

Weiterführende Literatur

Braendle, W: Das Klimakterium. Wissenschaftliche Verlagsgesellschaft mbH, Stuttgart, 2000

Diergarten, K: Tibolon von A bis Z. Georg Thieme, Stuttgart, 2000

Dudenhausen, JW, Schneider HPG, Bastert, G: Frauenheilkunde und Geburtshilfe. 2. Auflage, Walter de Gruyter, Berlin, New York, 2003

Elling, D: Medikamentöse Therapie des Mammakarzinoms. 2. Auflage, UNI-MED Verlag AG, Bremen, London, Boston, 2006

Fischl, FH, Huber, JC: Menopause – Andropause, die Hormonsubstitution im Wandel der Zeit. 2. Auflage, Krause & Paschernegg, Gablitz, 2000

Huber, JC: Individuelle Hormonersatztherapie. UNI-MED Verlag AG, Bremen, London, Boston, 2002

Keck, C, Breckwoldt, M, Neulen, J, Behre, HM: Endokrinologie, Reproduktionsmedizin, Andrologie. Georg Thieme, Stuttgart, 2002

Keck, C, Tempfer, C: Hormonale Kontrazeption. UNI-MED Verlag AG, Bremen, London, Boston, 2003

Kuhl, H: Klimakterium, Postmenopause und Hormonsubstitution. 3. Auflage, UNI-MED Verlag AG, Bremen, London, Boston, 2006

Leidenberger, F, Strowitzki, T, Ortmann, O: Klinische Endokrinologie für Frauenärzte. 3. Auflage. Springer Medizin Verlag, Stuttgart, 2005

Mueck, A, Roemer, T: Stoffwechsel und Hormonsubstitution. Georg Thieme, Stuttgart, 2002

Roemer, T: Therapeutischer Einsatz hormonaler Kontrazeptiva. UNI-MED Verlag AG, Bremen, London, Boston, 2005

Studen, M, Ernst, U: Hormonsubstitution auf dem Punkt gebracht. Schattauer, Stuttgart, 2006

Sachregister